RALPH M. TRÜEB ▩ **HAARE** Praxis der Trichologie

R. M. TRÜEB

HAARE

Praxis der Trichologie

MIT 343 FARBIGEN ABBILDUNGEN
IN 545 EINZELDARSTELLUNGEN
UND 116 TABELLEN

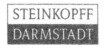
STEINKOPFF
DARMSTADT

PD Dr. med. RALPH M. TRÜEB
UniversitätsSpital Zürich
Dermatologische Klinik
Gloriastrasse 31, CH-8091 Zürich

ISBN 978-3-642-63269-3   ISBN 978-3-642-57448-1 (eBook)
DOI 10.1007/978-3-642-57448-1

Bibliografische Information Der Deutschen Bibliothek
Die Deutsche Bibliothek verzeichnet diese Publikation in der Deutschen Nationalbibliografie; detaillierte bibliografische Daten sind im Internet über <http://dnb.ddb.de> abrufbar.

http://www.steinkopff.springer.de
© Springer-Verlag Berlin Heidelberg 2003
Ursprünglich erschienen bei Steinkopff Verlag Darmstadt 2003
Softcover reprint of the hardcover 1st edition 2003

Herstellung: Klemens Schwind
Umschlaggestaltung: Erich Kirchner, Heidelberg

SPIN 10760034   105/7231-5 4 3 2 1 0 – Gedruckt auf säurefreiem Papier

Vorwort

Haare sind mehr als nur Haare. Auf den ersten Blick scheinen sie zwar eine untergeordnete physiologische Bedeutung zu haben, wenn man sie etwa mit dem Fell der Säugetiere oder dem Federkleid der Vögel vergleicht. Unsere Faszination für die Haare rührt aber daher, dass es sich um ein dynamisches Material handelt, das nicht einfach nur wächst, sondern mit uns wächst und empfänglich ist für innere Vorgänge und äußere Einflüsse. Die Haare nehmen aktiv am Hormonhaushalt teil, sind Spiegel der körperlichen Gesundheit und des psychischen Wohlbefindens und verändern sich entsprechend dem Lebensalter. Obwohl zu wenige Haare auf dem Kopf oder zu viele Haare am Körper meist keine fundamentalen medizinischen Probleme darstellen, belegen medizinhistorische Zeugnisse, sozialpsychologische Studien und die enorme ökonomische Bedeutung der Haarkosmetikindustrie den hohen psychologischen Stellenwert, der den Haaren eingeräumt wird. Entsprechend waren seit jeher die Bemühungen groß, Kopfhaarverlust zu verhindern oder rückgängig zu machen sowie eine zu starke Körperbehaarung zu entfernen. Während in der Vergangenheit die Praktiken Domäne der reinen Kosmetik und Scharlatanerie waren, haben die Fortschritte der medizinischen Wissenschaften dazu geführt, dass die Haare aus einer Randposition in das Visier der biologischen Grundlagenforschung und des klinischen Interesses gerückt sind. Ein vertieftes Verständnis der Biologie des Haarwachstums und seiner pathologischen Abweichungen hat in letzter Zeit zur erfolgreichen Entwicklung rationaler Pharmakotherapien und potenter Technologien geführt, so dass inzwischen die häufigsten Haarprobleme effektiv behandelt werden können. Gleichzeitig haben die psychologischen Aspekte der Haare die Aufmerksamkeit der Psychologen gefunden. Dadurch hat sich der ärztliche Umgang mit Haarpatienten grundlegend verändert und setzt heute ein Mehrfaches an Kompetenzen voraus: neben einer allgemeinmedizinischen Kompetenz eine psychologische Kompetenz in Bezug auf die Haarsensibilität der Patienten und Zusammenhänge zwischen körperlichem und seelischem Wohlbefinden und dem Zustand der Haare; eine trichologische Kompetenz in Bezug auf Kenntnisse spezifischer Haarkrankheiten, ihrer Entstehungsbedingungen, Entwicklungen und Behandlungsmöglichkeiten; eine kommunikative Kompetenz im Hinblick auf die effektive patientenbezogene Beratung und Verhaltensorientierung.

Es ist das Anliegen des Buches, diese Kompetenzen für eine rationale Praxis der Trichologie zu vermitteln. Dabei orientiert es sich an einer stringenten nosologischen Klassifikation der Erkrankungen des Haars und der Kopfhaut, an pathophysiologisch orientierten Therapien, so weit sie dem aktuellen wissenschaftlichen Kenntnisstand entsprechen, und an einer Praxis der Trichologie, die aus der klinischen Erfahrung schöpft. Speziell finden sich – in bisherigen Standardwerken der Trichologie ungenügend berücksichtigt – bei den genetischen Krankheiten Verweise auf die MIM-Ziffern sowie bei den psychischen Störungen auf die DSM-IV und ICD-10-Klassifikationen. Zwei Kapitel widmen sich der Haarpsychologie bzw. den psychopathologischen Zuständen mit Ausdruck am behaarten Kopf, ein weiteres den Aspekten der Haarpflege und Kosmetik. Das Buch schließt mit einer kritischen Auseinandersetzung mit den alternativen Verfahren und gibt einen Ausblick in die Zukunft der Trichologie, nachdem inzwischen in den Haarforscherlabors international Aufbruchstimmung herrscht.

Zürich, im Januar 2003   RALPH M. TRÜEB

Dank

Meinen intellektuellen Leitsternen

Konfuzius, René Descartes und Marcel Proust

Es ist mir ein Bedürnis für vielfältige Unterstützung bei der Arbeit an diesem Buch zu danken:

- Herrn Professor Reinhold Bergler, Psychologisches Institut der Universität Bonn und Institut der Stiftung für empirische Sozialforschung, Nürnberg, und Herrn Professor Peter Itin, Dermatologische Abteilung, Kantonsspital Aarau, für ihre Buchbeiträge, Herrn Professor Peter Itin auch für die kritische Durchsicht der Abschnitte „Hereditäre und kongenitale Hypotrichosen und Atrichien" und „Strukturanomalien des Haarschafts";

- Herrn Dr. Max Spycher, Departement Pathologie der Universität Zürich, und Herrn Dr. Pierre de Viragh, Service de Dermatologie, Centre Hospitalier Universitaire Vaudois, Lausanne, für die Durchführung und Überlassung der raster-elektronenmikroskopischen Aufnahmen;

- Frau Margrit Johnson und Herrn Markus Bär, Photographische Abteilung, Dermatologische Klinik, Universitätsspital Zürich, für die Erstellung des reichhaltigen Bildmaterials in hervorragender Qualität;

- Meinen Kollegen, Frau Dr. Myriam Wyss, Meilen, Herrn Dr. Pekka Nyberg, Zürich, und Herrn Dr. St. Lautenschlager, Dermatologisches Ambulatorium des Stadtspitals Triemli Zürich, sowie Herrn Professor Renato Pannizon, Service de Dermatologie, Centre Hospitalier Universitaire Vaudois, Lausanne, und Herrn Professor Reinhard Dummer, Dermatologische Klinik, Universitätsspital Zürich, für die freundliche Überlassung zusätzlichen Bildmaterials;

- Herrn Dr. Markus Magerl für die wertvolle Hilfe bei der Sortierung und Auswahl der Bilder aus einem nahezu unerschöpflichen Fundus;

- Herrn Professor Günter Burg, Klinikdirektor, Dermatologische Klinik, Universitätsspital Zürich, für die Förderung und das klinische Umfeld, in dem ein solches Werk erst entstehen konnte;

- Dem Steinkopff Verlag, speziell Frau Dr. Gertrud Volkert, für die Begeisterungsfähigkeit für das Thema und die ausgezeichnete Betreuung bei der Fertigstellung des Buches;

- Ein besonderer Dank gebührt nicht zuletzt dem Kreise meiner Familie für die bedingungslose Unterstützung während der gesamten Entstehung des Buches.

Inhaltsverzeichnis

1 Von der hippokratischen Glatze zum „Gen-Shampoo"

Verzeiht! es ist ein groß Ergetzen,
sich in den Geist der Zeiten zu versetzen;
zu schauen, wie vor uns ein weiser Mann gedacht,
und wie wir's dann zuletzt so herrlich weit gebracht.
J. W. v. GOETHE

Im Zuge der evolutionsbedingten Regression des menschlichen Haarkleids hat dessen Bedeutung als soziales Kommunikationsorgan mit nonverbaler Signalfunktion gegenüber den physiologischen Schutzfunktionen vor Witterungseinflüssen und Fluginsekten erheblich zugenommen. Die hohe Wertigkeit, die vornehmlich der sichtbaren Kopfbehaarung eingeräumt wird, ist soziokulturell tief verankert und wurzelt im Psychologischen, wobei mit den Haaren Schönheitsideale, sozial wünschenswerte Eigenschaften, Individualität und magische Vorstellungen mit Symbolcharakter eng verknüpft werden. Der Stellenwert des Haars ist sowohl an den Haartrachten über die Jahrhunderte und über die Landesgrenzen hinweg zu erkennen als auch an der sozioökonomischen Bedeutung der Haarkosmetikindustrie. Allein in Deutschland werden pro Jahr mehr als 1,5 Milliarden Euro für Haarkosmetikprodukte, 500 Millionen Euro für Haarwaschmittel und 125 Millionen Euro für Haarwuchsmittel ausgegeben.

Frühe Zeugnisse der psychosozialen Bedeutung des Kopfhaars sowie der Bemühung um dessen Erhaltung können bis ins 2. Jahrtausend v. Chr. zurückverfolgt werden. Ägyptens hoher Kultur und seinen besonderen klimatischen Bedingungen sind schriftliche Dokumente auf Papyrus zu verdanken, die neben Religiös-Magischem auch Medizinisches beinhalten. In den Papyri Harris und d'Orbiney finden sich literarische Zeugnisse der sozialpsychologischen Bedeutung der Haare und im Papyrus Ebers (Abb. 1.1) Anleitungen zu Zubereitungen zur Bekämpfung des Haarausfalls. Die ägyptischen Ärzte verfügten über ein Arsenal externer An-

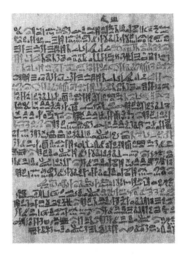

Abb. 1.1. Altägyptischer Papyrus

wendungen, die allerdings der Kosmetik näher standen als der Medizin und in ihrer Anwendung magisch-religiösen Ritualen nahe standen. Der Pharao, hohe Beamte und Priester traten geschminkt vor die Öffentlichkeit, und die Frauen am Hofe trugen elaborierte Perücken (Abb. 1.2). In der altägyptischen Hochkultur wird eine Abwehrhaltung gegenüber der biologischen Begrenztheit menschlichen Daseins besonders sichtbar. Über die kosmetischen Zubereitungen zur Überdeckung der Zeichen des Alterns hinaus entwickelte sich im alten Ägypten nicht zuletzt deshalb auch ein hochstilisierter Totenkult mit ausgefeilter Nekrokosmetik.

Mit Hippokrates von Kos (460–377 v. Chr.) (Abb. 1.3), der uns vorrangig als Vater der medizinischen Ethik vertraut ist und selbst namhafter Träger einer androgenetischen Alopezie war (Calvities hippocratica), zeichnete sich in der altgriechischen Medizin und damit auch für die nachfolgende Medizingeschichte des Abendlandes eine entscheidende Wende ab: Hippokra-

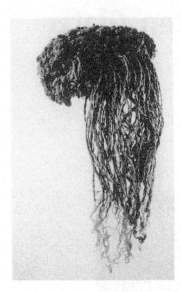

Abb. 1.2. Altägyptische Perücke

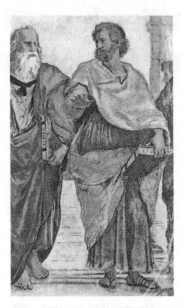

Abb. 1.4. Aristoteles (rechts) und Platon (links)

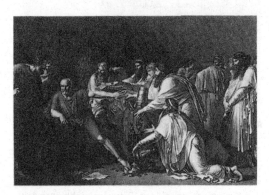

Abb. 1.3. Hippokrates

tes befreite die Medizin von den magisch-religiösen Elementen und orientierte sich an der Beobachtung am Kranken. Im Corpus Hippocraticum finden sich zahlreiche Krankheiten beschrieben, deren Namen sich zum Teil bis heute nicht geändert haben, u. a. auch der Begriff Alopezie, der sich von alopix = Fuchs bzw. der Fuchsräude ableitet. Auch die Therapeutik gestaltete Hippokrates um, verbannte die Magie aus der Medizin und ließ sich von Prinzipien der Hygiene leiten. Die Unterscheidung zwischen Äußerem und Innerem des Menschen, zwischen Ästhetischem und Körperlich-Funktionalem, die für die Moderne typisch ist, war dabei der griechischen Antike fremd. Medizin und Kosmetik waren noch nicht getrennt. Dementsprechend überlieferte Hippokrates eine um-

fangreiche Sammlung kosmetischer Rezepturen, unter anderem zur Behandlung von Haarausfall. Eine Abfolge hervorragender griechischer Ärzte wurde jäh durch die Invasion der Mazedonier unter Philipp II unterbrochen. Aber in dieser Zeit fiel Aristoteles (384–322 v. Chr.) (Abb. 1.4) die Beziehung zwischen Männlichkeit und Glatze auf. Er stellte fest, dass „unter allen Lebewesen es die Menschen sind, die am auffälligsten kahl werden … und niemand wird dies vor der Aufnahme des Geschlechtsverkehrs und … wer von Natur aus zu diesem neigt, wird kahl. Frauen werden nicht kahl, weil ihre Natur der von Kindern gleicht, beide können kein Sperma erzeugen. Auch Eunuchen werden wegen ihrer Umwandlung in den weiblichen Zustand nicht kahlköpfig". Heute wissen wir, dass auch Frauen eine androgenetische Alopezie entwickeln und unter den Lebewesen auch andere kahl werden, wie das Stummelschwanzäffchen, das als Tiermodell für die androgenetische Alopezie gilt. Das Hauptverdienst Aristoteles war aber weniger sein naturwissenschaftliches Werk als die Begründung der Logik als Wissenschaft. Dass zu diesem Zeitpunkt die experimentelle Forschung sich, verglichen mit dem Höhenflug spekulativen Denkens, in einem auffallenden Rückstand befand, hängt mit der antiken Gesellschaftsordnung zusammen, in der die physische Arbeit den Sklaven überlassen blieb und Gebildete kaum in unmittelbare Berührung mit den technischen Herstellungsprozessen kamen. Nach dem Tod Alexanders des Großen übernahm in Ägypten Ptolemäus die Macht und erweckte mit seiner Dynastie den Hellenismus zu einer erneuten Blüte. Das Studium der Medizin wurde unter Vereinigung der Prinzipien der altägyptischen und altgriechischen Heilkunde wieder aufgenommen. Aus einer Reihe profilierter Ärzte ging Galenus von Pergamon (129–199 n. Chr.) (Abb. 1.5) hervor, der eine Zeit lang in Alexandria studierte, noch ehe er nach Rom ging und Leibarzt des Philosophenkaisers Marcus Aurelius wurde. Sein Werk bildete den zweiten Höhepunkt der griechischen Medizin, und sein Einfluss sollte bis fünfzehn Jahrhunderte nach ihm spürbar sein. In seiner Beschreibung der fünf Arten von Haut im Menschen erkannte er den Skalp als eine besondere anatomische Struktur, und in seiner „Humorallehre" der Körpersäfte und ihrer Wirkungen im menschlichen Gesamtorganismus klingt ein erster Gedanke der Endokrinologie an.

Galens blendende Karriere in Rom lässt das hohe Ansehen der griechischen Medizin im alten Rom erkennen. Bereits zu Kaiser Augustus' Zeiten hatte Aulus Cornelius Celsus (30 v. Chr. bis 50 n. Chr.) (Abb. 1.6) eine Enzyklopädie der griechischen Medizin zusamamengestellt und selbst im Kapitel „De capillis fluentibus" Haarkrankheiten so meisterlich beschrieben, dass man ihnen seinen Namen beilegte: Kerion Celsi, Area Celsi, Ophiasis Celsi.

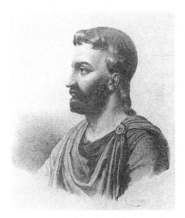

Abb. 1.6. Aulus Cornelius Celsus

Im Zuge der Verschmelzung von Weltanschauungen und Kulturen im Abendland der Spätantike gewann das Christentum die Oberhand. Seine insbesondere in der Zeit der Kirchenväter betonte Leibfeindlichkeit wirkte sich auf die kosmetisch ausgerichtete Medizin aus, die an Bedeutung verlor. Als das weströmische Kaiserreich alsbald dem Ansturm der Barbaren erlag, wurden politisches Chaos und Machtkämpfe zwischen religiösen und politischen Doktrinen zu einem schlechten Nährboden für weitere naturwissenschaftliche Forschung. Nur in den Klöstern war noch geistiges Schaffen lebendig, wenn auch mit wenig Originalität: Alte Manuskripte wurden erneut abgeschrieben, übersetzt und kommentiert. Die Klöster errichteten erstmals Krankensäle, Infirmarien, die anfänglich eher im Dienste der Religion als der Medizin standen. Da der Mensch aber nicht anders kann, als sich mit seinem Äußeren zu zeigen, gingen aus dieser geistigen Konstellation charakteristische haarkosmetische Handlungen hervor: Die Tonsur der Mönche galt zugleich als Zeichen der Demut und ihrer Öffnung für das Göttliche (Abb. 1.7). Angesichts der Unzulänglichkeit der klösterlichen Medizin gründeten im 9. Jahrhundert klerikale und weltliche Ärzte zusammen die erste medizinische Akademie in Salerno auf dem Gebiet der ehemaligen Graecia magna. Wissenschaftliche Schriften wurden ins Lateinische übersetzt, wobei Medizin, Pharmazie und Kosmetik immer noch als zusammengehörende Wissensgebiete aufgefasst und gelehrt wurden.

Mit dem wissenschaftlichen Erkenntniszuwachs und der allmählichen Entwicklung ei-

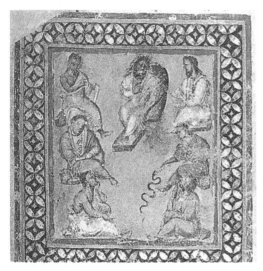

Abb. 1.5. Galenus von Pergamon (im Zentrum)

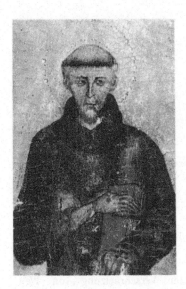

Abb. 1.7. Mönch mit Tonsur

nes neuen Verständnisses der Wirklichkeit in der Renaissance vollzog sich eine Trennung vieler Wissensgebiete. Der Mensch rückte in den Mittelpunkt des Interesses, und die Argumentation richtete sich nun nach der eigenen Beobachtung und nicht mehr nach den autoritativen Texten. Zu Beginn des 14. Jahrhunderts unterschied Henri de Mondeville (1250–1325) (Abb. 1.8) erstmals klar zwischen pathologischen Veränderungen der Haut, die medizinischer Therapien bedürfen, und verschönernden Behandlungen, für die kosmetische Mittel zuständig sind. Wie in den Werken beispielsweise von Leonardo da Vinci zum Ausdruck kommt, kam es in dieser Zeit zu einer neuen Blüte der Künste und Wissenschaften (Abb. 1.9). Durch genaue Beobachtung kam die Dermatologie voran, wobei die Fortschritte auch ein Verdienst der Wundärzte waren, die oft weder Latein noch Griechisch beherrschten, aber mit gesundem Menschenverstand und kritischem Blick begabte Männer der Praxis waren. Unter ihnen schrieb in Frankreich Ambroise Paré (1517–1590) (Abb. 1.10), Arzt am Hofe der Valois in Frankreich, über Erkrankungen des Haarbodens und Haarausfall. Trotz zahlreicher Feindschaften mit den Ärzten seiner Zeit, die ihn u.a. des Giftmordes an Franz II bezichtigten, wurden seine Schriften wohlwollend aufgenommen und noch zu seinen Lebzeiten ins Lateinische übersetzt. Als wichtiger Vertreter der deutschen Medizin zu dieser Zeit und letzter Alchimist des aus-

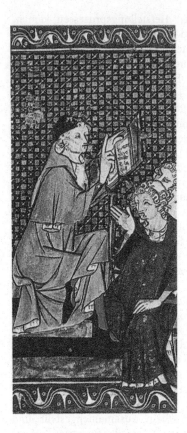

Abb. 1.8. Henri de Mondeville

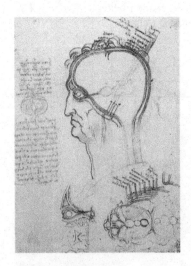

Abb. 1.9. Leonardo da Vinci „Schichten des Skalps" (datiert ca. 1494)

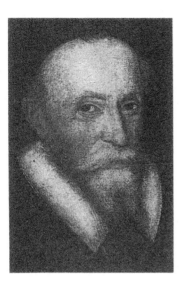

Abb. 1.10. Ambroise Paré

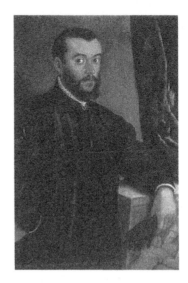

Abb. 1.12. Andreas Vesalius

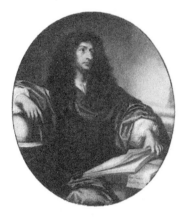

Abb. 1.11. René Descartes

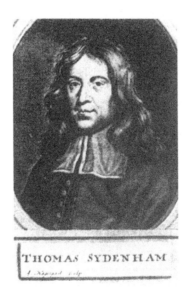

Abb. 1.13. Thomas Sydenham

gehenden Mittelalters sei an dieser Stelle Theophrastus Bombastus von Hohenheim (1493–1541) erwähnt, der die Iatrochemie begründete, eine Frühform der Chemie im Dienste der Medizin.

Im Zeitalter der Aufklärung legte René Descartes (1596–1650) (Abb. 1.11) die Grundlagen zum rationalen wissenschaftlichen Denken. Im 16. Jahrhundert, dem „Jahrhundert der Anatomie", entstanden die reinen Wissenschaften: Unter Auseinandersetzung mit den Lehren Galens begründete Andreas Vesalius (1514–1564) (Abb. 1.12) mit seinem 1543 veröffentlichten Werk „De humani corpris fabrica" die moderne Anatomie des Menschen, und die Erfindung des Mikroskops um 1590 erleichterte die medizinische und dermatologische Forschung. Antoni Van Leeuwenhoek (1632–1723) beobachtete als erster die mikroskopische Struktur des Haars, und Marcello Malpighi (1628–1694) beschrieb 1669 erstmals die Anatomie des Haarfollikels in De Pilis. Auf die Forderung von Thomas Sydenham (1624–1680) (Abb. 1.13), „alle Krankheiten in gut definierte Arten einzuteilen, so wie es die Botaniker in ihren Herbarien und

Schriften zu tun pflegen", folgten in England und Frankreich Klassifikationsversuche der Haut- und Haarkrankheiten, die wesentlich zu einer ersten systematischen Beschreibung, der Nosologie der Haarkrankeiten, beitrugen. In England bemühten sich Robert Willan (1757–1812) und sein Schüler Thomas Bateman (1778–1821) darum, die Haut- und Haarkrankheiten nach den äußeren Merkmalen einzuteilen und schufen das erste dermatologische Werk mit Farbabbildungen. In Frankreich versuchte Jean-Louis Alibert (1766–1837) (Abb. 1.14) am Hospital Saint-Louis in Paris, die Dermatosen viel eher nach ihren Ursachen und ihren klinischen Entwicklungen zu ordnen. Angeregt durch die Systematik der Botaniker entwarf Alibert 1829 einen „Stammbaum" der Dermatosen (Arbre généalogique des dermatoses). Auch er schuf bedeutende dermatologische Werke, die reich mit farbigen Illustrationen zahlreicher Erkrankungen der Kopfhaut versehen sind. Trotz großer Popularität im eleganten Frankreich des 18. Jahrhunderts war die Kosmetik indessen nicht im modernen Sinn verwissenschaftlicht. Ihr haftete noch viel Mysteriöses an, und sie war weiterhin von abergläubischen Praktiken durchdrungen und stand der Alchemie mit all ihren toxikologischen Risiken nahe.

Der Zoologe Agostino Bassi entdeckte 1835 bei der Seidenraupe den Fadenpilz Beauveria bassi. Durch Bassis Entdeckung inspiriert, untersuchte Johann Lukas Schönlein (1793–1864)

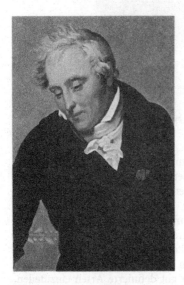

Abb. 1.14. Jean-Louis Alibert

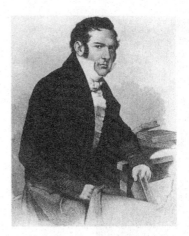

Abb. 1.15. Johann Lukas Schönlein

(Abb. 1.15) den Favus näher und entdeckte ebenfalls einen Fadenpilz als dessen Erreger. Zeitgleich fand David Gruby (1812–1898) weitere Erreger der Kopfhautmykosen und legte in Paris der Académie des Sciences eine Denkschrift unter dem Titel „Mémoire sur une végétation qui constitue la vraie teigne" vor. Spätestens seit der Entdeckung der Hautpilze richtete sich die Aufmerksamkeit der Mediziner auf die Welt der mikroskopisch kleinen Krankheitserreger. Nachdem Louis Pasteur (1822–1895) 1880 das erste Bakterium der Gattung Staphylokokkus im Eiter eines Furunkels entdeckte, entwickelte sich auch die Bakteriologie, und damit waren die Grundlagen zur Diagnose und Therapie mikrobieller Haarbodenerkrankungen nunmehr gegeben. In Wien wiesen Ferdinand von Hebra (1816–1880) und sein Schwiegersohn Moritz Kaposi (1837–1902) auf einen Zusammenhang zwischen Seborrhö, Kopfschuppen und Alopezie hin. Louis Ch. Malassez' (1842–1909) Entdeckung von Pityrosporum ovale der spätere Nachweis (1895) dieses Keims bei Kopfschuppen veranlasste Raymond Sabouraud (1864–1938), Leiter des „Laboratoire des teignes de la Ville de Paris", die Rolle dieser Hefepilze in der Pathogenese der häufigsten Ursache von Haarverlust, der androgenetischen Alopezie, überzubewerten, eine Fehlkonzeption, die bis vor kurzem zahlreiche Befürworter finden sollte. Saubouraud, Louis Anne Jean Brocq (1856–1928) und Charles Emilie Quinquaud (1841–1894) waren Vertreter einer Reihe hervorragender französischer Kliniker und prägender Persönlichkeiten der klinischen Dermatologie und Haarkunde um die Jahrhundertwende, die sich u.a. mit der Morphologie der vernarbenden Alopezien auseinandergesetzt hatten und deren Eigennamen noch heute mit bestimmten Formen permanenter Alopezien (Pseudopelade Brocq, Folliculitis decalvans Quinquaud) in Verbindung gebracht werden.

Seit Aristoteles wies erst im Jahre 1942 James B. Hamilton aufgrund seiner Untersuchungen an kastrierten Männern wieder auf die Rolle von Testosteron in der Entstehung der androgenetischen Alopezie hin. 1964 erkannte Erich Ludwig die androgenetische Alopezie der Frau, die sich gegenüber der männlichen Form durch eine mehr diffus anmutende Auslichtung des Scheitelbereichs auszeichnet (Ludwig 1977), und grenzte sie von der Alopecia diffusa Sulzberger (Sulzberger et al. 1960) ab, die ein polyätiologisches Sammelsurium verschiedener Zustände darstellte, die zum klinischen Bild des diffusen Haarausfalls bei Frauen führen. Dass bei der testikulären Feminisierung aufgrund einer angeborenen Androgenresistenz der Zielorgane keine androgenetische Alopezie vorkommt, untermauerte die Bedeutung der Androgene in der Entwicklung der androgenetischen Alopezie. Daraus ergab sich als Grundlage zu einer rationalen Therapie der androgenetischen Alopezie der Frau die pharmakologische Blockade des Androgenrezeptors, was sich mit dem Einsatz des Cyproteronacetats bewährt hat. Die Beschreibung einer ungewöhnlichen Form des inkompletten männlichen Pseudohermaphroditismus durch Julianne Imperato-McGinley et al. (1974) warf ein neues Licht auf die Pathogenese der androgenetischen Alopezie. Betroffene Männer mit angeborenem Mangel am Enzym 5α-Reductase (Isotyp II) werden mit einem dem weiblichen Genitale nahestehenden indifferenten Genitale geboren und deshalb zunächst als Mädchen angesehen, bis sich mit Ansteigen der Testosteronspiegel in der Pubertät die männlichen Geschlechtsmerkmale ausbilden. Diese Männer entwickeln keine androgenetische Alopezie. Damit konnte gezeigt werden, dass nicht das Testosteron, sondern das Dihydrotestosteron, das über 5α-Reductase aus Testosteron gebildet wird, für die Ausbildung der androgenetischen Alopezie verantwortlich ist. Damit bot sich erstmalig die Möglichkeit einer rationalen Behandlung auch der androgenetischen Alopezie des Mannes über die pharmakologische Blockade von 5α-Reductase mittels Finasterid an; damit werden die unerwünschten Wirkungen des Dihydrotestotersons blockiert, während die erwünschten Wirkungen des Testosterons, nämlich Ausbildung sekundärer männlicher Geschlechtsmerkmale und Libido, nicht beeinträchtigt werden.

Seit der Einführung des Begriffs der Zellularpathologie durch Rudolf Virchow (1821–1902) und der genauen Beschreibung der mikroskopischen Anatomie des Haarfollikels durch Karl Gustav Simon (1810–1857) richtete sich das Augenmerk zunehmend auf die dynamische Anatomie des Haarfollikels. Mildred Trotter identifizierte 1924 den Haarwachstumszyklus, Eugene J. Van Scott und Mitarbeiter führten 1957 die morphologische Haarwurzeluntersuchung (Trichogramm) ein, und John T. Headington 1984 die Transversalhistologie zur morphometrischen Untersuchung von Haarbodenbiopsien. Technische Errungenschaften wie Elektronenmikroskopie und Difraktionsradiographie, Fachgebiete wie Zellularbiologie und Immunologie sowie die Fortschritte der Entwicklungsbiologie und Molekularbiologie der letzten dreißig Jahre haben zu einer sich überstürzenden Flut neuer Erkenntnisse zur Biologie des Haarfollikels geführt mit zunehmender Praxisrelevanz für die bis heute noch unbefriedigende Therapie der häufigsten Haarkrankheiten. Mit den Fortschritten der Molekulargenetik wurden darüber hinaus fundierte Kenntnisse über die Biochemie und den molekularen Aufbau des Haars und deren genetisch bedingte Abweichungen gewonnen. Das zentrale Thema der aktuellen Haarforschung ist die Entschlüsselung der molekularen Grundlagen des zyklischen Haarwachstums geworden. Nachdem seit den 60er-Jahren in Transplantations- und Gewebrekombinationsstudien die groben Charakteristika der epithelial-mesenchymalen Interaktionen, die zur Entstehung von Haarfollikeln führen, durch Roy Oliver (1980), Margaret Hardy (1992) sowie Colin Jahoda u. Amanda Reynolds (1996) untersucht wurden, hat sich die Aufmerksamkeit nun auf die Identifikation der Botenmoleküle (Adhäsionsmoleküle, morphogene Proteine, Wachstumsfaktoren, Zytokine, Hormone, Neuropeptide) in diesem Signalsystem der Haarfollikelentwicklung gerichtet (Stenn et al. 1996). Dabei wurde erkannt, dass die Entwicklung eines Anagenfollikels aus einem Telogenfollikel Parallelen zur embryonalen Haarfollikelentwicklung aufweist. Ferner wiesen Cotsarelis et al. (1990) darauf hin, dass sich die Stammzellen des Haarfollikels wahrscheinlich nicht, wie bisher angenommen, in der Haarmatrix befinden, die haarzyklusabhängig während der Katagenphase massiven regressiven Veränderungen unterworfen ist, sondern im Isthmusbereich der äußeren Haarwurzelscheide – sog. Wulstaktivierungshypothese. Nach dieser Hypothese soll sich aus diesen Zellen zyklisch unter Signalwirkung der dermalen Haarpapille die Haarmatrixpopulation ableiten, deren Proliferationsdauer die Länge der Haarwachstumsphase bestimmt. Neben den Aufbauvorgängen im sich entwickelnden Follikel spielen sich im reifen Haarfollikel zwei Arten des programmierten Zelltodes ab: terminale Differenzierung zu den keratinisierten Haarschaftzellen und Apoptose, was das morphologische Kennzeichen des Übergangs (Katagen) des Haarfollikels aus der Wachstumsphase (Anagen) in die Ruhepause (Telogen) ist. Da die Apoptose also entscheidend ist für die Dauer der Haarwachstumsphase und damit für das Längen- und Dickenwachstum des Haars, ist die Regulation der Apoptose im Haarfollikel zu einem der Schlüsselthemen der aktuellen klinisch orientierten Haarforschung geworden (Paus et al. 1995).

Aus einer synoptischen Zusammenschau der Vorgänge, die zum permanenten Untergang des Haarfollikels führen, lassen sich gleichzeitig Ansatzpunkte für eine rationale trichologische Therapie ableiten. Aus dem Zusammenspiel von genetischen – z.B. HLA-Haplotypen und Polymorphismen proinflammatorischer Zytokine – und Präzipitationsfaktoren – z.B. Androgenen, Toxinen, mikrobiellen Superantigenen – kommt es über Apoptose zur vorzeitigen Katageninduktion mit konsekutiver regressiver Metamorphose des Haarfollikels. Bei manchen dieser Vorgänge gleichzeitig vorkommende perifollikuläre Entzündungszellen, vornehmlich Makrophagen, Mastzellen und T-Lymphozyten, können je nach Lokalisation (peribulbär bei der Alopecia areata bzw. im Isthmusbereich bei den atrophisierenden Alopezien) und Zytokinmuster neben der Apoptose auch eine perifollikuläre Fibrose induzieren, die durch eine zusätzliche Behinderung der epithelial-mesenchymalen Interaktionen zur Unterbrechung des Haarwachstumszyklus führen kann (Abb. 1.16).

Entsprechend bieten sich folgende rationale trichologische Behandlungsstrategien an:
▓ Beeinflussung der genetischen Information, z.B. mittels „Antisense"-Oligonucleotiden (experimentell);
▓ Beeinflussung der endogenen Präzipitationsfaktoren; z.B. mittels Antiandrogenen (Cyp-

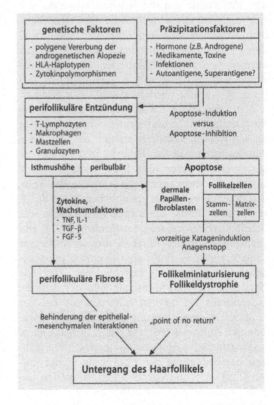

Abb. 1.16. Synopsis der Vorgänge, die zum Haarfollikeluntergang führen

roteronacetat) bzw. 5α-Reductase-Hemmung (Finasterid) bei der androgenetischen Alopezie;
▓ Apoptosesuppression zur Verlängerung der Anagenphase (experimentell);
▓ Pharmakologische Verlängerung der Anagenphase über hormonunabhängige Mechanismen, z.B. mittels Minoxidil;
▓ Immunmodulation des perifollikulären Entzündungsinfiltrates bzw. dessen Zytokinexpressionsmusters, bspw. in der Behandlung der Alopecia areata mittels Diphenylcyclopropenon;
▓ autologe Haartransplantation unter Ausnutzung des Phänomens der Donordominanz.

Am Beispiel des proinflammatorischen Zytokins Interleukin-1 kann exemplarisch ein Ansatz zur Entwicklung einer immunmodulatorischen trichologischen Therapie veranschaulicht werden. Es wurde in Haarfollikelkulturen gezeigt (Philpott et al. 1996), dass Interleukin-1 konzentrationsabhängig zu phänotypischen Veränderungen führt, wie man sie in Haarbodenbiopsien aktiver Alopecia-areata-Herde findet, nämlich Kondensation der Haarpapille, Desintegration der Haarmatrix, Pigmentinkontinenz und Ausbildung eines dystrophischen Haarschafts. Diese nekrobiotischen Veränderungen lassen sich durch Zugabe von Interleukin-1-Rezeptor-Antagonist im Überschuss zur Kultur weitgehend verhindern. Der Erforschung der Entwicklungs- und Nekrobiologie des Haarfollikels und ihrer therapeutischen Beeinflussbarkeit mittels Hormonen, ihrer Antagonisten, anderer Signalmoleküle und ihrer Antagonisten sowie Pharmaka kommt ebenso wie der Entwicklung geeigneter Transportsysteme mit ausreichender Selektivität für den Haarfollikel eine große Bedeutung für den erfolgreichen Einsatz derartiger Wirksubstanzen zu. Im Mausmodell wurden diese Forschungen von Lingna Li und Robert Hoffman (1995) als grundsätzlich praktikabel demonstriert. Mittels Verpackung des lacZ-Gens in Liposomen konnte nach topischer Applikation auf die Haut eine gezielte Expression von dessen Genprodukt β-Galactosidase im Bereich der Haarmatrix- und der Follikelstammzellen erzielt werden.

Nachdem das Haar lange genug „Stiefkind" der medizinischen Forschung war, gleichsam nur Gegenstand der reinen Kosmetik mit historisch begründeten unscharfen Grenzen zu magisch-irrationalem Denken und Scharlatanerie, können wir mit den großen Fortschritten der modernen Wissenschaften nun einer Zeit angewandter rationaler Technologien mit Zuversicht entgegensehen. Dementsprechend ist heute die Trichologie zu einem bestens organisierten Fachgebiet geworden, das auf Beobachtung und wissenschaftlich erarbeiteten Erkenntnissen basiert. Es sind zahlreiche fundamentale Veröffentlichungen erschienen; und die Lehre von den Haarkrankheiten verfügt mittlerweile über eine Infrastruktur aus Publikationsorganen, Interessengemeinschaften und internationalen Kongressen. Die Begründer der klinischen Trichologie sollen über der rasanten Entwicklung moderner Technologien und der oft lautstarken Berichterstattung in der Laienpresse jedoch nicht vergessen werden.

Literatur

Cotsarelis G, Sun TT, Lavker RM (1990) Label-retaining cells reside in the bulge area of pilosebaceous unit: implications for follicular stem cells, hair cycle and skin carcinogenesis. Cell 61:1329–1337

Descartes R (1961) Abhandlung über die Methode des richtigen Vernunftgebrauchs. Reclam, Stuttgart

Giacometti L (1967) Facts, legends and myths about the scalp throughout history. Arch Dermatol 95: 629–631

Hamilton JB (1942) Male hormone stimulation is prerequisite and an incitement in common baldness. Am J Anat 71:451

Hardy MH (1992) The secret life of the hair follicle. Trends Genet 8:55–61

Headington J (1984) Transverse microscopic anatomy of the human scalp. A basis for a morphometric approach to disorders of the hair follicle. Arch Dermatol 120:449–456

Hughes GR (1959) The cosmetic arts in ancient Egypt. J Soc Cosm Chem 10:159–163

Imperato-McGinley J, Guerrero L, Gautier T et al. (1974) Steroid 5α-reductase deficiency in man: an inherited form of male pseudohermaphroditism. Science 186:1213–1215

Jahoda CAB, Reynolds AJ (1996) Dermal-epidermal interactions. Adult follicle-derived cell populations and hair growth. Dermatol Clin 14:573–583

Kligman AM (1962) Facts and fancies on the care of the hair and nails. South Med J 55:1011–1020

Kligman AM, Freeman B (1988) History of baldness. From magic to medicine. Clin Dermatol 6:83–88

Lambert G (1961) The Conquest of Baldness. The Wonderful Story of Hair. Souvenir Press, London

Li L, Hoffman RM (1995) The feasibility of targets selective gene therapy of the hair follicle. Nature Med 1:705–706

Ludwig E (1977) Classification of the types of androgenetic alopecia (common baldness) occurring in the female sex. Br J Dermatol 97:247–254

Oliver RF (1980) Local interactions in mammalian hair growth. In: Spearman RIC, Riley PA (Hrsg) The Skin of Vertebrates. Academic, New York, pp 199–210

Paus R, Menrad A, Czarnetski B (1995) Nekrobiologie der Haut: Apoptose. Hautarzt 46:285–303

Philpott MP, Sander DA, Bowen J, Kealey T (1996) Effects of interleukins, colony stimulating factor and tumour necrosis factor on human hair follicle growth in vitro: a possible role for interleukin-1 and tumour necrosis factor-α in alopecia areata. Br J Dermatol 135:942–948

Stenn KS, Combates NJ, Eilertsen KH et al. (1996) Hair follicle growth controls. Dermatol Clin 14: 543–558

Sulzberger MB, Witten VH, Kopf AW (1960) Diffuse alopecia in women. Arch Dermatol 81:556–560

Trotter M (1924) The life cycles of hair in selected regions of the body. Am J Phys Anthropol 7:427

Trüeb RM (1998) Von der Hippokratischen Glatze zum „Gen-Shampoo": Fortschritte der Trichologie im Jahrtausendwechsel. Akt Dermatol 24:101–107

Trüeb RM (2001) Das Haar im Spiegel der Geschichte. In: Burg G, Geiges ML (Hrsg) Die Haut, in der wir leben. Zu Markt getragen und zur Schau gestellt. Rüffer & Rub, Zürich, S 160–166

Van Scott EJ, Reinertson RP, Steinmuller R (1957) The growing hair roots of the human scalp and morphologic changes therein following amethopterin-therapy. J Invest Dermatol 29:1997–2004

2 Haare und Psyche

R. Bergler

Setz dir Perücken auf von Millionen Locken,
setz deinen Fuß auf ellenhohe Socken,
du bleibst doch immer, was du bist.

J. W. v. Goethe

Ausgangslage Erster Eindruck: Mechanismen, Funktionen, Auslöser und Verhaltenskonsequenzen

Jede Begegnung mit Fremden und Unbekannten beginnt mit einem Prozess wechselseitiger Beeindruckung auf Basis nonverbaler Zeichen. In Bruchteilen von Sekunden kommt es, ohne dass ein Wort gewechselt wird, zu einer gefühlsmäßigen Bewertung nach Sympathie bzw. Antipathie und daran anschließend zu einer Zuordnung von Merkmalen (Charaktereigenschaften). Der andere ist nicht mehr fremd, anonym, sondern bewertet und damit im naiven Selbstverständnis „bekannt". Aus einem Minimum an tatsächlicher Information, z. B. ungepflegten Haaren, erfolgt ein Maximum von Schlussfolgerungen; viele nicht direkt beobachtbare Merkmale werden mit hoher subjektiver Sicherheit (Plausibilität) zugeordnet. Nonverbale Zeichen transportieren eine Vielzahl von Wertungen, Gefühlen, Phantasien und auch Informationen; die Frage nach der objektiven Richtigkeit wird im Regelfall nicht gestellt. Nonverbale Kommunikation funktioniert immer unmittelbar, direkt, kurzfristig, sicher, ohne Zweifel, eindeutig in der Zuordnung von Sympathie und Antipathie, unkritisch aber subjektiv plausibel. Das Spezifische an ersten Eindrücken ist:

- Eigenständigkeit, Abhebung von anderen Eindrücken;
- Nachhaltigkeit und Prägnanz der Gedächtniswirkung;
- Überzeugtheit von der subjektiven Richtigkeit der Diagnose mit anschließender Bestätigungstendenz;
- Stabilisierungsfunktion eines durch Fremdheit und Anonymität gestörten psychischen Gleichgewichts, d. h. Gewinnung von Selbstsicherheit und Handlungsfähigkeit.

Auslöser für den ersten Eindruck sind die nonverbalen Schlüsselreize (Konstitution, Figur, Stimme/Dialekt, Kleidung, Haare, Geruch, Makeup, Augen/Brille, Hände, Schmuck, Mimik, Gesten u. a.). Welcher der möglichen Schlüsselreize letztlich zentral für die Eindrucksbildung wird, ist wesentlich in seiner Salience – Auffälligkeit – begründet. Hat ein Mensch z. B. extrem ungepflegte Haare, dann dominiert dieser Reiz alle übrigen „Informationsquellen".

Haare als Schlüsselreize der Eindrucksbildung wie auch der Selbstpräsentation sind für den Menschen in seiner ganzen Geschichte keine Randerscheinung seines Äußeren gewesen, sondern sie sind ein entscheidendes Element menschlichen Selbsterlebens, menschlicher Selbstdarstellung, aber auch und wesentlich menschlicher Fremdwahrnehmung und Fremdbeurteilung. In Haaren kommt für Menschen seelisches Erleben und Wollen, aber auch Krankheit und Wohlbefinden zum Ausdruck, es werden wünschenswerte Merkmale der eigenen Persönlichkeit vermittelt. Haare machen aber auch auf andere einen nachhaltigen Eindruck und führen dann zu Schlussfolgerungen in Bezug auf den Charakter des anderen, seine Befindlichkeit, seine Gesundheit, aber auch seine Krankheit. Haare sind ein zentrales Element der nonverbalen, symbolischen Kommunikation, d. h. des wechselseitigen Austauschs von verständlichen Informationen mit hoher Gefühlsaufladung. Schon immer, in Geschichte und Gegenwart, sind Haare umgeben von Ge-

fühlen, Symbolen, mythologischen Zusammen-
hängen und vielen Erlebnissen attraktiver Selbst-
darstellung:
- Die Haartracht der unterschiedlichen Kulturen.
- Die Haartracht als Statusmerkmal: Adel und
  Mönchtum; Opposition, Revolution, Hierar-
  chie, Position.
- Die Haartracht als Symbol von Macht, Männ-
  lichkeit, Jungfräulichkeit, Lebenskraft, Stärke,
  Potenz; die Haare als Sitz der Lebenskraft,
  der Seele.
- Die Haartracht als Opfergabe.
- Die Haartracht und ihre Mythologie (z. B. das
  Haar der Berenike).
- Die Haartracht als Mode.
- Die Haartracht als Stimulans für Maler, Dich-
  ter, Bildhauer, Musiker.
- Die Haartracht als volkskundlicher Schatz
  von Sprichwörtern (z. B. „sich in die Haare
  geraten …").
- Die Haartracht als Aggressionsobjekt der Pu-
  ritaner: der Fluch der Eitelkeit.
- Die Haartracht als erotisches Stimulans und
  Tor zu Intimität.
- Die Haartracht als Gestaltungsaufgabe des Fi-
  garos auf der Basis der individuellen Hair
  Language (Selbstdarstellung und Selbstver-
  wirklichung).
- Die Haartracht als Diagnostikum.

Die Salience von Reizen ist nicht unwesentlich
in ihrer kulturgeschichtlichen Verankerung begründet. Das, was uns bei einem anderen Menschen auffällt, war schon immer Gegenstand der
Wahrnehmung, der Interpretation, der Gestaltung, der Bewunderung, aber auch der Verach-
tung.

Untersuchungskonzeption

Aufgabenstellung

Die Untersuchung sollte vier Fragestellungen
beantworten:
1. Welche Bedeutung kommt Haaren als
   Schlüsselreiz des ersten Eindrucks zu?. Das
   Ausmaß an erlebnismäßiger Zentralität.
2. Welche Informationen glaubt man den Haaren
   eines Menschen entnehmen zu können? Die
   Qualität und Intensität der Eindruckswirkung.

3. Welche Informationen zur Selbstpräsentation
   der eigenen Persönlichkeit will man über
   seine Haare anderen Menschen vermitteln?
   Die Qualität und Intensität der Ausdruckswir-
   kung.
4. Welchen Beitrag leisten Haare zum persönlichen und auch gesundheitlichen Wohlbefinden? Die Psychohygiene: Haare, Gesundheit
   und Persönlichkeit.

Untersuchungsaufbau, Methode und Stichprobe der Untersuchung

Auf der Basis einer psychologischen Explorati-
onsstudie mit ausschließlich offenen Fragestellungen wurden zunächst die überhaupt vorhandenen Erlebnis-, Einstellungs- und Bewertungs-
muster – der repräsentative konzeptadäquate
Itempool – gewonnen. Dies war die Grundlage
für die Entwicklung eines standardisierten Fra-
gebogens, der dann einer bezüglich der demografischen Merkmale repräsentativen Zufallsstich-
probe von 300 Frauen und 300 Männern im Alter
von 18 bis 49 Jahren im Rahmen eines persönlichen Interviews vorgelegt wurde (wir haben
analog aufgebaute Studien auch in Rumänien,
Russland, der Ukraine, der Türkei und in den bal-
tischen Staaten durchgeführt; deren Ergebnisse
sind bei Bergler u. Hoff (2001) dokumentiert).

Untersuchungsergebnisse *

Die Schlüsselreize des ersten Eindrucks

Für die Auslösung des ersten Eindrucks und damit die Bewertung nach Sympathie und Antipathie, kommen den verschiedenen Schlüsselreizen bei Frauen und Männern teilweise unterschiedliche Wichtigkeitswerte zu. Männer mes-
sen nach ihren eigenen Angaben den Schlüsselreizen Beinen, Fingernägel, Busen, Schmuck, Po,
aber auch Schuhen eine größere Bedeutung im
Rahmen der Eindrucksbildung zu. Für Frauen
gewinnen demgegenüber Kleidung, Haare und

---

* Die detaillierten empirischen Befunde können der
Arbeit von Reinhold Bergler und Tanja Hoff (2001)
entnommen werden.

Gesicht im Vergleich zu den Männern eine höhere Zentralität.

Der Eindruck, den Haare auf Frauen machen, wird von einer Mehrzahl von Kriterien bestimmt: Gepflegtheit, Typengerechtheit, Gesundheit, Länge, Schnitt, Haarfarbe, Neidgefühle, Gestyltheit, Stimmigkeit von Lebensalter und Frisur, Naturbeschaffenheit versus Dauerwelle, Glanz, modische Orientierung, Dichte, Fülle, Geruch, Weichheit. Bei Männern ist das entscheidende Kriterium „Gepflegtheit"; ungepflegte Haare lösen bei Männern noch stärker als bei Frauen affektiv negative Reaktionen aus; ungepflegte Frauenhaare sind für Männer massive Kontaktbarrieren.

Eindruckswirkung von Haaren

Aus der Wahrnehmung und Bewertung – Beeindruckung – menschlicher Haare wird eine Vielfalt von Schlussfolgerungen gezogen, die weit über die wahrnehmbare Qualität von Haaren hinausgeht. Was Haare alles vermitteln können, ergibt sich aus den Ergebnissen der Satzergänzungsfrage: *An den Haaren von Menschen erkennt man, ob jemand ....*

Bei **Frauen** ergeben sich auf der Grundlage der durchgeführten Faktorenanalyse sechs Persönlichkeitsbereiche, die sie, wenn auch in unterschiedlichem Ausmaß, glauben dem Eindruck über die Haare eines Menschen entnehmen zu können:

Faktor 1: sozial wünschenswerte Eigenschaften,
Faktor 2: Temperamentseigenschaften,
Faktor 3: erwünschte soziale Eindruckswirkung,
Faktor 4: Gesundheit und Berufsorientierung,
Faktor 5: Körpersensibilität, Körperpflege, Modebewusstsein,
Faktor 6: Jugendlichkeit und Fortschrittlichkeit,

In Abweichung von den Frauen ergeben sich bei **Männern** acht Merkmalsbereiche, die für ihre naive Alltagsdiagnostik relevant sind:

Faktor 1: Durchsetzungsfähigkeit und Intelligenz,
Faktor 2: Ordnungssinn und Extraversion,
Faktor 3: Attraktivität und Jugendlichkeit,
Faktor 4: spezifische Gruppenorientierung,
Faktor 5: Neurotizismus,
Faktor 6: Leistungsorientierung,
Faktor 7: Aktivität und Prävention,
Faktor 8: modische Orientierung.

Männer sind demzufolge davon überzeugt, dass sie Haaren und Frisuren wesentlich mehr Persönlichkeitsinformationen entnehmen können als Frauen, nämlich Informationen über Ausprägungsgrade der Problemlösekompetenz, Intelligenz, Jugendlichkeit, Gesundheit, Dynamik, Antriebsmotivation und Lebenseinstellungen. Frauen sind hingegen kritischer in ihrer Einschätzung der Diagnosemöglichkeiten psychologisch-charakterologischer Merkmale auf der Basis von Haaren. Sie sind dabei zweifellos realistischer hinsichtlich des psychologischen Symptomwerts von Haaren und beschränken sich auf nachvollziehbare Zusammenhänge zwischen Haaren und Persönlichkeit, wie z. B. das Ausmaß körperlicher Gepflegtheit, modischer Orientierung, individueller Selbstdarstellung und -gestaltung, von Sexappeal und Jugendlichkeit.

Männer überschätzen ihre eigenen psychologisch-diagnostischen Fähigkeiten in ihrer Psychologie des ersten Eindrucks; sie gehen damit ein höheres Risiko von Fehldiagnosen ein als Frauen. Auch naive Fehldiagnosen im Alltagsleben haben negative Konsequenzen, denn das erste spontane Eindrucksurteil bestimmt nachhaltig das weitere Kommunikations- und Interaktionsverhalten: Eine sympathische Erstdiagnose kann auf der Basis von Fehldiagnosen auch unsympathische, weil Erwartungen enttäuschende Folgen haben. Dies müsste nach den vorliegenden Erkenntnissen häufiger bei Männern als bei Frauen der Fall sein – die Männer als schlechtere Alltagspsychologen.

Haare als Selbstdarstellung: Hair Language als Ausdruck der Persönlichkeit

Es fällt Frauen und Männern nicht schwer, die Frage zu beantworten, welche Eigenschaften ihres Selbst sie mit Hilfe ihrer Haare ihrer Umwelt kommunizieren wollen (Was will ich mit meinen Haaren anderen von mir erzählen, welche Eigenschaften und Verhaltensweisen meiner Persönlichkeit sollen anderen mitgeteilt, ausgedrückt werden und damit deren Eindrücke von mir bestimmen?).

Zunächst wurde mit Hilfe einer Einstellungsskala und einer anschließenden Faktorenanalyse der gewonnenen Daten untersucht, welche Bedeutungen und Informationen mit Haaren anderen vermittelt werden können. Dabei ergaben sich bei den **Frauen** acht verschiedene „Sendermöglichkeiten" (Ausstrahlungsfelder; Merkmalsdimensionen: *Durch meine Haare möchte ich ...*):

Faktor 1: gepflegte Ausstrahlung, soziale Attraktivität:
... zeigen, dass ich mich um meinen Körper bemühe, ihn pflege.
... einen gepflegten Eindruck machen.
... anderen zeigen, dass mir mein Äußeres wichtig ist.
... einen zuverlässigen, korrekten Eindruck machen.
... eine positive Ausstrahlung vermitteln.
... selbstbewusst erscheinen.
... zeigen, dass ich ein attraktiver Mensch bin.
... einen modernen modischen Eindruck machen.

Faktor 2: sinnliche Ausstrahlung:
... sexy wirken.
... sinnlich erscheinen.
... weiblich erscheinen.
... attraktiv erscheinen.
... dass mich andere schon etwas beneiden.
... elegant erscheinen.

Faktor 3: provozierende Ausstrahlung:
... vielleicht schon etwas provozieren.
... schon etwas schocken.
... vielleicht schon etwas auffallen.
... nicht zu weiblich oder fraulich wirken.

Faktor 4: natürliche Ausstrahlung:
... zeigen, dass ich unkompliziert bin.
... zeigen, dass ich naturverbunden bin.
... natürlich wirken.
... einen ruhigen, ausgeglichenen Eindruck machen.
... zeigen, dass ich gesund bin, mich um meine Gesundheit kümmere.
... zeigen, dass ich auf das Äußere nicht soviel Wert lege, dass mir innere Dinge wichtiger sind.

Faktor 5: emanzipierte, intelligente Ausstrahlung:
... intelligent erscheinen.
... erwachsen wirken.
... auch etwas mutig erscheinen.
... unabhängig und emanzipiert wirken.

Faktor 6: sportlich, jugendliche Ausstrahlung:
... sportlich wirken.
... frech wirken.
... jugendlich wirken.

Faktor 7: seriöse Ausstrahlung:
... seriös wirken.
... einen nicht ganz so modernen Eindruck machen, eher einen klassischen Stil vermitteln.
... nicht allzu auffällig erscheinen.

Faktor 8: unkonventionelle Ausstrahlung:
... nicht so spießig wirken.
... temperamentvoll wirken.

Männer unterscheiden sich von Frauen in dem Ausmaß, in dem sie bestimmte kommunikative Ausdruckswirkungen in ihren Haaren sehen und mit ihren Haaren darstellen möchten. Diese faktorenanalytisch gewonnenen Merkmalsdimensionen der Selbstdarstellung durch Haare ergeben acht Aspekte der Ausdruckswerte von Haaren (*Durch meine Haare möchte ich ...*):

Faktor 1: provokante, sinnliche, sensible Ausstrahlung:
... schon etwas schocken.
... vielleicht auch etwas provozieren.
... frech wirken.
... sinnlich erscheinen.
... zeigen, dass ich auf das Äußere nicht so viel Wert lege, dass mir innere Werte wichtiger sind.
... sanft erscheinen.
... dass mich andere schon etwas beneiden.
... mich auch etwas von anderen Männern abheben.
... nicht zu männlich wirken.
... vielleicht schon etwas auffallen.

Faktor 2: unabhängige, erfolgreiche, aktive Ausstrahlung:
... unabhängig wirken.
... erwachsen wirken.
... zeigen, dass ich ein aktiver Mensch bin.
... auch etwas mutig erscheinen.
... intelligent erscheinen.
... zeigen, dass ich Erfolg im Leben habe, leistungsorientiert bin.
... meine Lebenseinstellung verkörpern.

Faktor 3: modebewusste Ausstrahlung, Eitelkeit:
... einen modernen, modischen Eindruck machen.
... anderen zeigen, dass mir mein Äußeres wichtig ist.
... zeigen, dass ich mich auch in der Haarmode auskenne.
... zeigen, dass ich mich um meinen Körper kümmere, ihn pflege.

Faktor 4: seriöse, elegante, dezente Ausstrahlung:
... nicht allzu auffällig erscheinen.
... seriös wirken.
... einen zuverlässigen, korrekten Eindruck machen.
... einen ruhigen, ausgeglichenen Eindruck machen.
... elegant erscheinen.

Faktor 5: jugendliche, attraktive, erotische Ausstrahlung:
... sexy wirken.
... attraktiv erscheinen.
... jugendlich wirken.

Faktor 6: ordentliche, gepflegte Ausstrahlung:
... einen ordentlichen Eindruck machen.
... einen gepflegten Eindruck machen.

Faktor 7: natürliche, unkomplizierte Ausstrahlung:
... natürlich wirken.
... zeigen, dass ich unkompliziert bin.

Faktor 8: sportliche, dynamische Ausstrahlung:
... sportlich wirken.
... dynamisch wirken.

Frauen und Männer unterscheiden sich natürlich in dem Ausmaß, in dem sie sich auf den verschiedenen Dimensionen (Ausdrucksfeldern) selbst positionieren, und damit nach der Qualität der Merkmale, die sie anderen Menschen vermitteln wollen. Mit Hilfe der Gruppierungs-(Cluster-)Analyse (u. a. Eckes et al. 1986) lassen sich Frauen wie Männer zu qualitativ unterschiedlichen Kommunikationstypen zusammenfassen. Ziel dieses Verfahrens war es, die gesamte Stichprobe in Gruppen einzuteilen, die sich jeweils durch eine hohe Ähnlichkeit ihrer persönlichen Hair Language – also all dessen, was sie von sich anderen mit ihren Haaren vermitteln wollen – innerhalb der jeweils eigenen Gruppen und gleichzeitig maximalen Unterschieden der persönlichen Hair Language zwischen den einzelnen Gruppen auszeichnen. Durch dieses Vorgehen wurden bei den Frauen insgesamt vier und bei den Männern fünf Haar-Kommunikationstypen gewonnen. Diese Kommunikationstypen unterscheiden sich bezüglich ihrer demografischen Merkmale (Alter, Familienstand, Beruf, Einkommen u. a.) nicht. Dieser Befund ist für viele immer noch überraschend, weil er persönlichen Erwartungen, Meinungen und Überzeugungen widerspricht; man geht immer noch viel zu stark – und das entwickelt sich zunehmend zu einem

hochgradig verfestigten Vorurteil – davon aus, dass demographische Merkmale wie Lebensalter, Familienstand, soziale Schicht, Einkommen usw. einen hinreichenden Erklärungs- und Vorhersagewert für menschliches Verhalten besitzen. Dies ist aber, wie auch die vorliegende Analyse zeigt, falsch. Das, was ich mit meinen Haaren zum Ausdruck bringen will, welchem Kommunikationstyp ich also angehöre, ist unabhängig von meinem Lebensalter, meinen Einkommensverhältnissen usw. Die persönliche Hair Language ist also zentral eine Frage der Persönlichkeit, des Lebensstils, meiner sozialen, kommunikativen und intellektuellen Kompetenzen.

Die vier diagnostizierten Kommunikationstypen von **Frauen** lassen sich nun aus dem Blickwinkel der Selbstwahrnehmung der Frauen wie folgt charakterisieren:

Typ 1 (43%) – die Individuelle. Mein Haar ist mein Schmuck und Ausdruck meiner Persönlichkeit: Ich bin eine gepflegte, sozial sensible, temperamentvolle, allen modernen und modischen Entwicklungen gegenüber aufgeschlossene, leistungs- und erfolgsorientierte, selbstsichere, gesundheitsbewusste und alles in allem interessante Persönlichkeit.

Typ 2 (30%) – die Sympathische. Mein Haar macht mich sympathisch und verrät Ordnungssinn: Ich bin eine körperlich gepflegte, ordentliche, jugendliche und sportliche Frau, die modische Auffälligkeiten und Aufdringlichkeiten vermeidet. Ich bin eher angepasst, gesundheitsbewusst; mit ungepflegten Menschen will ich nichts zu tun haben, darauf reagiere ich sehr empfindlich und affektiv. Ich will einen zuverlässigen Eindruck machen, aber nicht zu sinnlich und weiblich wirken.

Typ 3 (18%) – die Weibliche. Mein Haar ist Signal für meine Weiblichkeit und meinen Sexappeal: Ich bin eine körpersensible und für meine Umwelt physisch, erotisch und auch sexuell attraktive, sehr weibliche, elegante, anspruchsvolle Frau, die ihre ausgeprägten Ansprüche auf Anerkennung mit Selbstbewusstsein, sozialer Sicherheit und weiblichem Geschick durchsetzt.

Typ 4 (9%) – die Natürliche. Mein Haar sagt nichts über meine Persönlichkeit: Ich bin eine natürliche, nicht von dekorativen Äußerlichkeiten und Moden abhängige, sozial weniger angepasste, unkonventionelle Frau mit hoher Toleranz gegenüber weniger gepflegten und attraktiven Menschen bei gleichzeitiger Zentralität „innerer" Werte.

Bei den **Männern** ließen sich fünf Kommunikationstypen ausfindig machen; ihre Kurzcharakteristik ergibt die folgende Typologie:

Typ 1 (38,7%) – der Selbstbewusste. Mein Haar ist Zeichen meiner aktiven, unabhängigen und selbstbewussten Lebensstils.

Typ 2 (11,0%) – der Provokateur. Mein Haar zeigt mich als jugendlich-attraktiven, auch etwas provokanten Mann.

Typ 3 (11,3%) – der Sympathische. Mein Haar ist Signal meiner extravertierten, natürlich unkomplizierten, aber auch etwas eitlen Persönlichkeit.

Typ 4 (20,0%) – der Sportliche. Mein Haar ist Ausdruck meiner aktiven Sportlichkeit und Männlichkeit.

Typ 5 (19,0%) – der Elegante: Mit meinen Haaren stelle ich meine seriöse, stilsichere, durchsetzungsfähige und gepflegte Person dar.

Alle Typen stimmen darin überein, dass für andere Menschen Haare einen zentralen Schlüsselreiz der Eindrucksbildung darstellen und eine Kommunikationsfunktion besitzen, die für die zwischenmenschliche Atmosphäre, die Qualität des Umgangs miteinander und die Fähigkeit zu einem positiven Gespräch von wesentlicher Bedeutung sind. Darüber hinaus machen die Ergebnisse deutlich, dass es typologische Unterschiede bezüglich dessen gibt, was durch die Haare entsprechend der eigenen Persönlichkeitsstruktur und des persönlichen Lebensstils kommunikativ vermittelt werden soll.

Männer wie Frauen wollen also – wenn auch in der dargestellten typenspezifischen Form und Unterschiedlichkeit – ein bestimmtes Selbstbild mit ihren Haaren zum Ausdruck bringen. Bei deutschen Frauen und Männern werden Haare von einem Großteil als Ausdruck und Spiegelbild ihrer gesamten facettenreichen Persönlichkeit gesehen.

Psychohygiene und Psychosomatik der Haare

■ Selbstwahrnehmung und Selbsterleben der eigenen Haare

Das Wissen um die Eindruckswirkung von Haaren auf andere und der Wunsch, mit seinen Haaren sich selbst in einer subjektiv wünschenswerten Individualität zum Ausdruck zu bringen, macht auch die Sensibilität für die eigenen Haare verständlich. Die alltägliche häufige Begegnung mit sich selbst im Spiegel – das Spiegelerlebnis – ist immer auch und wesentlich eine Begegnung mit den eigenen Haaren und ihrer Bewertung. Wie man sich selbst ganz subjektiv und gerade deshalb so intensiv, wenn auch statisch, erlebt, ist von entscheidendem Einfluss auf das persönliche Wohlbefinden und damit auf die Lebensgrundstimmung und die persönliche Motivation. Die Satzergänzungsfrage: *Wenn ich gepflegte, gesunde Haare habe, dann ...* zeigt in ihren Ergebnissen, in welch starkem Maß Rückwirkungen auf die eigene Stimmung, den eigenen Lebensstil, die zwischenmenschliche Orientierung, aber auch die eigene Leistungsmotivation erlebt werden.

Geht man zunächst von einem positiven Spiegelerlebnis aus, d.h., man sieht sich im Spiegel und ist spontan mit seinen Haaren zufrieden und freut sich, gepflegte, gesunde und attraktive Haare zu besitzen, so ergeben sich faktorenanalytisch bei 300 befragten deutschen **Frauen** drei damit assoziierte Erlebnisbereiche und Verhaltensmuster:

■ Die Wahrnehmung der eigenen Haare als gepflegt nimmt Einfluss auf die Motivation zur Leistung, die Gestaltung sozialer Kontakte und das Erleben der eigenen Problemlösekompetenz.
Wenn ich gepflegte, gesund aussehende Haare habe, dann ...
... fühle ich mich irgendwie leistungsfähiger.
... komme ich einfach mit anderen Menschen leichter ins Gespräch.
... packe ich Probleme positiver an, bin irgendwie optimistischer.
... bin ich einfach erfolgreicher.
... klappen viele Dinge einfach besser.
... hilft mir das manchmal, über Dinge, über die ich mich ärgere, hinwegzukommen.
... sind die Leute irgendwie freundlicher.
... habe ich bessere Laune.
... fühle ich mich einfach gesünder.
... komme ich mir selbst interessanter vor.
... kann ich andere Menschen auch besser von etwas überzeugen.
... lebe ich einfach besser.

■ Als zweiter Wirkungsbereich eigener gepflegter Haare lassen sich Auswirkungen auf Selbstbewusstsein und -sicherheit, auf das Wohlbefinden und das Body-Image, also das Selbst-

bild des eigenen Körpers diagnostizieren.
Wenn ich gepflegte, gesund aussehende Haare habe, dann ...
... gefalle ich mir selbst einfach besser.
... fühle ich mich so richtig gut.
... tue ich mir selbst damit etwas Gutes.
... kann ich mich selbst gut leiden.
... fühle ich mich attraktiv.
... bin ich schon etwas selbstbewusster.
... fühle ich mich einfach rundum frischer.
... bin ich sicherer, wenn ich andere Menschen treffe.
... macht es mir richtig Spaß, in den Spiegel zu sehen und mich anzuschauen.
... gefalle ich anderen Menschen besser, mache ich einen guten Eindruck.
... kommt erst mein sonstiges Aussehen (Kleidung) positiv zur Geltung.
... habe ich eine positive Ausstrahlung auf andere.
... bin ich auch für Männer interessanter.

■ Erlebt man seine Haare selbst als gepflegt und attraktiv, dann empfindet man sich selbst auch als sympathisch und ist von der eignen sympathischen Ausstrahlung überzeugt.
Wenn ich gepflegte, gesund aussehende Haare habe, dann ...
... gehen andere Menschen davon aus, dass ich auch sonst ein ordentlicher und korrekter Mensch bin.
... denken die Leute, dass ich mich auch um meinen Körper und mein Äußeres kümmere und mich pflege.

Erleben deutsche **Männer** ihre Haare als gepflegt, dann zeigen sich auch hier vielfältige positive Gefühls- und Erlebnislagen, Erwartungen und Erfahrungen. Sieben faktorenanalytisch ermittelte Erlebnisbereiche können von der Wahrnehmung der eigenen Haare als gepflegt und gesund positiv beeinflusst werden:

■ Eigene gepflegte Haare fördern die Leistungs- und Kommunikationsfähigkeit und unterstützen auch das eigene Problembewältigungsverhalten:
Wenn ich gepflegte, gesund aussehende Haare habe, dann ...
... fühle ich mich irgendwie leistungsfähiger.
... habe ich bessere Laune.
... hilft mir das manchmal, über Dinge, die mich ärgern, besser hinwegzukommen.
... klappen viele Dinge einfach besser.

... komme ich mit anderen Menschen leichter ins Gespräch.

■ Das Selbstwertgefühl und die Wahrnehmung einer eigenen sympathischen Ausstrahlung resultieren aus den als sympathisch wahrgenommenen eigenen Haaren.
Wenn ich gepflegte, gesund aussehende Haare habe, dann ...
... bin ich sicherer, wenn ich andere Leute treffe.
... gefalle ich mir selber einfach besser.
... gefalle ich anderen Menschen besser, mache ich einen guten Eindruck.
... bin ich auch für Frauen interessanter.

■ Erlebt man die eigenen Haaren als gepflegt, empfindet man auch Freude an der eigenen Attraktivität.
Wenn ich gepflegte, gesund aussehende Haare habe, dann ...
... gehen andere Menschen davon aus, dass ich ein ordentlicher und korrekter Mann bin.
... macht es mir richtig Spaß, in den Spiegel zu sehen und mich anzuschauen.
... fühle ich mich attraktiv.

■ Als vierter Wirkungsbereich ergeben sich das Empfinden einer gesteigerten Lebensqualität und eine erhöhte Überzeugungskraft in sozialen Kontakten.
Wenn ich gepflegte, gesund aussehende Haare habe, dann ...
... tue ich mir damit selbst etwas Gutes.
... kann ich andere Menschen besser von etwas überzeugen.
... lebe ich einfach besser.

■ Gepflegte Haare vermitteln dem Träger auch Selbstzufriedenheit und das Gefühl von Jugendlichkeit.
Wenn ich gepflegte, gesund aussehende Haare habe, dann ...
... fühle ich mich so richtig gut.
... fühle ich mich schon etwas jugendlicher.
... habe ich eine positive Ausstrahlung.

■ Gepflegte Haare werden als Ausdruck der gesamten eigenen Gepflegtheit empfunden.
Wenn ich gepflegte, gesund aussehende Haare habe, dann ...
... denken andere Leute, dass ich mich auch um meinen Körper kümmere und mein Äußeres und mich pflege.
... fühle ich mich rundum frischer, gepflegter.

■ Nicht zuletzt wird der Gesundheitszustand in der subjektiven Beurteilung verbessert.

Wenn ich gepflegte, gesund aussehende Haare habe, dann ...

... wollen andere Männer vielleicht auch so schöne Haare haben.

... fühle ich mich einfach gesünder.

Vergleicht man nun die Erlebnislagen bei gepflegten Haaren von deutschen Männern und Frauen, zeigen sich deutliche qualitative und quantitative geschlechtsspezifische Befunde. Frauen und Männer erleben zwar ähnlich intensiv Auswirkungen ihrer gepflegten Erscheinung auf eigene Kommunikations-, Leistungs- und Problemlösekompetenzen. Darüber hinaus sind jedoch für Frauen gepflegte Haare in weitaus größerem Maß ein zentrales Element im Bereich des Erlebens von Selbstwertgefühl, Wohlbefinden, Body-Image und sympathischer Ausstrahlung. Zusammenfassend ergeben sich hinsichtlich des Zusammenhangs zwischen Wohlbefinden und dem Erleben persönlicher Gepflegtheit folgende Befunde:

Frauen erleben den Einfluss gepflegter Haare auf ihr persönliches Wohlbefinden wesentlich intensiver und nachhaltiger als Männer; daher unternehmen sie bei Defiziten auch in größerem Umfang unmittelbar etwas gegen die Ungepflegtheit, als dies bei Männern der Fall ist.

Frauen erleben eigene Gepflegtheit ganzheitlicher im Sinne einer positiven Grundbefindlichkeit.

Gepflegtheit = Wohlbefinden,
Einheit von Stimmung und Leistung,
Einheit von Seele und Körper.

Männer erleben Gepflegtheit mehr auf der Basis kognitiver Überlegungen und Empfindungen und weniger auf der Ebene eines umfassenden Wohlbefindens. Der Einfluss von Gepflegtheit wird verstärkt auf die persönliche Leistungs- und Kommunikationsfähigkeit gesehen.

Gepflegtheit = Leistungsfähigkeit.
Kommunikationsfähigkeit.
Argumentationssicherheit.

Wie entscheidend positive Empfindungen und Wahrnehmungen der eigenen Haare für das Wohlbefinden und damit auch für den persönlichen Verhaltensstil sind, wird aber besonders gravierend deutlich, wenn man die Ergebnisse der Frage betrachtet, wie man sich selbst fühlt,

wenn man glaubt, ungepflegte Haare zu haben. Das Ausmaß der diagnostizierten affektiven Ablehnung verdeutlicht nochmals den zentralen Stellenwert des Schlüsselreizes „Haare" für die persönliche Erlebniswirklichkeit.

Faktorenanalytisch ermittelt ergeben sich als befürchtete negative Auswirkungen von eigenem ungepflegtem Haar bei **Frauen**:

■ Massive Beeinträchtigungen des eigenen Selbstwertgefühls: *Wenn ich weniger gepflegte Haare habe, dann ...*

... kann ich mich selbst nicht recht leiden.

... fühle ich mich so richtig schlecht.

... kann ich mich selbst nicht mehr im Spiegel sehen.

... fühle ich mich unsicher.

... versuche ich, das so schnell wie es irgendwie geht, zu ändern und etwas mit meinen Haaren zu machen.

... habe ich den Eindruck, alle starren mich an und haben einen schlechten Eindruck von mir.

... fühle ich mich hässlich und unattraktiv.

■ Massive Beeinträchtigungen des persönlichen seelischen und auch gesundheitlichen Wohlbefindens durch die Angst vor Verlust sozialer Anerkennung: *Wenn ich weniger gepflegte Haare habe, dann ...*

... geht einfach alles an diesem Tag schief.

... hat kein Mensch Lust, sich mit mir zu unterhalten.

... komme ich mir irgendwie ein bisschen krank vor.

... komme ich mir manchmal vor wie ein Mauerblümchen, das niemand ansprechen will.

... habe ich ein schlechtes Gewissen.

... ist mir das peinlich.

... fühle ich mich auch sonst körperlich unwohl und weniger sauber.

... denken die anderen bestimmt, ich bin auch sonst weniger sauber und schlampig.

... bekomme ich davon auch manchmal schlechte Laune.

Männer beschreiben und erleben die Erlebnislagen und Gefühle in Verbindung mit eigenem weniger gepflegtem Haar hingegen auf sechs Dimensionen:

■ Beeinträchtigungen des Wohlbefindens und der sozialen Zuwendung: *Wenn ich weniger gepflegte Haare habe, dann ...*

... komme ich mir irgendwie ein bisschen krank vor.

... habe ich den Eindruck, meine Partnerin sieht anderen Männern mit tollen Haaren auf der Straße hinterher.

... geht einfach alles an diesem Tag schief.

... komme ich mir manchmal vor wie ein Mauerblümchen, das niemand ansprechen will.

- Defizite an Selbstakzeptanz und sozialer Attraktivität: *Wenn ich weniger gepflegte Haare habe, dann ...*
  ... fühle ich mich so richtig schlecht.
  ... kann ich mich selbst nicht leiden.
  ... habe ich den Eindruck, alle starren mich an und haben einen schlechten Eindruck von mir.
  ... denken die anderen bestimmt, ich bin auch sonst wenig sauber und schlampig.

- Gefühle der Peinlichkeit und des Unwohlseins: *Wenn ich weniger gepflegte Haare habe, dann ...*
  ... ist mir das peinlich.
  ... fühle ich mich auch sonst körperlich unwohl und wenig sauber.
  ... fühle ich mich hässlich und unattraktiv.

- Verunsicherung und Beeinträchtigung partnerschaftlicher Zuwendung: *Wenn ich weniger gepflegte Haare habe, dann ...*
  ... nörgelt meine Partnerin öfter an mir herum.
  ... fühle ich mich unsicher.
  ... kann ich mich selbst nicht mehr im Spiegel sehen.

- Veränderungsmotivation und schlechtes Gewissen: *Wenn ich weniger gepflegte Haare habe, dann ...*
  ... versuche ich, das so schnell, wie es irgendwie geht, zu ändern und etwas mit meinen Haaren zu machen.
  ... hat kein Mensch Lust, sich mit mir zu unterhalten.
  ... habe ich ein schlechtes Gewissen.

- Gleichgültigkeit: *Wenn ich weniger gepflegte Haare habe, dann ...*
  ... stört mich das, ehrlich gesagt, nicht so besonders.

Wenn man selbst einmal weniger gepflegte Haare hat, führt dies also erlebnismäßig sowohl bei Frauen als auch bei Männern zu massiven Beeinträchtigungsgefühlen. Das persönliche Wohlbefinden wird nachhaltig beeinträchtigt. Ge-

schlechtsspezifische Ergebnisse finden sich nicht in der emotionalen Intensität der negativen Beeinflussung der Grundbefindlichkeit; in der Differenzialanalyse unterscheiden sich jedoch Frauen und Männer hinsichtlich der qualitativen Auswirkungen von ungepflegtem Haar.

Bei **Frauen** werden Selbstwertgefühl und das Erleben sozialer Anerkennung eindeutig und in gravierendem Ausmaß durch eigene ungepflegte Haare reduziert. Diese Konzentration auf zwei zentrale Störfaktoren des persönlichen Wohlbefindens ist dann auch direkter Auslöser von Korrekturmaßnahmen.

Bei **Männern** sind demgegenüber Erlebnisse der Verunsicherung, aber auch der Gleichgültigkeit möglich. Die verschiedenartigen Beeinträchtigungsgefühle nehmen Einfluss auf die unterschiedlichsten sozialen Situationen. Es dauert aber bei Männern länger als bei Frauen, bis sie an eigenen ungepflegten Haaren als Auslöser der Beeinträchtigungserlebnisse etwas verändern.

Selbstwahrnehmung und Fremdwahrnehmung

Haare sind im Rahmen intra- und interindividueller Interaktion, aber auch Kommunikation saliente Schlüsselreize. Man weiß um die psychologischen Wirkungen attraktiver Schlüsselreize auf sich selbst (narzisstische Komponente), aber auch auf andere (soziale Komponente). Ungepflegte Haare anderer sind Auslöser aversiver Reize, dies gilt aber auch, wenn man selbst an seinen Haaren „leidet" und dadurch von persönlichkeitsdestruktiven Erlebnislagen affektiv nachhaltig belastet wird. Dies macht auch verständlich, warum es zwischen den sozial verbindlichen Stereotypen – Vorurteilen – „gepflegte, gesunde" und „ungepflegte, ungesunde Haare" und dem persönlichen Erleben der eigenen Haare als „gepflegt, gesund" und „ungepflegt, ungesund" eine psychologisch enge Verzahnung gibt. Das Leitbild der attraktiven, gepflegten und gesunden Haare ist weitgehend selbstverständlich in den Regelkreis der persönlichen Erlebnislagen, Stimmungen, Affekte, aber auch Handlungsentwürfe integriert. Dass es dabei typologische Unterschiede gerade auch in der Qualität und Intensität der Leitbildorientierung gibt, konnte im Vorausgegangenen hinreichend belegt werden. Wenn man die qualitativen Leitbildstrukturen als zielorientierte Motivationslagen den qualitativen „Schreckbildern" als aversiven Motivationslagen gegenüberstellt und dabei auch die möglichen Strukturen der Selbstwahrnehmung mit integriert, dann werden die psychohygienischen Zusammenhänge unmittelbar einsichtig (vgl. Tab. 2.1).

Den Psychologen, Therapeuten und Mediziner interessieren verständlicherweise in besonders ausgeprägtem Maß Frauen, die durch ihre Haare den Eindruck der Ungepflegtheit im wei-

testen Sinne vermitteln und damit Anlass zu einer ganzen Reihe psychisch destruktiver Schlussfolgerungen sind. Diese Eindrücke sind der Auslöser von zwischenmenschlich weitgehend aversiven Reaktionen und damit gleichbedeutend mit dem Beginn einer Entwicklung asozialer Verhaltensweisen, aber auch von Verhaltensstörungen und psychosomatischen Erkrankungen.

Tabelle 2.1. Eindruckswerte: Gepflegte, gesunde und ungepflegte, ungesunde Haare

Leitbildstrukturen: gepflegte, gesunde Haare	Aversionsstrukturen: ungepflegte, ungesunde Haare
Gefühlswerte	**Gefühlswerte**
– Sympathie	– Antipathie, affektive Aversion
– Herzlichkeit/Freundlichkeit	– Gleichgültigkeit gegenüber sich und anderen
– Temperament	– soziale Ablehnung
– soziale Sensibilität: Aufgeschlossenheit/Offenheit	– keine positive Wirkung auf Männer
– aufmerksamer Zuhörer	– phlegmatisch: desinteressiert, langweilig
– Soziale Akzeptanz	– Launenhaftigkeit
– Hilfsbereitschaft	– Aggressivität: Selbst- und Fremdbezogenheit
– Wunsch nach sozialer Beachtung	– Unzufriedenheit mit sich selbst
– Lebenszufriedenheit/seelische Ausgeglichenheit	– wenig Sozialorientierung: wenig Interesse an anderen Menschen; abweisend
Persönlichkeitsmerkmale	**Persönlichkeitsmerkmale**
– Selbstbewusstsein/Selbstsicherheit: weiß, was sie will	– schlechte Erziehung
– Zielorientierung/Erfolgsorientierung	– untere soziale Schicht: Armut, schlampig, wenig gründlich
– Willensstärke/Durchsetzungsvermögen	– unzuverlässig
– Ehrgeiz/Anspruchsniveau	– chaotisch, unorganisiert
– Dynamik, Zielstrebigkeit, Aktivität	– wenig Temperament
– Leistungsmotivation/Aufstiegsorientierung	– Faulheit
– Fortbildungsmotivation/Lernwilligkeit	– wenig intelligent
– Selbstverantwortlichkeit	– Unsicherheit
– Gewissenhaftigkeit	– fehlendes Selbstvertrauen: kann sich selbst nicht leiden
	– unsportlich
	– zickig
	– überfordert
	– keine Leistungsorientierung und Arbeitsmotivation
Lebensstil	**Lebensstil**
– positives Denken	– keine Beachtung des eigenen Äußeren und der Körperpflege
– positive Lebensstilorientierung und Lebenseinstellung	– Defizit an Hygiene und Sauberkeit, schmuddelige Wohnung
– ausgeprägte Sozialaktivitäten: großer Freundeskreis	– keine aktive Lebensbewältigung, negative Lebenseinstellung
– stabile Partnerschaft	– wechselnde Männerbekanntschaften, viele Kinder
– Gesundheits- und Fitnessorientierung	– Vernachlässigung des eigenen Körpers
– Körpersensibilität, Körperpflege, Leitbildorientierung	– resignative Lebenseinstellung
– Sauberkeit/Hygiene	– passive Lebensorientierung
– Berufstätigkeit	– Drogengefährdung, Alkoholikerin, Raucherin
– Sensibilität für attraktive Selbstdarstellung (Kleidung, Haare, Körperpflege, Kosmetik) und ihre sozialen Wirkungen („begehrenswert")	– Minderwertigkeitsgefühle durch vielfältiges Defiziterleben eigener Attraktivität
– körperbezogene Selbstaufmerksamkeit	– fehlende Gesundheitsorientierung
Freizeit	**Freizeit**
– aktive Freizeitgestaltung: Hobbys, Sportlichkeit	– passive Freizeitorientierung; außer Kneipen und Fernsehen keine Interessen

Der Katalog von Risikofaktoren, wie er sich aus der kontinuierlichen Wirksamkeit von Schlüsselreizen der intra- und interindividuellen Antipathie ergibt und die damit in Verbindung stehenden Konsequenzen werden im folgenden (vgl. Tab. 2.2) thesenförmig zusammengefasst:

Hinzu kommen eine Reihe weiterer Konsequenzen, die Grundlagen einer negativen Persönlichkeitsentwicklung sein können, nämlich

- fehlendes sozial-kommunikatives Kompetenztraining;
- fehlende Entwicklung von Selbstverantwortlichkeit (externale Kausalattribution) und Leistungsmotivation;
- fehlende aktive Auseinandersetzung mit Problemen und Risikofaktoren; Entwicklung eines passiven, resignativen Lebensstils;
- fehlende Leitbildorientierung;

Tabelle 2.2. Antipathie als Risikofaktor der Persönlichkeitsentwicklung

---

- **Soziale Isolation**
  fehlende soziale Stimulation (Defizite an Förderung, Unterstützung und Entwicklung von sozialer und kommunikativer Kompetenz)
- **Soziale Aggression**
  Abwendung, Aversion, Spott
- **Soziale Resignation**
  Gleichgültigkeit, Abwertung anderer, Abbau von Lernfähigkeit
- **Soziale Antipathie**
  fehlende interpersonale Attraktivität
- **Soziale Instabilität**
  fehlende Bindungsfähigkeit, Unsicherheit/Verunsicherung/ Minderwertigkeitserleben, Risiko von Fehlverhalten
- **Individuelle Destruktion**
  Defizit an Selbstwert/Selbstvertrauen
- **Individuelle Desorganisation**
  Defizit an Leistungsorientierung und Erfolg
- **Individuelle Gesundheitsgefährdung**
  Defizit an Prävention: Vernachlässigung
- **Individuell fehlende Körpersensibilität**
  Gesundheitsschädigung durch extremes Genussverhalten (Alkohol, Rauchen), Defizite der Körperpflege und des Hygieneverhaltens
- **Individuelle Selbstdestabilisierung**
  Verlust an Orientierungssicherheit durch individuelle Verunsicherung

---

- fehlende Erfolgserlebnisse und in deren Folge soziale Frustrationen und die Entwicklung von Minderwertigkeitsgefühlen;
- fehlende positive – optimistische – Zukunftsorientierung;
- fehlende soziale Anerkennung und Unterstützung.

■ Haare und Persönlichkeit

Frauen unterscheiden sich im Ausmaß der Bedeutsamkeit und Wichtigkeit, die sie der persönlichen Haarpflege zumessen. Dass die Qualität der Sensibilität für die Attraktivität der eigenen Haare abhängig ist von der Wichtigkeit und Bedeutung menschlicher Schlüsselreize und den für ihre Pflege relevanten sozialen Techniken, ist wohl unmittelbar einsichtig. Dass nun aber die Wichtigkeit der Haarpflege Symptom für Verhaltensstile und Persönlichkeitseigenschaften ist, konnte erst im Kontext der vorliegenden Untersuchung empirisch nachgewiesen werden.

- Frauen, für die der Haar- und Körperpflege ein hoher Stellenwert zukommt, tun dies wesentlich auch für das persönliche Wohlbefinden und nicht nur für ihre interpersonelle Attraktivität; die Narzissmuskomponente ist signifikant stärker ausgeprägt.
- Frauen, für die Körper- und Haarpflege von wesentlicher Bedeutung sind, erleben sich selbst unabhängiger, selbstsicherer, attraktiver, bewusster, freizügiger und auch emanzipierter.
- Bei Frauen mit hoher Wichtigkeit der Haar- und Körperpflege treten Langeweile, depressive Stimmungslagen, innere Unruhe und negativ gestörte Gefühls- und Stimmungslagen wesentlich seltener auf als bei Frauen, die der Haarpflege eine geringere Wichtigkeit beimessen. Sie sind zufriedener, haben häufiger Erfolgserlebnisse, erleben kaum Einsamkeitsgefühle, empfinden ihr Leben glücklicher und sind auch optimistischer ohne negative Stimmungslagen.
- Frauen mit hoher Wichtigkeit der Körper- und Haarpflege zeigen insgesamt eine höhere Leistungsmotivation.
- Frauen, bei denen der Haarpflege ein hoher Wichtigkeitswert zukommt, werden in ihrem allgemeinen wie speziellen Wohlbefinden von gepflegten und gesund aussehenden Haaren wesentlich stärker positiv beeinflusst, als dies bei Frauen mit eingeschränkten Wichtigkeitswerten der Fall ist; bei ihnen lassen sich nachweisen:

– erhöhte Selbstzufriedenheit, mehr Selbstbewusstsein;
– Erleben sympathischer Ausstrahlung;
– Aktivierung von Gefühlen jugendlichen Aussehens;
– Ausgeglichenheit, keine Launenhaftigkeit;
– weniger Alltagsärgernisse;
– Männer zeigen größeres Interesse;
– positive Spiegelerlebnisse;
– Erleben von Gesundheit;
– Leichtigkeit der Problembewältigung.
■ Frauen, denen ihre Haarpflege besonders wichtig ist, sind auch sehr aktiv und sensibel in Bezug auf ihre soziale Umgebung. Sie sind gern mit anderen Menschen zusammen, gehen spontan – ohne Hemmungen – auf andere Menschen zu, besitzen soziale Kompetenz, Kontaktfreude und ein positives Selbstwertgefühl.

Die Wichtigkeit von Sensibilität für die Haare und deren Pflege ist nach allen vorliegenden Erkenntnissen ein wesentliches Element eines extravertierten Lebensstils, der begründet ist in einem positiven Selbstwertgefühl, Leistungsmotivation, Emanzipation und interpersoneller Attraktivität. Damit sind eine ausgeglichene Lebensgrundstimmung, Lebensqualität und Wohlbefinden gewährleistet. Umgekehrt ist eine Vernachlässigung der persönlichen Haarpflege weitgehend auch gleichbedeutend mit einer Beeinträchtigung der eigenen persönlichen seelischen Gesundheit. Wer immer weniger für seinen Körper und dessen Pflege tut, vernachlässigt immer stärker auch sein Wohlbefinden und gerät nicht selten in eine sich verstärkende Spirale der persönlichen Destruktion.

Haare und Krankheit

Erlebnislage der Frauen

Frauen unterscheiden sich von Männern in Ausmaß und Wahrnehmung von subjektiv vermeintlichen bzw. objektiv nachweisbaren Haarproblemen und auch Haarerkrankungen. Mit dem subjektiven Anstieg der Haarprobleme steigt das subjektive Ausmaß an Belastungs- und Stresserleben und damit das Risiko psychosomatischer Erkrankungen. Solche Erlebnislagen sind letztlich in den erlebten Defiziten sozialer – interpersonaler – Attraktivität begründet. Diese wiederum führen dann zur Ausbildung von Resignation und Depression; es kommt eine sich selbst verstärkende Spirale der

Selbstverneinung, Selbstvernachlässigung und damit Selbstzerstörung in Gang.

Mit der subjektiven Wahrnehmung von Haarproblemen – analog dem Auftreten von Hautproblemen (Bergler 1991) – ist sowohl in der Alltags- wie auch der wissenschaftlichen Psychologie unmittelbar die Frage nach den Ursachen und anschließend die nach der Therapie verbunden.

In Studien wurde exemplarisch in einem ersten Ansatz subjektiven Annahmen über den Zusammenhang von Haaren und Gesundheit bzw. Krankheit nachgegangen. Als generelle Befunde lassen sich festhalten:
■ Für den Großteil der Frauen ist der Zusammenhang „Haare und Gesundheit" unbestritten.
■ Für den Großteil aller Frauen ist das Thema „Haare und Gesundheit" von großem Interesse; es besitzt einen hohen Aktualitätsgrad der Diskussion. Man ist sensibel und auch offen für Informationsaufnahme sehr unterschiedlicher Qualität.
■ Ein Großteil der Frauen glaubt, dass die Haare durch Stress, Krankheiten, Medikamente, Formen ungesunder Ernährung und einen ungesunden Lebensstil unmittelbar beeinflusst werden.

Auf die Frage *Was haben Haare und Gesundheit miteinander zu tun?* wird eine Vielzahl von Aspekten assoziiert und gleichzeitig die Frage nach den Ursachen (Kausalattribution) angeschnitten
■ Negative Beeinflussung der Haare durch Krankheit:
„...wenn Leute krank sind, dann leiden die Haare auch und sehen vielleicht so dünn aus wie bei mir. Krankheiten können sich auf den Haarwuchs und das gesamte Aussehen auswirken. Bei Krankheiten sind die Haare kraftlos und stumpf; bei Krankheit können die Haare mitbetroffen sein ..."
■ Gesundheit ist immer mit gesunden Haaren verbunden:
„...wenn man gesund ist, dann glänzen die Haare schön und sehen gesund aus. Wenn man gesund ist, hat man auch gesunde Haare ..."
■ Ungesunde Ernährung führt zu ungesunden Haaren:
„... in Phasen, wo man Mangel an Vitaminen hat, brechen einem z. B. die Nägel ab und die

Haare sind auch schnell fettig. Alte Leute, die sich schlecht ernähren haben ganz stumpfe Haare ..."

■ Negative Beeinflussung der Haare durch Medikamente:
„... bestimmte Medikamente, nicht nur bei der Krebstherapie, sondern auch Rheumamittel, bewirken Haarausfall; bei Krebsbehandlungen fallen die Haare aus ..."

■ Direkte negative Auswirkungen von Stress und Unwohlsein auf Haare:
„... wenn man sich nicht mehr so toll findet, hält eine Frisur nicht mehr, dann hängen die Haare nur noch ganz traurig dran. Stress und Unwohlsein können sich durch Haarausfall und kraftloses, stumpfes Haar ohne Spannkraft bemerkbar machen. Die Haare sind ein auffälliges äußeres Merkmal, wie man sich fühlt: Sie spiegeln nicht nur wider, ob man sich pflegt, sondern auch, wie man sich fühlt; wenn man schlecht drauf ist, dann hängen auch die Haare lustlos rum oder wenn man übermüdet ist, stehen sie vom Kopf ab; die Psyche wirkt sich ja auch auf den Haarwuchs aus ..."

Frauen machen sich vielfältige Gedanken, sind offen für Informationsangebote auch irrationaler Art über mögliche Ursachen von Haarproblemen im weitesten Sinne. Weiterführende Fragen nach den möglichen Ursachen für die Unzufriedenheit mit den eigenen Haaren machen die ganze Bandbreite der Verursachungsmuster, wie sie in der Alltagspsychologie aktuell sind, deutlich. Genannt werden hier Vererbung, Krankheiten, Stress, persönliches Unwohlsein, hormonelle Störungen, Anwendung starker chemischer Mittel, Mangelerscheinungen, Alter, falsche Frisur, mangelndes Selbstbewusstsein, seelische Probleme, falsche Pflege, falsche Ernährung.

Psychologisch unterscheiden Frauen noch zwischen Haarkrankheiten im engeren Sinne und Krankheiten, die sich auf die Haare auswirken können. Als Haarkrankheiten werden genannt: Haarausfall (Gründe: Psyche, Alter, Chemotherapie, Hormonstörungen, Hauterkrankungen), Ekzeme auf der Kopfhaut, Schuppenflechte, Wurzelentzündungen, Spliss, Schuppen. Krankheiten, die sich auch auf die Haare auswirken können, sind nach den subjektiv vorgenommenen Ursachenzuordnungen: Krebs, Rheuma, Leberkrankheiten, Hormonkrankheiten, Hauterkrankungen, psychische Erkrankungen, Mangelkrankheiten, Magersucht, Bulimie, Stoffwechselkrankheiten.

Von besonderer Bedeutung für die Qualität der eigenen Haare sind aber die vielfältigen Stimmungs- und Gefühlslagen, affektive Belastungserlebnisse usw. Dabei muss unterschieden werden zwischen situativen und damit vorübergehenden Stimmungslagen und relativ konstanten emotionalen Belastungsfaktoren. An Stimmungslagen, die einen starken bis besonders starken Einfluss auf die Haare ausüben, werden genannt: Depression, Verzweiflung, Stress, fehlende Lebensfreude, mangelndes Selbstwertgefühl, Antriebslosigkeit, Einsamkeit, Gefühl der Hilflosigkeit gegenüber einem Problem, Selbstmitleid, lang andauernde Schuldgefühle.

Wieweit solche Vorstellungen und Überzeugungen objektiven Nachprüfungen standzuhalten vermögen, steht in diesem Zusammenhang nicht zur Diskussion. Entscheidend ist, dass es sich dabei um psychologische Tatsachen handelt, die menschliches Erleben und Entscheiden nachhaltig beeinflussen können. Für Frauen sind ihre Haare unumstritten ein Spiegel ihres subjektiven Gesundheitszustands. Auch die seelische Befindlichkeit steht demnach subjektiv in einem erlebnismäßigen Zusammenhang mit der wahrgenommenen Qualität der eigenen Haare. Für den Großteil der Frauen reagieren Haare nicht nur unmittelbar auf Erkrankungen, sondern auch auf Erlebnislagen des Wohlbefindens bzw. auf Unwohlsein. Bei Unwohlsein, so die naive Annahme, vernachlässigt man sich selbst und damit auch seine Haare und darauf reagieren wieder die Haare negativ. Die Wechselwirkung von Körper und Seele ist den Frauen gerade auch im Kontext sehr sensibler Bereiche, wie es die Haare nun einmal sind, in auffälligem Maß bewusst.

Erlebnislage der Männer
Haarausfall ist für den Großteil der Männer ein gravierendes Problem, das zu erheblichen und nachhaltigen, lang andauernden Gefühlsbelastungen führt. In der Stichprobe von 200 deutschen Männern waren 39% der Männer von eigenen Haarproblemen betroffen; am häufigsten wurden dabei Schuppen und Haarausfall genannt. Wie und in welchem Umfang Männer konkret Haarausfall bzw. die Entwicklung einer Glatze erleben, kann den folgenden Ergebnissen entnommen werden. Die faktorenanalytisch gewonnenen Gefühlslagen, die von Männern mit der Vorstellung von Haarausfall bzw. der Entwicklung

einer Glatze assoziiert werden, spiegeln die emotionale und auch soziale Betroffenheit von Männern bei diesem spezifischen Haarproblem wider.

Der Großteil der Männer verbindet also mit einem Haarausfall intensive, affektiv aufgeladene Gefühlslagen:
- Verlust sozialer Attraktivität – soziale Ablehnung;
- Entwicklung von Depressionen;
- Verlust der Identität;
- Verlust an Jugendlichkeit Alterung;
- unerwünschte Bemitleidung durch andere.

Eine Beeinträchtigung wie der Verlust der persönlichen „Haarpracht" führt also sowohl bei Frauen wie bei Männern zu nachhaltigen psychologischen Belastungen und kann nicht selten eine sich verstärkende Spirale psychischer Destabilisierung in Gang setzen, die dann bis hin zu Depressionen, Selbstvernachlässigung und sozialer Absonderung führt. Für die Wiederherstellung der eigenen Gesundheit ist dies extrem kontraproduktiv.

Haarqualität und ihre psychosomatischen Auswirkungen

In welchem Ausmaß die Qualität der Haare ein Signal für die persönliche psychische und physische Gesundheit darstellt, wird vor allem in den Ergebnissen der Fragen nach den Konsequenzen von Haaren deutlich, die für die eigene Person oder auch fremde Personen die Symptomatik von nicht gesunden Haaren aufweisen. Signalisieren die Haare nicht Gesundheit, dann sind gravierende psychologische Belastungserlebnisse, Befürchtungen und Ängste die Folge, d.h., es findet ein sich verstärkender psychosomatischer Belastungsprozess statt. Die von uns eingehend untersuchten Frauen schildern in ausführlicher Form die erwarteten bzw. bereits persönlich erlebten psychologischen Folgen von tatsächlich bzw. subjektiv vermeintlichen kranken Haaren. Dabei können psychische und psychosoziale Auswirkungen unterschieden werden.

Psychische Auswirkungen

Mit dem Ausmaß der Unzufriedenheit mit den eigenen Haaren und mit dem Anstieg der Wahrnehmung kranker Haare bzw. einer negativen Veränderung ihrer Qualität nimmt der Einfluss dieses subjektiven Erlebens auf das eigene Wohlbefinden und die eigene Lebensqualität massiv, in sich ständig verstärkender und vielfältiger Form zu, d.h., es werden zunehmend Beeinträchtigungen, Ängste, Verunsicherungen, depressive Stimmungslagen u. a. erlebt und damit auch verhaltenswirksam. Wörtliche Äußerungen können die unterschiedlichen negativen Gefühlslagen anschaulich machen:

- Verlust des Selbstbewusstseins:
  „… man verliert Selbstbewusstsein; man leidet unter Minderwertigkeitskomplexen; ich war voller Selbstzweifel; das Selbstwertgefühl wird gestört: man denkt, man ist nichts mehr wert; man kann sich selbst nicht mehr leiden …"

- Erleben eigener Unattraktivität:
  „… ich fühle mich dann so richtig hässlich und ausgelaugt; man gefällt sich nicht mehr; man fühlt sich unattraktiv; man fühlt, dass man nicht mehr schön ist; man fühlt sich unsexy…"

- Unglücklichsein:
  „… da hat man echten Kummer; das stelle ich mir ganz schlimm vor; ich würde mich schrecklich unglücklich fühlen; man fühlt sich entsetzlich; ich würde mich total schlecht fühlen; war richtig unglücklich und habe oft geheult; schlecht und miserabel …"

- Verzweiflung, Depression:
  „… man ist verzweifelt; man wird depressiv; da war ich sehr deprimiert …"

- Gefühl der Hilflosigkeit:
  „… man fühlt sich hilflos, weil man nichts dagegen machen kann; man weiß nicht mehr ein noch aus …"

- Angst vor Verschlimmerung:
  „… man hat panische Angst, dass sich das noch weiter verändert …"

- Gefühl des Nicht-mehr-geliebt-Werdens:
  „… man fühlt sich nicht mehr geliebt …"

- Verschlimmerung bei krankheitsbedingten Veränderungen:
  „… wenn man sowieso schon krank ist und sich deswegen die Haare verändern, ist das eine Zusatzbelastung; das verschlimmert den Zustand, wenn man krank ist; man fühlt sich noch kränker …"

- Gedanken an Selbstmord:
  „… schlimmstenfalls wirft man sich vor den Zug …"

Psychosoziale Auswirkungen

Mit der Zunahme der subjektiven Unzufriedenheit mit den eigenen Haaren nimmt das Ausmaß negativer psychosozialer Rückwirkungen zu, und dies kann zu massiven Störungen im zwischenmenschlichen kommunikativen Bereich führen. In diesem Zusammenhang spielen dann zwei Aspekte eine Rolle: das veränderte eigene Verhalten bzw. persönliche Beeinträchtigungsgefühle gegenüber anderen Menschen und das subjektiv erlebte Negativverhalten der anderen gegenüber einem selbst. Es zeigt sich, dass diese beiden Aspekte in starker Wechselwirkung zueinander stehen, d.h., man geht unter den gegebenen Bedingungen anders auf andere Leute zu, sieht die Reaktion der anderen und fühlt sich danach noch schlechter. Die Spirale der sozialen Isolation hat begonnen und damit auch die Wahrscheinlichkeit der zunehmenden Beeinträchtigung des eigenen subjektiven wie objektiven Gesundheitsstatus. Es kommen parallel dazu immunsuppressive Prozesse in Gang. Heilungsprozesse werden nachhaltig negativ beeinflusst und die Entwicklung psychosomatischer Erkrankungen wird zunehmend wahrscheinlicher. Die möglichen Gefühlslagen bzw. Verhaltensweisen sind qualitativ sehr verschiedenartiger Natur, immer aber von hoher Intensität und Nachhaltigkeit:

- Unsicherheit:
  „... man fühlt sich gehemmt; man wird verunsichert anderen gegenüber; man verhält sich unsicher; man weiß ja nicht, wie andere Leute reagieren und wird unsicher; man wird unsicher im Umgang mit anderen ...“

- Soziale Isolation:
  „... es besteht die Gefahr, dass man sich abkapselt; man zieht sich zurück; man geht nicht mehr unter Leute; man traut sich nicht mehr unter Leute; man zieht sich sehr zurück; man traut sich nicht mehr unter Menschen, weil man Angst hat, abgelehnt zu werden; war teilweise so schlimm, dass ich nicht mehr aus dem Haus gehen wollte oder in die Tanzstunde ...“

- Angst vor Ablehnung:
  „... man fühlt sich abgelehnt, nicht akzeptiert; man denkt, dass einen keiner mehr leiden kann; man hat Angst, dass man abgelehnt wird; wenn man den Eindruck hat, dass andere einen ablehnen, lehnt man sich auch selbst irgendwann ab ...“

- Versuch des Versteckens:
  „... man versucht das zu verbergen, z.B. mit einer Mütze oder einem Hut; vielleicht versucht man das mit einer Perücke zu verbergen; man möchte sich verstecken; man möchte dann in einem Mauseloch verschwinden ...“

- Gefühl der Scham:
  „... man schämt sich anderen gegenüber; weil es einem peinlich ist ...“

- Gefühl der „Anomalie“ im sozialen Vergleich:
  „... man fühlt sich nicht so normal wie die anderen Menschen; man kommt sich vor wie ein Aussätziger ...“

- Gefühl des Beobachtetwerdens:
  „... man denkt, jeder schaut einen an; man fühlt sich zur Schau gestellt; das haben die alle gesehen ...“

- Erklärungszwang:
  „... man hat keine Lust, den Leuten dauernd Rede und Antwort zu stehen; man will nicht ständig darüber sprechen und Erklärungen abgeben ...“

- Angst vor Verlust von Freunden:
  „... man hat Angst davor, seine Freunde zu verlieren ...“

- Angst vor Spott:
  „... man befürchtet Spott, dass einer über einen lacht ...“

- Rückgang der Kontaktfreudigkeit:
  „... man traut sich nicht mehr auf andere zuzugehen und Kontakte zu knüpfen ...“

- „Outing“ einer Krankheit:
  „... da sehen andere Leute dann ganz offensichtlich, dass man krank ist ...“

Es werden in diesem Zusammenhang also Erlebnislagen beschrieben, die nach den Erwartungswerten der Frauen mit zunehmender Dauer den Risikofaktor zunehmender sozialer Isolation bedeuten. Dies wird nicht nur durch das persönliche Erleben und Verhalten mitverursacht, sondern auch durch das erwartete bzw. bereits selbst erlebte Verhalten anderer Menschen; genannt werden u.a. „Anstarren“, Mitleidsgefühle, Nachfragen, Tuscheln, Abwendung und Ablehnung. Es erscheint noch ein Befund wesentlich: Zwei Drittel der befragten Frauen erlebten bereits persönliche Veränderungen ihrer Haare bei Krankheiten, Krisen und Beeinträchtigungen des Wohlbefindens und der Lebensqualität. Es ist auf Basis der vorliegenden empirischen Daten keine Frage, Haare sind ein Spiegelbild für seelische und körperliche Gesundheit; sie sind ein subjektives Diagnoseinstrument, dessen subjektive Ergebnisse nachhaltige positive oder auch negative Wirkungen auslösen können.

Schlussbemerkung

Die Weltgesundheitsorganisation (WHO) hat Gesundheit als einen Zustand des „vollständigen physischen, geistigen und sozialen Wohlbefindens" definiert und nicht nur als „Abwesenheit von Krankheit und Gebrechlichkeit". Wenn dem so ist, dann haben die Haare, wie wir im Vorausgegangenen zeigen konnten, sehr viel damit zu tun.

- Haare sind Schlüsselreize für andere und für mich.
- Haare sind Signale für Krankheit und Gesundheit.
- Haare sind Symptome für Stress und Wohlbefinden.
- Haare sind Signale der Sympathie und Antipathie - Eindruckswirkung.
- Haare sind soziale Techniken der Selbstdarstellung des eigenen Charakters: Hair Language - Ausdrucksverhalten.
- Haare sind Determinanten des Selbsterlebens, des Selbstwertgefühls, aber auch der Selbstverunsicherung und Depression.
- Haare sind Auslöser sozialer Attraktivität oder sozialer Isolation.

- Haare sind integrierter Bestandteil einer Persönlichkeit. Hohe Haarsensibilität und Pflegewichtigkeit ist verbunden mit attraktiven Persönlichkeitseigenschaften - Leistungsmotivation, Selbstvertrauen, Emanzipation, Extraversion u. a.

Aus der Komplexität der Zusammenhänge und der damit gegebenen wechselseitigen Abhängigkeiten ergibt sich die Vielzahl von Fragen, Problemen, Befürchtungen, Ängsten, die für Frauen mit der jeweiligen Qualität ihrer Haare in Verbindung stehen. Mit der Zunahme von subjektiv vermeintlichen oder objektiven Haarproblemen nehmen auch die Fragen an fachkompetente Ärzte, Psychologen und Therapeuten zu..

■ Literatur

Bergler R (1982) Psychologie der Sympathie und Attraktivität. In: Bergler R: Psychologie in Wirtschaft und Gesellschaft. Deutscher Instituts-Verlag, Köln, S 57–140

Bergler R (1991) Psychologie der Akne-Patienten: Psychische Belastungen, Kausalattribution und Compliance. Natur- und Ganzheitsmedizin 4:71–80

Bergler R (1997) Sympathie und Kommunikation. In: Piwinger M (Hrsg) Stimmungen, Skandale, Vorurteile. IMK, Frankfurt am Main, S 116–153

Bergler R (1997) Körperpflege und Persönlichkeit. Zbl Bakt Hyg, I Abt Orig B 168:192–237

Bergler R, Hoff T (2001) Psychologie des ersten Eindrucks. Die Sprache der Haare. Deutscher Instituts-Verlag, Köln

Eckes T, Roßbach H (1980) Clusteranalysen. Stuttgart

Leary MR, Kowalski RM (1990) Impression management: A review and two-component-model. Psycholog Bull 107:34–43

Tedeschi JT (ed) (1981) Impression Management Theory and Social Psychological Research. Academic Press, New York

3 Haarbiologische Grundlagen und pathobiologische Erwägungen

Die ganze Natur ist eigentlich nichts anderes als ein Zusammenhang von Erscheinungen nach Regeln.

IMMANUEL KANT

Haarbiologische Grundlagen

Während die biologischen Funktionen des Haars (Tab. 3.1) im Zuge seiner entwicklungsgeschichtlich bedingten Reduktion weitgehend in den Hintergrund getreten sind, dominiert beim Menschen die soziale Kommunikationsfunktion vornehmlich der Kopf- und Sexualbehaarung. Einzig den Augenbrauen, Wimpern und Vibrissae im Naseneingang kommt weiterhin eine wichtige Schutzfunktion zu. Fehlen z. B. Augenbrauen und Wimpern (im Rahmen einer Alopecia areata), können Schweiß von der Stirn und Staub leichter ins Auge dringen und zu Reizungen der Konjunktiva führen. Aber auch die Kopfbehaarung bietet einen Schutz vor UV-Strahlen. Nicht selten entstehen aktinische Keratosen (Präkanzerosen) und Karzinome auf dem Boden einer chronisch UV-geschädigten, meist androgenetisch bedingten Alopezie.

Obgleich nur Säugetiere behaart sind, stellt das Haar eine entwicklungsgeschichtlich weit zurückreichende Weiterentwicklung der Fisch- und Reptilienschuppen dar und steht den Nägeln und Zähnen (weniger den Federn) sehr nahe. Obwohl seiner Proteinzusammensetzung nach der menschliche Haarschaft ein junges und eigenständiges Evolutionsprodukt darstellt, liegt dessen Produktion ein entwicklungsbiologisch uraltes Konstruktionsprinzip zugrunde. Eine Einstülpung des Epithels (Haarbulbus) produziert unter dem Einfluss eines spezialisierten Mesenchyms (Haarpapille) eine harte Struktur (Haarschaft), die über die Grenzfläche des Gesamtorganismus zur Umwelt (Epidermis) hinausragt: Dadurch wird diese besser geschützt bzw. erwirbt zusätzliche Funktionen. Die menschliche Zivilisation hat dieses Prinzip weiter perfektioniert und industrialisiert, indem sie – neben anderen tierischen und pflanzlichen Textilien (Seide, Baumwolle) – auch tierische Haarschäfte (Wolle) zu „Sekundärhüllen" verarbeitet, die der Haut zusätzlichen Schutz und Wärmeisolation bieten sowie neue Kommunikationssignale senden. Die geringere Körperbehaarung des Menschen („nackter Affe") stellt gegenüber den dicht behaarten Primaten möglicherweise dadurch einen evolutionsgeschichtlichen Selektionsvorteil dar, dass sie den bei der Jagd notwendigen raschen Verlust von Körperwärme in einem heißen Klima erleichtert hat.

Tabelle 3.1. Funktionen des Haarschafts

Physiologische Schutzfunktionen

- Schutz vor UV-Strahlung
- Wärmeisolation
- mechanischer Hautschutz
- Dispersion von Hautsekreten und Auswärtstransport von Debris etc.
- Exsikkationsschutz
- Hautschutz vor Fluginsekten
- sensorische Funktionen
- Tarnung

Soziale Kommunikationsfunktionen

- sexuelle Signale
- sozial wünschenswerte Eigenschaften
- magische Vorstellungen und Symbolgehalt

Literatur

Hardy MH (1992) The secret life of the hair follicle. Trends Genet 8:55–61

Paus R, Müller-Röver S (1998) Biologie des Haarfollikels. In: Plewig G, Wolff H (Hrsg) Fortschritte der praktischen Dermatologie und Venerologie. Springer, Berlin, S 66–79

Paus R, Cotsarelis G (1999) The biology of hair follicles. N Engl J Med 341:491–497

Entwicklungsbiologie des Haarfollikels

Die Haarfollikelentwicklung ist insofern von praktischer Relevanz, als die dem zyklischen Haarwachstum zugrunde liegenden epithelial-mesenchymalen Interaktionen Ähnlichkeiten zur embryonalen Follikelentwicklung aufweisen. Hier scheint es deshalb auch möglich, Schlüsselfaktoren der Haarwuchskontrolle zu identifizieren, die auch neue therapeutische Möglichkeiten eröffnen könnten. Die groben Charakteristika der epithelial-mesenchymalen Interaktionen, die zur Entwicklung von Haarfollikeln führen, sind aus zahlreichen Transplantations- und Geweberekombinationsstudien bekannt. Ein Haarfollikel entsteht nur dann, wenn zu einem bestimmten Zeitpunkt mesenchymale Signale auf ein dafür empfängliches Epithel treffen, das mit weiteren Signalen an das Mesenchym antwortet, welches erst daraufhin dem Epithel die entscheidenden Instruktionen zur Haarschaftbildung erteilt.

Haarfollikelorganogenese. Nach Bildung der Epidermis aus dem Ektoderm bzw. der Dermis aus dem Mesoderm, werden ca. in der 10. Schwangerschaftswoche die ersten Haarkeime im Bereich der Augenbrauen, der Oberlippe und des Kinns sichtbar. Zunächst erscheint eine umschriebene Vermehrung von mesenchymalen Zellen, der bald eine fokale Verdickung im Bereich der benachbarten basalen Epidermisschicht folgt (Haarkeim). In den folgenden Wochen wächst diese epitheliale Knospe zapfenförmig in die Dermis ein. Durch Proliferation im Bereich des basalen Epithelzellaggregats und gleichzeitige Vermehrung der umgebenden Fibroblasten dringt der Haarkeim schräg in die Tiefe vor und beendet sein Längenwachstum nach Erreichen des subkutanen Fettgewebes. Während sich das proximale Ende des Zapfens zunehmend kolbenförmig zum Haarbulbus verdickt, flacht es an der Spitze ab und bildet eine konkave Höhlung, welche die aus Fibroblasten sich differenzierenden Haarpapillenzellen umgibt. Zwischen der 12. und 15. Schwangerschaftswoche bilden sich zwei solide Epithelwülste seitlich am Follikel aus. Der obere, der Epidermis nächstgelegene Wulst differenziert sich zur Talgdrüse, der untere bildet die Wulstregion, an der der M. arrector pili ansetzt und wo der Sitz der epithelialen Stammzellen des Haarfollikels vermutet wird. Die epithelialen Zellen des Haarbulbus (Haarmatrix) proliferieren, steigen in Form von konzentrischen Zellsäulen distalwärts auf und ordnen ihre Zellachsen der Follikelachse an, wobei die unmittelbar papillennahen Matrixzellen den Haarschaft bzw. die peripher im Bulbus gelegenen Matrixzellen die innere Haarwurzelscheide bilden. Bis zur 15. Schwangerschaftswoche entsteht der Haarkanal, und der Keratinisierungsprozess von innerer Haarwurzelscheide, Haarschaft und Epithelauskleidung des Haarkanals setzt ein. In der 19. Schwangerschaftswoche erscheint erstmals Lanugohaar an der Hautoberfläche. Nach Vollendung der Haarfollikelmorphogenese beginnt das zyklische Haarwachstum. Die Haarfollikelentwicklung spielt sich nicht gleichzeitig am gesamten Integument ab, sondern läuft in zephalokaudaler Richtung ab. In Abhängigkeit von der Körperregion ist die Dichte der Haarkeime konstant, wobei sich mit Größenwachstum des Fetus neue Haarkeime bilden, um ihre räumlichen Abstände zueinander konstant zu halten. Bis ca. 22. Schwangerschaftswoche ist die Follikelentwicklung abgeschlossen, danach kommt es mit zunehmendem Hautwachstum zur Abnahme der Follikeldichte pro Fläche (Neugeborene 1135/cm^2; 12 Monate 795/cm^2; 15 Jahre 615/cm^2).

In utero ist der gesamte Körper des Fetus mit langen, feinen, unpigmentierten und marklosen Haaren, den Lanugohaaren, bedeckt. Ihr Wachstum weist zwei Phasen auf. Die erste Lanugobehaarung wird im 7.–8. Schwangerschaftsmonat abgestoßen, die zweite stößt sich bis spätestens dem 3. Lebensmonat ab. Nach dem Verlust der Lanugobehaarung entwickeln sich ebenfalls feine und gering pigmentierte Vellushaare, die das gesamte Integument des Säuglings bedecken. Bis zum 2. Lebensjahr findet sich an der Kopfhaut ein Haartyp, der gröber ist als Vellushaar, ebenfalls wenig pigmentiert und eine deutliche, jedoch unvollständig ausgebildete Medulla aufweist, das Intermediärhaar: Dieses erscheint im 7.–9. Lebensmonat und wird ab dem 2. Lebensjahr schließlich durch das dickere und stärker pigmentierte Terminalhaar ersetzt. Offensichtlich ist der einzelne Haarfollikel in der Lage, zu verschiedenen Zeiten Lanugo-, Vellus-, Intermediär- und Terminalhaare zu bilden. Während die erste und zweite Lanugobehaarung noch ein synchronisiertes Wachstum aufweisen, tritt allmählich ein Übergang in das später bleibende asynchrone Haarwachstum ein. Gegen Ende des 1. Lebensjahrs durchläuft jeder Haarfollikel unabhängig von seinem Nachbarfollikel den Haarwachstumszyklus, sodass der physiologische Haarwechsel normalerweise kontinuierlich und unbemerkt, und nicht mehr in Form von Mauserungsschüben erfolgt.

Postnatale Haarfollikelneogenese. Anders als angenommen, ist eine Neubildung von Haarfollikeln im erwachsenen Säugetierorganismus nicht ausgeschlossen, wenn auch unter physiologischen Bedingungen unwahrscheinlich. Mit der Implantation spezialisierter Haarfollikelfibroblasten unter die Epidermis kann man auch postnatal noch neue Haarfollikel induzieren (Reynolds et al. 1999).

Molekulare Kontrolle des Haarwachstums. Die Erforschung der molekularen Regulationsmechanismen der Haarfollikelentwicklung stellt eine der zentralen Themen der aktuellen Haarforschung dar. Die meisten Erkenntnisse sind bisher aus Studien an Mäusen gewonnen worden, wobei auf molekularer Ebene inzwischen eine Reihe von Adhäsionsmolekülen, morphogenen Proteinen, Wachstumsfaktoren und ihren Rezeptoren identifiziert wurden, die für die Entwicklung des Haarfollikels und den Ablauf eines normalen Haarzyklus eine wichtige Rolle spielen. Für weitere Informationen sei an dieser Stelle auf entsprechende Übersichtsarbeiten hingewiesen (Stenn et al. 1996, Peus u. Pittelkow 1996).

Genetische Störungen. Störungen in der embryonalen Follikelentwicklung mit konsekutiver schwerer Haarwuchsstörung treten beim Menschen sehr selten auf. Ihre molekulargenetische Erschließung, aber auch die Erforschung einer ständig wachsenden Zahl von Tiermodellen mit definierten genetischen Störungen der Follikelentwicklung bzw. des Haarwachstums liefern Erkenntnisse, die als Anleitung für eine rationale Entwicklung von Trichopharmaka dienen können.

▪ Literatur

Müller-Röver S, Paus R (1998) Topobiology of the hair follicle: adhesion molecules as morphoregulatory signals during hair follicle morphogenesis. In: Chuong C-M (Hrsg) Molecular Basis of Epithelial Appendage Morphogenesis. Landes, Austin/Tex, pp 283–314

Peus D, Pittelkow MR (1996) Growth factors in hair organ development and the hair growth cycle. Dermatol Clin 14:559–572

Philpott M, Paus R (1998) Principles of hair follicle morphogenesis. In: Chuong C-M (Hrsg) Molecular Basis of Epithelial Appendage Morphogenesis. Landes, Austin/Tex, pp 75–110

Reynolds A, Lawrence C, Cserhalmi-Friedman PB et al. (1999) Trans-gender induction of hair follicles. Nature 402:33–34

Stenn KS, Combates NJ, Eilertsen KH et al. (1996) Hair follicle growth controls. Dermatol Clin 14: 543–558

Sundberg JP, King LE Jr (1996) Mouse models for the study of human hair loss. Dermatol Clin 14:619–632

▪ Aufbau des Haarfollikels

Während Details der Haarfollikelanatomie für die tägliche Praxis der medizinischen Trichologie wenig relevant sind, lohnt eine Betrachtung des Konstruktionsprinzips des Haarfollikels unter dem Blickwinkel seiner Funktion.

Haarschaftfabrik. Den Aufbau des Haarfollikels kann man sich als knapp stecknadelkopfgroße „Haarschaftfabrik" (Paus 1994) vorstellen, deren Bauplan funktional auf die extrem effiziente Produktion eines Haarschafts ausgerichtet ist. Die „Fertigungshalle" dieser Fabrik findet sich im epithelialen Haarbulbus. Zur Produktion eines pigmentierten Haarschafts werden hier während der Wachstumsphase des Haarzyklus (Anagen) große epitheliale Zellmassen erzeugt, die metabolisch unterhalten, in ihrer Ausdifferenzierung gesteuert, pigmentiert und innerhalb einer stabilen zylindrischen Struktur zur Hautoberfläche hin transportiert werden. Während der proximale epitheliale Teil des Follikels der Haarschaftproduktion dient und von einer Population von epithelialen „Saisonarbeitern", den Haarmatrixzellen, haarzyklusabhängig auf- und abgebaut wird, zählen die übrigen Haarfollikelzellen zum „Stammpersonal" der Fabrik. Unter den epithelialen Zellen des Haarfollikels (Haarfollikelkeratinozyten, „Trichozyten") gibt es eine strenge Arbeitsteilung, die sich in der morphologisch und biochemisch unterscheidbaren konzentrischen Schichtung des epithelialen Haarfollikels widerspiegelt. Der Haarschaft wird hülsenförmig von teleskopartig ineinander geschobenen epithelialen Wurzelscheiden, den inneren und äußeren Haarwurzelscheiden, umgeben. Ihre genauen Funktionen sind nur zum Teil geklärt. Da die innere Haarwurzelscheide vor den Zellen des späteren Haarschafts keratinisiert und damit aushärtet, ist anzunehmen, dass sie wie ein Trichter funktioniert, der die distalwärts wachsenden und terminal differenzierenden Keratinozyten wie eine Gussform in Position bringt und nach außen leitet. Während der Haarschaft aus dem zentralen Anteil der Haarmatrix hervorgeht, entsteht die innere Haarwurzelscheide aus dem peripheren Anteil der Haarmatrix, bricht unterhalb des Infundibulums ab und existiert nur in der Anagenphase. Dagegen geht die peripherwärts liegende äußere Haarwurzelscheide in die Basalzellschicht der Epidermis über. Ihre Funktion ist weitgehend unbekannt. Eine funktionell besonders interessante Region der distalen äußeren Haarwurzelscheide ist allerdings die „Wulstregion" (engl. bulge) auf Höhe der Insertionsstelle des M. arrector pili. Hier wird der Hauptsitz der epithelialen Stammzellen des Haarfollikels vermutet, welche die von Haarzyklus zu Haarzyklus stattfindende Regenerationsfähigkeit des Haarfollikels gewährleisten. Die äußere Haarwurzelscheide grenzt mit einer der Basalmembran der Epidermis entsprechenden Glashaut nach außen an eine bindegewebige Haarwurzelscheide an. Schließlich befindet sich die „Managementetage" oder „Kontrollzentrale" der Haarfabrik in der mesenchymalen (dermalen) Haarpapille, ohne deren steuernden Einfluss durch spezialisierte Fibroblasten über induktive und morphogene Signalmoleküle die Haarschaftproduktion weder einsetzt noch aufrechterhalten werden kann.

Kompartimentierung des Haarfollikels. Der Haarfollikel kann sowohl topographisch-anatomisch als auch funktionell in drei Kompartimente unterteilt werden: Infundibulum, Isthmus und proximale Follikelregion.

■ **Infundibulum.** Distalster Anteil des Haarfollikels einschließlich Haarkanal und distaler äußerer Haarwurzelscheide zwischen dem Follikelostium und der Einmündung der Talgdrüse in den Follikelkanal. Auf Höhe des Ausführungsgangs der Talgdrüse ist die innere Haarwurzelscheide

nicht mehr vorhanden. Ab hier wird der Haarkanal von einer epithelialisierten und verhornten äußeren Haarwurzelscheide ausgekleidet. Im Haarkanal ist ein keratinisierter Haarschaft zu finden. Der Haarkanal weist eine reichliche Residentflora auf (Staphylococcus epidermidis, Corynebacterium acnes, Malassezia, Demodex folliculorum). Störungen im Gleichgewicht zwischen mikrobieller Besiedelung (z.B. Virulenz) und Wirtantwort (z.B. Immunabwehrschwäche oder hypererge Reaktionslage) können Ursachen einer Reihe entzündlicher follikulärer Erkrankungen sein.

■ **Isthmus.** Abschnitt zwischen der Talgdrüseneinmündung und der Insertion des M. arrector pili einschließlich der Wulstregion der äußeren Haarwurzelscheide. Unterhalb des Infundibulums (auf Höhe der Einmündung der Talgdrüse) bricht die innere Haarwurzelscheide ab und schilfert ihre Zellen in den Haarkanal ab, möglicherweise unter dem Einfluss proteolytischer Enzyme, die von der Talgdrüse beigesteuert werden. Im Übrigen sezerniert die Talgdrüse Talglipide in den Haarkanal ab, die für Haut und Haar wichtige hautphysiologische Funktionen haben. Demgegenüber hat der M. arrector pili für die Physiologie der menschlichen Haut eine wahrscheinlich nur untergeordnete Bedeutung. Unter dem Einfluss des Sympathikus ist er fähig sich zu kontrahieren und damit das Haar aufzustellen („Gänsehaut"). Gegenüber der Insertion des M. arrector pili befindet sich aber eine Vorwölbung der äußeren Haarwurzelscheide, die Wulstregion, die dadurch große Bedeutung hat, dass in ihr der Sitz der epithelialen Haarfollikelstammzellen vermutet wird. Ihre Integrität ist eminent wichtig für die Regenerationsfähigkeit des Haarfollikels in Abhängigkeit vom Haarzyklus. Wird diese Region z.B. durch einen pathologischen Prozess geschädigt, so kommt es zum permanenten Untergang des Haarfollikels.

■ **Proximale Follikelregion.** Abschnitt von der Insertion des M. arrector pili bis einschließlich Haarbulbus, der aus der epithelialen Haarmatrix sowie der beim wachsenden Haarfollikel in die Haarmatrix eingestülpten mesenchymalen Haarpapille besteht. Am oberen Pol der Haarpapille sind Melanozyten angesiedelt, die von hier aus über ihre dendritischen Fortsätze Melanosomen in die Keratinozyten der präkortikalen Matrix transferieren (Haarpigmentierung). Die Haarmatrix weist beim wachsenden Haarfollikel (Anagenfollikel) eine enorm hohe mitotische Zellteilungsrate mit kurzer Zellzykluszeit auf. Nach der Zellteilung im unteren Bulbusbereich unterhalb des größten Papillendurchmessers steigen die Matrixzellen im Bulbus auf und differenzieren sich zu den Zellen des Haarschafts (Medulla, Kortex, Haarkutikula) und der inneren Haarwurzelscheide (Kutikula, Huxley-, Henle-Schicht). Als keratogene Zone wird die Zone der Haarschaftbildung durch terminale Differenzierung der Haarfollikelkeratinozyten bezeichnet. Die innere Haarwurzelscheide keratinisiert deutlich früher als die Zellen des zukünftigen Haarschafts, so dass sie funktionell einem umgekehrten Trichter ähnelt, welcher die Follikelkeratinozyten des Haarschafts bündelt. Ihre Kutikula ist mit der des Haarschafts verzahnt. Die Integrität der inneren Haarwurzelscheide ist deshalb wichtig für die Form des Haarschafts und ihre Verhaftung innerhalb des Follikels. In den proximalen Bulbus des wachsenden Haarfollikels wölbt sich wie eine Zwiebel die (dermale) Haarpapille als mesenchymales Element, bestehend aus den Papillenfibroblasten, einem kapillären Gefäßgeflecht und Nervenfasern. Größe, Form und Zusammensetzung der Haarpapille unterliegen im Rahmen des Haarzyklus rhythmischen Veränderungen, und ihr Volumen korreliert mit der Größe des Haarbulbus und damit mit der Dicke des Haars. Dagegen besteht keine Korrelation zwischen der Dicke des Haars und dessen Wachstumsgeschwindigkeit. Dicke Haare wachsen nicht schneller als dünne Haare. Die unterschiedliche Länge des Haars an den verschiedenen Körperlokalisationen ist bedingt durch Unterschiede von Dauer der Wachstumsphase und Wachstumsgeschwindigkeit. Wiederum besteht keine Korrelation zwischen Dicke und maximal erreichbarer Länge eines Haars. Das Mesenchym der Haarpapille unterscheidet sich vom übrigen dermalen Bindegewebe dadurch, dass es eine extrazelluläre Matrix aufweist, die der Zusammensetzung der Basalmembran gleicht und aus spezialisierten Fibroblasten besteht, die zeitlebens induktive und morphogene Eigenschaften aufweisen. Während der Anagenphase können die Papillenfibroblasten durch Zellfortsätze in einen intimen Kontakt mit den Matrixkeratinozyten treten, wodurch die Signalübertragung zwischen Haarpapille und Follikelepithel erleichtert wird. Bemerkenswerterweise besitzen die Fibroblasten der Haarpapille, aber auch der proximalen bindegewebigen Haarwur-

zelscheide die Fähigkeit, Epidermiszellen in unbehaarter Haut zur Bildung eines neuen Haarfollikels zu induzieren, sodass die subepidermale Injektion solcher kultivierter Fibroblasten („hair bearing cells") grundsätzlich in Betracht kommt, um in Zukunft in der Kopfhaut alopezischer Patienten neue Haarfollikel zu induzieren.

Gefäßversorgung. Der Haarfollikel verfügt über eine reiche Vaskularisation, die in die Haarpapille hineinreicht und zur Trophik der Haarmatrix beiträgt. Haarzyklusabhängig erfährt das kapilläre Gefäßnetz entsprechend große Veränderungen, wobei zur adäquaten Versorgung des wachsenden Haarfollikels im Anagen ein ausgedehntes Gefäßnetz aufgebaut wird. Für die Induktion dieser anagenassoziierten Angiogenese werden sowohl Angiogenesefaktoren, die von Bulbuskeratinozyten sezerniert werden, als auch solche, die von den Haarpapillenfibroblasten gebildet werden, vor allem der vascular endothelial growth factor (VEGF), verantwortlich gemacht. Inwiefern die Regulationsmechanismen der Durchblutung des Haarfollikels auch klinisch von Bedeutung sind, bleibt zu untersuchen. Während z. B. einfache lokal hyperämisierende Maßnahmen in der Therapie von Haarausfall enttäuscht haben, ist zu erforschen, inwiefern die gezielte und spezifische Induktion von Angiogenesefaktoren einen Einfluss auf die Trophik des Haarfollikels für therapeutische Zwecke haben kann.

Nervensystem. Der Haarfollikel weist ein dichtes Netz an Nervenfasern auf, das ebenfalls abhängig von den unterschiedlichen Haarzyklusphasen in definierten Haarfollikelregionen umgebaut wird. Ähnlich wie die Blutgefäße der Haut sind auch die Nervenfasern auf drei Ebenen organisiert: ein kleineres Netzwerk direkt unterhalb der Epidermis, ein zweites auf der Höhe der Stammzellregion (distale äußere Haarwurzelscheide) und ein drittes tief in der Subkutis. Die Nervennetze üben einerseits zusammen mit den intraepithelial gelegenen Merkel-Zellen wichtige sensorische Funktionen aus, andererseits weist die haarzyklusabhängige Plastizität der Haarfollikelinnervation, speziell im Bereich der zirkulären Nervenfasern, die um äußere Haarwurzelscheide und Wulstregion angeordnet sind, auf einen Einfluss auch auf das Haarwachstum hin. Ähnlich den Umbauvorgängen im Bereich der Gefäßversorgung dürfte diesem Umbau ebenfalls eine hochgradig differenzielle Produktion und Sekre-

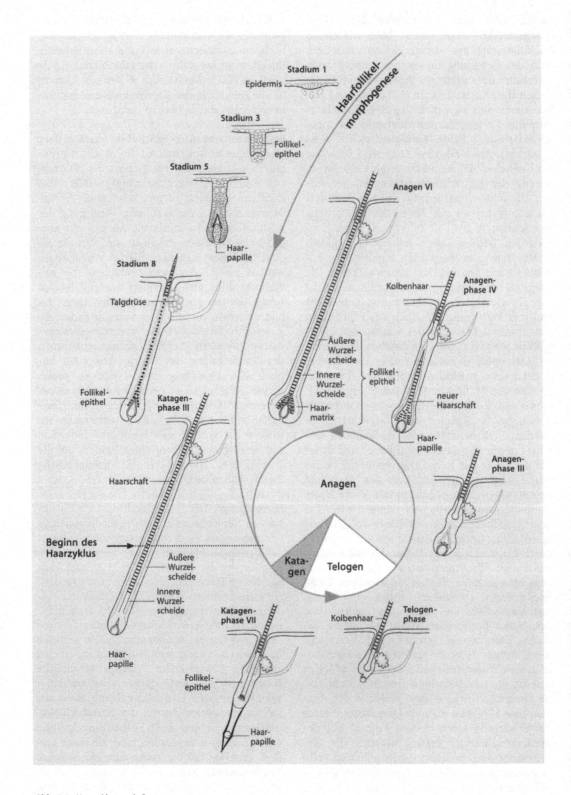

Abb. 3.1. Haarzyklus nach Paus

tion von Neurotrophinen im Haarfollikel zugrunde liegen, die potenziell in die Kontrolle selbst des Haarwachstums eingreifen können. Die Bedeutung von Neuropeptiden, z. B. Substanz P, als neurohumorales Zwischenglied für die Querverbindung zwischen zentralem Nervensystem und Immunsystem der Kopfhaut bzw. in der Pathogenese psychosomatischer Störungen mit Ausdruck am Kapillitium hat erst unlängst die Aufmerksamkeit eines neuen Forschungszweigs gefunden, der Psychoneuroendokrin-Immunologie (Panconesi u. Hautmann 1996).

▦ Literatur

Lavker RM, Miller S, Wilson C et al. (1993) Hair follicle stem cells: their location, role in hair cycle, and involvement in skin tumor formation. J Invest Dermatol 101:16S–26S

Lavker RM, Sun TT (1995) Hair follicle stem cells: present concepts. J Invest Dermatol 104:38S–39S

Panconesi E, Hautmann G (1996) Psychophysiology of stress in dermatology. The psychobiologic pattern of psychosomatics. Dermatol Clin 14:399–421

Paus R, Handjiski B, Czarnetzki BM (1994) Biologie des Haarfollikels. Hautarzt 45:808–825 (1994)

Sperling LC (1991) Hair anatomy for the clinician. J Am Acad Dermatol 25:1–17

▦ Haarzyklus

Das Haarwachstum verläuft phasenhaft mit immer wiederkehrenden Zyklen, in denen Wachstumsphasen (Anagen) unterbrochen werden durch Phasen der durch Apoptose (programmierter Zelltod) getriebenen Organinvolution (Katagen), an deren Ende ein winziger und hochgerückter Telogenhaarfollikel steht. Aus diesem entwickelt sich wieder ein etwa drei- bis viermal so großer Anagenhaarfollikel, der tief in die Dermis einwächst. Bemerkenswerterweise beginnt nach Vollendung der Haarfollikelmorphogenese (s. oben) der Haarzyklus mit der ersten Katagenphase, gefolgt von der ersten Telogenphase, nach welcher die erste eigentliche Anagenphase beginnt. Die zyklische Sequenz Katagen → Telogen → Anagen bleibt für den Rest des Lebens des Haarfollikels bestehen (Abb. 3.1). Der Haarfollikel stellt damit das einzige Gewebe im erwachsenen Säugetierorganismus dar, das zeitlebens zyklisch Prozesse durchläuft, die sonst charakteristisch sind für die Embryogenese (im Anagen) und Seneszenz (im Katagen).

Die einzelnen Phasen des Haarzyklus werden im Folgenden charakterisiert.

Anagen. In der Anagen- oder Wachstumsphase kommt es zum Aufbau eines biochemisch und mitotisch hochaktiven Organs („Haarschaftfabrik"), bestehend aus Haarmatrix, äußerer und innerer Haarwurzelscheide. Aufgrund der massiven Keratinozytenproliferation in der Haarmatrix und schnellen Differenzierung in der präkortikalen Matrix setzt die Haarschaftbildung ein. Gleichzeitig erfolgt die Haarschaftpigmentierung durch die follikuläre Melanogenese. Die Dauer der Anagenphase am Kapillitium beträgt 2–8 Jahre. Normalerweise finden sich 80–90% der Kopfhaare im Anagen. Die Anagenphase wird aufgrund morphologischer Kriterien in sechs Einzelphasen (Anagen I–VI) unterteilt, auf die hier nicht weiter eingegangen wird.

Katagen. Die Katagen- oder Übergangsphase zeichnet sich durch eine höchst kontrollierte, rapide ablaufende follikuläre Dekonstruktion durch eine Eliminierung der zentralen und proximalen äußeren Haarwurzelscheide und der Haarmatrix aus. Der Anagen-Katagen-Transformation des Haarfollikels liegt vermutlich eine Abschaltung von Papillensignalen zugrunde. Ihr physiologisches, morphologisches Merkmal ist die Apoptose (programmierte Deletion bzw. Zelltod von Einzelzellen) von Follikelkeratinozyten. Die Katagenphase ist auch mit einem Stopp der follikulären Melanogenese und Apoptose zumindest eines Teils der Follikelmelanozyten assoziiert. Auch kommt es zu einem Umbau der extrazellulären Matrix und einer Kondensation der Haarpapille, vermutlich unter der Kontrolle intra- und perifollikulärer Protease-Antiprotease-Systeme. Die Dauer der Katagenphase wird auf 2–3 Wochen (?) geschätzt, weshalb sich normalerweise maximal 1% der Kopfhaare im Katagen befinden. Die Katagenphase wird aufgrund morphologischer Kriterien in drei Einzelphasen (Katagen I–III) unterteilt, auf die hier nicht weiter eingegangen wird.

Telogen. Nachdem sich am Ende des Katagens die Haarmatrix zurückgebildet hat, die Melanogenese zum Stillstand gekommen ist, der Haarfollikel auf etwa ein Drittel seiner Länge geschrumpft ist und sich die Haarpapille bis auf vereinzelte Zellen fast vollständig aufgelöst hat, schließen sich die Zellen der distalen äußeren Haarwurzelscheide um den von den Matrixzellen geformten, inzwischen vollständig keratinisierten Kolben am unteren Pol des Haarschafts. Mit Lockerung der Verbindung dieser inzwischen teilweise auch verhornten Zellen mit dem Kolben tritt das Haar in die Telogenphase ein. In dieser Phase ist ein voll ausgebildetes und keratinisiertes Kolbenhaar ohne Stoffwechselaktivität zu finden. Trotzdem stellt die Telogenphase keine echte Ruhephase dar, da selektierte epitheliale Teile des Telogenhaarfollikels (proximale äußere Wurzelscheide, Wulstregion, sekundärer Haarkeim) eine starke biochemische Aktivität und sogar Proliferationsaktivität aufweisen. Ferner besteht eine erstaunliche Variabilität der Telogenphasendauer, die auf ca. 3 Monate geschätzt wird, aber dem Einfluss extrinsischer Stimuli ausgesetzt ist (Beispiele: „vorzeitiger Telogenausfall" zu Beginn einer Minoxidilbehandlung; „verzögerter Telogenausfall" bei Wechsel von lichtarmen zu lichtreichen klimatischen Bedingungen).

Exogen. Von einigen Autoren wird der Vorgang des Haarausfalls am Ende des Telogens als zusätzliche, separat regulierte Zyklusphase angesehen, in der der Haarschaft aktiv ausgestoßen wird, Exogen (Stenn et al. 1998) oder Teloptose (Pierard et al. 2001) genannt.

Kenogen. Als Kenogen, Lag-Phase oder „Phänomen des leeren Haarfollikels" (Guarrera et al. 1996, Rebora u. Guarrera 2002) wird die Zeit zwischen der Ausstoßung des Telogenhaars und Erscheinen des nachwachsenden Anagenhaars im Follikelostium bezeichnet. Auch diese kann, in Abhängigkeit von pathologischen Abweichungen, variieren. Es wurde z. B. bei der androgenetischen Alopezie gezeigt, dass sie verlängert ist (Guarrera et al. 1996).

Das menschliche Haarwachstum verläuft asynchron-zyklisch, d. h. dass sich jeder Haarfollikel unabhängig von seinem Nachbarfollikel in einer einzelnen Teilphase des Haarzyklus befindet, wodurch unter normalen Bedingungen der physiologische Haarausfall ohne klinisch manifeste Mauserungsschübe weitgehend konstant ist, abgesehen von einer geringen jahreszeitlichen Schwankung mit Zunahme des Telogenanteils im August/September. Jeder Haarfollikel weist dabei eine ihm immanente zyklische Wachstumsaktivität auf, wobei die Schlüsselsignale, welche zyklisches Wachstum und Regression auslösen, noch wenig charakterisiert sind („Haarzyklusuhr", Paus 1994). Vieles weist aber darauf hin, dass epithelial-mesenchymale Interaktionen zwischen Haarfollikelkeratinozyten und Papillenfibroblasten eine wichtige Rolle spielen.

Wulstaktivierungshypothese (Sun et al. 1991). Die Identifikation einer Subpopulation von Haarfollikelzellen in der Wulstregion, welche die Stammzellen des Haarfollikels darstellen, hat zu einem neuen Verständnis des zyklischen Haarwachstums geführt. Nach dieser Hypothese kommt es haarzyklusabhängig durch die Proximität der in Telogen hochgerückten Haarpapille zur Wulstregion zu einer Aktivierung der Stammzellen durch ein nicht näher definiertes (molekulares) Signal. Auf dieses Signal antworten die Stammzellen mit einer vorübergehenden Proliferation von Zellen, die proximalwärts in Richtung Haarpapille wandern und für den Wiederaufbau des Anagenbulbus verantwortlich sind. Im Anagen baut diese Tochterzellgeneration die Haarmatrix auf und bildet durch eine fortgesetzte, eigenständige Proliferationsaktivität mit Ausdifferenzierung das Haar. Durch das Wachstum des Anagenfollikels in die Tiefe ist indessen die Haarpapille vom Wulst weg gerückt, wodurch dieser seine vorübergehende Proliferationsaktivität einstellt. Die Dauer der nachfolgenden Anagenphase und somit auch das Längenwachstum des Haars werden durch das Proliferationspotenzial der innerhalb der Haarmatrix liegenden „transient amplifizierenden Zellen" bestimmt. Danach kommt es im Katagen zu regressiven Veränderungen, und im Telogen rückt die Haarpapille wieder hoch, um den nächsten Haarzyklus einzuleiten. Von der Wulstaktivierungshypothese lässt sich ableiten, dass distal im Bereich der Wulstregion gelegene destruierende Prozesse, z. B. auf das Follikelepithel übergreifende entzündliche Infiltrate, und Behinderungen der epithelial-mesenchymalen Interaktion, z. B. infolge perifollikulärer Fibrose, zur permanenten Alopezie führen, während Alopezien infolge Abweichungen des Proliferationspotenzials der Haarmatrixzellen bzw. proximal gelegenen, nicht auf den Haarfollikel übergreifenden entzündlichen Infiltraten, z. B. bei Alopecia areata, grundsätzlich reversibel sind.

Hypothese der Prädetermination des Haarfollikels (Panteleyev et al. 2001). Diese postuliert, dass der Telogenfollikel zwei verschiedene Follikelzellpopulationen mit Proliferationspotenzial aufweist: Stammzellen der Wulstregion und den sekundären Haarkeim im Bereich des basalen Zellpools. Dabei spielen die Zellen des sekundären Haarkeims und nicht der Wulstregion die primäre Rolle in der Einleitung der Anagenphase. Die Zellen der Wulstregion und des sekundären Haarkeims tragen zu unterschiedlichen Zellpopulationen im Aufbau des Anagenfollikels bei. Während der Anagenphase migrieren Zellen mit klonogenem Potenzial aus der Wulstregion in den proximalen Abschnitt der äußeren Haarwurzelscheide, wo sie eine spezifische kompakte Struktur in der Peripherie des Haarfollikels bilden, die „laterale Scheibe" (im Mausfollikel). Während des Katagens unterliegen die Zellen der lateralen Scheibe im Unterschied zur Haarmatrix und der übrigen äußeren Haarwurzelscheide nicht der Apoptose und treten in Kontakt mit der Haarpapille, unter deren Einfluss sie den sekundären Haarkeim bilden. Dieser trägt zum Aufbau des proximalen Follikelepithels bei und tritt in Kontakt mit der Wulstregion, die ihrerseits zum Wiederaufbau des übrigen Follikelepithels beiträgt. Damit ist das Wachstum eines Haarfollikels prädeterminiert durch den vorausgehenden Haarzyklus.

Die Dauer der Haarzyklusphasen ist genetisch determiniert und zeigt lokalisationsabhängige Unterschiede. Die Geschwindigkeit, mit welcher der Haarzyklus durchlaufen wird, unterliegt ferner zahlreichen extrinsischen Einflüssen, wie Hormonen, Zytokinen, Nährstoffversorgung und Toxinen. Dieselben Einflüsse, z. B. Dihydrotestosteron, können dabei auf unterschiedliche Haarfollikelpopulationen auch gegenteilige Effekte haben (Haarwachstum im Bartbereich bzw. Haarausfall am Kapillitium). Viele Haarkrankheiten lassen sich auf Störungen im Ablauf des Haarzyklus zurückführen.

▦ Literatur

Cotsarelis G, Sun TT, Lavker RM (1990) Label-retaining cells reside in the bulge area of pilosebaceous unit: implications for follicular stem cells, hair cycle and skin carcinogenesis. Cell 61:1329–1337

Guarrera M, Rebora A (1996) Anagen hairs may fail to replace telogen hairs in early androgenetic female alopecia. Dermatology 192:28–31

Messenger AG (1993) The control of hair growth: an overview. J Invest Dermatol 101:4S–9S

Panteleyev A, Jahoda C, Christiano A (2001) The hypothesis of hair follicle predetermination (abstract 219). J Invest Dermatol 117:426

Paus R, Czarnetki BM (1992) Neue Perspektiven in der Haarforschung: auf der Suche nach der „biologischen Uhr" des Haarzyklus. Hautarzt 43:264–271

Paus R, Müller-Röver S, Botchkarev VA (1999) Chronobiology of the hair follicle: hunting the "hair cycle clock". Invest Dermatol Symp Proc 4:338–345

Pierard-Franchimont C, Pierard GE (2001) Teloptosis, a turning point in hair shedding biorhythms. Dermatology 203:115–117

Rebora A, Guarrera M (2002) Kenogen. A new phase of the hair cycle? Dermatology 205:108–110

Sawaya ME (2001) Regulation of the human hair cycle. Curr Probl Dermatol 13:206–210

Stenn KS, Combates NJ, Eilertsen KH et al. (1996) Hair follicle growth controls. Dermatol Clin 14: 543–558

Stenn KS, Eilertsen K (1996) Molecular basis of hair growth control. J Invest Dermatol 107:671–675

Stenn K, Parimoo S, Prouty S (1998) Growth of the hair follicle: a cycling and regenerating biological system. In: Chuong C-M (Hrsg) Molecular Basis of Epithelial Appendage Morphogenesis. Landes, Austin/Tex

Stenn KS, Nixon AJ, Jahoda CAB, McKay IA, Paus R (1999) What controls hair follicle cycling? Exp Dermatol 8:229–236

Sun T-T, Cotsarelis G, Lavker RM (1991) Hair follicle stem cells: the bulge-activation hypothesis. J Invest Dermatol 96:775–785

▦ Immunologie des Haarfollikels

Bereits der klinische Alltag zeigt offensichtliche Wechselbeziehungen zwischen Immunsystem und Haarwachstum:

- Einige Immunsuppressiva, z. B. Corticosteroide und Ciclosporin A, haben einen stimulierenden Effekt auf das Haarwachstum.
- Viele Autoimmunkrankheiten, z. B. Lupus erythematodes, Sklerodermie, Dermatomyositis, sind mit vernarbenden Alopezien oder einer Alopecia areata assoziiert.
- Es gibt zahlreiche Hinweise für die Beteiligung von Entzündungszellen an der Pathogenese der Alopecia areata und primär vernarbender Alopezien, z. B. Pseudopelade Brocq.
- Die Graft-versus-Host-Krankheit kann zu einem immunologisch vermittelten Haarverlust führen (Murphy et al. 1991), der gleichzeitig Modell steht für die häufigste Ursache primär entzündlich vernarbender Alopezien, dem Lichen ruber follicularis.
- Die Wirksamkeit immunmodulierender Therapien, z. B. die topische Immuntherapie der Alopecia areata mittels Diphenylcyclopropenon oder Quadratsäuredibutylester, zeigt, dass immunologische Vorgänge nicht nur zu Haarverlust führen, sondern auch zu therapeutischen Zwecken eingesetzt werden können.

Immunologische Besonderheiten des Haarfollikels.
Histomorphologische Besonderheiten des Haarfollikels umfassen folgende für die Immunologie des Haarfollikels relevante Beobachtungen:

- Haarmatrix und innere Haarwurzelscheide exprimieren keine MHC-Klasse-I-Moleküle.
- Der proximale Haarbulbus weist keine T-Lymphozyten oder Langerhans-Zellen auf.
- MHC-Klasse-I-Expression, T-Lymphozyten und Langerhans-Zellen sind alle im Infundibulum-, Isthmus- und Wulstbereich lokalisiert.
- Die Zahl der intraepithelialen Lymphozyten sowie die Verteilung und Zahl der in der Haut nachweisbaren Makrophagen und Langerhans-Zellen ändert sich haarzyklusabhängig (in der Maus).

Demnach existiert neben einer funktionellen (s. o.) auch eine immunologische Kompartimentierung des Haarfollikels (Abb. 3.2):

- Das Infundibulum mit dem mikrobiell stark besiedelten Haarkanal ist immunologisch mit allen Voraussetzungen zur Immunabwehr ausgestattet.
- Die Isthmusregion beherbergt die epithelialen Stammzellen und ist damit entscheidend für die haarzyklusabhängige Regenerationsfähigkeit des Haarfollikels. Einige Zustände, die zu Haarverlust führen, gehen mit einem signifikanten Entzündungsinfiltrat in diesem Bereich einher.
- Der proximale Haarfollikel, Ort der stärksten Proliferation der Follikelkeratinozyten, der terminalen Differenzierung und Melanogenese, zeichnet sich dagegen durch ein Immunprivileg aus. Ein Zusammenbruch dieses Immunprivilegs liegt vermutlich der Alopecia areata zugrunde.

Programmierte Haarfollikeldeletion. Ein erst unlängst (in der Maus) beobachtetes Phänomen ist die programmierte Organdeletion ganzer Haarfollikel (Eichmüller et al. 1998). Hierbei handelt es sich um eine immunologisch vermittelte, selektive und komplette Zerstörung einzelner Haarfollikel unter physiologischen Bedingungen, die gekennzeichnet ist durch eine starke entzündliche Infiltration der Haarfollikelstammzellregion mit Auslösung von Apoptose. Sie dient vermutlich der Elimination fehlerhaft funktionierender Haarfollikel und erlaubt dem Haarfollikel, seinen Lebenszyklus vorzeitig zu beenden, lange bevor der Gesamtorganismus stirbt, was sonst kaum einem Organ im Säugetierorganismus möglich ist. Letztlich stellt sich die Frage, ob die programmierte Haardeletion zur senilen Involutionsalopezie beitragen bzw. ihre pathologisch übersteigerte Form einigen primär atrophisierenden Alopezien, wie z. B. der Pseudopelade Brocq, zugrunde liegen könnte.

Immunpathologie des Haarfollikels. Die immunologisch bedingten entzündlichen Alopezien können nach der Zellart des Entzündungsinfiltrats, seiner Beziehung zum Follikelepithel und der Lokalisation in den drei Kompartimenten des Haarfollikels folgendermaßen eingeteilt werden (Abb. 3.3):

- **Pustulofollikuläre Erkrankungen.** Folliculitis decalvans und Folliculitis miliaris necrotisans sind auf eine hypo- bzw. hypererge Reaktionslage auf Staphylokokken bzw. Staphylokokkenantigene zurückzuführen. Das Entzündungsinfiltrat ist granulozytär abszedierend.

- **Lymphozytäre fibrosierende Alopezien.** Bei Lichen ruber follicularis und Lupus erythematodes greift das lymphozytäre Entzündungsinfiltrat auf Isthmushöhe auf das Follikelepithel über (Interface-Dermatitis) und damit auf die Stammzellregion des Haarfollikels, wo es über Auslösung von Apoptose zum irreversiblen Untergang des Follikels führt (atrophisierende Alopezie).

- **Alopecia areata.** Bei der Alopecia areata kommt es vermutlich aufgrund eines Zusammenbruchs des Immunprivilegs des proximalen Haarfollikels zu einem peribulbär gelegenen lymphozytären Infiltrat, welches nicht auf das Follikelepithel übergreift, aber durch Generierung eines entsprechenden „Zytokinmilieus" zur Apoptose in der Haarmatrix mit Ausbildung eines entsprechenden dystrophischen Haars führt.

  Schließlich sind an dieser Stelle zwei neue Entitäten zu erwähnen, bei denen immunpathologische Phänomene und ein lymphozytäres Entzündungsinfiltrat ebenfalls eine wichtige pathogenetische Rolle spielen.

- **Lymphozytäre Stammzellfollikulitis** (Kossard 1999). Bei dieser handelt es sich um eine persistierende, diffuse, nichtvernarbende Alopezie mit der Histologie eines selektiv auf die Stammzellregion beschränkten lymphozytären Entzündungsinfiltrats.

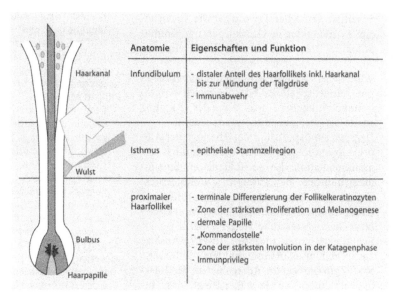

Abb. 3.2. Immunologische Kompartimentierung des Haarfollikels

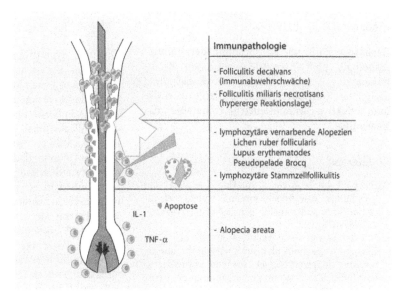

Abb. 3.3. Immunpathologie des Haarfollikels

▦ **Fibrosierende Alopezie mit androgenetischem Muster** (Zinkernagel u. Trüeb 2000). Hier kommt es zu einer progredienten, entzündlich fibrosierenden Alopezie, die sich auf den androgenetischen Bereich beschränkt. Die Histologie ist von einem Lichen ruber follicularis nicht zu unterscheiden. Die Frage stellt sich, ob ihr eine pathologisch übersteigerte Form einer Graft-versus-Host-artigen „programmierten Organdeletion" androgenetischer Haarfollikel zugrunde liegt.

Immunmodulation als Behandlungsstrategie. Was die Immunmodulation als Behandlungsstrategie anbetrifft, sind unlängst neben der

– unspezifischen Immunsuppression mit Corticosteroiden

- Immunsuppressiva mit erhöhter zellulärer Spezifität verfügbar geworden, wie Ciclosporin A, monoklonale Antikörper und Immunotoxine. Diese sind aber für die Behandlung von Haarkrankheiten ungeeignet.
- Wünschenswert wäre eine Immunsuppression mit Antigenspezifität. Für die meisten Autoimmunkrankheiten, wie z.B. der Alopecia areata, ist aber das Antigen unbekannt.
- Dagegen sind speziell in der Therapie der Alopecia areata Erfolge erzielt worden mittels Immunmodulation des perifollikulären Entzündungsinfiltrats bzw. dessen Zytokinexpressionsmuster durch die topische Immunotherapie mittels Diphenylcyclopropenon (DCP) oder Quadratsäuredibutylester (SADBE).
- Ermutigend sind indessen In-vitro-Ansätze zur Immunmodulation mittels Zytokinen bzw. Zytokinrezeptor-Antagonisten. In Haarfollikelkulturen wurde z.B. gezeigt, dass Interleukin-1 konzentrationsabhängig zu dystrophischen Veränderungen am Haarfollikel führt, die durch Zugabe von Interleukin-1-Rezeptor-Antagonist verhindert werden können (Philpott 1996).

Genauso wichtig wie das Studium der Immunpathologie und ihrer therapeutischen Beeinflussbarkeit, ist aber auch die Entwicklung geeigneter Transportsysteme für eine selektive und effektive Immunopharmakotherapie des Haarfollikels.

■ Literatur

Christoph T, Müller-Röver S, Audring H et al. (2000) The human hair follicle immune system: cellular composition and immune privilege. Br J Dermatol 142:862–873

Eichmüller S, van der Veen C, Moll I et al. (1998) Clusters of perifollicular macrophages in normal murine skin: physiological degeneration of selected hair follicles by programmed organ deletion. J Histochem Cytochem 46:361–370

Hofmann R, Happle R (1996) Topical immunotherapy in alopecia areata: what, how, and why? Dermatol Clin 14:739–744

Jaworsky C, Gilliam AC (1999) Immunopathology of the human hair follicle. Dermatol Clin 17:561–568

Kossard S (1999) Diffuse alopecia with stem cell folliculitis. Chronic diffuse alopecia areata or a distinct entity. Am J Dermatopath 21:46–50

Murphy GF, Lavker RM, Whitaker D, Korngold R (1991) Cytotoxic folliculitis in GvHD: evidence of follicular stem cell injury and recovery. J Cutan Pathol 18:309–314

Paus R (1997) Immunology of the hair follicle. In: Bos JD (Hrsg) Skin Immune System. Cutaneous Immunology and Clinical Immunodermatology. CRC Press, New York, pp 377–398

Paus R, Christoph T, Müller-Röver S (1999) Immunology of the hair follicle: a short journey into terra incognita. Invest Dermatol Symp Proc 4:226–234

Philpott MP, Sander DA, Bowen J, Kealey T (1996) Effects of interleukins, colony stimulating factor and tumour necrosis factor on human hair follicle growth in vitro: a possible role for interleukin-1 and tumour necrosis factor-α in alopecia areata. Br J Dermatol 135:942–948

Pierard-Franchimont C, Pierard GE (1986) Massive lymphocyte-mediated apoptosis during early stage of pseudopelade. Dermatologica 192:254–257

Trüeb RM (2000) Autoimmundermatosen: Neue therapeutische Strategien. Praxis (Schweiz Rundsch Med) 89:1460–1467

Zinkernagel MS, Trüeb RM (2000) Fibrosing alopecia in a pattern distribution. Patterned lichen planopilaris or androgenetic alopecia with a lichenoid tissue reaction pattern? Arch Dermatol 136:205–211

Pathobiologische Erwägungen

Effluvium, Hypertrichose, Hirsutismus. Die in der klinischen Praxis weit häufigsten Haarwuchsstörungen, die sich als Effluvium bzw. nicht vernarbende Alopezien und Hypertrichose bzw. Hirsutismus äußern, sind auf Störungen des zyklischen Wachstums- und Regressionsverhaltens des Haarfollikels zurückzuführen. Zahlreiche, mitunter pathologische Signale aus der Umgebung (Zytokine, Hormone, toxische Einwirkungen) können in die relativ autonome Regulation des Haarzyklus eingreifen, die im Übrigen hauptsächlich von der intrafollikulären Interaktion zwischen Follikelepithel und Follikelmesenchym abhängt. Vorzeitige Anagenabschaltung durch Katagenindukion führt zur Telogenisierung mit daraus folgendem Telogeneffluvium:

■ Beim diffusen Telogeneffluvium kommt es unter der Einwirkung z.B. proinflammatorischer Zytokine im Rahmen einer hoch febrilen Erkrankung zu einem vorzeitigen Übergang aus der Anagen- in die Katagenphase mit Synchronisation des zyklischen Haarwachstums (Chronopathologie des Haarfollikels nach Paus 2001).

■ Bei der androgenetischen Alopezie kommt es demgegenüber unter der Einwirkung von Dihydrotestosteron zu einer progredienten, asynchronen Verkürzung der Anagenphase und Terminal-zu-Vellushaar-Transformation (Transformationspathologie des Haarfollikels nach Paus 2001). Diese ist indessen nicht allein mit einer Störung des Haarzyklus zu erklären: Eine weitere Voraussetzung ist, dass sich auch das Volumen der Haarpapille verkleinert, insofern als der Durchmesser des Haarschafts direkt proportional zum Volumen der epithelialen Haarmatrix verhält, die wiederum durch das Volumen und die sekretorische Aktivität der spezialisierten Haarpapillenfibroblasten diktiert wird.

- Dagegen führt eine persistierende Anagenphase zu einer Hypertrichose, wo Haarwachstum unerwünscht ist. Kommt es Dihydrotestosteron-abhängig zu einer Mehrbehaarung des weiblichen Körpers, liegt ein Hirsutismus vor.
- Während es sich bei der Katagenentwicklung nicht um einen degenerativen nekrotischen Prozess handelt, sondern um das Resultat zweier nebeneinander ablaufenden koor-

dinierten Formen des programmierten Zelltodes (Apoptose und terminale Differenzierung), kommt es beim anagen-dystrophischen Effluvium infolge genotoxischer Schädigung, z.B. im Rahmen einer Chemo- oder Radiotherapie, oder häufiger infolge einer starken Hemmwirkung durch lokal generierte Zytokine, z.B. IL-1, im Rahmen einer Alopecia areata (Immunpathologie des Haarfollikels nach Paus 2001) zu einem Mitosestopp bzw. einer massiven Zunahme apoptotischer Follikelzellen in der Haarmatrix mit Ausbildung eines dystrophischen Haarschafts. Solange nur die Zellen der Haarmatrix und nicht die Stammzellen betroffen sind, ist diese Form des Haarausfalls grundsätzlich reversibel.

Permanente Alopezien. Diese in der klinischen Praxis weniger häufige, aber wegen der daraus resultierenden, kosmetisch mitunter stark beeinträchtigenden Defektheilung wichtige Krankheitsgruppe atrophisierender Alopezien ist Folge

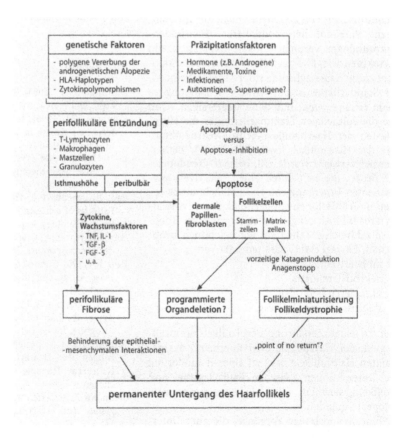

Abb. 3.4. Synopsis der Vorgänge, die zum Untergang des Haarfollikels führen

irreversibler Schädigungen am Haarfollikel. Vorzeitige Anagenabschaltung durch Apoptose, die eine Standardantwort des Haarfollikels auf Schädigung ist, stellt möglicherweise auch den Anfang der irreversiblen Alopezien dar. Da Apoptose entscheidend ist für den Zeitpunkt der Katageninduktion und damit für die Dauer des Haarwachstums, ist die Regulation der Apoptose im Haarfollikel überhaupt zu einem Schlüsselthema der klinisch orientierten Haarforschung geworden. Man kann sich gut vorstellen, dass Haarwachstum zu einem großen Teil aus einem Wechselspiel von Apoptose-induzierenden und -supprimierenden Faktoren resultiert. Entscheidende, permanent erhaltene Follikelstrukturen, wie Follikelstammzellregion und dermale Haarpapille, exprimieren bcl-2, das Apoptose unterdrückt. Dagegen führt die haarzyklusabhängige Expression von Wachstumsfaktoren und Zytokinen, wie FGF-5, TGF-β und TNF, frühzeitig während des Anagen-Katagen-Übergangs zur Follikelkeratinozyten-Apoptose und damit Katageninduktion. Bei vielen Haarausfallerkrankungen kommt es zu einer massiven Zunahme apoptotischer Follikelzellen. Auch die im Rahmen entzündlicher follikulärer Haarbodenerkrankungen vermehrte lokale Expression von Zytokinen wie TNF und IL-1 führen über Apoptose zum Haarwachstumsstopp. Dies scheint eine Standardantwort auf schwere Schädigung zu sein, ist aber wohl nur dann irreversibel, wenn sie die epithelialen Stammzellen oder die Fibroblasten der Haarpapille betrifft (Nekropathologie des Haarfollikels nach Paus 2001). Bemerkenswerterweise wurde z.B. bei der Pseudopelade Brocq, die sich durch einen selektiven, permanenten Untergang von Haarfollikeln auszeichnet, in Frühläsionen ein perifollikuläres lymphozytäres Infiltrat bei gleichzeitiger massiver Apoptose zahlreicher Zellen des Follikelepithels beobachtet. Es liegt nahe, dass jede Art von
- infiltrativem,
- nekrotisierendem,
- fibrosierendem oder
- sklerosierendem Prozess,

der zu einer Zerstörung der Follikelstammzellregion, der Haarpapille oder überhaupt des gesamten Haarfollikels bzw. zu einer Behinderung der Interaktionen zwischen Follikelepithel und Follikelmesenchym führt, in eine permanente Alopezie mündet.

Eine Synopsis der Vorgänge, die zum Untergang des Haarfollikels führen, findet sich in Abb. 3.4.

Tabelle 3.2. Pathobiologischer Klassifikationsvorschlag der Haarkrankheiten (nach Paus 2001)

■ Chronopathologie des Haarfollikels
■ Transformationspathologie des Haarfollikels
■ Immunpathologie des Haarfollikels
■ Nekropathologie des Haarfollikels
■ Strukturpathologie des Haarfollikels

Strukturgendefekte. Schließlich können Haarwuchsstörungen auch auf seltene Strukturgendefekte zurückgeführt werden (z.B. Mutationen im Bereich des Clusters der basischen Typ-II-Haarkeratine bei Monilethrix), die zur Produktion eines abnormalen Haarschafts führen (Strukturpathologie des Haarfollikels nach Paus 2001).

Die von R. Paus (2001) vorgeschlagene pathobiologische Klassifikation der Haarkrankheiten ist in Tab. 3.2 wiedergegeben.

Zu beachten sind allerdings erhebliche Überlappungen, insbesondere zwischen der Immun- und der Nekropathologie des Haarfollikels. Auch sind Kombinationsbilder häufig.

■ Literatur

Headington JT (1993) Telogen effluvium. New concepts and review. Arch Dermatol 129:356–363
Kaufman KD (1996) Androgen metabolism as it affects hair growth in androgenetic alopecia. Dermatol Clin 14:697–711
Li L, Hoffman RM (1995) The feasibility of targeted selective gene therapy of the hair follicle. Nature Med 1:705–706
Paus R, Rosenbach T, Haas N, Czarnetski BM (1993) Patterns of cell death: the significance of apoptosis for dermatology. Exp Dermatol 2:3–11
Paus R, Menrad A, Czarnetski B (1995) Nekrobiologie der Haut: Apoptose. Hautarzt 46:285–303
Paus R (1996) Control of the hair cycle and hair diseases as cycling disorders. Curr Opin Dermatol 3:248–258
Paus R, Christoph T, Müller-Röver S (1999) Immunology of the hair follicle: a short journey into terra incognita. Invest Dermatol Symp Proc 4:226–234
Paus R (2001) Alopezien und Hypertrichosen – Störungen des Haarzyklus? Symposium, München, Neues zur Therapie von Alopezien und Hypertrichosen
Stenn KS (1999) Hair follicle biology, the sebaceous gland, and scarring alopecia. Arch Dermatol 135:973–974
Sundberg JP, King LE Jr (1996) Mouse models for the study of human hair loss. Dermatol Clin 14:619–632

4 Diagnostik von Haarkrankheiten

Die erste: ... niemals eine Sache als wahr
anzunehmen,
die ich nicht als solche sicher und einleuchtend
erkennen würde,
das heißt sorgfältig die Übereilung
und das Vorurteil zu vermeiden
und in meinen Urteilen nur soviel zu begreifen,
wie sich meinem Geist so klar und deutlich
darstellen würde,
dass ich gar keine Möglichkeit hätte,
daran zu zweifeln. ...

René Descartes

Die Diagnostik von Haarkrankheiten kann medizinhistorisch bis auf den altägyptischen „Kopfhautspezialisten" zurückverfolgt werden, der zu den ältesten medizinischen Disziplinen gehört. Altägyptische Ärzte untersuchten die Kopfhaut und ihre Erkrankungen und verfügten über eine reichhaltige „Dreckapotheke" externer Anwendungen, die allerdings der Kosmetik und Magie näher standen als der Medizin. Hippokrates läuterte die Medizin vom Magisch-Religiösen und orientierte sich an der Krankenbeobachtung. Im alten Rom prägte Aurelius Cornelius Celsus in „De re medica" die Begriffe alopekia und ophiasis (id vero quod a serpenti similitudina ophiasis appellatur incipiti occipitio), und Galen erkannte in „De usu partium" der Kopfhaut eine besondere Anatomie an. In seinem Werk „De temperamentis" vermutete Galen „acri volatili" als Ursache von Haarausfall, was nach heutigen Begriffen sinngemäß mit „Umweltverschmutzung" übersetzt werden dürfte. Der altrömische Aberglaube, dass in die Atmosphäre freigesetztes Schlangengift zu Haarverlust führe (Quinto Samonica. Liber medicinalis), stand dieser Vorstellung nahe und ist bis in die Zeit des Hippokrates zurückzuverfolgen, in der man glaubte, dass ein „quid maleficus" in der Atmosphäre das menschliche Befinden nachteilig beeinflussen könne. Bemerkenswer-

terweise wurde diese Auffassung 1626 bei einem in Siena abgehaltenen Symposium „De capelli e peli" wieder aufgegriffen, und „miasmi pestiferi" wurde als Ursache von Haarausfall angeschuldigt, eine Ansicht, an der bis heute Kreise festhalten, die ihre diagnostischen und therapeutischen Bemühungen bei Haarausfall an wissenschaftlich nicht belegten Praktiken der „Haaranalyse" und „Entgiftung" orientieren.

Mit der Entwicklung eines neuen Wirklichkeitsverständnisses in der Renaissance rückte gegenüber dem vorausgehenden christlichen Mittelalter der Mensch wieder in den Mittelpunkt des Interesses. Mit dem Erkenntniszuwachs richtete sich die Argumentation mehr nach der eigenen Beobachtung als nach den autoritativen Schriften z. B. des Aristoteles, dessen Hauptverdienst weniger sein naturwissenschaftliches Werk als die Begründung der Logik als Lehre war. Im Unterschied zur antiken Gesellschaftsordnung, in der die physische Arbeit den Sklaven überlassen blieb, und deshalb Gebildete kaum in unmittelbare Berührung mit den technischen Herstellungsprozessen kamen, entstand ein großer Nachholbedarf der experimentellen Forschung verglichen mit dem Höhenflug spekulativen Denkens. Im Jahrhundert der Anatomie entstanden die reinen Wissenschaften. In der Auseinandersetzung mit den Lehren Galens begründete Andreas Vesalius mit seinem 1543 veröffentlichten Werk „De humani corporis fabrica" die moderne Anatomie des Menschen, und die Erfindung des Mikroskops um 1590 eröffnete der medizinischen Forschung neue Möglichkeiten: Van Leeuwenhoek beobachtete als erster die mikroskopische Struktur des Haars, und Malpighi beschrieb 1669 in „De pilis" die Anatomie des Haarfollikels.

Im Zeitalter der Aufklärung legte René Descartes mit seinen 1637 veröffentlichten „Discours de la méthode pour bien conduire sa raison et chercher la vérité dans les sciences" (Abhandlung über die Methode des richtigen Vernunftsgebrauches und der wissenschaftlichen Wahrheitsforschung) die Grundlage zum rationalen wissenschaftlichen Denken, die bis heute Gültigkeit behalten hat und sich nicht weniger für ein rationales diagnostisches (und therapeutisches) Vorgehen bei Haarkrankheiten bewährt.

Nun brach eine Zeit an, in der man sich um die nosologische Klassifikation der Haut- und Haarkrankheiten bemühte, „so wie es die Botaniker in ihren Herbarien und Schriften zu tun pflegen" (Thomas Sydenham), und zwar nach ihren äußeren Merkmalen (Klinik), nach ihren Ursachen (Ätiopathogenese) und klinischen Entwicklungen (Verlauf und Prognose), einem Grundprinzip in der Gestaltung darauf folgender Lehrbücher und Nachschlagewerke. Es entstanden die großen dermatologischen Werke mit zunächst handgezeichneten Farbabbildungen (Abb. 4.1), nach denen man sich in der Diagnostik von Haut- und Haarkrankheiten zunehmend orientierte.

Nachdem die Fortschritte der Medizin im 20. Jahrhundert zur Emanzipation der Trichologie aus ihrer Randstellung des medizinischen Interesses geführt und erst unlängst in das Visier biologischer Grundlagenforscher gerückt hatten, haben der Impetus und die Begeisterungsfähigkeit einer jungen Forschergeneration für den Haarfollikel zusammen mit den Errungenschaften der modernen medizinischen Technologie und der biologischen Wissenschaften zu einer Flut neuer Erkenntnisse zur Biologie des Haarwachstums geführt. Gleichzeitig ist es zur Entwicklung anspruchsvoller und hoch entwickelter Techniken gekommen, die aber überwiegend wissenschaftlichen Fragestellungen vorbehalten sind.

Vor dem Hintergrund dieser Entwicklung setzt heute die Beschäftigung mit der Diagnostik von Haarkrankheiten – genauso wie die Therapie – wissenschaftlich gesicherte Kenntnisse zur Biologie des Haarwachstums und seiner pathologischen Abweichungen sowie der praxisgerechten und evidenzbasierten Methoden ihrer quantitativen und qualitativen Erfassung voraus. Dabei darf nicht vergessen werden, dass Haarverlust oder bereits die Angst davor für Betroffene eine besondere psychische Belastung darstellen kann, weshalb auch der Einstellung des Patienten zu seinem Haarproblem mit Einfühlsamkeit zu begegnen ist. Das subjektive Krankheitskonzept des Patienten ist deshalb stets ernst zu nehmen, wenn auch nicht immer zu unterstützen. Insbesondere sollte der Arzt etwaige unrealistische Erwartungen bereits anlässlich der Abklärung vorsichtig korrigieren und sich von übertriebenen Forderungen mit Deutlichkeit abgrenzen. Aufwendige und kostentreibende Untersuchungen, die speziellen oder wissenschaftlichen Fragestellungen vorbehalten sind, haben in der Routinediagnostik des Praxisalltags genauso wenig Berechtigung wie jede Form zum Teil historisch begründeter irrationaler Verfahren. Die Aufgabenbereiche einer „trichologischen Sprechstunde" sind in Tab. 4.1 aufgelistet.

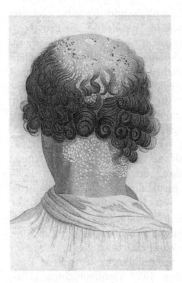

Abb. 4.1. „Herpés furfureux volatil". Handgezeichnete Farbillustration

Tabelle 4.1. Aufgabenbereiche der klinischen Trichologie

■ Anamnese und klinische Untersuchung

■ Mikroskopische Haarschaftuntersuchung

■ Mikroskopische Haarwurzeluntersuchung (Trichogramm)

■ Kopfhautbiopsie

■ Weiterführende Laboruntersuchungen bei speziellen Indikationen

■ Einordnung der Krankheitsbilder entsprechend klinischen und laborspezifischen Kriterien

■ Entscheidung über die gewählte Therapieform

■ Therapiekontrollen mit entsprechender Verlaufsdokumentation

Literatur

Hamm H, Steijlen (1987) Diagnostik von Haarkrankheiten. In: Macher E, Knop J, Bröcker EB (Hrsg) Jahrbuch der Dermatologie. Regensberg & Biermann, Münster, S 2–48

Sperling LC (1996) Evaluation of hair loss. Curr Prob Dermatol 8:97–136

Stroud JD (1987) Diagnosis and management of the hair loss patient. Cutis 40:272–276

Visconti AAD (1626) Discorso de capelli e peli. In: Atti e memorie dell' Accademia dei Fisiocratici di Siena, L-III-2 (52) della Biblioteca degli Intronati de Siena

Anamnese und klinische Untersuchung

Das äußere Erscheinungsbild der Haare wird grundsätzlich durch quantitative und qualitative Parameter bestimmt. Veränderungen eines oder mehrerer dieser Parameter können eine sichtbare Beeinträchtigung zur Folge haben.

Quantitative Parameter des äußeren Erscheinungsbildes der Haare sind
- Haardichte,
- Längenwachstum der Haare,
- Dickenwachstum der Haare,
- Haarwachstumsrate,
- Dauer der Anagenphase, diese lässt sich aus der Gesamtlänge des Haars dividiert durch die tägliche Haarwachstumsrate errechnen.

Qualitative Parameter sind
- Struktur des Haarschafts,
- Pigmentgehalt der Haare.

Entsprechend können Erkrankungen des Haars in quantitative und qualitative Veränderungen eingeteilt werden. Beide können angeboren oder erworben sein (Abb. 4.2).

In Ergänzung zu den quantitativen und qualitativen Veränderungen des klinischen Erscheinungsbildes des Haars hat die Diagnostik bei Haarausfall ebenfalls einzubeziehen
- die Haarausfallrate,
- Veränderungen der Kopfhaut.

Schließlich sind neben der objektiven Befunderhebung durch den Arzt auch folgende Aspekte aus der Perspektive des Patienten zu berücksichtigen:
- die vom Patienten angegebenen Symptome wie Überfettung, vermehrte Kopfschuppen, Juckreiz und Schmerz/Spannung der Kopfhaut;
- die subjektive Perzeption und Sensibilität des Patienten für den Zustand seiner Haare. Die Verbindung von schönen Haaren – oft gleichgesetzt mit „gesunden Haaren" – und sozial

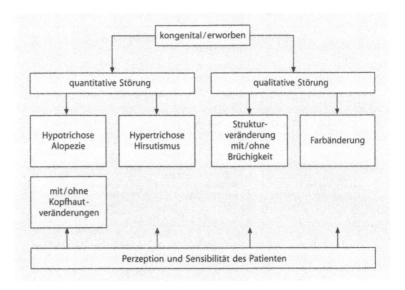

Abb. 4.2. Systematik der Haarkrankheiten (modifiziert nach Itin)

begehrenswerten Eigenschaften wie Jugendlichkeit, Modebewusstsein, Erfolgsorientierung und erotische Attraktivität ist in der modernen Gesellschaft offensichtlich und ein bedeutendes Element vieler Bereiche des öffentlichen Lebens. Wie das Haar aussieht und getragen wird, dient nicht zuletzt der selbstwahrnehmbaren physischen Attraktivität und Stärkung des Selbstwertgefühls. Das Aussehen der Haare als Bestandteil des Body Image wird interindividuell sehr unterschiedlich gewichtet. Wie wichtig Haare bewertet werden, hängt unmittelbar mit dem Lebensstil, dem persönlichen Selbstverständnis und bestimmten psychologischen Persönlichkeitsmerkmalen zusammen.

Diagnostik bei Hypertrichose und Hirsutismus

Siehe S. 436f.

Diagnostik bei Haarausfall

Die Ursache der Mehrzahl von Haarausfallerkrankungen lässt sich bereits aufgrund einer sorgfältigen Anamnese und klinischen Untersuchung (Inspektion) feststellen.

Wichtige orientierende Untersuchungsmanöver umfassen
▓ Durchstreifen der Haare (Sabouraud-Manöver),
▓ Haarzugtest,
▓ Haarreibetest,
▓ Haarfenster.

Zur Quantifizierung des Haarausfalls eignen sich
▓ das Sammeln von Haaren (Haarkalender),
▓ der Haarwaschtest.

Wo aufgrund der Anamnese und klinischen Untersuchung eine eindeutige Diagnose nicht auf Anhieb gelingt, stellen die erhobenen Befunde (Haarschaftauffälligkeit, pathologischer Haarzugtest, Atrophie/Narbe der Kopfhaut) die Indikation für ergänzende Abklärungen (Abb. 4.3):
▓ mikroskopische Haarschaftuntersuchung,
▓ mikroskopische Haarwurzeluntersuchung (Trichogramm),
▓ Kopfhautbiopsie,
▓ weiterführende Untersuchungen bei spezifischen Fragestellungen.

▓ Anamnese

Zu Beginn der Diagnostik wird im Gespräch mit dem Patienten dieser zunächst mit eigenen Worten schildern, welche Art von Haarproblem

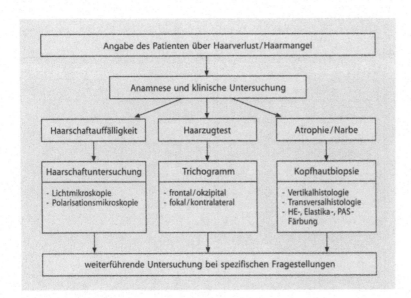

Abb. 4.3. Algorithmus der Diagnostik bei Haarverlust/Haarmangel

vorliegt. In der Regel wird über einen vermehrten Haarausfall (Effluvium) und/oder über einen sichtbaren Mangel oder Verlust an Haaren (Hypotrichose bzw. Alopezie) geklagt. Weiterhin sollte spezifiziert werden, ob sich die Beschwerden des Patienten auf eine vermehrte Ausfalltendenz, ein Abbrechen der Haare, ein Dünnerwerden bestehender Haare oder eine Verlangsamung des Haarwachstums gründen und ob gleichzeitig andere Symptome wie Überfettung der Kopfhaare, vermehrte Kopfschuppen, Juckreiz und Schmerz/Spannung der Kopfhaut bestehen.

Unterscheidung zwischen kongenitalen und erworbenen Störungen. Ein wichtiges anamnestisches Kriterium, das eine Zuordnung zu den kongenitalen oder erworbenen Störungen erlaubt, ist der Zeitpunkt des Auftretens der Haarstörung. Angeborener oder früh auftretender Haarmangel muss an hereditäre Störungen denken lassen, die isoliert vorkommen können oder mit zahlreichen assoziierten Anomalien verbunden. Haarstörungen im Kindesalter nehmen nicht nur wegen dieser meist seltenen hereditären und kongenitalen Störungen eine Sonderstellung ein, sondern weil sie gegenüber dem Erwachsenenalter auch ganz unterschiedliche Ursachen aufweisen.

Familienanamnese. Diese ist nicht nur bei den monogenen Erbleiden von Interesse, sondern auch bei Alopecia areata, bei der eine immungenetische Reaktionsbereitschaft vorliegt (Abb. 4.4), und bei der polygen vererbten androgenetischen Alopezie, bei der eine familiäre Belastung in Zweifelsfällen bei der diagnostischen Einordnung hilfreich sein kann.

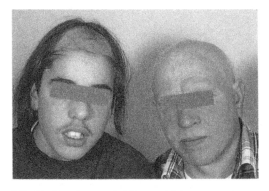

Abb. 4.4. Alopecia areata bei Vater und Sohn

Dauer des Haarausfalls. Von praktischer Bedeutung sind der Zeitpunkt und die Dauer des Haarausfalls sowie die Feststellung, ob der Beginn plötzlich oder schleichend war.

Allgemein- und Medikamentenanamnese. Der allgemeinen Anamnese kommt bei den akuten diffusen Effluvien (< 6 Monate Dauer) die wichtigste Bedeutung zu. Zu fragen ist nach vorausgehenden akuten fieberhaften Erkrankungen, Operationen, Blutverlusten, restriktiven Diäten und psychoemotionalen Stresssituationen. Eine physiologische Form des diffusen Telogeneffluviums stellt das postpartale Effluvium dar, das allerdings in eine manifeste androgenetische Alopezie überleiten kann. Seltener ist die diffuse Verlaufsform einer Alopecia areata. Länger dauernde Haarausfälle, oft mit Aktivitätsschwankungen, sind in der Mehrzahl der Fälle auf eine androgenetische Alopezie zurückzuführen. In ihrer vollen klinischen Ausprägung ist diese vor allem beim Mann so charakteristisch, dass praktisch keine andere Alopezieursache in Betracht kommt und deshalb keine weiteren Untersuchungen nötig sind. Dagegen können initiale Formen der androgenetischen Alopezie bei Frauen von chronischen diffusen Telogeneffluvien (> 6 Monate Dauer) infolge Eisenmangel, Erkrankungen innerer Organe, insbesondere der Schilddrüse, chronischen Infektionskrankheiten (z. B. HIV), schweren chronischentzündlichen oder konsumierenden Erkrankungen (z. B. Kollagenosen) und einseitigen Ernährungsgewohnheiten (z. B. im Senium) schwierig abzugrenzen sein, umso mehr als auch Kombinationsbilder vorkommen. Einen besonderen Stellenwert nimmt hier das idiopathische chronische diffuse Telogeneffluvium der Frauen ein, bei dem eine lange Anamnese starken Haarausfalls mit einer wenig ausgeprägten Alopezie deutlich kontrastiert. Zur Abgrenzung eines psychogenen Pseudoeffluviums sind hier Methoden zur Quantifizierung des Haarausfalls besonders wichtig. Bei Frauen ist speziell auch die gynäkologische Anamnese (Menarche, Menstruationsanamnese, Zyklusperiodik, Schwangerschaften, Menopause) zu erheben, da hormonelle Umstellungen (Pubertät, Postpartum, An- und Absetzen von Hormonpräparaten, Menopause) bzw. hormonelle Störungen einer androgenetischen Alopezie Vorschub leisten können, ebenso wie eine Hyper- oder Polymenorrhö Ursache eines zusätzlichen Eisenmangels sein kann. In der Diagnostik sowohl akuter als auch chronischer Effluvien ist die Frage nach Medikamenten wichtig. Der Zusammenhang ergibt sich aus der arzneimittelbezogenen Inzidenz (z. B. Retinoide, Antikoagulanzien, Antilipämika, Thyreostatika), dem Ausschluss anderer möglicher Ursachen, dem zeitlichen Ablauf und der Dosisrelation. Zytostatika nehmen insofern eine Sonderstellung ein, als nach ihrer Verabreichung früh, d. h. schon innerhalb von 2 Wochen, ein anagen-dystrophisches Effluvium einsetzt, während andere Medikamente in der Regel erst später, nach 2–5 Monaten ein Telogeneffluvium auslösen.

Haaranamnese und spezielle Anamnese der kosmetischen Haarpflege. Die haarspezifische Anamnese bezieht sich insbesondere auf frühere Haarausfälle (z. B. postpartal), ihre Behandlung und ihren Verlauf, während die spezielle Anamnese der kosmetischen Haarpflege die Art und Häufigkeit haarkosmetischer Behandlungen zu berücksichtigen hat: Shampoobehandlungen, Pflege- (Öle, Cremes, Haarpackungen) und Stylingprodukte (Festiger, Sprays) sowie chemisch-kosmetische (Dauerwellverformung, Haarglättung, Blondierung, Haarfärbung) bzw. mechanische Einwirkungen (Auskämmen, Arten von Bürsten und Wicklern). Die spezielle Anamnese der kosmetischen Haarpflege spielt vor allem in der Diagnostik erworbener Haarschaftveränderungen eine wichtige Rolle.

Klinische Untersuchung

Die klinische Untersuchung umfasst die Inspektion des Kapillitiums auf das Vorliegen einer Alopezie, Auffälligkeiten des Haarschafts und pathologischer Veränderungen der Kopfhaut sowie die orientierenden Untersuchungsmanöver zur Beurteilung der momentanen Haarausfallaktivität bzw. Haarfragilität.

Inspektion. Die Diagnose einer Alopezie ist einfach, wenn scharf begrenzte Herde wie bei einer Alopecia areata vorliegen oder das klinisch voll ausgeprägte Bild einer androgenetischen Alopezie. Die androgenetische Alopezie vom maskulinen Typ (Hamilton-Norwood) betrifft zunächst vorwiegend die beiden Geheimratsecken und den Vertexbereich, später kommt es zur Ausbildung einer Stirn-, Scheitel- und Wirbelglatze. Die androgenetische Alopezie vom femininen Typ (Ludwig) führt dagegen zu einer schleichenden Ausdünnung des Scheitelbereichs unter Erhaltung eines frontalen Haarkranzes. Grund-

sätzlich sind diffuse von lokalisierten Alopezien zu unterscheiden.

▓ **Konfiguration der Alopezie.** Hilfreich für die weitere diagnostische Einordnung lokalisierter Alopezieherde ist deren Konfiguration. Beispiele sind die charakteristische dreieckförmige Begrenzung der frontotemporal gelegenen Alopecia triangularis congenita, die säbelhiebartige Anordnung der Sclerodermia circumscripta en coup de sabre, die unregelmäßig kleinfleckige, mottenfraßartige Ausprägung der Alopecia areolata specifica bei Syphilis und der flächenhafte Ausfall des Haupthaars mit Ausnahme des Scheitelbereichs bei der Ophiasis.

Schwieriger zu objektivieren ist die Diagnose einer Alopezie, wenn Patienten über diffusen Haarverlust klagen, der zuvor dicht stehende Haare ausgedünnt haben soll. Hier können die Haarscheitelung und der Nachweis miniaturisierter Haare mittels Kontrastierung gegen einen Schwarz-Weiß-Hintergrund hilfreich sein:

▓ **Haarscheitelung** (hair part width assessment). Die Kopfhaare werden mit einem Kamm an verschiedenen Stellen gescheitelt und die Breite des Haarscheitels (Abb. 4.5) bzw. die Haardichte im jeweils untersuchten Bereich vergleichend beurteilt. Normalerweise ist bei beiden Geschlechtern die Haardichte im Vertexbereich vermindert. Sie nimmt mit dem Alter natürlicherweise ab (senile Involutionsalopezie, Widow's-cap-Alopezie). Bei der androgenetischen Alopezie findet sich im Scheitelbereich eine gegenüber der Okzipitalregion verminderte Haardichte und dementsprechend ein verbreiterter Scheitel. Dieser lässt sich für eine Verlaufsbeobachtung auch gut fotodokumentieren.

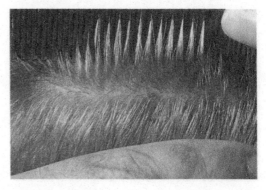

Abb. 4.5. Haarscheitelung

▨ **Kontrastierung gegen einen Schwarz-Weiß-Hintergrund** (black and white felt examination). Die androgenetische Alopezie ist nicht nur durch eine Verringerung der Haardichte, sondern auch durch eine Verminderung des durchschnittlichen Haardurchmessers (Miniaturisierung) im betroffenen Bereich charakterisiert. Mittels Kontrastierung dunkler Haare gegen einen weißen Hintergrund bzw. heller Haare gegen einen schwarzen Hintergrund (Abb. 4.6) lassen sich diese miniaturisierten Haare (Intermediärhaare) als Marker einer androgenetischen Alopezie leichter erkennen.

▨ **Auffälligkeiten des Haarschafts.** Klinisch fallen pathologische Veränderungen des Haarschafts häufig durch Trockenheit und Sprödigkeit auf und zeigen oft auch Veränderungen des Haarglanzes und der Form, z.B. Kräuselung oder starres Abstehen. Bei Vorhandensein einer gesteigerten Haarbrüchigkeit kann eine auf mechanisch beanspruchte Regionen, z.B. Okziput, lokalisierte (Abb. 4.7) oder eine diffuse Haarlichtung mit verkürzter Haarlänge durch Haarabbrüche imponieren. Während für Betroffene die Bedeutung von Haarschaftanomalien meist in der kosmetischen Beeinträchtigung liegt, können sie im Neugeborenen- und Kleinkindalter Hinweise auf das Vorliegen eines kongenitalen hereditären Syndroms oder eines angeborenen Stoffwechseldefekts geben. Das morphologische Spektrum der Haarschaftanomalien ist breit und umfasst Änderungen der Struktur, Konfiguration und Oberflächentextur, die für eine präzise diagnostische Einordnung mikroskopisch weiter untersucht werden müssen.

▨ **Pathologische Veränderungen der Kopfhaut.** Bei allen Erkrankungen des Kopfhaars ist auch die Kopfhaut einer gründlichen Inspektion zu unterziehen. Von eminenter prognostischer Bedeutung ist die Erkennung atrophisierender bzw. vernarbender Prozesse, bei denen die Haarfollikelöffnungen nicht mehr erhalten sind (Abb. 4.8). Bei diesen handelt es sich um eine heterogene Gruppe von Erkrankungen, die alle zum irreversiblen Haarverlust führen. Eine sorgfältige klinische Untersuchung der Randbereiche auf Zeichen von Entzündung und Infiltration kann Hinweise auf die Art und Progredienz des zur Alopezie führenden pathologischen Prozesses geben. Ebenfalls kann die der-

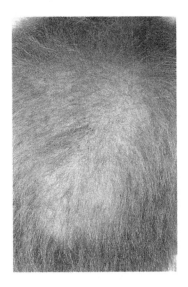

Abb. 4.7. Okzipitale Pseudoalopezie bei erhöhter Haarbrüchigkeit

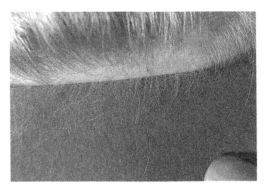

Abb. 4.6. Kontrastierung heller Haare gegen einen schwarzen Hintergrund

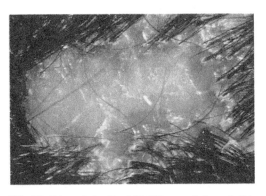

Abb. 4.8. Schwund der Haarfollikelöffnungen bei entzündlich narbiger Alopezie

matologische Untersuchung des übrigen Integuments bei der Diagnosestellung hilfreich sein, z. B. das Auffinden typischer Mundschleimhaut- und Nagelveränderungen beim Lichen ruber. In Ermangelung ätiologisch klarer Kriterien für eine eindeutige Diagnose zahlreicher Formen atrophisierender Alopezien müssen neben klinischen auch histologische Merkmale zur nosologischen Klassifikation erhoben werden, weshalb in diesen Fällen stets die Durchführung einer Kopfhautbiopsie indiziert ist.

Orientierende Untersuchungsmanöver. Bei den orientierenden Untersuchungsmanövern handelt es sich um einfache Verfahren, mit deren Hilfe in der Praxis ein erster Eindruck über die Aktivität des Haarausfalls, die Brüchigkeit der Haarschäfte und die Geschwindigkeit des Haarwachstums gewonnen werden können.

Durchstreifen der Haare (Sabouraud-Manöver).
Das einfachste Verfahren, um sich über einen vom Patienten angegebenen vermehrten Haarausfall zu orientieren, ist das Durchstreifen der Kopfhaare zum Nachweis vermehrter loser Haare (Telogenhaare, anagen-dystrophische Haare). Dabei fasst man dem Patienten mit gespreizten Fingern entgegen der Wachstumsrichtung ins Haar, um anschließend mit geschlossenen Fingern einen langsamen Zug in Haarwachstumsrichtung auszuüben. Normalerweise lassen sich hierdurch nur wenige Telogenhaare epilieren. Bleiben mehr als 5–10 Haare zwischen den Fingern, so kann dies als ein Hinweis auf einen verstärkten Haarausfall gedeutet werden. Zu beachten ist, dass bei einer am gleichen Tag oder kurz davor erfolgten Haarwäsche bzw. nach intensivem Bürsten oder Kämmen der Haare sich trotz verstärkter Ausfallneigung nicht vermehrt Haare abstreifen lassen, da diese durch die vorangegangene Manipulation bereits entfernt wurden.

Haarzugtest (pull test).
Zur Verifizierung eines erhöhten Haarausfalls und seiner vorläufigen Zuordnung zu einem diffusen oder androgenetisch bedingten Effluvium eignet sich der Haarzugtest. Bei diesem wird ein Büschel von 60 Haaren ausgezählt und anschließend zwischen Daumen und Zeigefinger mit langsamem, kräftigem Zug von der Kopfhaut distalwärts gezogen (Abb. 4.9). Wenn sich mehr als 6 Haare schmerzlos epilieren lassen, ist ein verstärkter Haarausfall (Effluvium) anzunehmen. Dieser

Test wird an verschiedenen Stellen durchgeführt. Lassen sich auf diese Weise nur frontal, frontoparietal und im Vertexbereich mehrere Haare epilieren, aber nicht okzipital, gilt dies als Hinweis auf eine aktive androgenetische Alopezie. Sind jedoch an mehreren Stellen, inklusive okzipital, wiederholt vermehrt Haare zu epilieren, kann dies ein Hinweis sein auf das Vorliegen eines diffusen Telogeneffluviums. Auch im Herdrandbereich umschriebener Alopezien, insbesondere der Alopecia areata, erlaubt dieses Verfahren eine Aussage über die Progredienz der Alopezie. Für die Beurteilung gilt dieselbe Einschränkung wie für das Durchstreifen der Haare. Im Idealfall sind vor der Untersuchung während 5 Tagen Haarwäsche sowie intensives Bürsten und Kämmen zu unterlassen. Die Methode ist wenig sensitiv und eignet sich am besten für die Diagnostik akuter Effluvien. Die auffällig epilierbaren Haare sollten lichtmikroskopisch untersucht werden, um zwischen Telogenhaaren (Telogeneffluvium), anagen-dystrophischen Haaren (anagen-dystrophisches Effluvium) und Anagenhaaren ohne Wurzelscheide (loses Anagenhaar) unterscheiden zu können.

Haarreibetest (hair feathering test).
Um zu überprüfen, ob eine erhöhte Fragilität der Haarschäfte vorliegt, werden mehrere distale Haarschäfte zwischen Daumen und Zeigefinger gefasst, einige Mal hin und her gerieben (Abb. 4.10 a) und dann ruckartig zur Haarspitze hin gezogen. Eine erhöhte Brüchigkeit der Haare lässt sich daran erkennen, dass sich mehrere Haarschaftfragmente zwischen den untersuchenden Fingern finden (Abb. 4.10 b). Sie liefert die Indikation zur lichtmikroskopischen Haarschaftuntersuchung.

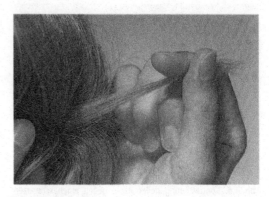

Abb. 4.9. Haarzugtest

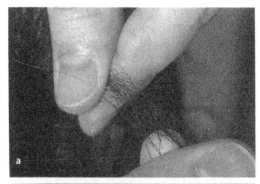

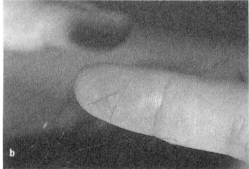

Abb. 4.10. Haarreibetest. **a** Reiben der Haarspitzen. **b** Haar-fragmente bei erhöhter Haarbrüchigkeit

▨ **Haarfenster (hair growth window).** Zur Messung der Haarwachstumsgeschwindigkeit werden die Haare in einem Areal von z. B. 2×2 cm direkt über der Kopfhaut abrasiert (Haarfenster) und die nach z. B. 6 Wochen nachgewachsenen Haare mittels Rasierklinge wieder abgeschnitten (Abb. 4.11 a, b). Bei der lichtmikroskopischen Messung der Haarlänge werden nur die Haare berücksichtigt, die an beiden Enden klare Schnittlinien aufweisen. Um die Länge der nachwachsenden Haare zu bestimmen, ohne diese ein zweites Mal abzuschneiden, kann auch ein dafür entwickeltes Kapillarröhrchen (Zeiss) verwendet werden, welches das Haar optisch vergrößert und eine 0,2-mm-Einteilung besitzt. In einem solchen Fall werden die Haare direkt über der Kopfhaut abrasiert und während 7 Tagen bis zur Untersuchung mittels z. B. OpSite-Folie abgedeckt. Schließlich können Haarsträhnen auch gebleicht werden und die Länge des nachgewachsenen pigmentierten Haars kann pro Zeiteinheit gemessen werden. Ein gesundes Anagenhaar wächst täglich 0,35 mm.

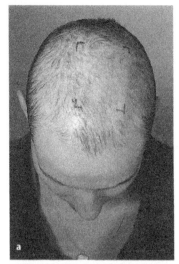

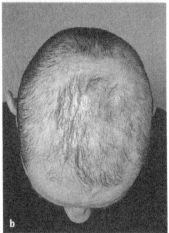

Abb. 4.11. Haarfenster. **a** Markiertes Areal. **b** Nachwachsen von Haaren im Fenster

▨ **Methoden zur Quantifizierung des Haarausfalls**

Eine präzisere Information über die Intensität des Haarausfalls liefern die folgenden Methoden zur Quantifizierung ausgefallener Haare.

Haarkalender (daily count). Der Patient wird aufgefordert, über einen Zeitraum von 7–14 Tagen die täglich gefundenen ausgefallenen Haare (z. B. auf Kopfkissen, Kleidung, Kamm, Bürste, Waschbecken) jeweils in einem Klarsichtplastik-beutel getrennt zu sammeln, die Beutel mit Datum und Anzahl gezählter Haare zu versehen und zur Konsultation mitzubringen. Zusätzlich ist zu vermerken, an welchen Tagen eine Haarwäsche erfolgte. Als Normalwerte werden von Caserio (1987) 50–100 Haare pro Tag und 200–250 Haare anlässlich einer Haarwäsche bzw. 100 Haare pro Tag bei täglicher Haarwäsche angegeben. Der durchschnittliche tägliche Haarverlust errechnet sich aus der Totalsumme der gezählten Haare dividiert durch die Anzahl Tage, an denen die Haare gezählt wurden. Als Faustregel wird gemeinhin ein Normalwert von bis zu 100 angegeben. Dieser zeigt jedoch große individuelle Unterschiede, wie sich aus folgenden zwei rechnerischen Beispielen ergibt.

Beispiel 1. Eine Frau mit starkem Kopfhaarwuchs (Annahme 150 000 Kopfhaare) zeigt sich besorgt, weil sie erfahren hat, dass ein täglicher Haarverlust von mehr als 100 Haaren krankhaft sei. Bei einer Telogenrate von 15% errechnen sich 22 500 Haare in der Telogenphase. Bei einer Telogenphasendauer von 90 Tagen errechnet sich ein täglicher Haarausfall von 250 Haaren.

Beispiel 2. Eine rothaarige Frau (Ausgangslage 85 000 Kopfhaare) mit sichtbarem Haarverlust (infolge Verlust von mindestens einem Drittel der Haare – ca. 57 000 Haare) kommt zur Konsultation und möchte wissen, wie viele Haare sie täglich verlieren darf. Bei einer Telogenrate von normalerweise 15% errechnen sich 9 000 Haare im Telogen und bei einer Telogenphasendauer von 90 Tagen ein normaler täglicher Haarausfall von <100 Haaren. Dazu ist zu beachten, dass zahlreiche Haare der Erfassung entgehen, so dass der errechnete „Normalwert" nach unten korrigiert werden muss. Die Toleranzgrenze des täglichen durchschnittlichen Haarverlustes ist deshalb bei trichologischen Patienten wahrscheinlich bei 50 Haaren pro Tag zu setzen.

Haarwaschtest (wash test). Bei dieser Methode werden die anlässlich einer Haarwäsche im Waschbecken aufgefangenen Haare gesammelt und gezählt. Dieser Test ermöglicht gegenüber dem Haarkalender eine gewisse Standardisierung der äußeren Bedingungen. Empfohlen werden vor der Haarwäsche eine Haarwaschkarenz von 5 Tagen. Gemäß Guarrera et al. (1997) ist ein Haarausfall von bis zu 100 Haaren anlässlich der Haarwäsche normal.

Im Idealfall werden Haarkalender, Haarwaschtest und Haarzugtest mit einer Haarwurzeluntersuchung (Trichogramm) kombiniert.

■ Literatur

Caserio RJ (1987) Diagnostic techniques for hair disorders. Part III: Clinical hair manipulations and clinical findings. Cutis 40:442–448

Guarrera M, Semino MT, Rebora A (1997) Quantitating hair loss in women: a critical approach. Dermatology 194:12–16

Ihm CW, Lee JY (1993) Evaluation of daily hair counts. Dermatology 186:99

Itin PH (1992) Erkrankungen der Haare. Vermehrung oder Verminderung – congenital oder erworben. TW Dermatologie 22:425–433

Rampini P, Guarrera M, Rampini E, Rebora A (1999) Assessing hair shedding in children. Dermatology 199:256–257

Rietschel RL (1996) A simplified approach to the diagnosis of alopecia. Dermatol Clin 14:691–695

Mikroskopische Haarschaftuntersuchung

Die mikroskopische Untersuchung der Haarschäfte dient dem Nachweis von Strukturanomalien des Haarschafts. Die Indikationen für die mikroskopische Haarschaftuntersuchung sind in Tab. 4.2 aufgeführt. Die in der Praxis am häufigsten durchgeführte lichtmikroskopische Untersuchung genügt für die meisten Fragestellungen. Weiterführende mikroskopische Untersuchungstechniken bei speziellen Fragestellungen sind die polarisationsmikroskopische Untersuchung und die Rasterelektronenmikroskopie.

Bei der mikroskopischen Untersuchung der Haarschäfte ist zu achten auf
■ Haarbrüche: Querfrakturen, Längsfrakturen,
■ Unregelmäßigkeiten des Marks, der Schaftdicke und der Schaftform,
■ Verdrehungen des Haarschafts,
■ Veränderungen der Oberflächenstruktur (Kutikula),
■ exogene Auflagerungen.

Eine entsprechende morphologische Klassifikation findet sich in Tab. 4.3.

Ferner kann die lichtmikroskopische Haarschaftuntersuchung in der Diagnostik hypomelanotischer Störungen, speziell der melanolysosomalen Syndrome (Chediak-Higashi-, Griscelli-Pruniéras-, neuroektodermales melanolysosomales Syndrom und partieller Albinismus mit Immundefizienz) aufgrund charakteristischer

Tabelle 4.2. Indikationen und Möglichkeiten der mikroskopischen Haarschaftuntersuchung

Indikationen
▓ Hypotrichosen
▓ klinisch auffällige Haarstruktur mit/ohne Brüchigkeit
▓ anamnestische Angabe, dass die Haare nicht über eine bestimmte Länge hinauswachsen
▓ anamnestische Angabe, dass die Haare leicht abbrechen
Darstellung der Kutikula durch Abdruck
▓ Darstellung von Auffälligkeiten der Kutikula
Schrumpfschlauchtechnnik
▓ Darstellung des Haarschaftquerschnitts
Polarisationsmikroskopie
▓ Trichothiodystrophie
▓ Differenzierung von Kaliberschwankungen des Haarschafts von Verdrehungen des Haars um die Längsachse
Rasterelektronenmikroskopie
▓ Darstellung von (subtilen) Konfigurationsanomalien des Haarschafts
▓ Darstellung von (subtilen) Unregelmäßigkeiten der Kutikula

Tabelle 4.3. Morphologische Klassifikation der Haarschaftanomalien (nach Whiting)

Haarbrüche
Querbrüche
▓ Trichorrhexis nodosa (proximal, distal)
▓ Trichoschisis
▓ Trichoklasie (Grünholzfraktur)
▓ Trichorrhexis invaginata (Netherton-Syndrom)
Längsbrüche
▓ Trichoptilose (Haarspliss)
Unregelmäßigkeiten des Marks, der Schaftdicke und -form
Unregelmäßigkeiten des Marks
▓ Pili anulati (Ringelhaare)
Unregelmäßigkeiten der Schaftdicke und -form
▓ Pseudopili anulati
▓ Pili trianguli et canaliculi (unkämmbare Haare)
▓ Pili bifurcati, Pili multigemini (Doppel- und Mehrfachbildungen)
▓ Monilethrix (Spindelhaare)
▓ Pseudomonilethrix
▓ Pohl-Pinkus-Marke
Verdrehungen des Haarschafts
▓ Pili torti
▓ Pili torti et canaliculi
▓ Korkenzieherhaare
▓ Wollhaare
▓ erworbene progressive Haarkrümmung
▓ Trichonodosis (Haarknoten) und Spinnenhaare
▓ Rollhaare
Veränderungen der Oberflächenstruktur (Kutikula)
▓ Haarabnutzung
▓ chemisch-kosmetische Schäden (poröses Haar)
Exogene Auflagerungen
Belebt
▓ Tinea capitis
▓ Piedra
▓ Trichobacteriosis palmellina
▓ Nissen (Pediculosis capitis)
Unbelebt
▓ Haarzylinder (Pseudonissen)
▓ kosmetische Haarhülsen
▓ Schmutzauflagerungen

Besonderheiten der Haarschaftpigmentierung wertvolle diagnostische Hinweise liefern.

Lichtmikroskopie

Für die lichtmikroskopische Haarschaftuntersuchung werden 10–20 Haare aus einem makroskopisch auffälligen Areal direkt über der Kopfhaut abgeschnitten und in möglichst paralleler Ausrichtung längs auf einem Objektträger positioniert, mittels eines Fixierharzes eingebettet und mit einem Glas bedeckt. Das eingebettete Präparat ist unbegrenzt haltbar. Die Haare können nun über größere Abschnitte hinweg systematisch auf Frakturen, Unregelmäßigkeiten des Marks, der Schaftdicke und der Schaftform, Verdrehungen des Haarschafts und exogene Auflagerungen untersucht werden.

Spezielle lichtmikroskopische Untersuchungstechniken bei spezifischen Fragestellungen:

Darstellung der Haarkutikula durch Abdruck (imprint technique). Zur Darstellung von Auffälligkeiten der Kutikula steht eine im Vergleich zur

Rasterelektronenmikroskopie wesentlich einfachere und damit auch in der Praxis durchführbare Technik zur Verfügung. Dabei handelt es sich um den Abdruck der Haaroberfläche auf plastischem Material, der dann lichtmikroskopisch untersucht werden kann. Die zu untersuchenden Haare werden auf den planen Deckel einer handelsüblichen, durchsichtigen Kunststoffpetrischale gelegt, am proximalen Ende mit Tesafilm fixiert und dann von proximal nach distal mit einem acetondurchtränkten Pinsel leicht überstrichen. Das Aceton erweicht augenblicklich die Oberfläche des Petrischalendeckels, und das Haar sinkt zur Hälfte ein. Nach Trocknung, die innerhalb Sekunden erfolgt, kann das Haar abgezogen werden unter Hinterlassung eines deutlichen Abdrucks der Haaroberfläche, der nun der lichtmikroskopischen Betrachtung zugänglich ist. Nach der Methode von Van Neste wird das zu untersuchende Haar durch einen Tropfen Cyanoacrylatkleber gezogen und auf einen Objektträger gelegt. Nach etwa 30 Sekunden wird das Haar entfernt, und das auf dem Objektträger verbleibende Kutikulaabbild kann mikroskopiert werden.

Schrumpfschlauchtechnik zur Herstellung von Haarquerschnitten. Bei bestimmten Fragestellungen genügt es nicht, das Haar nur entlang des Schafts zu untersuchen. Der Querschnitt kann z. B. bei den „unkämmbaren Haaren" diagnoseweisend sein, weil der sonst übliche runde oder längsovale Haarschaftquerschnitt aufgrund einer Längsfurchung des Haarschafts eine Dreieckform aufweist (Pili trianguli et canaliculi). Neben Kaliberschwankungen des Haars lassen sich mittels der Schrumpfschlauchtechnik solche Konfigurationsauffälligkeiten des Haarschafts einfach darstellen: Hierzu wird ein größeres Haarbündel in einen kleinlumigen Kunststoffschlauch gelegt, der die Eigenschaft hat, bei Erwärmung auf 80–100 °C zu schrumpfen und nach dem Erkalten wieder hart zu werden. Mit einer Rasierklinge werden möglichst dünne Querschnitte von 0,1–0,2 mm Dicke hergestellt, nachdem das Schnittende mit Collodium verklebt wurde. Die erhaltenen Querschnitte werden auf einem Objektträger in Zedernholzöl eingebettet und können dann lichtmikroskopisch untersucht werden.

Polarisationsmikroskopie

Beim Polarisationsmikroskop ist unterhalb der Beleuchtungsvorrichtung ein Polarisationsfilter (Nikolprisma) angebracht, das polarisiertes Licht erzeugt. Im Tubus befindet sich ein zweites Nikolprisma als Analysator. Die Untersuchung von Haarschäften im polarisierten Licht dient in erster Linie der Erkennung der Trichothiodystrophie, bei der eine Desorientierung der Mikrofibrillen infolge eines stark herabgesetzten Gehalts an schwefelhaltigen Aminosäuren (Schwefelmangelhaare) zu einer typischen tigerschwanzartigen Bänderung mit Abwechseln heller und dunkler Banden führt. Weiterhin erleichtert die polarisationsmikroskopische Betrachtung bei Unregelmäßigkeiten des Haarschaftdurchmessers die Unterscheidung zwischen Kaliberschwankungen und Windungen bzw. Verdrehungen des Haarschafts um die Längsachse. Physikalisches Prinzip ist der Wechsel der Lichtbrechung von der einen zur anderen Haarschaftseite im Längsverlauf des Schafts.

Rasterelektronenmikroskopie

Gegenüber der Lichtmikroskopie, bei der nur eine zweidimensionale Abbildung des Haars möglich ist, erlaubt die Rasterelektronenmikroskopie eine dreidimensionale Darstellung des Haarschafts, die besonders beim Nachweis von Konfigurationsanomalien wertvolle Dienste leisten kann. Beispielsweise gestattet sie die Unterscheidung von Pili torti et canaliculi von Pili torti, was allein aufgrund der Lichtmikroskopie nicht gelingt. Nicht klassifizierbare Haarerkrankungen mit Verdacht auf eine Haarschaftanomalie, bei denen trotz lichtmikroskopischer Haarschaftuntersuchung eine weitere nosologische Einordnung nicht gelingt, stellen deshalb die Hauptindikation für eine rasterelektronenmikroskopische Haarschaftuntersuchung dar. Ferner erlaubt die Rasterelektronenmikroskopie eine subtilere Darstellung von Auffälligkeiten der Haarkutikula.

▦ Literatur

Dupré A, Bonafé J-L (1978) Étude en lumière polarisée des dysplasies pilaires. Essai d'actualisation de la nomenclature. Ann Dermatol Venereol (Paris) 105:921–930

Lindelöf B, Forslind B, Hedblad M-A, Kaveus U (1988) Human hair form. Morphology revealed by light and scanning electron microscopy – an computer aided three-dimensional reconstruction. Arch Dermatol 124:1359–1363

Schell H, Deinlein E, Haneke E, Schaidt G (1985) Die Darstellung der Haarcuticula durch Abdruck. Eine einfache Methode zur Untersuchung der Haaroberfläche in der trichologischen Sprechstunde. Z Hautkr 61:1161–1164

Shelley WB, Öhman S (1969) Technique for cross sectioning hair specimens. J Invest Dermatol 52:533–536

Teasdale D, Philippen H, Blankenburg G (1981) Querschnittsparameter von Humanhaaren. Ärztl Kosmetol 11:161–170

Van Neste D, Houbion Y (1986) Office diagnosis of changes in hair cuticular cell patterns. Arch Dermatol 122:750–751

Whiting DA (1987) Structural abnormalities of the hair shaft. J Am Acad Dermatol 16:1–25

Mikroskopische Haarwurzeluntersuchung (Trichogramm)

Die Heranziehung der lichtmikroskopischen Untersuchung von Haarwurzeln zur Beurteilung des Haarwachstums erfolgte erstmalig durch van Scott et al. (1957), um den Einfluss von Zytostatika auf die Haarmatrix zu studieren. In den 60er-Jahren wurde die Technik der Haarwurzeluntersuchung weiter ausgearbeitet und wurden die physiologischen Normwerte in den einzelnen Kopfhautregionen unter verschiedenen Bedingungen (Alter, Geschlecht) bestimmt. Die Bezeichung „Trichogramm" stammt von Pecoraro (1964), der darunter mehrere trichometrische Messparameter zusammenfasste, u. a. Haarwachstumsgeschwindigkeit, Durchmesser der Haarschäfte und Telogenrate. Arbeiten aus den 70er-Jahren haben den Wert des Trichogramms als diagnostische Methode in der klinischen Praxis bestätigt. Obwohl der Stellenwert des Trichogramms als diagnostisches Verfahren heute vor allem von amerikanischen Forschern bezweifelt wird, lehrt uns die Erfahrung, dass es sich trotzdem um eine einfache und nützliche Methode handelt, in der Praxis den augenblicklichen Stand der Wachstumsverhältnisse am Haarfollikel zu erfassen. Mit zunehmender Erfahrung in der Entnahmetechnik und unter bestimmten Voraussetzungen (Einhaltung genormter Bedingungen vor der Haarprobeentnahme, standardisierte Auswertung) liefert das Trichogramm bei allen Formen des Haarausfalls infolge Störung des zyklischen Haarwachstums auch reproduzierbare Ergebnisse. Einschränkend ist aber festzuhalten, dass das Trichogramm als diagnostisches Hilfsmittel (mit dem Differenzialblutbild vergleichbar) zu verstehen ist, das nur in Verbindung mit anderen klinischen Befunden eine endgültige Diagnose erlaubt. Es informiert generell über die Intensität, jedoch nicht über die Art einer am Haarfollikel angreifenden Noxe. Schließlich ist für Langzeitbeobachtungen im Rahmen klinischer Studien mit Haarwuchsmittel das Trichogramm inzwischen hinter das Phototrichogramm getreten. Gründe dafür sind, dass bei der Trichogrammtechnik methodisch nicht sichergestellt werden kann, dass die Untersuchungen immer an derselben Stelle durchgeführt werden, dass die Beurteilung vom Betrachter abhängig ist und durch epilationstechnisch bedingte artifiziell geschädigte Haare überlagert werden kann.

Das Trichogramm beruht auf der Differenzierung verschiedener Formen des Haarausfalls auf der Basis des Haarwurzelmusters. Die Auswertung des Haarwurzelmusters wird vorgenommen über die Differenzierung und prozentuale Errechnung der verschiedenen physiologischen und pathologischen Haarwurzelformen und den Vergleich der Trichogramme von verschiedenen standardisierten Stellen des Kopfes.

Ausgangspunkt für die Haarwurzeluntersuchung ist das zyklische Haarwachstum mit seinen jeweils für die einzelnen Zyklusphasen (Anagen, Katagen, Telogen) charakteristischen Haarwurzelformen. Die einzelnen Teilphasen des Haarzyklus unterscheiden sich lokalisationsabhängig hinsichtlich ihrer zeitlichen Länge (Tab. 4.4). Aus der sehr unterschiedlichen Phasendauer resultiert eine regional typische prozentuale Verteilung der verschiedenen Haarwurzelformen im Trichogramm. Dies bedeutet, dass sich die meisten Haare in derjenigen Teilphase des Haarzyklus befinden, die am längsten dauert, dagegen die wenigsten in der kürzesten Teilphase. Der jahrelangen Wachstumsphase entspricht am Kapillitium eine physiologische Anagenrate von über 80%; aus der kurzen, nur

Tabelle 4.4. Regionale Unterschiede der Anagen- und Telogenphasendauer

Körperregion	Anagen	Telogen
Skalp	2–6 Jahre	3–4 Monate
Augenbrauen	4–8 Wochen	3 Monate
Bart	12 Monate	3 Monate
Schnurrbart	16 Monate	6 Monate
Pubes	47 Wochen	2 Wochen
Handrücken	10 Wochen	7 Wochen
Finger	12 Monate	9 Monate
Arme	13 Monate	13 Monate
Beine	21 Monate	19 Monate

Tabelle 4.5. Indikationen für das Trichogramm

Objektivierung und Typisierung eines Effluviums

■ Trennung zwischen telogenem und anagen-dystrophischem Effluvium

■ Trennung zwischen diffusem und androgenetischem
Effluvium

**Aktivitätsbestimmung und Prognosestellung
bei Alopezien (mit Einschränkung)**

■ diffuse Effluvien

■ androgenetische Alopezie

■ Alopecia areata

Nachweis spezieller Alopezieformen

■ Trichotillomanie

■ loses Anagenhaar

Wochen dauernden Übergangsphase resultiert eine Katagenrate von unter 3 %; einer monatelangen Ruhephase vor dem Ausfall des Haars entspricht eine Telogenrate von unter 20% bei Männern, unter 15% bei Frauen und unter 10% bei Kindern.

Verschiebung des Prozentanteils physiologischer Haarwurzelformen. Eine Verschiebung des Prozentanteils der Haare in den einzelnen Teilphasen des Haarzyklus kann hinweisen auf

■ eine Änderung der Dauer einzelner Teilphasen des Haarzyklus (z. B. Verkürzung der Anagenphase bei der androgenetischen Alopezie);

■ eine Teilsynchronisation im Ablauf der einzelnen Teilphasen (z. B. führt ein plötzlicher Stopp im Ablauf der Anagenphase zu einem vermehrten Telogeneffluvium).

Pathologische Haarwurzelformen. Die Haarmatrix im Anagen zählt zu den Geweben mit der höchsten Proliferationsaktivität und ist deshalb gegenüber Schädigungen extrem empfindlich. Von der Intensität der Schädigung hängt ab, wie der Anagenfollikel reagiert. Während die Einwirkung einer schwachen Noxe eine vorzeitige Beendigung der Anagenphase mit Zunahme von Telogenhaaren im Haarwurzelmuster bewirkt (Telogeneffluvium), führt eine massive Schädigung zu einer akuten Unterbrechung der proliferativen Aktivität der Haarmatrix. Diese wird in ihrer mitotischen Aktivität so stark gehemmt, dass das Haar unter Ausbildung eines dystrophischen Wurzelmusters innerhalb des Follikels abbricht (anagen-dystrophisches Effluvium). Mehr als 2% dystrophische Haare sind als pathologisch anzusehen.

Die Indikationen für die Durchführung eines Trichogramms sind in Tab. 4.5 aufgeführt.

Technik des Trichogramms

Voraussetzungen. Das Trichogramm wird am 5. Tag nach der letzten Haarwäsche durchgeführt. Das Kopfhaar darf während dieser Zeit auch nicht toupiert, aufgedreht oder anderweitig mechanisch stark behandelt werden. In den 70er Jahren haben sich in Deutschland mehrere Experten darauf geeinigt, Trichogrammuntersuchungen nur am 5. Tag nach der Kopfwäsche durchzuführen. Dadurch sind die Befunde mit Bezugnahme auf die ermittelten Normalwerte untereinander vergleichbar. Solange keine entsprechenden Daten für kürzere Karenzzeiten vorliegen, sind andere Empfehlungen abzulehnen. Sollte die geforderte Haarwaschkarenz von 5 Tagen für den individuellen Patienten eine zu große Belastung darstellen, ist auf das Trichogramm besser zu verzichten, da bei kürzeren Waschkarenzen die Sensitivität der Technik für subtile Änderungen des Haarwurzelmusters abnimmt und bei massiven Schädigungen (z. B. anagen-dystrophischem Effluvium) in der Regel die lichtmikroskopische Untersuchung von Haaren, die der Patient mitgebracht hat, bzw. bei den orientierenden Untersuchungsmanövern (Durchstreifen der Haare, Haarzugtest) gewonnen wurden, für die gleiche Aussage genügt.

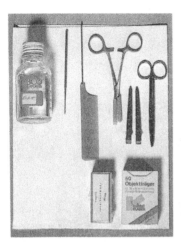

Abb. 4.12. Material für das Trichogramm

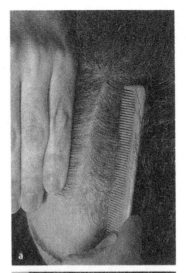

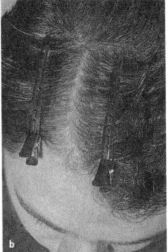

Abb. 4.13 a–m.
Durchführung des Trichogramms

Instrumentarium. Benötigte Materialien zur Durchführung des Trichogramms (Abb. 4.12) sind:

- Stielkamm,
- Haarklips,
- gummischlaucharmierte Klemmen,
- Schere,
- Objektträger (76×26 mm),
- Deckgläser (50×24 mm),
- Eindeckmedium (Eukitt und Xylol zur eventuellen Verdünnung),
- Präpariernadel,
- Mikroskop mit Objektiv 2,5 oder 4.

Epilation (Abb. 4.13 a–m). Die Standardepilation bei diffuser und androgenetischer Alopezie umfasst zwei Epilationsstellen: Die eine liegt 2 cm hinter der Stirn-Haar-Grenze und rechts der Mittellinie (F=frontal), die andere 2 cm rechts der Protuberantia occipitialis (O=okzipital). Bei fokalen Alopezien wird am Herdrand und in einem kontralateralen, klinisch unauffälligen Gebiet epiliert. An den bezeichneten Stellen werden nach Scheitelung der Haare Büschel von mindestens 50 Haaren in ca. 2 cm langen schmalen Kolonnen mit dem Kammstiel abgehoben, dicht am Haarboden und so fest wie möglich mittels einer gummischlaucharmierten Klemme gefasst und ruckartig in Haaraustrittrichtung epiliert. Wichtig ist, den Patienten über den Vorgang aufzuklären und darüber, dass mit einem kompletten Wiederwachstum der epilierten Haare zu rechnen ist.

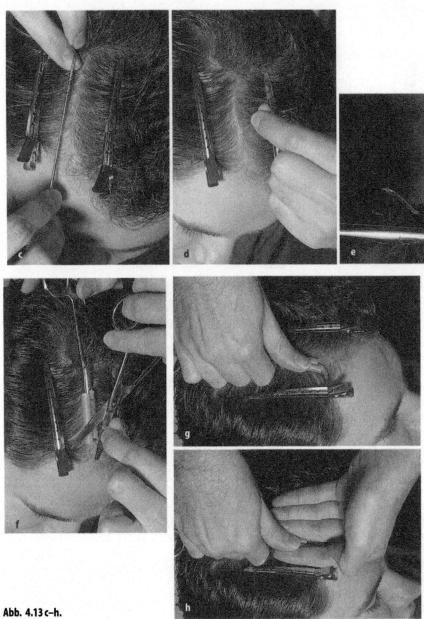

Abb. 4.13 c–h.
Durchführung des Trichogramms, frontal

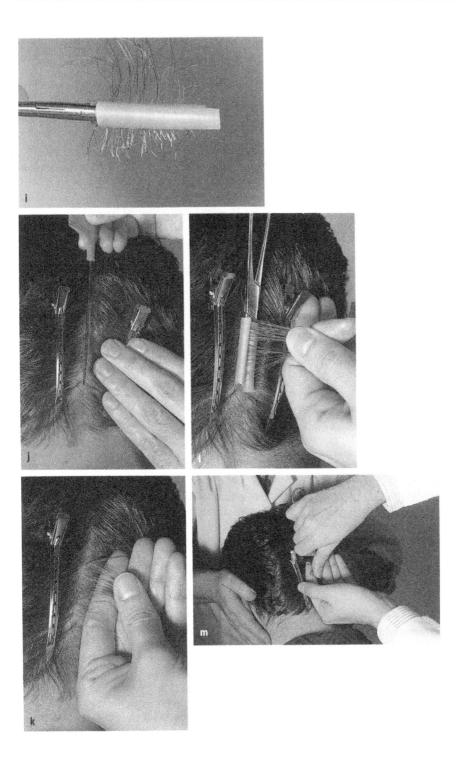

Abb. 4.13 i. Epilierte Haare; **j–m** Durchführung des Trichogramms, occipital

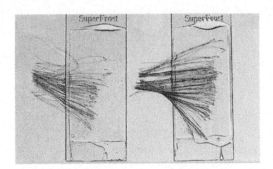

Abb. 4.14. Für das Trichogramm eingebettete Haare

Einbettung (Abb. 4.14). Die Einbettung erfolgt unmittelbar im Anschluss an die Epilation, um eine Austrocknung der Haarwurzeln zu vermeiden. Man gibt auf zwei mit F und O sowie mit dem Namen des Patienten gekennzeichneten Objektträger einige Tropfen Eukitt, nimmt das Haarbüschel aus der Klemme, taucht die Wurzeln des Büschels in das Einbettungsmittel, schneidet die Haare etwa 2 cm oberhalb der Wurzeln ab, ordnet die Haare mit der Präpariernadel parallel und legt das Deckglas auf.

Interpretation des Trichogramms

Die mikroskopische Haarwurzeluntersuchung erfolgt bei geringer Vergrößerung (Objektiv 2,5) unter heruntergedrehtem bzw. herausgeklapptem Kondensor (besserer Kontrast). Das Präparat wird beginnend am ersten Haar der einen Präparatseite bis zum letzten Haar auf der anderen Seite systematisch durchgemustert. Pro Durchmusterungsvorgang wird jeweils nur eine Haarwurzelform quantitativ erfasst. Unterschieden werden physiologische und pathologische Haarwurzelformen.

■ Physiologische Haarwurzelformen

Anagenhaar mit Wurzelscheide. Normales Haar der Wachstumsphase, das bei der Epilation im mittleren oder oberen Bulbusbereich abgerissen ist, seltener kommt ein komplett epiliertes Anagenhaar mit vorhandener Haarpapille vor. Die keratogene Zone am proximalen Ende weist meist eine dunkle Pigmentierung auf. Die innere und breite äußere Haarwurzelscheide sind vorhanden. Die Wurzelspitze ist schmaltrapezförmig oder gebogen und kann dann an einen Golfschläger erinnern (Abb. 4.15).

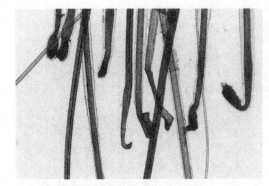

Abb. 4.15. Normale Anagenhaare mit Wurzelscheide

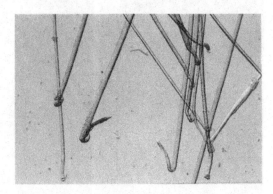

Abb. 4.16. Anagenhaare ohne Wurzelscheide (hier bei losen Anagenhaaren)

Anagenhaar ohne Wurzelscheide (der synonyme Begriff dysplastisches Anagenhaar sollte nicht mehr verwendet werden, da er im angloamerikanischen Sprachgebrauch immer wieder mit dystrophischen Haaren verwechselt wird). Es handelt sich ebenfalls um ein wachsendes Haar, bei dem die Wurzelscheiden fehlen. Es weist eine längs ausgezogene Form auf und ist am proximalen Abrissende angelhakenförmig deformiert oder erinnert an einen Bischofstab (Abb. 4.16). Normalerweise finden sich bis ca. 20% Anagenhaare ohne Wurzelscheide. Eine prozentuale Vermehrung im Trichogramm findet sich bei

■ dünnen Haaren bzw. verminderter Haardichte (Epilationsartefakt): Bei Kindern, Jugendlichen und Erwachsenen mit androgenetischer Alopezie kann ihr Anteil bis über 50% erreichen (bei androgenetischer Alopezie frontal);

■ losem Anagenhaar (gestörte Verhaftung des Haarschafts in der Haarwurzelscheide): Für die Diagnose von losem Anagenhaar wird ein Anteil Anagenhaare ohne Wurzelscheide von mindestens 80% gefordert, häufig beträgt ihr Anteil zwischen 90 und 100%;

- fehlerhafter Epilationstechnik: Häufige Ursache eines vermehrten Anteils von Anagenhaaren ohne Wurzelscheide ist ein zu langsamer Zug bei der Epilation, der die Haarwurzeln artifiziell verändert.

Katagenhaar. Normales Haar der Übergangsphase. Entsprechend der kurzen Katagenphasendauer sind Katagenhaare im Trichogramm selten zu sehen (1–3%). Das Katagenhaar weist bereits das kolbenförmige proximale Ende des Telogenhaars auf. Wurzelscheiden sind jedoch noch vorhanden. Eine prozentuale Vermehrung im Trichogramm findet sich bei vorzeitigem bzw. vermehrtem Übertritt der Haare von der Anagen in die Katagephase, oft bei telogenem Effluvium: besonders der androgenetischen Alopezie (frontale Vermehrung von Katagenwurzeln).

Telogenhaar. Normales Haar der Ruhephase. Das proximale Ende zeigt eine charakteristische keulenförmige Auftreibung (Kolbenhaar), pigmentlos und vollständig keratinisiert. Die Wurzelscheiden fehlen. Das kolbenförmige Ende kann jedoch noch von einem transparenten epithelialen Sack umgeben sein (Abb. 4.17). Normal sind 10–20% Telogenwurzeln im Trichogramm. Eine prozentuale Vermehrung findet sich bei telogenem Effluvium: diffuses Telogeneffluvium (frontal und okzipital), aktive androgenetische Alopezie (frontal, oft zusammen mit einer frontalen Vermehrung auch von Katagenhaaren und Anagenhaaren ohne Wurzelscheide bzw. miniaturisierten Haaren), aktive Alopecia areata (oft zu-

sammen mit einer Vermehrung dystrophischer Haare – gemischtes telogen-anagen-dystrophisches Effluvium).

Abgebrochenes Haar. In der Regel abgebrochenes, fest haftendes Anagenhaar. Charakterisiert durch einen glatten, queren Bruch ohne Zuspitzung. Eine prozentuale Vermehrung im Trichogramm findet sich

- meist bei fehlerhafter Epilationstechnik, vor allem im Okzipitalbereich (schräges Fassen des Haarbüschels, Epilation zu langsam, Haare zu weit distal mit der Klemme gefasst); bei einem Anteil >10% ist das Trichogramm nur eingeschränkt beurteilbar
- seltener bei verringerter Reißfestigkeit des Haarschafts, deshalb sollte zur gleichzeitigen Beurteilung des Haarschafts auch eine lichtmikroskopische Untersuchung abgeschnittener Haare erfolgen. Beim Trichogramm eignen sich epilierte Haare in erster Linie für die Beurteilung des Haarwurzelmusters (deshalb eigentlich Trichorhizogramm) und weniger für die Untersuchung von Haarschaftanomalien.

Miniaturisiertes Haar. Entspricht im Wesentlichen Vellushaaren im Anagen. Der Haarschaftdurchmesser beträgt < 40 µm. Eine prozentuale Vermehrung im Trichogramm (>13%) infolge Vellushaartransformation von Terminalhaaren findet sich bei androgenetischer Alopezie.

▣ Pathologische Haarwurzelform

Dystrophisches Haar. Stark geschädigtes Anagenhaar. Am proximalen Ende bleistiftartig zugespitztes Bruchende. Die Wurzelscheiden fehlen. Der Winkel der Zuspitzung erlaubt Rückschlüsse auf die Intensität der Noxe: je größer der Winkel desto akuter und stärker die Noxe. Eine Dunkelfärbung infolge von Luft- oder Melanineinschlüssen am proximalen Ende (sog. Widy-Marke) weist auf eine sehr starke Schädigung hin. Eine prozentuale Vermehrung über 2% im Trichogramm findet sich bei anagen-dystrophischen Effluvien: Zytostatika, ionisierende Strahlen, Intoxikationen, Alopecia areata mit rascher Progredienz.

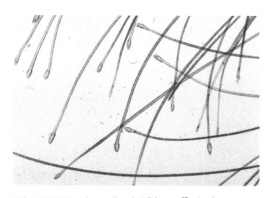

Abb. 4.17. Telogenhaare (hier bei Telogeneffluvium)

▦ Literatur

Blume-Peytavi U, Orfanos CE (1995) Microscopy of the hair – the trichogram. In: Derup J, Jemec GBE (Hrsg) Handbook of Non-Invasive Methods and the Skin. CRC Press, London, pp 549–554

Braun-Falco O, Heilgemeir GP (1985) The trichogram. Structural and functional basis, performance, and interpretation. Sem Dermatol 4:40–52

Caserio RJ (1987) Diagnostic techniques for hair disorders. Part II: Microscopic examination of hair bulbs, tips, and casts. Cutis 40:321–325

Zaun H, Ludwig E (1976) Zur Definition ungewöhnlicher Haarwurzeln im Trichogramm. Hautarzt 27: 606–608

Tabelle 4.6. Indikationen der Kopfhautbiopsie

▦ Atrophisierende bzw. narbige Alopezien (Schwund von Follikelöffnungen)
▦ Unklare entzündliche Kopfhauterkrankungen (insbesondere im Randbereich von Alopezien)
▦ Tumoren der Kopfhaut
▦ Differenzialdiagnose: Alopecia areata/Trichotillomanie (Kinder)
▦ Differenzialdiagnose: Alopecia areata diffusa/diffuses Effluvium (Erwachsene)
▦ Wo das Haarwachstumspotenzial in Frage steht
▦ Morphometrische Untersuchungen im Rahmen klinischer Studien

▦ Kopfhautbiopsie

Die histologische Untersuchung von Kopfhautbiopsien dient der Diagnosestellung von Krankheitsprozessen, die zu Haarverlust führen aufgrund der nosologischen Reaktionsmuster der Kopfhaut.

Die Indikationen zur Durchführung einer Kopfhautbiopsie sind in Tab. 4.6 aufgeführt.

Vernarbende Alopezien. Die Kopfhautbiopsie nimmt eine zentrale Stellung in der Diagnostik der entzündlich vernarbenden Alopezien. Narbige Alopezien machen in der dermatologischen Praxis weniger als 5% der Alopezien aus, bedürfen aber wegen der Irreversibilität der teils gravierenden kosmetischen Folgen einer besonders sorgfältigen Diagnostik, um Betroffene möglichst frühzeitig einer präzisen Diagnose und mitunter erfolgreichen Therapie zuzuführen. Die Indikationsstellung zur Kopfhautbiopsie orientiert sich klinisch am Fehlen der Haarfollikelöffnungen und an den oft auffällig vorhandenen entzündlichen Hautveränderungen. Die genaue klinische Untersuchung der Randbereiche gibt nur bedingt Hinweise auf die Art und Aktivität des zur Alopezie führenden pathologischen Prozesses. In Ermangelung ätiologisch klarer Kriterien für eine eindeutige Diagnose bestimmter Formen atrophisierender bzw. vernarbender Alopezien müssen neben klinischen auch histomorphologische Kriterien (Abb. 4.18) zur nosologischen Einordnung erhoben werden.

Pathobiologisch betrachtet sind die atrophisierenden Alopezien auf eine irreversible Schädigung biologisch wichtiger anatomischer Haarfollikelstrukturen (epitheliale Follikelstammzellregion, dermale Haarpapille bzw. die anatomischen Grundlagen ihrer Interaktion) oder des gesamten Haarfollikels zurückzuführen. Die Art und Lokalisation pathologischer Veränderungen am Haarfollikel, wie Entzündung und Fibrose,

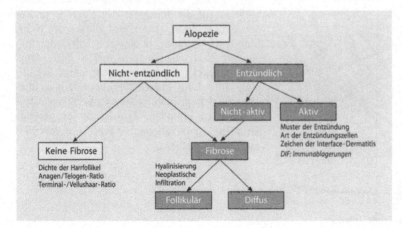

Abb. 4.18. Kopfhautbiopsie bei Alopezie. Histomorphologische Kriterien

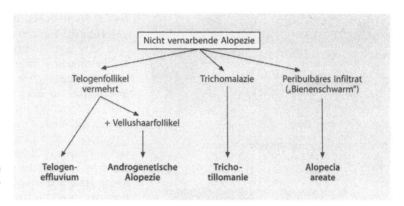

Abb. 4.19. Nicht vernarbende Alopezie. Histologische Merkmale

sind prognostisch relevant und liefern gleichzeitig die Grundlage zu einer an der Histologic orientierten, pathobiologischen Klassifikation der Alopezien.

Nicht vernarbende Alopezien. Diese stellen die häufigste Ursache von Haarverlust dar. Pathobiologisch betrachtet sind sie in der Mehrzahl der Fälle auf Störungen des zyklischen Haarwachstums zurückzuführen, bei denen die Kopfhautbiopsie diagnostisch eher eine Randstellung einnimmt. Gelegentlich ist aber eine Kopfhautbiopsie notwendig, um eine Alopecia areata von einer Trichotillomanie bzw. von einem diffusen Telogeneffluvium differenzialdiagnostisch abzugrenzen. Ebenfalls können morphometrische Untersuchungen (Follikeldichte, Anagen- zu Telogenratio, Haarschaftdurchmesser sowie Anteil von Terminal- und Vellushaarfollikeln) notwendig sein, um insbesondere im Rahmen klinischer Studien mit Haarwuchsmitteln eine androgenetische Alopezie von einem diffusen Telogeneffluvium zu unterscheiden und den Therapieeffekt am Haarfollikel zu objektivieren (Abb. 4.19).

Technik der Kopfhautbiopsie

(Abb. 4.20 a–e)

Bewährt hat sich die Durchführung von zwei 4- bis 6-mm-Stanzbiopsien aus dem aktiven Randbereich der Läsion für longitudinale (vertikale) und transversale (horizontale) Paraffin- und Gefrierschnitte. Eine Stanzbiopsie wird für die longitudinale Histologie am Paraffinschnitt und für Untersuchungen am Gefrierschnitt (direkte Immunfluoreszenz, Immunhistochemie) vertikal halbiert und je eine Hälfte in Formalin bzw. Michel-Lösung eingesandt. Die zweite Biopsie wird für die histologische Untersuchung in der Horizontalen in toto in Formalin fixiert. Die beiden formalinfixierten Biopsiestücke werden gemeinsam eingebettet, was die gleichzeitige Beurteilung im Longitudinal- und im Transversalschnitt erlaubt.

Für die meisten Fragestellungen genügen Hämatoxylin-Eosin-, PAS- und Elastikafärbungen am Paraffinschnitt. Für viele, überwiegend wissenschaftlichen Fragestellungen vorbehaltene, immunhistochemische Untersuchungen mit monoklonalen Antikörpern gegen Zytokine und Wachstumsfaktoren sind nur Gefrierschnitte geeignet, was unter Umständen bei der Biopsiegewinnung berücksichtigt werden muss.

Bei der Materialgewinnung ist wichtig, die Biopsien tief genug (einschließlich des gesamten subkutanen Fettgewebes, in dem die Anagenbulbi eingebettet liegen) vorzunehmen und die Stanzrichtung parallel zur Haarwachstumsrichtung zu wählen, um die Anagenfollikel nicht tangential zu durchtrennen. Nicht zuletzt deshalb bewährt sich auch die Kopfhautbiopsie in längsovaler Form mit dem Skalpell. Die Biopsie wird so aus dem Randbereich entnommen, dass sowohl Anteile des alopezischen wie auch des noch haartragenden Areals erfasst werden. Groß genug durchgeführt, erlaubt dieses Biopsat die Darstellung zahlreicher kompletter Haarfollikel auch im Longitudinalschnitt.

Im longitudinalen histologischen Schnitt von Stanzbiopsien kommen nur wenige Haarfollikel zur Darstellung. Die transversale, d.h. parallel zur Hautoberfläche gelegte Schnittführung nach Headington bietet den Vorteil, dass bereits in ei-

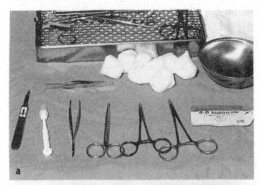
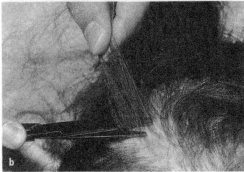
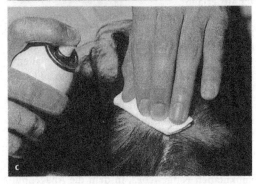

ner kleineren (4-mm-Stanze) Biopsie im Normalfall 30–40 Follikelquerschnitte beurteilt werden können. Transversalschnitte erlauben einerseits eine morphometrische Untersuchung der Follikeleinheiten und andererseits eine verbesserte Beurteilung von Entzündungsinfiltraten und Fibrose in ihrer Beziehung zu den anatomischen Strukturen des Haarfollikels im Querschnitt. Nachteile sind die gegenüber dem Longitudinalschnitt fehlende Beurteilbarkeit der interfollikulären Epidermis und die begrenzte Vertrautheit vieler Pathologen mit der Transversalhistologie des Haarbodens. Durch die Kombination der zwei zueinander senkrecht stehenden Schnittebenen und der Wahl mehrerer (bis vier) transversaler Schnittebenen lassen sich exaktere Aussagen über den Charakter und die Lokalisation pathologischer Veränderungen treffen.

Interpretation der Kopfhautbiopsie

Voraussetzungen für eine optimale Interpretation von Kopfhautbiopsien bei Alopezie sind
▧ adäquate Biopsietechnik;
▧ effektive Kommunikation zwischen dem Kliniker und dem Pathologen (auf dem Einsendezettel sollten genügend klinische Angaben vermerkt werden; umgekehrt sollte der Pathologe nicht nur eine Diagnose stellen, sondern eine Beschreibung liefern);
▧ direkte Immunfluoreszenzuntersuchung, sofern ein Lichen ruber oder ein Lupus erythematodes differenzialdiagnostisch zur Diskussion steht;
▧ Vertrautheit des Pathologen mit der Histologie des Haarbodens. Diese umfasst Kenntnisse sowohl zu Aufbau und Biologie des normalen Haarfollikels als auch zu den pathologischen Reaktionsmuster der Kopfhaut und des Haarfollikels.

Abb. 4.20 a–c. Durchführung der Kopfhautbiopsie. **a** Instrumentarium für die Kopfhautbiopsie. **b** Die Haare werden an der Biopsiestelle gekürzt. **c** Die Haare werden in der Umgebung der Biopsiestelle mittels Klebespray fixiert

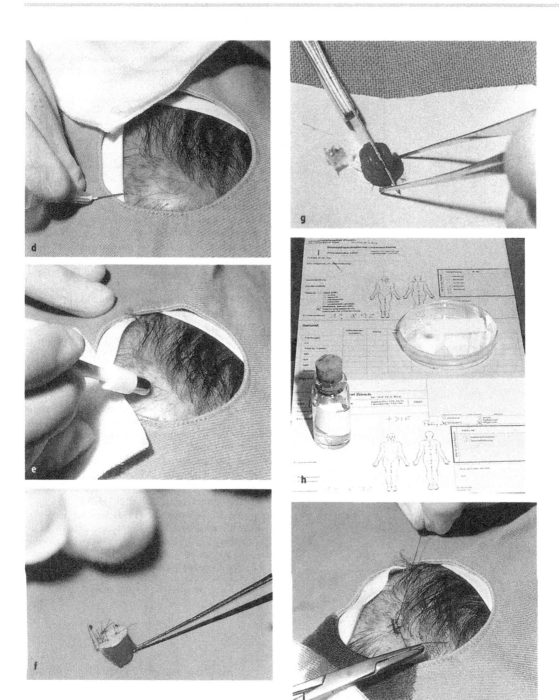

Abb. 4.20 d–i. Kopfhautbiopsie (Forts.). **d** Lokalanästhesie. **e** Biopsie in der Wachstumsrichtung der Haare. **f** Biopsie inklusive subkutanes Fettgewebe. **g** Halbierung eines Stanzzylinders für Vertikalhistologie und Immunfluoreszenzuntersuchung. **h** Einsendung in den entsprechenden Medien: Histologie in Formalin, Immunfluoreszenz in Michel-Lösung. **i** Wundverschluss

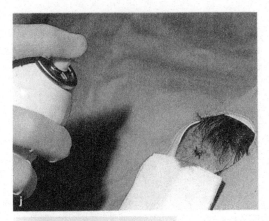

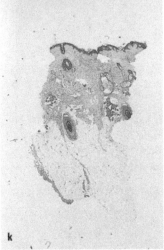

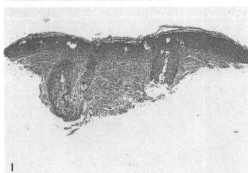

Abb. 4.20 j–l. Kopfhautbiopsie (Forts.). **j** Klebespray. Beispiele ungeeigneter Biopsien. **k** Zu kleine Kopfhautbiopsie. **l** Zu oberflächliche Kopfhautbiopsie

▪ Literatur

Abell E (1977) Immunofluorescent staining technics in the diagnosis of alopecia. South Med J 70:1407–1410

Bonafe JL (1990) L'examen au microscope optique des cheveux. Nouv Dermatol 9:37–40

Caserio RJ (1987) Diagnostic techniques for hair disorders. Part I: Microscopic examination of the hair shaft. Cutis 40:265–270

Elston DM, McCollough ML, Angeloni VL (1995) Vertical and transverse sections of alopecia biopsy specimens. Combining the two to maximize diagnostic yield. J Am Acad Dermatol 32:454–457

Headington J (1984) Transverse microscopic anatomy of the human scalp. A basis for a morphometric approach to disorders of the hair follicle. Arch Dermatol 120:449–456

Ionnides G (1982) Alopecia: a pathologist's view. Int J Dermatol 21:316–328

Jordon RE (1980) Subtle clues to diagnosis by immunopathology: scarring alopecia. Am J Dermatopathol 2:157–159

Modly CE, Wood CM, Burnett JW (1989) Evaluation of alopecia: a new algorithm. Cutis 43:148–152

Pinkus H (1978) Differential patterns of elastic fibers in scarring and non-scarring alopecias. J Cutan Pathol 5:93–104

Solomon AR (1994) The transversely sectioned scalp biopsy specimen: the technique and a algorithm for its use in the diagnosis of alopecia. Adv Dermatol 9:127–157

Sperling LC, Lupton GP (1995) Histopathology of non-scarring alopecia. J Cutan Pathol 22:97–114

Sperling LC (2001) Scarring alopecia and the dermatopathologist. J Cutan Pathol 28:333–342

Templeton SF, Solomon AR (1994) Scarring alopecia: a classification based on microscopic criteria. J Cutan Pathol 21:97–109

Whiting DA (1990) The value of horizontal sections of scalp biopsies. J Cutan Aging Cosmet Dermatol 1:165–173

Weiterführende Laboruntersuchungen bei speziellen Indikationen

Weiterführende Laboruntersuchungen haben sich auf spezifische Fragestellungen zu stützen. Im Einzelnen wird zu diesen spezifischen Fragestellungen und ihren Abklärungen in den entsprechenden Kapiteln weiter Stellung genommen.

Serumchemie. Unter den Haarkrankheiten sind es besonders die diffusen Effluvien, bei denen serumchemische Untersuchungen angezeigt sind: CRP, Serumferritin, basales TSH als Screeninguntersuchung, andere nur bei entsprechender Fragestellung (Leberprofil, Nierenparameter, Vitamin B_{12}, Folsäure, Kupfer, Selen). Eine Bestimmung des Serumzinkspiegels ist dann sinnvoll, wenn neben einer diffusen Alopezie auch Hautveränderungen im Sinne einer Acrodermatitis enteropathica bestehen. Beim klinisch manifesten Zinkmangel findet sich gleichzeitig ein niedriger Wert der alkalischen Phosphatase.

Toxikologische Untersuchungen. Bei Verdacht auf Intoxikation und entsprechender Expositionsanamnese können ausgewählte toxikologische Untersuchungen angezeigt sein. Der Nachweis akuter Schwermetallvergiftungen (Thallium, Quecksilber, Arsen, Cadmium) erfolgt in erster Linie im Urin.

Sexualhormonanalysen. Während bei leichtgradiger androgenetischer Alopezie vom femininen Typ bei Frauen Hormonanalysen nicht notwendig sind, empfiehlt sich bei Frauen < 30 Jahre mit androgenetischer Alopezie Ludwig I bzw. > 30 Jahre mit Ludwig II und Frauen mit einer androgenetischen Alopezie vom maskulinen Typ, insbesondere bei Vorliegen von Anomalien des Menstruationszyklus, Infertilität, Hirsutismus, Virilisierung, schwerer zystischer Akne oder Galaktorrhö, die Bestimmung des Gesamt- oder freien Testosterons, des Dehydroepiandrosteronsulfats und des Sexualhormon bindenden Globulins sowie bei spezifischer Fragestellung ein erweiterter Hormonstatus mit FSH-LH-Quotient (polyzystisches Ovarsyndrom), 17a-Hydroxyprogesteron (Nebennierenrindenhyperplasie), Östrogenen (Climacterium praecox), Androstendion, Dihydrotestosteron, Androstandioldiglucoronid (periphere Androgenisierung) und Prolactin (Hyperprolaktinämie). Die Beurteilung der Werte ist abhängig vom Monatszyklus bzw. der Lebensphase (prämenopausal, postmenopausal) der Frau.

Infektserologie. Eine Lues-Serologie (VDRL, TPHA) sollte bei jeder unklaren multifokalen oder diffusen Alopezie erfolgen. Zunehmend ist auch eine HIV-Infektion Ursache eines chronischen Telogeneffluviums und/oder einer Canities praecox (HIV-Trichopathie). Auch wurde über eine Pseudopelade-Brocq-artige, multifokale Alopezie im Zusammenhang mit einer Borrelieninfektion berichtet (Schwarzenbach u. Djawari 1998). Sie ist nicht zu verwechseln mit der Alopecia-areata-artigen fokalen Alopezie bei Zeckenbiss (Ross u. Friede 1955).

Immunserologie. Während bei einer multifokalen Alopezie mit Lupus-erythematodes-spezifischer Histologie oder einem diffusen Effluvium antinukleäre Antikörper und andere Autoantikörperspezifitäten gemäß spezieller Fragestellung bestimmt werden sollten, ist die Suche nach Autoantikörpern gegen Schilddrüsengewebe (mikrosomale und Thyreoglobulin-Antikörper) sowie Magenparietalzellen bei Alopecia areata optional. Sie können z. B. auf eine assoziierte Autoimmunthyreoiditis hinweisen, insbesondere wenn die Schilddrüsenantikörper hochtitrig und über mehrere Spezifitäten erhöht sind, oder treten häufiger nur als Autoimmunepiphänomen auf, was bei unklaren Fällen von Alopezie (z. B. Alopecia areata diffusa) auf die Diagnose hinweisen kann.

Mikrobiologische Untersuchungen. Diese umfassen bakteriologische und mykologische Untersuchungen. Bei pustulösen Erkrankungen der Kopfhaut ist neben einer bakteriellen stets auch eine mykologische Untersuchung (Nativpräparat und Kultur) angezeigt. Insbesondere im Kindesalter sind pustulöse Veränderungen der Kopfhaut häufiger durch eine Tinea capitis als durch eine bakterielle Infektion bedingt. Nicht selten werden sie als Staphylodermie verkannt und fälschlicherweise mit Antibiotika behandelt.

Allergologische Abklärungen. Das hauptsächliche Einsatzgebiet der Prick-Übersichtstestung und Gesamtserum-IgE-Bestimmung zur Atopiediagnostik bzw. der Epikutantestung bei Verdacht

auf Kontaktallergie ist die Abklärung von Ekzemkrankheiten.

Psychiatrische Untersuchung. Mit psychischen
Auffälligkeiten zusammenhängende Symptome
vonseiten der Haare und der Kopfhaut können eine psychiatrische Untersuchung notwendig machen. Sie umfasst die genaue Erfassung der psychischen Sachverhalte, wie sie sich dem Untersucher bei der Exploration darstellen (psychopathologische Diagnostik), und ihre Bewertung
als krankhaft oder nicht krankhaft bzw. die nosologische Einordnung zu einer der psychischen
Störungen. Die sorgfältige Abklärung, ob beispielsweise lediglich eine übersteigerte Annahme
einer körperlichen Störung im Sinne eines neurotischen Angstkonfliktes vorliegt oder eine psychotische Störung mit fehlender Einsichtsfähigkeit, hat therapeutische Konsequenzen.

Genetische Untersuchung. Bei der Abklärung
monogenetischer Haarkrankheiten gehören
diagnostische Klärung, nosologische Einordnung (MIM-Katalog) und Dokumentation zu
den Aufgaben der medizinischen Trichologie.
Nicht selten sind der Einsatz von Spezialuntersuchungen (Elektronenmikroskopie, biochemische Untersuchungen, Immunhistologie, molekulargenetische Untersuchungen) und die Zusammenarbeit mit anderen Kliniken und dem
Humangenetiker notwendig. Ziel der Vorstellung der Patienten und ihrer Eltern beim Gene-
tiker ist letztlich die gründliche und umfassende Aufklärung über die Prognose, das genetische Risiko und die Möglichkeiten der Prävention, z. B. mittels pränataler Diagnostik.

Haaranalysen

Der Begriff Haaranalyse bezieht sich einzig auf
die Untersuchungen zur Elementzusammenset-
zung des Haarschafts und hat nichts zu tun mit
den morphologischen Haaruntersuchungen in
Form der mikroskopischen Haarschaft- bzw.
Haarwurzeluntersuchung (Trichogramm). Während die morphologischen Haaruntersuchungen
eine zentrale Rolle in der Diagnostik von Haarkrankheiten darstellen, nehmen biochemische
Analysen der Haarschäfte eine Randstellung ein
und sind nur ganz seltenen Fragestellungen vorbehalten. Dies ist z. B. der Fall, wenn eine Trichothiodystrophie vermutet wird, bei der der

Tabelle 4.7. Sinn und Unsinn von Haaranalysen

Sinnvolle Untersuchungen

■ Bestimmung des Gesamtschwefel- und Cystin-/Cystein-
gehalts bei Verdacht auf Trichothiodystrophie

■ ausgewählte toxikologische und forensische Screeninguntersuchungen: kumulative Exposition gegenüber Schwermetallen (Blei, Cadmium, Quecksilber, Arsen), Nachweis
gewisser Pharmaka bzw. Drogen

Unsinnige Untersuchungen

■ Nachweis eines alimentären Mangels an Spurenelementen
(Ausnahme: leichter Zinkmangel)

■ Aussagen über die individuelle Gesundheitsgefährdung
aufgrund des Nachweises von Schadstoffen im Haar

■ Diagnose allgemeinmedizinischer Erkrankungen aufgrund
von Veränderungen des Elementgehalts der Haare

■ alle in kommerziellen Haaranalyselabors angebotenen Multielementanalysen

Nachweis einer Reduktion des Gesamtschwefel-
und Cystin-/Cysteingehaltes im Haar die Diagnose bestätigen hilft (Tab. 4.7).

**Haaranalyse in der allgemeinmedizinischen Diag-
nostik.** Bis auf Schwefel und Phosphor, die in
sehr konstanten Mengen im Haarschaft nachweisbar sind, weisen die meisten übrigen Elemente eine sehr große Schwankungsbreite auf,
die abhängig von Alter, Geschlecht, Haarfarbe,
umweltbedingten und beruflichen Belastungen
sowie den Haarwaschgewohnheiten ist. Für die
meisten Spurenelemente gilt, dass ihre Konzentrationen im Haar schlecht mit dem Gesamt-
körpergehalt bzw. mit dem Ernährungszustand
korreliert. Eine Ausnahme stellt das Zink dar,
mit der Einschränkung, dass bei schwerem
Zinkmangel die Haarbildung derart herabgesetzt
ist, dass dann die Zinkkonzentration im Haar
sogar gesteigert sein kann. Auch Bestrebungen,
die Haaranalyse für die Diagnostik bestimmter
Systemkrankheiten einzusetzen (z. B. Morbus
Alzheimer) haben sich trotz wissenschaftlich in-
teressantem Ansatz aufgrund mangelnder Plausibilität nicht durchsetzen können. Ein erhöhter
Natriumgehalt der Haare bei der zystischen Fibrose ist wahrscheinlich auf die vermehrte Nat-
riumausscheidung im Schweiß zurückzuführen.

**Haaranalyse in der forensischen und Arbeitsmedi-
zin** (umwelttoxische und berufliche Belastungen). Die Haaranalyse kann tatsächlich für den
Nachweis eines Missbrauchs verschiedener Me-

dikamente und Drogen sowie zum Nachweis gewisser toxischer Schwermetalle (Blei, Cadmium, Quecksilber, Arsen) eingesetzt werden. Ein erhöhter Schadstoffgehalt im Haar kann Folge einer oralen oder inhalativen Aufnahme mit nachfolgendem Einbau in das Haarkeratin oder der direkten Anlagerung der Schadstoffe von außen an das Haar sein. Besonders bei der kumulativen Exposition gegenüber persistierenden Stoffen kann die Haaranalyse sogar der Blut- und Urinuntersuchung überlegen sein. Auch kann von der Schadstoffkonzentrationsverteilung über das Haar die zeitliche Exposition abgeleitet werden. Besonders bei einer erhöhten Bleibelastung kann das Haar ein geeignetes Untersuchungsmaterial abgeben, weil Blei im Haar stärker angereichert wird als in anderen Geweben. Da Arsen weit verbreitet und auch in Wasser und Nahrungsmitteln vorkommt, ist dessen Nachweis im Haar mit Vorbehalt zu interpretieren. Generell ist festzustellen, dass sich aufgrund des Nachweises erhöhter Schadstoffkonzentrationen im Haar keine weiteren Aussagen über die Gesundheitsgefährdung machen lassen. In der Diagnostik diffuser Effluvien infolge akuter Schwermetallbelastung (Quecksilber, Arsen, Cadmium) ist ebenfalls einschränkend zu sagen, dass der Einbau von Schadstoffen in das Haar von ihren zytotoxischen Wirkungen abhängig ist. So erweist sich der prozentuale Anteil von anagen-dystrophischen Haaren im Trichogramm proportional zur Konzentration der Schadstoffe im Blut und Urin, während keine Auffälligkeiten in der Haaranalyse vorliegen können.

Kommerziell angebotene Multielementanalysen. Immer häufiger lassen Patienten mit Haarausfall aus Eigeninitiative und auf eigene Kosten in kommerziellen Haaranalyselabors Multielementanalysen ihrer Haare durchführen, in der Hoffnung, eventuell bestehende Mangelzustände oder Belastungen mit Schadstoffen der Umwelt aufzudecken. Derartige Untersuchungsergebnisse, die von den Patienten oft in die Praxis gebracht werden, sind nicht zu ignorieren, sondern dem Patienten gegenüber kritisch zu beurteilen. Aus folgenden Gründen sind derartige Untersuchungen abzulehnen:

- Es gibt bisher keine einheitliche Festlegung von Normalwerten oder Referenzbereichen, die wichtige Einflussgrößen wie Alter, Geschlecht und Haarfarbe berücksichtigen.
- Es existiert keine analytische Methode, mit der eine Unterscheidung zwischen einer exogenen oder endogenen Herkunft der im Haar nachgewiesenen Elemente möglich ist. Insbesondere die Haarpflegegewohnheiten nehmen Einfluss auf die elementare Zusammensetzung des Haars. So führt das Shampoonieren des Haars mit Detergenzien im Allgemeinen zu einer Verminderung des Metallgehalts, während einige Schuppenshampoos Zink oder Selen enthalten und zu einem Anstieg dieser Elemente im Haarschaft führen können.
- Einige Spurenelemente werden homöostatisch reguliert, sodass die Bedeutung ihrer Konzentrationen im Haar fragwürdig erscheint. Zudem fehlt die Korrelation zu anderen Kompartimenten, z.B. besteht bei Wilson-Krankheit kein erhöhter Kupfergehalt im Haar trotz exzessiver Speicherung im Körper.
- Es existieren bisher ungenügende Kenntnisse, bei welchen Haarkonzentrationen klinische Störungen infolge eines Mangels oder Überschusses an Spurenelementen auftreten können.
- Aussagen über eine mögliche individuelle Gesundheitsgefährdung aufgrund des Nachweises von Schadstoffen lassen sich nicht machen.

Zusammenfassend kann gesagt werden, dass Elementbestimmungen im Haar (Haaranalysen) einzelnen, sehr spezifischen Fragestellungen (Gesamtschwefelgehalt bei Trichothiodystrophie) oder forensischen bzw. toxikologischen Screeninguntersuchungen (chronische Exposition gegenüber Blei, Cadmium, Quecksilber oder Arsen) vorbehalten sind und bei einigen wissenschaftlichen Fragestellungen interessant sein können, aber für die klinische Diagnostik am einzelnen Patienten keine Relevanz haben.

Im Allgemeinen erweisen sich die Patienten bei einer entsprechenden sachlichen Aufklärung als sehr einsichtig. Es handelt sich keineswegs um psychisch auffällige Patienten, sondern vielmehr um „Opfer" entsprechender kommerzieller Kreise (Friseure, Haarinstitute) bzw. ihrer Marketingstrategien in der Laienpresse, im Fernsehen (oft in „Gesundheits"- und „Lifestyle"-Sendungen) und im Internet.

Literatur

Ross MS, Friede H (1955) Alopecia due to tick bite. Arch Dermatol 71:524–525

Schwarzenbach R, Djawari D (1998) Pseudopelade Brocq – mögliche Folge einer Borreliose Stadium III? Hautarzt 49:835–837

Sherertz E (1985) Misuse of hair analysis as a diagnostic tool. Arch Dermatol 121:1504–1505

Sperling LC, Heimer WL (1993) Androgen biology as a basis for the diagnosis and treatment of androgenic disorders in women (part 1). J Am Acad Dermatol 28:669–683

Sperling LC, Heimer WL (1993) Androgen biology as a basis for the diagnosis and treatment of androgenic disorders in women (part 2). J Am Acad Dermatol 28:901–916

Walther J-U (1982) Der dermatologische Patient in der genetischen Sprechstunde. Hautarzt 33:54–61

Zlotken SH (1985) Hair analysis. A useful tool or a waste of money? Int J Dermatol 24:161–164

Klinisch-wissenschaftliche Untersuchungstechniken

Bei den folgenden Verfahren handelt es sich um Techniken, deren relativ hoher technischer, finanzieller und zeitlicher Aufwand kontrollierten klinischen Studien zur Wirksamkeit von Haarwuchsmitteln bzw. Epilationsmethoden oder wissenschaftlichen Fragestellungen vorbehalten ist.

Phototrichogramm

Bei der Phototrichogrammtechnik werden wachsende Anagenhaare dadurch quantifiziert, dass die Haare in einem mit Tusche markierten, definierten Areal auf ca. 1 mm Länge geschnitten und mittels Makrophotographie dokumentiert werden. Im Anschluss werden alle Haare auf Kopfhautniveau rasiert und wird das Areal nochmals fotografiert. Drei Tage später wird das gleiche Areal ein drittes Mal fotografiert. Die Anagenhaare sind in dieser Zeit auf ca. 1 mm Länge gewachsen. Die Aufnahmen von Tag 0 mit 1 mm Haarlänge und Tag 3 werden miteinander verglichen. Der Anteil nach 3 Tagen um ca. 1 mm gewachsener Haare entspricht der Anagenrate, während sich Haare, die nicht gewachsen sind, im Telogen befinden. Das Prinzip wurde 1970 von Saitoh und Mitarbeitern erstmals angewandt und von verschiedenen Autoren weiter entwickelt. 1982 schlug P. Bouhanna für die Methode die Bezeichnung „Phototrichogramm" vor. Die Technik wurde weiter verfeinert, wird heute zusammen mit EDV-gestützten Systemen verwendet und ist inzwischen auch für die Praxis in vereinfachter Form kommerziell verfügbar (Trichoscan: EDV-gestützte Dermatoskopie). Während der Hauptvorteil der Methode in ihrer Reproduzierbarkeit liegt, erlaubt sie im Unterschied zum Trichogramm die Differenzierung nicht wachsender Haare – Katagen-, Telogen- und dystrophische Haare – nicht. Obwohl als weiterer Vorteil gegenüber dem Trichogramm das schmerzhafte Epilieren von Haaren entfällt, wird vom Patienten in der Praxisroutine das Scheren eines wenn auch kleinen Kopfhautareals vom Patienten erfahrungsgemäß weniger toleriert.

Traktionsphototrichogramm

Bei dieser 1987 erstmals von Bouhanna vorgeschlagenen Variation des Phototrichogramms wird während 3 Tagen auf ein definiertes Areal ungewaschener, nicht gekämmter und anderweitig nicht manipulierter Haare Traktion ausgeübt. Die damit gewonnenen Haare werden gezählt und entsprechen den Telogenhaaren, während die verbleibenden Anagenhaare heruntergestutzt, fotografiert und damit ebenfalls quantifiziert werden können.

Trichotillometrie

Diese Methode macht sich ebenfalls die vermehrte Epilierbarkeit von Haaren unter pathologischen Bedingungen zunutze und wurde bei Protein-/Energieunterernährung erprobt. Ein von C. L. Krumdieck entwickelter Trichotillometer (1981) misst die Kraft, die aufgebracht werden muss, um ein Haar zu epilieren.

Bestimmung der viskoelastischen Parameter der Haare

Die Bestimmung der biophysikalischen Eigenschaften des Haars orientiert sich an der Untersuchung der Zugdehnungseigenschaften einzelner Haarfasern. Die dabei anfallenden Kraftdehnungskurven zeigen normalerweise ein charakteristisches Profil mit zunächst steilem Anstieg (elastischer Hook-Bereich bis 5% Dehnung), gefolgt von einem flachen Fließbereich (plastischer Bereich bis ca. 25% Dehnung) und einem

Nachfließbereich, der durch einen erneuten relativ steilen Anstieg der Kraftwerte bis zum Risspunkt der Faser charakterisiert ist. Der Hook-Bereich liefert den Elastizitätsmodul, im plastischen Bereich fallen die sog. Indexwerte an, im nachplastischen Bereich bildet der Reißpunkt den wichtigsten Parameter. Erste Untersuchungen in den 20er-Jahren gehen auf die Arbeiten von J. B. Speakman zurück. Seither hat sich die trichologische Forschung vor allem damit beschäftigt, diese Eigenschaften mit Veränderungen innerhalb der molekularen Struktur des Haars zu korrelieren. Während die Dehnungseigenschaften im Hook-Bereich auf die Wasserstoffbrücken innerhalb der α-helikalen Proteine zurückgeführt werden, kommt es im plastischen Bereich zu einem zunehmenden Verlust der α-helikalen Struktur zugunsten einer β-Faltstruktur. Die Steigung im nachplastischen Bereich wird hauptsächlich auf Disulfidbrücken der Haarmatrix zurückgeführt. Untersuchungen biophysikalischer Parameter der Haare werden in erster Linie durchgeführt, um die Effekte chemisch-kosmetischer Behandlungen am Haar zu überprüfen. Während Abrasionsschädigungen der Kutikula die Zugdehnungswerte nur geringfügig beeinflussen, führen chemische Schädigungen durch Kaltwellen, Blondieren und vor allem durch oxidativ und reduktiv wirkende Kombinationsbehandlungen zu erniedrigten Reißwerten.

Messmethoden zur Wirksamkeitsbestimmung haarkosmetischer Mittel

Mit der zunehmenden Verfügbarkeit kosmetischer Mittel für die Verschönerung bzw. Schönerhaltung der Haare muss den Ansprüchen auf Effektivität Rechnung getragen werden. Moderne Haarkosmetik muss nicht nur sicher und verträglich sein, sondern auch objektiv überprüfbare Wirksamkeiten aufweisen. Entsprechend ist von den Laboratorien der kosmetischen Industrie eine Vielzahl von Messmethoden entwickelt worden. Sie umfassen computerisierte und teilweise roboterisierte Technologien, mit denen haarkosmetische Wirksamkeiten und Phänomene wie Build-up, Sprungkraft, Elektro-

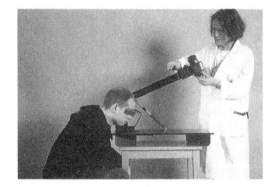

Abb. 4.21. Standardisierte fotografische Aufnahme des Erscheinungsbilds

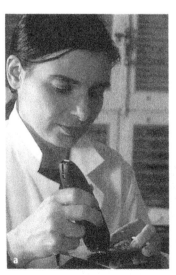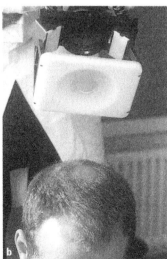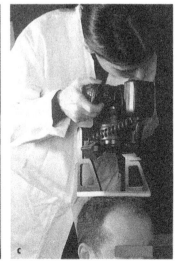

Abb. 4.22 a–c. Bestimmung der Haarzahl in einem Testareal

statik, Volumen, Frisierbarkeit und Konditionierung quantifiziert werden können. Durch den gezielten Einsatz dieser Methoden lassen sich haarkosmetische Effekte präzise und verbrauchernah beschreiben und unter Berücksichtigung praxisgegebener und ökonomischer Zielvorstellungen optimieren.

Messmethoden zur Wirksamkeitsbestimmung von Haarwuchsmitteln

Zum Nachweis der Wirksamkeit von Haarwuchsmitteln wurden zunächst folgende Verfahren durchgeführt:
▦ Patientenbefragungen über die Zufriedenheit mit dem Produkt,
▦ Verlaufsabbildungen (Canfield 1996) (Abb. 4.21),
▦ Trichogramme.

Heute stehen im Vordergrund:
▦ Haarzählung in definierten Flächen (Abb. 4.22 a–c),
▦ Phototrichogramm (Bouhanna 1982),
▦ morphometrische Untersuchungen an Horizontalschnitten von Biopsien (Headington 1984).

Hand in Hand mit den Fortschritten der Grundlagenforschung und molekularbiologischer Techniken ist es zu einem vertieften Verständnis der Biologie des Haarwachstums, seiner pathologischen Abweichungen und potenziellen therapeutischen Beeinflussbarkeit gekommen. Gleichzeitig werden Verfahren entwickelt, die den Effekt von Haartherapeutika zunächst auf die proliferative Aktivität des Haarfollikels nachweisen, bevor die oben genannten klinischen Quantifizierungsmethoden zum Einsatz kommen. Zu diesen zählen:
▦ Kultivationsverfahren: Follikelkeratinozyten, Papillenfibroblasten, komplette Haarfollikelkulturen (Philpott 1990);
▦ zellkinetische Untersuchungen: DNA-Flowzytometrie, Mitoseindex, ^{3}H-Markierungsindex.

Schließlich stellt der Nachweis des therapeutischen Effekts speziell auf den regressiven Haarfollikel eine besondere Herausforderung dar, d. h. die Objektivierung einer Umkehr der Haarregression in Richtung Terminalhaarfollikel. Dazu wurden entwickelt:

▦ Tiermodelle: Stummelschwanzmakak (Uno 1987),
▦ menschliche Haartransplantate auf immundefiziente Nacktmäuse (van Neste 1991).

▦ Literatur

Barth JH, Rushton DH (1995) Measurement of hair growth. In: Derup J, Jemec GBE (Hrsg) Handbook of Non-Invasive Methods and the Skin. CRC Press, London, pp 543–547

Bouhanna P (1985) The phototrichogram, a macrophotographic study of the scalp. Bioeng Skin 3:265

Bouhanna P (1987) Le tractiophototrichogramme, méthode d'appréciation objective d'une chute de cheveux. Ann Dermatol Venereol 115:759–764

Busch P (1989) Subjektive und objektive Methoden in der Haarkosmetik. Ärztl Kosmetol 19:270–315

Canfield D (1996) Photographic documentation of hair growth in androgenetic alopecia. Dermatol Clin 14:713–721

Chase ES, Weinsier RL, Laven GT, Krumdieck CL (1981) Trichotillometry: the quantitation of hair pluckability as a method of nutritional assessment. Am J Clin Nutr 34:2280–2286

De Lacharrière O, Deloche C, Misciali C et al. (2001) Hair diameter diversity. A clinical sign reflecting the follicle miniaturization. Arch Dermatol 137: 641–646

Guarrera M, Giullia MP (1986) A quantitative evaluation of hair loss: the phototrichogram. J Appl Cosmetol 4:61–66

Hayashi S, Miyamoto I, Takeda K (1991) Measurement of hair growth by optical microscopy and image analysis. Br J Dermatol 125:123–129

Hoffmann R (2001) TrichoScan: combining epiluminescence microscopy with digital image analysis for the measurement of hair growth in vivo. Eur J Dermatol 11:362–368

Nikiforidis G, Tsambaos D, Balas C, Bezerianos A (1993) A method for the determination of viscoelastic parameters of human hair in relation to its structure. Skin Pharmacol 6:32–37

Philpott MP, Green MR, Kealy T (1990) Human hair growth in vitro. J Cell Sci 97:463–471

Rushton H, de Brouwer B, van Neste D (1993) Comparative evaluation of scalp hair by phototrichogram and unit area trichogram analysis. Acta Dermatol Venereol (Stockh) 73:150–153

Schell H (1990) Objektivierung des therapeutischen Haarwachstums – Methoden, Möglichkeiten und Probleme. H + G 65:1080–1084

Uno H (1987) Stumptails macaques as a model of male-pattern baldness. In: Maibach HI, Lowe NJ (Hrsg) Models in Dermatology. Karger, Basel, pp 159–169

Van Neste D, de Brouwer B, Dumortier M (1991) Reduced linear growth rates of vellus and of terminal

hairs produced by human balding scalp grafted onto nude mice: the molecular and structural biology of hair. Ann NY Acad Sci 642:480–482
Van Neste DJJ, de Brouwer B, de Coster W (1994) The phototrichogram: analysis of some technical factors of variation. Skin Pharmacol 7:67–72
Wickett RR (1995) Measurement of the mechanical strength of hair. In: Derup J, Jemec GBE (Hrsg) Handbook of Non-Invasive Methods and the Skin. CRC Press, London, pp 535–541

Irrationale Untersuchungstechniken

Nachdem die Fortschritte der medizinischen Trichologie und ihrer Technologien zur Emanzipation der Trichologie von einer historisch begründeten Tradition der Scharlatanerie und reinen Kosmetik geführt hat und unser Verständnis der Haarkrankheiten inzwischen auf wissenschaftlich gesicherten Kenntnissen beruht, ist im Sinne der Qualitätssicherung auch die Diagnostik medizinischer Haarprobleme ausschließlich nach evidenzbasierten Kriterien zu gestalten. Damit ist jede Form irrationaler Verfahren strikt abzulehnen (Tab. 4.8).

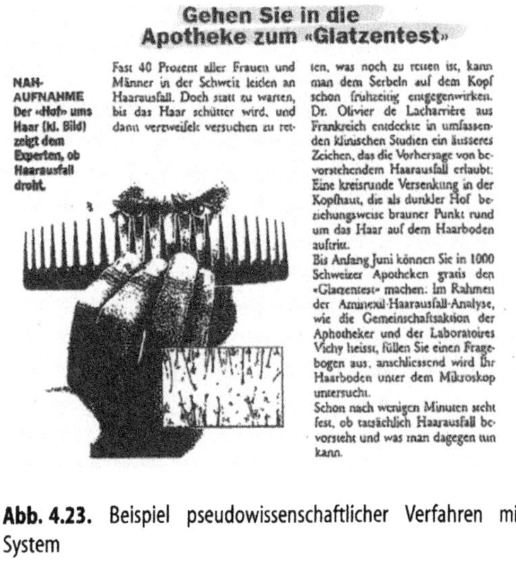

Tabelle 4.8. Irrationale diagnostische Verfahren

Nicht indikationsgerechte, aber wissenschaftliche Verfahren
■ Untersuchungen, die der Pathophysiologie des Krankheitsbilds nicht gerecht werden
■ wissenschaftlichen Fragestellungen vorbehaltene Verfahren
Pseudowissenschaftliche Verfahren mit System
■ nicht fachärztlich durchgeführte Trichogramme
■ in kommerziellen Haaranalyselabors angebotene Multielementanalysen
■ andere
Andere, autistisch-undisziplinierte Verfahren ohne wissenschaftliche Grundlage oder System

Nicht indikationsgerechte, wissenschaftliche Verfahren. Für den Arzt bedeutet dies jede Form der nicht indikationsgerechten Untersuchung, z. B. die Durchführung eines Trichogramms bei einer vernarbenden Alopezie oder wissenschaftlichen Fragestellungen bzw. Studien vorbehaltene, oft kostspielige und zeitaufwendige Untersuchungen in der Routine des Praxisalltags.

Pseudowissenschaftliche Verfahren mit System. Speziell sind aber auch solche Analysen gemeint, die von Friseuren, Haarkosmetikinstituten und Apotheken (Abb. 4.23) mit pseudowissenschaftlicher Argumentation und dem Anspruch auf Seriosität angeboten werden. Sie stellen in der Regel nichts anderes dar als ein Element in der Verkaufsstrategie vieler kommerzieller Haarbehandlungssysteme.

Andere, autistisch-undisziplinierte Verfahren ohne wissenschaftliche Grundlage oder System. Schließlich sind autistisch-undisziplinierte Verfahren ohne wissenschaftliche Grundlage oder System zu erwähnen, die ähnlich den magischen Praktiken im Ägypten des Altertums mehr im Charisma und der Willkür des „Spezialisten" begründet liegen als in irgendeinem rationalen Bezug zur Wirklichkeit.

Gehen Sie in die Apotheke zum «Glatzentest»

NAH-AUFNAHME Der «Hof» ums Haar (kl. Bild) zeigt dem Experten, ob Haarausfall droht.

Fast 40 Prozent aller Frauen und Männer in der Schweiz leiden an Haarausfall. Doch statt zu warten, bis das Haar schütter wird, und dann verzweifelt versuchen zu retten, was noch zu retten ist, kann man dem Serbeln auf dem Kopf schon frühzeitig entgegenwirken. Dr. Olivier de Lacharrière aus Frankreich entdeckte in umfassenden klinischen Studien ein äusseres Zeichen, das die Vorhersage von bevorstehendem Haarausfall erlaubt: Eine kreisrunde Versenkung in der Kopfhaut, die als dunkler Hof beziehungsweise brauner Punkt rund um das Haar auf dem Haarboden auftritt.

Bis Anfang Juni können Sie in 1000 Schweizer Apotheken gratis den «Glatzentest» machen. Im Rahmen der Aminexil-Haarausfall-Analyse, wie die Gemeinschaftsaktion der Apotheker und der Laboratoires Vichy heisst, füllen Sie einen Fragebogen aus, anschliessend wird Ihr Haarboden unter dem Mikroskop untersucht.

Schon nach wenigen Minuten steht fest, ob tatsächlich Haarausfall bevorsteht und was man dagegen tun kann.

Abb. 4.23. Beispiel pseudowissenschaftlicher Verfahren mit System

5 Krankheitsbilder

Hereditäre und kongenitale Hypotrichosen und Atrichien

Nature is nowhere accustomed more openly to display her secret mysteries than in cases where she shows traces of her workings apart from the beaten path; nor is there any better way to advance the proper practice of medicine than to give our minds to the discovery of the usual law of Nature by careful investigation of cases of rare forms of diseases.

For it has been found in almost all things, that what they contain of useful or applicable nature is hardly perceived unless we are deprived of them, or they become deranged in some way.

WILLIAM HARVEY

Tabelle 5.1. Klassifikation der Hypotrichosen/Atrichien

- Atrichia congenita universalis/Atrichie mit Hornzysten
- Hypotrichosis hereditaria simplex
- Hereditäre Hypotrichosis simplex infolge einer kurzen Anagenphase (Barraud-Klenovsek u. Trüeb 2000)
- Hypotrichosis hereditaria Marie Unna
- Durch Strukturdefekte des Haarschafts bedingte Hypotrichosen
- Hypotrichose/Atrichie als Leitsymptom eines Defektsyndroms
  - Ektodermaldysplasien
  - andere syndromatische Hypotrichosen/Atrichien
- Umschriebene Hypotrichose/Atrichie (Alopecia congenita circumscripta Fuchs)
  - Sonderform: Alopecia triangularis congenita (Sabouraud)

Während die häufigsten Alopezien (Zustand der erworbenen Haarverminderung an Stellen, die normalerweise behaart sind) mit genetischem Hintergrund die androgenetische Alopezie und die Alopecia areata sind, bei denen eine polygene Vererbung bzw. eine immungenetische Prädisposition angenommen werden, besteht eine Reihe seltener, genetisch bedingter Atrichien (Zustand der Haarlosigkeit) und Hypotrichosen (Zustand der verminderten Behaarung) mit mendelscher Vererbung, deren zugrunde liegende Gendefekte bisher nur in wenigen Fällen identifiziert wurden und die sich überdies oft durch eine Pleiotropie mit weiteren Anomalien, z. B. im Rahmen von Ektodermaldysplasien, auszeichnen (Tab. 5.1).

Beispiele sind die anhidrotische Ektodermaldysplasie vom Typ Christ-Siemens-Touraine mit Gendefekt auf Xq12 und das EEC-(Ektodermaldysplasie-Ektrodaktylie-Clefting-)Syndrom mit Gendefekt auf Chromosom 7.

In Fällen mit charakteristischer struktureller Haarschaftanomalie gibt diese oft der Entität ihren Namen, z.B. Monilethrix, bei der eine durch Haarbruch bedingte „Pseudoalopezie" auf eine gesteigerte Fragilität der Haare infolge Typ-II-Keratin-Mutationen zurückgeführt werden konnte. Deshalb sollte neben einer sorgfältigen klinischen Untersuchung auf assoziierte Symptome auch stets eine mikroskopische Untersuchung der Haarschäfte erfolgen, um lediglich durch Strukturdefekte des Haarschafts bedingte Hypotrichosen auszuschließen bzw. diagnostisch einzuordnen.

MIM-Nummern. Die MIM-Nummern beziehen sich auf McKusicks „Mendelian Inheritance in Man", einen Katalog genetischer Merkmale beim Menschen mit Informationen zum Phänotyp, zur Art des zugrunde liegenden Defekts sowie zur molekularen Genetik und Referenz zu den zugehörigen Schlüsselpublikationen (Dermatologie steht nach Genetik, Pädiatrie, Neurologie, Hämatologie und Ophthalmologie an sechster Stelle in der Häufigkeit der Referenzen). Jede MIM-Nummer besteht aus sechs Zahlen, wobei die erste Zahl den Vererbungsmodus angibt:

------   MIM-Nummer (6-stellig)
1 -----   → autosomal dominant
2 -----   → autosomal rezessiv
3 -----   → X-chromosomal

Innerhalb dieser drei Kategorien werden die Eingaben alphabetisch geordnet aufgeführt. Der Katalog wird alle 2 Jahre erneuert, und die Information ist auch online zugänglich: Online Mendelian Inheritance in Man (OMIM). Die Datenbank wird täglich erneuert und auf den aktuellen Stand gebracht.

Trotz vertiefter Kenntnisse zur Morphologie des Haarfollikels und zur Dynamik des Haarwachstumszyklus ist wenig bekannt über die molekularen Mechanismen der Haarwachstumskontrolle. Wertvolle Hinweise werden aber aus dem Studium natürlich vorkommender Tiermodelle der Alopezie gewonnen sowie aus den molekulargenetischen Knock-out-Experimenten mit Mäusen, in denen nach Ausschaltung bestimmter Gene phänotypisch Verminderung (keratinocyte growth factor, KGF), Vermehrung (fibroblast growth factor, FGF-5) oder qualitative Veränderung (lymphoid enhancer factor 1, LEF-1) des Haarwachstums erzeugt wurden. Unlängst wurden zu den Maus-hairless- und nude-Genen homologe Mutationen beim Menschen entdeckt, nämlich bei der autosomal rezessiven kongenitalen universellen Atrichie bzw. der kongenitalen Atrichie mit schwerer T-Zell-Immundefizienz und Nageldystrophie. Bei ersterer handelt es sich um die Erstentdeckung einer Mutation beim Menschen, die ausschließlich mit einer Haarwuchsstörung, einer Atrichie, vergesellschaftet ist. Trotz der Kontroversen bezüglich der Anwendbarkeit dieser Erkenntnisse für die Behandlung der häufigsten Alopezieformen, nämlich androgenetischer Alopezie und Alopezie, sind sowohl die akademische Tragweite als auch das ökonomische Potenzial (allein in den Vereinigten Staaten werden über 1,5 Milliarden US-Dollar und in Deutschland über 125 Millionen Euro jährlich für Haarwuchsmittel ausgegeben) derartiger Fortschritte der modernen trichologischen Forschung kaum abzuschätzen, wenn man bedenkt, dass erste Transportsysteme für die gezielte Expression therapeutischer Genprodukte im Haarfollikel bereits vorliegen.

■ Literatur

Hasegawa T, Hasegawa Y, Asamura S et al. (1991) EEC syndrome (ectrodactyly, ectodermal dysplasia and cleft lip/palate) with a balanced reciprocal translocation between 7q11.21 and 9p12 (or 7p11.2 and 9q12) in three generations. Clin Genet 40:202–206

Healy E, Holmes SC, Belgaid CE et al. (1995) A gene for monilethrix is closely linked to the keratin gene cluster at 12q13. Hum Mol Genet 4:2399–2402

Irvine AD, Christiano AM (2001) Hair on a gene string: recent advances in understanding the molecular genetics of hair loss. Clin Exp Dermatol 26:59–71

Kere J, Srivastava AK, Montonen O et al. (1996) X-linked anhidrotic (hypohidrotic) ectodermal dysplasia is caused by mutation in a novel transmembrane protein. Nature Genet 13:409–416

McKusick VA (1994) Mendelian Inheritance in Man. Catalogs of autosomal dominant, autosomal recessive, and X-linked phenotypes, 11th ed. Johns Hopkins University Press, Baltimore

Muller SA (1973) Alopecia: syndromes of genetic significance. J Invest Dermatol 60:475–492

Porter PS, Lobitz WC Jr (1970) Human hair: a genetic marker. Br J Dermatol 83:225–241

Porter PS (1973) Genetic disorders of hair growth. J Invest Dermatol 60:493–502

Kongenitale Atrichie/Hypotrichose ohne assoziierte Symptome

■ Atrichia congenita universalis/ Atrichie mit Hornzysten

Definition. Hereditäre Form der permanenten Haarlosigkeit (Atrichie), die mit einer klinisch unterschiedlich ausgeprägten Ausbildung zahlreicher kleiner, follikulär gebundener Hornzysten einhergehen kann (papuläre Atrichie). Der Vererbungsmodus ist in den meisten beschriebenen Fällen autosomal rezessiv, obwohl auch über autosomal dominante Vererbung berichtet wurde.

Vorkommen. Sehr selten.

Ätiopathogenese. Bei der autosomal rezessiv vererbten Atrichia congenita universalis bzw. Atrichie mit Hornzysten wurde ein Gendefekt auf dem kurzen Arm von Chromosom 8 (8p12) gefunden. Beim Genprodukt handelt es sich um einen Transkriptionsfaktor, der über die Expression einer Reihe von Zytokinen und Wachstumsfaktoren in der molekularen Regulation des Haarwachstums eine wichtige Rolle spielen könnte.

Sundberg schlug die hairless-Maus als Tiermodell für das Krankheitsbild der Atrichia congenita mit Hornzysten vor. Die hairless-Maus wird mit normaler Behaarung geboren und entwickelt nach Ablauf des ersten Haarzyklus eine permanente Haarlosigkeit. Der histologische Befund zeigt Follikelzysten. Es wird angenommen, dass im Anschluss an den ersten Haarzyklus Haarpapille und Follikelepithel von einander dissoziieren und durch die Unterbrechung der epithelial-mesenchymalen Interaktion kein neuer Haarzyklus zustande kommt.

Klinik. In der Regel ist das Haar bei der Geburt unauffällig, fällt aber bei der autosomal rezessiven Atrichia congenita universalis (MIM 203655) kurz nach der Geburt aus, während bei der autosomal dominanten Form die Behaarung erst später, meist innerhalb des 1. Lebensjahrzehnts, allmählich durch zunehmend spärliches Haar ersetzt wird, bis ebenfalls eine weitgehende irreversible Hypotrichose des behaarten Kopfes vorliegt. Histologisch wurden sowohl das Fehlen von Haarfollikeln als auch mit Hornmassen gefüllte, kleine dyskeratotische Follikelzysten beschrieben. In letzterem Fall gelingt die nosologische Abgrenzung von der Atrichia congenita mit Hornzysten (MIM 209500) nicht, trotz Zuordnung unterschiedlicher MIM-Nummern. Diese wird ebenfalls autosomal rezessiv vererbt und zeichnet sich durch einen irreversiblen Haarverlust innerhalb des 1. Lebensjahrs aus (Abb. 5.1 a), wobei zwischen dem 5. und 18. Lebensjahr zahlreiche kleine follikulär gebundene, mit Hornmassen gefüllte Zysten (Abb. 5.1 b) auftreten mit Prädilektion für den Nacken und das Gesicht, hier auch in der Form einer Atrophodermia vermiculata (Krinaa 1955, Trüeb 1998; Abb. 5.1 c).

Weitere Anomalien (Nageldystrophie, Zahnanomalien, psychomotorische Retardierung, Skelettanomalien, Immundefizienz) sind in Assoziation mit kongenitaler Atrichie beschrieben worden, wobei es sich hier eher um verschiedene Entitäten handeln dürfte, deren eindeutige nosologische Einordnung zum Teil erst nach Identifizierung der zugrunde liegenden Gendefekte gelingen wird. Entsprechend wurde für die kongenitale Atrichie mit schwerem T-Zell-Defekt und Nageldystrophie (MIM 601705) inzwischen

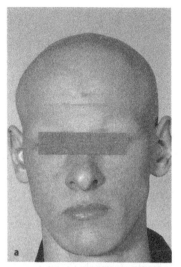

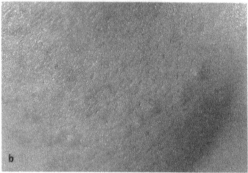

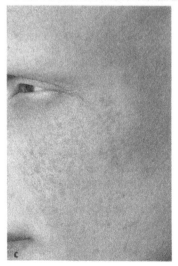

Abb. 5.1. Atrichia congenita universalis/Atrichie mit Hornzysten. **a** Patient mit Atrichie. **b** Hornzysten. **c** Atrophodermia vermiculata

eine Mutation im WHN-Gen auf Chromosom 17 entdeckt (Frank et al. 1999).

Diagnostik. Die Diagnose ist aufgrund der Anamnese, des klinischen Befundes und durch Ausschluss assoziierter Anomalien zu stellen. Im Zweifelsfall hilft eine Biopsie, eine Alopecia areata sicher auszuschließen.

Differenzialdiagnose. Alopecia areata (Erstmanifestation vor dem 1. Lebensjahr kommt in <1%, vor dem 2. Lebensjahr in 2% der Alopecia-areata-Fälle vor), syndromatische Atrichien bzw. Ektodermaldysplasie.

Verlauf und Prognose. Die Haarlosigkeit ist permanent.

Prophylaxe und Therapie. Psychologische Unterstützung der Eltern und später der betroffenen Kinder ist nicht zu unterschätzen. Einzige Möglichkeit des Haarersatzes ist die Perücke. Betroffene jugendliche Erwachsene wollen gelegentlich die Haarlosigkeit in ihr „Styling" einbeziehen.

■ Literatur

Ahmad W, Faiyaz U, Haque M, Brancolini V et al. (1998) Alopecia universalis associated with a mutation in the human hairless gene. Science 279:720–724

Ahmad W, Irvine AD, Lam H et al. (1998) A missense mutation in the zinc-finger domain of the human hairless gene underlies congenital atrichia in a family of Irish travelers. Am J Hum Genet 63:984–991

Ahmad W, Pantaleyev A, Christiano AM (1999) Molecular basis of congenital atrichia in humans and mice. Cutis 64:269–276

Cichon S, Anker M, Vogt IR et al. (1998) Cloning, genomic organization, alternative transcripts and mutational analysis of the gene responsible for autosomal recessive universal congenital alopecia. Hum Mol Genet 7:1671–1679

Damsté T, Prakken J (1954) Atrichia with papular lesions, a variant of congenital ectodermal dysplasia. Dermatologica 108:114–121

Frank G, Pignata C, Panteleyev AA et al. (1999) Exposing the human nude phenotype. Nature 398:473–474

Krinaa J (1955) Atriquia congenita familiae con lesiones papulosas y atrofodermia vermiculata de las surjillas. Arch Argent Dermatol 5:196

Kruse R, Cichon S, Anker M et al. (1999) Novel hairless mutations in two kindreds with autosomal recessive popular atrichia. J Invest Dermatol 113:954–959

Panteleyev AA, Paus R, Christiano AM (2000) Patterns of hairless (hr) gene expression in mouse hair follicle morphogenesis and cycling. Am J Pathol 157:1071–1079

Sprecher E, Lestringant GG, Szargel R et al. (1999) Atrichia with papular lesions resulting from a nonsense mutation within the human hairless gene. J Invest Dermatol 113:687–690

Trüeb RM (1998) Mutation des menschlichen hairless-Gens bei Atrichia universalis. Hautarzt 49:687–689

■ Hypotrichosis hereditaria simplex

Definition. Autosomal dominant vererbte Form des verminderten Haarwuchses (Hypotrichose) ohne Assoziation (MIM 146520).

Vorkommen. Selten.

Ätiopathogenese. Autosomal dominante Genodermatose mit unbekannter Pathogenese. Vermutet wird eine primäre Störung im Ablauf des Haarzyklus. Genetische Heterogenität ist nicht auszuschließen. In einer italienischen Familie wurde ein Gendefekt auf dem kurzen Arm von Chromosom 18 gefunden (Baumer et al. 2000).

Klinik. Die bei Geburt normale Behaarung wird meist innerhalb der 1. Lebensdekade nach und nach durch zunehmend spärliches dünnes und immer kürzeres Haar ersetzt (Abb. 5.2). Je nach Erstmanifestationsalter, Schwere und Beteiligung von Augenbrauen und Wimpern sind verschiedene Formen der kongenitalen Hypotrichose nach ihren Beschreibern benannt worden (Jeanselme u. Rime 1924, Patjas 1950, Bentley-

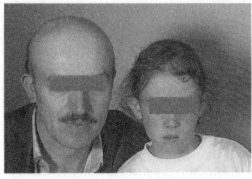

Abb. 5.2. Hypotrichosis hereditaria simplex bei Vater und Tochter

Phillips u. Grace 1979, Kenue u. Al-Dhafri 1994; zusammengefasst in Just et al. 1998).

Diagnostik. Die Diagnose ist aufgrund der Anamnese, des klinischen Befunds und durch Ausschluss assoziierter Anomalien zu stellen. Über die genaue klinische Untersuchung nach assoziierten Symptomen hinaus sollte eine mikroskopische Haarschaftuntersuchung erfolgen, um eine durch einen Strukturdefekt des Haarschafts bedingte Hypotrichose auszuschließen.

Licht- und rasterelektronenmikroskopisch zeigen die Haarschäfte lediglich ausgeprägte unspezifische Verwitterungen des Kutikulabesatzes.

Differenzialdiagnose. Durch Strukturdefekte des Haarschafts bedingte Hypotrichosen (z. B. Monilethrix); Defektsyndrome, bei denen die Hypotrichose ein diagnostisches Leitsymptom ist (z. B. Ektodermaldysplasie).

Verlauf und Prognose. Langsam progredient bis zur weit gehenden permanenten Alopezie des behaarten Kopfes. Die Körperbehaarung bleibt in der Regel erhalten.

Prophylaxe und Therapie. Eine Therapie ist nicht möglich. Einzige Möglichkeit des Haarersatzes ist die Perücke. Betroffene jugendliche Erwachsene wollen gelegentlich die Haarlosigkeit in ihr „Styling" einbeziehen.

▓ **Literatur**

Baumer A, Belli S, Trüeb RM, Schinzel A (2000) An autosomal dominant form of hereditary hypotrichosis simplex maps to 18p11.32-p11.23 in an Italian family. Eur J Hum Genet 8:443–448

Cambiaghi S, Barbareschi M (1999) A sporadic case of congenital hypotrichosis simplex of the scalp: difficulties in diagnosis and classification. Pediat Dermatol 16:301–304

De Berker D (1999) Congenital hypotrichosis. Int J Dermatol 38 (Suppl 1):25–33

Just M, Ribera M, Fuente MJ, Bielsa L, Ferrándiz (1998) Hereditary hypotrichosis simplex. Dermatology 196:339–342

Toribio J, Quinones PA (1974) Hereditary hypotrichosis of the scalp. Evidence of autosomal dominant inheritance. Br J Dermatol 91:686–696

▓ **Hereditäre Hypotrichosis simplex infolge einer kurzen Anagenphase**

Definition. Im Kindesalter auffallende, familiäre, isolierte Hypotrichose infolge einer kurzen Anagenphase (Barraud-Klenovsek u. Trüeb 2000).

Vorkommen. Vermutlich nicht selten.

Ätiopathogenese. Vermutlich autosomal dominante primäre Störung im Ablauf des Haarzyklus mit kurzer Anagenphasendauer.

Klinik. Die bei Geburt normal langen Haare wachsen im frühen Kindesalter nicht länger als einige Zentimeter (Abb. 5.3 a, b), sodass sie

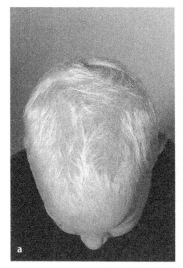
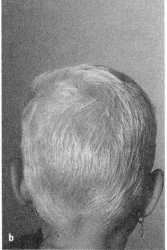

Abb. 5.3. Hereditäre Hypotrichosis simplex infolge kurzer Anagenphase. Ansicht **a** des Scheitels, **b** des Hinterkopfs

nicht geschnitten werden müssen. Die bisher beschriebenen Kinder waren auffallend blond. Spätestens bis ins Erwachsenenalter kommt es spontan zu einer Normalisierung des Haarwachstums und oft auch dunklerer Pigmentierung.

Diagnostik. Die Diagnose ist aufgrund der Anamnese, des klinischen Befunds und des Trichogramms zu stellen.

Das Trichogramm zeigt das Muster eines diffusen Telogeneffluviums mit frontal und okzipital über die Norm erhöhten Telogenraten.

Licht- und rasterelektronenmikroskopisch haben die Haarschäfte einen verminderten Durchmesser, und die Kutikulaschuppenränder weisen einen vergrößerten Abstand auf. Aufgrund der kurzen Anagenphase sind gegen distal Abnutzungserscheinungen im Vergleich zu normalen Haaren weniger ausgeprägt.

Differenzialdiagnose. Hypotrichosis hereditaria simplex, loses Anagenhaar, Alopecia areata diffusa.

Verlauf und Prognose. Im Unterschied zu den anderen Formen der hereditären Hypotrichosis simplex und der Hypotrichosis hereditaria Marie Unna kommt es spätestens bis zum Erwachsenenalter zu einer Normalisierung des Haarwachstums.

Prophylaxe und Therapie. Eine Therapie ist nicht notwendig. Theoretisch ist möglich, dass Minoxidil über eine pharamakologische Verlängerung der Anagenphase wirksam ist.

█ **Literatur**

Barraud-Klenovsek MM, Trüeb RM (2000) Congenital hypotrichosis due to short anagen. Br J Dermatol 143:612–617

█ **Hypotrichosis hereditaria Marie Unna**

Definition. Autosomal dominant vererbte Hypotrichose mit charakteristisch verlaufendem irreversiblen Haarverlust und charakteristischer, wenn auch unspezifischer Haarschaftveränderung (Pili torti et canaliculi, Twisting hair dystrophy), weswegen Solomon et al. (1971) auch die Bezeichnung „hereditäre Trichodysplasie" vorschlugen (MIM 146550).

Vorkommen. Selten.

Ätiopathogenese. Autosomal dominante Genodermatose aufgrund eines Gendefekts auf dem kurzen Arm von Chromosom 8.

Klinik. Bei Geburt meist fehlende oder spärliche Behaarung. In der Kindheit (ca. 3. Lebensjahr) verzögert einsetzendes Wachstum auffallend derber, an eine schlechte Perücke erinnernder, vom Kopf abstehender, unkämmbarer Haare (Abb. 5.4 a). Ab der Pubertät meist im Vertexbereich beginnende, progrediente zikatrisierende Alopezie (Abb. 5.4 b, c). Augenbrauen, Wimpern, Axillar- und die übrigen Körperhaare sind ebenfalls spärlich. Es bestehen keine assoziierten Anomalien.

Diagnostik. Die aufgrund einer positiven Familienanamnese, des typischen Verlaufs und charakteristischen klinischen Befunds gestellte Verdachtsdiagnose sollte mittels Haarschaftuntersuchung und Biopsie bestätigt werden.

Licht- und rasterelektronenmikroskopisch erscheint der Haarschaft bandartig abgeflacht oder längs gefurcht (kanalikuliert) mit unregelmäßigen axialen Verdrehungen (Pili torti et canaliculi, Twisting hair dystrophy) (Abb. 5.4 d). Das Einzelhaar ist dicker (ca. 100 μm gegenüber 65–75 μm als normaler Durchschnittswert). Die Kutikula zeigt ausgeprägte Verwitterungen mit Defekten bis hin zum Verlust mit konsekutiven Längsspaltungen und Aufsplitterungen des Haars.

Histopathologisch findet sich eine Reduktion der Haarfollikelzahl in Verbindung mit Zeichen der fibrosierenden Alopezie, z.T. mit Fremdkörpergranulombildung, aber ohne signifikantes Entzündungsinfiltrat.

Differenzialdiagnose. Pili trianguli et canaliculi (Syndrom der unkämmbaren Haare), Ektodermaldysplasie mit Pili torti et canaliculi, Keratosis pilaris atrophicans, erworbene Formen der zikatrisierenden Alopezien.

Hypotrichosis Jeanselme-Rimé. Autosomal dominant vererbte kongenitale Hypotrichose mit Trichodysplasie (in der Form spiralig verdrehter Haare) und Verlust aller Kopfhaare innerhalb der ersten 9 Lebensmonate. Assoziierte Symptome: Keratosis pilaris, brüchige Nägel (deshalb als Ektodermaldysplasie zu klassifizieren).

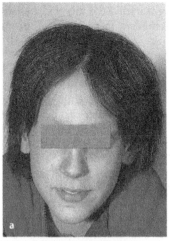

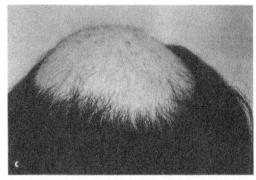

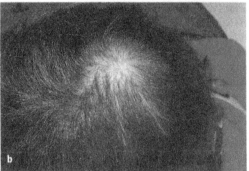

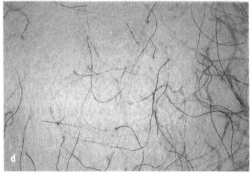

Abb. 5.4. Hypotrichosis hereditaria Marie Unna. **a** Drahtige Haare. **b** Initiale Alopezie des Vertexbereichs.

c Fortgeschrittene Alopezie. **d** Pili-torti-artige Haare (**c** und **d** Patient von M. Wyss)

Verlauf und Prognose. Langsam progredient bis hin zum vollständigen Haarverlust.

Prophylaxe und Therapie. Eine Therapie ist nicht möglich. Es sollte auf einen schonenden Umgang mit den spröden Haaren geachtet werden. Kahlstellen sind mittels Haarteilen zu decken, später mit einer Perücke.

▓ Literatur

Argenziano G, Sammarco E, Rossi A et al. (1999) Marie Unna hereditary hypotrichosis. Eur J Dermatol 9:278–280

Cichon S, Kruse R, Hillmer AM et al. (2000) A distinct gene close to hairless locus on chromosome 8p underlies hereditary Marie Unna type hypotrichosis in a German family. Br J Dermatol 143:811–814

Jeanselme A, Rimé G (1924) Un cas d'alopécie congénitale familiale. Bull Soc Fr Dermatol Syphiligr 31:79–83

Roberts JL, Whiting DA, Henry D et al. (1999) Marie Unna congenital hypotrichosis: clinical description, histophatology, scanning electron microscopy of a previously unreported large pedigree. J Invest Dermatol Symp Proc 4:261–267

Solomon LM, Esterly NB, Medenica M (1971) Hereditary trichodysplasia: Marie Unna's hypotrichosis. J Invest Dermatol 57:389–400

Sreekumar GP, Roberts JL, Wong C-Q et al. (2000) Marie Unna hereditary hypotrichosis gene maps to human chromosome 8p21 near hairless. J Invest Dermatol 114:595–597

Van Steensel M, Smith FJ, Steijlen PM et al. (1999) The gene for hypotrichosis of Marie Unna maps between D8S258 and D8S298: exclusion of the hr gene by cDNA and genomic sequencing. Am J Hum Genet 65:413–419

■ Alopecia triangularis congenita

Definition. Besondere Form der kongenitalen umschriebenen Hypotrichose mit frontotemporaler Lokalisation.

Vorkommen. Wahrscheinlich häufiger als angenommen. Meist wird die Alopezie erst zwischen dem 3. und 6. Lebensjahr bemerkt, gelegentlich auch später. Letztere Variante wird auch als „akquirierte Form" bezeichnet.

Ätiopathogenese. Vermutet wird eine nävoide Entwicklungsstörung der Vellushaarfollikel zu Terminalhaarfollikel mit Prädilektion für den frontotemporalen Verlauf der Blaschko-Linien. Die 1905 von Sabouraud erstmals beschriebene Alopecia triangularis congenita ist wahrscheinlich nur eine besondere Spielart der Alopecia congenita circumscripta (Fuchs 1840), bei der die Form und die Lokalisation des Defekts gegenüber der grundsätzlichen Feststellung einer umschriebenen Hypotrichose pathogenetisch von zweitrangiger Bedeutung ist. Bei der akquirierten Form werden Androgene als zusätzlicher Realisationsfaktor diskutiert, insofern als die Histologie Charakteristika der androgenetischen Alopezie aufweist. Die Störung ist nicht erblich, obwohl Auftreten bei Geschwistern bzw. bei Vater und Sohn beschrieben wurde.

Klinik. Meist dreieckförmige, seltener ovale, umschriebene Alopezie der Frontotemporalregion, die mit der Basis an der Stirn-Haar-Grenze (Abb. 5.5), häufiger unilateral (80%), aber auch bilateral auftritt. Der haarlose Bezirk zeigt sich klinisch meist erst mit Umwandlung des kindlichen Flaumhaars zum Terminalhaar nach dem

2. Lebensjahr, dehnt sich meist 2–4 cm auf den behaarten Kopf aus und besteht zeitlebens unverändert fort. Die Haut ist unauffällig, ohne Anzeichen der Entzündung, Atrophie oder Vernarbung.

Die Veränderung tritt in der Regel als isolierte Entwicklungsstörung auf. Es liegen Einzelberichte gleichzeitig bestehender Anomalien vor, bei denen das Zusammentreffen wahrscheinlich eher als zufällig zu betrachten ist: angeborene Schwerhörigkeit, Hüftgelenkdysplasie, Trisomie 21, nävoide Fehlbildung der Iris, psychische Retardierung und Onychodystrophie (Tosti 1987).

Diagnostik. Das typische Erstmanifestationsalter, der charakteristische Befund (Form und Lokalisation lateral der Geheimratsecken), das Fehlen assoziierter Veränderungen der Kopfhaut und von Peladehaaren (Ausrufezeichenhaare oder Kadaverhaare), ein negativer Haarzupftest im Randbereich und die fehlende Progredienz lassen die Diagnose in den meisten Fällen ohne weiterführende Untersuchungen stellen.

Im Zweifelsfall kann die Diagnose bioptisch gesichert werden. Histopathologisch ist die Haut bis auf das weit gehende Fehlen von Terminalhaarfollikeln unauffällig. Vellushaarfollikel sind vorhanden.

Differenzialdiagnose. Alopecia areata, traumatogene Alopezie, Morphea „en coup de sabre", bitemporale Rezession der Stirn-Haar-Grenze bei androgenetischer Alopezie.

Verlauf und Prognose. Die Veränderung persistiert zeitlebens ohne Progredienz.

Prophylaxe und Therapie. Meist lässt sich der Defekt durch die Haare der Umgebung kosmetisch befriedigend decken, so dass keine weiteren therapeutischen Maßnahmen nötig sind. Im Übrigen kommt Camouflage in Betracht. Bei stärkerer kosmetischer Beeinträchtigung kann der Defekt mittels autologer Haartransplantation oder Exzision mit Expander korrigiert werden.

■ Literatur

Friederich HC (1949) Zur Kenntnis des angeborenen umschriebenen Haarausfalls. Dermatol Wochenschr 21:712–716

Siemens HW (1952) Alopecia triangularis und Ophiasis als Schönheitsideal. Hautarzt 3:270–273

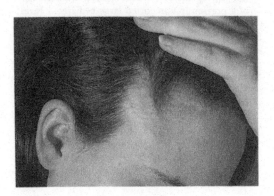

Abb. 5.5. Alopecia triangularis congenita

Strasser S, Lucas M (1993) Alopecia triangularis congenita. Klinisches Erscheinungsbild – operative Korrektur mit autologer Haartransplantation. Hautarzt 44:401–402
Tosti A (1987) Congenital triangular alopecia. Report of fourteen cases. J Am Acad Dermatol 16:991–993
Trüeb RM, Burg G (1992) Alopecia triangularis congenita. Dermatol Monatsschr 178:367–370

Syndromatische Atrichien und Hypotrichosen

▓ Atrichien in Verbindung mit geistiger Retardierung

Definition. Heterogene Gruppe kongenitaler Atrichien/Hypotrichosen in Verbindung mit geistiger Retardierung und anderen syndromtypischen Anomalien.

Vorkommen. Sehr selten.

Ätiopathogenese. Gruppe überwiegend autosomal rezessiv erblicher Genodermatosen mit weitgehend unbekannter Pathogenese. Das Shokeir- und das XTE-Syndrom werden autosomal dominant vererbt; der Erbgang der Ektodermaldysplasie mit schwerer geistiger Retardierung ist unbekannt, das dermotrichische Syndrom wird X-chromosomal rezessiv vererbt. Beim XTE-Syndrom haben Hirnbiopsien degenerative Veränderungen an Neuronen und Astrozyten sowie Speicherung von Neutrallipiden in perivaskulären Zellen gezeigt.

Klinik. Die kongenitalen Atrichien/Hypotrichosen mit geistiger Retardierung treten ohne oder mit assoziierten, nichtneurologischen Anomalien bzw. im Rahmen eines ektodermalen Dysplasiesyndroms auf.

Kongenitale Atrichien/Hypotrichosen mit geistiger Retardierung ohne assoziierte, nichtneurologische Anomalien (zusammengefasst in Timar et al. 1993):
- ▓ *Atrichie mit geistiger Retardierung und Mikrozephalie* (MIM 203650, Baraitser et al. 1983);
- ▓ *Atrichie mit geistiger Retardierung, pathologischem Elektroenzephalogramm und Epilepsie* (MIM 203600, Moynahan 1962);
- ▓ *Hypotrichose mit psychomotorischer Retardierung, Mikrozephalie und Epilepsie* (Pridmore et al. 1992)

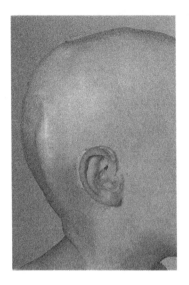

Abb. 5.6. Atrichie mit sensorineuraler Taubheit

Kongenitale Atrichien/Hypotrichosen mit geistiger Retardierung und assoziierten, nicht neurologischen Anomalien (zusammengefasst in Timar et al. 1993):
- ▓ *Atrichie mit Hornzysten und geistiger Retardierung* (Del Castillo et al. 1974);
- ▓ *Shokeir-Syndrom* (MIM 104130). Nahezu universelle Atrichie/Hypotrichose mit geistiger Retardierung, Pyorrhö und im Erwachsenenalter auftretender Temporallappenepilepsie (Shokeir 1977);
- ▓ *Atrichie mit Hornzysten, geistiger Retardierung, Krampfanfällen, sensorineuraler Taubheit* (Abb. 5.6) *und partieller Syndaktylie* (Perniola et al. 1980);
- ▓ *Atrichie mit geistiger Retardierung und Kleinwuchs ohne Epilepsie* (Schinzel 1980) bzw. *mit Epilepsie* (Wessel et al. 1987). Bemerkung: Möglicherweise handelt es sich bei beiden um dieselbe Entität.

Ektodermaldysplasien mit Atrichie/Hypotrichose und geistiger Retardierung:
- ▓ *XTE-(xeroderma talipes enamel defect-) Syndrom* oder *Ektodermaldysplasie mit Xerodermie* (Moynahan 1970). Ektodermaldysplasie mit Xerodermie infolge Schweißdrüsenhypoplasie; Zahnschmelzdysplasie mit Gelbverfärbung und Zahndeformität; dünnes, verlangsamt wachsendes, spärliches Haar am Kopf; fehlende Augenwimpern und zerebrale Veränderungen (pathologisches Elektroenzepha-

logramm, epileptische Anfälle, geistige Retardierung).

■ *Ektodermaldysplasie mit schwerer geistiger Retardierung.* Kongenitale universelle Atrichie, Anonychie und Hypohidrose (Ektodermaldysplasie) in Verbindung mit schwerer geistiger Retardierung, Amaurose mit bilateralem Katarakt, fehlenden Mamillen und dysplastischen Ohren. Erbgang unbekannt.

■ *Dermotrichisches Syndrom.* X-chromosomal rezessive Ektodermaldysplasie mit kongenitaler universeller Atrichie, Nageldystrophie und Hypohidrose in Verbindung mit generalisierter ichthyosiformer Hyperkeratose, schwerer psychomotorischer Retardierung, abnormalem EEG und Krampfanfällen. Eine Beziehung zum Ichthyosis-follicularis-Alopezie-Photophobie-Syndrom wird diskutiert (Martino et al. 1992).

Diagnostik. Die Diagnose wird aufgrund der Familien- (Konsanguinität?) und persönlichen Anamnese, des klinischen Befunds und einer sorgfältigen Befunderhebung assoziierter Anomalien des zentralen Nervensystems (einschließlich Elektroenzephalographie und Audiometrie) und anderer ektodermaler Strukturen gestellt. Im Zweifelsfall hilft eine Biopsie, eine Alopecia areata sicher auszuschließen.

Differenzialdiagnose. Andere syndromatische Atrichien bzw. Ektodermaldysplasien (Aminoazidurien), Alopecia areata.

Verlauf und Prognose. Außer bei der Atrichie mit geistiger Retardierung, pathologischem Elektroenzephalogramm und Epilepsie, bei der es im Alter zwischen 2 und 4 Jahren zum spontanen Haarwachstum kommen kann, ist die Haarlosigkeit bei den kongenitalen Atrichien mit geistiger Retardierung permanent.

Prophylaxe und Therapie. Eine spezifische Therapie existiert nicht. Psychologische Unterstützung der Eltern und später der betroffenen Kinder ist nicht zu unterschätzen. Einzige Möglichkeit des Haarersatzes ist die Perücke. Genetische Beratung.

■ Literatur

Martino F, D'Eufemia P, Pergola MS et al. (1992) Child with manifestations of dermotrichic syndrome and ichthyosis follicularis-alopecia-photophobia (IFAP) syndrome. Am J Med Genet 44:233–236

Moynahan EJ (1970) XTE syndrome (xeroderma, talipes and enamel defect): a new heredo-familial syndrome. Two cases. Homozygous inheritance of a dominant gene. Proc R Soc Med 63:447–448

Timar L, Czeizel AE, Loszo P (1993) Association of Shokeir syndrome (congenital universal alopecia, epilepsy, mental subnormality and pyorrhea) and giant pigmented nevus. Clin Genet 44:76–78

■ Haardefekte und Skelettanomalien

Definition. Heterogene Gruppe kongenitaler Hypotrichosen in Verbindung mit Skelettfehlbildungen und anderen syndromtypischen Anomalien.

Vorkommen. Selten.

Ätiopathogenese. Die zugrunde liegenden Gendefekte sind teilweise bekannt. Bemerkenswert sind die Auswirkungen der unterschiedlichen Inaktivierung der 2 X-Chromosomen im Sinne der Lyon-Hypothese bei den X-chromosomal dominanten Erbleiden (X-chromosomal dominante Chondrodysplasia punctata, fokale dermale Hypoplasie) bzw. der Lokalisation und Ausdehnung der Deletionen bei den Syndromen mit Multigendeletion (trichorhinophalangeales Syndrom, Chondrodysplasia punctata durch X-chromosomale Deletion, EEC-Syndrom) auf den klinischen Phänotyp.

Klinik. *Trichorhinophalangeales Syndrom (TRPS).* Sporadisch oder autosomal dominant (MIM 190350, 150230 bzw. 190351), seltener autosomal rezessiv (MIM 275500) auftretendes Deletionssyndrom des Chromosoms 8 mit schütterem, dünnem Kopfhaarwuchs, evtl. frühzeitiger Alopezie, Hertoghe-Zeichen, phalangealen Zapfenepiphysen und typischen Gesichtsdysmorphien (trichorhinophalangeales Syndrom I): birnenförmige Nase, langes Philtrum, mediales Knötchen unter der Unterlippe (Abb. 5.7 a, b). Genort ist 8q24.1. Größere Deletionen können ein Gen für multiple kartilaginäre Exostosen (EXT1) mit einschließen („contiguous gene syndrome") und dann zum trichorhinophalangealen Syndrom II (Langer-Giedion-Syndrom)

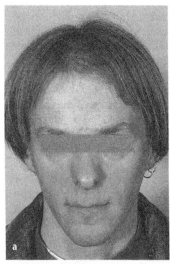

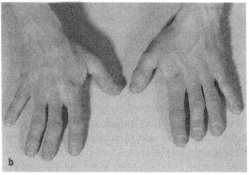

Abb. 5.7. Trichorhinophalangeales Syndrom. **a** Typische facies.
b Auffallende Deformität der Fingergelenke

führen mit weitgehend gleichem klinischen Bild
wie TRPS I, jedoch zusätzlich multiplen kartilaginären Exostosen. Weitere häufige Befunde
sind geistige Retardierung (in 76% der Fälle)
und Mikrozephalie, die von der Größe des verlorenen Chromosomensegments abhängige Befunde darstellen. Das trichorhinophalangeale
Syndrom III ist ein weniger eindeutig abgrenzbares Syndrom, bei dem die Hand- und Fußanomalien stärker ausgeprägt sind als bei TRPS I und
II, und die Körpergröße stark vermindert ist. Es
fehlt die geistige Retardierung vom TRPS II.

Die morphologischen Haarveränderungen
sind unspezifisch und reichen von fehlenden
Anomalien über dünnkalibrige, abgeflachte Haare bis hin zu Pili-canaliculi-artigen Veränderungen. Messungen der biophysikalischen Haarschaftparameter haben einen Anstieg des viskösen Parameters bei normalen elastischen Pa

rametern gezeigt, der Ausdruck einer Reduktion
der Disulfid- und einer Zunahme der Wasserstoffbindungen innerhalb der Keratinmikrofibrillen der Haarmatrix sein kann.

Knorpel-Haar-Hypoplasie mit Immundefizienz
(MIM 250250). Autosomal rezessiv erbliches,
unter den „Amish People" in Pennsylvania
(Konsanguinität!) gehäuft vorkommendes Syndrom mit metaphysärer Skelettdysplasie, Hypotrichose und Immundefekt. Die Skelettdysplasie
äußert sich als dysproportionierter Minderwuchs mit relativ langem Rumpf, Verkürzung
der Extremitäten, die an den unteren Gliedma
ßen stärker ausgeprägt ist, und radiologisch
metaphysären Strukturunregelmäßigkeiten. Das
Haar ist fein und spärlich mit Verminderung
von Schaftquerdurchmesser (nicht obligat) und
Spannkraft. Es besteht eine Immundefizienz
aufgrund eines T-Zell-Defekts mit erhöhter Infektanfälligkeit besonders gegen das Varicella
Zoster-Virus mit schwerem Krankheitsverlauf
sowie gelegentlich Malabsorption.

Chondrodysplasia punctata, X-chromosomal
dominante Form, Conradi-Hünermann-Syndrom,
Happle-Syndrom (MIM 302960). Geschlechtsgebunden dominant erbliches Syndrom, das in
der Form mosaikartiger Haut-, Skelett- und Augenveränderungen nur Mädchen betrifft (Nachweis des X-chromosomal-dominanten Erbgangs
durch Happle et al. 1977). Die unterschiedliche
Ausprägung ist Ausdruck der unterschiedlichen
Inaktivierung der zwei X-Chromosomen bei
Frauen im Sinne der Lyon-Hypothese. In
schwersten Fällen Tod bei oder kurz nach der
Geburt (letale Form der X-chromosomal dominanten Chondrodysplasia punctata). Das Syndrom ist radiologisch charakterisiert durch neonatale kalkspritzerartige Verkalkungen in asymmetrischer Anordnung in den Epiphysen der
Röhrenknochen, Hand- und Fußwurzelknochen,
periartikulär und vertebral. Diese verschwinden
bis zum 6. Lebensjahr. Klinisch umfasst das
Syndrom Kleinwuchs mit asymmetrischer Verkürzung der Röhrenknochen, später Skoliose,
eine auffallende Fazies mit Sattelnase und beidseitiger Kerbe der Nasenspitze, häufig asymmetrisch ausgeprägte Augenveränderungen (in
20% Cataracta congenita, seltener Mikrophthalmus, Glaukom, Optikusatrophie, Linsenluxation,
Hornhauttrübung, Synechien, Rubeosis iridis),
in 25% kongenitale ichthyosiforme Erythrodermie und Hautveränderungen, die streifen-, wirbel- oder fleckförmig angeordnet sind (entsprechend den Blaschko-Linien): Ichthyose, Atro

phodermie und Dyspigmentation. Auch im Bereich des Kapillitiums findet sich eine entsprechende fleckförmige partielle Alopezie, und gelegentlich werden Anomalien der Nägel beobachtet.

Chondrodysplasia punctata durch X-chromosomale Deletion. Durch Deletion mehrerer Gene (Kleinwuchs-Gen SS, Gen für die X-chromosomal rezessive Chondrodysplasia punctata XRCDP, ein mit geistiger Retardierung verbundenes Gen MRX, Steroidsulfatase-Gen STS und das für das Kallmann-Syndrom verantwortliche Gen XLK) im Bereich von Region 22.3 des kurzen Arms des X-Chromosoms bedingte Form der Chondrodysplasia punctata, deren klinisches Erscheinungsbild der X-chromosomal rezessiven Form der Chondrodysplasia punctata entspricht (Sattelnase, Kleinwuchs, ausgeprägte Hypoplasie der Endphalangen, radiologisch bilateral-symmetrische paravertebrale und Kalzifikationen von Epiphysen, keine Hautveränderungen), aber zusätzlich geistige Retardierung und Katarakt aufweist, bei zusätzlicher Deletion von STS Ichthyose und partielle Alopezie, bei Deletion von XLK hypogonadotropen Hypogonadismus und Anosmie. Betroffen sind Knaben (X-chromosomal rezessive Vererbung: MIM 302950).

Fokale dermale Hypoplasie, Goltz-Gorlin-Syndrom (MIM 305600). X-chromosomal dominant erbliches, multiples Missbildungssyndrom mit Haut- Skelett-, Zahn- und Augenanomalien auf der Grundlage eines Defekts des COL5A1-Gens. Die streifenförmige oder systematisierte Anordnung der Haut- und Knochenveränderungen beim betroffenen weiblichen Geschlecht wird als Ausdruck des funktionellen X-chromosomalen Mosaizismus (Lyon-Hypothese) eines für das hemizygote männliche Geschlecht letalen Gens aufgefasst. Leitsymptom sind die Hautveränderungen, die in 100% vorhanden sind und fokale Atrophien der Haut umfassen, die bereits nach Geburt da sind oder sich rasch aus zunächst erythematösen Arealen entwickeln. Typisch sind anetodermieartige Fettgewebshernien im Bereich größerer atrophischer Hautareale (Abb. 5.8a), ferner kommen streifige Pigmentation und Teleangiektasien vor, die ein buntscheckiges Bild (Poikilodermie) hervorrufen können. Im Bereich der Lippen, der Genital- und Analschleimhaut finden sich Papillome, die Condylomata acuminata ähneln und histologisch Angiofibrome darstellen (Abb. 5.8b). Haarveränderungen umfassen fokale narbige

Alopezien (Abb. 5.8c, d) infolge tieferer Gewebsdefekte und manchmal eine diffuse Hypotrichose. Auch finden sich Nageldystrophien, Störungen der Schweißsekretion (Hypo- oder Hyperhidrose) und Zahnanomalien (in 58% vorhanden: Agenesie, Dysplasie oder Retention von Zähnen, Schmelzdefekte und Malokklusion im späteren Lebensalter), sodass das Syndrom definitionsgemäß auch als Ektodermaldysplasie klassifiziert wird. Typische Skelettveränderungen (in 90% vorhanden) sind Syn- und Polydaktylien, gepaart mit Hypoplasien oder Aplasien von Fingern und Zehen (Abb. 5.8e), ferner Dysmelien, Wirbelanomalien (Kyphose, Skoliose, Spina bifida), Fehlbildungen der Schlüsselbeine, der Rippen und des Beckens sowie Veränderungen der Knochenstruktur (Osteopathia striata, Osteoporose, Ossifikationsrückstand). Die Augenanomalien (in 46% vorhanden) manifestieren sich als Iriskolobome, Mikrophthalmie oder Anophthalmie, Nystagmus und Strabismus.

Rosselli-Gulienetti-Syndrom und *EEC-(Ektrodaktylie-Ektodermaldysplasie-Cheilognathopalatoschisis-)Syndrom.* Siehe unter Ektodermaldysplasien mit Lippen-Kiefer-Gaumen-Spalten.

Odontotrichomeliesyndrom, Freire-Maia-Syndrom (MIM 273400). Wahrscheinlich autosomal rezessiv erbliches Ektodermaldysplasiesyndrom mit ausgeprägter Hypotrichose, Zahnanomalien (Hypodontie, Mikrodontie, konische Zahnform) und Onychodysplasie in Verbindung mit schweren Extremitätenfehlbildungen. Eine Beziehung zum EEC-Syndrom wird diskutiert.

Kranioektodermale Dysplasie, Sensenbrenner-Syndrom (MIM 218330). Wahrscheinlich autosomal rezessiv erbliches, durch Haar- und Zahnfehlbildungen definiertes Ektodermaldysplasiesyndrom mit Skelettdysplasie. Es besteht eine Hypotrichose mit spärlichen, sehr dünnen und kaum pigmentierten Haaren; Zahnfehlbildungen mit Hypodontie, Mikrodontie und Taurodontie; Dolichozephalie und faziale Dysmorphie mit prominenten Stirnhöckern, Sattelnase, auswärts gerichteten Nasenlöchern, Epikanthus und antimongoloider Lidachse; Minderwuchs mit Verkürzung insbesondere der Arme, Brachydaktylie, häufig Syndaktylie, Klinodaktylie der Kleinfinger und breiten kurzen Akren und Nägeln.

Pseudothalidomidsyndrom, Roberts-Syndrom (MIM 268300). Autosomal rezessiv erbliches Syndrom mit symmetrischer Reduktionsanomalie aller Extremitäten (Tetraphokomelie, gepaart mit Strahlanomalien), typischer fazialer Dys-

Abb. 5.8. Fokale dermale Hypoplasie.
a Fettgewebshernien.
b Periorale Papillome.
c,d Hypotrichose mit
fokaler narbiger Alopezie.
e Reduktionsfehlbildung des Fußes

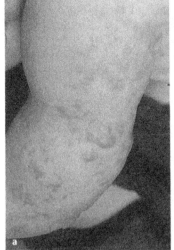
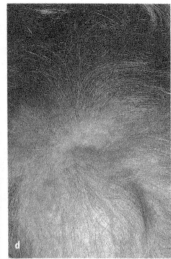
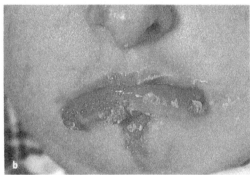
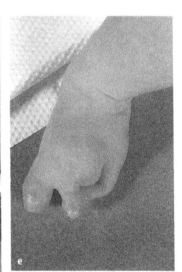
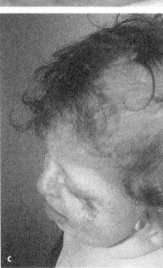

morphie (Hypertelorismus, Exophthalmus, Epikanthus, schmale Schläfenregion, tief sitzende
dysplastische Ohren, breite Nase mit hypoplastischen Nasenlöchern, Mikro- und Retrognathie) mit bilateraler Lippenspalte, Naevus flammeus des Mittelgesichts und spärlichem, weiß-
blondem Haar. Ferner bestehen Fehlbildungen
der Augen, Genitalien (Makropenis, Klitorishypertrophie) und Nieren (Zysten) sowie fakultativ Shuntvitien, dysrhaphische Störungen (Enzephalozelen, Myelomeningozelen, Bauchwand-
defekte) und Tumorbildung. Bemerkenswert ist
eine Abnormität in der Chromatidteilung im
Sinne der Schwesterchromatid-Separation einschließlich Zentromerregion. Diese führt zu einer Prolongation des Zellzyklus, deren Auftreten
zu jeweils unterschiedlichen Zeitpunkten während der Embryonalentwicklung den variablen
Phänotyp erklären könnte.

Brachymetapodie-Anodontie-Hypotrichosis-
Syndrom mit Albinismus, Tuomaala-Haapanen-
Syndrom (MIM 211370). Wahrscheinlich autosomal rezessiv erbliche Ektodermaldysplasie mit
spärlichen, dünnen, blonden Haaren und kongenitaler Anodontie in Verbindung mit Maxilla-
hypoplasie, Minderwuchs, kurzen Händen und
Füßen mit Ausnahme keulenartig vergrößerter
Großzehen und multiplen Augenanomalien
(Strabismus, Nystagmus, Linsentrübung, hochgradige Myopie).

Mesomelischer Zwergwuchs – Skelettanoma-
lien – Ektodermaldysplasie (Brunoni et al.
1984). Ektodermale Dysplasie mit Hypotrichose,
Zahnanomalien und hypoplastischen Zehennägeln in Verbindung mit Minderwuchs, kurzen
Unterarmen und Händen, Radialstrahlanoma-
lien und auffallender Facies: Sattelnase, Mikrognathie, antimongoloide Lidachsenstellung, Epikanthus, langes Philtrum, dünne Lippen. Erbgang unbekannt.

Diagnostik. Die Diagnose wird aufgrund der
Kombination von Hypotrichose bzw. Ektodermaldysplasie mit Haarbeteiligung, klinisch und
radiologisch charakteristischen Skelettfehlbildungen und Vorhandensein weiterer syndromtypischer Fehlbildungen gestellt. Bei den
X-chromosomal dominanten Syndromen ist die
streifenförmige bzw. (asymmetrisch) systematisierte Anordnung von Haut- und Skelettveränderungen typisch. Beim Pseudothalidomidsyndrom ist pränatale Ultraschalldiagnostik möglich, zytogenetische Pränataldiagnostik nicht sicher genug.

Differenzialdiagnose. Die für die Chondrodysplasia punctata radiologisch typischen kalksprit-
zerartigen Verkalkungen sind im Neugeborenenalter ein unspezifischer Befund und kommen
vor bei den verschiedenen Formen der Chondrodysplasia punctata, dem CHILD-Syndrom
(kongenitale halbseitige ichthyosiforme Erythrodermie in Kombination mit ipsilateralen Gliedmaßendefekten), bei Alkoholembryopathie, nach
mütterlicher Ingestion von Dicumarol bzw. bei
Vitamin-K-Mangel (Malabsorption) während
der Schwangerschaft, nach intrauteriner Röteln-
infektion sowie bei verschiedenen chromosomalen Aberrationen (inkl. Trisomie 21).

Bei der fokalen dermalen Hypoplasie sind Incontinentia pigmenti (Bloch-Sulzberger), Naevus lipomatosus superficialis cutaneus Hof-
mann-Zurhelle, Aplasia cutis congenita und das
MIDAS-Syndrom (Mikrophthalmie, dermale
Aplasie und Sklerokornea; Happle et al. 1993)
differenzialdiagnostisch abzugrenzen.

Das Rosselli-Gulienetti-Syndrom und das
EEC-Syndrom sind bisweilen klinisch voneinander bzw. von anderen Ektodermaldysplasien
mit Lippen-Kiefer-Gaumen-Spalten nur schwer
zu unterscheiden.

Verlauf und Prognose. Abhängig vom zugrunde
liegenden Syndrom und seinen möglichen Komplikationen (z.B. Varicella-Zoster-Infektion bei
Knorpel-Haar-Hypoplasie mit Immundefizienz)
bzw. dessen phänotypischer Ausprägung (unterschiedliche Inaktivierung der zwei X-Chromosomen im Sinne der Lyon-Hypothese bei den
X-chromosomal dominanten Erbleiden bzw. Lokalisation und Ausdehnung der Deletionen bei
den Syndromen mit Multigendeletion). Die Haarlosigkeit bzw. der Haarverlust sind permanent.

Prophylaxe und Therapie. Multidisziplinäre Betreuung u.a. zusammen mit dem orthopädischen
Chirurgen. Im Übrigen existieren keine spezifischen Maßnahmen. Beim trichorhinophalangealen Syndrom sollte aufgrund der Gelenka-
nomalien mit der Möglichkeit der vorzeitigen Arthrose gerechnet werden und eine entsprechende
Patientenaufklärung bzw. Berufsberatung erfolgen. Bei fragilen Haaren ist auf eine schonende
Pflege bzw. Vermeidung zusätzlicher exogener
Schädigung der Haarschäfte vor allem durch
haarkosmetische Maßnahmen zu achten. Im Übrigen sind nach Bedarf Haarersatzoptionen in Betracht zu ziehen. Genetische Beratung.

▩ Literatur

Allingham-Hawkin DJ, Tomkins DJ (1995) Heterogeneity in Roberts syndrome. Am J Med Genet 55:188–194

Amar MJ, Sutphen R, Koussef BG (1997) Expanded phenotype of cranioectodermal dysplasia (Sensenbrenner syndrome). Am J Med Genet 70:349–352

Böni R, Huch Böni R, Tsambaos D, Spycher MA, Trüeb RM (1995) Trichorhinophalangeal syndrome. Dermatology 190:152–155

Braverman N, Lin P, Moebius FF et al. (1999) Mutations in the gene encoding 3-beta-hydroxysteroid-delta(8), delta(7)-isomerase cause X-linked dominant Conradi-Hünermann syndrome. Nature Genet 22:291–294

Brunoni D (1984) Mesomelic dwarfism, skeletal abnormalities, and ectodermal dysplasia. J Clin Dysmorphol 2:14–18

Coupe RL, Lowry RB (1970) Abnormality of the hair in cartilage-hair hypoplasia. Dermatologica 141:329–334

Derry JMJ, Gormally E, Means GD et al. (1999) Mutations in a delta(8)-delta(7) sterol isomerase in the tattered mouse and X-linked dominant chondrodysplasia punctata. Nature Genet 22:286–290

Happle R, Matthiass HH, Macher E (1977) Sex-linked chondrodysplasia punctata? Clin Genet 11:73–76

Happle R, Daniels O, Koopman RJ (1993) MIDAS syndrome (microphthalmia, dermal aplasia, and sclerocornea): an X-linked phenotype distinct from Goltz syndrome. Am J Med Genet 47:710–713

Hou J, Parrish J, Ludecke H-J et al. (1995) A 4-megabase YAC contig that spans the Langer-Giedion syndrome region on human chromosome 8q24.1: use in refining the location of the trichorhinophalangeal syndrome and multiple exostoses genes (TRPS1 and EXT1). Genomics 29:87–97

Makitie O, Sulisalo T, de la Chapelle A, Kaitila I (1995) Cartilage-hair hypoplasia. J Med Genet 32:39–43

Momeni P, Glockner G, Schmidt O et al. (2000) Mutations in a new gene, encoding a zinc-finger protein, cause tricho-rhio-phalangeal syndrome type I. Nature Genet 24:71–74

Nagai T, Nishimura G, Kasai H et al. (1994) Another family with tricho-rhino-phalangeal syndrome type III (Sugio-Kaji syndrome). Am J Med Genet 49:278–280

Pavone L, Rizzo R, Tine A et al. (1989) A case of the Freire-Maia odontotrichomelic syndrome: nosology with EEC syndrome. Am J Med Genet 33:190–193

Ruiz-Maldonado R, Carnevale A, Tamayo L, De Montiel EM (1974) Focal dermal hypoplasia. Clin Genet 6:36–45

Schacht V, Borelli S, Tsambaos D, Spycher MA, Trüeb RM (2001) Das Trichorhinophalangeal-Syndrom: Fallbeispiel mit Untersuchung der biophysikalischen Haarschaftparameter. Hautarzt 52:51–55

Tomkins DJ, Sisken JE (1984) Abnormalities in the cell-devision cycle in Roberts syndrome fibroblasts: a cellular basis for the phenotypic characteristics? Am J Hum Genet 36:1332–1340

Tuomaala P, Haapanen E (1968) Three siblings with similar anomalies in the eyes, bones and skin. Acta Ophthal 46:365–371

Young ID (1989) Cranioectodermal dysplasie (Sensenbrenner's syndrome). J Med Genet 26:393–396

Zannolli R, Mostardini R, Carpentieri ML et al. (2001) Cranioectodermal dysplasia: a new patient with an inapparent, subtle phenotype. Pediat Dermatol 18:332–335

▩ Bazex-Dupré-Christol-Syndrom

Definition. Genodermatose mit follikulärer Atrophodermie, kongenitaler Hypotrichose und multiplen Basalzellneoplasien (MIM 301845).

Vorkommen. Sehr selten. Hypotrichose und follikuläre Atrophodermie sind beim männlichen Geschlecht stärker ausgeprägt als beim weiblichen (genetic imprinting). Betroffene Väter übertragen das Syndrom nie auf ihre Söhne, während alle Töchter betroffen sind.

Ätiopathogenese. X-chromosomal (Xq24-27.1) dominant erbliche Genodermatose, der vermutlich eine Störung des Haarfollikels zugrunde liegt: Follikelagenesie im Bereich der follikulären Atrophodermie, Ausbildung von Follikelzysten im Bereich milienartiger Hautveränderungen und basaloide Proliferation des Follikelepithels.

Klinik. Als sehr charakteristisch gilt die follikuläre Atrophodermie im Bereich der Hand- und Fußrücken, im Gesicht und an den Streckseiten von Ellenbogen und Knie. Sie ist weniger auf eine Atrophie der Haut als auf schüsselförmig erweiterte Follikelostien mit fehlender Haarschaftbildung zurückzuführen. Typisch sind auch milienartige, kleine Follikelzysten, die in 2/3 der Patienten beobachtet werden und das Gesicht und die obere Körperpartie bevorzugen. Sie stellen abortive Haarfollikel dar, die histopathologisch oft mit einer basaloiden Proliferation vergesellschaftet sind. Es besteht eine Hypotrichose mit spärlichen, kurzen und rauen Kopf- und Körperhaaren. Während diese Haut- und Haarveränderungen bereits früh erkennbar und beim männlichen Geschlecht stärker ausgeprägt sind als beim weiblichen (heterozygote weibliche Merkmalsträger), treten multiple Basalzellkarzinome erst im jüngeren Erwachsenenalter (2. und 3. Dezennium) und ohne Geschlechtsbevorzugung auf. Sie sind meistens im Gesicht lokalisiert. Auch wurden Trichoepitheliome beschrieben. Eine Hypohidrose kommt bei 1/4 der Patienten vor.

Diagnostik. Für die Diagnose sind follikuläre Atrophodermie, kongenitale Haaranomalien und basaloide Proliferationen einschließlich früh auftretender Basalzellkarzinomen zu fordern. Der follikulären Atrophodermie kommt hohe diagnostische Wertigkeit insofern zu, als diese in ähnlicher Form nur beim Conradi-Hünermann-Syndrom und bei Keratosis pilaris atrophicans (Atrophodermia vermiculata) anzutreffen ist. Beim weiblichen Geschlecht kann die Diagnose wegen der geringeren Ausprägung von follikulärer Atrophodermie und Hypotrichose (bei heterozygoten weiblichen Merkmalsträgern) schwieriger zu stellen sein. Bei Frauen kommen normale Haare und kurze, unregelmäßig gekräuselte Haare nebeneinander vor.

Histopathologisch wurden in einer Skalpbiopsie unregelmäßig angeordnete Haarfollikel in Verbindung mit nävoider Basalzellproliferation gezeigt.

Die lichtmikroskopische Haarschaftuntersuchung zeigt unregelmäßige, Pili-torti-artige Verdrehungen abgeflachter Haarschäfte in Verbindung mit (sekundären) Trichorrhexis-nodosaartigen Haarbrüchen. Dieser Befund ist unspezifisch, kommt bei zahlreichen Trichodysplasiesyndromen vor und ist Ausdruck einer schweren Dysmorphogenese innerhalb eines abnormen Haarfollikels (twisting dystrophy).

Differenzialdiagnose. Atrichia universalis mit Hornzysten, Hypotrichosis hereditaria simplex, Hypotrichosis congenita Marie Unna, Keratosis pilaris atrophicans (Atrophodermia vermiculata).

▓ **Andere Erbsyndrome mit Auftreten multipler Basalzellkarzinome im jugendlichen Erwachsenenalter:** *Basalzellnävussyndrom, Gorlin-Goltz-Syndrom* (MIM 109400). Autosomal dominant erbliches Syndrom mit hoher Penetranz und variabler Expressivität im Sinne einer Phakomatose („fünfte Phakomatose") mit Auftreten multipler Basaliome in Verbindung mit Knochenanomalien (Kieferzysten in >90% bis zum 40. Lebensjahr, Brachymetakaralismus, Gabelrippe und andere Rippenanomalien, Kyphoskoliose, Spina bifida occulta, kantige Schädelform mit verbreitertem Nasenrücken und Hypertelorismus), grübchenförmigen Hornschichtdefekten an Handflächen und Fußsohlen und teilweise fehlendem Corpus callosum, Verkalkung des Falx cerebri, Ovarialfibromen bzw. männlichem Hypogonadismus. Haaranomalien bestehen nicht. Zugrunde liegt ein pleiotroper Defekt des Tumorsuppressorgens PTCH2 auf Chromosom 9q31 (Hahn et al. 1996, Johnson et al. 1996). In schätzungsweise 40% liegt eine Neumutation vor. Die Prävalenz des Syndroms wird auf 1 : 57 000 geschätzt; einer von 200 Patienten mit einem oder mehreren Basaliomen ist betroffen; der Anteil ist höher (1 von 5), wenn das Basalzellkarzinom vor dem 19. Lebensjahr auftritt (Farndon et al. 1992).

Rombo-Syndrom (MIM 180730). Vom Bazex-Dupré-Christol-Syndrom schwieriger abzugrenzendes, autosomal dominant erbliches Syndrom mit Hypotrichose, Atrophodermia vermiculata, Milien im Gesicht, multiplen Basalzellkarzinomen, Trichoepitheliomen und Akrozyanose. Die Hautveränderungen treten später auf als beim Bazex-Dupré-Christol-Syndrom, und es findet sich keine follikuläre Atrophodermie.

▓ **Andere Syndrome mit multiplen follikulären Hamartomen:** *Generalisiertes basaloides folliguläres Hamartomsyndrom* (Wheeler et al. 2000). Autosomal dominant vererbtes, sehr variabel ausgeprägtes Syndrom mit früh in der Kindheit auftretenden multiplen Milien- und komedoartigen sowie 1–2 mm großen hautfarbenen oder hyperpigmentierten Papeln am Skalp, im Gesicht, an den seitlichen Halspartien, Schultern, Brust und Oberarmen, diffuser Hypotrichose und kleinen Grübchen an Handflächen und Fußsohlen. Einige Patienten geben auch eine Hypohidrose an. Histopathologisch finden sich follikulär gebundene, basaloide Proliferationen und Infundibulumzysten. Basalzellkarzinome treten im Unterschied zum Bazex-Dupré-Christol- und Rombo-Syndrom nicht gehäuft auf.

Generalisiertes Haarfollikelhamartomsyndrom Brown und Crounse. Multiple 1–2 mm messende Papeln in Verbindung mit Alopezie. Die Papeln und größere knotige Läsionen zeigen histologisch das Bild basaloider follikulärer Hamartome bzw. Trichoepitheliome. Basalzellkarzinome treten nicht gehäuft auf. Es besteht eine Syntropie mit Myasthenia gravis. Der Vererbungsmodus ist unbekannt. Bisher wurden nur Frauen mit diesem Syndrom beschrieben.

Verlauf und Prognose. Die Hypotrichose ist permanent. Ab dem frühen Erwachsenenalter haben regelmäßige Kontrollen hinsichtlich der Entwicklung von Basalzellkarzinomen zu erfolgen. Beim Basalzellnävussyndrom wurde über erfolgreiche Behandlung oberflächlicher Basalzellkarzinome mittels 5%-Imiquimod-Creme berichtet (Kagy u. Amonette 2000).

Prophylaxe und Therapie. Es existiert keine spezifische Therapie für die Hypotrichose.

▪ Literatur

Bazex A, Dupré A, Christol B (1966) Atrophodermie folliculaire, proliferations baso-cellulaires et hypotrichose. Ann Dermatol Syph 93:241–254

Brown AC, Crounse RG, Winkelmann RK (1969) Generalized hair-follicle hamartoma, associated with alopecia, aminoaciduria and myasthenia gravis. Arch Dermatol 99:478–493

Evans DGR, Ladusans EJ, Rimmer S et al. (1993) Complications of the naevoid basal cell carcinoma syndrome: results of a population based study. J Med Genet 30:460–464

Farndon PA, Del Mastro RG, Evans DGR, Kilpatrick MW (1992) Location of gene for Gorlin syndrome. Lancet 339:581–582

Gorlin RJ (1987) Nevoid basal-cell carcinoma syndrome. Medicine 66:98–113

Hahn H, Wicking C, Zaphiropoulos PG et al. (1996) Mutations of the human homolog of Drosophila patched in the nevoid basal cell carcinoma syndrome. Cell 85:841–851

Johnson RL, Rothman AL, Xie J et al. (1996) Human homolog of patched, a candidate gene for the basal cell nevus syndrome. Science 272:1668–1671

Kagy MK, Amonette R (2000) The use of imiquimod 5% cream for the treatment of superficial basal cell carcinomas in a basal cell nevus syndrome patient. Dermatol Surg 26:577–578

Kidd A, Carson L, Gregory DW et al. (1996) A Scottish family with Bazex-Dupre-Christol syndrome: follicular atrophoderma, congenital hypotrichosis, and basal cell carcinoma. J Med Genet 33:493–497

Kimonis VE, Goldstein AM, Pastakia B et al. (1997) Clinical manifestations in 105 persons with nevoid basal cell carcinoma syndrome. Am J Med Genet 69:299–308

Michaëlsson G, Olsson E, Westermark P (1981) The Rombo syndrome: a familial disorder with vermiculate atrophoderma, milia, hypotrichosis, trichoepitheliomas, basal cell carcinomas and peripheral vasodilation and cyanosis. Acta Derm Venereol (Stockh) 61:497–503

Rapelanoro R, Taieb A, Lacombe D (1994) Congenital hypotrichosis and milia: report of a large family suggesting X-linked dominant inheritance. Am J Med Genet 52:487–490

Smyth I, Narang ME, Evans T et al. (1999) Isolation and characterization of human patched 2 (PTCH2), a putative tumour suppressor gene in basal cell carcinoma and medulloblastoma on chromosome 1p32. Hum Molec Genet 8:291–297

Vabres P, Lacombe D, Rabinowitz LG et al. (1995) The gene for Bazex-Dupre-Christol syndrome maps to chromosome Xq. J Invest Dermatol 105: 87–91

Wheeler CE Jr, Carroll MA, Groben PA et al. (2000) Autosomal dominantly inherited generalized basaloid follicular hamartoma syndrome: report of a new disease in a North Carolina family. J Am Acad Dermatol 43:189–206

▪ Epidermolysis bullosa vom makulösen Typ (Mendes-da-Costa-van-der-Valk-Syndrom)

Definition. Genodermatose mit Atrichie, Poikilodermie und Blasenbildung (MIM 302000).

Vorkommen. Sehr selten.

Ätiopathogenese. X-chromosomal rezessiv erbliche Genodermatose mit unbekannter Pathogenese und unklarer Beziehung zur Epidermolysis bullosa.

Klinik. Es sind ausschließlich Jungen betroffen, die eine generalisierte Atrichie aufweisen in Verbindung mit einer retikulären braun-roten Pigmentierung (Poikilodermie) im Bereich des Gesichts und der Extremitäten und bis zum 3. Lebensjahr intraepidermaler Blasenbildung im Bereich des Rumpfs und der Extremitäten. Bei einigen Patienten können auch eine Akrozyanose, Mikrozephalie, Kleinwuchs und geistige Retardierung beobachtet werden.

Diagnostik. Die Diagnose wird aufgrund der typischen klinischen Befundkonstellation gestellt.

Differenzialdiagnose. Epidermolysis bullosa hereditaria, kongenitale Poikilodermie Rothmund-Thomson.

Verlauf und Prognose. Die Patienten sterben früh an Infektionen oder spinozellulären Karzinomen.

Prophylaxe und Therapie. Es ist keine spezifische Therapie bekannt. Die Behandlung beschränkt sich auf supportive Maßnahmen. Genetische Beratung.

■ Literatur

Hasser JH, Doeglas HMG (1980) Dystrophia bullosa hereditaria, typus maculatus (Mendes da Costavan der Valk): a rare genodermatosis. Brit J Dermatol 102:474–476

Wijker M, Ligtenberg MJL, Schoute F et al. (1995) The gene for hereditary bullous dystrophy, X-linked macular type, maps to the Xq27.3-qter region. Am J Hum Genet 56:1096–1100

■ Hallermann-Streiff-Syndrom (okulomandibulofaziales Syndrom)

Definition. Ektodermale Dysplasie in Verbindung mit einer typischen fazialen Dysmorphie, Minderwuchs und variablen ophthalmologischen Auffälligkeiten (MIM 234100).

Vorkommen. Sehr selten.

Ätiopathogenese. Vermutlich autosomal rezessives Erbleiden mit unbekannter Pathogenese. Vermutet wird eine Entwicklungsstörung im Sinne eines „Kiemenbogensyndroms".

Klinik. Betroffene zeigen eine charakteristische faziale Dysmorphie, ein „Vogelgesicht" mit schmaler, gebogener Nase, engen Nasenlöchern, hoher Stirn, Mikrogenie, Retrognathie, eingesunkener Prämaxillarregion und Mikrostomie mit schmalen Lippen (Abb. 5.9). Es bestehen eine Hypotrichose des Kopfhaars mit Prädilektion

für die Schädelnahtregionen (suturale Alopezie), rarefizierte Augenbrauen und Wimpern sowie diverse Zahnanomalien (Oligo- oder Adontie, Dentes natales und Persistenz der Milchzähne), ophthalmologische Anomalien (Mikrophthalmie, Katarakt, Korneatrübung, Kolobome, Blaufärbung der Sklera, Pigmentstörungen der Retina, Nystagmus und Strabismus), Minderwuchs, Skelettauffälligkeiten (verzögerter Schluss von Schädelnähten und der großen Fontanelle; Pectus excavatum, Skoliose, Hüftdysplasie), verengte obere Luftwege mit Gefahr frühzeitiger Infektionen und der Ateminsuffizienz sowie endokrinologische Defizite (Hypogenitalismus bis hin zum Hypopituitarismus).

Diagnostik. Die Assoziation von Haarverlust mit der charakteristichen Fazies weist auf die Diagnose hin. Aufgrund variabler assoziierter endokrinologischer Defizite ist die Indikation zur hormonalen Diagnostik mit dem Ziel der Substitution gegeben.

Rasterelektronenmikroskopisch zeigen die Haare Defekte der Kutikula.

Differenzialdiagnose. Fast alle bisher beschriebenen Fälle waren sporadisch. Bei beschriebener dominanter Übertragung wird die Diagnose angezweifelt. Das sog. Ullrich-Fremerey-Dohna-Syndrom lässt sich als eine eigenständige Entität vom Hallermann-Streiff-Syndrom nicht ausreichend abgrenzen.

Verlauf und Prognose. Die Hypotrichose ist permanent.

Prophylaxe und Therapie. Es gibt keine spezifische Therapie. Hormonale Substitution nach Maßgabe der endokrinologischen Defizite. Haarersatz.

■ Literatur

Cohen MM Jr (1991) Hallermann-Streiff syndrome: a review. Am J Med Genet 41:488–499

Hopf HC, Pilz H, Althaus HH (1976) Dyscephalia-cataracta congenita-hypotrichosis (DHC) syndrome (Ullrich-Fremerey-Dohna, Hallermann-Streiff). Report of a case showing extrapyramidal hyperkinesia and dementia. J Neurol 212:171–176

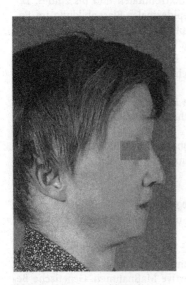

Abb. 5.9. Hallermann-Streiff-Syndrom

Syndromatische Atrichien und Hypotrichosen: Ektodermaldysplasien

Bei den Ektodermaldysplasien handelt es sich um eine nosologisch uneinheitliche Gruppe von mehr als 100 hereditären Erkrankungen mit kombinierten Defekten der Haar-, Zahn-, Nagel- und Schweißdrüsenanlage, die kongenital, diffus und nicht progressiv sind. Zusätzlich können Strukturanomalien anderer Organe vorhanden sein. Zu diesen zählen u. a. Gesichtsdysmorphie, Hand-, Fuß- und Fingerdeformitäten (Reduktionsanomalien, Syndaktylie, Polydaktylie), Chondrodysplasie, Minderwuchs, Lippen-Kiefer-Gaumen-Spalten, Augenanomalien, Genitalanomalien, geistige Retardierung, Taubheit, neurologische Störungen, Keratodermie.

Freire-Maia u. Pinheiro (1984) klassifizierten die Vielzahl der Erkrankungen nach Kombination der betroffenen ektodermalen Strukturen, wobei die Einteilung zwei Gruppen unterscheidet: ektodermale Dysplasien Typ A und Typ B.

Ektodermale Dysplasien Typ A. Anwesenheit von mindestens zwei der folgenden ektodermalen Marker:

1 = Trichodysplasie: Atrichie, Hypotrichose, Pili torti (twisting dystrophy);
2 = Odontodysplasie: Anodontie, Hypodontie, Schmelzdefekte;
3 = Onychodysplasie: Anonychie, Onychodysplasie;
4 = Schweißdrüsendysplasie: Anhidrose oder Hypohidrose mit Hauttrockenheit und Fieber nach Anstrengung und Sonneneinwirkung, Hyperhidrose.

Entsprechend erfolgt eine Katalogisierung in unterschiedliche Subgruppen in Abhängigkeit davon, welche Symptome vorhanden sind. Ektodermaldysplasien mit Trichodysplasie umfassen demnach (jeweils beispielhaft):

1-2-3-4	anhidrotische Ektodermaldysplasie Christ-Siemens-Touraine,
1-2-3	hidrotische Ektodermaldysplasie Clouston,
1-2-4	regionale Ektodermaldysplasie mit Lippen-Gaumen-Spalte,
1-3-4	Alopezie-Onychodysplasie-Hypohidrosis-Taubheit,
1-2	orofaziodigitales (OFD-)Syndrom,
1-3	Onychotrichodysplasie mit Neutropenie,
1-4	trichofaziohypohidrotisches Syndrom.

Tabelle 5.2. Gewebe ektodermalen Ursprungs

- Epidermis
  - Keratinozyten, Melanozyten
  - Haare
  - Talgdrüsen
  - ekkrine Drüsen
  - apokrine Drüsen
  - Nägel
- Zähne
- Linse, Konjunktiva
- Hypophysenvorderlappen
- Myoepithel/glatte Muskeln der Schweiß-, Tränen-, Speichel- und Brustdrüsen
- Mm. constrictores et dilatatores pupillae
- Epitheliale Strukturen von Nase und Ohren
- Schleimhaut des Mundes, der Nase und des Rektums
- ZNS und peripheres Nervensystem inkl. Retina
- Chromaffine Gewebe (Nebennieren und sympathische Ganglien)
- Abschnitte des männlichen Ureterepithels sowie äußeres weibliches Genitale

Ektodermale Dysplasien Typ B. Anwesenheit eines der oben aufgeführten ektodermalen Marker in Verbindung mit einem weiteren Zeichen der ektodermalen Dysplasie wie Anomalien der Ohren, der Lippen, des Papillarleistenmusters an Handflächen und Fußsohlen oder des zentralen Nervensystems (für die Gewebe ektodermalen Ursprungs s. Tab. 5.2).

Für weitere Informationen sei aufgrund der Seltenheit der meisten bislang beschriebenen Syndrome auf Freire-Maia u. Pinheiro (1984) hingewiesen.

■ Literatur

Freire-Maia N, Pinheiro M (1984) Ectodermal Dysplasias: A Clinical and Genetic Study. Liss, New York

Micali G, Cook B, Blekys I, Solomon LM (1990) Structural hair abnormalities in ectodermal dysplasia. Pediat Dermatol 7:27–32

Pinheiro M, Freire-Maia N (1994) Ectodermal dysplasias: a clinical classification and a causal review. Am J Med Genet 53:153–162

Priolo M, Silengo M, Lerone M, Ravazzolo R (2000) Ectodermal dysplasias: not only 'skin' deep. Clin Genet 58:415–430

Solomon LM, Keuer EJ (1980) The ectodermal dysplasias. Problems of classification and some newer syndromes. Arch Dermatol 116:1295–1299

Trüeb RM, Spycher MA, Schumacher F, Burg G (1984) Pili torti et canaliculi bei ektodermaler Dysplasie. Hautarzt 45:372–377

▨ Anhidrotische ektodermale Dysplasie Christ-Siemens-Touraine

Definition. X-chromosomal rezessiv erbliche ektodermale Dysplasie mit Befall von Haar, Zähnen und Schweißdrüsen in Verbindung mit einer typischen Fazies bei normaler Intelligenz (MIM 305100).

Vorkommen. Die Inzidenz wird auf $1:100\,000$ Geburten geschätzt, wobei entsprechend dem Erbgang in über 90% der Fälle das männliche Geschlecht betroffen ist. Beim weiblichen Geschlecht sind die Merkmale schwach ausgeprägt und beschränken sich meistens auf einzelne und nur teilweise ausgebildete Symptome (Lyon-Phänomen).

Ätiopathogenese. X-chromosomal rezessiv erbliche Genodermatose mit Genort auf Xq12 und unbekannter Pathogenese.

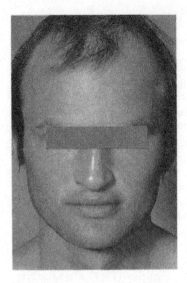

Abb. 5.10. Anhidrotische ektodermale Dysplasie Christ-Siemens-Touraine. Typische Fazies

Klinik. Die Haare bei der Geburt fehlen, sind später spärlich, kurz, dünn, hypopigmentiert und oft gekräuselt. Ebenso sind die Brauen, Wimpern und die Körperbehaarung spärlich oder fehlen. Es besteht eine Hypodontie mit syndromtypischer, konisch zugespitzter Reduktion der vorhandenen Zähne (meist Eck- und Schneidezähne) bis zu kompletter Anodontie, die meist eine Vollprothese nötig macht. Eine Hypoplasie bis völliges Fehlen der ekkrinen Schweißdrüsen äußert sich durch Trockenheit der Haut und Unfähigkeit, die Körpertemperatur durch Schwitzen zu regulieren mit daraus folgender Hitzeintoleranz mit Neigung zur Hyperpyrexie, besonders im Säuglingsalter. Die Haut ist atrophisch, hypopigmentiert und im Erwachsenenalter, besonders in sonnenexponierten Arealen, durch eine krokodillederartige Felderung gekennzeichnet. Das Gesicht zeigt ebenso Zeichen der Hautatrophie mit vorzeitiger Alterung („old-man"-Fazies), Sattelnase mit hypoplastischen Nasenflügeln, prominenten Orbitae mit periokulärer zarter Fältelung und oft Pigmentierung, prominenter Stirn („Olympierstirn") und wulstigen, aufgeworfenen Lippen (Abb. 5.10). Aufgrund einer Hypoplasie auch der Speichel- und Schleimdrüsen des Respirationstrakts besteht eine Tendenz zu rezidivierenden Entzündungen des oberen Respirationstrakts (chronische Rhinitis, Otitis media, Bronchitis), auch ist die Bildung von Tränenflüssigkeit vermindert oder fehlt ganz. Eine Nageldysplasie unterschiedlicher Ausprägung kommt in etwa der Hälfte der Fälle vor. Bemerkenswert ist eine Assoziation mit atopischem Ekzem und anderen Manifestationen des atopischen Formenkreises.

Diagnostik. Die Diagnose wird im Säuglingsalter aufgrund der Hitzeintoleranz mit Neigung zu Hyperpyrexie gestellt, insbesondere wenn das Kind durch Fehlen der Wimpern und Brauen auffällt, später aufgrund der Hypotrichose in Verbindung mit den typischen Zahnanomalien und einer charakteristischen Fazies. Weibliche Konduktorinnen sind an arealweise, am Rücken den Blaschko-Linien folgenden fehlenden Schweißdrüsen (Minor-Schwitzversuch), Anomalien der Tastleisten (Dermatoglyphen) und gelegentlich Hypotrichose mit Trichodysplasie (REM), Zahndysplasien (Orthopantomogramm) und Hypoplasie der Mamillen zu erkennen.

Die rasterelektronenmikroskopische Haarschaftuntersuchung zeigt Anomalien der Kutikulastruktur und Längsfurchung unterschiedlicher Ausprägung oder auch nur dünnkalibrige Haare.

Minor-Schwitzversuch (Jod-Stärke-Test). Demonstration des Schwitzens mittels Bepinselung der Haut mit Jodlösung und nach deren Eintrocknung Bestäubung mit Stärkepuder. Nach körperlicher Anstrengung unter Okklusion (z. B. auf dem Fahrradergometer) oder trockener Hitzeexposition (z. B. Sauna) ist Schweißsekretion an einer Violettverfärbung zu erkennen.

In informierten Familien kann eine Konduktorinnendiagnostik auch mittels gekoppelter Polymorphismen erfolgen. Pränatale Diagnostik hemizygoter männlicher Feten kann entweder auf gleiche Weise geschehen (ab 10. Schwangerschaftswoche mittels Chorionbiopsie) oder durch den Nachweis des Fehlens der Schweißdrüsen in der fetalen Haut nach fetoskopischer Biopsie.

Differenzialdiagnose. Andere Ektodermaldysplasien.

Autosomal rezessiv erbliche anhidrotische Ektodermaldysplasie (MIM 224900). Gegenüber dem Christ-Siemens-Touraine-Syndrom viel seltenere Ektodermaldysplasie, die sich phänotypisch fast nicht unterscheidet, aber einen autosomal rezessiven Erbgang mit Konsanguinität in praktisch allen Fällen aufweist. Die ektodermalen Symptome sind in der Regel weniger ausgeprägt als beim Christ-Siemens-Touraine-Syndrom, geistige Retardierung kommt häufiger vor. Auch wurden bei diesem Syndrom sensorineurale Taubheit und Hypertelorismus beschrieben (Munoz et al. 1997).

Lenz-Passarge-Dysplasie (305100.0005). X-chromosomal dominant erbliche Ektodermaldysplasie mit vor allem beim männlichen Geschlecht auffallender Alopecia praecox, Hypodontie mit Zapfenzähnen und Hypohidrose. Betroffene Frauen können gekräuselte Haare aufweisen, die Ausdruck der stukturellen Trichodysplasie sind.

Salamon-Syndrom (MIM 278200). Autosomal rezessiv erbliche Ektodermaldysplasie mit einer dem Christ-Siemens-Touraine-Syndrom entsprechenden Fazies und spärlichem, glanzlosem, unelastischem und an Draht erinnerndem Haar, aber ohne Störung der Schweißsekretion.

Verlauf und Prognose. Das Kopfhaarwachstum kann in der Pubertät zunehmen. Unterschiedlich angegebene Häufigkeit geistiger Retardierung hängt möglicherweise mit Episoden schwerer Hyperpyrexien im Säuglingsalter zusammen. Die Lebenserwartung ist normal.

Prophylaxe und Therapie. Abgesehen von supportiven Maßnahmen, Zahnprothesen und Haarersatz existieren keine spezifischen Maßnahmen. Genetische Beratung.

▨ Literatur

Bartstra HLJ, Hulsmans RFHJ, Steijlin PM et al. (1994) Mosaic expression of hypohidrotic dysplasia in an isolated affected female child. Arch Dermatol 130:1421–1424

Bayes M, Hartung AJ, Ezer S et al. (1998) The anhidrotic ectodermal dysplasia gene (EDA) undergoes alternative splicing and encodes ectodysplasin-A with deletion mutation in collagenous repeats. Hum Molec Genet 7:1661–1669

Ferguson BM, Brockdorff N, Formstone E et al. (1997) Cloning of Tabby, the murine homolog of the human EDA gene: evidence for a membrane-associated protein with a short collagenous domain. Hum Molec Genet 6:1589–1594

Gilgenkrantz S, Blanchet-Bardon C, Nazzaro V et al. (1989) Hypohidrotic ectodermal dysplasia: clinical study of a family of 30 over three generations. Hum Genet 81:120–122

Happle R, Frosch PJ (1985) Manifestation of the lines of Blaschko in women heterozygous for X-linked hypohidrotic ectodermal dysplasia. Clin Genet 27: 468–471

Kere J, Srivastava AK, Montonen O et al. (1996) X-linked anhidrotic (hypohidrotic) ectodermal dysplasia is caused by mutation in a novel transmembrane protein. Nature Genet 13:409–416

Monreal AW, Zonana J, Ferguson B (1998) Identification of a new splice form of the EDA1 gene permits detection of nearly all X-linked hypohidrotic ectodermal dysplasia mutation. Am J Hum Genet 63:380–389

Munoz F, Lestringant G, Sybert V et al. (1997) Definitive evidence for an autosomal-recessive form of hypohidrotic ectodermal dysplasia clinically indistinguishable from the more common X-linked disorder. Am J Hum Genet 61:94–100)

Pinheiro M, Freire-Maia N (1979) Christ-Siemens-Touraine syndrome – a clinical and genetic analysis of a large Brazilian kindred: I. Affected females. Am J Med Genet 4:113–122

Salamon T (1963) Über eine Familie mit recessiver Kraushaarigkeit, Hypotrichose und anderen Anomalien. Hautarzt 41:540-544

▨ Hidrotische ektodermale Dysplasie Clouston

Definition. Autosomal dominant erbliche ektodermale Dysplasie mit Befall von Haar und Nägeln in Verbindung mit palmoplantarer Hyperkeratose (MIM 129500).

Vorkommen. Nicht sehr selten.

Ätiopathogenese. Mutation des Connexin-30-Gens auf 13q12.

Klinik. Das Kopfhaar ist typischerweise spärlich, dünn und brüchig und geht ab der Pubertät weitgehend verloren (Abb. 5.11 a). Ebenso sind die lateralen Augenbrauenbereiche, die Wimpern und die Körperhaare betroffen. Leitsymptom des Syndroms ist die Onychodysplasie mit verdickten, seltener auch dünnen, brüchigen Nägeln, die auffallend langsam wachsen (Abb. 5.11 b). Häufig besteht eine chronische Paronychie, die langfristig zum Nagelverlust führt. Die Schweißsekretion ist normal, die Zähne sind meist unauffällig, wobei gelegentlich Hypodontie oder Adontie gefunden wird (Witkop-Syndrom, s. unten). Oft besteht ein Keratoderma palmo-plantare unterschiedlicher Ausprägung mit Erythem, Hyperkeratose und Rhagaden.

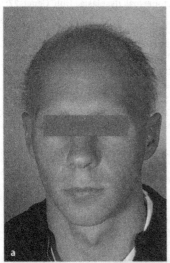

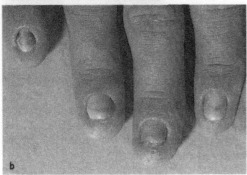

Abb. 5.11. Hidrotische ektodermale Dysplasie Clouston. **a** Hypotrichose der Kopfhaare und Augenbrauen. **b** Onychodysplasie mit verdickten Nägeln

Diagnostik. Die Diagnose wird häufiger erst gestellt, wenn das Kind so alt ist, dass neben der Onychodysplasie auch eine Hypotrichose in Abwesenheit einer Hypohidrose oder Anhidrose auffällt.

Rasterelektronenmikroskopisch zeigen die Haare Aufsplitterung und Verlust der Kutikula sowie Frakturen.

Bei der biophysikalischen Untersuchung der Haare ist eine Verminderung der Elastizität und Spannungskraft zu erkennen, die wahrscheinlich auf eine fibrilläre Desorganisation und auf Verminderung der Disulfidbrücken zurückzuführen ist. Biochemisch besteht eine Verminderung des Anteils an Serin, Prolin und Cystin zugunsten von Tyrosin und Phenylalanin.

Differenzialdiagnose. Andere Ektodermaldysplasien.

Zahn-Nagel-Syndrom, Witkop-Syndrom (MIM 189500). Autosomal dominant erbliche, dem Clouston-Syndrom nahe stehende Ektodermaldysplasie, bei der die Hypotrichose geringer, die Zahnanomalien aber charakteristischer ausgeprägt sind: Hypodontie mit konischen Zähnen, weitem Interdentalabstand und Agenesie der permanenten Zähne.

Verlauf und Prognose. Der Haarverlust ist permanent.

Prophylaxe und Therapie. Es existieren keine spezifisch therapeutischen Maßnahmen. Psychologische Unterstützung der Eltern und später der betroffenen Jugendlichen ist nicht zu unterschätzen. Betroffene jugendliche Erwachsene wissen oft die Haarlosigkeit in ihr „Styling" einzubeziehen. Einzige Möglichkeit des Haarersatzes ist die Perücke. Genetische Beratung.

▓ Literatur

Hassed SJ, Kincannon JM, Arnold GL (1996) Clouston syndrome: an ectodermal dysplasia without significant dental findings. Am J Med Genet 61:274–276

Jumlongras D, Bei M, Stimson JM et al. (2001) A nonsense mutation in MSX1 causes Witkop syndrome. Am J Hum Genet 69:67–74

Lamartine J, Essenfelder GM, Kibar Z et al. (2000) Mutations in GJB6 cause hidrotic ectodermal dysplasia. Nature Genet 26:142–144

Witkop CJ Jr., Brearley LJ, Gentry WC Jr (1975) Hypoplastic enamel, onycholysis, and hypohidrosis inherited as an autosomal dominant trait. A review of ectodermal dysplasia syndromes. Oral Surg Oral Med Oral Pathol 39:71–86

Ektodermaldysplasien mit Lippen-Kiefer-Gaumen-Spalte

Definition. Gruppe von Ektodermaldysplasien mit Kombination von Lippen-Kiefer-Gaumen-Spalte, ektodermaler Dysplasie und oft Extremitätenfehlbildungen (Syndaktylie, Ektrodaktylie).

Vorkommen. Selten.

Ätiopathogenese. Genetisch heterogene Gruppe von Erbkrankheiten mit autosomal dominanter oder autosomal rezessiver Vererbung und variabler Expressivität. Hohe Variabilität in der Expression ist besonders beim EEC-Syndrom deutlich, wo in Abhängigkeit von der Ausdehnung des Defekts auf dem betroffenen Genlocus 7q11-21 die Symptomatologie sehr unterschiedlich ausgeprägt sein kann („contiguous gene syndrome"). Andererseits wurden für das EEC- und AEC-Syndrom allelische Mutationen des p63-Gens auf 3q27-29 nachgewiesen (EEC in der DNA-bindenden Domäne; AEC am SAM-Motiv).

Klinik. *Ektrodaktylie-Ektodermaldysplasie-Cheilognathopalatoschisis-(EEC-)Syndrom, Rüdiger-Syndrom* (MIM 129900). Autosomal-dominant erbliche Kombination von Spalthand/-fuß (Ektrodaktylie) mit Lippen-Kiefer-Gaumen-Spalte und ektodermaler Dysplasie. Das Haar ist spärlich, blond, trocken und gekräuselt (Abb. 5.12 a) mit Hypoplasie auch der Brauen und Wimpern. Innerhalb der ersten Lebensjahre können eine antimikrobiell nicht zu beeinflussende erosive Skalpdermatitis, später rezidivierende Folliculitis-decalvans-artige Entzündungen des Haarbodens zu einer irreversiblen Alopezie (Pseudopeladezustand) führen. Als weitere Zeichen der Ektodermaldysplasie bestehen partielle Anodontie oder Mikrodontie, insbesondere stiftförmige Reduktion der Schneidezähne (Abb. 5.12 b), Nageldysplasie (Abb. 5.12 c) und inkonstante Hypo- oder Anhidrose mit entsprechender Hitzeintoleranz. Assoziierte Symptome sind Lippen-Kiefer-Gaumen-Spalte (Abb. 5.12 d), meist doppelseitig; Spalthand und Spaltfuß (Abb. 5.12 e), oft einseitig bzw. asymmetrischer Befall; Atresie der Tränennasengänge mit chronischer Blepharokonjunktivitis und Photophobie sowie Atrophie der Haut mit Pigmentarmut. Weiterhin können inkonstant vorkommen: dysplastische Ohrmuscheln, Schwer-

hörigkeit, Fehlbildungen der Nieren und der ableitenden Harnwege, Genitalhypoplasie, Kleinwuchs und Atopie. Die Intelligenz ist meist normal.

Hypohidrotische Ektodermaldysplasie mit Lippen-Gaumen-Spalte, Rapp-Hodgkin-Syndrom (MIM 129400). Autosomal dominant erbliche an- oder hypohidrotische Ektodermaldysplasie mit Lippen-Gaumen-Spalte und typischer Fazies. Die Expressivität des Syndroms ist stark variabel, und gelegentlich präsentieren Genträger nur Hypodontie. Die Textur der Haare erinnert an Stahlwolle, und die Haare können bei erhöhter Brüchigkeit zu einer Pseudoalopezie führen. Innerhalb der ersten Lebensjahre kann eine antimikrobiell nicht zu beeinflussende erosive Skalpdermatitis zu einer irreversiblen Alopezie führen. Als weitere Zeichen der Ektodermaldysplasie bestehen eine Hypodontie, Taurodontie und Zahnschmelzdefekte, kurze und dysplastische Nägel sowie eine Hypohidrose mit Hitzeintoleranz. Assoziierte Symptome sind eine typische Fazies mit hoher Stirn und Hypoplasie des mittleren Gesichts mit spitzer Nase und Mikrostomie (Abb. 5.13). Weitere Anomalien sind Lippen- oder Gaumenspalte, Syndaktylie, Kleinwuchs und Hypospadie.

Ankyloblepharon-Ektodermaldysplasie-Cheilognathopalatoschisis-(AEC-)Syndrom, Hay-Wells-Syndrom (MIM 106260). Autosomal dominant erbliche hypohidrotische Ektodermaldysplasie mit Ankyloblepharon und Lippen-Gaumen-Spalte. Häufiger als bei den anderen Ektodermaldysplasien mit Lippen-Kiefer-Gaumen-Spalten kommt es innerhalb der ersten Lebensjahre zu einer antimikrobiell nicht zu beeinflussenden, charakteristischen, erosiven Skalpdermatitis, die zu einer irreversiblen Alopezie führt. Die Haare sind spärlich, es bestehen ferner eine Hypodontie, dysplastische Nägel und eine geringgradige Hypohidrose mit auffallend trockener Haut. Weitere Anomalien sind Syndaktylien, seltener Ektopie des Anus und Vaginalseptum.

Andere Syndrome. Aufgrund von Beobachtungen einzelner Fälle oder Familien ist über mehrere symptomatologisch einander nahe stehende Fehlbildungskomplexe mit Ektodermaldysplasie und Lippen-Kiefer-Gaumen-Spalten berichtet worden (zusammengefasst in Fosko et al. 1992), deren Abgrenzung und Eigenständigkeit gegenüber einander und den EEC-, Rapp-Hodgkin- und AEC-Syndromen problematisch ist (variable Expressivität, multiple Allelie, Contiguous gene syndrome):

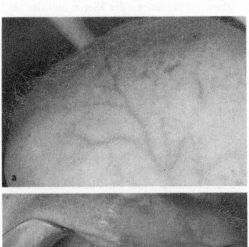

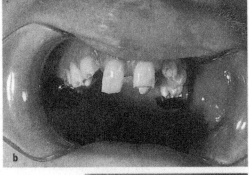

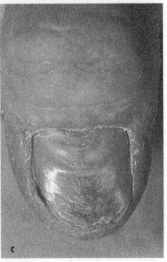

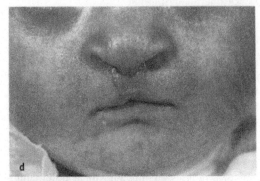

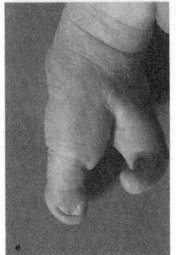

Abb. 5.12. EEC-Syndrom. **a** Spärliches blondes und gekräuseltes Haar. **b** Stiftförmige Reduktion der Schneidezähne. **c** Onychodysplasie. **d** Bilaterale Lippenspalte. **e** Ektrodaktylie

Bowen-Armstrong-Syndrom. Ektodermaldysplasie (Haare, Zähne, Nägel) und Lippen-Gaumen-Spalte in Verbindung mit Ankyloblepharon filiforme adnatum, Syndaktylie und geistiger Retardierung. Assoziierte Anomalien umfassen eine retikuläre Pigmentierung der Axillae und Inguinae, Aplasia cutis congenita und Skalpdermatitis.

Rosselli-Gulienetti-Syndrom (MIM 225000). Ektodermaldysplasie (Haare, Zähne, Nägel, Schweißdrüsen) und Lippen-Gaumen-Spalte in Verbindung mit Syndaktylie, Radiushypoplasie und poplitealen Pterygien. Erbgang autosomal rezessiv.

Martinez-Syndrom.   Ektodermaldysplasie (Haare, Zähne) und Lippen-Gaumen-Spalte in

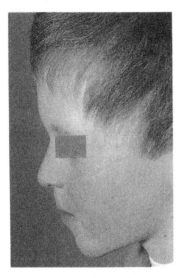

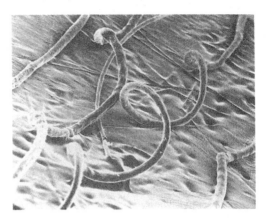

Abb. 5.14. Korkenzieherhaare. Rasterelektronenmikroskopie bei Ektodermaldysplasie mit Lippen-Kiefer-Gaumen-Spalte

Abb. 5.13. Rapp-Hodgkin-Syndrom. Typische Fazies

Verbindung mit Syndaktylie und auffallender Fazies (Hypoplasie des mittleren Gesichts, Hypertelorismus, prominente Augen, dysplastische Ohrmuscheln).

- Allanson-McGillivray-Syndrom (MIM 119580). Ektodermaldysplasie (Haare, Zähne) und Lippen-Gaumen-Spalte in Verbindung mit Ektropium der Unterlider.
- Zlotogora-Ogur-Syndrom (MIM 225000). Ektodermaldysplasie (Haare, Zähne, Schweißdrüsen) und Lippen-Gaumen-Spalte in Verbindung mit Syndaktylie, dysplastischen Ohrmuscheln und geistiger Retardierung.
- Regionale Ektodermaldysplasie mit Lippen-Gaumen-Spalte. Auf den Kopf limitierte Ektodermaldysplasie mit Lippen-Gaumen-Spalte, Hypoplasie der Maxilla, Anodontie, Ektropium und Anomalien der Tränennasengänge.
- Abramovits-Ackerman-Syndrom (Abramovits-Ackerman et al. 1992). Ektodermaldysplasie (Haare, Zähne, Nägel) mit Lippen-Kiefer-Gaumen-Spalte, dysmorpher Fazies, Syndaktylie und Ekzem. Erbgang autosomal rezessiv.

Diagnostik. Die Diagnose wird aufgrund der wegweisenden Symptomkombination von Zeichen der Ektodermaldysplasie mit Lippen-Kiefer-Gaumen-Spalten und Extremitätenanomalien sowie der Leitsymptome Ektrodaktylie (EEC-Syndrom), Ankyloblepharon (AEC-Syndrom) oder Fehlen der vorgenannten Symptome in Verbindung mit typischen fazialen Anomalien (Rapp-Hodgkin-Syndrom) gestellt.

Die rasterelektronenmikroskopische Haarschaftuntersuchung zeigt Kutikuladefekte, Torsionen (Pili torti) und Längsfurchung (Kanalikulierung) des Haarschafts (Pili torti et canaliculi, Trüeb et al. 1994; Twisting dystrophy) bis hin zu korkenzieherartigen Verdrehungen (Korkenzieherhaare, Corkscrew hair S. 101, 104) (Abb. 5.14). Die Veränderungen sind Ausdruck der komplexen Dysmorphogenese des Haarschafts innerhalb des abnormalen Haarfollikels.

Pränatale Diagnose durch Ultraschalluntersuchung des Fetus im zweiten Trimenon auf Lippen-Kiefer-Gaumen-Spalte und Spalthand/-fuß.

Differenzialdiagnose. Andere Ektodermaldysplasien, die gelegentlich Lippen-Kiefer-Gaumen-Spalten aufweisen können:

Okulodentodigitale Dysplasie, ODD-Syndrom (MIM 164200). Überwiegend autosomal dominant vererbtes Syndrom mit okulären, nasalen, akralen und dentalen Auffälligkeiten von variabler Expressivität. Auch viele sporadische Fälle als dominante Neumutation bei erhöhtem väterlichen Alter. Einzelfälle auch autosomal rezessiv vererbt. Typische Fazies mit Hypotelorismus, langer dünner Nase mit hypoplastischen Nasenflügeln und verengten äußeren Nasenöffnungen, Mikrophthalmus, Zahnschmelzdysplasie, Syndaktylien der Finger, Hypoplasie einzelner Zehen, Hypotrichose mit glanzlosen, brüchigen Haaren einschließlich Brauen und Wimpern.

Orofaziodigitales Syndrom Typ I, Papillon-Léage-Psaume-Syndrom, Mohr-Syndrom (MIM

252100). X-chromosomal vererbtes Syndrom mit fazialen und akralen Fehlbildungen von stark variabler Expressivität. Bei XY-Geschlechtschromosom meist letal. Typisch sind Zungenkerben, Oberlippen- und Zungenfrenula, Gaumenspalte und Zahnstellungsanomalien, ausgeprägte Fazies mit prominenter Stirn, hypoplastischer, schmaler Nase mit unterentwickelten Alaknorpeln und Hypoplasie von Maxilla und Mandibula sowie variabler Hypoplasie einzelner Phalangen in Verbindung mit Syndaktylie. Ferner Hypotrichose, geistige Behinderung (nicht obligat) und Epilepsie (selten).

Chondroektodermale Dysplasie, Ellis-van-Creveld-Syndrom (MIM 225500). Autosomal rezessiv vererbtes Syndrom durch pleiotrope Genmutation auf Chromosom 4p16 mit charakteristischer Skelettdysplasie, Herzfehler und Polydaktylie. Manifestation bei der Geburt mit dysproportioniertem Minderwuchs, der die distalen Extremitätenabschnitte stärker betrifft als die proximalen, Ausbildung von X-Beinen, Hexadaktylie, Nagelhypoplasie, kurzer Oberlippe, die durch mehrere Frenula mit dem Alveolarkamm verbunden ist, Zahnanomalien und Herzfehler (meist Vorhofseptumdefekt).

Verlauf und Prognose. Die Haarlosigkeit bzw. der Haarverlust sind permanent.

Prophylaxe und Therapie. Multidisziplinäre Betreuung zusammen mit dem Kieferorthopäden (Korrektur der Lippen-Kiefer-Gaumen-Spalten), orthopädischen Chirurgen (Korrektur der Extremitätenfehlbildungen), Ophthalmologen usw. Im Übrigen existieren keine spezifischen Maßnahmen. Psychologische Unterstützung der Eltern und später der betroffenen Jugendlichen ist nicht zu unterschätzen. Einzige Möglichkeit des Haarersatzes ist die Perücke. Genetische Beratung.

▓ Literatur

Abramovits-Ackerman W, Bustos T, Simosa-Leon V (1992) Cutaneous findings in a new syndrome of autosomal-recessive ectodermal dysplasia with corkscrew hairs. J Am Acad Dermatol 27:917–921

Anneren G, Arvidson G, Gustavson K-H et al. (1984) Oro-facio-digital syndromes I and II: radiological methods for diagnosis and the clinical variations. Clin Genet 26:178–186

Breslau-Siderius EJ, Lavrijsen APM, Otten FWA (1991) The Rapp-Hodgkin syndrome. Am J Med Genet 38:107–110

Buss PW, Hughes HE, Clarke A (1995) Twenty-four cases of the EEC syndrome: clinical presentation and management. J Med Genet 32:716–723

Camacho F, Ferrando J, Pichardo AR et al. (1993) Rapp-Hodgkin syndrome with pili canaliculi. Pediat Dermatol 10:54–57

Celli J, Duijf P, Hamel BCJ et al. (1999) Heterozygous germline mutation in the p53 homolog p63 are the cause of EEC syndrome. Cell 99:143–153

Da Silva EO, Janovitz D, De Albuquerque SC (1980) Ellis-van Creveld syndrome: report of 15 cases in an inbred kindred. J Med Genet 17:349–356

Fosko SW, Stenn KS, Bolognia JL (1992) Ectodermal dysplasias associated with clefting: significance of scalp dermatitis. J Am Acad Dermatol 27:249–256

Fuhrmann W, Stahl A (1970) Zur Differentialdiagnose von Papillon-Leage-Psaume Syndrom und Mohr Syndrom. Humangenetik 9:54–63

Gladwin A, Donnai D, Metcalfe K et al. (1997) Localization of a gene for oculodentodigital syndrome to human chromosome 6q22–q24. Hum Mol Genet 6:123–127

Greene SL, Michels VV, Doyle JA (1987) Variable expression in ankyloblepharon-ectodermal defects – cleft lip and palate syndrome. Am J Med Genet 27:207–212

Howard TD, Tuttmacher AE, McKinnon W et al. (1997) Autosomal dominant postaxial polydactyly, nail dystrophy, and dental abnormalities map to chromosome 4p16, in the region containing the Ellis-van Creveld syndrome locus. Am J Hum Genet 61:1405–1412

Roelfsema NM, Cobben JM (1996) The EEC syndrome: a literature study. Clin Dysmorphol 5:115–127

Salinas CF, Monter-G GM (1988) Rapp-Hodgkin syndrome: observations on ten cases and characteristic hair changes (pili canaliculi). Birth Defects Orig Art Ser 24:49–168

Scherer SW, Poorkaj P, Massa H et al. (1994) Physical mapping of the split hand/split foot locus on chromosome 7 and implication in syndromic ectrodactyly. Hum Mol Genet 3:1345–1354

Silengo CM, Davi GF, Bianco R (1982) Distinctive hair changes (pili tori) in Rapp-Hodgkin ectodermal dysplasia syndrome. Clin Genet 21:297–300

Speigel J, Colton A (1985) AEC syndrome: ankyloblepharon, ectodermal defects, and cleft lip and palate. J Am Acad Dermatol 12:810–815

Suzuki K, Hu D, Bustos T et al. (2000) Mutations of PVRL1, encoding a cell-cell adhesion molecule/herpes virus receptor, in cleft lip/palate-ectodermal dysplasia. Nature Genet 25:427–430

Trüeb RM, Spycher MA, Schumacher F, Burg G (1994) Pili torti et canaliculi bei ektodermaler Dysplasie. Hautarzt 45:372–377

Trüeb RM, Bruckner-Tuderman L, Wyss M et al. (1995) Scalp dermatitis, distinctive hair abnormalities and atopic disease in the ectrodactyly-ectodermal dysplasia clefting syndrome. Br J Dermatol 132:621–625

Trüeb RM, Tsambaos D, Spycher MA et al. (1997) Scarring folliculitis in the ectrodactyly-ectodermal dysplasia-clefting syndrome. Histologic, scanning electron-microscopic and biophysical studies of hair. Dermatology 194:191–194

Van Bokhoven H, Jung M, Smits APT et al. (1999) Limb mammary syndrome: a new genetic disorder with mammary hypoplasia, extrodactyly, and other hand/foot anomalies maps to human chromosome 3q27. Am J Hum Genet 64:538–546

▦ Andere Ektodermaldysplasien mit Trichodysplasie

Definition. Heterogene Gruppe von Erbkrankheiten mit kongenitalen, nicht progressiven, kombinierten Defekten der Haar-, Zahn-, Nagel- und Schweißdrüsenanlage mit/ohne Beteiligung weiterer Organe.

Vorkommen. Selten.

Ätiopathogenese. Autosomal dominante, rezessive sowie X-gebundene Erbgänge sind für die verschiedenen Syndrome beschrieben, wobei nur bei einer kleinen Minderzahl der Gendefekt bekannt ist. Die Pathogenese ist für die Mehrzahl der Ektodermaldysplasien unbekannt. Indem sich die Klassifikation nach Freire-Maia und Pinheiro an den betroffenen ektodermalen Strukturen orientiert, stellt sie lediglich eine Katalogisierung des sonst unüberschaubaren Spektrums an Syndromen dar, das laufend ergänzt wird. Sie berücksichtigt die Ätiopathogenese der sehr unterschiedlichen Krankheitsbilder nicht, weshalb die nosologische Einordnung einzelner Krankheitsbilder Konflikte ergeben kann (Querverweise zu anderen Kapiteln).

Klinik. 1-2-3-4 (**Haare-Zähne-Nägel-Schweißdrüsen**). Anhidrotische ektodermale Dysplasie (Christ-Siemens-Touraine) (S. 92).

Autosomal rezessiv erbliche anhidrotische Ektodermaldysplasie. Siehe unter anhidrotische ektodermale Dysplasie (Christ-Siemens-Touraine) S. 92.

Fokale dermale Hypoplasie (Goltz-Gorlin-Syndrom). Siehe unter Haardefekte und Skelettanomalien S. 84.

XTE-(xerodermie talipes enamel defect-)Syndrom. Siehe unter Atrichien mit geistiger Retardierung S. 81.

Rosselli-Gulienetti-Syndrom. Siehe unter Ektodermaldysplasien mit Lippen-Kiefer-Gaumen-Spalte S. 96.

Dyskeratosis congenita (Zinsser-Cole-Engman-Syndrom). Siehe unter kongenitalen Poikilodermien S. 115.

Pachyonychia congenita (Jadassohn-Lewandowsky-Syndrom). Autosomal dominant erbliche Verhornungsstörung mit charakteristischer Nagelverdickung (Typ I MIM 167200; Typ II MIM 167210). Manchmal bereits bei Geburt vorhandene, allmählich zunehmende Verdickung der Finger- und Zehennägel mit subungualer Hyperkeratose, nach distal verstärkter transversaler Krümmung und schmutzig gelbbrauner Verfärbung, zirkumskripte palmoplantare Keratose mit Neigung zur intraepidermalen Blasenbildung am Rande der Hyperkeratosen bei Wärme und Leukoplakien der Mundschleimhaut (Typ I), selten Korneadystrophie (Typ Schäfer-Brünauer), ohne Leukoplakien und geringe Keratosen (Typ II), vorzeitige Zahnentwicklung mit Dentes natales (Typ III Jackson-Sertoli), retikuläre Hautpigmentierung (Typ IV) und Hypotrichose.

Hypohidrotische Ektodermaldysplasie mit Lippen-Gaumen-Spalte (Rapp-Hodgkin-Syndrom). Siehe unter Ektodermaldysplasien mit Lippen-Kiefer-Gaumen-Spalte S. 95.

Ektrodaktylie-Ektodermaldysplasie-Cheilognathopalatoschisis-(EEC-)Syndrom. Siehe unter Ektodermaldysplasien mit Lippen-Kiefer-Gaumen-Spalte S. 95.

Ankyloblepharon-Ektodermaldysplasie-Cheilognathopalatoschisis-(AEC-)Syndrom. Siehe unter Ektodermaldysplasien mit Lippen-Kiefer-Gaumen-Spalte S. 95.

Zanier-Roubicek-Syndrom (MIM 129490). Autosomal dominant erbliche Ektodermaldysplasie mit Hypotrichose (Augenbrauen und Wimpern erhalten), Zahnanomalien (Hypodontie, Zapfenzähne, Schmelzdefekte), brüchigen Nägeln und Hypohidrose (normale Schwitzfähigkeit an Handflächen und Fußsohlen) in Verbindung mit verminderter Tränensekretion, trockener Haut und Hypoplasie der Brustdrüsen.

Trichoonychodentale Dysplasie (TOD-Syndrom). Autosomal dominant erbliche Ektodermaldysplasie mit spärlichen, feinen und gekräuselten Haaren, Zahnanomalien (Hypodontie, Taurodontie der Molaren, verbreiterte Zahnzwischenräume, Schmelzdefekte), Nagelanomalien (dünne Nägel mit Längsstreifung, wobei die Zehennägel stärker betroffen sind) und Hypohidrose.

Basan-Syndrom (MIM 129200). Autosomal dominant vererbte Ektodermaldysplasie mit in früher Kindheit unauffälliger oder struppiger Kopfbehaarung, die während des 2. Dezenniums verloren geht, ausgeprägter, frühzeitig sich entwickelnder Zahnkaries bei Trockenheit der Schleimhäute, kurzen, verdickten Nägeln und Hypohidrose in Verbindung mit auffallender Vierfingerfurche und Fehlen des Papillarleistenmusters (Dermoglyphen) an Handflächen und Fußsohlen.

Jorgenson-Syndrom. Dem Basan-Syndrom sehr ähnliche Ektodermaldysplasie in Verbindung mit einer auffallenden Fazies mit hypoplastischen Nasenflügeln, langem Philtrum, dünner Oberlippe und engen Lidspalten.

Ektodermaldysplasie Typ Carey. Siehe unter Aplasia cutis congenita S. 241.

Keratitis-Ichthyosis-Taubheit-(KID-)Syndrom. Siehe unter Alopecia ichthyotica S. 252.

Anonychie mit bizarrer Pigmentation der Beugen (MIM 106750). Autosomal dominante erbliche Ektodermaldysplasie mit struppigen Haaren und Alopecia praematura, ausgeprägter, frühzeitig sich entwickelnder Zahnkaries, Anonychie oder rudimentär ausgebildeten Nägeln und Hypohidrose in Verbindung mit einer bizarren Hypo- und Hyperpigmentierung der großen Körperfalten (Verbov 1975).

Odontoonychohypohidrotische Dysplasie mit Skalpdefekt der Mittellinie (Tuffli 1981). Siehe unter Aplasia cutis congenita S. 241.

Odontoonychodermale Dysplasie. Autosomal dominant oder rezessiv erbliche Ektodermaldysplasie mit Hypotrichose der Kopfhaare, natalen, später konischen Zähnen, kurzen, verdickten Zehennägeln und palmoplantarer Hyperhidrose in Verbindung mit Erythem, Hyperkeratose und Rhagaden der Handflächen und Fußsohlen.

Hypomelanosis (Incontinentia pigmenti achromians) Ito. Systematisierter Ausdruck eines genetischen Mosaizismus unterschiedlicher Art. Charakteristisch sind streifen- oder wirbelförmig angeordnete Hypopigmentierungen der Haut mit variabel kombinierten Anomalien von zentralem Nervensystem (Epilepsie, EEC-Anomalien, geistige Retardierung, Paresen), Augen (Strabismus, Iriskolobom, Hornhauttrübung, retinale Pigmentanomalien), Skelettsystem (Gesichts- und Extremitätenasymmetrien, Spina bifida occulta), Haaren (Alopezie, Hypertrichose, streifenförmige Haardepigmentierungen), Zähnen (überzählige Zahnhöcker), Onychodysplasie und pilocarpinresistenter Hypohidrose in hypopigmentierter Haut.

ANOTHER-Syndrom (Alopezie, Nageldystrophie, okuläre Störungen, Thyreoideadysfunktion, Hypohidrose, Epheliden, Enteropathie, Infektionen des Respirationstrakts). Wahrscheinlich autosomal rezessiv vererbtes Syndrom mit spärlicher Kopfbehaarung und distalen Augenbrauen, Nageldystrophie, Epiphora, infantilem Hypothyreoidismus, trockener Haut, verstärkt pigmentierter Haut mit zahlreichen Epheliden, gastrointestinalen Störungen und Infektionen des Respirationstrakts.

1-2-3 (Haare–Zähne–Nägel). Rothmund-Thomson-Syndrom. Siehe unter kongenitalen Poikilodermien S. 114.

Hidrotische Ektodermaldysplasie Clouston. Siehe S. 93.

Coffin-Siris-Syndrom (MIM 135900). Wahrscheinlich autosomal dominant vererbtes Dysmorphiesyndrom mit Kleinwuchs, Entwicklungsrückstand, Hypotrichose und Phalangenhypoplasie. Das Syndrom umfasst einen intrauterinen und postnatalen Wachstumsrückstand, Mikrozephalie und Epilepsie; schütteres Kopfhaar bei gleichzeitiger Hypertrichose im Bereich von Rücken, Oberarmen und Oberschenkeln sowie buschige Augenbrauen; eine auffallende Fazies mit Epikanthus, engen Lidspalten, Strabismus, kurzer, breiter Nase, prominentem, verstrichenem Philtrum, vollen Lippen und großer Zunge; kleine Zähne mit Zahnschmelzhypoplasie; Hypoplasie der distalen Phalangen und Nägel der Füße, weniger ausgeprägt der Hände: besonders betroffen sind die 5. Strahlen mit Klinodaktylie der 5. Finger und Zehen, kaum betroffen sind die 1. Strahlen („fifth digit syndrome").

Odontotrichomeliesyndrom (Freire-Maia-Syndrom). Siehe unter Haardefekte und Skelettanomalien S. 84.

Trichodentoossäres (TDO-)Syndrom (MIM 190320). Autosomal dominant erbliche Ektodermaldysplasie mit Haar-, Zahn- und Nagelanomalien in Kombination mit Osteosklerose. Es bestehen kleingelockte Haare, die vorzeitig ausfallen können, Zahnschmelzdefekte mit Kariesneigung oder Zahnverlust im 2.–3. Lebensjahrzehnt und flache, brüchige Nägel in Verbindung mit Gesichtsdysplasien (prominente Stirn) und radiologisch erhöhter Knochendichte (Osteosklerose) der langen Röhrenknochen und/oder Schädelknochen. Gendefekt auf 17q21.3-q22.

Incontinentia pigmenti (Bloch-Sulzberger). Siehe S. 249.

Kranioektodermale Dysplasie (Sensenbrenner-Syndrom). Siehe unter Haardefekte und Skelettanomalien S. 84.

Hypodontie und Nageldysgenesie (Witkop-Syndrom). Siehe unter hidrotischer ektodermaler Dysplasie Clouston (Differenzialdiagnose) S. 94.

Trichorhinophalangealsyndrom. Siehe unter Haardefekte und Skelettanomalien S. 82.

Ellis-van-Creveld-Syndrom. Siehe unter Ektodermaldysplasien mit Lippen-Kiefer-Gaumen-Spalten (Differenzialdiagnose) S. 98.

Schöpf-Schulz-Passarge-Syndrom (MIM 224750). Autosomal rezessiv erbliche Ektodermaldysplasie mit Hypotrichose, Hypodontie und Onychodystrophie in Verbindung mit syndromtypischen Lidrandzysten und palmoplantarer Hyperkeratose. Es besteht eine ausgeprägte Hypotrichose, eine Hypodontie der zentralen Schneidezähne, Onychodystrophie, apokrine Hidrozystome der Augenlider (spät auftretend) und eine follikuläre und palmoplantare Hyperkeratose.

Salamon-Syndrom. Siehe unter anhidrotischer ektodermaler Dysplasie Christ-Siemens-Touraine (Differenzialdiagnose) S. 93.

Trichookulodermovertebrales Syndrom, Alves-Syndrom (MIM 601701). Autosomal rezessiv erbliche Ektodermaldysplasie mit Hypotrichose, weit auseinander stehenden Schneidezähnen, Karies, Gingivitis und kurzen, breiten, dünnen, brüchigen Fingernägeln sowie dystrophischen Zehennägeln mit Paronychien in Verbindung mit Augenanomalien, palmoplantarer Hyperkeratose und Kyphoskoliose.

Okulodentodigitale Dysplasie (ODD-Syndrom). Siehe unter Ektodermaldysplasien mit Lippen-Kiefer-Gaumen-Spalte (Differenzialdiagnose) S. 97.

Trichoodontoonychodysplasie (MIM 275450). Vermutlich autosomal rezessiv erbliche Ektodermaldysplasie mit Hypotrichose, brüchigem noch vorhandenem Haar, Zahnschmelzdefekten und dystrophischen, brüchigen Nägeln in Verbindung mit Epheliden, Xerosis cutis, gering ausgeprägter palmoplantarer Keratose, überzähligen Mamillen und abnormalem Papillarleistenmuster (Pinheiro et al. 1983).

GAPO-Syndrom (MIM 230740). Autosomal rezessiv erbliches Syndrom mit (Größen-)Wachstumsverzögerung, Alopezie, Pseudoanodontie und Optikusatrophie. Das Syndrom umfasst eine schwere Wachstumsverzögerung mit retardiertem Knochenalter, einer bereits in der frü-

hen Kindheit sich entwickelnden universellen Atrichie, fehlendem Zahndurchbruch (Pseudoanodontie), ab Kleinkindalter progressiver Optikusatrophie und anderen Augenanomalien (Glaukom, Keratokonus) sowie charakteristischen fazialen Auffälligkeiten: hohe, betonte Stirn, Mittelgesichtsdysplasie, prominente Augen bei flachen Orbitae, tief eingesunkene Nasenwurzel, Mikrogenie („gealtertes Gesicht").

Trichoodontoonychodysplasie mit Pili torti. Wahrscheinlich uneinheitliche Gruppe von Störungen an Haaren, Zähnen und Nägeln mit unterschiedlichem Erbgang (autosomal dominant, autosomal rezessiv, X-chromosomal dominant?) und Pili torti. Die Haare sind blond und rau (Abb. 5.15 a) und zeigen rasterelektronenmikroskopisch neben Verdrehung häufig auch Längsfurchung des Haarschafts (Pili torti et canaliculi oder „twisting dystrophy") bis hin zur Ausbildung von „Korkenzieherhaaren"; es besteht eine Hypodontie mit typischerweise weit auseinander stehenden Zähnen (Abb 5.15 b); Nageldysplasie (flache Nägel mit Rillen); faziale Dysmorphien (Hypoplasie der Maxilla, dünne Lippen); wahrscheinlich je nach Entität unterschiedliche Kombination mit Atopie, Syndaktylie (Abb. 5.15 c) und Lippen-Kiefer-Gaumen-Spalten. Die Abgrenzung insbesondere vom Rapp-Hodgkin-Syndrom kann Schwierigkeiten bereiten.

Trichoodontoonychodysplasie (MIM 129510). Autosomal dominant erbliche Ektodermaldysplasie mit Hypotrichose, Hypodontie, Onychodysplasie und Leukonychia punctata in Verbindung mit fazialen Auffälligkeiten (lineäre Narben), Dyspigmentation, follikulären Papeln, abnormaler oder fehlender Brust- oder Mamillenentwicklung und Taubheit (Tsakalakos et al. 1986).

Mesomelischer Zwergwuchs-Skelettanomalien-Ektodermaldysplasie. Siehe unter Haardefekte und Skelettanomalien S. 86.

Generalisierte atrophische benigne Epidermolysis bullosa. Siehe unter Epidermolysis bullosa hereditaria S. 250.

1-2-4 (Haare–Zähne–Schweißdrüsen). *Regionale Ektodermaldysplasie mit Lippen-Gaumen-Spalte.* Siehe unter Ektodermaldysplasien mit Lippen-Kiefer-Gaumen-Spalte (S. 97).

Melanoleukodermie mit multiplen Anomalien, Berlin-Syndrom (MIM 246500). Wahrscheinlich autosomal rezessiv erbliche Ektodermaldysplasie mit trockenem Kopfhaar bei mangelhafter Aus-

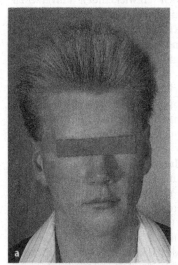

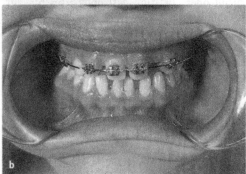

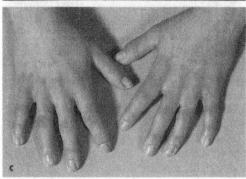

Abb. 5.15. Trichoodontoonychodysplasie mit Pili torti. **a** Abstehende, blonde und rauhe Haare. **b** Hypodontie mit weit auseinander stehenden Zähnen. **c** Syndaktylie

bildung der Talgdrüsen, Neigung zu vorzeitiger Ergrauung, spärlichen Augenbrauen mit Abbruch im lateralen Teil, Hypodontie mit verspäteter erster und zweiter Dentition und milder palmoplantater Hypohidrose in Verbindung mit blasser, dünner Haut mit Melanoleukodermie („Leopardenhaut"), Pyodermie an Unterschenkeln und Neigung zu Hautatrophie, auffallender Fazies (dicke Lippen mit Teleangiektasien, verstärkte periokuläre und periorale Fältelung), Minderwuchs und stelzenförmigen, schlanken Beinen („Vogelbeine"). Bei Männern Hypogonadismus und Fehlen der sekundären Sexualbehaarung (Bart, Pubes- und Axillarbehaarung).

Böök-Syndrom. Siehe unter Canities praecox S. 430.

Kongenitale Analgesie mit Anhidrose (MIM 256800). Autosomal rezessiv erbliche Ektodermaldysplasie mit fokaler Hypotrichose der Kopfhaare, Zahnschmelzdefekten und Hypohidrose in Verbindung mit kongenitaler Analgesie. Folgen sind Verletzungen mit schlechter Heilung vor allem an den distalen Extremitäten, zum Teil durch Automutilationen, und an den Auflageflächen, z. B. Gesäß (Swanson 1963). Gendefekt auf 1q21-22.

Lenz-Passarge-Dysplasie. Siehe unter anhidrotischer ektodermaler Dysplasie Christ-Siemens-Touraine (Differenzialdiagnose) S. 93.

1-3-4 (Haare-Nägel-Schweißdrüsen). *Hypohidrotische Ektodermaldysplasie mit Hypothyreose* (MIM 225050). Vermutlich autosomal rezessiv erbliche Ektodermaldysplasie mit spärlichen, strohartigen Kopfhaaren und Augenbrauen, dystrophischen Nägeln und Hypohidrose in Verbindung mit Hypothyreose, fleckiger Pigmentierung des Rumpfes während der ersten Lebensmonate und Neigung zu rezidivierenden Infekten des Respirationstrakts.

Ektodermaldysplasie mit schwerer geistiger Retardierung. Siehe unter Atrichien mit geistiger Retardierung S. 82.

Dermotrichisches Syndrom. Siehe unter Atrichien mit geistiger Retardierung S. 82.

1-2 (Haare-Zähne). *Orofaziodigitales Syndrom.* Siehe unter Ektodermaldysplasien mit Lippen-Kiefer-Gaumen-Spalte (Differenzialdiagnose) S. 97.

Hallermann-Streiff-Syndrom siehe S. 90.

Mikaelian-Syndrom (MIM 224800). Autosomal rezessiv erbliche Ektodermaldysplasie mit Hypotrichose der Kopfhaare, rauen, brüchigen

Haaren und kariösen Zähnen in Verbindung mit vergröberten Gesichtszügen, Innenohrschwerhörigkeit und Arachnodaktylie.

Pili torti mit Zahnschmelzhypoplasie. Siehe unter kongenitalen Haarschaftanomalien (Pili torti) S. 118.

Brachymetapodie-Anodontie-Hypotrichosis-Syndrom (Tuomaala-Haapanen-Syndrom). Siehe unter Haardefekten und Skelettanomalien S. 86.

Johanson-Blizzard-Syndrom. Siehe unter Aplasia cutis congenita S. 245.

Trichodentales Syndrom (MIM 601453). Autosomal dominant erbliches Syndrom mit kurzen, geraden und glanzlosen Haaren in Verbindung mit Zahnanomalien (Hypodontie, stiftförmige Zähne). Aufgrund einer verkürzten Dauer der Anagenphase des Haarwachstumszyklus kommt es zu einem verminderten Längenwachstum der Haare bei erhöhtem prozentualen Anteil von Telogenhaaren (Kersey 1987). Rasterelektronenmikroskopisch zeigen die Haare einen verminderten Haarschaftdurchmesser mit verbreitertem Abstand zwischen den Kutikulaschuppen.

Alopezie-Anosmie-Taubheit-Hypogonadismus-Syndrom, Johnson-McMillin-Syndrom (MIM 147770). Autosomal dominant erbliche Ektodermaldysplasie mit fehlenden oder spärlichen Kopfhaaren, Augenbrauen, Wimpern, Axillar- und Pubesbehaarung und kariösen Zähnen mit vorzeitigem Zahnverlust in Verbindung mit Anosmie oder Hyposmie, Ohranomalien (Atresie des äußeren Hörgangs, Mikrotie) mit Leitungsschwerhörigkeit und Hypogonadismus.

Pallister-Killian-Syndrom (MIM 601803). Durch ein überzähliges Isochromosom des kurzen Arms von Chromosom 12 (Tetrasomie 12p) bedingtes Syndrom mit schwerer geistiger Behinderung, massiver Hypotonie, Krampfleiden, kraniofazialen Anomalien (frontotemporale Hypotrichose, Brachyzephalie, prominente schmale Stirn, Exophthalmus, Hypertelorismus, Epikanthus, kurze Nase mit stark eingezogener Wurzel und nach vorn stehenden Öffnungen, langes prominentes Philtrum, Mikrognathie, Gaumenspalte, Zahnentwicklungsanomalien), überschüssiger Haut im Nacken, Pigmentanomalien der Haut, diaphragmatischer Hernie (häufigste Todesursache! – ein hoher Anteil perinatal verstorbener Neugeborener mit diaphragmatischer Hernie weist eine Tetrasomie 12p auf, die oft aber nur in Fibroblasten und als Mosaik nachweisbar ist) und anderen viszeralen Anomalien (Analatresie, seltener Malrotation der Eingeweide mit Meckel-Divertikel, Nierendysplasie, Ure-

terstenose, Hypoplasie der Harnblase, Herzfehler), Kryptorchismus und Skelettanomalien (dysproportionierte Verkürzung der Oberarme, Oberschenkel, Hände und Füße, Kontrakturen, Daumenhypoplasie, Verdoppelung der Großzehen).

Pili torti et canaliculi in Verbindung mit Zahnagenesie (Selvaag 2000). Siehe auch unter kongenitalen Haarschaftanomalien (Pili torti) S. 118.

1-3 (Haare-Nägel). *Alopecia congenita mit Keratosis palmoplantaris* (MIM 104100). Autosomal dominante Hypotrichose in Verbindung mit kurzen, dystrophischen, onycholytischen Nägeln und palmoplantarer Hyperkeratose (Stevanovic 1959).

Kraushaarigkeit-Ankyloblepharon-Nageldysplasie (CHAND-)Syndrom, CHANDS (MIM 214350). Vermutlich autosomal rezessiv erbliches Syndrom mit krausem, sonst normalem Haar, fusionierten Augenlidern (Ankyloblepharon) bei Geburt und hypoplastischen Nägeln. Da die Haare lediglich kraus sind, sonst aber keine Haardysplasie vorliegt, kann die Zugehörigkeit dieses Syndroms zu den Ektodermaldysplasien in Frage gestellt werden.

Onychotrichodysplasie mit Neutropenie, Cantú-Syndrom, Itin-Syndrom (MIM 258360). Autosomal rezessiv erbliche Ektodermaldysplasie mit spärlichen, glanzlosen und brüchigen Haaren (Trichorrhexis nodosa) in Verbindung mit dystrophischen Nägeln, Koilonychie, Onychorrhexis und chronischer Neutropenie mit rezidivierenden Infekten. Siehe auch unter Trichothiodystrophie S. 126.

Pili torti und Onychodysplasie. Siehe unter kongenitalen Haarschaftanomalien (Pili torti) S. 118.

Sabinas sprödes Haar-Syndrom. Siehe unter Trichothiodystrophie S. 126.

1-4 (Haare-Schweißdrüsen). *Fokale faziale dermale Dysplasie.* Siehe unter Aplasia cutis congenita S. 245.

Trichofaziohypohidrotisches Syndrom. Vermutlich X-chromosomal rezessiv erbliches Syndrom mit spärlichen, hypopigmentierten und brüchigen Haaren in Verbindung mit verminderter Schweißsekretion und auffallender Fazies: Hypertelorismus, breite Nase mit eingezogener Wurzel und nach vorn stehenden Öffnungen, langes Philtrum, malare Hypoplasie.

Diagnostik. Die Diagnose stützt sich auf das Vorliegen kongenitaler, nichtprogressiver Entwicklungs- bzw. Strukturanomalien von Geweben ektodermalen Ursprungs (Haare, Zähne, Nägel, Schweißdrüsen, andere „Ektodermaldysplasiezeichen" in unterschiedlicher Kombination mit/ohne assoziierte Zeichen der Dysmorphie (z. B. mongoloide/antimongoloide Lidachsenstellung, Epikanthus, Klinodaktylie) und/oder Anomalien von Organsystemen nichtektodermaler Abstammung (z. B. Herzfehler, Skelettanomalien, Nierendysplasie). Aufgrund der stetig wachsenden Zahl derartig beschriebener Syndrome ist es nicht möglich, alle Entitäten zu kennen, doch die moderne Datenverarbeitung erlaubt, auf der Grundlage von Hauptsymptomen eine Suche in verschiedenen Online-Datenbanken (z. B. Medline, Embase, Current Contents, Cochrane) durchzuführen, und ermöglicht so die Identifikation auch nur einmalig beschriebener Syndrome. Nähere Aufschlüsse über die zugrunde liegenden genetischen Defekte sind von genetischen Familienuntersuchungen zu erwarten. Aufgrund teilweise großer symptomatischer Überschneidungen der verschiedenen Erbsyndrome ist außer der klinischen, rein deskriptiven Definition („Ektodermaldysplasie") auch die genetische Identität derartiger Genodermatosen zu fordern.

Bis auf Ausnahmen (z. B. Trichothiodystrophie) liefern die licht-, polarisations- und rasterelektronenmikroskopischen Untersuchungen von Haarschäften wenig spezifische, wenn auch typische Befunde, z. B. dünnkalibrige Haare mit abnormer Kutikulastruktur, Längsfurchung des Haarschafts oder Pili torti-artige Verdrehungen des Haarschafts bzw. Kombinationsbilder derselben, sog. Pili torti et canaliculi (Trüeb et al. 1994) (twisting dystrophy), bis hin zu Korkenzieherhaaren (corkscrew hairs) und sekundärer Trichorrhexis nodosa bei erhöhter Haarfragilität.

Differenzialdiagnose. Störungen, die sekundär ektodermale Strukturen in Mitleidenschaft ziehen (z. B. erythropoetische Porphyrie, Phenylketonurie, Xeroderma pigmentosum, Hartnup-Krankheit) bzw. einen progressiven Verlauf aufweisen, z. B. Werner-Syndrom, Rothmund-Thomson-Syndrom und Dyskeratosis congenita.

Verlauf und Prognose. Bei den ektodermalen Dysplasien handelt es sich definitionsgemäß um angeborene, nicht progressive Dysplasien von Geweben ektodermalen Ursprungs. Die Trichodysplasie ist dementsprechend permanent. Die Prognose quoad vitam ist unter anderem abhängig von assoziierten Defekten lebenswichtiger Organe inkl. nicht ektodermalen Ursprungs.

Prophylaxe und Therapie. Fächerübergreifende Patientenbetreuung entsprechend den Defekten und Funktionsdefiziten. Im Übrigen existieren keine spezifischen Maßnahmen. Psychologische Unterstützung der Eltern und später der betroffenen Jugendlichen ist nicht zu unterschätzen. Bei brüchigen Haaren sollten traumatische Einflüsse auf das Haar vermieden werden. Einzige Möglichkeit des Haarersatzes – falls notwendig – ist die Perücke. Genetische Beratung und Hinweis auf Selbsthilfeorganisationen für Kontakte und Erfahrungsaustausch.

▪ Literatur

Alves AFP, dos Santos PAB, Castelo-Branco-Neto E, Freire-Maia N (1981) An autosomal recessive ectodermal dysplasia syndrome with hypotrichosis, onychodysplasia, hyperkeratosis, kyphoscoliosis, cataract, and other manifestations. Am J Med Genet 10:213–218

Aswegan AL, Josephson KD, Mowbray R et al. (1997) Autosomal dominant hypohidrotic ectodermal dysplasia in a large family. Am J Med Genet 72:462–467

Basan M (1995) Ektodermale Dysplasie, fehlendes Papillarmuster, Nagelveränderungen und Vierfingerfurche. Arch Klin Exp Der 222:546–557

Berlin CI (1961) Congenital generalized melanoleucoderma associated with hypodontia, hypotrichosis, stunted growth and mental retardation occurring in two brothers and two sisters. Dermatologica 123:227–243

Bertola DR, Kim CA, Sugayama SM et al. (2000) AEC syndrome and CHAND syndrome: further evidence of clinical overlapping in the ectodermal dysplasias. Pediat Dermatol 17:218–221

Cormier-Daire V, Le Merrer M, Gigarel N et al. (1997) Prezygotic origin of the isochromosome 12p in Pallister-Killian syndrome. Am J Med Genet 69:166–168

Fischer H (1921) Familiär hereditäres Vorkommen von Keratoma palmare et plantare, Nagelveränderungen, Haaranomalien und Verdickung der Endglieder der Finger und Zehen in 5 Generationen. Dermatologica 32:114–142

Fleck BJ, Pandya A, Vanner L et al. (2001) Coffin-Siris syndrome: review and presentation of new cases from a questionnaire study. Am J Med Genet 99:1–7

Happle R (1998) Incontinentia pigmenti versus hypomelanosis of Ito: the whys and wherefores of a confusing issue. Am J Med Genet 79:64–65

Hart TC, Bowden DW, Bolyard J et al. (1997) Genetic linkage of the tricho-dento-osseous syndrome to chromosome 17q21. Hum Mol Genet 6:2279–2284

Hunter AGW, Clifford B, Cox DM (1985) The characteristic physiognomy and tissues specific karyotype distribution in the Pallister-Killian syndrome. Clin Genet 28:47–53

Indo Y, Tsuruta M, Hayashida Y et al. (1996) Mutations in the TRKA/NGF receptor gene in patients with congenital insensitivity to pain with anhidrosis. Nature Genet 13:485–488

Itin PH, Pittelkow MR (1991) Trichothiodystrophy with chronic neutropenia and mild mental retardation. J Am Acad Dermatol 24:356–358

Johnson VP, McMillin JM, Aceto T Jr, Bruins G (1983) A newly recognized neuroectodermal syndrome of familial alopecia, anosmia, deafness, and hypogonadism. Am J Med Genet 15:497–506 (1983)

Jorgenson RJ (1974) Ectodermal dysplasia with hypotrichosis, hypohidrosis, defective teeth, and unusual dermatoglyphics (Basan syndrome?). Birth Defects Orig Art Dermatol 10:323–325

Kersey PJW (1987) Tricho-dental syndrome: a disorder with a short hair cycle. Brit J Dermatol 116:259–263

Küster W, Hammerstin W (1992) Das Schöpf-Syndrom: Klinische, genetische und lipidbiochemische Untersuchungen. Hautarzt 43:763–766

McGhee EM, Klump CJ, Bitts SM et al. (2000) Candidate region for Coffin-Siris syndrome at 7q32→34. Am J Med Genet 93:241–243

McLean WHI, Rugg EL, Lunny DP et al. (1995) Keratin 16 and keratin 17 mutations cause pachyonychia congenita. Nature Genet 9:273–278

Mikaelian DO, Der Kaloustian VM. Shahin NA, Barsoumian VM (1970) Congenital ectodermal dysplasia with hearing loss. Arch Otolaryng 92:85–89

Monreal AW, Ferguson BM, Headon DJ et al. (1999) Mutations in the human homologue of mouse do cause autosomal recessive and dominant hypohidrotic ectodermal dysplasia. Nature Genet 22:366–369

Pabst HF, Groth O, McCoy EE (1981) Hypohidrotic ectodermal dysplasia with hypothyroidism. J Pediat 98:223–227

Pinheiro M, Freire-Maia N, Roth AJ (1983) Trichoodontoonychial dysplasia – a new meso-ectodermal dysplasia. Am J Med Genet 15:67–70

Pinheiro M, Penna FJ, Freire-Maia N (1989) Two other cases of ANOTHER syndrome? Family report and update. Clin Genet 35:237–242

Price JA, Bowden DW, Wright JT et al. (1998) Identification of a mutation in DLX3 associated with tricho-dento-osseous (TDO) syndrome. Hum Mol Genet 7:563–569

Schubert R, Viersbach R, Eggermann T et al. (1997) Report of two new cases of Pallester-Killian syndrome confirmed by FISH: tissue-specific mosaicism and loss of (12p) by in vitro selection. Am J Med Genet 72:106–110

Selvaag E (2000) Pili torti et canaliculi and agenesis of the teeth: report of a new pure hair-tooth ectodermal dysplasia in a Norwegian family. J Med Genet 37:721–723

Shatzky S, Moses S, Leby J et al. (2000) Congenital insensitivity to pain with anhidrosis (CIPA) in Israeli-Bedouins: genetic heterogeneity, novel mutations in the TRKA/NGF receptor gene, clinical findings, and results of nerve conduction studies. Am J Med Genet 92:353–360

Smith FJD, Jonkman MF, van Goor H et al. (1998) A mutation in human keratin K6b produces a phenocopy of the K17 disorder pachyonychia congenita type 2. Am J Hum Genet 7:1143–1148

Stratton RG, Jorgenson RJ, Krause IC (1993) Possible second case of tricho-oculo-dermo-vertebral (Alves) syndrome. Am J Med Genet 46:313–315

Swanson AG (1963) Congenital insensitivity to pain with anhydrosis. Arch Neurol 8:299–306

Trüeb RM, Burg G, Bottani A, Schinzel A (1994) Ectodermal dysplasia with corkscrew hairs: observation of probable autosomal dominant tricho-odonto-onychodysplasia with syndactyly. J Am Acad Dermatol 30:289–290

Tsakalakos N, Jordaan FH, Taljaard JJ, Hough SF (1986) A previously undescribed ectodermal dysplasia of the tricho-odonto-onychial subgroup in a family. Arch Dermatol 122:1047–1053

Verbov J (1975) Anonychia with bizarre flexural pigmentation – an autosomal dominant dermatosis. Br J Dermatol 92:469–474

Wajntal A, Koiffmann CP, Mendonca BB et al. (1990) GAPO syndrome (McKusick 23074) – a connective tissue disorder: report on two affected sibs and on the pathologic findings in the older. Am J Med Genet 37:213–223

Wright JT, Kula K, Hall K et al. (1997) Analysis of the tricho-dento-osseous syndrome genotype and phenotype. Am J Med Genet 17:197–204

Metabolische Krankheiten mit Alopezie

Haaranomalien (Alopezie, Trichorrhexis nodosa, Pili torti, Pigmentanomalien) mit/ohne assoziierte Hautveränderungen (periorifizielle Dermatitis, Pigmentanomalien, Photosensitivität) können das dermatologische Leitsymptom angeborener Stoffwechselstörungen darstellen, bei denen wegen schwerer metabolischer (Azidose) und neurologischer Komplikationen die Frühdiagnostik u.U. lebensrettend sein kann. Bis auf das Menkes-Syndrom, das X-chromosomal rezessiv vererbt wird, weisen alle Störungen einen autosomal rezessiven Erbgang auf. Zu diesen zählen

■ Aminoazidurien:
- multipler Carboxylasedefekt,
- Homozystinurie,
- Hartnup-Krankheit,
- Methionin-Malabsorptionssyndrom,
- Argininbernsteinsäure-Krankheit,
- Zitrullinämie.
■ Metallstoffwechselstörungen:
- Acrodermatitis enteropathica (Zink),
- Menkes-Syndrom (Kupfer).

■ Literatur

Brown AC, Crounse RG (Hrsg) (1980) Hair, Trace Elements, and Human Illness. Prager Publ., New York
Irons M, Levy HL (1986) Metabolic syndromes with dermatologic manifestations. Clin Rev Allergy 4:101–124
Newbold PC (1973) The skin in genetically-controlled metabolic disorders. J Med Genet 10:101–111

■ Multipler Carboxylasedefekt

Definition. Biotinsensibles, angeborenes Leiden mit metabolischer Azidose, Dermatitis, Alopezie und zentralnervösen Störungen. Unterschieden werden eine neonatale Form (Synonym Holocarboxylase-Synthetase-Defekt: MIM 253270) und eine Spätform (Synonym Biotinidasedefekt: MIM 253260).

Vorkommen. Selten.

Ätiopathogenese. Autosomal rezessiver erblicher Defekt der Holocarboxylase-Synthetase (neonatale Form) bzw. Biotinidase (Spätform). Mangel an Aktivität der Pyruvat-, Propionyl-CoA- und 3-Methylcrotonyl-CoA-Carboxylase führt zur Anstauung der nicht metabolisierten Säuren und zu Störungen verschiedener Stoffwechselwege, die das klinische Bild prägen. Der Primärdefekt bei der Spätform liegt im Mangel der Biotinidase und nicht der Carboxylasen, die erst sekundär in Mitleidenschaft gezogen werden.

Klinik. *Holocarboxylase-Synthetase-Defekt.* Bereits im Säuglingsalter episodisch auftretende, schwere Organoazidurie (Erbrechen, Tachypnoe, Dehydratation) in Verbindung mit erythematosquamösen, manchmal nässenden Exanthemen, spärlichem Haarwuchs, zentralnervösen Symptomen (Ataxie, Krämpfe) und rezidivierenden Infekten bei Störung der T-Lymphozytenfunktion und Neigung zu Leukopenie.

Biotinidasedefekt. Häufiger erst im Säuglingsalter beginnende Symptomatologie mit rezidivierender metabolischer Azidose, typischer periorifizieller Dermatitis, spärlichem Haarwuchs und Ataxie, Muskelhypotonie, Hörverlust, Optikusatrophie und Krämpfen. Defekte der Lymphozytenfunktion kommen vor.

Diagnostik. Die Leitsymptome metabolische Azidose, zentralnervöse Störungen, Alopezie und (periorifizielle) Dermatitis sollten frühzeitig zu den entsprechenden Stoffwechseluntersuchungen in Blut und Urin Anlass geben. Bei Holocarboxylase-Synthetase-Defekt sind im Blut Lactat, Pyruvat, Propionat und meist auch Ammoniak vermehrt, im Urin 3-Hydroxypropionat, Methylcitrat, 3-Hydroxyisovaleriat, 3-Methylcrotonylglycin und Tiglyglycin. Bei Biotinidasedefekt finden sich eine Lactatazidämie und Propionazidämie, im Urin Methylcitrat, 3-Hydroxyisovaleriat und 3-Hydroxypropionat. Die Aktivität der Biotinidase (Lipoamidase) ist nicht messbar. Ein Neugeborenen-Screeningtest ist ebenso wie eine pränatale Diagnostik möglich.

Differenzialdiagnose. Andere metabolische Erkrankungen mit periorifizieller Dermatitis: Mangel an essenziellen Fettsäuren, Acrodermatitis enteropathica, Glukagonomsyndrom. Chronische mukokutane Kandidiasis.

Andere Aminoazidurien mit Haarveränderungen:

Homozystinurie (MIM 236200). Autosomal rezessiv erbliche Stoffwechselstörung (MIM 236200) im Metabolismus der schwefelhaltigen Aminosäuren, bei der Mangel an Cystathioninsynthetase zur Anhäufung von Homocystin in den Körperflüssigkeiten und Geweben führt. Klinisch liegen dem Marfan-Syndrom ähnlicher Habitus (Hochwuchs, Langgliedrigkeit, Trichterbrust, Kyphoskoliose, hoher Gaumen, Zahnstellungsanomalien) und Augenveränderungen (progrediente Linsenluxation, Irisschlottern, Kugellinse, Myopie, Sekundärglaukom, Netzhautablösung) zugrunde, in Verbindung mit psychomotorischer und geistiger Entwicklungsverzögerung, Krampfanfällen, Hellhäutigkeit, Elastosis perforans serpiginosa, feiner und spärlicher Kopfbehaarung, Fettleber, rezidivierenden Thromboembolien und juveniler Arteriosklerose mit Myokardinfarktneigung. Diagnostik: Nachweis der Homozystinurie mittels positiver Legal-Probe (Nitroprussidnatrium). Screening zur Erfassung der Hypermethioninämie im Neugeborenenalter und pränatale Diagnostik sind möglich. Therapie mit Pyridoxingabe (250–1200 mg/Tag) und methioninreduzierter Diät, die mit Cystin ergänzt wird.

Hartnup-Krankheit (MIM 234500). Benennung nach der ersten entdeckten Familie. Autosomal rezessiv erbliche Störung des renal tubulären und intestinalen Transports neutraler Aminosäuren inkl. Tryptophan mit pellagraähnlichen Hautsymptomen, Alopezie, Canities praematura und zentralnervösen Symptomen (zerebelläre Ataxie, emotionale Labilität, geistige Retardierung). Realisationsfaktor für die klinische Symptomatologie ist der Mangel an Nicotinamid, das aufgrund mangelnder Resorption und erhöhter Ausscheidung von Tryptophan nicht ausreichend synthetisiert wird. Das klinische Vollbild bildet sich entsprechend nur bei Eiweißmangelernährung aus. Therapie mit Nicotinamidgabe (50–200 mg/Tag) und Lichtschutz.

Methionin-Malabsorptionssyndrom (MIM 250900). Autosomal rezessiv erbliche, selektive Störung der Methioninabsorption im Dünndarm mit Ausscheidung von Methioninmetaboliten im Urin. Das Syndrom ist charakterisiert durch Pigmentarmut mit weißem Haar, chronische Diarrhö und zentralnervöse Störungen (Oligophrenie, Epilepsie). Durch Abbau des nicht resorbierten Methionins entsteht im Darm α-Hydroxybuttersäure, die absorbiert wird und den charakteristischen Uringeruch nach getrocknetem Hopfen (oasthouse) oder Sellerie hervorruft. Therapie mit an Methionin armer Kost.

Mit Trichorrhexis nodosa (Querfrakturen des Haarschafts in der Form „zweier ineinandergeschobener Pinsel") einhergehende Aminoazidurien:

Argininbernsteinsäure-Krankheit (MIM 207900). Autosomal rezessiv erbliche Störung des Argininstoffwechsels aufgrund eines Argininsuccinatlyase-Mangels, der zur Anhäufung von Argininbernsteinsäure in Plasma und Urin und zur Hyperammonämie führt. Da das Haar reich an Arginin ist, führt die Störung des Argininstoffwechsels auch zur abnormalen Keratinbildung im Haarschaft und damit zu einem Strukturdefekt des Haars mit erhöhter Brüchigkeit und Trichorrhexis nodosa (Trichorrhexis nodosa congenita). Betroffene Kinder fallen durch eine Entwicklungsverzögerung in Verbindung mit Krampfanfällen und intermittierender Ataxie auf, die durch Infektionen oder Proteinzufuhr ausgelöst werden. Das Haar ist bei Ge-

burt normal, wird dann aber im 1. Lebensjahr brüchig und erscheint typischerweise stoppelig. Es besteht eine deutliche Argininsuccinatämie und in Abhängigkeit von der Proteinzufuhr Hyperammonämie und Zitrullinämie. Im Urin findet sich eine erhöhte Ausscheidung von Argininbernsteinsäure und Citrullin. Therapie: Bei eiweißreduzierter Diät können sich die Patienten normal entwickeln.

Zitrullinämie (klassischer Typ: MIM 215700; spätmanifester Typ II MIM 603471). Autosomal rezessiv erbliche Stoffwechselstörung des Harnstoffzyklus, bei der Argininsuccinatsynthetase-Mangel zur Anhäufung von Citrullin in Plasma und Urin, zur Hyperammonämie und zu einer Verminderung der Argininkonzentration im Plasma führt. Da das Haar reich an Arginin ist, führt die Störung des Argininstoffwechsels auch zur abnormalen Keratinbildung im Haarschaft und damit zu einem Strukturdefekt des Haars mit erhöhter Brüchigkeit und Trichorrhexis nodosa (Trichorrhexis nodosa congenita). Betroffene Kinder zeigen Episoden von rezidivierendem Erbrechen, Tremor, Krampfanfällen, Koma, geistige und körperliche Retardierung. Das brüchige Haar erscheint typischerweise stoppelig. Es besteht in Abhängigkeit von der Proteinzufuhr eine ausgeprägte Hyperzitrullinämie und Hyperammonämie. Ein wesentlicher Teil der Symptomatologie ist auf die Ammoniakvergiftung zurückzuführen. Dementsprechend hat therapeutisch eine sofortige symptomatische Behandlung der Hyperammonämie, z.B. durch Dialyse, zu erfolgen bzw. eine Langzeittherapie mittels eiweißreduzierter Diät und Argininsubstitution. Bei Argininsuccinatsynthetase-Mangel ist die Gentherapie kultivierter menschlicher Knochenmarkzellen mittels retroviraler Vektoren gelungen.

Verlauf und Prognose. Abhängig von einer frühzeitigen Diagnose und Therapie mit Biotin. Eine bereits eingetretene Optikusatrophie trotz Behandlung nicht mehr rückbildungsfähig, ist bei rechtzeitigem Therapiebeginn aber zu verhindern.

Prophylaxe und Therapie. Möglichst frühzeitige Verabreichung pharmakologischer Dosen von Biotin (10–40 mg/Tag).

▮ Literatur

Bonafe JL, Pieraggi MT, Abravanel M et al. (1984) Skin, hair and nail changes in a case of citrullinemia with late manifestation. Dermatologica 168:213–218

Brenton DP, Cusworth DC, Hartley S et al. (1974) Argininosuccinicaciduria: clinical, metabolic and dietary study. J Ment Defic Res 18:1–13

Charles BM, Hosking A, Green A et al. (1979) Biotin-responsive alopecia and developmental regression. Lancet 2:118–120

Danks DM, Tippett P, Zentner G (1974) Severe neonatal citrullinemia. Arch Dis Child 49:579–581

Kvedar JC, Baden HP, Baden LA et al. (1991) Dietary management reverses grooving and abnormal polarization of hair shafts in argininocuccinase deficiency. Am J Med Genet 40:211–213

Nyhan WL (1987) Inborn errors of biotin metabolism. Arch Dermatol 13:1696–1698

Patel HP, Unis ME (1985) Pili torti in association with citrullinemia. J Am Acad Dermatol 12:203–206

Reish O, Townsend D, Berry SA et al. (1995) Tyrosinase inhibition due to interaction of homocyst(e)ine with copper: the mechanism for reversible hypopigmentation in homocystinuria due to cystathionine beta-synthetase deficiency. Am J Hum Genet 57:127–132

Williams ML, Packman S, Cowan MJ (1983) Alopecia and periorifical dermatitis in biotin-responsive multiple carboxylase deficiency. J Am Acad Dermatol 9:97–103

Wolf B, Grier RD, Allen RJ et al. (1983) Phenotypic variation in biotinidase deficiency. J Pediat 103: 233–237

▮ Acrodermatitis enteropathica

Definition. Zinkmangelerkrankungen mit bevorzugt periorifiziell und akral lokalisierter Dermatitis in Verbindung mit Alopezie und Diarrhö (MIM 201100).

Vorkommen. Selten.

Ätiopathogenese. Autosomal rezessiv erbliche primäre intestinale Zinkabsorptionsstörung bzw. sekundärer Zinkmangel infolge chronisch entzündlicher Darmkrankheiten (Morbus Crohn, Colitis ulcerosa, Zöliakie), inadäquater parenteraler Alimentation bzw. einseitiger Ernährung sowie bei alkoholischer Leberzirrhose (Acrodermatitis enteropathica acquisita).

Klinik. Bevorzugt periorifiziell (Mund, Nase, Anogenitalregion) und akral (Finger, Zehen,

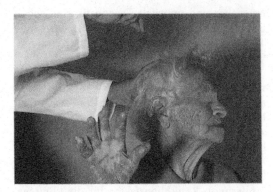

Abb. 5.16. Acrodermatitis enteropathica acquisita. Periorifizielle und akrale Dermatitis in Verbindung mit Alopezie

Fersen) lokalisierte, scharf begrenzte, erosiv nässende Eryhteme mit Blasen- oder Pustelresten an den Rändern und zentralen Krusten- oder Schuppenauflagerungen mit psoriasiformem Aspekt. Die feuchten Effloreszenzen begünstigen rekurrierende Superinfektionen, besonders mit Candida albicans. Die Nägel zeigen chronische Paronychien mit Nageldystrophien. Es besteht eine diffuse Alopezie der Kopfhaare (Abb. 5.16), der Augenbrauen und der Wimpern. Rezidivierende Diarrhöen und eine Glossitis kommen hinzu. Infolge der schweren gastrointestinalen Symptomatologie weisen betroffene Kinder einen reduzierten Allgemeinzustand mit Wachstumsstörung und verzögerter geistiger Entwicklung auf.

Bei der hereditären Form der Acrodermatitis enteropathica treten die Erstmanifestationen der Krankheit im Säuglingsalter auf, meist nach dem Abstillen, infolge Fehlens eines niedermolekularen Zinkbindungsfaktors, der aber in der Muttermilch vorhanden ist. Bei der Acrodermatitis enteropathica acquisita folgen die Symptome der dem Zinkmangel zugrunde liegenden Krankheit meist erst um Wochen, Monate bis Jahre.

Diagnostik. Diagnostische Leitlinien sind der typische Sitz der Hautläsionen, die diffuse Alopezie und häufige Diarrhöen bei laborchemisch erniedrigtem Serumzinkspiegel. Es besteht ferner eine verminderte Aktivität der alkalischen Phosphatase.

Das Trichogramm zeigt ein telogenes Haarwurzelmuster.

Mit der Polarisationsmikroskopie der Haarschäfte ist eine Dunkel-hell-Bänderung zu erkennen (Traupe et al. 1986).

Histopathologisch findet sich eine hyper- und parakeratotische Verhornung der Epidermis, die eine charakteristische Blässe oberer Epidermisschichten aufweist in Verbindung mit Einzelzellnekrosen zahlreicher Keratinozyten. Oberflächlich dermal ist ein lockeres, gefäßbezogenes lymphohistiozytäres Entzündungsinfiltrat zu sehen.

Differenzialdiagnose. Psoriasis bzw. Acrodermatitis continua suppurativa Hallopeau, chronische mukokutane Kandidiasis, Glukagonomsyndrom (Erythema necrolyticum migrans).

Verlauf und Prognose. Unbehandelt kann die Erkrankung tödlich sein. Zinksubstitution führt zur Heilung.

Prophylaxe und Therapie. Parenterale oder orale Substitution von Zinksulfat in einer Dosis von 135–150 mg Zink pro Tag unter Kontrolle des Serumkupferspiegels (hohes Zinkangebot hemmt Kupferresorption) und der alkalischen Phosphatase (Anstieg zeigt den Therapieerfolg an).

▧ **Literatur**

Anttila P, Simell O, Salmela S, Vuori E (1984) Serum and hair zinc as predictors of clinical symptoms in acrodermatitis enteropathica. J Inherit Metab Dis 7:46–48
Burkhart CG (1980) Hair changes in acrodermatitis enteropathica. Arch Dermatol 116:384
Traupe H, Happle R, Grobe H, Bertram HP (1986) Polarization microscopy of hair in acrodermatitis enteropathica. Pediat Dermatol 3:300–303

▧ **Menkes-Syndrom (Trichopoliodystrophie)**

Definition. Kongenitale Kupferstoffwechselstörung mit schwerem körperlichen und psychomotorischen Entwicklungsrückstand, zerebralen Krampfanfällen, Pili torti und Tod im Säuglings- oder Kleinkindalter (MIM 309400).

Vorkommen. Häufigkeit 1:298000 Lebendgeborene.

Ätiopathogenese. X-chromosomal rezessives Erbleiden mit Genlokalisation auf Xq12-Xq13.3. Das Kandidat-Gen kodiert wahrscheinlich für eine Kupfer transportierende ATPase. Die klinische Symptomatologie ist durch die Funktionsbeeinträchtigung zahlreicher kupferabhängiger Enzymsysteme (u. a. Lysyloxidase, Ascorbinsäureoxidase, Cytochrom-c-Oxidase, Tyrosinase) und einer Kupferverteilungsstörung in den Geweben (Gehirn und Leber zu wenig Kupfer, andere Gewebe mit Kupfer überladen) zu erklären. Sowohl die an der Bildung von Disulfidbrücken in den Keratinfasern als auch an der Pigmentierung des Haars (Tyrosinase) beteiligten Enzyme sind kupferabhängig, weshalb das Haar eine abnorme Struktur (Pili torti) mit erhöhter Brüchigkeit aufweist und depigmentiert ist (polio [griech.] = grau).

Klinik. Der Kupferstoffwechseldefekt führt bei männlichen Kindern zu schwerem körperlichen und psychomotorischen Entwicklungsrückstand, maskenhaftem Gesicht mit rundlichen herabhängenden Wangen und oft starrem Blick, Krampfleiden, Hypothermieepisoden, ausgedehnter Groß- und Kleinhirndegeneration, skorbutähnlichen ossären Veränderungen (diaphysäre periostale Auflagerungen), vaskulären Veränderungen (Erweiterung und korkenzieherartige Verwindungen vor allem der intrakraniellen und viszeralen Arterien) und Tod im frühen Kindesalter. Dermatologisches Leitsymptom sind spärlich wachsende, makroskopisch hypopigmentierte (stahlgraue Farbe), drahtige, Haare (steely hair syndrome) mit erhöhter Brüchigkeit.

Diagnostik. Diagnostische Leitlinien sind die charakteristischen Haarveränderungen (kinky hair) in Verbindung mit einer progressiven körperlichen und psychomotorischen Retardierung und zahlreichen Fehlbildungen bei laborchemisch erniedrigten Werten von Kupfer und Caeruloplasmin im Serum.

Die lichtmikroskopische Haarschaftuntersuchung zeigt typische Pili torti (Verdrehungen des meist abgeflachten Haarschafts um seine Längsachse), oft in Verbindung mit Trichorrhexis nodosa, als Ausdruck der erhöhten Haarschaftfragilität. Monilethrixartige Schaftveränderungen können ebenfalls vorkommen (bei lichtmikroskopischer Untersuchung eingebetteter Haare können Pili torti aber mit Monilethrix verwechselt werden, weil in der zweidimensionalen Betrachtung vor allem für den Ungeübten Schaftverdrehungen wie Kaliberschwankungen des Schafts imponieren können).

Pränatale Diagnostik möglich. Chorionzotten zeigen einen um ein Mehrfaches der Norm erhöhten Gehalt an Kupfer. Elektronenmikroskopisch ist an Trophoblast-Zellmembran gebundenes Kupfer nachweisbar.

Differenzialdiagnose. Andere metabolische Krankheiten mit Haarauffälligkeiten (speziell Trichorrhexis nodosa congenita), andere Formen von Pili torti.

Verlauf und Prognose. Haupttodesursachen im Säuglings- oder Kleinkindalter sind Krampfleiden und Luftwegsinfekte durch Immobilisation und Aspiration. Leichtere Formen sind vereinzelt beschrieben (Allelie?). Konduktorinnen können im Sinne der Lyon-Hypothese fokal Pili torti aufweisen.

Prophylaxe und Therapie. Versuche, die Überlebenschance betroffener Knaben durch frühzeitige parenterale Kupferbehandlung vor Ausbildung schwerer neurologischer Defekte zu verbessern, haben bis auf wenige Ausnahmen enttäuscht, wahrscheinlich, weil eine Kupfertransportstörung das Eindringen des Kupfers in die Zellen verhindert. Haarpigmentierung wurde nach subkutaner Verabreichung von Kupferhistidinat beobachtet. Bei pränatal diagnostiziertem Menkes-Syndrom ist eine Geburtseinleitung in der 32. Schwangerschaftswoche anzustreben, um möglichst frühzeitig mit einer intramuskulären Kupferhistidinat-Substitutionstherapie zu beginnen.

▓ **Literatur**

Christodoulou J, Danks DM, Sarkar B et al. (1998) Early treatment of Menke' disease with parenteral copper (sic)-histidine: long-term follow-up of four treated patients. Am J Med Genet 76:154–164
Collie WR, Moore CM, Goka TJ, Howel RR (1978) Pili torti as a marker for carriers of Menkes' disease. Lancet 1:607–608
Collie WR, Goka TJ, Moore CM, Howell RR (1980) Hair in Menkes disease: a comprehensive review. In: Brown AC, Crounse RG (Hrsg) Hair, Trace Elements, and Human Illness. Prager Publ., New York, pp 197–209
Menkes JH, Alter M, Steigleder GK et al. (1962) A sex-linked recessive disorder with retardation of growth, peculiar hair and focal cerebral and cerebellar degeneration. Pediatrics 29:764–779
Menkes JH (1988) Kinky hair disease: twenty five years later. Brain Dev 10:77–79

Syndrome mit vorzeitiger Alterung (Progerien)

Sehr seltene Erbsyndrome führen zur generalisierten Hautatrophie oder sklerodermieartigen Veränderungen mit vorzeitiger Alterung.

▓ **Literatur**

Brown WT (1979) Human mutations affecting aging – a review. Mech Aging Dev 9:325–336
Goldsmith LA (1997) Genetic skin diseases with altered skin aging. Arch Dermatol 133:1293–1295

▓ Hutchinson-Gilford-Syndrom (Progeria infantilis)

Definition. Klinisch hoch charakteristisches Syndrom mit proportioniertem Minderwuchs, Alopezie und früh einsetzender hochgradiger Vergreisung (MIM 176670).

Vorkommen. Sehr selten.

Ätiopathogenese. Unbekannt. Die Erkrankung tritt meist sporadisch auf. Während einzelne Geschwisterfälle mit elterlicher Konsanguinität an einen autosomal rezessiven Erbgang denken lassen, weist gelegentlich erhöhtes Alter der Väter auf die Möglichkeit einer autosomal dominanten Neumutation hin. Zytogenetische Studien haben in 70% eine invertierte Insertion auf dem langen Arm von Chromosom 1 gezeigt. Es bestehen Insulinresistenz (Postrezeptordefekt?), Grundumsatzerhöhung und Anomalien der Serumlipide und des Kollagens. Kein Mangel an Wachstumshormon.

Klinik. Ab dem 1. Lebensjahr einsetzender proportionierter Minderwuchs (erreichte Endlänge kaum über 115 cm und Endgewicht kaum über 15 kg) in Verbindung mit gleichzeitig zunehmend greisenhaftem Aussehen durch Verlust des subkutanen Fettgewebes, diffuser Atrophie der Haut mit verstärkter Venenzeichnung, besonders im Bereich des Schädels, Ausbildung eines typischen „Vogelgesichts" mit schnabelartiger Nase, vortretenden Augen und fliehendem Kinn bei hydrozephaloid wirkendem, aber normal großem Schädel. Das spärliche flaumartige Kopfhaar ergraut früh und fällt aus. Die Atrophie betrifft auch die Muskulatur, Osteolyse von Endphalangen führt zu Akromikrie, und es entstehen Beugekontrakturen der großen Gelenke und Fingergelenke.

Diagnostik. Das inzwischen in über 100 Fallberichten beschriebene charakteristische klinische Erscheinungsbild erlaubt die problemlose Erkennung voll ausgeprägter Fälle.

Differenzialdiagnose. Mandibuloakrale Dysplasie.

Verlauf und Prognose. Der Tod tritt durch frühzeitige Atherosklerose mit Herzinfarkt oder apoplektischem Insult im 1. bis spätestens 3. Dezennium ein.

Prophylaxe und Therapie. Es gibt keine spezifische Therapie.

■ Literatur

Brown WT, Abdenur J, Goonewardena P et al. (1990) Hutchinson-Gilford progeria syndrome: clinical, chromosomal and metabolic abnormalities. Am J Hum Genet 47 (Suppl):A50
Gilford H (1904) Ateleiosis and progeria: continuous youth and premature old age. Brit Med J 2:914–918
Hutchinson J (1886) Case of congenital absence of hair, with atrophic condition of the skin and its appendages, in a boy whose mother had been almost wholly bald from alopecia areata from the age of six. Lancet I:923

■ Werner-Syndrom (Progeria adultorum)

Definition. Klinisch charakteristisches Syndrom mit postpubertaler Wachstumsverzögerung, vorzeitigem Ergrauen der Haare und sklerodermiformer Atrophie des subkutanen Fettgewebes, besonders im Beinbereich (MIM 277700).

Vorkommen. Die Inzidenz wird auf maximal 25 Fälle pro 1 Million geschätzt, wobei das Syndrom in Japan gehäuft auftritt.

Ätiopathogenese. Autosomal rezessives Erbleiden mit Gendefekt auf 8p12. Das Werner-Syndrom-assoziierte Gen (WRN-Gen) kodiert das Protein WRN-Helicase. Dieses Protein gehört zur Enzym-Superfamilie der Helicasen, die doppelsträngige RNA oder DNA in Einzelstränge entwinden. Mit der Klonierung der WRN-Helicase sind nun sechs humane Krankheitssyndrome infolge mutierter Helikasen bekannt. Neben dem Werner-Syndrom das Xeroderma pigmentosum, das Cockayne-Syndrom, die Trichothiodystrophie, das Bloom-Syndrom und die Alpha-thalassemia mental retardation on the X chromosome. Das breite Spektrum dieser Erkrankungen weist darauf hin, dass unterschiedliche Manipulationen an entwundenen Nucleinsäuresträngen wie Replikation, Reparatur oder Transkription gestört sind. Beim Werner-Syndrom sind (im Unterschied zu Xeroderma pigmentosum und Cockayne-Syndrom) die bekannten DNA-Reparatursysteme intakt, jedoch sind DNA-Synthese und DNA-Ligation abnormal. In-vitro-Studien über das zelluläre Wachstumspotential zeigen Gemeinsamkeiten zwischen Werner-Syndrom und physiologischem Altern. Entsprechend dem erhöhten Risiko für verschiedene Neoplasien sind die Zellen genetisch instabil mit einer erhöhten Mutationsrate somatischer Zellen sowie Häufung von Chromosomenbrüchen, Deletionen und Rearrangements. Damit gehören das Werner-Syndrom wie das Xeroderma pigmentosum und das Bloom-Syndrom zur Gruppe von Erbsyndromen mit erhöhtem Krebsrisiko infolge genetischer Instabilität.

Klinik. Bei präpubertal unauffälliger Entwicklung kommt es im 2. Dezennium zur Wachstumsverzögerung in Verbindung mit einer zunehmenden Atrophie des subkutanen Fettgewebes, beginnend an den distalen Teilen der Beine und im gesamten Fußbereich, mit Hyperkeratosen und Neigung zu trophischen Ulzerationen. Die Haut wird sklerotisch und umschnürt eng ihre Unterlage (Pseudosklerodermie). Auffallend sind ferner Zeichen der vorzeitigen Alterung (Progerie) mit frühzeitigem Ergrauen der Haare (20–30 Jahre), prämaturer Alopezie, regressiven Larynxveränderungen (Heiserkeit), beidseitigen Katarakten bereits um das 30. Lebensjahr, Hypogonadismus (Testesatrophie, Climacterium praecox), Neigung zu Diabetes mellitus Typ II, Osteoporose und frühzeitiger Arteriosklerose. Auch treten vermehrt und frühzeitig degenerative Mitral- und Aortenklappenvitien auf. Tumoren bilden sich in vergleichsweise jungem Alter und mit erhöhter Inzidenz aus; schätzungsweise 5–10% der Patienten sind betroffen, wobei eine Abweichung vom normalen Verteilungsmuster beobachtet wird, die vor allem durch eine Häufung von Sarkomen und Meningeomen zustande kommt.

Bei der heterozygoten Form wird die Möglichkeit lediglich eines frühen Ergrauens der Haare (Canities praematura) und einer erhöhten Malignominzidenz erwogen.

Diagnostik. Die Diagnose wird gestellt aufgrund des charakteristischen klinischen Bilds mit kleinwüchsiger Statur, typischer Fazies („Vogelgesicht" mit spitzer Nase, Verlust des Orbitalfetts, starre Mimik: Abb. 5.17 a), Canities praematura und Pseudosklerodermie, besonders im Beinbereich, hier oft mit trophischer Ulzeration (Abb. 5.17 b). Heterozygotentest möglich durch Koppelungsanalysen in Familien mit mindestens einem Betroffenen. Seit der Klonierung des verantwortlichen Gens WRN kann die Diagnose theoretisch definitiv durch molekulargenetische Methoden bestätigt werden. Der Hauptvorteil einer solchen Diagnostik besteht darin, dass die Diagnose bereits in jungen Jahren mit Sicherheit gestellt werden kann; dagegen sind die aufgrund etablierter klinischer Kriterien diagnostizierten Patienten bei der Erstdiagnose durchschnittlich 37 Jahre alt, da viele das Syndrom definierende Symptome erst in der 3. oder 4. Dekade auftreten.

Differenzialdiagnose. Progressive Systemsklerose vom kutan limitierten Typ (Akrosklerose), mandibuloakrale Dysplasie.

Verlauf und Prognose. Die mittlere Lebenserwartung beträgt knapp 50 Jahre. Vaskuläre Komplikationen (frühzeitige Arteriosklerose und Koronarsklerose mit Herzinfarkt) und Tumoren (Sarkome, Meningeome, weniger häufig Karzinome, gelegentlich auch in den trophischen Ulzerationen) sind die häufigsten Todesursachen. Die trophischen Ulzera sind oft sehr schmerzhaft und typischerweise therapierefraktär.

Prophylaxe und Therapie. Es gibt keine spezifische Therapie. Infrage kommen nur symptomatische und supportive Maßnahmen. Aufgrund der Neigung zu Diabetes mellitus und zu frühzeitiger Arteriosklerose mit ihren Folgekrankheiten und Risiken sowie des erhöhten Tumorrisikos sind regelmäßige ärztliche Kontrollen angezeigt. Genetische Beratung.

■ Literatur

Ellis NA (1997) DNA helicases in inherited human disorders. Curr Opin Genet Dev 7:354–363

Goto M, Tanimoto K, Horichi Y, Sasazuki T (1981) Family analysis of Werner's syndrome: a survey of 42 Japanese families with revies of the literature. Clin Genet 19:8–15

Goto M, Miller RW, Ishikawa Y, Sugano H (1996) Excess of rare cancers in Werner's syndrome (adult progeria). Cancer Epidemiol Bio Prevent 5:239–246

Schulthess G, Osterwalder P, Widmer U, Hoffmann U (1999) Adulte Progerie (Werner-Syndrom). Dtsch med Wschr 124:314–320

Yu CE, Oshima J, Fu YH et al. (1996) Positional cloning of the Werner's syndrome gene. Science 272:258–262

■ Mandibuloakrale Dysplasie

Definition. Progeriesyndrom mit Hypoplasie des Unterkiefers, Akroosteolyse und Alopezie (MIM 248370).

Vorkommen. Sehr selten.

Ätiopathogenese. Aufgrund von Geschwisterbeobachtungen wird ein autosomal rezessiver Erbgang vermutet. Bei unbekannter Pathogenese

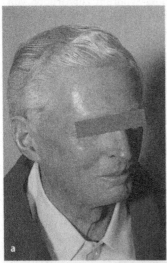

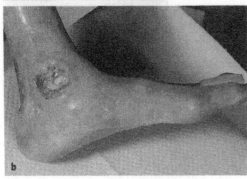

Abb. 5.17. Werner-Syndrom. **a** Typische Fazies und Canities praematura. **b** Pseudosklerodermie mit Ulzeration

sind diffuse Veränderungen an Bindegewebe und Gefäßen bemerkenswert.

Klinik. Um das 6. Lebensjahr beginnende Wachstumsretardierung in Verbindung mit Hypoplasie der Gesichtsknochen, vor allem im Unterkieferbereich mit typischer Fazies („Vogelgesicht" mit gebogener Nase, kleinem Mund, progredienter Mikrogenie und Zahnstellungsanomalien; Abb. 5.18 a), erweiterten Schädelnähten, Verformung des Brustkorbs (Glockenthorax) und Akroosteolysen (Phalangen und Claviculae). Die Haut- und Haarveränderungen umfassen prämature Alopezie mit frontoparietookzipitalem Beginn ohne vorzeitige Ergrauung (Abb. 5.18 b), Nageldystrophie, prominente Kopfvenenzeichnung, Hautsklerose mit vermindertem subkutanen Fettgewebe (Abb. 5.18 c) sowie fleckige Pigmentierung im Nacken, im Brustbereich und am Abdomen.

Diagnostik. Die Diagnose wird aufgrund des charakteristischen klinischen Bilds mit kleinwüchsiger Statur, Mikrogenie, Akroosteolysen und Atrophie der Haut, Nägel und Haare gestellt.

Differenzialdiagnose. Andere Progerien: Hutchinson-Gilford-Syndrom, Werner-Syndrom.

Akrogerie Gottron (MIM201200). Gynäkotrope (3:1) akrale Bindegewebsstörung mit hochgradiger Atrophie der Haut und des subkutanen Bindegewebes distaler Extremtiätenabschnitte mit Erkrankungsmanifestation im Säuglings- und Kleinkindalter. Häufig bestehen Erythem und Atrophie der Gesichtshaut, gelegentlich Mikrogenie und Zahnstellungsanomalien wie bei der mandibuloakralen Dysplasie. Keine Haaranomalien.

Pyknodysostose (MIM 265800). Autosomal rezessiv erbliche Skelettdysplasie mit dysproportionalem Minderwuchs und relativ großem, frontookzipital ausladendem Kopf mit offenen Fontanellen bis ins Erwachsenenalter, vorstehenden Augen, Mikrognathie, Spontanfrakturen und radiologisch Hypoplasie der Endphalangen, später auch Akroosteolyse sowie generalisierte Osteosklerose mit metaphysärer Auftreibung der Röhrenknochen. Keine Haaranomalien. Maroteaux u. Lamy (1965) vermuteten, dass der Kunstmaler Henri de Toulouse-Lautrec an einer Pyknodysostose litt. Neben Minderwuchs, kraniofazialen Dysmorphien und Knochenfraktur im jugendlichen Alter ist bemerkenswert, dass

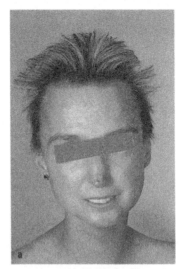

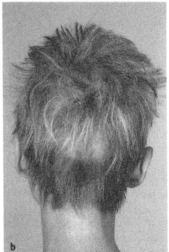

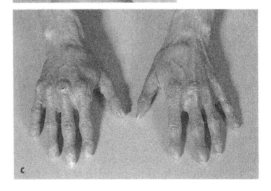

Abb. 5.18. Mandibuloakrale Dysplasie. **a** Typische Fazies. **b** Alopezie. **c** Akrale Hautsklerose mit vermindertem subkutanen Fettgewebe

Toulouse-Lautrec stets Hut und Bart trug, um möglicherweise offene Fontanellen zu schützen bzw. eine Mikrognathie zu verbergen.

Verlauf und Prognose. Lebenserwartung verkürzt.

Prophylaxe und Therapie. Es gibt keine spezifische Therapie.

▦ Literatur

Frey JB (1995) What dwarfed Toulouse-Lautrec? Nature Genet 10:128–130

Maroteaux P, Lamy M (1965) The malady of Toulouse-Lautrec. JAMA 191:715–717

Toriello HV (1991) Mandibuloacral "dysplasia". Am J Med Genet 41:138–140

Kongenitale Poikilodermien

Gruppe seltener Erbsyndrome mit bereits im Säuglings- oder Kleinkindalter auftretender Poikilodermie mit diffuser Hautatrophie, Hyper- und Depigmentierung, Erythemen und Teleangiektasien. Es bestehen familiäre Häufung, assoziierte Fehlbildungen und erhöhte Tumorinzidenz.

▦ Kongenitale Poikilodermie Rothmund-Thomson

Definition. Kongenitale Poikilodermie mit marmorierten Erythemen und Teleangiektasien an Gesicht und Extremitäten, juveniler Katarakt, komplexen Entwicklungsstörungen und Minderwuchs (MIM 268400).

Wegen vielfacher Symptomenüberschneidungen ist ein Typus Thomson (ohne Kataraktentwicklung und Hypogonadismus, aber mit erhöhter UV-A-Lichtempfindlichkeit) nosologisch schwierig abzugrenzen.

Vorkommen. Selten.

Ätiopathogenese. Autosomal rezessives Erbleiden (Konsanguinität der Eltern gehäuft) mit unbekannter Pathogenese. Es besteht eine herabgesetzte DNA-Reparatur. Der molekulare Defekt ist unbekannt.

Klinik. Ab 6. Lebensmonat flächenhafte Ausbreitung Livedo-racemosa-ähnlicher Erytheme im Gesicht (Wangen, Nasenrücken, Stirn und Kinn) und an Ohrmuscheln, später auch an Extremitäten und Gesäß. Aus diesen Hautveränderungen entwickelt sich innerhalb einiger Monate eine stationäre atrophische Poikilodermie. Im Bereich knöcherner Vorsprünge (Fersen, Ellenbogen, Knie) können sich warzige Hyperkeratosen bilden. Es besteht ein spärlicher Haarwuchs mit Tendenz zu frühzeitiger Alopezie (Abb. 5.19a). Begleitsymptome sind bilateraler juveniler Katarakt (Beginn zwischen 4. und 6. Lebensjahr), Sattelnase, kleine Hände und Füße mit plumpen Fingern und Zehen (Abb. 5.19b), Radiushypoplasie (Daumenhypoplasie), genitaler Infantilismus.

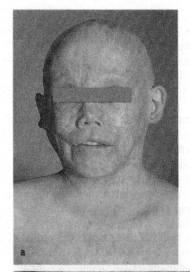

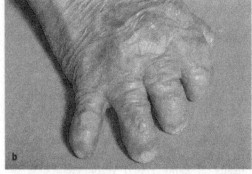

Abb. 5.19. Kongenitale Poikilodermie Rothmund-Thomson. **a** Poikilodermie und Alopezie. **b** Kleine Hände mit plumpen Fingern

Diagnostik. Die Diagnose wird aufgrund der krankheitstypischen Poikilodermie bei entsprechenden Skelettdysplasien (Sattelnase, Radiushypoplasie) gestellt.

Differenzialdiagnose. Andere kongenitale Poikilodermien.

Kongenitale Poikilodermie mit Blasenbildung. Besonderer Typ der kongenitalen Poikilodermie mit zunächst spontan oder posttraumatisch auftretenden subepidermalen Blasen. Später entwickelt sich an den betroffenen Partien die typische Poikilodermie, wobei die Neigung zur Blasenbildung mit steigendem Alter abnimmt. Die Behaarung ist spärlich, nicht selten bestehen palmoplantare Hyperkeratose, Nageldystrophie und Zahndysplasie. Keine Kataraktentwicklung (Variante des Typus Thomson?).

Verlauf und Prognose. Erhöhte Inzidenz von Osteosarkomen, auf dem Boden der warzigen Hyperkeratosen auch von Plattenepithelkarzinomen.

Prophylaxe und Therapie. Es existiert keine spezifische Therapie. Hautpflege, Lichtschutz, Haarersatz. Genetische Beratung.

▨ Literatur

Drouin CA, Mongrain E, Sasseville D et al. (1993) Rothmund-Thomson syndrome with osteosarcoma. J Am Acad Dermatol 28:301–305

▨ Dyskeratosis congenita Zinsser-Cole-Engman

Definition. Kongenitale Poikilodermie in Verbindung mit orogenitalen Leukoplakien, Nageldystrophie und Neigung zu hämatologischen Begleiterkrankungen (Zytopenien) und Plattenepithelkarzinomen der hautnahen Schleimhäute (MIM 305000, 224230, 127550).

Vorkommen. Selten, mit deutlichem Überwiegen des männlichen Geschlechts, gelegentlich familiär, ohne Konsanguinität.

Ätiopathogenese. X-chromosomal rezessives Erbleiden, wobei auch X-chromosomal dominante Vererbung beobachtet wurde. Gen lokalisiert auf Xq28. Störungen der Zellteilung in der G2-Phase mit erhöhter Frequenz von Chromatidfragmentierung und -translokation werden

als eine Ursache der verschiedenen Organveränderungen vermutet.

Klinik. Zwischen dem 5. und 12. Lebensjahr entwickelt sich eine progressive poikilodermatische Hyperpigmentierung UV-exponierter Körperteile (Gesicht, Hals, Stamm) in Verbindung mit Lichen-ruber-artigen Leukoplakien der Mundschleimhaut und schweren Nageldystrophien der Finger- und Zehennägel bis zum Nagelverlust mit Atrophie der umgebenden Haut. Daneben entstehen häufig Blasen im Mund und auf der poikilodermatischen Haut, treten leukoplakische Veränderungen auch anal, urethral und vaginal auf, Palmae und Plantae weisen Erytheme, Hyperkeratosen und Hyperhidrose auf. Die Augen zeigen eine Hypotrichose der Zilien und Obstruktion der Tränenkanalöffnungen mit Tränenträufeln und Konjunktivitis. Canities praematura kommt vor, Fälle von spärlichem Haarwuchs oder narbiger Alopezie sind beschrieben worden, häufiger bestehen keine Haaranomalien. Regelmäßig treten hämatologische Störungen auf (u.a. aplastische Anämie, Panmyelophthise), ferner verschiedene Veränderungen im Bereich des Respirationstrakts (Bronchiektasen), des Gastrointestinaltrakts (Hepatitis) und des Urogenitalsystems (Hypogenitalismus).

Diagnostik. Das klinische Vollbild ist gewöhnlich nicht vor dem 10. Lebensjahr entwickelt. Fehlen von Wachstumsstörungen und Katarakt sind wichtig in der Abgrenzung vom Rothmund-Thomson-Syndrom. Im Kindesalter auftretende Anämie und Panzytopenie lassen an Beziehungen zur Fanconi-Anämie denken, die häufig ebenfalls mit generalisierter Hyperpigmentierung einhergeht. Der Nachweis einer Sekundärinfektion oraler Leukoplakien mit Candida albicans sollte in Verbindung mit der schweren Nageldystrophie nicht mit der Diagnose einer chronischen mukokutanen Kandidiasis verwechselt werden. Diese kann im Rahmen des Candida-Endokrinopathie-Syndroms ebenfalls mit Hyperpigmentierung infolge Nebennierenrindeninsuffizienz vergesellschaftet sein.

Differenzialdiagnose. Andere kongenitale Poikilodermien, Fanconi-Anämie, chronische mukokutane Kandidiasis (Candida-Endokrinopathie-Syndrom).

Verlauf und Prognose. Die Prognose ist ungünstig aufgrund der hämatologischen Begleiterkrankungen und Karzinomentwicklung auf dem Boden leukoplakischer Schleimhautveränderungen. Häufigste Todesursachen sind Infekte und Karzinom-Metastasierung.

Prophylaxe und Therapie. Es gibt keine spezifische Therapie. Infrage kommen nur symptomatische und supportive Maßnahmen. Aufgrund der Neigung zu hämatologischen Komplikationen sowie des erhöhten Tumorrisikos sind regelmäßige ärztliche Kontrollen angezeigt. Etretinat kann zur Behandlung der Leukoplakien nützlich sein. Bei Panzytopenie kommt Knochenmarktransplantation in Betracht.

▓ Literatur

Drachtman RA, Alter BP (1992) Dyskeratosis congenita: clinical and genetic heterogeneity. Report of a new case and review of the literature. Am J Pediat Hematol Oncol 14:297–304

Joshi RK, Atukorala DN, Abanmi A, Kudwah A (1994) Dyskeratosis congenita in a female. Br J Dermatol 130:520–522

Strukturanomalien des Haarschafts

Denn nichts anders war es wohl,
als die geheimnisvolle Wirkung ihres
Kopfstreichelns und Haarausglättens,
dass Klein Zaches von dem gutmütigen Pfarrer
für ein schönes und kluges Kind angesehn
und gleich wie sein eignes aufgenommen wurde.
E. T. A. HOFFMANN

Grundlagen

Haarschaftanomalien umfassen Veränderungen der Form, Struktur und physikalischen Eigenschaften der Haare. Während für die Betroffenen die Bedeutung von Haarschafterkrankungen meist in der kosmetischen Beeinträchtigung liegt, können besondere Haarschaftanomalien vor allem bei Neugeborenen und Kleinkindern Hinweise auf das Vorliegen eines angeborenen Stoffwechseldefekts oder eines kongenitalen hereditären Syndroms geben. Das morphologische Spektrum der Haarschaftanomalien ist breit und umfasst Änderungen der Struktur, Konfigu-

ration und Oberflächentextur, mit oder ohne gesteigerte Haarbrüchigkeit. Diese treten umschrieben oder generalisiert sowie isoliert oder im Zusammenhang mit Begleitsymptomen auf. Klinisch fallen Haarschaftanomalien häufig durch Trockenheit und Sprödigkeit auf und zeigen oft Auffälligkeiten des Haarglanzes (durch Änderung der Lichtbrechung) sowie der Form (z.B. Kräuselung oder starres Abstehen – „widerspenstige Haare", unruly hair). Bei gesteigerter Haarbrüchigkeit können ferner eine umschriebene (oft in mechanisch beanspruchten Regionen, z.B. Okziput) oder diffuse Haarlichtung bzw. verminderte Haarlänge durch Haarabbrüche auffallen.

Für das Verständnis von Erkrankungen des Haarschafts sind anatomische, biochemische und zunehmend auch molekulargenetische Kenntnisse zum Aufbau des Haars eine wichtige Voraussetzung.

Struktur und Biochemie des normalen Haarschafts. Der Haarschaft ist ein komplex aufgebautes Differenzierungsprodukt des Haarfollikels, der wiederum aus einer Anzahl konzentrisch geordneter Schichten besteht, nämlich der äußeren und inneren Haarwurzelscheide, der Kutikula, der Rinde (Kortex) und dem Mark (Medulla). Während die äußere Wurzelscheide eine Außenumkleidung des Follikels darstellt, die kontinuierlich in die Epidermis übergeht, sind die anderen Schichten Teile des Haars und Differenzierungsprodukte der Haarmatrix. Sie bestehen aus mehreren differenzierten Zelltypen und einer Anzahl unterschiedlicher chemischer Komponenten. Der Ausdruck „Differenzierung" bezieht sich auf den Gesamtvorgang, durch den sich undifferenzierte Epithelzellen zu verfestigten bzw. keratinisierten Zellen umwandeln, wobei der Begriff Keratin zur Kennzeichnung unlöslicher Faserstrukturproteine verwendet wird. Traditionellerweise wurde das Haar zusammen mit den Nägeln zu den „harten Keratinen" gerechnet, während das Stratum corneum der Epidermis als „weiches Keratin" bezeichnet wurde. Obwohl Haar und Epidermis ein ähnliches Faserprotein (α-Faserprotein) enthalten, weisen sie sehr unterschiedliche chemische und physikalische Parameter auf. Im Vergleich mit dem Keratin des Stratum corneum der Haut hat das Haar einen besonders hohen Gehalt an der schwefelhaltigen Aminosäure Cystin und dementsprechend einen Gesamtschwefelgehalt von ca. 5%, die Epidermis dagegen etwa 1,5%. Das

Haar besitzt dabei eine viel größere Dehnungs- und Bruchresistenz als die Epidermis und eine viel geringere Durchlässigkeit für Wasser.

Das normale Haar zeigt große Variationen in Durchmesser, Pigmentierung und Ausmaß des Markanteils. Die Form des Haarschafts wird durch die Form des Follikels bestimmt, und der Haarschaftdurchmesser korreliert mit der Größe der Haarpapille. Im Zentrum des Haarschafts findet sich das Mark (Medulla), dessen Durchmesser je nach Haardicke stark variiert. Bei Lanugo- und Vellushaaren fehlt das Mark. Lichtmikroskopisch stellt es sich in Terminalhaaren entweder als durchgehende dunkle Linie oder als unterbrochener Streifen dar, wobei die dunkle Farbe durch Lufteinschlüsse im Mark verursacht wird. Nach ihrer chemischen Zusammensetzung scheinen die Markproteine reichlich Citrullin zu enthalten. Um das Mark findet sich die Rinde (Kortex). Sie bildet den größten Anteil des Haarschafts und enthält die für die physikalischen Eigenschaften des Haars wichtigen Faser- und Matrixproteine. Ihre längsorientierten spindeligen Zellen sind nach vollständiger Differenzierung mit gebündelten Keratininfilamenten angefüllt, die seitlich zu Fibrillen zusammensintern. Zwischen diesen Fibrillen findet sich transmissionselektronenmikroskopisch dichtes interfibrilläres Matrixmaterial, das sich biochemisch durch ultrahohe Schwefelmatrixproteine auszeichnet. Wie bei Wollfasern zeigt das Keratin der normalen menschlichen Haarrinde innerhalb der Rindenzellen verschiedene architektonische Anordnungen seiner Filamente, die als Ortho- und Parakortex bezeichnet wurden. Während orthokortikale Zellen eine weniger dichte Anordnung der Fibrillen aufweisen, zeigen parakortikale Zellen dichter stehende Fibrillenbündel. Menschliches Haar hat zuweilen ebenfalls ein wolliges Aussehen. Die Ursache dieser morphologischen Besonderheit mag die gleiche sein wie bei Wolle, nämlich die Doppelstruktur der Haarrinde bei Negriden mit einem parakortikalen inneren und einem orthokortikalen äußeren Bereich des gekrausten Haarschafts. Die Rinde wird von der Kutikula bedeckt, die aus etwa 6–10 überlappenden Schichten länglicher, flacher Kutikulazellen mit dachziegelartiger Anordnung besteht, wobei der freiliegende Rand der Kutikulazellen zur Haarspitze hin ausgerichtet ist. Diese Zellen weisen eine Laminärstruktur auf und sind in Lagen unterschiedlicher Dichte angeordnet, der A-Schicht, einer äußeren Exokutikula und einer inneren Endokuti-

kula. Der äußere Teil der Kutikulazellen enthält einen hohen Anteil an Cystin. Die Haarkutikula stellt den widerstandsfähigsten äußeren Teil des Haars dar und schützt die Haarrinde gegen chemische, mechanische und andere physikalische Noxen von außen. Innerhalb des Follikels liegt peripher der Haarkutikula die innere Haarwurzelscheide. Diese besteht aus drei Zellschichten und enthält reichlich Strukturelemente wie die Trichohyalingranula und Filamente. Aminosäureanalysen isolierter innerer Wurzelscheidenfilamente haben gezeigt, dass diese sich von den Faserproteinen der Haarrinde unterscheiden. Im Lauf der Differenzierung des Haars im Follikel nehmen Granula und Filamente an Zahl zu, bis im verfestigten Zytoplasma nur noch Filamente zu sehen sind. Während das Trichohyalin sehr argininreich ist, sind die Filamente citrullinreich. Da im Haar ein Enzym existiert, das proteingebundenes Arginin zu Citrullin umwandelt, ist zu vermuten, dass die Trichohyalingranula Vorläufer der Filamente darstellen. Da die innere Haarwurzelscheide vor dem Haarschaft verfestigt ist, wird angenommen, dass sie zur Gestaltformung des Haarschafts beiträgt. Wächst das Haar aus dem Follikel heraus, geht die innere Wurzelscheide verloren, und als äußerste Schicht des Haarschafts bleibt die Kutikula übrig.

Haarschaftveränderungen. Während erworbene, exogen physikalische und/oder chemische Einwirkungen auf das normal aufgebaute Haar die überaus häufigste Ursache von Haarschaftveränderungen darstellen, kommt den seltenen, genetisch bedingten Anomalien des Haarschafts insofern eine besondere Bedeutung zu, als sie das erste klinische Zeichen eines angeborenen Stoffwechseldefekts sein können. Dies trifft insbesondere für die Störungen mit gesteigerter Haarbrüchigkeit zu wie Pili torti (bei Menkes-Syndrom, Kupferstoffwechselstörung), Trichothiodystrophie (Defekt in der Synthese schwefelhaltiger Proteine) und Trichorrhexis nodosa congenita (bei Argininbernsteinsäurekrankheit und Zitrullinämie). Andere sind wiederum Ausdruck eines Keratinisierungsdefekts wie Trichorrhexis invaginata (in Verbindung mit Ichthyosis circumflexa linearis) und Monilethrix (Defekt in der Produktion von Typ-II-Keratinen) bzw. der Dysmorphogenese (Trichodysplasie) im Rahmen einer Ektodermaldysplasie wie Pili torti et canaliculi (twisting dystrophy).

Aus molekulargenetischer Sicht wurden die ultrahohen Schwefelmatrixproteine auf den

Chromosomen 11p15.5 und 11q13.5 lokalisiert. Die wichtigsten Cluster der sauren (Typ I) und basischen (Typ II) Keratine sind auf den Chromosomen 17q12-q21 bzw. 12q13 lokalisiert. Trichohyalin und Involucrin sind für den Haarschaft ebenfalls wichtig und finden sich auf dem Chromosom 1q21. Diese Regionen sind kritisch für den Aufbau eines normalen Haarschafts.

Literatur

Chavanas S, Bodemer D, Rochat A et al. (2000) Mutations in SPINK5, encoding a serine protease inhibitor, cause Netherton syndrome. Nat Genet 25: 141–142

Collie WR, Goka TJ, Moore CM, Howell RR (1980) Hair in Menkes disease: a comprehensive review. In: Brown AC, Crounse RG (Hrsg) Hair, Trace Elements, and Human Illness, Prager Publ., New York, pp 197–209

Dawber RP (1996) An update of hair shaft disorders. Dermatol Clin 14:753–772

Healy E, Holmes SC, Belgaid CE et al. (1995) A gene for monilethrix is closely linked to the keratin gene cluster at 12q13. Hum Mol Genet 4:2399–2402

Irvine AD, Christiano AM (2001) Hair on a gene string: recent advances in understanding the molecular genetics of hair loss. Clin Exp Dermatol 26:59–71

Itin PH (1997) Haarschaftanomalien Schweiz Rundsch Med Prax 86:982–986

Itin PH, Sarasin A, Pittelkow Mr (2001) Trichthiodystrophy: update on the sulfur-deficient brittle hair syndromes. J Am Acad Dermatol 44:891–920

Kvedar JC, Baden HP, Baden LA et al. (1991) Dietary management reverses grooving and abnormal polarization of hair shafts in argininosuccinase deficiency. Am J Med Genet 40:211–213

Lindelöf B, Forslind B, Hedblad MA (1988) Human hair form. Morphology revealed by light and scanning electron microscopy and computer aided three dimensional reconstruction. Arch Dermatol 124:1359–1363

Maruyama T, Toyoda M, Kanei A, Morohashi M (1994) Pathogenesis in pili torti: morphological study. J Dermatol Sci 7(Suppl):5–12

Mortimer PS (1985) Unruly hair. Br J Dermatol 113: 467–473

Patel HP, Unis ME (1985) Pili torti in association with citrullinemia. J Am Acad Dermatol 12:203–206

Rogers M (1995) Hair shaft abnormalities: Part I. Australas J Dermatol 36:179–184

Rogers M (1996) Hair shaft abnormalities: Part II. Australas J Dermatol 37:1–11

Trüeb RM, Spycher MA, Schumacher F, Burg G (1994) Pili torti et canaliculi bei ektodermaler Dysplasie. Hautarzt 45:372–377

Whiting DA (1987) Structural abnormalities of the hair shaft. J Am Acad Dermatol 16:1–25

Winter H, Labreze C, Chapalain V et al. (1998) A variable monilethrix phenotype associated with a novel mutation, glu402lys, in the helix termination motif of the type II hair keratin hHb1. J Invest Dermatol 111:169–172

Kongenitale Haarschaftanomalien mit erhöhter Haarfragilität

Pili torti

Definition. Haarschaftanomalie, bei der der Haarschaft abgeflacht und um seine Längsachse um mindestens 180° verdreht ist. Diese Definition trifft auf die klassischen Pili torti (Ronchese 1932) zu, während inzwischen rasterelektronenmikroskopische Untersuchungen gezeigt haben, dass der Begriff Pili torti Haarschaftverdrehungen umfasst, die von <180° bis 360° reichen, welche zusätzlich auch mit anderen strukturellen Anomalien des Haarschafts, am häufigsten Längsfurchung (Pili torti et canaliculi), kombiniert vorkommen können (Abb. 5.20). Bei den Pili torti handelt es sich dementsprechend um eine heterogene Krankheitsgruppe, bei der die Haarschaftanomalie entweder isoliert oder in Assoziation mit anderen Störungen auftreten kann, wie Keratosis pilaris, Zahn- und Nageldystrophie (Ektodermaldysplasie), Hornhauttrübung, geistiger Retardierung, Innenohrschwerhörigkeit und Hypogonadismus. Erworbene Pili-torti-artige Haarschaftverdrehungen können auch im Rahmen einer Narbenalopezie auftreten. Dagegen sind auch bei normalem Haar gelegentlich vorkommende Haarschaftver-

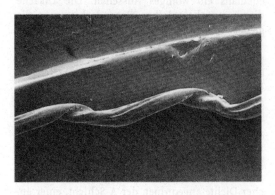

Abb. 5.20. Pili torti (REM)

drehungen, insbesondere als Folge chemischer haarkosmetischer Eingriffe (Dauerwelle), nicht als Pili torti zu bezeichnen.

Vorkommen. Selten.

Ätiopathogenese. Kongenitale Pili torti treten auf als isolierte autosomal dominant, seltener autosomal rezessiv erbliche Störung (klassische Pili torti vom Ronchese-Typ, tardiv auftretende Pili torti vom Beare-Typ), als Leitsymptom der X-chromosomal rezessiv erblichen Trichopoliodystrophie (Menkes-Syndrom S. 109), in Verbindung mit Innenohrschwerhörigkeit (Björnstad-Syndrom), Hypogonadismus, Innenohrschwerhörigkeit und Hypogonadismus (Crandall-Syndrom) oder als Pili-torti-artige Veränderungen im Rahmen von ektodermalen Dysplasien. Während die Pathogenese der isoliert bzw. in Verbindung mit Innenohrschwerhörigkeit und/oder Hypogonadismus auftretenden Pili torti unbekannt ist, sind Pili torti bei Trichopoliodystrophie auf eine Kupferstoffwechselstörung bzw. Pili-torti-artige Haarschaftveränderungen bei den Ektodermaldysplasien auf eine komplexe Dysmorphogenese des Haarfollikels zurückzuführen. Erworbene Pili-torti-artige Haarschaftverdrehungen am Herdrand von Narbenalopezien sind Folge asymmetrischer Vernarbungen im Bereich der inneren Haarwurzelscheiden betroffener Haarfollikel, die zu einer Störung der Haarschaftbildung führen.

Klinik. Die Haare bei Pili torti erscheinen trocken und spröde, lassen sich nicht richtig formen und brechen häufig bei einer Länge von 5 cm oder weniger ab, wobei sie an mechanisch weniger belasteten Stellen des Kapillitiums auch länger wachsen können. Dadurch können unterschiedliche klinische Bilder entstehen, die von stoppeligen Haaren am gesamten Kapillitium bis zu einer fokalen, wie angesengt wirkenden, Alopezie, insbesondere am Hinterkopf, reichen. Aufgrund der veränderten Lichtreflexion am verdrehten und abgeflachten Haarschaft fällt ein flimmernder, lamettaartiger Glanz des betroffenen Kopfhaars auf, der als klinischer Hinweis auf Pili torti dienen kann.

■ **Kongenitale Pili torti als isolierte Störung:** *Klassische Pili torti, Ronchese-Typ* (MIM 261900). Familiär vorkommende Störung mit überwiegend autosomal dominantem Erbgang, obwohl zahlreiche sporadische Fälle mitgeteilt wurden

und Einzelfälle mit autosomal rezessivem Erbgang bei Konsanguinität der Eltern nicht auszuschließen sind. Ungeklärt geblieben ist die Prädilektion für das weibliche Geschlecht. Die Haare sind bei Geburt zunächst normal, werden aber zwischen dem Alter von 3 Monaten und 3 Jahren allmählich durch hellblonde, flimmernde Haare ersetzt, die wegen ihrer erhöhten Fragilität besonders in mechanisch belasteten Regionen (Hinterkopf- und Schläfenbereiche) in unterschiedlichen Längen abbrechen. Die Augenbrauen können in besonders ausgeprägten Fällen mitbetroffen sein. In vielen Fällen kommt es mit Beginn der Pubertät zu einer spontanen Besserung, in Einzelfällen kann die Störung jedoch lebenslänglich fortbestehen.

Die Assoziation von Pili torti mit anderen Anomalien, vor allem aus dem Formenkreis der Ektodermaldysplasien (Zahn- und Nageldystrophien, Hypohidrose, Hornhauttrübung), ist in ihrer nosologischen Beziehung zu den klassischen Pili torti kritisch zu werten (Pseudopili torti nach Dupré u. Bonafé 1978; s. auch Pili torti et canaliculi, Trüeb et al. 1994; twisting dystrophy).

Tardiv auftretende Pili torti (Beare 1952). Ebenfalls familiär vorkommende Störung mit autosomal dominantem Erbgang, bei der die Pili torti erst nach der Pubertät auftreten. Beide Geschlechter sind gleich häufig betroffen; das Haar ist meist schwarz, grob, kurz und zeigt eine fleckförmige Alopezie. Die übrigen Haare sind oft ebenfalls betroffen, mit spärlicher Körperbehaarung und Beteiligung der Augenbrauen und Wimpern. Mentale Retardierung kommt gehäuft vor.

■ **Syndromatische Pili torti bzw. Pili-torti-artige Veränderungen:** *Menkes-Syndrom, Trichopoliodystrophie* (MIM 309400). X-chromosomal rezessive Kupferstoffwechselstörung mit schwerem körperlichen und psychomotorischen Entwicklungsrückstand, zerebralen Krampfanfällen, Pili torti und Tod im Säuglings- oder Kleinkindalter.

Björnstad-Syndrom (MIM 262000). Autosomal rezessiv oder autosomal dominant erbliche Kombination von Pili torti mit kongenitaler Innenohrschwerhörigkeit. Genmutation auf Chromosom 2q34-36.

Crandall-Syndrom (MIM 262000). Autosomal rezessiv oder X-chromosomal rezessiv vererbte Kombination von Pili torti mit Innenohrschwerhörigkeit und Hypogonadismus.

Pili torti und Entwicklungsrückstand (MIM 261990). Shapira et al. beschrieben 1992 zwei Geschwister, Kinder konsanguiner Eltern, mit Pili torti in Verbindung mit Entwicklungsrückstand und milden neurologischen Anomalien. Die Haare waren kurz, gekräuselt und fragil.

Bazex-Dupré-Christol-Syndrom (MIM 301845). X-chromosomal dominant erbliche Genodermatose mit follikulärer Atrophodermie, multiplen Basalzellneoplasien und Hypotrichose mit Pili-torti-artigen Schaftveränderungen.

Eine Reihe *ektodermaler Dysplasien* (Tab. 5.3) weist Pili-torti-artige Veränderungen auf, wobei die Haarveränderungen häufiger eine Kombination von Verdrehung und Längsfurchung des Schafts (Pseudopili torti, Dupré u. Bonafé 1978; Pili torti et canaliculi, Trüeb et al. 1994; twisting dystrophy) aufweisen. Die Liste ist wahrscheinlich unvollständig, da nicht bei allen ektodermalen Dysplasien systematische ultrastrukturelle Haarschaftuntersuchungen durchgeführt worden sind und derartige Pili-torti-artige Veränderungen einen wenig spezifischen Befund darstellen, der Ausdruck der Dysmorphogenese im abnormen Haarfollikel ist. Für die einzelnen Krankheitsbilder sei auf den Abschnitt Ektodermaldysplasien hingewiesen.

Korkenzieherhaare (Whiting et al. 1980). Eine besondere Art der Haarschaftverdrehung, bei der das Haar korkenzieherartig um die Längsachse in einer doppelten Spirale verdreht ist, wurde in Kombination mit weit auseinander stehenden Zähnen und Syndaktylie beschrieben. Dieselbe Haarschaftanomalie wurde ebenfalls im Rahmen einer autosomal rezessiven Ektodermaldysplasie mit Korkenzieherhaaren (Abramovits-Ackerman et al. 1992) in Verbindung mit Zahnanomalien, Onychodysplasie, Syndaktylie, dysmorpher Fazies, Lippen-Kiefer-Gaumen-Spalte und Ekzem beschrieben. Möglicherweise handelt es sich bei dieser Haarschaftveränderung nicht um eine eigenständige Entität, sondern um ein Phänomen, bei der die korkenzieherhartige Konfiguration lediglich eine räumliche Sekundärstruktur darstellt, welche dickere Pili torti et canaliculi bei Ektodermaldysplasie einnehmen können. Dafür spricht, dass neben den Korkenzieherhaaren auch dünnere Haare mit Pili-torti-artigen Veränderungen gefunden werden können.

Diagnostik. Die Diagnose ist bei blonden, spröden, trocken wirkenden Haaren mit flimmerndem, lamettaartigem Glanz zu vermuten. Werden mehrere Haarschäfte distal zwischen Daumen und Zeigefinger gefasst, einige Male hin und her gerieben und dann mit einer raschen Bewegung zur Haarspitze hin gezogen (Haarreibetest), lässt sich die erhöhte Brüchigkeit der Haarschäfte dadurch nachweisen, dass mehrere Haarfragmente zwischen den untersuchenden Fingern zurückbleiben. Pili-torti-artige Veränderungen bei Ektodermaldysplasie zeigen eine große klinische Variabilität, auch in Bezug auf die Haarbrüchigkeit.

Bei der lichtmikroskopischen Untersuchung eingebetteter Haare imponieren Schaftverdrehungen bei Pili torti in der zweidimensionalen Betrachtung als Kaliberschwankungen, die vom Ungeübten als Spindelhaare (Monilethrix) fehlinterpretiert werden können. Die dreidimensionale Struktur lässt sich durch Drehen an der Mikrometerschraube bzw. polarisationsmikroskopisch besser darstellen. Sekundäre Trichorrhexis-nodosa-artige Haarbrüche kommen häufig vor. Für subtilere Details wie Ausprägung der Abnutzungserscheinungen am Haarschaft oder komplexere Strukturanomalien des Schafts wie Pili torti et canaliculi empfiehlt sich die rasterelektronenmikroskopische Untersuchung.

Da Pili torti mitunter einen ersten Hinweis auf das Vorliegen eines Menkes-Syndroms beim Säugling sein können, sollten in diesen Fällen die Kupfer- und Caeruloplasminspiegel und gegebenenfalls die Kupferoxidaseaktivität im Serum bestimmt werden. Alle Kinder mit Pili torti sind frühzeitig auf Innenohrschwerhörigkeit zu untersuchen. Ferner sollte nach eventuell assoziierten Fehlbildungen im Sinne der ektodermalen Dysplasie gesucht werden, insbesondere wenn ultrastrukturell Pili torti et canaliculi vorliegen.

Tabelle 5.3. Ektodermaldysplasien mit Pili-torti-artigen Haarschaftveränderungen

- Salamon-Syndrom
- Pili torti und Zahnschmelzhypoplasie
- Pili torti et canaliculi mit Zahnagenesie (Selvaag 2000)
- Pili torti und Onychodysplasie
- Trichoodontoonychodysplasie mit Pili torti
- Ektodermaldysplasie mit Korkenzieherhaaren
- Ektodermaldysplasien mit Lippen-Kiefer-Gaumen-Spalte
  - EEC-Syndrom
  - Rapp-Hodgkin-Syndrom
  - AEC-Syndrom
  - Martinez-Syndrom

Erworbene Pili torti (Kurwa u. Abdel-Aziz 1973) im Randbereich narbiger Alopezien sind ein unspezifischer Befund und haben keine praktische Bedeutung. Sie kommen sowohl im Randbereich entzündlich vernarbender Haarbodenerkrankungen (Lichen ruber, Folliculitis decalvans) als auch tumoröser Kopfhautveränderungen vor: Naevus sebaceus, Trichilemmalzyste.

Differenzialdiagnose. Hypotrichosis congenita simplex, Monilethrix, Trichorrhexis congenita, Pili trianguli et canaliculi (unkämmbare Haare), loses Anagenhaar.

Verlauf und Prognose. In vielen Fällen von klassischen Pili torti kommt es mit Beginn der Pubertät zu einer spontanen Besserung, in anderen kann die Störung lebenslänglich fortbestehen. Beim Menkes-Syndrom ist die Prognose ohne frühzeitige Behandlung mit Kupferhistidinat quoad vitam infaust. Obwohl sich unter einer entsprechenden Kupfersubstitutionsbehandlung die Werte von Kupfer im Serum normalisieren lassen, sind die neurologischen Defekte nicht vollständig reversibel, wahrscheinlich weil eine Kupfertransportstörung das Eindringen des Kupfers in die Zellen verhindert. In leichteren Krankheitsfällen, in denen die Jungen überleben, zeigen die Haare später ein an unkämmbare Haare erinnerndes klinisches Erscheinungsbild.

Prophylaxe und Therapie. Für den Haarstrukturdefekt gibt es keine spezifische Behandlung. Aufgrund der Brüchigkeit der Haare ist auf einen möglichst schonenden Umgang mit den Haaren zu achten: Kissenüberzug aus Seide, Kamm mit großen stumpfen Zähnen, Bürste mit weichen Borsten. Auf chemische haarkosmetische Einwirkungen (Kolorierung, Blondierung, Dauerwelle) ist ganz zu verzichten. Die Haare sollten nicht häufiger als einmal wöchentlich gewaschen werden und stets unter Verwendung einer Pflegespülung, die im Anschluss an das Shampoonieren während mindestens 5 Minuten auf dem Haar belassen wird. Bei nicht stark verschmutzten Haaren kann auch nur eine Pflegespülung verwendet werden. Die Haare sollten mit dem Frottiertuch nur sanft trocken getupft und nicht gerieben werden. Auf den Gebrauch eines Heißluftföns ist zu verzichten. Zur Behandlung des Menkes-Syndroms mit Kupferhistidinat S. 110.

■ Literatur

Abramovits-Ackerman W, Bustos T, Simosa-Leon V (1992) Cutaneous findings in a new syndrome of autosomal recessive ectodermal dysplasia with corkscrew hairs. J Am Acad Dermatol 27:917–921

Appel B, Messina SJ (1942) Pili torti hereditaria. N Engl J Med 226:912–915

Argenziano G, Monsurro MR, Pazienza R, Delfino M (1998) A case of probable autosomal recessive ectodermal dysplasia with corkscrew hairs and mental retardation in a family with tuberous sclerosis. J Am Acad Dermatol 38:344–348

Beare JM (1952) Congenital pilar defect showing features of pili torti. Br J Dermatol 64:366–372

Bonafé JL, Larrègue M, Nougué J et al. (1979) Association „dysplasie ectodermique-division palatine-cheveux-chiendent". Sa place dans les syndromes dysmorphiques à type „D.E.F." (dysplasie ectodermique, fente labiale et/ou palatine). Ann Dermatol Venereol (Paris) 106:989–993

Crandall BG, Samec L. Sparkes RS, Wright SW (1973) A familial syndrome of deafness, alopecia and hypogonadism. J Pediat 82:461–465

Dupré A, Bonafé J-L (1978) Étude en lumière polarisée des dysplasies pilaires. Essai d'actualisation de la nomenclature. Ann Dermatol Venereol (Paris) 105:921–930

Kurwa AR, Abdel-Aziz AM (1973) Pili torti – congenital and acquired. Acta Dermatol Venereol (Stockh) 53:385–392

Lubianca Neto JF, Lu L, Eavey RD et al. (1998) The Bjornstad syndrome (sensorineural hearing loss and pili torti) disease gene maps to chromosome 2q34-36. Am J Hum Genet 62:1107–1112

Micali G, Cook B, Blekys I et al. (1990) Structural hair abnormalities in ectodermal dysplasia. Pediat Dermatol 7:27–32

Ronchese F (1932) Twisted hairs (pili torti). Arch Dermatol Syph 26:98–109

Selvaag E (2000) Pili torti and sensorineural hearing loss. A follow-up of Bjornstad's original patients and a review of the literature. Eur J Dermatol 10:91–97

Selvaag E (2000) Pili torti et canaliculi and agenesis of the teeth: report of a new "pure" hair-tooth ectodermal dysplasia in a Norwegian family. J Med Genet 37:721–723

Shapira SK, Neisch AS, Pober BR (1992) Unknown syndrome in sibs: pili torti, growth delay, developmental delay, and mild neurologic abnormalities. J Med Genet 29:509–510

Trüeb RM, Burg G, Bottani A, Schinzel A (1994) Ectodermal dysplasia with corkscrew hairs: observation of probable autosomal dominant tricho-odonto-onychodysplasia with syndactyly. J Am Acad Dermatol 30:289–290

Trüeb RM, Spycher MA, Schumacher F, Burg G (1994) Pili torti et canaliculi bei ektodermaler Dysplasie. Hautarzt 45:372–377

Whiting DA, Jenkins T, Whitcomb MJ (1980) Corkscrew hair – a unique type of congenital alopecia in pili torti. In: Brown AC, Crounse RG (Hrsg) Hair, Trace Elements, and Human Illness. Praeger, New York, pp 228–239

Zaun H, Burg G (1969) Pili torti veri (Galewsky-Ronchese) mit Beteiligung von Augenbrauen und Lanugines. Aesth Medizin 18:95–100

■ Trichorrhexis invaginata (Netherton-Syndrom)

Definition. Hochcharakteristische kongenitale Haarschaftanomalie mit an Bambusstruktur erinnernden Invaginationen des Haarschafts in der Längsachse, wobei der distale Anteil des Haarschafts an der aufgetriebenen Invaginationsstelle teleskopartig ein Stück in den proximalen hineingeschoben ist. Die Haarschaftanomalie ist Leitsymptom des Netherton-Syndroms, einer Kombination von Trichorrhexis invaginata, Ichthyosis circumflexa linearis Comél und Atopie (MIM 256500).

Vorkommen. Selten.

Ätiopathogenese. Autosomal rezessiv erbliche Genodermatose mit variabler Expressivität auf der Grundlage eines Gendefekts im LEKTI/SPINK5-Gen, der für einen Serinprotease-Inhibitor kodiert. Morphologisch findet sich eine Störung der Keratinisierung mit eosinophiler Degeneration des oberen Stratum spinosum und des darüber liegenden parakeratotisch verhornenden Stratum corneum. Die betroffenen Areale werden, sobald die Läsion weitergewandert ist, vollständig rekonstituiert. An den Haaren führt die Verhornungsstörung bereits innerhalb des Haarfollikels zu Stauchungen und Torsionen des wachsenden Haares.

Klinik. Die Erstmanifestation des Syndroms kann Haut oder Haare betreffen. Typisch ist eine kongenitale ichthyosiforme Erythrodermie, oft in Verbindung mit einer Gedeihstörung. Da der Haarschaftdefekt sich bereits früh manifestiert und alle Körperhaare betrifft, kann beim Neugeborenen der Nachweis der typischen Haarschaftanomalien an den Augenwimpern auf die Diagnose hinweisend sein. Die syndromtypischen Hautveränderungen bilden sich erst später (in der Regel erst ab 2. Lebensjahr) an Rumpf und Extremitäten in der Form polyzyklisch und serpiginös begrenzter, migratorischer Erytheme mit doppeltem Schuppensaum aus (Abb. 5.21a). 75% der Patienten mit Netherton-Syndrom weisen eine atopische Diathese auf, wobei klinisch Xerosis cutis, Pruritus und Lichenifikation der großen Beugen im Vordergrund stehen. Die Kopfhaut kann stark schuppen. Im jüngeren Erwachsenenalter kann eine empfindliche, verruköse Hypertrophie im Bereich der Axillae, Inguinae und Unterschenkel auftreten. Das Kopfhaar ist trocken, glanzlos, spröde (Abb. 5.21b) und bricht wenige Zentimeter über dem Haarboden ab. Augenbrauen und Wimpern sind ebenfalls betroffen (Abb. 5.21c).

Diagnostik. Diagnostisch wegweisend sind die pathognomonische Haarschaftanomalie (Trichorrhexis invaginata) sowie die typischen ichthyosiformen Hautveränderungen, die allerdings erst ab dem 2. Lebensjahr episodisch auftreten. Da die Haare im Bereich des Haarschaftdefekts leicht brechen, muss zum erfolgreichen Nachweis der Trichorrhexis invaginata eine größere Anzahl abgeschnittener Haare untersucht werden.

Die typische mikroskopische Haarschaftanomalie ist die kugelgelenkartige Invagination des Haarschafts, wobei die „Pfanne" proximal und die invaginierte „Kugel" distal liegt (Abb. 5.21d). Eine häufige sekundäre Trichorrhexis nodosa und isolierte Pili-torti-artige Schaftveränderungen kommen ebenfalls vor.

Histopathologisch findet sich fokal im Bereich ichthyosiformer Hautläsionen eine eosinophile Degeneration von Zellen des oberen Stratum spinosum und im darüber liegenden parakeratotisch verhornenden Stratum corneum. Es besteht ferner eine unterschiedlich ausgeprägte Akanthose und ein mäßig ausgeprägtes oberflächliches dermales lymphohistiozytäres Entzündungsinfiltrat ohne Beteiligung der Hautanhangsgebilde. Die Invagination des Haarschafts aufgrund eines vermuteten unterschiedlichen Wachstums der äußeren gegenüber der inneren Haarwurzelscheide findet bereits intrafollikulär statt und kann gelegentlich in Kopfhautbiopsien gesehen werden.

Atopiediagnostik: Erhöhte Serum-IgE-Spiegel sowie der Nachweis spezifischer IgE gegen häufige saisonale und häusliche Allergene sind neben den entsprechenden ekzematösen Haut-

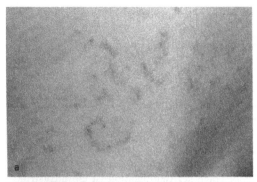

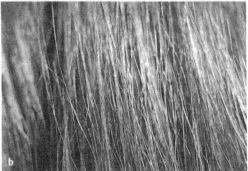

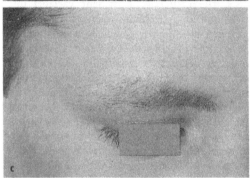

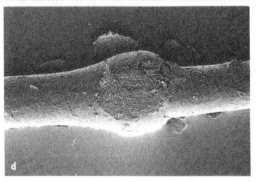

Abb. 5.21. Netherton-Syndrom. **a** Ichthyosis linearis circumflexa (Comèl). **b** Haare. **c** Rarefizierung der Augenbrauen. **d** Trichorrhexis invaginata (REM)

veränderungen Ausdruck der häufig assoziierten Atopie. Einige Fallberichte von Netherton-Syndrom in Assoziation mit Ichthyosis vulgaris sind wahrscheinlich auf die Assoziation mit Atopie zurückzuführen.

Eine vor allem in der älteren Literatur in einigen Fällen von Netherton-Syndrom berichtete Aminoazidurie wird heute in Abrede gestellt und von einigen Autoren als „Pseudoaminoazidurie" infolge Corticosteroidbehandlung interpretiert.

Differenzialdiagnose. Im Säuglingsalter andere Ursachen einer ichthyosiformen Erythrodermie: nichtbullöse ichthyosiforme Erythrodermie, Erythrodermia desquamativa Leiner, „peeling skin"-Syndrom.

Verlauf und Prognose. Mit zunehmendem Alter nimmt die Schwere der Haarschaftanomalie häufig ab, sodass das Haar im Erwachsenenalter ein praktisch normales Aussehen annehmen kann. Die ichthyosiformen Hautveränderungen treten episodisch auf mit jeweils 2–3 Wochen dauernden Schüben und Remissionsphasen von Wochen bis Monaten.

Prophylaxe und Therapie. Es gibt keine spezifische Behandlung des Netherton-Syndroms. Die Hautveränderungen werden symptomatisch behandelt, wobei sich vor allem die externe 12%-Lactattherapie zur Pflege der ichthyotischen Haut bewährt hat. Milde topische Corticosteroide werden zeitweise zur Behandlung ekzematöser Veränderungen eingesetzt, wobei sich diese nicht auf die Ichthyose auswirken. Auf einen prolongierten Gebrauch hoch potenter topischer Corticosteroide ist insbesondere bei Kindern wegen des Risikos resorptiver unerwünschter Medikamentenwirkungen (Cushingoid) zu verzichten. In schweren Fällen kann sich eine PUVA-Therapie als nützlich erweisen. Der Einsatz systemischer Retinoide (Acitretin) wird kontrovers beurteilt, insbesondere weil sich dadurch die ekzematösen Hautveränderungen oft verschlechtern. Retinoide zeigen keinen Effekt auf die Schaftanomalie. Aufgrund der Brüchigkeit der Haare ist auf einen möglichst schonenden Umgang mit den Haaren zu achten: Kissenüberzug aus Seide, Kamm mit großen, stumpfen Zähnen, Bürste mit weichen Borsten. Auf chemische haarkosmetische Einwirkungen (Kolorierung, Blondierung, Dauerwelle) ist ganz zu verzichten. Die Haare sollten nicht häufiger als einmal wöchentlich gewaschen werden und stets unter Verwendung einer Pflegespülung, die im Anschluss an das Shampoonieren während mindestens 5 Minuten auf dem Haar belassen wird. Bei nicht stark verschmutzten Haaren kann auch nur eine Pflegespülung verwendet werden. Die Haare sollten mit dem Frottiertuch nur sanft trocken getupft und nicht gerieben werden. Auf den Gebrauch eines Heißluftföns ist zu verzichten. Juckende Ekzeme des Haarbodens sollten sorgfältig behandelt werden, um eine zusätzliche mechanische Belastung der fragilen Haare durch Kratzen und Scheuern zu vermeiden.

▓ Literatur

Chavanas S, Garner C, Bodemer C et al. (2000) Localization of the Netherton syndrome gene to chromosome 5q32, by linkage analysis and homozygosity mapping. Am J Hum Genet 66:914–921

Chavanas S, Bodemer C, Rochat A et al. (2000) Mutations in SPINK5, encoding a serine protease inhibitor, cause Netherton syndrome. Nat Genet 25: 141–142

Hausser I, Anton-Lamprecht I (1996) Severe congenital generalized exfoliative erythroderma in newborns and infants: a possible sign of Netherton syndrome. Pediat Dermatol 13:183–199

Huwyler T, Schneider BV, Wüthrich B (1990) Netherton-Syndrom. Pädiat Prax 40:289–296

Ito M, Ito K, Hashimoto K (1984) Pathogenesis in trichorrhexis invaginata (bamboo hair). J Invest Dermatol 83:1–6

Smith DL, Smith JG, Wong SW, daShazo RD (1995) Netherton's syndrome: a syndrome with elevated IgE and characteristic skin and hair findings. J Allergy Clin Immunol 95:116–123

Sprecher E, Chavanas S, DiGiovanna JJ et al. (2001) The spectrum of pathogenic mutations in SPINK5 in 19 families with Netherton syndrome: implications for mutation detection and first case of prenatal diagnosis. J Invest Dermatol 117:179–187

Van Gysel D, Koning H, Baert MR et al. (2001) Clinico-immunological heterogeneity in Comel-Netherton syndrome. Dermatology 202:99–107

▓ Monilethrix

Definition. Hereditäre Haarschaftanomalie mit erhöhter Haarfragilität, gekennzeichnet durch regelmäßig aufeinander folgende, spindelförmige Kaliberschwankungen des Haarschafts (Spindelhaare).

Vorkommen. Wahrscheinlich nicht ganz so selten, wie bislang vermutet.

Ätiopathogenese. Überwiegend autosomal dominant erbliche Genotrichose (MIM 158000) mit hoher Penetranz und variabler Expressivität auf der Grundlage von Mutationen im Bereich des Clusters der basischen (Typ II) Haarkeratine auf dem langen Arm des Chromosoms 12 (12q13). Es gibt Hinweise auf genetische Heterogenität. Fälle mit autosomal rezessivem Erbgang (MIM 252000) wurden ebenfalls beschrieben (Hanhart 1955). Folge der Genmutation ist ein ultrastrukturell (Transmissionselektronenmikroskopie) nachweisbares, gestörtes Keratinfilamentnetzwerk innerhalb der Haarkortexzellen, welches vermutlich die Ursache für die erhöhte Haarfragilität darstellt. Auch normal erscheinende Haare bei Patienten mit Monilethrix weisen aufgrund dieses intrinsischen Defekts eine erhöhte Fragilität auf. Der Entstehungsmodus der periodischen Schaftveränderungen ist bislang nicht geklärt.

Klinik. Die Expressivität ist sehr variabel und reicht von klinisch kaum fassbaren Haarveränderungen bis hin zur Kahlheit, bedingt durch die extreme Brüchigkeit der Haare. Gewöhnlich wird das bei Geburt unauffällige Kopfhaar in den ersten Lebensmonaten durch Spindelhaar ersetzt, das glanzlos, trocken und brüchig ist. Gelegentlich wird die Erkrankung aber auch erst später manifest (bis zum 17. Lebensjahr). Die typischerweise in den internodalen verdünnten Schaftbereichen abbrechenden Haare hinterlassen kurze Stoppeln. Obwohl die Veränderung generalisiert auftreten kann, stellen insbesondere die Okzipitalregion und der Nacken eine Prädilektionsstelle dar, an der sich oft auch eine krankheitstypische follikuläre Hyperkeratose findet (Abb. 5.22 a). Diese kann auch das gesamte Kapillitium betreffen und kommt gehäuft an den Streckseiten der Oberarme und Beine vor. Sie ist nicht Voraussetzung für die Entstehung des abnormalen Haarschafts, es sind auch Fälle von Monilethrix ohne Keratosis follicularis beschrieben. Sämtliche Körperhaare können von der Haaranomalie betroffen sein, inklusive Brauen, Wimpern, Pubes- und Axillarbehaarung, jedoch nur ausnahmsweise ohne Beteiligung der Kopfhaare. Nicht selten kommt auch eine Koilonychie vor. In der Regel werden bei der Moniletrichose keine weiteren Assoziationen beobachtet. Fälle in Verbindung mit Oligophre-

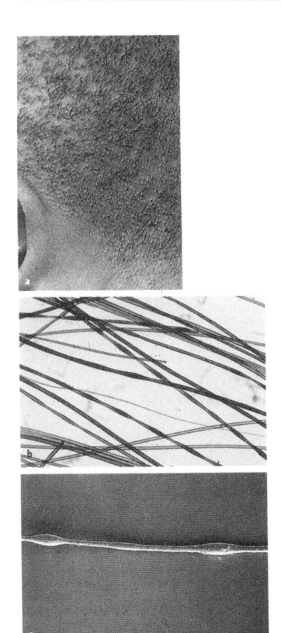

Abb. 5.22. Monilethrix. **a** Alopezie und follikuläre Hyperkeratose. **b** Kaliberschwankungen des Haarschafts (LM). **c** Rasterelektronenmikroskopie

nie, Epilepsie, Nagel- und Zahnanomalien (Ektodermaldysplasie) sind möglicherweise auf die autosomal rezessive Form zurückzuführen. Auch Fälle mit juvenilem Katarakt sind beschrieben worden.

Diagnostik. Die Diagnose kann häufig bereits aufgrund der Familienanamnese in Verbindung mit dem Nachweis typischer follikulärer Keratosen im Nacken vermutet werden und wird in der Regel aufgrund des typischen lichtmikroskopischen Befunds gestellt.

Lichtmikroskopisch zeichnen sich die Haare bei Monilethrix durch regelmäßig aufeinander folgende, spindelförmige Kaliberschwankungen des Haarschafts in Abständen von 0,7–1,0 mm wobei die scheinbaren Auftreibungen in ihrem Durchmesser der normalen Haardicke entsprechen und die Einschnürungen schmaler sind (Abb. 5.22 b). Strukturelle Veränderungen von Kutikula und Rinde finden sich vor allem in den verschmälerten Abschnitten, wo rasterelektronenmikroskopisch die Kutikula auch firstartige Auffaltungen aufweist und vorzeitig „verwittert" erscheint mit Verlust der normalen dachziegelartig angeordneten Kutikulaschuppen (Abb. 5.22 c). In diesen Bereichen bricht das Haar auch bevorzugt und zeigt häufig sekundäre Trichorrhexis-nodosa-artige Querfrakturen. Dagegen wird heute die Assoziation mit Pili torti in Abrede gestellt, doch können diese in der zweidimensionalen lichtmikroskopischen Betrachtung wie Monilethrix als Kaliberschwankungen imponieren.

Differenzialdiagnose. Andere Haarschaftanomalien mit erhöhter Brüchigkeit, insbesondere Pseudomonilethrix und Pili torti, die bei oberflächlicher lichtmikroskopischer Betrachtung durch den Ungeübten mit Monilethrix verwechselt werden können. Kosmetische Haarhülsen.

Intermittierende Haarfollikeldystrophie (Birnbaum et al. 1986). Kongenitale Haarschaftanomalie mit erhöhter Haarfragilität, gekennzeichnet durch intermittierende Haarabbrüche infolge einer vermutlich haarzyklusabhängigen Keratinisierungsstörung des Haarschafts. Klinisch besteht ein phasenhafter Verlauf mit Besserungen und Exazerbationen, in denen die Kopfhaare nach Erreichen von nur wenigen Zentimetern abbrechen. Lichtmikroskopisch findet sich eine abnorme Keratinisierung des Haarkortex und der Medulla, die suprabulbär am ausgeprägtesten ist und zur Ausbildung rundlicher Zusammenballungen polygonaler Follikelkeratinozyten führt, die das Follikelepithel komprimieren. Transepitheliale Migration von Haarschaftmaterial mit Fremdkörperreaktion kommt vor. Transmissionselektronenmikroskopisch fällt innerhalb der äußeren Haarwurzelscheide eine Verbreiterung der Interzellularräume auf. Rasterelektronenmikroskopisch zeigen die Haarschäfte eine unregelmäßige Oberfläche mit Abrasion der Kutikula und zahlreichen Querbrüchen.

Verlauf und Prognose. Die Prognose kann im Einzelfall nicht vorausgesagt werden. Früh manifeste Formen scheinen sich während der Kindheit weiter zu verschlechtern, insbesondere wenn mechanische und witterungsbedingte Belastung nicht vermieden wird. Über spontane Rückbildung nach der Pubertät bzw. vorübergehende Besserung während der Schwangerschaft wird berichtet, andere Fälle bestehen zeitlebens fort.

Prophylaxe und Therapie. Es gibt keine spezifische Therapie der Monilethrix. Kasuistische Erfolgsberichte mit Etretinat (0,5–1 mg/kg Körpergewicht pro Tag über 6 Monate mit anschließender Erhaltungstherapie mit 25 mg/Tag) oder mit topischer Anwendung von Minoxidil (2%ige Lösung) liegen vor. Das Nutzen-Risiko-Verhältnis bzw. das Verhältnis des Nutzens zum Aufwand sind im Individualfall sorgfältig abzuwägen, da unter strikter Meidung physikalischer und chemischer Belastung des Haars und häufig auch im Lauf des Lebens eine Besserung zu beobachten ist. Aufgrund der Brüchigkeit der Haare ist auf einen möglichst schonenden Umgang mit den Haaren zu achten: Kissenüberzug aus Seide, Kamm mit großen, stumpfen Zähnen, Bürste mit weichen Borsten. Auf chemische haarkosmetische Einwirkungen (Kolorierung, Blondierung, Formveränderungen) ist ganz zu verzichten. Die Haare sollten nicht häufiger als einmal wöchentlich gewaschen werden und stets unter Verwendung einer Pflegespülung, die im Anschluss an das Shampoonieren während mindestens 5 Minuten auf dem Haar belassen wird. Bei nicht stark verschmutzten Haaren kann auch nur eine Pflegespülung verwendet werden. Die Haare sollten mit dem Frottiertuch nur sanft trocken getupft und nicht gerieben werden. Auf den Gebrauch eines Heißluftföns ist zu verzichten.

Literatur

Birch-Machin MA, Healy E, Turner R et al. (1997) Mapping of monilethrix to the type II keratin gene cluster at chromosome 12q13 in three new families, including one with variable expressivity. Br J Dermatol 137:339–343

Birnbaum PS, Baden HP, Bronstein BR et al. (1986) Intermittent hair follicle dystrophy. J Am Acad Dermatol 15:54–60

Hanhart E (1955) Erstmaliger Hinweis auf das Vorkommen eines monohybridrezessiven Erbgangs bei Monilethrix (Moniletrichosis). Arch Klaus Stift Vererbungsforsch 30:1–11

Healy E, Homes SC, Belgaid CE et al. (1995) A gene for monilethrix is closely linked to the type II keratin gene cluster at 12q13. Hum Molec Genet 4:2399–2402

Ito M, Hashimoto K, Yorder FW (1984) Monilethrix: an ultrastructural study. J Cutan Path 11:513–521

Salamon T, Schnyder UW (1962) Ueber die Monilethrix. Arch Klin Exp Dermatol 215:105–136

Saxena U, Ramesh V, Misra RS (1991) Topical minoxidil in monilethrix. Dermatologica 182:252–253

Stevens HP, Kelsell DP, Bryant SP et al. (1996) Linkage of monilethrix to the trichocyte and epithelial keratin gene cluster on 12q11-q13. J Invest Dermatol 106:795–797

Tamayo L (1983) Monilethrix treated with the oral retinoid Ro 10-9359 (Tigason). Clin Exp Dermatol 8:393–396

Winter H, Rogers MA, Langbein L et al. (1997) Mutations in the hair cortex keratin hHb6 cause the inherited hair disease monilethrix. Nature Genet 16:372–374

Winter H, Labreze C, Chapalain V et al. (1998) A variable monilethrix phenotype associated with a novel mutation, glu402lys, in the helix termination motif of the type II hair keratin hHb1. J Invest Dermatol 111:169–172

Trichothiodystrophie *

Definition. Autosomal rezessiv erbliches Leiden mit Defekt im DNA-Exzisions-Repair-System und den wesentlichen Merkmalen spröder schwefeldefizienter Haare (Schwefelmangelhaar) in Verbindung mit einer komplexen Kombination variabler neuroektodermaler Veränderungen.

Das Haar weist einen deutlich verminderten Schwefel- und Cystingehalt auf, bei Betrachtung im Polarisationsmikroskop eine typische Hell-Dunkel-Bänderung sowie eine rudimentäre oder

---

* Von Peter Itin

fehlende Haarkutikula im rasterelektronenmikroskopischen Bild.

Der Begriff stammt vom Griechischen (tricho = Haar, thio = Scwhefel, dys = gestört, trophe = ernährt) und wurde von Vera Price 1979–1980 geprägt, nachdem Pollitt et al. 1968 erstmals über eine Familie mit geistiger und körperlicher Retardierung und Trichorrhexis nodosa berichtet hatten. 1970 beschrieben Brown et al. eine kongenitale Haarschafterkrankung mit Querfrakturen (Trichoschisis) und Hell-Dunkel-Bänderung unter dem Polarisationsmikroskop. Die Aminosäurenanalyse der Haarschäfte zeigte eine abnorme Zusammensetzung mit reduziertem Schwefelgehalt. 1971 fand Tay diese Haarschaftveränderung bei Geschwistern mit kongenitaler lamellärer Ichthyose, Wachstumsverzögerung und vorzeitiger Alterung. Im Lauf der Zeit stellte sich heraus, dass die Trichothiodystrophie eine Marker-Erkrankung für komplexe ektodermale Entwicklungsstörungen darstellt. Die Vielfalt der mit einer Trichothiodystrophie in Verbindung stehenden Fehlbildungen wurde 1990 erstmals von Itin u. Pittelkow nach Analyse aller damals publizierten Fälle übersichtlich zusammengestellt (Tab. 5.4).

Die Einordnung der Trichothiodystrophie in eine der gültigen Systematiken der ektodermalen Dysplasien ist problematisch, da Schwefelmangelhaar in Verbindung mit sehr unterschiedlichen Dysmorphien und Anomalien auftreten und deshalb allein noch nicht syndromdefinierend sind. Vielmehr erfolgt mit Hilfe der Festestellung Schwefekmangelhaare oder nicht die differenzialdiagnostische Abgrenzung klinisch ähnlicher Syndrome, vorwiegend aus dem Spektrum der ektodermalen Dysplasien, die im Unterschied zur Trichothiodystrophie einen normalen Schwefelgehalt im Haar aufweisen. Die präzise Diagnosestellung einer Trichothiodystrophie ist wichtig, da eine exakte Erbberatung Betroffener und ihrer Familien aufgrund des bekanntlich autosomal rezessiven Vererbungsmusters möglich ist und in gewissen Fällen auch eine pränatale Diagnostik.

Vorkommen. Das Syndrom der Schwefelmangelhaare wird autosomal rezessiv vererbt, doch die meisten Fälle treten sporadisch auf. Nur ein Fall von möglicher X-chromosomal assoziierter Vererbung wurde bisher beschrieben. Die Geschlechtsverteilung ist demzufolge ausgeglichen. Es sind bis heute etwa 200 Fälle publiziert, doch die Anzahl nicht diagnostizierter Fälle dürfte deutlich höher liegen. Eine besondere Prädisposition für einzelne ethnische Gruppen scheint nicht vorzuliegen.

Ätiopathogenese. Rund 50% der Patienten mit Trichothiodystrophie weisen eine gestörte DNA-Reparaturfähigkeit auf, wie sie bei Xeroderma pigmentosum bekannt ist. Bis heute sind bei der Trichothiodystrophie drei Komplementationsgruppen beschrieben worden. Die meisten Patienten weisen einen Defekt in der Komplementationsgruppe D auf, es sind aber auch Mutationen in der Komplementationsgruppe A und B gefunden worden. Diese zellbiologische Besonderheit korreliert aber nicht vollständig mit eieer klinischen Lichtempfindlichkeit (wie bei Xeroderma pigmentosum). So gibt es Patienten mit Lichtempfindlichkeit ohne fassbare DNA-Reparaturstörung, Patienten mit zellbiologischen Merkmalen eines Xeroderma pigmentosum Typ

Tabelle 5.4. Einteilung der Trichothiodystrophie (nach van Neste)

Befallene Strukturen	Eponym/Akronym	OMIM
A	Haare +/− Nägel		
B	Haare +/− Nägel + Retardierung (geistig und körperlich)	Sabinas	211390
C	Haare +/− Nägel + Retardierung + Follikulitis + verzögertes Knochenalter +/− Karies	Pollitt	275550
D	Brüchige Haare und Nägel + Infertilität + Retardierung mit Kleinwuchs	BIDS	234050
E	Ichthyose + BIDS. Haare +/− Nägel + Retardierung, Infertilität, Katarakt, Progerie + Mikrozephalie +/− Ataxie, Kalzifikation der Basalganglien + Erythrodermie und Schuppung	Tay + BIDS	242170
F	Photosensibilität + IBIDS	PIBIDS	278730
G	Trichothiodystrophie mit Immundefekten; Haare +/− Retardierung, chronische Neutropenie oder andere Immundefekte	Itin	258360
H	Trichothiodystrophie mit intrauteriner Wachstumsverzögerung; Entwicklungsstörungen, rezidivierende Infektionen, Katarakt, hepatische Angioendotheliomatose		

D ohne Lichtempfindlichkeit, solche mit zellbiologischen Merkmalen eines Xeroderma pigmentosum Typ D mit Lichtempfindlichkeit sowie Patienten mit Lichtempfindlichkeit und einem DNA-Reparaturdefekt, der sich aber vom Xeroderma pigmentosum Typ D unterscheidet. Im Gegensatz zu Patienten mit Xeroderma pigmentosum, die obligat eine Störung in der DNA-Reparaturfähigkeit aufweisen mit einer extrem hohen Prävalenz an aktinisch induzierten malignen Hauttumoren, finden sich bei Trichothiodystrophie nicht vermehrt Malignome der Haut. Vuillaume et al. zeigten deutliche Unterschiede der zellulären Katalaseaktivität zwischen Patienten mit Xeroderma pigmentosum und Trichothiodystrophie. Fibroblasten von Patienten mit Trichothiodystrophie zeigten eine deutlich höhere Katalaseaktivität mit geringerer H_2O_2-Produktion nach UV-Bestrahlung. Auch eine Störung der Natural-Killer-Zellaktivität konnte bei Xeroderma pigmentosumpatienten gezeigt werden, während bei der Trichothiodystrophie eine normale Funktion dieser Zellen bestand. Eine Störung der ICAM-1-Expression konnte ebenfalls bei Xeroderma pigmentosum nachgewiesen werden. Sie war jedoch normal bei Trichothiodystropiepatienten. All diese Beobachtungen versuchen zellbiologisch zu erklären, warum bei der Trichothiodystrophie keine Tumoren auftreten, obwohl eine Störung in der DNA-Reparaturfähigkeit besteht. Neueste Untersuchungen ergaben, dass bei Patienten mit Trichothiodystrophie eine Mutation im Transkriptionsfaktor (TFIIH) besteht. Es konnte gezeigt werden, dass Gene für die Transkription auch für die Spermatogenese und Neurogenese sowie den normalen Ablauf der Embryogenese mitverantwortlich sind. Diese Tatsache kann das klinisch breite Spektrum der Trichothiodystrophie erklären. Dieser Transkriptionsfaktor ist für die Regulation der Transkription bei der Zellteilung verantwortlich und zusätzlich kontrolliert er die transkriptionsgekoppelte DNA-Reparatur nach UV-Einwirkung. Das duale Verhalten scheint für die Unterschiede zwischen Xerodermapigmentosum und Trichothiodystrophie verantwortlich zu sein. Bei der Trichothiodystrophie ist vorwiegend die Transkription bei der Zellteilung gestört, weshalb die Patienten zahlreiche Entwicklungsdefekte aufweisen. Bei Patienten mit Xerodermapigmentosum ist ausschließlich die Transkription im Rahmen der DNA-Reparatur nicht in Ordnung.

50% der Patienten mit Trichothiodystrophie zeigen eine sog. Compound-Heterozygotie, wobei die Mutationen der beiden Allele nicht identisch sind. Die Restaktivität des geringer geschädigten Allels entscheidet über die klinische Ausprägung. Heute gibt es transgene Mäuse mit entsprechender Mutation, die sehr eindrücklich die Trichothiodystrophie imitieren.

Mangel an Cystein und den Keratinen mit ultrahohem Schwefelgehalt chrakterisieren die Trichothiodystrophie. Neben dem Schwefelmangel im Kortex finden sich besondere Schwefeldefekte in der Haarkutikula. Da die Schwefelanteile für die Widerstandsfähigkeit der Haare verantwortlich sind, wird der Haarschaft brüchig.

Klinik. Klinisch imponieren die Schwefelmangelhaare als trocken und brüchig. Minimale Traumen führen zum Abbrechen der Haarschäfte. Aus diesem Grund haben Trichothiodystrophiepatienten meist nur sehr kurze Haare, und die Patienten müssen sich kaum je die Haare schneiden lassen. Neben den charakteristischen feinen, brüchigen und spärlichen Kopfhaaren kann auch eine fleckförmige Alopezie sowie eine Ausdünnung der Wimpern und Augenbrauen und eine allgemeine Hypotrichose auftreten. Verminderte Pubes- und Axillarbehaarung sowie Reduktion der Vibrissae sind ebenfalls dokumentiert worden. Eine Akzentuierung der Alopezie nach Infektionen wurde bei Trichothiodystrophiepatienten wiederholt beschrieben. Auch das Auftreten einer zyklisch wiederkehrenden Alopezie wurde kürzlich im Rahmen der Trichothiodystrophie beobachtet. Okzipital kann wegen der vermehrten mechanischen Belastung eine Akzentuierung sichtbar werden. Am behaarten Kopf besteht meist eine follikuläre Keratose, die möglicherweise durch eine akroinfundibuläre Keratinisierung oder durch eine Persistenz des inneren Haarwurzelschafts bedingt ist. Die Haarfarbe wird durch den biochemischen Defekt nicht beeinflusst. So wurden blonde und dunkelhaarige Trichothiodystrophiepatienten beobachtet (Tab. 5.5).

Tabelle 5.5. Klinisches Bild des Schwefelmangelhaars

■ Haare trocken, kurz, brüchig
■ Diffuse Alopezie, fleckförmige Alopezie möglich
■ Wenige Wimpern und Augenbrauen
■ Allgemeine Hypotrichose
■ Verminderte Pubesbehaarung und Axillarbehaarung möglich
■ Haarfarbe nicht beeinflusst

Die Klinik der Trichothiodystrophie ist sehr variabel. Das Spektrum reicht vom isolierten Haardefekt bis zum schwersten Malformationssyndrom mit neurektodermalen Dysplasien und Exitus letalis bereits in den ersten Lebenstagen. Die Letalität von Patienten mit Trichothiodystrophie ist besonders durch Septikämien bedingt, da nicht selten eine bedeutende Neutropenie vorliegt. Besonders oft finden sich neben den Haarveränderungen Dysplasien der Nägel und Ichthyosen im Zusammenhang mit Lichtempfindlichkeit. In den letzten Jahren wurde wiederholt eine Dysmyelinisation wie beim Cockayne-Syndrom beobachtet (Tab. 5.6).

Diagnostik. Klinisch kann die Diagnose des Schwefelmangelhaars vermutet werden. Die Objektivierung der Diagnose erfolgt durch den Nachweis der strukturellen und biochemischen sowie zellbiologischen Besonderheiten (Tab. 5.7).

Die wichtigste Untersuchung zum Nachweis von Strukturanomalien des Haarschafts ist die lichtmikroskopische Betrachtung. Für die Untersuchung werden die Haare aus einer makroskopisch betroffenen Region gewonnen und unbehandelt trocken eingebettet. Bei mikroskopi-

Tabelle 5.6. Häufig assoziierte Symptome bei der Trichothiodystrophie

▦ Geistige und körperliche Retardierung
▦ Nageldysplasien
▦ Kollodiumbaby bei Geburt und nachfolgende Ichthyose
▦ Erythrodermie, Ekzeme
▦ Photosensibilität
▦ DNA-Reparaturfähigkeit eingeschränkt
▦ Dysmorphien
▦ Katarakt
▦ Rezidivierende Infektionen
▦ Zahnanomalien

Tabelle 5.7. Möglichkeiten physikalischer und biochemischer Untersuchungen bei der Trichothiodystrophie

▦ Licht- und Polarisationsmikroskop
▦ Raster- und Transmissionselektronenmikroskop
▦ Viskoelastizität, Löslichkeit der Haare
▦ Röntgendiffraktionsanalyse
▦ Aminosäurenanalyse
▦ Schwefelanalyse (Verbrennung, Neutronenaktivierung)
▦ Elektrophorese und Gel-Chromatographie

scher Betrachtung finden sich unregelmäßige Haarkonturen mit deutlich abgeflachten und oft auch um die Längsachse gedrehten Haarquerschnitten. Ferner fallen scharfe, transversal verlaufende Haarschaftquerfrakturen auf, eine sog. Trichoschisis. Es besteht eine unregelmäßige Oberfläche des Haars mit Veränderungen, die an eine Trichorrhexis nodosa erinnern. Der distale Haarschaft ist oft pinselartig aufgesplittert (Trichoptilosis).

Bei Betrachtung der Haare im Polarisationsmikroskop unter Verwendung gekreuzter Polarisatoren finden sich alternierende Auslöschphänomene, deren Ursache im letzten Detail nicht aufgeklärt sind. Calvieri et al. (1989) haben mit Hilfe der Röntgenmikroanalyse einen alternierenden Schwefel- und Calciumgehalt entlang der Längsachse der Haare gefunden. Obwohl das Phänomen der Hell-Dunkel-Bänderung charakteristisch ist für die Trichothiodystrophie, kann diese Veränderung auch bei normalen Neugeborenen und Kindern gesehen werden. Brusasco et al. (1997) dokumentierten das Fehlen der Hell-Dunkel-Bänderung bei der Geburt eines Patienten mit Trichothiodystrophie. Die charakteristischen Haarveränderungen konnten erst ab dem 3. Lebensmonat gezeigt werden. Auf der anderen Seite wurde diese Bänderung unter dem polarisierten Licht bei einem abortierten Fetus bereits in der 21. Schwangerschaftswoche nachgewiesen.

Während mit der Lichtmikroskopie nur eine zweidimensionale Abbildung des Haars möglich ist, erlaubt die Rasterelektronenmikroskopie (REM) eine dreidimensionale Darstellung. Für diese Untersuchung braucht der Haarschaft keine besondere Fixation. Die Haare werden auf einer Aluminiumscheibe montiert und anschließend mit einer feinen Goldschicht bedeckt. Diese Präparationstechnik erlaubt eine exakte Darstellung der Haaroberfläche. Bei der Trichothiodystrophie imponierten im REM eine rudimentäre oder gar fehlende Haarkutikula sowie dellenartige Verformungen des Haarschafts entlang der Längsachse.

Die Transmissionselektronenmikroskopie zeigt eine abnorme Anordnung der Mikrofibrillen. Die Keratinfilamente sind ungerichtet und neigen zur Wirbelbildung und Überkreuzung. Die Desmosomen sind willkürlich angeordnet und spiegeln die Desorientierung der Zellen selbst wider. Gummer et al. (1984) nehmen an, dass der Haardefekt Folge einer Störung im biochemischen Ablauf des Verhornungsprozesses der

Kutikula ist. Der Kontrollmechanismus, der für die Migration der schwefelreichen Proteine von der Exokutikula in die a-Schicht verantwortlich ist, unterliegt einer strengen genetischen Überwachung. Dieser Kontrollmechanismus scheint in einer noch nicht genau definierbaren Weise bei der Trichothiodystrophie gestört zu sein. Wahrscheinlich hat die nachgewiesene Mutation im Transkriptionsfaktor einen Einfluss auf diesen Prozess.

Das Fehlen der Exokutikula und der schwefelreichen a-Schicht (äußerer Anteil der Kutikulazellen) ist charakteristisch für die Trichothiodystrophie und erklärt die verminderte Widerstandsfähigkeit der Haarschäfte. Die strukturellen Proteinveränderungen bei der Trichothiodystrophie führen zu einer herabgesetzten Reißfestigkeit und zu einer geringeren Viskoelastizität im Vergleich zum Kontrollkollektiv. Reißfestigkeitsuntersuchungen in Luft ergaben eine herabgesetzte Dehnungs- und Belastungsresistenz. Die gleiche Prüfung in Wasser ergab, dass das schwefelarme Haar sich bei geringerer Zugspannung mehr streckte, bis es riss. Diese Eigenschaft ist mit dem Verhalten von Haaren mit chemisch reduzierten Disulfidbrücken vergleichbar.

Die elektrophoretische Untersuchung der S-karboxymethylierten Strukturproteine weist eine Reduktion der Matrixkomponenten auf, wobei feine Unterschiede möglicherweise mit der klinischen Heterogenität korrelieren. In der zweidimensionalen Elektrophorese findet sich eine verminderte Anreicherung der schwefelreichen Haarmatrixproteine. Bei der Trichothiodystrophie wurde ein Fehlen von zwei schwefelreichen Proteinen mit einem Molekulargewicht von 33 kD und 42 kD gefunden.

Die Neutronenaktivierungsanalyse ergibt einen etwa um 50% reduzierten Schwefelgehalt, der jedoch bis unter 10% des normalen Werts fallen kann. Die Aminosäurenanalyse zeigt eine deutliche Verminderung des Cystingehalts. Mit Hilfe der Neutronenaktivierungsanalyse ergeben sich Mittelwerte von 2,5% im Vergleich zu 4,7% bei gesunden Kontrollpersonen.

Die Röntgendiffraktionsuntersuchung zeigt nur a-Keratin in den Haarschäften. Die Nägel weisen vergleichbare biochemische Veränderungen auf. Mit Ausnahme der cystinreichen Strukturanteile ist die Zusammensetzung der Proteine in Haaren mit vermindertem Schwefelgehalt nur minimal verändert im Vergleich zum Kontrollkollektiv.

Differenzialdiagnose. Jede Form der Haarschafterkrankung, die mit brüchigen, trockenen und schütteren Haaren einhergeht. Die diagnostische Abgrenzung erfolgt aufgrund der assoziierten Symptome wie Lichtempfindlichkeit, Ichthyosis und neuroektodermale Fehlbildungen. Die optischen, zellbiologischen und chemischen Untersuchungen bestätigen die Verdachtdiagnose, der Trichothiodystrophie und erlauben damit die präzise Abgrenzung.

Verlauf und Prognose. Verlauf- und prognosebestimmend sind die assoziierten Anomalien. Die reduzierte Lebenserwartung wird insbesondere durch schwere Septikämien reduziert. Zahlreiche Patienten mit Trichothiodystrophie weisen eine signifikante Neutropenie auf. Diese Variante wurde 1991 erstmals beschrieben und von Camacho als „Itin-Syndrom" bezeichnet.

Prophylaxe und Therapie. Bei genetisch bedingten Haarschaftanomalien ist es im Sinne der Prophylaxe wichtig, Traumen möglichst gering zu halten und haarkosmetische Eingriffe weitgehend zu vermeiden. Nach der Haarwäsche ist Lufttrocknung besser als Frottieren oder Fönen mit Heißluft. Dauerwellen und aggressive Haarfärbeprozeduren sind bei bestehender Haarschafterkrankung ungeeignet. Bei der Trichothiodystrophie wurde orales Biotin 0,75 mg/kg Körpergewicht/Tag eingesetzt, jedoch ohne sichtbaren Erfolg. Vor jeder Therapie einer Haarschafterkrankung steht eine exakte Diagnose. Die kausale Therapie hat die besten Erfolgsaussichten, bedingt allerdings bei Erbkrankheiten eine Gentherapie, die aktuell nicht zur Verfügung steht. Die kürzlich generierten transgenen Mäuse, die das Bild der Trichothiodystrophie morphologisch und biologisch exakt imitieren, werden in Zukunft bestimmt für ein vertieftes Verständnis der Krankheit und spezifischere Therapiemaßnahmen ihren Beitrag leisten.

■ Literatur

Botta E, Nardo T, Broughton BC et al. (1998) Analysis of mutations in the XPD gene in Italian patients with trichothiodystrophy: site of mutation correlates with repair deficiency, but gene dosage appears to determine clinical severity. Am J Hum Genet 63:1036–1048

Broughton BC, Steingrimsdottir H, Weber CA, Lehman AR (1994) Mutations in the xeroderma pigmentosum group D DNA repair/transcription gene in patients with trichothiodystrophy. Nature Genet 7:189–194

Brusasco A, Restano L (1997) The typical "tiger-tail" pattern of hair shaft in trichothiodystrophy may not be evident at birth. Arch Dermatol 133:249

Calvieri S, Zampetti M, Corbo A (1989) Preliminary results using a microanalysis system on the hair of patients affected by trichothiodystrophy [Abstract]. Clin Exp Dermatol 14:404

Chen E, Cleaver JE, Weber CA et al. (1994) Trichothiodystrophy: clinical spectrum, central nervous system imaging, and biochemical characterization of two siblings. J Invest Dermatol 103 (Suppl):154–158

De Berker D (1997) "Tiger tail" pattern on polarized hair microscopic examination found in healthy infants. Arch Dermatol 133:1313–1314

De Boer J, de Wit J, van Steeg H et al. (1998) A mouse model for the basal transcription/DANN repair syndrome trichothiodystrophy. Mol Cell 1: 981–990

Gummer CL, Dawber RPR, Price VH (1984) Trichothiodystrophy: an electron-histochemical study of the hair shaft. Br J Dermatol 110:439–449

Hanawalt PC (1994) Transcription-coupled repair and human disease. Science 266:1957–1958

Itin PH, Pittelkow MR (1990) Trichothiodystrophy: review of sulfur-deficient brittle hair syndromes and association with the ectodermal dysplasia. J Am Acad Dermatol 22:705–717

Itin PH, Pittelkow MR (1991) Trichothiodystrophy with chronic neutropenia and mild mental retardation. J Am Acad Dermatol 24:356–358

Itin PH, Sarasin A, Pittelkow MR (2001) Trichothiodystrophy: update on the sulfur-deficient brittle hair syndromes. J Am Acad Dermatol 44:891–920

Kleijer WJ, Beemer FA, Boom BW (1994) Intermittent hair loss in a child with PIBI(D)S syndrome and trichothiodystrophy with defective DNA repair-xeroderma pigmentosum group D. Am J Med Genet 52:227–230

Pollitt RJ, Jenner FA, Davies M (1968) Sibs with mental and physical retardation and trichorrhexis nodosa with abnormal amino acid composition of the hair. Arch Dis Child 43:211–216

Sarasin A, Blancet-Bardon C, Tenault G et al. (1992) Prenatal diagnosis in a subset of trichothiodystrophy patients defective in DNA repair. Br J Dermatol 127:485–491

Tsambaos D, Nififoridis G, Balas C, Marinoni S (1994) Trichothiodystrophic hair reveals an abnormal pattern of viscoelastic parameters. Skin Pharmacol 7:257–261

Vuillaume M, Daya-Grosjeans L, Vincens P et al. (1992) Striking differences in cellular catalase activity between two DNA repair-deficient diseases: xeroderma pigmentosum and trichothiodystrophy. Carcinogenesis 13:321–328

Schaftanomalien als Ausdruck einer erhöhten Haarfragilität

Während Pili torti, die Haarschaftveränderungen bei Trichorrhexis invaginata (Netherton-Syndrom), Monilethrix und Trichothiodystrophie (Trichoschisis) spezifische genetische Haarschaftanomalien mit erhöhter Haarfragilität darstellen, treten Trichorrhexis nodosa, Trichoklasie und Pseudomonilethrix durch traumatische Schädigung bzw. als artifizielles Phänomen bei verschiedenen kongenitalen oder erworbenen Zuständen als Ausdruck einer erhöhten Haarfragilität auf. Sie stellen somit einen unspezifischen Befund dar und kommen deshalb häufig auch in Kombination mit anderen Haarschaftanomalien vor, die diagnostisch wegweisend sein können. Gleichzeitig stellt die Trichorrhexis nodosa die weitaus häufigste Ursache des verstärkten Haarbruchs infolge eines kumulativen Haarschadens durch exogene Einflüsse dar.

■ Trichorrhexis nodosa

Definition. Morphologisch definierte Haarschaftquerfraktur mit longitudinalfaseriger Aufsplitterung der Rindenzellen, die sich wie zwei ineinander geschobene Pinsel auseinander spreizen, unter dem klinischen Erscheinungsbild makroskopisch knapp erkennbarer, heller Knötchen im Bereich der Haarschäfte.

Vorkommen. Weitaus häufigste Haarschaftanomalie.

Ätiopathogenese. Angeborene oder erworbene Defekte der Haarkutikula und/oder der interzellulären Kittsubstanz mit Verlust von Rindenzellen (Abb. 5.23 a–c). Das Wesentliche ist die daraus resultierende Haarbrüchigkeit mit charakteristischer Schaftquerfraktur (Abb. 5.23 d), wobei der Störung die unterschiedlichsten biochemischen, metabolischen oder physikalischen Ursachen zugrunde liegen können (Tab. 5.8).

Klinik. Klinisch äußert sich die Trichorrhexis nodosa als bereits mit bloßem Auge erkennbare kleinste weiße Knötchen im Bereich der Haarschäfte (Abb. 5.24) und Haarbrüchigkeit.

Proximale Trichorrhexis nodosa. Proximal, innerhalb der proximalen 2–5 cm des Haarschafts

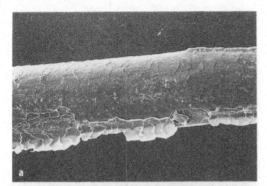

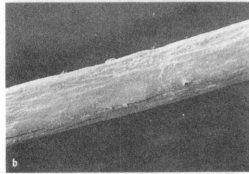

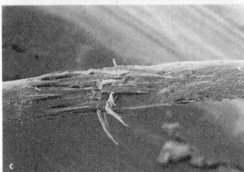

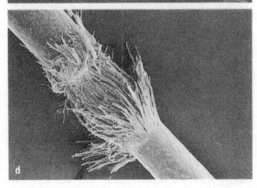

Tabelle 5.8. Einteilung der Trichorrhexis nodosa

Trichorrhexis nodosa als Symptom einer hereditären Störung mit erhöhter Haarschaftfragilität

▨ Trichorrhexis congenita:
  – als isolierte Störung
  – bei Argininbernsteinsäure-Krankheit (Argininsuccinyl-azidurie)
  – bei Zitrullinämie
▨ sekundäre Trichorrhexis nodosa bei primären Haarschaftanomalien mit erhöhter Haarschaftfragilität
  – Pili torti und Pili-torti-assoziierte Syndrome
  – Ektodermaldysplasien
  – Trichothiodystrophie
  – Netherton-Syndrom
  – Monilethrix
  – Pili anulati (sehr variabel)

Trichorrhexis nodosa infolge eines exogen traumatischen Kumulationsschadens
▨ erworbene proximale Trichorrhexis nodosa (bei Negriden) ▨ distale Trichorrhexis nodosa ▨ saisonale Trichorrhexis nodosa ▨ lokalisierte Trichorrhexis nodosa

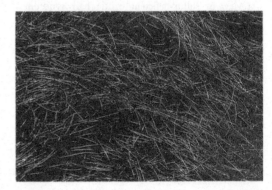

Abb. 5.24. Trichorrhexis nodosa. Mit bloßem Auge erkennbare weiße Knötchen

auftretende Brüche weisen auf eine zugrunde liegende Haaranomalie mit erhöhter Fragilität hin (Trichorrhexis congenita, MIM 275550; Wolff et al. 1975) oder kommen häufiger bei Negriden vor (erworbene proximale Trichorrhexis nodosa). Häufig, aber nicht immer, geht der erworbenen Form der proximalen Trichorrhexis nodosa eine Anamnese des Haareglättens oder exzessiver Anwendung harter Bürsten oder scharfer Metallkämme voraus. Das Zustandsbild findet sich in allen Lebensaltern und bei beiden Geschlechtern, wobei oft eine Familienanamnese

Abb. 5.23. Erworbene Trichorrhexis nodosa (REM). **a** Abschilfern der Haarkutikula. **b** Vollständiger Verlust der Haarkutikula. **c** Herauslösung der interzellulären Kittsubstanz. **d** Charakteristische Querfraktur

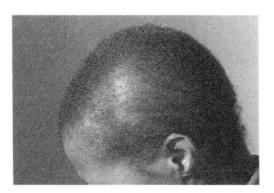

Abb. 5.25. Proximale Trichorrhexis nodosa

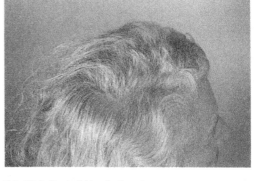

Abb. 5.26. Distale Trichorrhexis nodosa

von „kurzem Haar" besteht. Warum sich eine proximale Trichorrhexis nodosa bei den einen entwickelt und bei den anderen nicht, ist ungeklärt. Vermutet wird eine genetisch determinierte Prädisposition zur Haarfragilität, die sich daraus ergibt, dass einzelne Individuen eher langhaarig andere kurzhaarige, afrikanische Vorfahren haben. Im Vordergrund der klinischen Symptomatik stehen die proximalen Haarabbrüche, die bei der Trichorrhexis congenita innerhalb des 1. Lebensjahrs zu einem typisch stoppeligen Erscheinungsbild führt bzw. bei der erworbenen proximalen Trichorrhexis nodosa dazu, dass das Haar in umschriebenen Arealen, meist über Scheitel und Hinterkopf (Abb. 5.25), bis auf die Kopfhaut kurzgeschnitten erscheint.

Distale Trichorrhexis nodosa. Dagegen ist die distale Trichorrhexis nodosa praktisch immer Folge von Wiederholungstraumen der Kutikula mit allmählicher Abschilferung der Kutikulaschuppen. Dadurch verliert die Haarrinde ihren mechanischen Schutz und wird gegenüber physikalisch-chemischen Einflüssen verletzbarer, und die interzelluläre Kittsubstanz wird lösenden Detergenzien stärker ausgesetzt. Infolgedessen können sich die Rindenzellen lockern und an der kutikulären Defektstelle herausragen. Klinisch handelt es sich meist um Erwachsene, die zum Arzt kommen, weil das Haar in den betroffenen Arealen trocken, glanzlos und matt aussieht, ohne dass eine Alopezie auffallen muss. Häufiger klagen die Patienten darüber, dass im befallenen Bezirk die Haare „nicht mehr wachsen" (Abb. 5.26). Die typischen Knötchen finden sich in den distalen 10–15 cm der Haare, wo die Haaroberfläche schädigenden Einflüssen von außen im Sinne einer Verwitterung am längsten ausgesetzt war.

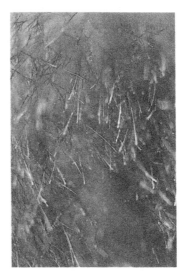

Abb. 5.27. Lokalisierte Trichorrhexis nodosa bei Trichoteiromanie (Kratz-Pseudoalopezie)

Variante: *Saisonale Trichorrhexis nodosa* (Papa et al. 1972). Verursacht durch jahreszeitlich abhängige Kumulationsschädigung durch Baden in Salzwasser, intensive Sonnenlichteinwirkung und Austrocknung.

Lokalisierte Trichorrhexis nodosa. Eine Trichorrhexis nodosa kann in kleinen, umschriebenen Kopfhaarbezirken oder am Bart auftreten. Sie wird verursacht z. B. durch Kratzen bei juckenden Kopfhauterkrankungen oder durch Trichotillomanie bzw. Trichoteiromanie (Abb. 5.27). Auch das gewohnheitsmäßige (Tic-Verhalten) Drehen oder Spielen am Schnurrbart oder Bart kann als Trauma ausreichen, um Haarbrüche zu verursachen.

Diagnostik. Die Diagnose wird in der Regel aufgrund des Befunds kleinster weißer Knötchen entlang der Haarschäfte in Verbindung mit verstärktem Haarbruch gestellt. Die Haarbrüchigkeit wird von Betroffenen häufig als „nicht mehr Wachsen der Haare" interpretiert und lässt sich mittels eines einfachen Haarreibetests feststellen. Die Diagnose wird bestätigt durch den lichtmikroskopischen Befund von Haarschaftquerfrakturen in der Form „zweier ineinander geschobener Pinsel".

Die Anamnese deckt für gewöhnlich entsprechende haarkosmetische oder umweltbedingte Traumatisierungen der Haare auf. Nach intensiver Sonneneinwirkung und Baden in Salzwasser kann auch eine saisonale Trichorrhexis nodosa auftreten. Vor allem bei lokalisierter Trichorrhexis nodosa werden Eigenmanipulationen als Ursache häufig bestritten.

Bei Kindern mit Trichorrhexis nodosa sollte durch eine sorgfältige Haarschaftuntersuchung im Licht- und Polarisationsmikroskop, nötigenfalls auch im Rasterelektronenmikroskop nach zugrunde liegenden kongenitalen Haarschaftanomalien mit erhöhter Fragilität gesucht werden. Bei der Differenzialdiagnose psychisch retardierter Kinder mit verstärktem Haarbruch sind neben der mikroskopischen Haaruntersuchung die elektrophoretische Aminosäurenanalyse in Blut und Urin (Argininbernsteinsäure-Krankheit, Zitrullinämie), Kupfer- und Kupferoxidasebestimmungen im Serum (Menkes-Syndrom) und eine Gesamtschwefelbestimmung des Haars (brüchige Schwefelmangelhaare: Trichothiodystrophie) vorzunehmen. Ferner sollten Kinder mit assoziierten Pili torti frühzeitig auf Innenohrschwerhörigkeit (Björnstad- und Crandall-Syndrom) untersucht werden.

Differenzialdiagnose. Die weißen Knötchen werden oft mit Kopfschuppen (Pityriasis simplex), Nissen oder exogenem Fremdmaterial am Haarschaft verwechselt. Auch Haarhülsen und kosmetische Haarhülsen sind abzugrenzen. Ferner sind alle einer sekundären Trichorrhexis nodosa zugrunde liegenden primären Haarschaftanomalien mit erhöhter Schaftfragilität auszuschließen: Pili torti und Pili-torti-assoziierte Syndrome, z. B. Menkes- und Björnstad-Syndrom), Ektodermaldysplasien, Trichothiodystrophie, Netherton-Syndrom und Monilethrix.

Verlauf und Prognose. Abhängig von der zugrunde liegenden Störung. Bei geeigneter Pflege lässt sich die Störung im Allgemeinen gut beherrschen. Bei proximaler Trichorrhexis nodosa kann es 2–4 Jahren dauern, bis nach Sistieren sämtlicher haarglättenden Prozeduren das Abbrechen der Haare aufhört. Möglicherweise hält der Zustand auch nach Ende der Traumatisierung an, weil die geschädigten Haarfollikel offenbar noch so lange abnorm weiche Haarschäfte produzieren, bis sie in eine neue Anagenphase eintreten.

Prophylaxe und Therapie. Bei der weitaus häufigsten Ursache von Trichorrhexis nodosa, nämlich exogener Kumulationsschädigung der Kutikula, sollten Betroffene über die Ursache des Haarproblems aufgeklärt und dazu angehalten werden, das Haar so sanft und so wenig wie möglich zu kämmen oder zu bürsten (stumpfer Kamm, weiche Bürste) sowie bis auf eine vollständige Erholung der Haare auf chemische haarkosmetische Einwirkungen (Kolorierung, Blondierung, Formveränderungen) bzw. thermisches Haarglätten zu verzichten. Die befallenen Enden sollten abgeschnitten werden. Zur Haarreinigung und -pflege sollten Shampoos mit Pflegezusätzen verwendet werden. Zudem verhindern Pflegespülungen im Anschluss an die Haarwäsche ein Verfilzen der Haare und erleichtern das Kämmen (Konditioniereffekt). Aufgrund positiver Ergebnisse in Reißfestigkeitsuntersuchungen und Quellungsmessungen werden unterstützend Kombinationspräparate aus L-Cystin und Vitaminen der B-Gruppe zur Nahrungsergänzung empfohlen. Selbstverständlich können diese die vorgenannten Allgemeinmaßnahmen nicht ersetzen.

▨ Literatur

Chernosky ME, Owens DW (1966) Trichorrhexis nodosa. Clinical and investigative studies. Arch Dermatol 94:577–585

Chetty GN, Kamalam A, Thambiah AS (1981) Acquired structural defects of the hair. Int J Dermatol 20:119–121

Owens DW, Chernosky ME (1966) Trichorrhexis nodosa. In vitro reproduction. Arch Dermatol 94:586–588

Itin PH, Mattarelli G, Bircher AJ et al. (1992) Localized trichorrhexis nodosa. Br J Dermatol 127:656–657

Papa CM, Mills OH, Hanshaw W (1972) Seasonal trichorrhexis nodosa. Role of cumulative damage in frayed hair. Arch Dermatol 106:888–892

Rushton DH, Norris MJ, James KC (1990) Amino-acid composition in trichorrhexis nodosa. Clin Exp Dermatol 15:24–28

Schramm U, Kuhnel W (1992) SEM studies on unmanageable hair. Arch Histol Cytol 55 (Suppl):211–216

Smith RA, Ross JS, Bunker CB (1994) Localized trichorrhexis nodosa. Clin Exp Dermatol 19:441–442

Wolff HH, Vigl E, Braun-Falco O (1975) Trichorrhexis congenita. Rasterelektronenmikroskopische Untersuchungen einer angeborenen Haarwachstumsstörung. Hautarzt 26:576–580

▓ Trichoklasie

Definition. Transversal verlaufender Bruch des Haarschafts bei erhaltener Kutikulastruktur (Grünholzfraktur).

Vorkommen. Häufig.

Ätiopathogenese. Die Trichoklasie ist erworben und im Unterschied zur Trichorrhexis nodosa weniger Folge einer Kumulationsschädigung der Kutikula als durch massive mechanische (inkl. Trichotillomanie – „idiopathische Trichoklasie"; Sabouraud 1936) oder chemische Einwirkungen auf das Haar bedingt (Abb. 5.28). Sie stellt somit einen unspezifischen Befund dar, der sowohl sporadisch in normalen Haaren als auch bei Haaranomalien mit erhöhter Schaftfragilität und intakter Kutikula auftritt, z. B. Pili torti und Pseudomonilethrix. Deshalb ist gemeinsames Vorkommen mit Trichorrhexis nodosa und Trichoptilosis (Spliss) häufig.

Klinik. Trichoklasie tritt häufiger herdförmig auf und äußert sich klinisch durch vermehrten Haarbruch.

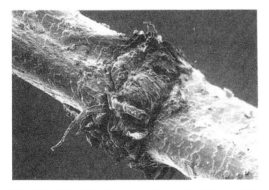

Abb. 5.28. Trichoklasie. Transversaler Bruch bei erhaltener Kutikula

Diagnostik. Die Diagnose kann bereits aufgrund der haarkosmetischen Anamnese mit Nachweis des vermehrten Haarbruchs im Haarreibetest vermutet werden und wird durch den lichtmikroskopischen Nachweis der typischen Haarschaftquerfraktur bestätigt.

Differenzialdiagnose. Trichotillomanie, zugrunde liegende Haarschaftanomalie mit erhöhter Schaftfragilität und intakter Haarkutikula (Pili torti), andere Schaftanomalien mit erhöhter Fragilität und Querfrakturen (Trichothiodystrophie).

Verlauf und Prognose. Bei Unterlassung der infrage kommenden Noxen und geeigneter Pflege lässt sich die Störung im Allgemeinen gut beherrschen.

Prophylaxe und Therapie. Die wesentlichste therapeutische Maßnahme besteht in der Aufklärung der Patienten über die Ursachen des Schadens und ihre Meidung. Aufgrund positiver Ergebnisse in Reißfestigkeitsuntersuchungen und Quellungsmessungen werden unterstützend Kombinationspräparate aus L-Cystin und Vitaminen der B-Gruppe zur Nahrungsergänzung empfohlen. Selbstverständlich können diese die vorgenannten Allgemeinmaßnahmen nicht ersetzen.

▓ Literatur

Sabouraud R (1936) Maladies des poils: trichoclasie idiopathique. In: Darier J (Hrsg) Nouvelle pratique dermatologique 7:119–121

▓ Pseudomonilethrix

Definition. Irregulär angeordnete, scheinbar knötchenförmige Verdickungen des Haarschafts infolge umschriebener Quetschungsartefakte bei erhöhter Haarschaftfragilität.

Vorkommen. Selten.

Ätiopathogenese. Als Ursache der Quetschungsartefakte eingebetteter Haare wird eine erhöhte Haarfragilität angenommen, die entweder familiär und mit vermutetem autosomal dominanten Erbgang, sog. familiäre Pseudomonilethrix (MIM 177750; Bentley-Phillips u. Bayles 1973) oder in Verbindung mit einer Haarschaftdyspla-

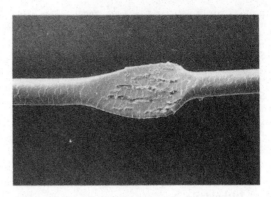

Abb. 5.29. Pseudomonilethrix (REM). Quetschartefakt

sie vorkommt, sog. dysplastische Pseudomonilethrix. Zusätzlich finden sich gehäuft an Pili torti erinnernde Schaftverdrehungen um 25° bis 200°, jedoch ohne Abflachung des Haarschafts, und Trichorrhexis-nodosa-artige Frakturen. Schließlich kommen Pseudomonilethrix auch als artifizielle Veränderung infolge umschriebener, mechanisch-traumatischer Einwirkungen am normalen Haar vor, sog. erworbene traumatische Pseudomonilethrix (Tab. 5.9). Assoziation mit Monilethrix, erworbener progressiver Haarkrümmung, Luftblasenhaaren, Pili trianguli et canaliculi und Wollhaar wurde beschrieben. Die Ursache der erhöhten Haarfragilität bei familiärer Pseudomonilethrix ist nicht bekannt.

Klinik. Viele der Betroffenen weisen trockene, spröde, unregelmäßig lange und schwer zu pflegende Haare auf und halten sich aufgrund ihrer „schlechten Haarqualität" für benachteiligt. Eine Alopezie durch Haarabbrüche ist sehr variabel ausgebildet und kommt häufiger nach entsprechenden Manipulationen (exzessives Kämmen, Kopfhautmassagen) vor. Sie zeigt eine Prädilektion für die Okzipitalregion. Familiäre Pseudomonilethrix wird in der Regel erst nach dem 8. Lebensjahr bemerkt, ohne Bevorzugung eines bestimmten Geschlechts. Nur die Kopfhaare sind von der Störung betroffen. Es bestehen keine assoziierten Anomalien vonseiten der Haut und der Nägel.

Diagnostik. Während sich lichtmikroskopisch die Monilethrix bei kleiner Vergrößerung als unregelmäßig angeordnete Verdickungen des Haarschafts präsentieren, wobei der Haarschaft zwischen den Auftreibungen einen normalen Durchmesser aufweist, zeigt die rasterelektronenmikroskopische Untersuchung, dass es sich bei den scheinbaren Auftreibungen um quetschungsbedingte Einkerbungen mit Verbreiterung des gequetschten Haarschafts handelt (Abb. 5.29). Es handelt sich dabei nicht um eine spezifische Haarschaftanomalie, sondern um eine Ausdrucksform der erhöhten Haarfragilität.

Differenzialdiagnose. Monilethrix, Pili torti.

Verlauf und Prognose. Bei geeigneter Pflege, Unterlassung jedweden chemischen und mechanischen Traumas sowie Vermeidung extremer Witterungsexposition lässt sich der Zustand gut beherrschen.

Prophylaxe und Therapie. Es gibt keine spezifische Therapie für Monilethrix, außer Vermeidung von das Haar belastenden physikalischen und chemischen Einflüssen.

▨ Literatur

Bentley-Phillips B, Bayles MAH (1973) A previously undescribed hereditary hair anomaly (pseudomonilethrix). Br J Dermatol 891:159–167

Bentley-Phillips B, Bayles MAH, Grace HJ (1974) Pseudo-monilethrix. Further family studies. Humangenetik 25:331–337

Ferrando J, Fantarnau R, Haussman G (1990) Is pseudomonilethrix an artifact? Int J Dermatol 29:380–381

Zitelli JA (1986) Pseudomonilethrix. An artifact. Arch Dermatol 122:688–690

▓ Pili anulati

Definition. Haarschaftanomalie, bei der periodisch angeordnete, abnorme Lufteinschlüsse innerhalb des Haars zu einer charakteristischen, alternierenden Hell-dunkel-Bänderung im reflektierten Licht führen (deshalb auch als „Ringelhaare" bezeichnet).

Vorkommen. Wahrscheinlich häufiger als angenommen, aber unterdiagnostiziert, weil die meisten Fälle keine Beschwerden verursachen und die Diagnose häufiger als Zufallsbefund gestellt wird (MIM 180600).

Ätiopathogenese. Sporadisch oder autosomal dominant erbliche Störung der kortikalen Haarschaftbildung mit Einschluss zahlreicher abnormer Hohlräume innerhalb der Haarrinde. Der optische Eindruck heller Bänder entsteht durch Lichtstreuung an den periodisch angeordneten, luftgefüllten Hohlräumen. Die Ursache der Störung im Haaraufbau ist nicht bekannt. Transmissionselektronenmikroskopisch finden sich als auffälligstes Merkmal Hohlräume verschiedener Form und Größe (Durchmesser von weniger als 1–10 µm und mehr) zwischen normalen Mikrofibrillen. Die aus Mikrofibrillen und Matrix bestehenden Makrofibrillen sind intakt, aber im Bereich der Hohlräume zu spärlich, um die Rindenzellen auszufüllen. Größere Hohlräume ersetzen zum Teil ganze Rindenzellen im Haarschaft. Die mechanophysischen Eigenschaften (Reißfestigkeit, Dehnungsresistenz, Elastizitätsmodul) sind normal und Aminosäurenanalysen befallener Haare ergeben normale Werte.

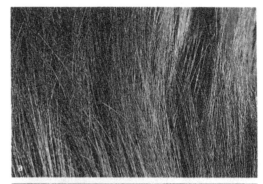
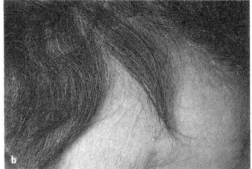
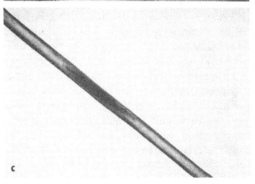

Abb. 5.30. Pili anulati. **a** Perlhuhnfederartige Bänderung. **b** In Verbindung mit Alopecia areata. **c** Lichtmikroskopie

Klinik. Die an das Gefieder eines Perlhuhns erinnernde Bänderung der Haare im reflektierten Licht (Abb. 5.30a) fällt deutlicher bei blondem bzw. schwach pigmentiertem Haar auf, während bei dunkel pigmentiertem Haar das auffallende Licht im Pigment absorbiert wird. Sie kann bereits bei der Geburt vorhanden sein oder während der Kindheit auftreten. Abgesehen von dieser in der Regel kosmetisch kaum beeinträchtigenden optischen Auffälligkeit, weist das Haar in der Regel keine weiteren Anomalien auf. Über verlangsamte Haarwachstumsgeschwin-digkeit (0,16 mm/Tag) wurde allerdings berichtet, und Fälle mit erhöhter Brüchigkeit kommen nicht selten vor, häufiger infolge physikalisch-chemischer Überstrapazierung der Haare und im Zusammenhang mit einer androgenetisch bedingten Qualitätsminderung der Haare (Hofbauer et al. 2001). In diesen Fällen treten Trichorrhexis-nodosa-artige Querfrakturen im Bereich der abnormalen Bänder auf. Über Assoziationen mit familiären blauen Nävi (Dawber 1972) und Alopecia areata (Smith et al. 1995, Moffitt et al. 1998) (Abb. 5.30b) wurde berichtet, wobei die Signifikanz dieser Beobachtungen nicht gesichert ist. Im Übrigen weisen Patienten mit Pili anulati keine weiteren Anomalien auf.

Diagnostik. Die Diagnose kann bereits aufgrund des auffallenden Bändermusters vermutet werden und wird durch die lichtmikroskopische Betrachtung von eingebetteten Haaren bestätigt. Im durchfallenden Licht erscheinen die lufthaltigen Hohlräume als periodische, 0,1–2 mm messende längliche dunkle Flecken (Abb. 5.30 c).

Rasterelektronenmikroskopisch zeigt die Haaroberfläche eine firstartige Längsfältelung des Haarschafts im Bereich größerer Hohlräume, bei der es sich möglicherweise um ein Aufbereitungsartefakt infolge Verdampfung der Luft während der vorbereitenden Vakuumbehandlung des Haars handelt. Die Kutikulazellen überdecken sich weniger als beim gesunden Haar und weisen dadurch einen zwischen den freien Rändern benachbarter Kutikulazellen vergrößerten Abstand auf (7,8 μm bei einer Norm von 3,5–4 μm).

Differenzialdiagnose. *Pili pseudoanulati* (Price et al. 1970). Formvariante des normalen Haars mit einem ebenfalls auffälligen Bänderungsmuster im reflektierten Licht. Im Gegensatz zu Pili anulati beruht die Bänderung nicht auf lufthaltigen Hohlräumen im Haarschaft, sondern auf einem optischen Oberflächeneffekt infolge einer besonderen räumlichen Geometrie des Haarschafts, der im Querschnitt flach-elliptisch ist und teilweise entlang der Faserachse verdreht ist. Die Bänderung ist nur an blonden Haaren zu erkennen, während dunkel pigmentiertes Haar das auffallende Licht fast ganz absorbiert. Das Haar ist sonst gesund und kräftig. Eine Störung im Haaraufbau liegt nicht vor. Im Unterschied zu den Pili anulati ist die Bänderung nur sichtbar, wenn Licht rechtwinklig zur Längsachse auftritt und wenn man das Haar in bestimmten Stellungen um seine Achse dreht. Im durchfallenden Licht erscheinen Pili pseudoanulati, abgesehen von scheinbaren Schwankungen des Schafts, normal. Unter dem Polarisationsmikroskop zeigen Pili pseudoanulati infolge der Haarschaftgeometrie alternierende Farbsegmente.

Verlauf und Prognose. Die Haaranomalie verursacht in den meisten Fällen keine kosmetische Beeinträchtigung. Bei exogener Überstrapazierung der Haare kann es zu erhöhter Brüchigkeit kommen.

Prophylaxe und Therapie. Eine Therapie ist meistens nicht nötig. Wird die Bänderung kosmetisch als störend empfunden, können die Haare koloriert werden. Bei Fällen mit erhöhter Fragilität sind physikalisch-chemisch traumatisierende Einflüsse auf das Haar auf ein Minimum zu reduzieren.

▓ Literatur

Ashley LM, Jacques RS (1950) Four generations of ringed hair. J Hered 41:82–84

Dawber R (1972) Investigations of a family with pili annulati associated with blue naevi. Trans St Johns Hosp Dermatol Soc 58:51–58

Gummer CL, Dawber RPR (1981) Pili anulati: electron histochemical studies on affected hairs. Br J Dermatol 98:640–647

Hofbauer GFL, Tsambaos D, Spycher MA, Trüeb RM (2001) Acquired hair fragility in pili anulati: causal relationship with androgenetic alopecia. Dermatology 203:60–62

Moffitt DL, Lear JT, de Berker DA, Peachey RD. Pili annulati coincident with alopecia areata. Pediat Dermatol 15:271–273

Price VH, Thomas RS, Jones FT (1968) Pili annulati. Optical and electron microscopic studies. Arch Dermatol 98:640–647

Price VH, Thomas RS, Jones FT (1970) Pseudopili annulati; an unusual variant of normal hair. Arch Dermatol 102:354–358

Smith SR, Kirkpatrick RC, Kerr JH, Mezebich D (1995) Alopecia areata in a patient with pili annulati. J Am Acad Dermatol 32:816–818

Snell GD, Foley (1932) Inheritance of ringed hair. J Hered 23:155–157

▓ Wollhaar

Definition. An die Struktur von Schafwolle erinnerndes, wollig gekräuseltes Haar bei Nichtschwarzen, das dem Kraushaar von Schwarzen ähnelt. Die Bezeichnung „Kräuselung" bezieht sich auf die wellige Form des Haars, die entsteht, wenn die Faserlocken dicht beieinander liegen. Im Allgemeinen neigen Wollhaare mehr als das Kraushaar der Schwarzen zu einer Vereinigung der Löckchen.

Unterschieden werden das Wollhaar, das den gesamten behaarten Kopf betrifft, und der Wollhaarnävus, der isoliert als umschriebener Herd von Kräuselhaar in einer sonst normalen Kopfbehaarung auftritt. Es handelt sich um kongenitale Haarschaftanomalien, die entweder bereits bei der Geburt vorhanden sind oder sich innerhalb der ersten Lebensmonate zeigen.

„Diffuse partielle Wollhaare" ist die Bezeichnung für eine Haarkräuselung, die sich in der Jugend oder im frühen Erwachsenenalter manifestiert und das gesamte Kapillitium in der Form diffus zwischen normalen Haaren verteilter gekräuselter Haare betrifft (Ormerod et al. 1987).

Erworbene Formen von gekräuseltem Haar umfassen die erworbene progressive Haarkrümmung, die Allotrichia circumscripta symmetrica, die erworbene partielle Haarkräuselung und die medikamentös induzierte Haarkräuselung.

Vorkommen. Nicht häufig.

Ätiopathogenese. Häufiger autosomal dominant, seltener autosomal rezessiv erbliche (Wollhaar) bzw. sporadisch auftretende (Wollhaarnävus) Haarschaftanomalie unbekannter Pathogenese. Die gekräuselte Form des Haars ist wohl auf eine Strukturasymmetrie der Haarrinde zurückzuführen und kann nicht allein durch den abgeflachten, elliptischen Faserquerschnitt erklärt werden, der z.B. die Fasergeometrie von Negridenhaar auszeichnet. Inwieweit weitere Faktoren wie axiale Rotation des Haarfollikels, inhomogene Keratinisierung des Haarschafts, Wirkung der Mm. arrectores pilorum etc. eine Rolle spielen, ist bislang nicht geklärt.

Beim Wollhaarnävus ist genetischer Mosaizismus zu vermuten, während bei den diffusen partiellen Wollhaaren, die wahrscheinlich autosomal dominant vererbt werden, für das Nebeneinander zweier verschiedener, diffus über das Kapillitium verteilter Haarpopulationen eine Erklärung fehlt. Follikulärer Mosaizismus wurde diskutiert, steht aber im Widerspruch mit einem vermuteten autosomal dominanten Erbgang. Andererseits wurde aufgrund des bioptischen Nachweises vermehrter Intermediärfollikel eine nosologische Verwandtschaft mit der erworbenen progressiven Haarkrümmung (S. 242) erkannt.

Klinik. Man unterscheidet autosomal dominant und autosomal rezessives erbliches Wollhaar, Wollhaarnävi und die diffusen partiellen Wollhaare.

Autosomal dominant erbliches Wollhaar, hereditäres Wollhaar (MIM 194300). Das typische Kraushaarmuster ist entweder bereits bei der Geburt vorhanden oder zeigt sich im Laufe der ersten Lebensmonate; in der Kindheit ist es am ausgeprägtesten. Mit zunehmendem Lebensalter

kann eine Besserung eintreten. Erwachsene zeigen in der Regel stark gewellte Haare. Die Haarlocken liegen mit einem Lockendurchmesser von ca. 0,5 cm dicht beieinander und lassen sich oft nur schwer bürsten. Die Farbe unterscheidet sich in der Regel nicht von der nicht betroffener Familienangehöriger. Der Durchmesser der Haare ist normal oder vermindert. Manchmal kann das Haar nicht lang werden, wobei die Haarwachstumsgeschwindigkeit normal ist. Abbrechen der Haare kommt vor. Die Körperhaare sind nicht betroffen.

Assoziation von hereditärem Wollhaar mit okulären Anomalien (Katarakt) wurde beschrieben (Taylor 1990).

Autosomal rezessiv erbliches Wollhaar, familiäres Wollhaar (MIM 278150). Im Unterschied zum autosomal dominant erblichen Wollhaar ist die Haaranomalie bereits bei der Geburt vorhanden und sind die Haare heller als bei den nicht betroffenen Familienangehörigen, bisweilen weißblond. Die Haare sind ebenfalls dicht gelockt, gewöhnlich kurz (2–3 cm) und dünnkalibrig, vermutlich aufgrund einer verkürzten Anagenphase. Die lateralen Anteile der Brauen können spärlich sein und die Körperhaare sehr kurz.

Autosomal rezessiv erbliches Wollhaar kommt syndromatisch in Verbindung mit palmoplantarer Hyperkeratose und Herzanomalien vor:

▓ *Keratosis palmoplantaris mit arrhythmogener Kardiomyopathie, Wollhaar, Palmoplantarkeratose und Herzanomalien, Naxos-Krankheit* (MIM 601214; Protonotarios et al. 1986). Autosomal rezessiv erbliches Syndrom mit Wollhaaren, diffuser palmoplantarer Keratose vom Unna-Thost-Typ (nicht epidermolytisch) und Herzanomalien (rechtsventrikuläre Kardiomyopathie mit Rhythmusstörungen). Zugrunde liegt ein Plakoglobin-Gendefekt auf Chromosom 17q21.
▓ *Dilatative Kardiomyopathie mit Wollhaaren und Keratoderma palmoplantare* (MIM 605676; Carvajal-Huerta 1998). Autosomal rezessiv erbliche striäre Palmoplantarkeratose (histologisch epidermolytische Hyperkeratose) in Verbindung mit Wollhaaren und einer dilatativen Kardiomyopathie. Zugrunde liegt ein Desmoplakin-Gendefekt auf Chromosom 6p23-24.

Wollhaarnävus. Umschriebene Herde von Kräuselhaar können uni- oder multilokulär als Wollhaarnävus in einer sonst normalen Kopfbehaa-

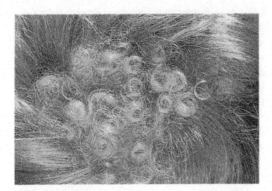

Abb. 5.31. Wollhaarnävus

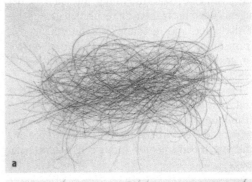

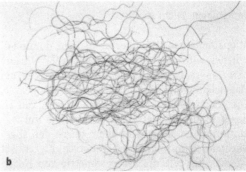

Abb. 5.32. Diffuse partielle Wollhaare. **a, b** Population normaler bzw. gekräuselter Haare (Wollhaare)

rung auftreten. Die betroffenen Haare heben sich durch ihre dicht stehende Kräuselung, ihre hellere Farbe und kleineren Durchmesser gegenüber den umgebenden normalen Haaren deutlich ab (Abb. 5.31). In etwa der Hälfte der Fälle sind Wollhaarnävi mit linearen epidermalen Nävi assoziiert, die gewöhnlich nicht an der Kopfhaut, sondern an Hals oder Armen liegen.

Über die Assoziation von Wollhaarnävi mit Augenanomalien (Retinaanomalien, persistierende Pupillarmembran) wurde berichtet (Jacobsen u. Lowes 1975, Stieler et al. 1992).

Für die Assoziation eines Wollhaarnävus mit einem linearen epidermalen Nävus (unterhalb des Wollhaarnävus), Knochenwachstumsverzögerung, verzögerter Sprachentwicklung und Zahnanomalien wurde die Bezeichnung „Wollhaarnävus-Syndrom" vorgeschlagen (Al-Harmozi et al. 1992).

Diffuse partielle Wollhaare (Ormerod et al. 1987). Haarkräuselung, die sich in der Jugend oder im frühen Erwachsenenalter manifestiert und das gesamte Kapillitium in der Form diffus zwischen normalen Haaren verteilter gekräuselter Haare betrifft. Die abnormen Haare sind gegenüber den normalen Haaren auch kürzer und dünner (Abb. 5.32 a, b). Der Anteil gekräuselter Haare beträgt ca. 20% (Tab. 5.10).

Diagnostik. Die Diagnose wird gewöhnlich klinisch gestellt.

Die mikroskopische Haarschaftuntersuchung zeigt elliptische Querschnitte, Achsenrotation des Haars, Knickbildung und manchmal Trichorrhexis nodosa.

Histopathologisch wurden bei diffusen partiellen Wollhaaren vermehrt Intermediärfollikel nachgewiesen (Guidetti et al. 1995).

Tabelle 5.10. Zustände mit gekräuseltem Haar

- ▦ **physiologische Haarkräuselung bei Schwarzen**
- ▦ **Wollhaar**
  - autosomal dominant vererbtes Wollhaar
  - autosomal rezessiv vererbtes Wollhaar
  - Wollhaarnävus
- ▦ **syndromatisches Wollhaar**
  - Naxos-Krankheit
  - dilatative Kardiomyopathie mit Wollhaaren und Keratoderma palmoplantare (Carvajal-Huerta 1998)
  - Wollhaarnävus-Syndrom
- ▦ **diffuse partielle Wollhaare**
- ▦ **syndromatische Kraushaare**
  - trichodentoossäres Syndrom (Ektodermaldysplasie)
  - Kraushaarigkeit-Ankyloblepharon-Nageldysplasie-Syndrom (CHANDS)
  - Helikotrichie-Keratose-Syndrom
- ▦ **erworbene Haarkräuselung**
  - erworbene progressive Haarkrümmung
  - Allotrichia circumscripta symmetrica
  - erworbene partielle Haarkräuselung (Ferrando u. Grimalt 1999)
  - medikamentös induzierte Haarkräuselung (Retinoide)

Eine ophthalmologische Untersuchung empfiehlt sich in allen Fällen von Wollhaar.

Differenzialdiagnose. Erworbene progressive Haarkrümmung, medikamentös bedingte Haarkräuselung (Retinoide), Pili trianguli et canaliculi („unkämmbare Haare"), Pili torti.

Für das trichodentoossäre Syndrom (TDO-Syndrom) s. S. 100 bzw. das Kraushaarigkeit-Ankyloblepharon-Nageldysplasie-Syndrom (CHANDS) s. S. 103, Ektodermaldysplasien.

Keratodermia palmoplantaris varians mit Helikotrichie, Helikotrichie-Keratose-Syndrom (Sutton-Williams 1969). Autosomal dominant erbliche Palmoplantarkeratose in Verbindung mit spiralartig gewundenen Haaren (Abb. 5.33a). Die Keratosen manifestieren sich im 1. Dezennium als symmetrische, morphologisch aber variable, diffuse, insel- oder streifenförmige Hyperkeratosen im Bereich der Palmae et plantae ohne rotlividen Randsaum (Abb. 5.33b,c). Es bestehen ferner Hyperkeratosen an Fingerknöcheln, Ellenbogen, Knien und Fersen infolge verstärkter Hornbildung bei mechanischer Belastung. Die Helikotrichie schwächt sich nach der Pubertät mit zunehmendem Alter ab.

Verlauf und Prognose. Bei Wollhaar, welches das gesamte Kapillitium gleichmäßig betrifft, kann mit zunehmendem Lebensalter eine Besserung eintreten. Erwachsene zeigen in diesen Fällen stark gewelltes Haar.

Prophylaxe und Therapie. Eine Therapie ist nicht möglich. Bei Fällen mit erhöhter Fragilität und Haarbrüchen sind physikalisch-chemisch traumatisierende Einflüsse auf das Haar auf ein Minimum zu reduzieren.

▨ Literatur

Al-Harmozi SA, Mahmoud SF, Ejeckam GC (1992) Woolly hair nevus syndrome. J Am Acad Dermatol 27:259–260

Carvajal-Huerta L (1998) Epidermolytic palmoplantar keratoderma with woolly hair and dilated cardiomyopathy. J Am Acad Dermatol 39:418–421

Coonar AS, Protonotarios N, Tsatsopulou A et al. (1998) Gene for arrhythmogenic right ventricular cardiomyopathy with diffuse nonepidermolytic palmoplantar keratoderma and woolly hair (Naxos disease) maps to 17q21. Circulation 97:2049–2058

Guidetti MS, Fanti PA, Piraccini et al. (1995) Diffuse partial woolly hair. Acta Dermatol Venereol 75: 141–142

Jacobson KU, Lowes M (1975) Woolly hair naevus with ocular involvement. Report of a case. Dermatologica 151:249–252

McKoy G, Protonotarios N, Crosby A et al. (2000) Identification of a deletion in plakoglobin in arrhythmogenic right ventricular cardiomyopathy with palmoplantar keratoderma and woolly hair (Naxos disease). Lancet 355:2119–2124

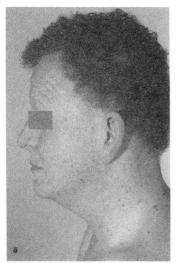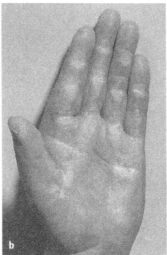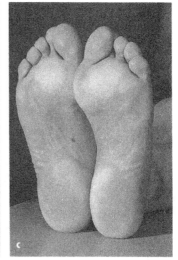

Abb. 5.33. Helikotrichie-Keratose-Syndrom. **a** Helikotrichie. **b** Streifenförmige palmare Hyperkeratose. **c** Diffuse plantare Hyperkeratose

Norgett EE, Hatsell SJ, Carvajal-Huerta L et al. (2000) Recessive mutation in desmoplakin disrupts desmoplakin-intermediate filament interactions and causes dilated cardiomyopathy, woolly hair and keratoderma. Hum Mol Genet 9:2761–2766

Ormerod AD, Main RA, Ryder ML, Gregory DW (1987) A family with diffuse partial woolly hair. Br J Dermatol 116:401–405

Protonotarios N, Tsatsopoulou A, Patsourakos P et al. (1986) Cardiac abnormalities in familial palmoplantar keratosis. Br Heart J 56:321–326

Stieler W, Otte HG, Stadler R (1992) Multiple Wollhaarnävi mit lineärem Nävus und persistierender Pupillarmembran. Hautarzt 43:441–445

Sutton-Williams GD (1969) Keratosis palmo-plantaris varians mit Helicotrichie. Arch Klin Exp Dermatol 236:97–106

Taylor AE (1990) Hereditary woolly hair with ocular involvement. Br J Dermatol 123:523–525

■ Erworbene progressive Haarkrümmung

Definition. Im jugendlichen Erwachsenenalter auftretende Haarstrukturänderung, bei der innerhalb einer sonst unauffälligen Kopfbehaarung an umschriebenen Stellen eine pubeshaarähnliche Haarkräuselung auftritt.

Allotrichia circumscripta symmetrica (Knierer 1955). Variante der erworbenen progressiven Haarkrümmung, bei der die Haarkräuselung symmetrisch beidseitig supra- und retroaurikulär lokalisiert ist. Für diesen Zustand wird auch der den Friseuren geläufigere Begriff „Whisker"-Haare synonym gebraucht (Norwood 1981).

Vorkommen. Nicht selten, betrifft überwiegend, aber nicht ausschließlich Männer in der zweiten Hälfte des 2. oder in den ersten Jahren des 3. Dezenniums.

Ätiopathogenese. Die erworbene progressive Haarkrümmung kann als eine Manifestationsform der androgenetischen Alopezie angesehen werden, die häufiger beim männlichen als beim weiblichen Geschlecht anzutreffen ist. Dementsprechend ist neben der Haarstruktur auch die Haarwachstumskapazität betroffen. Diese Haare sind aufgrund einer Verkürzung der Anagenphase verkürzt. In vielen Fällen geht die Haarkräuselung einer manifesten androgenetischen Alopezie voraus. Entsprechende Veränderungen im Androgenmetabolismus (vermehrte lokale 5α-Reductase-Aktivität) wurden bei der erworbenen progressiven Haarkrümmung beim Mann nachgewiesen (Boudou u. Reygagne 1997).

Klinik. Die betroffenen Haare, gewöhnlich in der Stirn- und Scheitelgegend (Abb. 5.34) oder Schläfenregion (Abb. 5.35), zeigen in umschriebenen Arealen eine pubeshaarähnliche Kräuselung und sind gegenüber den Haaren der Umgebung kürzer, häufig auch dünner und deutlich dunkler pigmentiert. Die Abgrenzung zu normalem Haar ist unscharf. Die sonst gesunden Patienten zeigen keine weiteren Auffälligkeiten.

Diagnostik. Die Diagnose wird aufgrund der Klinik (frühestens in der Pubertät erworbene, umschriebene Haarkräuselung ohne erhöhte Fragilität) und der Anamnese (Ausschluss einer medikamentös bedingten Haarkräuselung – Retinoide) gestellt.

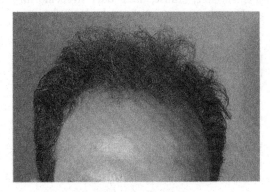

Abb. 5.34. Erworbene progressive Haarkrümmung

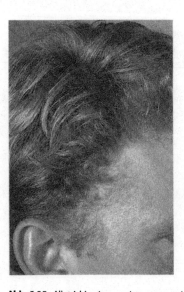

Abb. 5.35. Allotrichia circumscripta symmetrica

Bei der lichtmikroskopischen Untersuchung imponieren die Haare durch Kaliberschwankungen. Rasterelektronenmikroskopisch finden sich Verdrehungen des Haarschafts um die Längsachse, abschnittweise Kanalikulierung sowie spindelförmige Schaftverbreiterung mit Frakturen (Balsa et al. 1986). Diese Veränderungen sind nicht spezifisch.

Differenzialdiagnose. Medikamentös bedingte Haarkräuselung, Wollhaar bzw. Wollhaarnävus, diffuse partielle Wollhaare, Pili torti, Pseudomonilethrix, haarkosmetische Schäden, speziell erworbene partielle Haarkräuselung (Ferrando u. Grimalt 1999). Wie bei den diffusen partiellen Wollhaaren finden sich gekräuselte Haare, die diffus zwischen normalen Haaren verteilt sind, im Unterschied zu den diffusen partiellen Wollhaaren nur die distalen Haarschaftabschnitte betreffen und durch Haarabnutzung (Verwitterung und kosmetische Schäden) bedingt sind.

Verlauf und Prognose. Die Haarstörung ist gewöhnlich progredient und geht bei den betroffenen Individuen häufig, aber nicht immer, in eine typische androgenetische Alopezie über. Bei der Allotrichia circumscripta symmetrica kann es dementsprechend auch zu einer periaurikulär bis okzipital reichenden Alopezie kommen, die dann für spätere autologe Haartransplantationszwecke eine ungeeignete Donorstelle abgibt.

Prophylaxe und Therapie. Behandlung der zugrunde liegenden androgenetischen Alopezie (Minoxidil, Finasterid).

▨ Literatur

Balsa RE, Ingratta SM, Alvarez AG (1986) Acquired kinking of the hair: a methodologic approach. J Am Acad Dermatol 15:1133–1136

Boudou P, Reygagne P (1997) Increased scalp and serum 5 alpha-reductase reduced androgens in a man relevant to the acquired progressive kinky hair disorder and developing androgenetic alopecia. Arch Dermatol 133:1129–1133

Ferrando J, Grimalt (1999) Acquired partial curly hair. Eur J Dermatol 9:544–547

Knierer W (1955) Allotrichia circumscripta symmetrica capillitii (Pubeshaarnävus). Dermatol Wschr 132:794

Mortimer PS, Gummer C, English J, Dawber R (1985) Acquired progressive kinking of hair. Report of six cases and review of literature. Arch Dermatol 121:1031–1033

Norwood OT (1981) Whisker hair – an update. Cutis 27:651–652

Tosti A, Piraccini BM, Pazzaglia M, Misciali C (1999) Acquired progressive kinking of the hair: clinical features, pathological study, and follow-up of 7 patients. Arch Dermatol 135:1223–1226

Trüeb RM (1992) Allotrichia circumscripta symmetrica (whisker hair). Akt Dermatol 18:342–344

▨ Iatrogen bedingte Haarkräuselung

Definition. Im Zusammenhang mit einer systemischen Retinoidtherapie oder Röntgenbestrahlung auftretende Lockenbildung und Kräuselung der Haare.

Vorkommen. Nicht häufig.

Ätiopathogenese. Als Ursache der medikamentös bedingten Haarkräuselung unter Etretinat und Isotretinoin wird die Retinoidwirkung auf die Keratinozytendifferenzierung innerhalb der Haarwurzelscheide diskutiert, wodurch Keratinisierung und Form des Haarschafts beeinflusst werden. Der hemmende Einfluss der Retinoide auf die Talgdrüsensekretion und die daraus folgende Trockenheit, vergleichbar mit der Entfernung von Lanolin aus Schafwolle, wodurch die in Gruppen liegenden Locken wollig erscheinen, spielt dagegen eine wahrscheinlich nur untergeordnete Rolle.

Klinik. Erworbene Strukturveränderungen des Haarschafts, die zu einer Lockenbildung oder diffusen Kräuselung des Kopfhaars führten, wurden nach Röntgenbestrahlung des Kopfes (wegen metastasierendem Mammakarzinom) bzw. unter systemischer Retinoidbehandlung mit Etretinat oder mit Isotretinoin beschrieben. Unter Retinoidbehandlung setzte die Krümmung der Haare bei fortlaufender Medikamenteinnahme in einer Dosierung von 0,5–1 mg/kg Körpergewicht pro Tag innerhalb von 3–12 Monaten ein. Der Grad der Haarkräuselung war dosisabhängig und nach Absetzen des Medikaments reversibel. Die radiotherapiebedingte Lockenbildung trat im Anschluss an eine Röntgenepilation auf. Unter Etretinat wurden sowohl Lockenbildung nach massivem etretinatbedingtem Haarausfall als auch ein Nebeneinander von Kräuselung und geringfügig ausgeprägtem diffusen Haarausfall beschrieben. Die Haarkrümmung erfolgt wahrscheinlich während der Anagenphase. Neben der Strukturänderung der

Haare treten in Zusammenhang mit systemischen Retinoiden häufiger auch eine diffuse Alopezie und Trockenheit der Haare auf.

Diagnostik. Die Diagnose wird aufgrund des klinischen Bilds (erworbene Lockenbildung bzw. Kräuselung der Haare) und der Anamnese (Auftreten und Dauer der Haarveränderung in Relation zur Einnahme von Retinoiden bzw. im Anschluss an eine Röntgenepilation) gestellt.

Lichtmikroskopisch finden sich in unterschiedlicher Ausprägung an den gekrümmten Haarschäften Pili-torti-artige Verdrehungen, Knickung mit scharfkantigen Bruchstellen und Aufsplitterung der Kutikulaschuppen. Dieser Befund ist unspezifisch und wird in ähnlicher Weise sowohl bei erworbener progressiver Haarkrümmung als auch bei diffusen partiellen Wollhaaren beobachtet.

Differenzialdiagnose. Erworbene progressive Haarkrümmung, diffuse partielle Wollhaare, Pili torti.

Erworbene unkämmbare Haare (Kuhn et al. 1993). Bei einer 39-jährigen, wegen androgenetischer Alopezie mit Spironolacton behandelten Frau wurden erworbene unkämmbare Haare beobachtet. Die Haare zeigten rasterelektronenmikroskopisch den für Pili trianguli et canaliculi charakteristischen dreieckförmigen Querschnitt.

Verlauf und Prognose. Die Erscheinung ist nach Absetzen der Retinoide reversibel.

Prophylaxe und Therapie. Es gibt keine spezifische Therapie außer Absetzen der Retinoide.

■   Literatur

Bunker CB, Maurice PDL, Dowd PM (1990) Isotretinoin and curly hair. Clin Exp Dermatol 15:143–145

Kuhn CA, Helm TN, Bergfeld WF et al. (1993) Acquired uncombable hair. Arch Dermatol 129:1061–1062

Schauder S, Tsambaos D, Nikiforidis G (1992) Lockenbildung und Kräuselung der Haare durch Etretinat. Hautarzt 43:509–513

■   Pili trianguli et canaliculi, Cheveux incoiffables (unkämmbare Haare), Glaswollhaar

Definition. Strukturell definierte Haarschaftanomalie unter dem charakteristischen klinischen Bild ungeordnet und starr von der Kopfhaut abstehender Haare. Die zugrunde liegende Formanomalie des Haarschafts ist eine Längsfurchung mit im Querschnitt dreieckiger oder nierenförmiger Konfiguration (MIM 191480).

Vorkommen. Nicht häufig.

Ätiopathogenese. Autosomal dominant erbliche Genotrichose mit variabler Penetranz. Betroffene weisen häufig eine negative Familienanamnese auf, wobei rasterelektronenmikroskopisch auch bei asymptomatischen Familienmitgliedern die charakteristischen Haarschaftveränderungen nachgewiesen werden konnten (Hebert et al, 1987). Die Rigidität der Haare wird auf die Dreieckform im Querschnitt zurückgeführt. Der histopathologische Befund einer entsprechenden Formanomalie der inneren Haarwurzelscheide im wachsenden Haarfollikel lässt eine zugrunde liegende Verhornungsstörung der inneren Wurzelscheide vermuten. Da diese auf einem tieferen Niveau im Follikel verhornt als der Haarschaft, kommt ihr für die Gestaltung des Haarschafts eine entscheidende Rolle zu. Der glaswollartig flimmernde oder lamettaartige Glanz kommt durch Lichtreflektion an den verschieden gerichteten, abgeflachten Haaroberflächen zustande.

Klinik. Die Besonderheit der Haare kann bereits im 1. Lebensjahr auffallen. Häufiger wird sie aber erst um das 3. Lebensjahr oder später bemerkt. Betroffene weisen meist silbrigblonde oder strohgelbe, trocken erscheinende Haare auf, die ungeordnet und starr von der Kopfhaut abstehen (Abb. 5.36 a). In der Regel ist das gesamte Kapillitium angegriffen. Augenbrauen und Wimpern sind nicht befallen. Mindestens 50% der Kopfhaare müssen betroffen sein, um das typische klinische Erscheinungsbild „unkämmbarer Haare" hervorzurufen. Selten kommen auch lokalisierte Formen vor: umschriebene Pili trianguli et canaliculi (Ravella et al. 1987). Die Haarmenge ist normal, und häufig erreichen die Haare auch eine normale Länge. Das Haar widerstrebt aber jedem Versuch, es durch Kämmen oder Bürsten in eine vernünftig

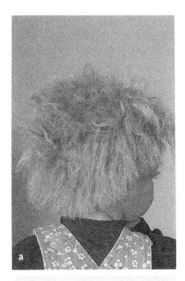

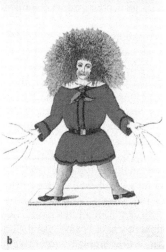

Abb. 5.36. Unkämmbare Haare.
a Ungeordnet abstehende, strohgelbe Haare.
b Struwwelpeter

erscheinende Form zu bringen und erinnert dadurch an den von Heinrich Hoffmann in seinem Kinderbuch beschriebenen Struwwelpeter (Abb. 5.36 b). Infolge vergeblicher Mühe, die Haare zu frisieren, kann ein verstärkter Haarbruch auftreten. Im Übrigen besteht aber keine erhöhte Haarfragilität. Dementsprechend unterscheiden sich auch die physikalisch-chemischen Eigenschaften nicht von normalen Haaren. Im reflektierten Licht erscheinen die hellen Haare oft flimmernd oder lamettaartig und erinnern an Puppenhaare aus synthetischen Fibern, wes-

wegen im gleichen Jahr wie die Beschreibung durch Dupré und Bonafé im angloamerikanischen Raum die heute weniger gebräuchliche synonyme Bezeichnung Glaswollhaar geprägt wurde (Stroud u. Mehregan 1973).

Über eine Assoziation unkämmbarer Haare mit atopischem Ekzem, Angiomen, Café-au-lait-Flecken, später auftretender, nicht vernarbender Alopezie und ektodermaler Dysplasie (vor allem Zahnschmelzhypoplasie und Nagelanomalien) wurde verschiedentlich berichtet (Übersicht bei Braun-Falco et al. 1982). Es ist nicht auszuschließen, dass einige dieser Assoziationen eher zufällig waren, oder aber es handelte sich bei der Haarschaftanomalie nicht um echte Pili trianguli et canaliculi, sondern um Pili torti et canaliculi (Pili-torti-artige Haarschaftveränderungen bei Ektodermaldysplasie).

▨ Pili trianguli et canaliculi mit assoziierten Anomalien: *Familiäre kongenitale Hypotrichose mit unkämmbaren Haaren, Retinapigmentblattdystrophie, juveniler Katarakt und Brachymetakarpie, Bork-Syndrom* (MIM 191482). Autosomal dominant erbliche Kombination von Pili trianguli et canaliculi mit Retinapigmentblattdystrophie, juvenilem Katarakt, Zahnanomalie und Brachydaktylie.

Unkämmbare Haare mit Retinapigmentblattdystrophie, Zahnanomalien und Brachydaktylie (Silengo et al. 1993). Zusätzliche Anomalien waren Hypospadie und psychomotorische Entwicklungsverzögerung. Wahrscheinlich handelt es sich um dieselbe Entität wie das Bork-Syndrom.

Unkämmbare Haare mit Cataracta crystallina (de Jong et al. 1990). Kombination unkämmbarer Haare mit juvenilem Katarakt. Die biochemische Untersuchung des aus dem Katarakt gewonnenen kristallinen Materials zeigte einen hohen Gehalt an schwefelhaltiger Aminosäure, vermutlich Cystin.

Unkämmbare Haare mit engelförmiger phalangoepiphysärer Dysplasie (Fritz u. Trüeb 2000). Kombination typischer Pili trianguli et canaliculi mit Brachydaktylie (Abb. 5.37 a) infolge engelförmiger phalangoepiphysärer Dysplasie. Die Epiphysen der Phalangen zeigen radiologisch eine besondere Form der epiphysären Dysplasie, die mit den Umrissen eines Engels verglichen wurde (Abb. 5.37 b). Da eine Assoziation mit multipler epiphysärer Dysplasie, vor allem des Hüftgelenks, mit dem Risiko der prämaturen Arthrose vorkommt, sollten entsprechende radiologische Untersuchungen erfolgen.

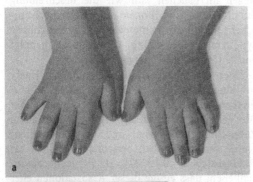

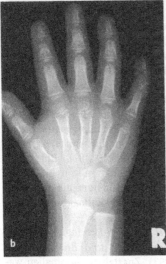

Abb. 5.37. Unkämmbare Haare mit engelförmiger phalango-epiphysärer Dysplasie. **a** Brachydaktylie. **b** Engelförmige phal-angoepiphysäre Dysplasie (Rö)

Diagnostik. Die Diagnose kann aufgrund des typischen Erscheinungsbilds ohne verstärkten Haarbruch und ohne Zeichen der assoziierten Ektodermaldysplasie vermutet werden. Die Diagnose wird durch die Untersuchung der Haarschaftquerschnitte bzw. durch eine rasterelektronenmikroskopische Untersuchung bestätigt.

Während die Haarschäfte lichtmikroskopisch wenig auffällig sein können, ist die Untersuchung von Haarschäften im mikroskopisch auswertbaren Haarschaftquerschnittspräparat sehr hilfreich. Entweder wird hierzu eine Kopfhautstanzbiopsie in Längsrichtung der Haarfollikel entnommen und werden horizontale histologische Schnitte angefertigt, oder es werden abgeschnittene Haarbüschel in Glycidäther eingebettet und histologische Schnitte senkrecht zur Schaftrichtung hergestellt (Einbettung der Haare

nach Fixation in 2,5%-Glutaraldehyd in Epon 812, Herstellung von 1-μm-Semidünnschnitten, Färbung mit Methylenblau). Bewährt hat sich auch die Schrumpfschlauchtechnik (Hamm u. Senske 1989): Die Haarprobe wird in ein 2 cm langes Schlauchstück aus PVC eingeführt, die überstehenden Haare werden abgeschnitten; anschließend wird der Schlauch auf einer Heizplatte bei 120–180 °C einige Male gerollt, so dass es unter der Wärmeeinwirkung zu einer Schrumpfung des Schlauchs kommt. Dadurch werden die Haarschäfte zu einem engen Bündel zusammengepresst, das nach Abkühlung in 0,2–0,4 mm dicke Scheiben quergeschnitten wird. Diese können dann auf einem Objektträger in Eukitt eingebettet werden zur mikroskopischen Untersuchung der Haarschaftquerschnitte. Bei Pili trianguli et canaliculi imponieren die Haare durch ihre flach-elliptischen, nierenförmigen, dreieckigen oder trapezförmigen Querschnitte.

Polarisationsmikroskopisch unterscheiden sich Pili trianguli et canaliculi von normalem Haar darin, dass aufgrund der im Schaftverlauf wechselnden Seitenkanten die größte Lichtbrechung je nach Änderung der Querschnittform von einer Seite des Schafts zur anderen wechselt, während sie beim normalen Haar in der Mitte des Schafts lokalisiert ist.

Rasterelektronenmikroskopisch lässt sich die für Pili trianguli et canaliculi typische Dreieckform im Querschnitt (Abb. 5.38 a) bzw. die Längsfurchung des Haarschafts (Abb. 5.38 b) besonders schön darstellen. Um klinisch ins Gewicht zu fallen, müssen ca. 50% der Haare von dieser strukturellen Veränderung betroffen sein (Rest u. Fretzin 1990). Im Übrigen ist die Kutikulastruktur intakt.

Differenzialdiagnose. In erster Linie kommt während der Kindheit die Hypotrichosis congenita hereditaria Marie Unna in Betracht, bei der aufgrund bandartig abgeflachter und längs gefurchter Haarschäfte mit unregelmäßigen axialen Verdrehungen die Haare schlecht zu frisieren sind. In der Pubertät bildet sich aber, beginnend an der Vertexkrone, eine charakteristische irreversible Alopezie aus. Klassische Pili torti (Ronchese) sind ebenfalls in Betracht zu ziehen, da die Betroffenen überwiegend blond sind und sich das Zustandsbild in gleicher Weise im Lauf des Lebens verbessern kann. Bei Pili torti besteht jedoch erhöhte Haarfragilität. Bei losem Anagenhaar können die Haare in umschriebe-

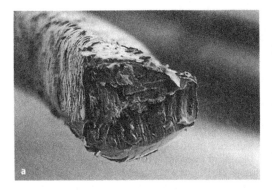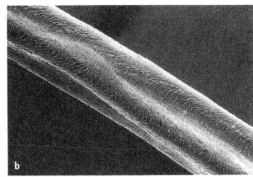

Abb. 5.38. Unkämmbare Haare (REM). **a** Dreieckförmiger Querschnitt, **b** Längsfurchung des Haarschafts (Pili trianguli et canaliculi)

nen Arealen unkämmbar erscheinen (Boyer et al. 1996). Rasterelektronenmikroskopisch findet sich entsprechend eine Kanalikulierung des Haarschafts.

Für weitere Differenzialdiagnosen s. Tab. 5.11.

Verlauf und Prognose. Gewöhnlich tritt Besserung im Lauf des Lebens ein.

Tabelle 5.11. Synopsis „widerspenstiger Haare" (unruly hair)

Kongenital	
Mit erhöhter Haarfragilität	andere kongenitale Zustände mit gekräuselten Haaren
▨ Pili torti	– trichodentoossäres Syndrom
– klassiche Pili torti (Ronchese)	– Kraushaarigkeit-Ankyloblepharon-Nageldysplasie-Syndrom (CHANDS)
– tardiv auftretende Pili torti (Beare)	– Helikotrichie-Keratose-Syndrom (Sutton-Williams 1969)
– syndromatische Pili torti	
• Menkes-Syndrom	▨ Pili trianguli et canaliculi
• Björnstad-Syndrom	– Cheveux incoiffables (Glaswollhaar)
• Crandall-Syndrom	– umschriebene Pili trianguli et canaliculi
• Bazex-Dupré-Christol-Syndrom	– bei losem Anagenhaar
▨ Pili-torti-artige Veränderungen bei Ektodermaldysplasie	– unkämmbare Haare mit assoziierten Anomalien
– Salamon-Syndrom	• Bork-Syndrom
– Pili torti und Zahnschmelzhypoplasie	• unkämmbare Haare mit Cataracta crystallina (de Jong et al. 1990)
– Pili torti et canaliculi mit Zahnagenesis (Selvaag 2000)	• unkämmbare Haare mit engelförmiger phalangoepiphysärer Dysplasie (Fritz u. Trüeb 2000)
– Pili torti und Onychodysplasie	
– Trichoodontoonychodysplasie mit Pili torti	
– Ektodermaldysplasie mit Korkenzieherhaaren	
– Ektodermaldysplasie mit Lippen-Kiefer-Gaumen-Spalte:	
• EEC-Syndrom	**Erworben**
• Rapp-Hodgkin-Syndrom	
• AEC-Syndrom	▨ erworbene Pili torti bei narbiger Alopezie
• Martinez-Syndrom	▨ diffuse partielle Wollhaare (Ormerod et al. 1987)
Ohne erhöhte Haarfragilität	▨ erworbene progressive Haarkrümmung
▨ Haarstrukturanomalie bei Hypotrichosis hereditaria Marie Unna	– Variante: Allotrichia circumscripta symmetrica (Whisker-Haare)
▨ Wollhaar	▨ erworbene partielle Haarkräuselung (Ferrando u. Grimalt 1999)
– autosomal dominant erbliches Wollhaar	▨ iatrogen bedingte Haarkräuselung
– autosomal rezessiv erbliches Wollhaar	– Retinoide (Isotretinoin, Etretinat)
– Naxos-Krankheit	– Röntgenbestrahlung
– dilatative Kardiomyopathie mit Wollhaaren und Keratoderma palmoplantare	▨ erworbene unkämmbare Haare (Spironolacton)
– Wollhaarnävus	▨ akute Haarverfilzung (Vogelnesthaare)
– Wollhaarnävus-Syndrom	

Prophylaxe und Therapie. Es gibt keine spezifische Therapie. Kasuistische Berichte über Besserung nach oraler Biotintherapie in einer Dosierung von 1–2 mg/Tag (Shelley u. Shelley 1985) und nach regelmäßiger Anwendung eines zinkpyrithionhaltigen Shampoos in Verbindung mit Pflegespülungen liegen vor. Versuche, die Haare mechanisch oder chemisch zu formen, sollten unterlassen werden, da sie zum Haarbruch führen können. Dagegen kann das Erscheinungsbild der Haare behelfsmäßig durch Einfetten (Haarwachs) oder Anwendung eines Haargels etwas gebessert werden.

■ Literatur

Bork K, Stender E, Schmidt D et al. (1987) Familiäre kongenitale Hypotrichose mit „unkämmbaren Haaren", Retinapigmentblattdystrophie, juveniler Katarakt und Brachymetakarpie: eine weitere Entität aus der Gruppe der ektodermalen Dysplasien. Hautarzt 38:342–347

Boyer JD, Cobb MW, Sperling LC, Rushin JM (1996) Loose anagen syndrome mimicking the uncombable hair syndrome. Cutis 57:111–112

Braun-Falco O, Ryckmanns F, Heilgemeir GP, Ring J (1982) Zum Syndrom: Unkämmbare Haare. Beobachtung von sechs Mitgliedern einer Familie mit Pili canaliculi, verbunden mit Pili torti, progredienter Alopezie, atopischem Ekzem und Hamartomen. Hautarzt 33:366–372

De Jong PT, Bleeker-Wagemakers EM, Vrensen GF et al. (1990) Crystalline cataract and uncombable hair. Ultrastructural and biochemical findings. Ophthalmology 97:1181–1187

Dupré A, Richiccidi P, Bonafé JL (1973) „Cheveus incoiffables" anomalie congénitale des cheveus. Bull Soc Franc Dermatol Syphil 80:111–112

Fritz TM, Trüeb RM (2000) Uncombable hair syndrome with angel-shaped phalango-epiphyseal dysplasia. Pediat Dermatol 17:21–24

Hamm H, Senske M (1989) Die Schrumpfschlauchtechnik – eine einfache Methode zum Nachweis von Konfigurationsanomalien des Haarschafts. Zbl Haut 156:695

Hebert AA, Charrow J, Esterly NB, Fretzin DF (1987) Uncombable hair (pili trianguli et canaliculi): evidence for dominant inheritance with complete penetrance based on scanning electron microscopy. Am J Med Genet 28:185–193

Itin PH, Buhler U, Büchner SA, Guggenheim (1993) Pili trianguli et canaliculi: a distinctive hair shaft defect leading to uncombable hair. Dermatology 187:296–298

Mallon E, Dawber RPR, de Berker D, Ferguson DJ (1994) Cheveux incoiffables – diagnostic, clinical and hair microscopic findings, and pathogenic studies. Br J Dermatol 131:608–614

Mortimer PS (1985) Unruly hair. Br J Dermatol 113: 467–473

Ravella A, Pujol RM, Moguera X, de Morgas JM (1987) Localized pili canaliculi and trianguli. J Am Acad Dermatol 17:377–380

Rest EB, Fretzin DF (1990) Quantitative assessment of scanning electron microscopic defects in uncombable hair syndrome. Pediat Dermatol 7:93–96

Shelley WB, Shelley ED (1985) Uncombable hair syndrome: observations on response to biotin and occurrence in siblings with ectodermal dysplasia. J Am Acad Dermatol 13:97–102

Silengo M, Lerone M, Romeo G et al. (1993) Uncombable hair, retinal pigmentary dystrophy, dental anomalies, and brachydactyly: report of a new patient with additional findings. Am J Med Genet 47:931–933

Stroud JD, Mehregan AH (1973) "Spun gliss" hair: a clinicopathologic study of an unusual hair defect. In: Brown A (Hrsg) The First Human Hair Symposium. Medcom Press, New York, pp 103–107

Sonstige Haarschaftanomalien

■ Pili multigemini und Pili bifurcati

Definition. Mehrlingshaarbildung, bei der mehrere (2–8) Haarschäfte mit jeweils eigener innerer Haarwurzelscheide, aber gemeinsamer äußerer Haarwurzelscheide aus einer gemeinsamen Papille wachsen, sog. Pili multigemini Flemming-Giovannini, oder sich der Haarschaft in unregelmäßigen Intervallen entlang des Schafts aufspaltet und wiedervereinigt, sog. Pili bifurcati (Weary et al. 1973).

Vorkommen. Bei Menschen kommt die Mehrlingshaarbildung selten vor, während z. B. Chinchillahaar normalerweise in Bündeln wächst, deren jedes 2–15 von einer gemeinsamen Wurzelscheide umschlossene Follikel enthält. Pili multigemini wurden erstmals 1883 von Flemming bei Erwachsenen am Bart bzw. 1893 von Giovannini bei Kindern am Kapillitium nachgewiesen. Weary et al. (1973) beschrieben Pili bifurcati am Kapillitium von Kindern.

Ätiopathogenese. Unklar. Bei Pili multigemini teilt sich das obere Ende der gemeinsamen Haarpapille in mehrere Spitzen, aus denen eine entsprechende Anzahl von Haarschäften herauswächst. Wenn die Haarpapille im Lauf eines Anagenzyklus ihre Form von einer zu zwei und dann wieder zu einer Spitze ändert, kann sich der gebildete Haarschaft wechselweise spalten und wieder vereinigen (= Pili bifurcati).

Klinik. Bei Erwachsenen kommen Pili multigemini am häufigsten im Bartbereich mit einer Prädilektion für die Region der Kieferkanten vor und präsentieren sich als Terminalhaarbündel, die aus einem gemeinsamen, dilatierten Follikelostium herauswachsen. Auf eine lineare Anordnung von Pili multigemini im Bartbereich, vermutlich entsprechend dem Verlauf der Blaschko-Linien, wurde hingewiesen (Schoenlaub et al. 2000).

Diagnostik. Die Mehrlingshaarbildung stellt in der Regel einen Zufallsbefund dar, der im Fall von Pili multigemini bioptisch aufgrund der typischen Follikelmorphologie bzw. im Fall von Pili bifurcati lichtmikroskopisch aufgrund der Haarschaftbifurkationen diagnostiziert wird. Der Haarschaft und die getrennten Haarschaftäste im Bereich der Bifurkationen sind von einer vollständingen Kutikula umgeben. Nur wenige Haare am Kapillitium sind jeweils von Pili bifurcati betroffen, und der Defekt tritt an verschiedenen Haaren nicht synchron auf.

Differenzialdiagnose. Bündelhaarfollikulitis (Folliculitis decalvans) und andere sekundäre Büschelhaare (z. B. bei Lichen planopilaris); s. Tab. 5.12, Trichostasis spinulosa.
Zusammengesetzte Follikel (Loewenthal 1947). Mehrere aus einem gemeinsamen Follikelostium hervortretende Haare sind hier die Folge einer Verschmelzung der Hälse von zwei oder mehr Follikeln, die sich in einem gemeinsamen Infundibulum öffnen (Abb. 5.39). Im Unterschied zu den Pili multigemini sind beim zusammengesetzten Follikel Papillen und proximale Follikelanteile der einzelnen Haare vollständig voneinander getrennt. Zusammengesetzte Follikel stellen einen relativ häufigen Befund vor allem am Hinterkopf männlicher Individuen dar und weisen eine erhöhte Neigung zur follikulären Entzündung auf (Metz u. Metz 1978, Trüeb et al. 1997).

Verlauf und Prognose. Während es sich bei den Pili multigemini im Bartbereich Erwachsener um eine persistierende Störung mit Tendenz zu rezidivierender, knotiger Entzündung und Narbenbildung handelt, stellen Pili bifurcati bei Kindern einen transitorischen Befund dar. Nach mechanischer Epilation von Pili multigemini wachsen diese wieder nach.

Tabelle 5.12. Differenzialdiagnose der Mehrlingshaarbildung

Primäre Mehrlingshaarbildung
■ zusammengesetzte Haarfollikel/nävoide Bündelhaare
■ Pili multigemini
■ Pili bifurcati

Sekundäre Mehrlingshaarbildung
■ Bündelhaarfollikulitis (bei Folliculitis decalvans)
■ andere sekundäre Büschelhaare infolge
  – Lichen planopilaris
  – Perifolliculitis abscedens et suffodiens
  – Tinea capitis
  – Pemphigus vulgaris

Trichostasis spinulosa

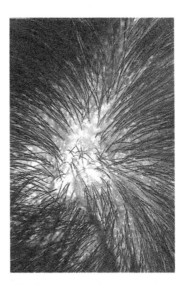

Abb. 5.39. Zusammengesetzte Follikel. Mehrere aus einem gemeinsamen Follikelostium hervortretende Haare

Prophylaxe und Therapie. Pili multigemini können mittels tiefer Stanzexzision (inkl. Haarpapille) definitiv entfernt werden. Ablation einzelner Läsionen ist auch mittels Kryotherapie möglich, wobei die Gefrierzeit lange genug gewählt werden muss (30 Sekunden), um die Follikel definitiv zu zerstören (cave Hypopigmentierung!). Zur Laserepilation von Pili multigemini liegen zur Zeit keine Erfahrungsberichte vor.

■ Literatur

Camacho FN, Happle R, Tosti A, Whiting D (2000) The different faces of pili bifurcati. A review. Eur J Dermatol 10:337–340

Loewenthal JA (1947) "Compound" and grouped hairs of the human scalp: their possible connection with follicular infection. J Invest Dermatol 8:263–273

Metz J, Metz G (1978) Nävoide Bündelhaare beim Menschen. Hautarzt 29:586–589

Pinkus H (1951) Multiple hairs (Flemming-Giovannini): report of two cases of pili multigemini and discussion of some other anomalies of the pilar complex. J Invest Dermatol 17:291–301

Schoenlaub P, Hacquin P, Roguedas A et al. (2000) Pili multigemini: une dysplasie pilaire a disposition lineaire. Ann Dermatol Venereol 127:205–207

Trüeb RM, Pericin M, Hafner J, Burg G (1997) Bündelhaar-Follikulitis. Hautarzt 48:266–269

Weary PE, Hendricks AS, Wawner F, Ajgaonkar G (1973) Pili bifurcati: a new anomaly of hair growth. Arch Dermatol 108:403–407

Abb. 5.40. Trichostasis spinulosa

■ Trichostasis spinulosa

Definition. Komedoartige, follikuläre Retentionszyste, in der multiple Vellushaare (5–50) innerhalb eines keratotischen Pfropfs pinselförmig retiniert werden (deshalb auch als Pinselhaare bezeichnet).

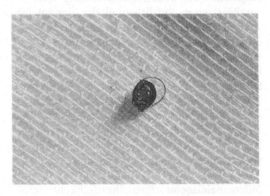

Abb. 5.41. Keratosis pilaris. Einzelnes aufgerolltes Haar

Vorkommen. Häufig. Trichostasis spinulosa wird zum Teil als Alterungsphänomen der Haut angesehen und dementsprechend häufiger bei älteren Menschen in lichtexponierter Haut beobachtet. Vorkommen seltener auch bei jugendlichen Erwachsenen.

Ätiopathogenese. Retention von Telogenhaaren im Follikelinfundibulum am Ende eines Haarzyklus, wobei (im Unterschied zu den Pili multigemini) alle Haare von einer einzigen Haaranlage gebildet werden.

Klinik. Im Bereich vornehmlich der Nasenflügel, der Jochbögen, der Stirn und des Nackens, weniger häufig auch des Rückens, der Schultern, der Oberarme und der Brust finden sich an dunkle, offene Komedonen erinnernde follikuläre Papeln (Abb. 5.40).

Diagnostik. Bei der Lupenbetrachtung können eventuell die faszikelartig parallel angeordneten Haare erkannt werden. Der exprimierte Zysteninhalt bzw. der bioptische Nachweis der multi-

plen retinierten Vellushaare in einem Talgdrüsenfollikel bestätigen die Diagnose.

Differenzialdiagnose. Pili multigemini, noduläre Elastose mit Zysten und Komedonen (Favre-Racouchot), Komedonenakne. Es besteht nur klinische, jedoch nicht histologische Ähnlichkeit mit den Komedonen. Trichostasis spinulosa ist dementsprechend nosologisch nicht dem Formenkreis der Akne zuzuordnen.

Keratosis pilaris. Follikuläre Verhornungsstörung mit Hyperkeratose des Follikelinfundibulums, dessen Öffnung sich mit einem das Hautniveau überragenden Hornpfropf füllt. Dadurch entsteht mit einer Prädilektion für die Streckseiten der Oberarme und die Außenseiten der Ober- und Unterschenkel ein reibeisenartiges Bild mit zahlreichen an die Follikel gebundenen, spitzkegeligen Keratosen. Wird die Keratose abgekratzt, tritt häufig ein einzelnes, aufgerolltes Haar hervor (Abb. 5.41). Es besteht eine Assoziation zu Atopie.

Eruptive Vellushaarzysten. Überwiegend an Stamm und Extremitäten spontan auftretende, multiple kleine Zysten (1–3 mm im Durchmesser), die von Vellushaaranlagen ausgehen. Nach Anritzen der Zysten entleert sich flüssiger Zysteninhalt, der zahlreiche Vellushaare enthält. Autosomal dominante Vererbung kommt vor. Eruptive Vellushaarzysten wurden auch bei Pachyonychia congenita (Moon et al. 1994) und ektodermaler Dysplasie beschrieben (Romiti et al. 1997, Köse et al. 2001).

Verlauf und Prognose. Mit dem Alter eher zunehmend. Trichostasis spinulosa verläuft nicht entzündlich.

Prophylaxe und Therapie. Mechanisches Ausdrücken mittels Komedonenquetscher. Wachsepilation. Schälbehandlung mit topischem 0,025- bis 0,05%igem Tretinoin (Mills u. Kligman, 1973). „Tiefenreinigung" der Haut mittels hydroaktiver Adhäsivfolie (Elston u. White 2000).

▓ Literatur

Chung TA, Lee JB, Jang HS et al. (1998) A clinical, microbiological, and histopathologic study of trichostasis spinulosa. J Dermatol 25:697–702

Elston DM, White LC (2000) Treatment of trichostasis spinulosa with a hydroactive adhesive pad. Cutis 66:77–78

Goldschmidt H, Hojyo-Tomoka MT, Kligman AM (1975) Trichostasis spinulosa. Eine häufige follikuläre Altersveränderung der Gesichtshaut. Hautarzt 26:299–303

Köse O, Tastan HB, Deveci S, Gür AR (2001) Anhidrotic ectodermal dysplasia with eruptive vellus hair cysts. Int J Dermatol 40:401–414

Mills OH, Kligman AM (1973) Topically applied tretinoin in the treatment of trichostatis spinulosa. Arch Dermatol 108:378–380

Moon SE, Lee YS, Youn JI (1994) Eruptive vellus hair cyst and steatocytoma multiplex in a patient with pachyonychia. J Am Acad Dermatol 30:275–276

Romitis R, Festa-Neto C (1997) Eruptive vellus hair cysts in a patient with ectodermal dysplasia. J Am Acad Dermatol 36:261–262

▓ Rollhaare und Rollhaarzysten

Definition. Fokal spiralig aufgerollte Haare (Rollhaare), die häufig auch unterhalb des Stratum corneum fein spiralig aufgerollt sind (Rollhaarzysten).

Vorkommen. Häufige Störung, die vorzugsweise bei männlichen Erwachsenen als Zufallsbefund entdeckt wird. Über eine höhere Inzidenz bei Nierentransplantierten unter Immunsuppression mit Corticosteroiden und Ciclosporin A wurde berichtet (Seckin et al. 1998).

Ätiopathogenese. Infolge Retention des wachsenden Haars unterhalb des Stratum corneum rollt sich dieses spiralig auf. Dementsprechend kann es sich insbesondere bei an den Extremitäten einzeln stehenden Rollhaarzysten um ein Minimalsymptom einer konstitutionellen Verhornungsstörung (Keratosis pilaris, Ichthyosen) handeln, während sich gruppierte Rollhaare am Unterbauch häufiger ohne sonstige Verhornungsstörung der Haut finden. Wahrscheinlich liegt hierbei eine Variante von Pili recurvati vor.

Klinik. Vor allem am Unterbauch adipöser, mittelalter und älterer Männer, aber auch am Rücken und an den Oberschenkeln finden sich einzeln stehend oder gruppiert, entweder offen liegende (Rollhaare, Abb. 5.42) oder unterhalb des Stratum corneum (Rollhaarzysten) spiralig aufgerollte, feine, gewöhnlich pigmentierte Haare. Im Unterschied zu den Pili recurvati kommt es nicht zu einer entzündlichen Hautreaktion.

Ringelwimper (Cilium circinatum, Happle 1996). Spiralig aufgerollte Wimper, welche die Haut wie den Rahmen eines Tambours aufspannt. Meist solitär auftretender Zufallsbefund am Oberlid mit Rezidivneigung.

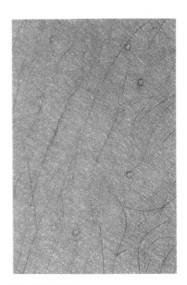

Abb. 5.42. Rollhaare

Familiäre Rollhaare mit Keratoma palmoplantare (Ortonne et al. 1985). Familiäres Vorkommen von multiplen Rollhaaren an Abdomen und Extremitäten in Verbindung mit palmoplantarer Hyperkeratose wurde beschrieben.

Diagnostik. Die Diagnose ist nach Freilegung des unterhalb des Stratum corneum aufgerollten bis 2,5 cm langen Haars leicht zu stellen.

Differenzialdiagnose. Trichostasis spinulosa, Pigmentläsionen (inkl. malignes Melanom).

Verlauf und Prognose. Persistenz der Haarstörung ist die Regel.

Prophylaxe und Therapie. Gewöhnlich nicht nötig. Bei Bedarf mechanische Freilegung unterhalb des Stratum corneum aufgerollter Haare und Laserepilation.

Bemerkung. Smith u. Hogan (1996) wiesen darauf hin, dass „circle hairs" nicht mit „rolled hairs" gleichzusetzen sind. Rollhaare und Rollhaarzysten werden auf Englisch als „circle hairs" und nicht als „rolled hairs" bezeichnet. Gemäß Smith u. Hogan sind „rolled hairs" innerhalb des Haarfollikels aufgerollte Haare, z. B. bei Keratosis pilaris (Abb. 5.41), die im Unterschied zu den „circle hairs" (Rollhaaren) oft mit einer entzündlichen Reaktion einhergehen. Dies ergibt für das Deutsche semantische Probleme, da die Bezeichnung „Ringelhaare" („ringed hairs") den Pili anulati vorbehalten ist. Das Problem entfällt bei den spiralig aufgerollten Wimpern, die deshalb auf Deutsch auch als „Ringelwimpern" bezeichnet wurden (Happle 1996).

▓ Literatur

Happle R (1996) Cilim circinatum (circle lash, Ringelwimper, cil enroulé). Dermatology 192:292
Levit F, Scott MJ (1983) Circle hairs. J Am Acad Dermatol 8:423–425
Ortonne JP, Juhlin L, el-Baze P, Pautrat G (1985) Familial rolled and spiral hairs with palmoplantar keratoderma. Acta Dermatol Venereol 65:250–254
Seckin D, Gulec TO, Haberal M (1998) Higher incidence of rolled hairs in renal transplant recipients: a possible complication of corticosteroid and cyclosporine therapy. Act Dermatol Venereol 78:384
Smith JB, Hogan DJ (1996) Circle hairs are not rolled hairs. J Am Acad Dermatol 35:634–635

▓ Pili recurvati (sive incarnati)

Definition. Einwachsende Barthaare mit entzündlicher Fremdkörperreaktion nach Art eines Haargranuloms.

Vorkommen. Betroffen sind vorwiegend männliche Angehörige dunkler Rassen mit gekräuseltem Haar und starkem Bartwuchs.

Ätiopathogenese. Bei krausem Haar mit meist durch Nassrasur bedingten scharfen Spitzen bohrt sich das starre, sichelförmig gebogene Haar wieder in die Haut, wo es zu einer entzündlichen Fremdkörperreaktion nach Art eines „Haargranuloms" kommt. Sekundäre bakterielle Infektionen (Pseudofolliculitis barbae) und kosmetisch störende, postinflammatorische Hyperpigmentierung, besonders bei dunkelhäutigen Rassen, sind häufige zusätzliche Komplikationen.

Klinik. Follikulär gebundene, derbe, entzündlich gerötete oder hyperpigmentierte Knötchen vorzugsweise im Bereich der seitlichen Wangenpartien und der Submandibulargegend männlicher Angehöriger dunkelpigmentierter (afrikanischer oder mediterraner) Volksstämme mit starkem Bartwuchs (Abb. 5.43). Häufig ist das rekurvierte, eingewachsene Haar erkennbar. Rasieren ist oft eine auslösende Ursache. Bei sekundärer bakterieller Begleitinfektion können sich Pusteln bilden (Pseudofolliculitis barbae). Besonders bei dunkelhäutigen Menschen kann es zu kosmetisch stark störender postinflammatorischer Hyperpigmentierung kommen.

Über eine hyperplastische Pseudofolliculitis barbae unter Ciclosporinbehandlung wurde berichtet (Lear et al. 1997).

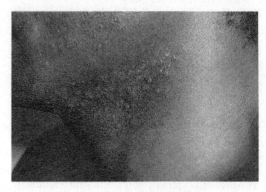

Abb. 5.43. Pili recurvati (Pseudofolliculitis barbae)

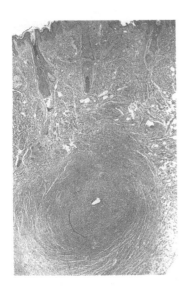

Abb. 5.44. Haargranulom bei Pili recurvati (Histologie)

Innerhalb einer Pseudofolliculitis barbae kann sich bei systemischer Sarkoidose eine Narbensarkoidose innerhalb der Pseudofolliculitis barbae entwickeln (Norton et al. 1991).

Diagnostik. Die Diagnose wird aufgrund des typischen Sitzes mit Nachweis rekurvierter, eingewachsener Haare im Bereich perifollikulär gelegener entzündlicher Knötchen gestellt.

Die Histopathologie zeigt dermal gelegene Fremdkörpergranulome um frei liegende Haarschaftanteile (Abb. 5.44) in der Umgebung von Terminalhaarfollikeln.

Differenzialdiagnose. Folliculitis barbae, Acne papulosa, gramnegative Follikulitis.

Verlauf und Prognose. Hohe Chronizitätsneigung.

Prophylaxe und Therapie. Im Idealfall Verzicht auf Rasur bzw. Tragen eines Zweitagebarts. Sonst Umstellung von Nass- auf Trockenrasur, damit die Haare nicht so kurz abgeschnitten werden, dass sie bereits innerhalb der Follikelostien rekurvieren. Vorsichtige Freilegung aller rekurvierter Haare mittels Nadel oder Pinzette. Eine mechanische Epilation der Haare sollte unterlassen werden, da durch intrafollikulären Haarbruch bedingte spitze Bruchenden der Haare sich innerhalb des Akroinfundibulums umbiegen und transfollikulär in die obere Dermis oder Epidermis eingraben können. Schälbehandlung mit desinfizierendem Salicylspiritus als Rasierwasserersatz (0,2%iges Chlorhexidin, 2%ige Salicylsäure), topischem 0,025- bis 0,05%igem Tretinoin oder Glykolsäure-Peeling (Perricone 1993). Neuerdings wird mit Erfolg Laserepilation eingesetzt (Chui et al. 1999, Rogers u. Glaser 2000). Die Lokalbehandlung mittels Eflornithin, einem Ornithin-Decarboxylase-Hemmer, befindet sich in Erprobung.

▨ Literatur

Chui CT, Berger TG, Price VH, Zachary CB (1999) Recalcitrant scarring follicular disorders treated by laser-assisted hair removal: a preliminary report. Dermatol Drug 25:34–37

Crutchfield CE (1998) The causes and treatment of pseudofolliculitis barbae. Cutis 61:351–356

Lear J, Bourke JF, Burns DA (1997) Hyperplastic pseudofolliculitis barbae associated with cyclosporin. Br J Dermatol 136:132–133

Mahé A (1999) Traitement de la pseudofolliculite de barbe: recommendations. Ann Dermatol Venereol 126:543–544

Norton SA, Chesser RS, Fitzpatrick JE (1991) Scar sarcoidosis in pseudofolliculitis barbae. Mil Med 156:369–371

Perricone NV (1993) Treatment of pseudofolliculitis barbae with topical glycolic acid: a report of two studies. Cutis 52:232–235

Rogers CJ, Glaser DA (2000) Treatment of pseudofolliculitis barbae using the Q-switched Nd:YAG laser with topical carbon suspension. Dermatol Surg 26:737–742

Thomas EJ (1999) Lasers in treatment of pseudofolliculitis barbae. Dermatol Surg 25:422–423

▨ Pohl-Pinkus-Konstriktion

Definition. Umschriebene Verschmälerung des Haarschafts infolge zeitweiser Hemmung der proliferativen Aktivität bzw. Proteinsynthese der Haarmatrix vor dem endgültigen Stopp des Haarwachstums.

Vorkommen. Nicht selten.

Ätiopathogenese. Zeitweise Hemmung der proliferativen Aktivität bzw. Proteinsynthese der Haarmatrix infolge interkurrenter, schwerer Allgemeinerkrankungen, großer Operationen oder Chemotherapie. Der Übergang zum anagen-dystrophischen Effluvium bei sehr starker Schädigung ist fließend.

Klinik. Mit einer Latenz von wenigen Monaten nach dem auslösenden Ereignis wird am wachsenden Haar eine Marke erkennbar, die einer unscharf begrenzten, fokalen Verschmälerung des Haarschaftkalibers entspricht.

Diagnostik. Lichtmikroskopisch zeigt der Haarschaft eine Kaliberänderung mit fließender Verschmälerung des Haarschafts oberhalb des proximalen Endes. Die Lokalisation der Marke weist auf den Zeitpunkt der schädigenden Einwirkung hin, und der Winkel der bleistiftartigen Zuspitzung korreliert mit der Stärke der Noxe: je größer der Winkel, desto akuter und stärker die Noxe.

Differenzialdiagnose. Pseudomonilethrix.

Verlauf und Prognose. Selbstlimitierend, sofern die Ursache behoben ist.

Prophylaxe und Therapie. Erkennung und Elimination der im Einzelfall verantwortlichen Noxe.

▪ Literatur

Sims RT (1967) "Beau's lines" in hair. Reduction of hair shaft diameter associated with illness. Br J Dermatol 79:43–49

Verwitterung des Haarschafts und kosmetische Schäden

▪ Verwitterung des Haarschafts (Haarabnutzung)

Definition. Strukturveränderung des Haarschafts als Folge einer Kumulationsschädigung der Kutikula durch exogene Einflüsse.

Vorkommen. Häufig. Weniger ausgeprägte Schäden werden oft nicht bemerkt oder einfach toleriert.

Ätiopathogenese. Der stetig nachwachsende Haarschaft ist nicht für zeitlich unbegrenzte Haltbarkeit vorgesehen. Seine Struktur erleidet im Lauf des Haarwachstums in Abhängigkeit von der Haarlänge sowie von physikalischen und chemischen Einwirkungen inkl. Witterungseinflüssen gegen distal zunehmende Abnutzungserscheinungen der Kutikula, die zu einem Verlust von Glanz und Geschmeidigkeit der Haare führen. Im Extremfall ist die Kutikula an einigen Stellen völlig abgetragen, sodass die Haarrinde freigelegt ist. Wenn chemische Noxen, insbesondere Alkalischäden, hinzukommen, können am Haar durch Herauslösung der interfibrillären Kittsubstanz erhebliche Strukturveränderungen mit sekundärem Zerfall der Haarrinde auftreten: Das Haar wird brüchig. Wesentliche Ursachen für diesen Qualitätsverlust des Haars sind Reibungsschäden durch Kämmen und Bürsten, besonders im nassen Zustand, Toupieren (Kämmen gegen die Wuchsrichtung), Sonneneinwirkung sowie unvermeidliche strukturelle Veränderungen infolge chemisch-kosmetischer Prozesse im Verlauf von Haarverformungen bzw. Haarfarbänderungen. Dagegen hat die gewöhnliche Haarwäsche mit den handelsüblichen schonenden Shampoos keinen wesentlichen Einfluss auf die Haarstruktur.

Klinik. Bei normalem Haar tritt die Haarabnutzung am auffälligsten an den Spitzen des Kopfhaars in Erscheinung, die gegenüber den proximalen Haaranteilen oft glanzlos und farbloser erscheinen und eine unterschiedlich stark ausgeprägte Ausfransung am distalen Ende langer Haare aufweisen, sog. Spliss oder Trichoptilose (Abb. 5.45). In fortgeschrittenen Fällen ist das Haar trocken, spröde, glanzlos und nicht kämmbar. Bei ausgeprägtem Haarschaden finden sich umschriebene Areale mit Haarverfilzung, oder die Haare brechen ab.

Varianten
Zentrale Trichoptilose (Burkhart et al. 1981). „Zentrale", d.h. innerhalb und nicht bis an das distale Ende des Haarschafts reichende, longitu-

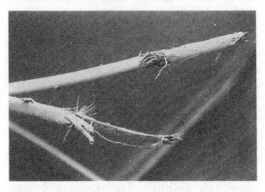

Abb. 5.45. Trichoptilose (REM)

dinale Spaltbildung (Differenzialdiagnose Pili bifurcati).

Saisonale Trichorrhexis nodosa (Papa et al. 1972). Verursacht durch jahreszeitlich bedingte Kumulationsschädigung durch Baden in Salzwasser, intensive Sonnenlichteinwirkung und Austrocknung.

Erworbene partielle Haarkräuselung (Ferrando u. Grimalt 1999). Bei jugendlichen Frauen auftretende gekräuselte Haare, die ähnlich den diffusen partiellen Wollhaaren diffus zwischen normalen Haaren verteilt sind. Im Unterschied zu den diffusen partiellen Wollhaaren betrifft die Veränderung nur die distalen Haarschaftabschnitte und ist durch Haarabnutzung (Verwitterung und kosmetische Schäden) bedingt. Möglicherweise besteht eine Prädilektion für das zentroparietale Kapillitium bei initialer androgenetischer Alopezie.

Diagnostik. Die Diagnose wird in der Regel aufgrund des Nachweises von Spliss gestellt. Zusätzliche Haarbrüchigkeit lässt sich mittels des Haarreibetests nachweisen. Die Anamnese deckt für gewöhnlich entsprechende umweltbedingte bzw. haarkosmetische Traumatisierungen der Haare auf.

Lichtmikroskopisch ist das Kutikulamuster der Schaftoberfläche anhand von Einbettungspräparaten von Haaren nur ungenügend genau zu beurteilen. Während in der jüngeren Vergangenheit die Rasterelektronenmikroskopie neue Möglichkeiten zur Betrachtung und Auswertung exogener Schäden an der Haaroberfläche eröffnet hatte, ist diese heute nur besonderen Fragestellungen vorbehalten.

Eine unter Praxisbedingungen technisch einfach durchführbare Alternative ist die Darstellung der Haaroberfläche durch Abdruck (Schell et al. 1986). Die zu untersuchenden Haare werden auf den planen Deckel einer handelsüblichen, durchsichtigen Kunststoffpetrischale gelegt, am proximalen Ende mit Tesafilm fixiert und dann von proximal nach distal mit einem acetongetränkten Pinsel leicht überstrichen. Das Aceton erweicht augenblicklich die Oberfläche des Petrischalendeckels, und das Haar sinkt zur Hälfte ein. Nach Trocknung, die innerhalb Sekunden erfolgt, kann das Haar abgezogen werden unter Hinterlassung eines deutlichen Abdrucks der Haaroberfläche, der nun der lichtmikroskopischen Betrachtung zugänglich ist.

Rasterelektronenmikroskopisch zeigt die geschädigte Kutikula ein bröckeliges Muster mit sägezahnartigen Abbrüchen am freien Rand der Kutikulazellen, Ablösung der Kutikulazellen von ihrer Unterlage sowie Fissuren und Orifizien innerhalb des Kutikulamusters. Im Extremfall geht die Kutikula verloren, die Rinde ist freigelegt und die Keratinfibrillen des Haars gehen auseinander.

Zugdehnungseigenschaften. Zur Beschreibung des Haarzustands bzw. zur Quantifizierung von Haarschädigungen werden wissenschaftlich häufig die Zugdehnungseigenschaften einzelner Haarfasern bestimmt. Während Abrasionsschädigungen der Kutikula die Zugdehnungswerte nur geringfügig verändern, führen chemische Schädigungen der Haarrinde durch Dauerwellen und Blondieren zu erniedrigten Reißwerten.

Differenzialdiagnose. Vorzeitige Haarabnutzung bei Haarschaftanomalien mit erhöhter Haarfragilität, speziell Trichothiodystrophie.

Verlauf und Prognose. Überstrapaziertes Haar kann grundsätzlich nicht mehr in den Zustand des gesunden Haarnachwuchses zurückgeführt werden, aber es gelingt durch Verwendung von Shampoos mit hohen Anteilen an pflegenden Stoffen, diesem Idealzustand hinsichtlich Griff, Glanz und Kämmbarkeit nahe zu kommen. Ist die betroffene Person über die Ursachen des Schadens orientiert und trägt sie für sachgemäße haarpflegerische Maßnahmen Sorge, so ist die Prognose gut, weil das neugebildete Haar intakt ist.

Prophylaxe und Therapie. Betroffene müssen über die Ursache des Haarschadens aufgeklärt und dazu angehalten werden, das Haar sanft zu kämmen oder zu bürsten (stumpfer Kamm, weiche Bürste). Besonders schädlich sind übermäßiges Kämmen im nassen Zustand und gegen die Wuchsrichtung (Toupieren). Die befallenen Enden (Spliss) sollten abgeschnitten werden. Bis sich das Haar vollständig erholt hat, sollte auf chemisch-kosmetische Maßnahmen (Kolorierung, Blondierung, Formveränderungen) bzw. thermisches Haarglätten verzichtet werden. Zur Haarreinigung und -pflege sollten Shampoos mit hohen Anteilen an pflegenden Stoffen verwendet werden. Pflegespülungen im Anschluss an die Haarwäsche verhindern ein Verfilzen der Haare und erleichtern das Kämmen (Konditioniereffekt). Aufgrund positiver Ergebnisse in Reißfestigkeitsuntersuchungen werden unterstützend Kombinationspräparate aus L-Cystin und Vitaminen der B-Gruppe zur Nahrungs-ergänzung empfohlen (Petri et al. 1990, Budde et al. 1993). Selbstverständlich können diese die vorgenannten Allgemeinmaßnahmen nicht ersetzen.

■ Literatur

Braida D, Dubief C, Lang G (1994) Photoageing of hair fibre and photoprotection. Skin Pharmacol 7:73–77

Budde J, Tronnier H, Rahlfs VW, Frei-Kleiner S (1993) Systemische Therapie von diffusem Effluvium und Haarstrukturschäden. Hautarzt 44:380–384

Burkhart CG, Hüttner JJ, Bruner J (1981) Central trichoptilosis. J Am Acad Dermatol 5:703–705

Dawber RPR (1980) Weathering of hair in some genetic hair dystrophies. In: Browne AC, Crounse RG (Hrsg) Hair, Trace Elements and Human Illness. Prager, New York

Garcia ML, Epps JH, Yare RS (1978) Normal cuticle wear patterns in human hair. J Soc Cosm Chem 29:155

Papa CM, Mills OH, Hanshaw W (1972) Seasonal trichorrhexis nodosa. Role of cumulative damage in frayed hair. Arch Dermatol 106:888–892

Petri H, Perchalla P, Tronnier H (1990) Die Wirksamkeit einer medikamentösen Therapie bei Haarstrukturschäden und diffusen Effluvien – vergleichende Doppelblindstudie. Schweiz Rundsch Med Praxis 79:1457–1462

Rook A (1976) The clinical importance of "weathering" in human hair. Br J Dermatol 95:111–112

Schell H, Deinlein E, Haneke E, Schaidt G (1986) Die Darstellung der Haarcuticula durch Abdruck – eine einfache Methode zur Untersuchung der Haaroberfläche in der trichologischen Sprechstunde. Z Hautkr 61:1161–1164

Swift JA, Brown AC (1974) Scanning electron microscopy observations of human hair weathering. In: Browne AC (Hrsg) The First Human Hair Symposium. Medcom Press, New York, pp 382–342

■ Trichonodosis

Definition. Einfache, manchmal auch doppelte Verknotungen des Haarschafts.

Vorkommen. Nicht selten. In einer Reihenuntersuchung wurden derartige Haarknoten in 9 von 80 untersuchten gesunden Frauen gefunden (Dawber 1974).

Ätiopathogenese. Trichonodosis ist immer durch exogen traumatisierende Einflüsse wie haarkosmetische Maßnahmen (Toupieren, Bürsten und Kämmen unter starker Traktion) oder intensives Kratzen bedingt. Eine familiäre Prädisposition zur Knotenbildung nach entsprechender exogener Einwirkung ist nicht auszuschließen, da familiäres Auftreten von Haarknoten beschrieben wurde (Galewsky 1905, Itin et al. 1994).

Klinik. Meist stellt die Trichonodosis einen Zufallsbefund dar, da nur einzelne Haare betroffen sind, an denen sich ein oder mehrere Knoten in unregelmäßigen Abständen finden. Das Haar kann im Übrigen in unterschiedlicher Ausprägung auch andere Zeichen des exogen traumatischen Schadens aufweisen, wobei es im Bereich der Knoten zum verstärkten Haarbruch kommen kann. Betroffen sind überwiegend Individuen mit kurzem, gekräuseltem Haar. Die Anomalie wurde aber auch bei geraden Haaren gefunden (Laing u. Resnick 1990). Auch Haare außerhalb des Kapillitiums können eine Trichonodosis aufweisen, speziell die Pubesbehaarung.

Diagnostik. Haarknoten werden lichtmikroskopisch häufiger als Zufallsbefund entdeckt, wobei sie bereits mit bloßem Auge zu erkennen sind. Stets sind sie ein Hinweis auf eine exogene Traumatisierung der Haare. Dementsprechend zeigt die Haaroberfläche in der Rasterelektronenmikroskopie gewöhnlich einen Verlust des Kutikulamusters (Abb. 5.46).

Differenzialdiagnose. Andere Zustände mit Verknotung der Haare, wobei je nach Art und Ausmaß der exogen traumatischen Einwirkung ein Kontinuum von Trichonodosis, Spinnenhaaren, Plica neurotica und akuter Verfilzung der Haare vorliegt.

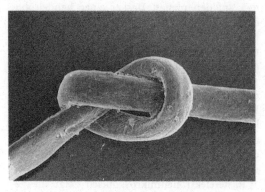

Abb. 5.46. Trichonodosis (REM)

Spinnenhaare (Itin et al. 1994). Spinnenartige Verklebung und Verknotung von Haaren an Körperstellen, die mit Massageöl behandelt oder mit anderen Topika massiert wurden. Raster-elektronenmikroskopisch bestätigt sich der klinische Eindruck eines Knotens, wobei im Unterschied zur Trichonodosis bis zu 20 Haare zentral verknotet sind (Abb. 5.47). Die Haarschaftoberfläche zeigt Defekte der Kutikula und Längsspaltungen des Haarschafts als Ausdruck der exogen traumatischen Einwirkung.

Trichonodosis neurotica (Trüeb 1994). Umschriebene mehrfache Verknotung von Haaren (Haarknäuel, Abb. 5.48), ähnlich den „Spinnenhaaren" von Itin et al., vornehmlich des Kapillitiums, durch zwanghafte Manipulation der Haare bei neurotisch Erkrankten.

Verlauf und Prognose. Bei sachgemäßer Pflege lässt sich die Störung im Allgemeinen gut beherrschen. Es besteht Rezidivneigung.

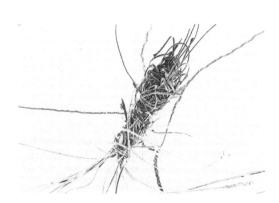

Abb. 5.47. Spinnenhaare (REM von P. Itin)

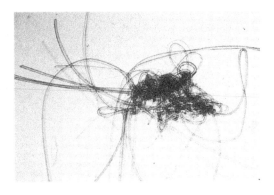

Abb. 5.48. Trichonodosis neurotica (LM)

Prophylaxe und Therapie. Unterlassung traumatisierender haarkosmetischer Prozeduren bzw. Behandlung juckender Kopfhauterkrankungen. Speziell sollte auf den Gebrauch enger Kunststoffkämme, auf das übermäßige Kämmen der Haare im nassen Zustand sowie auf das Toupieren (Kämmen gegen die Wuchsrichtung) verzichtet werden. Die Anwendung von Pflegespülungen im Anschluss an die Haarwäsche verhindert ein Verfilzen der Haare und erleichtert das Kämmen.

▪ Literatur

Dawber RPR (1974) Knotting of scalp hair. Br J Dermatol 91:169–173

Galewsky E (1905) Über eine noch nicht beschriebene Haarerkrankung (Trichonodosis). Arch für Dermatol 81:109

Itin PH, Bircher AJ, Lautenschlager S et al. (1994) A new clinical disorder of twisted and rolled body hairs with multiple, large knots. J Am Acad Dermatol 30:31–35

Laing V, Resnick SD (1990) Trichonodosis in a patient with straight hair. J Am Acad Dermatol 23:756–757

Trüeb RM (1994) Trichonodosis neurotica and familial trichonodosis. J Am Acad Dermatol 31:1077–1078

Zhu WY, Xia MY (1993) Trichonodosis. Pediat Dermatol 10:392–393

▪ Schäden am Kopfhaar durch chemisch-kosmetische Maßnahmen

Definition. Strukturveränderung des Haarschafts als Folge von Maßnahmen zur Haarverformung (Dauerwellenverformung, Haarglättung) oder zur Haarfarbänderung (Blondierung, Haarfärbung).

Vorkommen. Häufig. Kosmetisch-chemische Prozeduren am Haar (Tab. 5.13) gehen auch bei sorgfältiger Arbeitsweise obligat mit Veränderungen der Haarstruktur einher. Viele Frauen, die derartige haarkosmetische Behandlungen regelmäßig durchführen, kümmern sich allerdings erst dann um diese Vorgänge, wenn sich das Haar kaum noch kämmen lässt und zunehmend brüchiger wird.

Ätiopathogenese. Maßnahmen zur Haarverformung und zur Haarfarbänderung gehen mit tiefgreifenden Veränderungen der Haarstruktur einher, damit das gewünschte Resultat gewähr-

Tabelle 5.13. Chemisch-kosmetische Mittel zur Haarbehandlung

Haarverformungsmittel
▦ Dauerwellenpräparate
– alkalische Präparate auf der Basis von Thioglykol-säure (pH 9–10)
– mildalkalische Präparate auf der Basis von Thio-glykolsäure (pH 7,5–9)
– saure/neutrale Präparate auf der Basis von Glycerinester der Thioglykolsäure (pH 6,5–7,5)
– sulfithaltige Dauerwellenpräparate (pH 7)
▦ Haarglättungsmittel (Entkräuselungsmittel, Relaxer)
– „Lye-based"-Relaxer auf Natriumhydroxidbasis
– „No-lye"-Relaxer auf der Basis von Guanidinium-hydroxid
– Entkräuselungsmittel auf Thioglykolatbasis
Haarfarbänderungsmittel
▦ Mittel zur Haarblondierung
▦ Haarfärbemittel
– temporäre synthetische Haarfärbemittel
– semipermanente synthetische Haarfärbemittel
– permanente synthetische Haarfärbemittel
• synthetische Oxidationsfarbstoffe
• selbstoxidierende Farbstoffe
– pflanzliche Haarfärbemittel
– metallische Haarfärbemittel

leistet ist. Um beispielsweise die Form des Haarschafts zu verändern, werden Disulfidbindungen von den Dauerwellenwirkstoffen (Thioglykolsäure und deren Derivate) gespalten und umgeformt, bevor sie eine neue chemische Verbindung eingehen, um im Haar mit seiner veränderten Form neutralisiert zu werden. Blondieren und Färben bedeuten ebenfalls einen Eingriff in die Haarstruktur, weil die aktiven Wirkstoffe dieser Verfahren (Wasserstoffsuperoxid, oxidative Farbstoffe) in die Haarrinde eindringen müssen. Durch diese Verfahren wird zunächst die äußerste Schicht der Haare (Kutikula) aufgeraut und porös und somit, besonders bei nassen Haaren, empfindlich gegenüber mechanischen Einwirkungen wie Kämmen, Bürsten und Toupieren. Es entstehen Längsspalten zwischen den nun ungeschützten Rindenzellen (Trichoptilose), und das Auftreten von Querspaltungen der Haare (Trichoklasie) oder von Knötchen wie bei der Trichorrhexis nodosa kann nach wiederholter Reibungseinwirkung beobachtet werden.

▦ **Haarverformungsmittel.** Unmittelbar mit dem Wunsch verbunden, das eigene Aussehen selbst zu bestimmen, ist in besonderem Maße auch die Gestaltung des Haarbilds. Die Frauen im alten Ägypten verwendeten zu diesem Zweck Schlamm, Skulpturen aus der klassischen Antike zeigen häufig Locken. Techniken für eine dauerhafte Verformung der Haare sind dagegen verhältnismäßig jung. Marcel Grateau führte 1870 die Haarondulation ein, ein Verfahren, das Haar mittels einer aufgeheizten Lockenschere zu verformen. Da die so erzielten Haarwellen bei höherer Luftfeuchtigkeit allerdings den Halt verloren, erfand Karl Nessler 1906 die „Dauerondulation" mittels chemischer und thermischer Behandlung, bei der mit Boraxlösung getränkte Haarsträhnen auf Spiralwickler gewickelt und mittels einer glühenden Zange einzeln auf 100–200 °C erhitzt wurden („Heißwelle"). Später machten patentierte Dauerwellapparate mit Heiztuben die Behandlung für den Friseur praktikabler, für die Kundin blieb das Verfahren eine Tortur (Abb. 5.49). Das Prinzip der Heißwelle wurde durch Clark und Speakman 1932 durch Anwendung des Reduktionsmittels Sulfit erweitert, das erstmalig gezielt die Disulfidbrücken des Haarproteins spaltete, um das Haar verformbar zu machen. Seit 1940 wird neben Sulfit insbesondere die Thioglykolsäure als Reduktionsmittel eingesetzt, die eine Haarverformung bei Raumtemperatur ermöglicht („Kaltwelle"). Seither stellt die Verwendung ammoniakalischer Thioglykolsäurelösungen in Verbindung mit Oxidationsmitteln, welche die Disulfidbrücken zwecks Fixierung der Haare wiederverknüpfen, das typische Dauerwellenverfahren dar, das allerdings in zahlreichen Variationen praktiziert wird (z. B. als „saure Dauerwellen" auf der Basis von Glycerolmonothioglykolat), die weichere

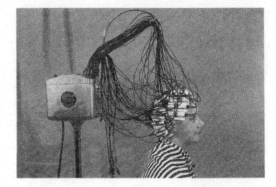

Abb. 5.49. Heißwelle. Dauerwellapparat mit Heiztuben

Locken erzeugen und auch bei vorgeschädigtem bzw. blondiertem Haar angewendet werden kann (Nachteil: hohe Allergisierungsrate im Friseurhandwerk), oder als „Lauwelle" bei Temperaturen bis 80 °C mit verdünnter Kaltwellenlösung und Wärmeklammern. Zur Oxidation wird vornehmlich Wasserstoffperoxid (Vorteile: physiologische und ökologische Unbedenklichkeit) eingesetzt; in Zubereitungen für die Heimdauerwelle sind es häufiger Additionsverbindungen des Wasserstoffperoxids wie Percarbamid und Natriumperborat oder Kalium- bzw. Natriumbromat, die vornehmlich in den USA verwendet werden. Während das Wasserstoffperoxid und dessen Additionsprodukte zu einer Haaraufhellung nach einer Dauerwelle führen können, ist dies bei der Anwendung der Bromate nicht zu befürchten.

Haarglättungsmittel (Entkräuselungsmittel, Relaxer). Im Gegensatz zum oben genannten Schönheitsideal der Locken sind Menschen aus Kulturen mit naturgegebenen krausen Haaren bestrebt, diese zu glätten. Die dazu eingesetzten Methoden werden fast ausschließlich von Dunkelhäutigen durchgeführt. Männer mit kurzem Haar verwenden Pomaden, die aufgrund ihrer fettigen Konsistenz das Haar in der gewünschten Position festhalten. Mittels der „Hotcomb"-Methode wird auf das gewaschene und trocken frottierte Haar ein Fett oder Öl aufgetragen, z. B. Vaseline (Petrolatum Jelly) oder flüssiges Paraffin. Die Haare werden dann mit einem heißen Kamm (60–130 °C) gekämmt und im erhitzten Zustand in die gewünschte Form gebracht. Die so erreichte Verformung bleibt jedoch nur bis zum nächsten Kontakt der Frisur mit Feuchtigkeit wie Körperschweiß oder Regen erhalten. Ferner führt die Hot-comb-Methode häufig zu Strukturschäden der Haare. Durch das Eindringen des heißen Öls in die Follikelöffnungen soll es zu einer vernarbenden Alopezie mit Prädilektion für die Vertexkrone kommen (Hot-comb-Alopezie, LoPresti et al. 1968). Bei den chemischen Methoden werden zur dauerhaften Haarglättung ätzend wirkende alkalische Reduktionsmittel (Hydroxide) oder Thioglykolate verwendet. Die am häufigsten verwendeten Mittel zur Glättung stark gekräuselter Haare sind Präparate auf Hydroxidbasis: Der ethnische Markt unterscheidet zwischen „Lye-based"-Relaxern auf Natriumhydroxidbasis und „No-lye"-Relaxern auf Basis von Guanidiniumhydroxid, die ein geringeres Hautirritationspotenzial aufweisen sollen. Zubereitungen von Natriumhydroxid, meistens in Cremegrundlagen, erfordern den Schutz der Kopfhaut mit Ölen oder Wachsen. Entsprechend der vorliegenden Haarqualität (fein, mittel, stark) werden sie in drei Ausrichtungen formuliert (1,85–2,00 bzw. 2,00–2,25 bzw. 2,25–2,40 Gew.-% NaOH). Bei unsachgemäßer Anwendung kann es zu Verätzungen der ungeschützten Haut und zu Strukturschäden bis hin zum Abbrechen der Haare kommen. Die Entkräuselungsmittel auf Thioglykolatbasis ähneln prinzipiell den Dauerwellenverfahren. Ihr Nachteil gegenüber den Produkten auf Hydroxybasis (Relaxer) ist ein aufwendigerer Behandlungsablauf. Unlängst wurde über einen epidemieartigen Ausbruch von Alopezie nach Verwendung eines kommerziellen Haarglätters in den USA (Rio Hair Naturalizer System) berichtet, der bei den betroffenen Frauen (90% Afroamerikanerinnen) zu Haarabbrüchen und Haarverlust geführt hatte (Swee et al. 2000).

Blondiermittel. Bereits im alten Rom benutzten Frauen Mittel, um ihr Haar aufzuhellen. Wasserstoffperoxid wurde erstmals im 18. Jahrhundert zur Blondierung der Haare verwendet. Eine von zwanzig Frauen ist eine natürliche Blondine. Wenn der Eindruck entsteht, dass wesentlich mehr Frauen blond sind, so liegt dies daran, dass gegenwärtig viele Frauen ihr Haar blondieren, in den USA schätzungsweise vier von zehn. Unsere Kultur hat diese Haarfarbe zur „essenziellen weiblichen Farbe" ernannt, die mit namhaften Charakteren aus der Film- und Showbranche in Verbindung gebracht wird, z. B. Brigitte Nielsen („Sexbombenblond"), Doris Day („sonniges Blond"), Candice Bergen („freches Blond"), Sharon Stone („gefährliches Blond"), Ivana Trump („Society-Blond"), Grace Kelley („kühles Blond") und Marilyn Monroe, die „Ur-Blondine" (McCracken 1995). Das Blondieren der Haare beruht auf der oxidativen Zerstörung ihrer Melaninpigmente, um eine hellere Haarfarbe zu erzeugen oder um das Haar auf die Aufnahme von Farbstoffen vorzubereiten. Um z. B. ein ästhetisch ansprechenderes Blond („Platinblond") zu erzeugen, wird das gebleichte Haar mit einem blauen oder lila Farbstoff behandelt. Beim Vorgang der Blondierung handelt es sich um eine oxidative Alkalibehandlung mit Hilfe von Wasserstoffperoxid (zur Heimanwendung bzw. beim Friseur in Konzentrationen von 6% bzw. bis zu 18%) unter Zusatz von Ammoniak oder anderen Alkalisierungssubstanzen sowie Peroxidsulfaten. Da die Melaningranula besonders in den Kortexzellen des Haarschafts verteilt sind und über Polypeptidreste am Haarkeratin haften, liegen diesen Oxidationsprozessen komplexe chemische Reaktionen zugrunde, die außer beim Abbau des Melanins auch an den Polypeptidketten des Haars stattfinden und dadurch zu tiefgreifenden Veränderungen der ursprünglichen Eigenschaften des Haars führen. Blondiertes Haar ist trocken, porös, schwierig auskämmbar und neigt zum Verfilzen.

■ **Haarfärbemittel.** Seit der Antike pflegt der Mensch seinem Haar durch Färben einen besonderen Farbeffekt zu verleihen oder graues Haar zu verdecken. Erst mit der Entwicklung der synthetischen Farbstoffe gegen Ende des 19. Jahrhunderts stehen jedoch Haarfärbemittel zur breiten Anwendung zur Verfügung, die während der letzten 50 Jahre sowohl durch Veränderung der sozialen Stellung der Frau als auch durch modische Einflüsse zu einem enormen Verbrauch von Haarfärbemitteln geführt hat. Gegenwärtig benutzt vermutlich die Mehrzahl der Frauen in den Industrieländern Haarfärbemittel, und sie werden jetzt auch von Männern verwendet. Sich die Haare zu färben, entspricht einer Reihe von Bedürfnissen und Wünschen. Einerseits soll graues Haar als Attribut der Alterung verdeckt werden, andererseits weckt braunes oder rotes Haar nicht weniger als blondes Haar Assoziationen mit besonderen Prototypen; z. B. Katharine Hepburn (die „umwerfende Brünette"), Wynona Ryder und Julia Roberts (die „neuen Brünetten"), Elisabeth I („mächtiges Rot"), Nicole Kidman (rote Haare als „Power-Look") und Rita Hayworth, die „Schutzheilige" aller Rothaarigen (McCracken 1995). Haarfärbemittel auf synthetischer Basis, die heute in den Industrieländern mehrheitlich zum Einsatz kommen, werden in drei Gruppen eingeteilt: die temporären, die semipermanenten und die permanenten Färbemittel. Eine Zuordnung der pflanzlichen Haarfärbemittel bzw. metallischen Farbstoffe zu einer dieser drei Gruppen ist nicht ohne weiteres möglich.

Temporäre oder „direktziehende" Haarfärbemittel erzeugen eine Färbung durch die einfache Ablagerung der Farbstoffe auf der Oberfläche des Haars. Diese Farbstoffe werden daher mit einem Shampoo ausgewaschen und halten nicht länger als eine Woche. Sie werden hauptsächlich dazu eingesetzt, die natürliche Haarfarbe zu nu-

ancieren bzw. wieder zu beleben, eine semipermanente oder permanente Färbung zu erneuern oder unnatürliche Modefarben herzustellen. Die verwendeten Farbstoffe weisen eine schwache Affinität zum Haarkeratin auf, sind leicht auswaschbar und stammen überwiegend aus der Woll- und Textilfärbeindustrie. Sie sind hochmolekular und gehören verschiedenen chemischen Substanzklassen an, z. B. Azo-, Triphenylmethan-, Anthrachinon- oder Indaminfarbstoffe, die in sehr unterschiedlichen Produktformen eingesetzt werden. Viele Spülungen gehören in diese Gruppe. Die Farbstoffe sind ferner in Form von Aerosolen erhältlich, in denen sie in synthetischen Polymeren enthalten sind, wie sie üblicherweise für die Frisurengestaltung verwendet werden.

Semipermanente Haarfärbemittel erzeugen eine Färbung durch Eindiffundieren der Farbstoffe ohne chemische Strukturveränderung des Haars. Diese Farbstoffe verleihen dem Haar stärker ausgeprägte Farbnuancen, die bis zu sechs Haarwäschen überstehen. Sie werden hauptsächlich dazu eingesetzt, um die natürliche Farbe des Haars zu verstärken, das Ergebnis einer früheren permanenten Färbung oder Blondierung zu modifizieren und graues Haar zu überdecken. Die verwendeten Farbstoffe besitzen eine hohe Affinität zum Haarkeratin und dringen relativ tief in das Innere der Haarfaser ein. Sie besitzen eine geringe Molekulargröße und geringe Wasserlöslichkeit. Es handelt sich um intrinsische Farbstoffe, die im Gegensatz zu den oxidativen Dauerfärbungen keine Entwicklung erfordern. Prominente Vertreter dieser Farbstoffgruppe sind die Nitrophenylendiamine und Nitroaminophenole, aus denen durch Substitutionsreaktionen zahlreiche weitere Farbstoffe erzeugt werden. Die Farbstoffe werden in Shampoo- („Farbshampoos") oder Cremeformulierungen eingesetzt, die auf das gewaschene feuchte Haar aufgetragen und nach 15–30 Minuten wieder ausgespült werden. Während ammoniakfreie Shampoos sechsmal angewendet werden müssen, um die Farbstoffe herauszulösen, lassen sie sich mit ammoniakhaltigen Shampoos relativ leicht auswaschen.

Permanente Haarfärbemittel (oxidative Haarfärbemittel) erzeugen eine Färbung durch chemische Reaktionen, denen die ungefärbten Vorprodukte direkt auf und im Haar unterworfen werden. Es laufen dabei Oxidationsreaktionen, Kupplungsvorgänge und Kondensationen ab, die durch Wasserstoffperoxid in Verbindung mit

Ammoniak oder Monoethanolamin hervorgerufen werden. Die Verwendung von Wasserstoffperoxid als Oxidationsmittel ist insofern erforderlich, als es gleichzeitig das Melaninpigment des Haars oxidativ zerstört. Die Farbstoffbasen sind aromatische Verbindungen, unter denen die Diaminverbindungen p-Phenylendiamin (PPD) und p-Toluylendiamin (PTD) eine dominierende Stellung einnehmen. Der Ablauf der Farbstoffbildung setzt sich aus zwei Teilreaktionen zusammen. Bei Verwendung von Diaminverbindungen als Oxidationsbase werden zunächst durch Oxidation mit Wasserstoffperoxid niedermolekulare Chinondiimine gebildet, die in den Haarkortex eindringen und im zweiten Reaktionsschritt mit einem Kuppler (m-Phenylendiamin, m-Aminophenol, m-Dihydroxybenzol) zu Diphenylaminen reagieren, die anschließend zum erwünschten Farbstoff oxidiert werden. Durch weitere Kondensationsreaktionen polymerisieren diese Reaktionsprodukte schließlich noch zu höhermolekularen Farbpigmenten innerhalb des Haarkortex. Zu den permanenten Haarfärbemitteln sind grundsätzlich auch die selbstoxidierenden Farbstoffe zu zählen, die bereits durch Luftsauerstoff oxidiert werden. Dabei handelt es sich ebenfalls um aromatische Verbindungen mit mehr als zwei Substitutionen am Ring, die aber ein sehr geringes Redoxpotenzial aufweisen und daher bereits an der Luft oxidiert werden. Wichtiger Vertreter dieser Gruppe ist das 5,6-Dihydroxyindol (in Poly-Renature Schwarzkopf). Nachteil dieses Produkts ist, dass im Lauf der Zeit nach seiner Anwendung auf dem Haar ein Rotreflex auftritt. Die gewünschte endgültige Farbtiefe wird ferner mit diesen Farbstoffen erst nach einigen Färbebehandlungen erreicht. Generell weist die permanente Haarfärbung gegenüber Lichteinwirkung, Haarwäsche und anderen Haarbehandlungen eine hohe Beständigkeit auf und braucht daher nur etwa jeden Monat erneuert zu werden. Bedenken gegen die Verwendung von oxidativen Haarfärbemitteln werden hauptsächlich wegen ihres allergenen Potenzials und einer zur Diskussion stehenden karzinogenen Wirkung geäußert. Es muss jedoch an dieser Stelle festgehalten werden, dass Paraverbindungen trotz ihrer bekannten sensibilisierenden Wirkung relativ wenige allergische Reaktionen hervorrufen, sofern sie sachgemäß angewendet werden. Außerdem stellt das PPD von den getesteten Rohstoffen für Haarfärbemittel nicht denjenigen mit der höchsten allergieauslösenden Wirkung dar.

Wenn hingegen eine kontaktallergische Reaktion auftritt, zeigen Rötung, Infiltration und Blasenbildung an, dass das Präparat nicht mehr angewendet werden darf. Wegen Kreuzallergien mit anderen aromatischen Benzolen, z.B. Sulfonamiden (gewisse Diuretika, orale Antidiabetika und Lokalanästhetika) ist in Zukunft auch bei diesen Substanzen Vorsicht geboten. Zur Diskussion steht ein erhöhtes Risiko für die Entwicklung von Blasenkrebs (Gago-Dominguez et al. 2001), während ein vermutetes Risiko für die Entwicklung eines Mammakarzinoms (Cook et al. 1999), lymphoproliferativer Erkrankungen (Altekruse et al. 1999) oder eines Lupus erythematodes (Sanchez-Guerrero J et al. 1996) bisher nicht bestätigt werden konnte. Für die strukturellen Schädigungen des Haarschafts, die im Zusammenhang mit Haarfärbung auftreten, ist hauptsächlich das Wasserstoffperoxid verantwortlich zu machen, weshalb permanente Haarfärbemittel nicht häufiger als alle 4 Wochen angewendet werden sollten. Auch kombinierte kosmetisch-chemische Haarbehandlungen, z.B. eine zu früh im Anschluss an eine Färbung durchgeführte Dauerwellenbehandlung, kann Haarschäden verursachen.

Pflanzliche Haarfärbemittel. Die am häufigsten verwendeten natürlichen Haarfärbemittel sind Henna (der eigentliche Farbstoff von Henna ist ein saures Naphthochinon 2-Hydroxy-1,4-naphthochinon oder Lawson), Indigo und Kamille. Henna, das aus den getrockneten Blättern des Hennastrauchs (Lawsonia alba, L. spinosa und L. inermis) gewonnen wird, die gepflückt werden, bevor die Pflanze blüht, wird traditionellerweise als Paste mit 5–60 Minuten Einwirkungszeit angewendet. Es gibt dunklen Haaren einen ansprechenden Kastanienreflex und grauen Haaren eine Orangetönung. Die Wirkung hält bis zu 10 Wochen an; der Farbstoff kann zwar durch wiederholtes Shampoonieren teilweise aus dem Haar entfernt werden, je nach Struktur des gefärbten Haars verbleibt aber ein unterschiedlicher, durch Shampoonieren nicht entfernbarer Anteil des Farbstoffs permanent im Haar. Nachteil kann eine zusätzliche Verfärbung der Fingernägel sein. Durch die Kombination von Henna mit Metallsalzen oder Pyrogallol kann ein großes Spektrum verschiedener Farben zusammengestellt werden. Es werden auch Gemische von Henna und pulverisierten Indigoblättern angewendet, die blauschwarze Farbtöne ("Henna schwarz") hervorrufen. Andere pflanzliche Färbemittel, die in der Kosmetik Anwendung finden, sind zwar strukturell nur z. T. identifiziert, aber aufgrund ihrer Eigenschaften am ehesten den semipermanenten Färbemitteln zuzuordnen. Zu ihnen zählen der gelbe Farbstoff 1,3,4-Trihydroxyflavon (Apigenin) aus zerriebenen Blütenköpfen der Kamille, der nur die Kutikula anfärbt und eine Gelbtönung der Haare erzeugt, und Extrakte aus Kampeschenholz und der Walnussschale, die bei Patienten mit PPD-Allergie verwendet werden können.

Metallische Haarfärbemittel. Die traditionellerweise von Männern angewendeten Haarfärbemittel gehören dieser Gruppe an. Anorganische Salze reagieren mit der Haaroberfläche, wobei die Metallsalze entweder durch das Keratin reduziert oder durch den Schwefel im Keratin in Sulfide umgewandelt werden. Deshalb wirkt das Haar durch die Einwirkung dieser Farbstoffe matt, und lassen sich metallische Farbstoffe nicht ohne Schädigung der Haare entfernen. Mit Schwefel oder Natriumthiosulfat präzipitiertes Bleiacetat ergibt braune bis schwarze Farbtöne, Wismutsalze ergeben bräunliche Farbtöne, und Silbernitrat bewirkt in Verbindung mit Pyrogallol eine grünlich schwarze Farbe bzw. gemischt mit Kupfer, Kobalt oder Nickel aschblonde bis schwarze Farbtöne. Die Änderung der Haarfarbe setzt langsamer ein und fällt nicht wie bei den oxidativen Haarfärbemitteln sofort auf. Bei zu häufiger Anwendung kann das Haar geschädigt und dadurch brüchig werden. Nachteilig kann auch eine teilweise Resorption toxischer Metalle sein, z. B. Blei.

Klinik. Chemische Behandlungen des Haars verändern dessen Struktur und machen es anfälliger für Schädigungen infolge Witterungseinflüssen und der täglichen Haarbehandlung. Zusätzliche mechanische Schäden entstehen durch das Kämmen und Stylen der Haare, besonders bei nassem und verknotetem Haar. Klinisch stehen bei derartig geschädigten Haaren Veränderungen des Glanzes und der Geschmeidigkeit sowie eine verminderte Reißfestigkeit der Haare im Vordergrund.

Poröses Haar. Während der äußere Teil der Kutikula gegenüber vielen äußeren Einwirkungen resistent ist, lässt er sich durch Oxidation und Reduktion lösen. Dementsprechend kann Porosität des Haars speziell durch Dauerwellen und Blondierung auftreten. Poröses Haar ist empfindlicher gegen den Einfluss von Feuchtigkeit und entsprechend saugfähiger. Klinisch stehen

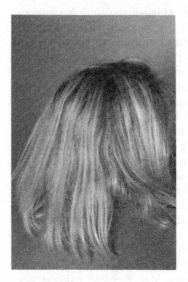

Abb. 5.50. Überblondiertes Haar

die Rauigkeit und Glanzlosigkeit des Haars im Vordergrund.

Überkraustes Haar. Durch fehlerhaftes Anlegen einer Dauerwelle können tiefergreifende Schäden des porösen Haars unter dem klinischen Erscheinungsbild glanzloser, struppiger und sich strohig anfühlender Haare entstehen. Die Widerstandsfähigkeit des Haars lässt nach. Seine Dehnungsfähigkeit ist erhöht, zum Teil mit gummiartiger Beschaffenheit, und die Brüchigkeit nimmt zu.

Überblondiertes Haar. Als Folge einer zu hoch konzentrierten oder zu langen Anwendung von Blondierungsmittel wird das Haar weißblond, glanzlos und fühlt sich rau und strohig an (Abb. 5.50).

Diagnostik. Die Diagnose wird aufgrund des Befunds strukturgeschädigter Haare in Verbindung mit einer entsprechenden haarkosmetischen Anamnese gestellt. Die lichtmikroskopisch und mittels Darstellung der Haaroberfläche durch Abdruck erhobenen Befunde entsprechen denen bei der Haarabnutzung. Häufig sind die Veränderungen aber ausgeprägter mit Verlust des Kutikulamusters, Trichoptilose und Trichorrhexis nodosa oder Trichoklasie. Bei erhöhter Haarbrüchigkeit kommt es zu Haarabbrüchen, die vom Patienten oft als „Nicht-mehr-Nachwachsen" der Haare interpretiert werden. Sie lässt sich durch den Haarreibetest nachweisen. Eine rasterelektronenmikroskopische Haarschaftuntersuchung ist gewöhnlich nicht notwendig.

Differenzialdiagnose. „Überempfindlichkeit" der Haare auf chemisch-kosmetische Maßnahmen bei androgenetisch bedingter Qualitätsverminderung der Haare im zentroparietalen Kapillitium bzw. Haarschaftanomalien mit erhöhter Haarfragilität.

Verlauf und Prognose. Ist die betroffene Person über die Ursachen des Schadens orientiert und trägt sie Sorge für sachgemäße haarpflegerische Maßnahmen unter Vermeidung chemisch-kosmetischer Prozeduren am Haar, so ist die Prognose gut.

Prophylaxe und Therapie. Betroffene müssen über die Ursache des Haarschadens aufgeklärt und dazu angehalten werden, auf weitere chemisch-kosmetische Maßnahmen (Kolorierung, Blondierung, Formveränderungen) zu verzichten, bis sich das Haar vollständig erholt hat. Zur Haarreinigung und -pflege sollten Shampoos mit hohen Anteilen an pflegenden Stoffen und Pflegespülungen im Anschluss an die Haarwäsche verwendet werden. Weil poröses Haar einen höheren Gehalt an anionischen Gruppierungen besitzt, die kationische Substanzen binden können, bewähren sich hier kationische Polymere (Polyquaternium, Guarhydroxypropyltrimoniumchlorid). Bei stark geschädigten Haaren ist die Gefahr der Überpflege mit der Folge schnell fettenden Haars kaum gegeben. Aufgrund positiver Ergebnisse in Reißfestigkeitsuntersuchungen und Quellungsmessung werden unterstützend Kombinationspräparate aus L-Cystin und Vitaminen der B-Gruppe zur Nahrungsergänzung empfohlen. Selbstverständlich ersetzen diese die vorgenannten Allgemeinmaßnahmen nicht.

■ Literatur

Altekruse SF, Henley SJ, Thun MJ (1999) Deaths from hematopoetic and other cancers in relation to permanent hair dye use in a large prospective study (United States). Cancer Causes Control 10:617–625

Cook LS, Malone KE, Daling Jr et al. (1999) Hair product use and the risk of breast cancer in young women. Cancer Causes Control 10:551–559

Corbett JF (1988) Hair coloring. Clin Dermatol 6:93–101

Dawber R (1996) Hair: its structure and response to cosmetic preparations. Clin Dermatol 14:105–112

Draelos ZK (1991) Hair cosmetics. Dermatol Clin 9:19–27

Gago-Dominguez M, Dastalao JE, Yuan JM et al. (2001) Use of permanent hair dyes and bladder cancer risk. Int J Cancer 91:575–579

Gummer CL (1999) Hair shaft effects from cosmetics and styling. Exp Dermatol 8:317

LoPresti P, Papa CM, Kligman AM (1968) Hot comb alopecia. Arch Dermatol 98:234–238

McCracken G (1995) Big Hair. A Journey Into the Transformation of Self. Penguin Books, Ontario

Sanchez-Guerrero J, Karlson EW, Colditz GA et al. (1996) Hair dye use and the risk of developing systemic lupus erythematosus. Arthritis Rheum 39:657–662

Selzle D, Wolff HH (1976) Exogener Haarschaden durch Bleichen und Kaltwelle. Eine Kasuistik mit rasterelektronenmikroskopischer Untersuchung. Hautarzt 27:453–456

Swee W, Klontz KC, Lambert (2000) A nationwide outbreak of alopecia associated with the use of a hair-relaxing formulation. Arch Dermatol 136:1104–1108

Wicket RR (1987) Permanent waving and straightening of hair. Cutis 39:496–497

■ Akute Verfilzung des Haars

Definition. Plötzlich einsetzende Verfilzung der Kopfhaare zu einer unentwirrbaren Haarmasse („Vogelnesthaare") in einem umschriebenen Bereich.

Vorkommen. Nicht häufig.

Ätiopathogenese. Besonders oberflächlich vorgeschädigte Haare (z. B. dauergewellte Haare) können sich unter dem Einfluss visköser Flüssigkeiten (z. B. Applikation unverdünnter Shampoos direkt auf das Haar), Verhakung abgespreizter Kutikulazellen (übermäßige Friktion der Haare) und elektrostatischer Kräfte (Verwendung kationischer Detergenzien) verfilzen und verbacken.

Klinik. Meist im Anschluss an eine unsachgemäße Shampoobehandlung tritt plötzlich eine Verfilzung der Haare zu einer unentwirrbaren Masse in einem umschriebenen Bezirk auf (Abb. 5.51).

Diagnostik. Die Diagnose wird aufgrund der typischen Anamnese (plötzliches Auftreten im Anschluss an eine Shampoobehandlung) und des charakteristischen Befunds (Verfilzung der Haare in einem umschriebenen Bereich) gestellt.

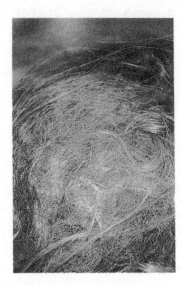

Abb. 5.51. Akute Haarverfilzung

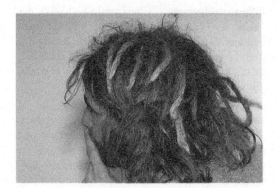

Abb. 5.53. Dreadlocks. Gewollt herbeigeführte Haarverfilzung

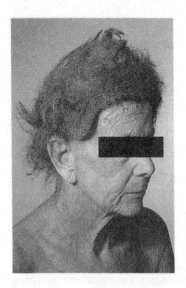

Abb. 5.52. Plica polonica

Rasterelektronenmikroskopisch finden sich häufig deutliche Schäden der Kutikula und eventuell Beläge von Shampoobestandteilen an den Haaren. Die Haare sind nicht eigentlich verknotet, sondern zeigen ineinander verflochtene Schlingenbildungen (Abb. 5.52).

Differenzialdiagnose. *Plica polonica, Weichselzopf.* Andere Ursachen der Haarverfilzung sind ekzematösnässende Kopfhauterkrankungen, die zum Verkleben der Haare führen, z. B. bei Pediculosis capitis (Eissner 1970).

Plica neuropathica. Meist umschriebene Verklebung von Haaren, vornehmlich des Kapillitiums, durch zwanghafte Manipulation an den Haaren bzw. mangelhafte Hygiene und Haarpflege bei psychisch Kranken. In einem Fall wurde zusätzlich eine Ainhum-artige Abschnürung eines Fingers (Pseudoainhum) durch die zwanghafte Manipulation am Haar beobachtet (Diestelmeier u. Rodman 1981).

Eine gewollt herbeigeführte Variante der Haarverfilzung sind die sog. Dreadlocks der Rastafari (Abb. 5.53).

Verlauf und Prognose. Da das Haar in seiner Struktur erheblich geschädigt ist, empfiehlt sich, es kurz zu schneiden.

Prophylaxe und Therapie. Die Haare im verfilzten Bereich müssen abgeschnitten werden, da eine mechanische Entwirrung auch nach sauren Klarspülungen meist nicht mehr möglich ist. Die beste Prophylaxe ist die sachgemäße Anwendung von Shampoos bzw. Anwendung von Pflegespülungen bei vorgeschädigten, z. B. dauergewellten Haaren.

▦ **Literatur**

Al-Ghani MA, Geilen DD, Blume-Peytavi U, Orfanos CE (2000) Matting of hair: a multifactorial enigma. Dermatology 20:101–104

Diestelmeier MR, Rodman OG (1981) Pseudoainhum associated with plica neuropathica. Cutis 28:629–630

Eissner H (1970) Historische Bemerkungen zur Beschreibung von Läuseeiern an Kopfhaaren beim sog. Weichselzopf. Z Haut Geschlechtskr 45:781–785

Friedli A, Pierrard-Wolfensberger J, Harms M (2000) Die Plica Polonica im 21. Jahrhundert. Hautarzt 51:201–202

Wilson CL, Ferguson DJ, Dawber RP (1990) Matting of scalp hair during shampooing – a new look. Clin Exp Dermatol 15:139–142

■ Kosmetische Haarhülsen

Definition. Perlartige Knötchen entlang von Haarschäften als Folge übermäßigen Gebrauchs von Frisurfestigungsmittel (Haarfestiger, Haarsprays).

Vorkommen. Nicht selten.

Ätiopathogenese. Aufbau von Filmbildnern (Kopolymere von Vinylpyrrolidon und Vinylacetat, Acrylate, Methacrylat) auf dem Haarschaft nach übermäßigem Gebrauch von Frisurfestigungsmitteln. Zur Gestaltung von Frisuren verwendet man Haarfestiger bzw., um die fertig gestylte Frisur zu erhalten, Haarsprays. Obwohl beide in ihrer Zusammensetzung sehr ähnlich sind, unterscheiden sie sich in ihrer Aufgabe und Anwendung.

Grundstoffe beider sind Filmbildner, z.B. Mischpolymerisate aus Vinylpyrrolidon und Vinylacetat, bekannt unter der Bezeichnung PVP/VA. Je nach gewünschter Festigkeit der Frisur werden unterschiedlich stark festigende Filmbildner bzw. unterschiedliche Mengenanteile eines Filmbildners eingesetzt. Haarsprays mit besonders stark festigenden Filmbildnern, sog. Haarlacke, enthalten Mischpolymerisate aus Octylacrylamid, Acrylaten und Butylaminoethylmethacrylat. Als Lösemittel werden Wasser und Ethanol verwendet. Dabei ist das Wasser eigentlicher Wirkstoff der Haarfestiger. Durch Schließen der im Kontakt mit Wasser gelösten Wasserstoffbrücken und Salzbindungen nehmen die Haare ihre neu gestaltete Form an, in der sie durch die filmbildenden Polymere stabilisiert werden. Jedoch kann Wasser den Haarsprays nur in geringen Anteilen zugefügt werden, da höhere Wasseranteile als 10% den Frisurenhalt deutlich mindern würden. Wasser und Feuchtigkeit lösen die im trockenen Zustand stabilen Wasserstoffbrücken-Verbindungen wieder und zerstören die Frisur. Haarschaumfestiger und Haarsprays enthalten zusätzlich Treibmittel wie Propan, Butan oder Isobutan. Die Wirkung von Haarsprays ist außer von der Art der Filmbildner auch vom Lösemittel-Treibmittel-Verhältnis abhängig. Haarsprays mit hohen Lösemittelanteilen im Verhältnis zum Treibmittel ergeben mit dieser „nassen Einstellung" eine deutlich stärkere Festigung und sind daher für fester gewünschte Frisuren geeigneter als Haarsprays mit einem höheren Treibmittelanteil, also einer „trockeneren Einstellung"; sie sind für lockeren, fließenden Halt geeigneter. Als Nachteil wird bei den trockenen Formulierungen häufig das Klebegefühl beim Berühren der Haare unmittelbar nach Ansprühen empfunden. Substanzen mit spezieller Wirkung, wie z.B. UV-Absorber zum Schutz der Haare vor Sonnenbestrahlung bzw. Silikonöle zur Glanzverbesserung, werden zusätzlich verwendet. Ihre Wirkung wird bei Haarfestigern allerdings in Zweifel gezogen, da das Haar nach Anwendung des Festigers während des Trocknens frisiert und damit der für Sonnenschutz und Glanz notwendige geschlossene Film auf dem Haar beschädigt wird. Demgegenüber scheint der Zusatz von UV-Absorbern bei Haarsprays zweckmäßig, weil das „unsichtbare Haarnetz" einen Sonnenschutz für das Haar bildet. Parfümöle werden gewöhnlich hinzugefügt, um den Eigengeruch der Rohstoffe zu überdecken.

■ **Haarfestiger.** Haarfestiger werden zur Frisurgestaltung im feuchten Haar verteilt. 15–25 ml Haarfestigerlösung bzw. eine Handvoll Haarfestigerschaum werden auf das gewaschene und frottierte Haar aufgetragen und gleichmäßig verteilt. Anschließendes Durchkämmen ist zweckmäßig. Dann wird das Haar mit Hilfe einer Fönbürste während des Trocknungsvorgangs in die gewünschte Form gebracht. Eine wesentliche Wirkung der Haarfestiger ist die Aufrauung der Haaroberfläche durch unregelmäßige, plaqueförmige Verteilung des Filmbildners auf dem Haar. Dadurch wird das Vorbeigleiten der Haare aneinander erschwert und die Frisur stabilisiert, insbesondere bei Haaren, die durch Hautfett oder Überpflege beschwert sind.

■ **Haarsprays.** Haarspray ist das klassische Aerosolprodukt. Es wird als Abschlussbehandlung auf die fertig geformte Frisur gesprüht, um ihr dauerhaften Halt gegen Wind und Feuchtigkeit zu geben. Die tägliche Anwendung gleicht die nachlassende Wirkung von Haarfestigern aus.

Klinik. Entlang des Haarschafts perlartig aneinander gereihte, weißliche Knötchen (Abb. 5.54 a) ohne erhöhte Haarbrüchigkeit.

Diagnostik. Die licht- und rasterelektronenmikroskopische Haarschaftuntersuchung (selten indiziert) dokumentiert den monilethrixartigen, artifiziellen Belag um die Haarschäfte, wobei nach Ablösen der Filmbildnerrückstände eine normale Haarkutikula darstellbar ist (Abb. 5.54 b).

Differenzialdiagnose. Trichorrhexis nodosa, Monilethrix, Nissen, Haarzylinder.

Verlauf und Prognose. Die Frisurfestigungsmittel schaden im Gegensatz zum Toupieren die Haaroberfläche nicht, da nach der nächsten Haarwäsche durch vollständige Entfernung des Films die Haaroberfläche wieder glatt ist.

Prophylaxe und Therapie. Patientenaufklärung über die Ursache der Störung. Sachgemäße Anwendung von Frisurfestigungsmitteln. Regelmäßige nasse Haarreinigung, um den Aufbau von Filmbildnern zu verhindern.

■ **Literatur**

Itin PH, Schiller P, Mathys S, Guggenheim R (1997) Cosmetically induced hair beads. J Am Acad Dermatol 36:260–261

■ **Blasenhaare**

Definition. Innerhalb des Haarschafts auftretende lufthaltige Hohlräume im Anschluss an die Applikation großer Hitze im Rahmen haarkosmetischer Prozeduren (Heißluftfön, Heißwickler).

Vorkommen. Vermutlich nicht selten.

Ätiopathogenese. Artifizielle Luftblasenbildung innerhalb des Haarschafts infolge Einwirkung von großer Hitze auf das nasse Haar. Die Luftblasen entstehen durch den bei Temperaturen >100 °C entstehenden Dampfdruck des innerhalb des nassen Haarschafts befindlichen Wassers. Bei trockenen Haaren müssen höhere Temperaturen (>175 °C) mit längerer Einwirkzeit (>5 min) generiert werden, die vermutlich über das Schmelzen des Haarkeratins zur Blasenbildung führen.

Klinik. Je nach haarkosmetischer Prozedur umschrieben oder generalisiert und relativ akut auftretende Haarabbrüche. Oft kann ein Geruch von verbranntem Haar anlässlich der Haarprozeduren mit Hitzeeinwirkung angegeben werden. Gelegentlich kommen auch Kopfhautverbrennungen vor.

Diagnostik. Bei lichtmikroskopischer Untersuchung fallen innerhalb des unregelmäßig aufgetriebenen Haarschafts gruppierte, ungleich große, scharf begrenzte, kugelige Hohlräume auf, gewöhnlich in Verbindung mit Haarschaftquerfrakturen (Trichoklasie).

Differenzialdiagnose. Schäden am Kopfhaar durch chemisch-kosmetische Maßnahmen (Dauerwellenverformung, Haarglättung, Blondierung, Haarfärbung).

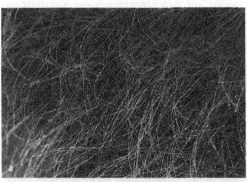
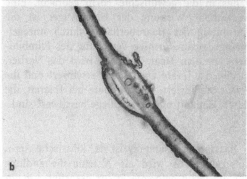

Abb. 5.54. Kosmetische Haarhülsen. **a** Entlang des Haarschafts aneinandergereihte Knötchen (Patient von P. Itin). **b** Lichtmikroskopie

Verlauf und Prognose. Wenn von Einwirkung übermäßiger Hitze abgesehen wird, ist eine vollständige Erholung durch Nachwachsen gesunder Haare zu erwarten.

Prophylaxe und Therapie. Patientenaufklärung über die Ursache der Störung. Schonende Haarpflege unter Vermeidung übermäßiger Hitzeeinwirkung, vor allem auf das nasse Haar.

▨ Literatur

Brown VM, Crounse RG, Abele DC (1986) An unusual new hair shaft abnormality: "bubble hair". J Am Acad Dermatol 15:1113–1117

Elston DM, Bergfeld WF, Whiting DA, et al. (1992) Bubble hair. J Cutan Pathol 19:439–444

Gummer CL (1994) Bubble hair: a cosmetic abnormality caused by brief, focal heating of damp hair fibers. Br J Dermatol 131:901–903

Krasnoff J, Glusac E, Bolgnia JL (1998) Bubble hair – a possible explanation for its distribution. Int J Dermatol 37:380–382

Exogenes Material am Haarschaft

▨ Haarzylinder

Definition. Umschriebene, feste Keratinhülsen, die einzelne Haarschäfte des Kapillitiums manschettenförmig umgeben und sich frei entlang des Haarschafts verschieben lassen.

Vorkommen. Haarzylinder kommen im Zusammenhang mit entzündlich schuppenden, mit Parakeratose einhergehenden Haarbodenerkrankungen vor, wie Psoriasis capitis und seborrhoisches Haarbodenekzem, sog. parakeratotische Haarzylinder, oder ohne Assoziation mit Erkrankungen der Kopfhaut, in diesen Fällen ausschließlich beim weiblichen Geschlecht, sog. peripiläre Haarzylinder (Keipert 1986). Eine diesbezügliche Untersuchung zeigte eine hohe Prävalenz bei Chinesinnen (Zhang 1995). Frisurbedingte Traktion und lange Haare – bei kurzen Haaren gehen Haarzylinder durch Abstreifen rasch verloren – scheinen in den Fällen von Haarzylindern ohne Kopfhauterkrankung die wichtigsten Entstehungsbedingungen zu sein.

Ätiopathogenese. Der Prozess ist Folge einer abnormen, parakeratotischen Verhornung im Bereich der Follikelinfundibula, die zu einer gestörten Abschilferung der abnorm keratinisierten Zellen bzw. Zellaggregate führt. Größe und Hafteigenschaften der Zellaggregate bestimmen das klinische Erscheinungsbild, wobei echte Haarzylinder im Gegensatz zu am Haar festsitzenden Schuppenkrusten (Pityriasis capitis) viel seltener vorkommen. In Biopsien der Kopfhaut sind bei Haarzylindern die Follikelöffnungen entsprechend mit parakeratotischem Schuppenmaterial ausgefüllt. Im Querschnitt zeigen die Haarzylinder rasterelektronenmikroskopisch einen geschichteten Aufbau aus erhaltener, vom Haarschaft gelöster innerer Haarwurzelscheide und einer äußeren, dicken Keratinschicht.

Bemerkenswert ist die Beobachtung von Haarzylindern bei Lichen ruber follicularis, der eine ohne oder mit nur wenig Parakeratose einhergehende Erkrankung ist (Bayerl u. Moll 1993).

Klinik. 3–7 mm lange, gelblich weißliche Auflagerungen zahlreicher Haarschäfte des Kapillitiums, die sich auf dem Haarschaft frei verschieben lassen. Während sich Haarzylinder recht häufig bei schuppenden Erkrankungen der Kopfhaut finden, können sie seltener als isoliertes Symptom fast ausschließlich bei 2- bis 8-jährigen Mädchen und jungen Frauen mit langen Haaren vorkommen (Abb. 5.55 a). Innerhalb kurzer Zeit können sich multiple Haarzylinder bilden, wobei die Anamnese häufig frisurbedingte Traktion aufdeckt. Nicht selten klagen Betroffene über persistierende „Kopfschuppen", die sonst wirksamen „Antischuppenbehandlungen" widerstehen.

Diagnostik. Bei Vorliegen schuppender Kopfhauterkrankungen (Psoriasis, Ekzem) werden Haarzylinder in der Regel leicht als solche erkannt, während sie bei Fehlen entsprechender Veränderungen oberflächlich betrachtet mit Nissen, Trichorrhexis nodosa oder Haarknoten verwechselt werden können. Im Gegensatz zu diesen Haarschaftveränderungen sind die Haarzylinder auf dem Haarschaft frei verschieblich.

Licht- und rasterelektronenmikroskopisch (Abb. 5.55 b) sind Haarzylinder einfach an ihrer den Haarschaft manschettenförmig umgebenden Struktur zu erkennen.

Differenzialdiagnose. Pediculosis capitis (Nissen), weiße Piedra, Trichorrhexis nodosa, kosmetische Haarhülsen, Haarknoten, Pityriasis capitis.

Verlauf und Prognose. Abhängig von der zugrunde liegenden Störung. Es besteht Rezidivneigung.

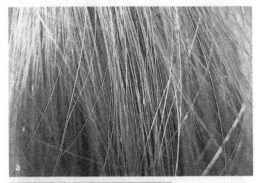

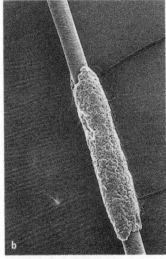

Abb. 5.55. Haarzylinder. **a** Gelblich weißliche Auflagerungen der Haarschäfte (Pseudonissen). **b** Rasterelektronenmikroskopie

Prophylaxe und Therapie. Behandlung der zugrunde liegenden Kopfhauterkrankung. Vermeidung von Traktion an den Haaren. Falls nötig Kurzhaarschnitt. Keratolytische Maßnahmen zur Behandlung von Kopfschuppen sind meist wirkungslos. Über Besserung unter topischer Anwendung einer Tretinoinlösung ist berichtet worden. Durch intensives Bürsten oder Kämmen gelingt es, die Haarzylinder von den betroffenen Haaren abzustreifen.

▉ Literatur

Bayerl C, Moll I (1993) Haarzylinder bei Lichen ruber. Hautarzt 44:37–39

Keipert JA (1986) Hair casts. Review and suggestion regarding nomenclature. Arch Dermatol 122:927–930

Rüdlinger R, Vogel A, Meyer J et al. (1984) Haarzylinder. Hautarzt 35:88–91

Shieh X, Yi X (1992) Hair casts: a clinical and morphologic control study. Arch Dermatol 128:1553–1554

Zhang W (1995) Epidemiological and aetiological studies on hair casts. Clin Exp Dermatol 20:202–207

Zhu WY, Xia MY, Wu JH, Do DA (1990) Hair casts: a clinical and electron microscopy study 7:270–274

▉ Trichobacteriosis palmellina

Definition. Mit bloßem Auge wahrnehmbare Inkrustierung der Achsel- (Trichobacteriosis axillaris) und nicht selten auch der Schamhaare (Trichobacteriosis pubis) mit koryneformen Bakterien, Keratindebris und Schweißsalzen in der Form weißgelblicher, rötlicher oder schwärzlicher Auflagerungen (Trichobacteriosis flava, rubra oder nigra). Die Bezeichnung „palmellina" lehnt sich an den roten Farbstoff der Alge Palmella cruenta an.

Vorkommen. Häufig. Männer sind häufiger betroffen als Frauen. Prädispositionsfaktoren sind eine Hyperhidrose und schlechte Hygiene.

Ätiopathogenese. Unter intertriginösen Bedingungen mit feuchter Wärme und mangelhafter Abdunstung bilden insbesondere bei Hyperhidrose und schlechten hygienischen Bedingungen saprophytäre grampositive Bakterien (Corynebacterium tenuis) praktisch in Reinkultur dichte, das Haar umscheidende Kolonien. Die Bakterien produzieren eine unlösliche Kittsubstanz, die ihnen das Anhaften an den Haarschaft ermöglicht. Die Eigenfarbe kommt durch die Bakterienpigmente (Porphyrine) zustande.

Klinik. Die Veränderung ist in erster Linie kosmetisch störend und im Übrigen ohne Krankheitswert. Gelegentlich fällt den Patienten eine Verfärbung der anliegenden Kleidung auf. Häufig besteht ein ranzig-säuerlicher Geruch (Bromhidrosis) der ungewaschenen Haut in den befallenen Bereichen. Bei der Untersuchung zeigen die befallenen Haare weißgelblich, rötlich oder schwärzlich verfärbte, raureifartige Inkrustationen, die sich nur schwer abstreifen lassen (Abb. 5.56). Obwohl die Bakterienkolonien gelegentlich das Keratin der Kutikula durchdringen können, lassen sie das Haar nur stumpf erscheinen, ohne den Haarschaft dadurch zu schwächen, sodass es nicht zu Haarabbrüchen oder einer Alopezie kommt. Manchmal geht eine Tri-

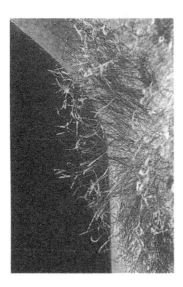

Abb. 5.56. Trichobacteriosis palmellina

chobakteriose mit einem Erythrasma (Erreger Corynebacterium minutissimum) einher: intertriginös gelegene rotbraune Makulä mit ziegel- oder korallenroter Fluoreszenz in der Woodlichtuntersuchung.

Diagnostik. Die Diagnose ergibt sich aus dem charakteristischen klinischen Befund in typischer Lokalisation. Nicht selten lenken Bromhidrose und/oder Verfärbung der Kleidung auf die Veränderung hin. Bei der Woodlichtuntersuchung zeigen die befallenen Haare eine matte, gelbe Fluoreszenz. Lichtmikroskopisch findet sich in abgeschnittenen Haarproben bereits bei schwacher Vergrößerung eine stromkabelartige Inkrustation mit Bakterienmassen, die sich in der Dunkelfelduntersuchung vom Haarschaft deutlich abgrenzen.

Differenzialdiagnose. Weiße Piedra.

Verlauf und Prognose. Bei mangelhafter Hygiene chronisch persistierend.

Prophylaxe und Therapie. Rasur befallener Areale. Adäquate Körperhygiene unter Einsatz antimikrobiell wirksamer Waschungen. Topische 1%ige Clindamycin- oder 2%ige Erythromycinzubereitungen sind wirksam. Häufiger Wäschewechsel unter Bevorzugung einer atmungsaktiven, Feuchtigkeit absorbierenden Kleidung und von Textilien aus Naturfasern (vorzugsweise

Baumwolle). Behandlung einer gleichzeitig bestehenden Hyperhidrose mit aluminiumsalzhaltigen Desodoranzien (z.B. als Rollstift). Bei Erythrasma sind auch Breitspektrumantimykotika vom Azoltyp in einer Cremegrundlage wirksam.

▨ Literatur

Freeman RG, McBride ME, Knox JM (1969) Pathogenesis of trichomyxosis axillaris. Arch Dermatol 100:90–95

Hartmann AA (1990) The influence of various factors on the human resident skin flora. Semin Dermatol 9:305–308

Levit F (1988) Trichomycosis axillaris: a different view. J Am Acad Dermatol 18:778–779

McBride ME, Freeman RG, Knox JM (1968) The bacteriology of trichomycosis axillaris. Br J Dermatol 80:509–513

Orfanos CE, Schloesser E, Mahrle G (1971) Hair destroying growth of Corynebacterium tenuid in the so-called trichomycosis axillaris. Arch Dermatol 103:632–639 (1971)

White SW, Smith J (1979) Trichomycosis pubis. Arch Dermatol 115:444–445

▨ Piedra

Definition. Die Bezeichnung Piedra wird für zwei unterschiedliche Pilzinfektionen der Haarschäfte mit Ausbildung kompakter knotiger Auflagerungen (Trichomycosis nodosa) verwendet. Nach Farbe, Konsistenz und Infektionserreger werden unterschieden: Weiße Piedra (Piedra alba oder Trichomycosis nodosa alba) bezeichnet die durch Trichosporon cutaneum verursachte, in den subtropischen und gemäßigten Zonen vorkommende, klinisch durch schwammige, weißliche Ablagerungen gekennzeichnete Variante; schwarze Piedra (Piedra nigra oder Trichomycosis nodosa nigra) die durch Piedraia hortai verursachte, in tropischen Regionen auftretende, durch steinharte, schwarze Knötchen charakterisierte Form (der Name leitet sich ab vom spanischen piedra = Stein).

Vorkommen. Weiße und schwarze Piedra kommen in subtropischen bzw. tropischen Regionen häufig vor; sie sind in Europa selten. Schwarze Piedra tritt in Süd- und Mittelamerika, Malaysia und Südostasien endemisch auf, und befällt in bestimmten Gegenden, z.B. Brasilien, bevorzugt junge Erwachsene mit langem Haar. Hygienegewohnheiten wie das Einreiben von Pflanzenölen in das Kopfhaar prädisponieren vermutlich zu der Infektion. In Malaysia wird die Piedra nigra sogar als schön empfunden und um den Pilzbefall zu fördern, wird mit dem Kopf direkt auf dem Erdboden geschlafen. Während die schwarze Piedra ganz überwiegend das Kopfhaar befällt und keine Geschlechtsbevorzugung aufweist, erkranken häufiger junge, körperlich aktive, dunkelhäutige Männer und männliche Homosexuelle an einer weißen Piedra der Pubesbehaarung (Kalter et al. 1986, Stenderup et al. 1986). Eine Übertragung von Mensch zu Mensch ist nur bei längerem Intimkontakt möglich. Bei immunsupprimierten Patienten wurden auch systemisch verlaufende Infektionen mit Trichosporon cutaneum beschrieben. Schwarze und weiße Piedra können gemeinsam auftreten (sog. gemischte Piedra).

Ätiopathogenese. Der Erreger der weißen Piedra ist Trichosporon cutaneum (vormals beigelii), ein Hefepilz, der ubiquitär vorkommt. Weiße Piedra wurde erstmals 1865 von Beigel in London am Haar einer Perücke beschrieben. Die Infektion wurde auch an Tierhaaren gefunden, und T. cutaneum wurde auf der Haut, im Sputum und im Stuhl des Menschen und von Säugetieren sowie im Erdreich nachgewiesen. Rasterelektronenmikroskopische Untersuchungen bei weißer Piedra zeigen im Bereich der Knötchen schuppig-amorphes Material, welches das Haar krustenartig umgibt. Es wird offenbar von den Mikroorganismen produziert, die selbst nicht darstellbar sind, möglicherweise weil sie in diesem Material eingeschlossen sind. Die Pilzkolonien wachsen auf dem Haar, sitzen seiner Oberfläche locker auf und führen dementsprechend nicht zu einer tiefgreifenden Schädigung der Haarstruktur. Es gibt Hinweise dafür, dass es sich bei der weißen Piedra um eine synergistische Infektion zusammen mit koryneformen Bakterien handelt (Ellner et al. 1990).

Der Erreger der schwarzen Piedra ist der Schlauchpilz Piedraia hortai, dessen Übertragung durch engen Kontakt von Mensch zu Mensch oder über gemeinsam benutzte Kämme erfolgt. Die Infektion wurde auch im Fell asiatischer und südamerikanischer Primaten gefunden. Rasterelektronenmikroskopisch zeigen die Knötchen ein typisches, korallensteinartiges Muster von Öffnungen und Krypten an ihrer Oberfläche. Die Mikroorganismen durchdringen die Haarkutikula, proliferieren zwischen den Kutikulaschuppen und brechen dann wieder an die Oberfläche durch, wo sie die Knötchen bilden, die durch die Pilzhyphen mit der Haaroberfläche verbunden sind. Dadurch weist die Haarkutikula stellenweise erhebliche Schäden auf, während die Haarsegmente zwischen den Knötchen intakt sind.

Klinik. *Weiße Piedra.* Die befallenen Haare zeigen vom bloßen Auge erkennbare feine, weißliche Stippchen, die näher betrachtet in Form einzelner Knötchen oder zusammenhängender Umscheidungen am Haar haften. Die Auflagerungen sitzen bevorzugt an den distalen Haarabschnitten und lassen sich abschaben. Gewöhnlich sind gebrochene Haare nicht vorhanden. Während das Kopfhaar im Allgemeinen nur in umschriebenen Bezirken betroffen ist, kommt es in anderen behaarten Regionen, z. B. Pubes, zu einem mehr diffusen Befall mit Knötchen. Mehrere Körperstellen können gleichzeitig befallen sein. Die Erkrankung kann mit Entzündungszeichen einhergehen, in der Genitalregion in der Form einer Intertrigo bzw. an der Kopfhaut mit Pruritus.

Schwarze Piedra. Hier finden sich weniger auffällige, dunkelbraune oder pechschwarze steinharte Knötchen, die dem Kopfhaar fest anhaften und sich im Gegensatz zur weißen Piedra nicht abstreifen lassen. Streicht man mit den Fingern durch die befallenen Haare, gewinnt man den Eindruck von „Sandkörnern im Haar", und Kämmen der Haare mit einem Metallkamm soll ein rasselndes Geräusch hervorrufen. Die schwarze Piedra befällt bevorzugt das Kopfhaar, obwohl auch Befall anderer behaarter Körperregionen beschrieben worden ist inkl. Handrücken, und die Knötchen können an der gesamten Länge des Haars auftreten. Die Haut darunter ist unauffällig.

Diagnostik. Die Diagnose ergibt sich aus der klinischen Untersuchung und der lichtmikroskopischen Betrachtung in Kalilauge eingebetteter infizierter Haare. Die Woodlichtuntersuchung zeigt keine Fluoreszenz. An Präparaten infizierter Haare in Kalilauge ist bei weißer Piedra zu beobachten, dass die Knötchen aus einer gelatinösen, gelblichen Grundsubstanz bestehen, die massenhaft rund-ovale Sporen enthält. Bei der schwarzen Piedra bestehen die den Haarschaft teilweise oder ganz umschließenden Knötchen aus einer Grundsubstanz aus dunklem, körnigem Pigment, in das zahlreiche septierte Hyphen eingebettet sind. Überdies lässt sich der Pilz im Kulturmedium nach Sabouraud identifizieren. T. cutaneum bildet innerhalb ca. 1 Woche cremefarbene Kolonien, die später gelblich grau werden und eine gefältete Oberfläche aufweisen. Piedraia hortai bildet langsam wachsende, schwarze Kolonien, die anfänglich eine glatte Oberfläche haben, später aber ein kurzes, grünlich braunes Luftmyzel ausbilden.

Differenzialdiagnose. Weiße Piedra: Nissen bei Läuseinfektion, Haarzylinder, Trichobacteriosis palmellina, Trichorrhexis nodosa. Schwarze Piedra: Trichorrhexis nodosa, Trichonodosis.

Verlauf und Prognose. Die vollständige Eliminierung von T. cutaneum ist mitunter schwierig; die Infektion kann deshalb schubweise rezidivierend verlaufen, wobei in warmen, feuchten Klimazonen die Symptome stärker ausgeprägt sind.

Prophylaxe und Therapie. Die Lokalanwendung von Breitspektrumantimykotika vom Azoltyp ist wirksam, aber die einfachste Maßnahme ist das Abschneiden der Haare. Danach empfiehlt sich ebenfalls die Anwendung eines Breitspektrumantimykotikums, z.B. 1%ige Econazollösung. Zur Rückfallprophylaxe bewähren sich ein Kurzhaarschnitt und tägliche Haarwäsche. Über die Therapie der schwarzen Piedra mit Terbinafinen wurde berichtet (Gip 1994).

■ **Literatur**

Ellner KM et al. (1990) White piedra: evidence for a synergistic infection. Br J Dermatol 123:355–363

Figueras MJ, Guarro J, Zaror L (1996) New findings in black piedra infection. Br J Dermatol 135:157–158

Figueras MK, Guarro J, Zaror (1997) Ultrastructural aspects of hair digestion in black piedra infection. J Med Vet Mycol 35:1–6

Gip L (1994) Black piedra: the first case treated with terbinafine (Lamisil). Br J Dermatol 130 (Suppl): 4326–4328

Kalter DC, Tschen JA, Cernoch PL et al. (1986) Genital white piedra: epidemiology, microbiology, and therapy. J Am Acad Dermatol 14:982–993

Schwinn A, Ebert J, Hamm H, Bröcker EB (1996) Genitale weiße Piedra. Hautarzt 47:638–641

Stenderup A, Schonheyder H, Ebbesen P, Melbye M (1986) White piedra and Trichosporon beigelii carriage in homosexual men. J Med Vet Mycol 24: 401–406

Traumatische und physikalisch bedingte Alopezien

Der beste Arzt scheint mir der zu sein, der sich auf Voraussicht versteht. Denn wenn er den gegenwärtigen und den ihm vorhergegangenen und den künftigen Stand einer Krankheit schon vorher erkennt und den Kranken vorhersagt und ihnen erklärt, was sie zu unterlassen haben, dann werden sie ihm vertrauen, weil er ihren Zustand besser als sie selber erkennt, so dass die Menschen es wagen, sich dem Arzt anzuvertrauen.

HIPPOKRATES

Traumatische bzw. physikalische Alopezien umfassen erworbene Haarmangelzustände, bei denen einmalige, wiederholte oder anhaltende traumatische Einwirkungen auf das Haar zum Haarverlust führen. Abgesehen von der Trichotillomanie handelt es sich überwiegend um kosmetisch bedingte traumatische Alopezien, bei denen im Rahmen traditioneller, modebedingter oder religiöser Praktiken das Haar vor allem traktionsbedingten Belastungen ausgesetzt wird. Die Vielzahl der daraus resultierenden Alopeziemuster und ihre Nomenklatur sind uneinheitlich. Während die traumatische marginale Alopezie die häufigste klinische Form darstellt, kann je nach Frisurgewohnheit jede Stelle des behaarten Kopfes betroffen sein, wobei die zur Zeit unserer Großmütter besser bekannte Chignonalopezie am Hinterkopf beispielhaft für die nicht marginalen traumatischen Alopezien steht. Ferner kommen akzidentelle traumatische Alopezien vor, bei denen der Dermatologe in erster Linie mit der Frage konfrontiert wird, ob bestimmte klinische Zustandsbilder auf ein physikalisches Trauma zurückzuführen sind, z.B. die geburtstraumatische Alopezie (Differenzialdiagnose Aplasia cutis congenita) oder die postoperative Druckischämie (Differenzialdiagnose Alopecia areata), und wie die Prognose ist, z.B. bei Skalpierungsverletzungen. Eine besondere Stellung unter den physikalisch bedingten Alopezien nehmen schließlich die Schäden durch ionisierende Strahlen ein, bei denen die Ausprägung und die Prognose des Haarverlusts von der Strahlenbelastung im Rahmen interventioneller neuroradiologischer Verfahren bzw. einer Radiotherapie abhängig sind (Tab. 5.14).

Tabelle 5.14. Traumatische bzw. physikalische Alopezien

Trichotillomanie

Kosmetisch bedingte traumatische Alopezien
▨ traumatische marginale Alopezie
▨ nicht marginale traumatische Alopezien

Akzidentelle traumatische Alopezien
▨ geburtstraumatische Alopezie
▨ postoperative Druckalopezie
▨ Dekubitalnekrosen nach Intoxikation/Suizidversuch
▨ Skalpierungsverletzung

Andere physikalisch bedingte Alopezien
▨ thermisch bedingte Schäden
 – Verbrennung/Verbrühung
 – Kälteschaden
▨ Alopezien durch ionisierende Strahlen
 – Alopezie nach interventionellem neuroradiologischen Eingriff
 – chronische Radiodermatitis der Kopfhaut

Kosmetisch bedingte traumatische Alopezien

▨ Traumatische marginale Alopezie

Definition. Zurücktreten der Haargrenze an Stirn, Schläfen oder Hinterkopf infolge anhaltender Zugkräfte bei Frisuren, die besonders die Randgebiete des Haaransatzes am Kapillitium strapazieren. Es handelt sich um eine häufige Sonderform der sog. Traktionsalopezie.

Vorkommen. Häufig. Typisch ist der bei bestimmten Frisuren auftretende Haarverlust, wie Pferdeschwanzfrisur (Slepyan 1958), nationalen Haartrachten, z. B. Alopecia hessica, Alopecia groenlandica (Hjorth 1957), und ethnischen Gepflogenheiten, z. B. afrokaribische Haartrachten, bei denen das Haar in Reihen geflochten wird (Costa 1946).

Ätiopathogenese. Chronischer Zug (Traktion) führt zu regressiven Veränderungen am Haarfollikel, der schließlich nur noch ein vellusartiges, verdünntes und kurzes Haar bildet oder die Haarproduktion ganz einstellt. Folge lange einwirkender Zugkräfte sind manchmal auch entzündliche Veränderungen und Vernarbungen an den Follikeln. Abbrechen der Haare kann insbesondere dann zusätzlich vorkommen, wenn das Haar durch kosmetisch-chemische Einwir-

kungen zusätzlich geschwächt ist. Eine Traktionsalopezie entwickelt sich bevorzugt bei Personen mit androgenetischer Alopezie, da die miniaturisierten und ohnehin vermehrt telogenisierten Haarfollikel im androgenetischen Bereich eine erhöhte Vulnerabilität aufweisen (Ikeda u. Yamada 1967).

Klinik. In umschriebenen Arealen an den Rändern des Kapillitiums zunächst temporärer, später permanenter Haarverlust. Je nach verursachender Frisurtechnik und Erstbeschreiber sind unterschiedliche Haupthaargrenzen betroffen und ist die Nomenklatur uneinheitlich. Die Alopecia linearis frontalis (Sabouraud 1931) mit Befall zunächst der Präaurikularregion und später Ausdehnung in einem 1–3 cm breiten Band in anteriorer Richtung (Abb. 5.57), ist wohl eine der häufigsten und heute bekanntesten klinischen Erscheinungsbilder, die der Erstbeschreiber Sabouraud selbst in ihrer Ätiologie jedoch nicht erkannt hatte. Die Traktionsalopezie tritt häufig in Verbindung mit Follikulitiden und kurzen, abgebrochenen Haaren auf. Auch kommen umschriebene Keratinhülsen vor, die einzelne Haarschäfte knapp oberhalb der Kopfhautoberfläche manschettenförmig umgeben und sich frei entlang des Haarschafts verschieben lassen, besonders bei langen Haaren, weil Haarzylinder bei kurzen Haaren durch Abstreifen rasch verloren gehen (Rollins 1961).

Diagnostik. Sofern daran gedacht wird, sind die kosmetisch bedingten traumatischen Alopezien kein diagnostisches Problem, obwohl die Ursache vom Patienten selbst oft nicht erkannt wird.

Im Trichogramm findet sich ein telogenes Haarwurzelmuster.

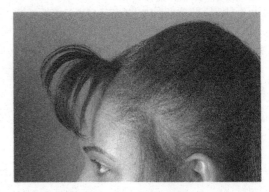

Abb. 5.57. Traumatische marginale Alopezie

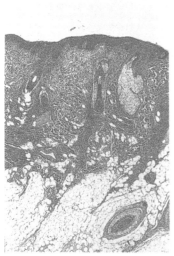

Abb. 5.58. Traktionsalopezie (Histologie). Kompakte perifollikuläre Fibrose und vertikal gestellte fibrotische Stränge

Histopathologisch findet sich zunächst eine deutliche Vermehrung von Katagen- und Telogenfollikeln wie bei der Trichotillomanie. Im Gegensatz zu letzterer sind nur gelegentlich intrafollikuläre Pigmentschollen zu beobachten, eine Trichomalazie ist nicht die Regel. Später kommt es zu einer kompakten, perifollikulären Fibrose (Abb. 5.58) bzw. zum Untergang von Haarfollikeln, die durch vertikal gestellte fibrotische Stränge ersetzt sind.

Differenzialdiagnose. Postmenopausale frontale fibrosierende Alopezie.

Vorsätzlich herbeigeführte Alopezie. Soziokulturell bedingt beabsichtigte Traktionsalopezie, die in bestimmten Arealen des Kapillitiums durch entsprechende anhaltende Zugkräfte (z. B. Verflechtung von Haaren) gewollt herbeigeführt wird.

Verlauf und Prognose. Ungünstig, wenn die Chronizität des Traumas zu einer weitgehenden Regression bzw. Fibrose der Haarfollikel geführt hat.

Prophylaxe und Therapie. Vermeidung anhaltender Traktionskräfte auf das Haar. Eine zurückgewichene Stirn-Haar-Grenze kann nötigenfalls durch autologe Haartransplantation (Micrografts) wiederhergestellt werden.

▪ Literatur

Costa OC (1946) Traumatic negroid alopecia. Br J Dermatol 58:280–282

Hjorth N (1957) Traumatic marginal alopecia. A special type – alopecia Greenlandica. Br J Dermatol 69:319–322

Ikeda T, Yamada M (1967) Both telogen effluvium and traction alopecia mainly occur in patients with a condition of alopecia prematura. Acta Dermatol (Kyoto) 62:47

Rollins TG (1961) Traction folliculitis with hair casts and alopecia. Am J Dis Child 101:639–640

Sabouraud R (1931) De l'alopécie liminaire frontale. Ann Dermatol Syphiligr 2:446

Slepyan H (1958) Traction alopecia. Arch Dermatol 78:395–397

▪ Nicht marginale traumatische Alopezien

Definition. Meist umschriebener, zunächst reversibler, später permanenter Haarverlust innerhalb des Kapillitiums infolge exogener traumatischer Einwirkungen auf das Haar bzw. den Haarboden.

Vorkommen. Durch eine breite Variation der Frisierpraktiken können sehr unterschiedliche Schädigungsmuster auftreten, die grundsätzlich je nach Lokalisation der maximalen Zugkraft neben den Haupthaargrenzen auch jede andere Stelle des Kapillitiums betreffen können, z. B. Lockenwickleralopezie (Lipnik 1961), Alopezie durch Einflechten von Haarersatz (Harman 1972).

Ätiopathogenese. Neben Traktion kann auch anhaltender Druck zu regressiven Veränderungen am Haarfollikel führen. Besonders afrokaribische Frisuren, bei denen das Haar in Reihen geflochten wird (Abb. 5.59), führen außer zu einer marginalen Alopezie zu einer zentralen Alopezie mit Verbreiterung des Scheitels. Auch sind parietale Alopezieherde beschrieben, die unter dem Zug von Haarklammern zur Befestigung von Krankenschwesternhauben auftraten (Hwang 1999).

Klinik. In umschriebenen, teils geometrisch angeordneten Arealen innerhalb des Kapillitiums zunächst temporärer, später permanenter Haarverlust, oft in Verbindung mit Juckreiz, Follikulitiden und Haarzylindern. Früh ist vor allem bei gezöpfelten oder eingeflochtenen zusätzlichen Haaren eine Telogenisierung der Haare

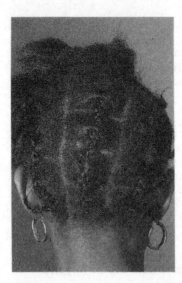

Abb. 5.59. Nicht marginale traumatische Alopezie bei afrokaribischer Frisur

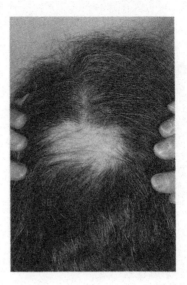

Abb. 5.61. Chignonalopezie

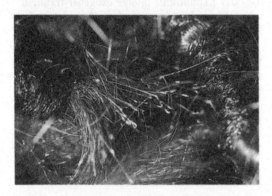

Abb. 5.60. Telogenisierung der Haare bei frisurbedingter Traktion

bereits mit bloßem Auge erkennbar (Abb. 5.60). Umschriebene traumatische Alopezien können auch bei anhaltendem Druck auf das Kapillitium auftreten, z.B. infolge orthodontischer Befestigungssysteme wie einem „headgear" (Zuehlke et al. 1981).

Chignonalopezie (Trüeb 1995). Umschriebene, meist rechteckförmige Alopezie des Hinterkopfes auf Höhe der Lambdanaht (Abb. 5.61) infolge langjährigen Tragens eines sog. Chignon = im Nacken getragener, geflochtener oder geschlungener Haarknoten

Diagnostik. Sofern daran gedacht wird, stellen die kosmetisch bedingten traumatischen Alopezien kein diagnostisches Problem dar, obwohl

die Ursache vom Patienten selbst oft nicht erkannt wird.

Histopathologisch finden sich zunächst eine deutliche Vermehrung von Katagen- und Telogenfollikeln, nur gelegentlich intrafollikuläre Pigmentschollen; später kommt es zu einer perifollikulären Fibrose bzw. zum Untergang von Haarfollikeln, die durch vertikal gestellte fibrotische Stränge ersetzt sind.

Differenzialdiagnose. Die häufigsten Fehldiagnosen bei der Chignonalopezie sind die Alopecia areata und die postoperative Druckalopezie. Andere Ursachen multilokulären Haarverlusts (z.B. Alopecia areolata syphilitica) bzw. herdförmig atrophisierender Alopezien sind insbesondere bei den nicht marginalen traumatischen Alopezien infolge afrokaribischer Frisuren bei schwarzen Frauen auszuschließen. Kombinationsbilder traumatischer Alopezien (Traktion, thermischer und chemischer Schaden) kommen nicht selten vor, z.B. „Hot comb"-Alopezie.

Verlauf und Prognose. Ungünstig. Wenn es zur Atrophie und Fibrose der Haarfollikel gekommen ist, kann auch nach Unterlassung weiterer traumatischer Einwirkungen mit Wiederwachstum von Haaren nicht gerechnet werden.

Prophylaxe und Therapie. Wichtig ist deshalb die Prävention bzw. möglichst frühzeitige Vermeidung weiterer traumatischer Einwirkungen

(Zug, Druck) auf das Haar bzw. den Haarboden. Umschriebene narbige Alopezieherde (z. B. Chignonalopezie) können chirurgisch exzidiert werden.

■ Literatur

Harman RR (1972) Traction alopecia due to „hair extension". Br J Dermatol 87:79–80

Hwang SM, Lee WS, Eung HC et al. (1999) Nurse's cap alopecia. Int J Dermatol 38:187–191

Lipnik MJ (1961) Traction alopecia from brush rollers. Arch Dermatol 84:493–495

Trüeb RM (1995) „Chignon alopecia": a distinctive type of nonmarginal traction alopecia. Cutis 55:178–179

Zuehlke RL, Bishara S, Price V (1981) Pressure-potential alopecia areata. Am J Orthod 79:437–478

Akzidentelle traumatische Alopezien

■ Geburtstraumatische Alopezie

Definition. Temporäre oder narbige Alopezien infolge unter der Geburt auftretender Traumatisierung der Kopfhaut.

Vorkommen. Nicht häufig. Die Inzidenz von Komplikationen nach Geburt mit dem Vakuumextraktor wurde mit 29% angegeben (Schaller 1970), die Häufigkeit narbiger Alopezien dagegen mit 0,3% (Broese 1976) bis 1% (Bernhart 1970).

Ätiopathogenese. Durch Zange (Forzeps), Saugglocke (Vakuumextraktor) oder EKG-Elektroden am Skalp verursachte Exkoriationen oder Riss-Quetsch-Wunden der Kopfhaut bzw. Kopfschwartenabrisse können insbesondere dann, wenn sich Hämatome oder Infektionen einstellen, zu einer narbigen Defektheilung der Kopfhaut mit umschriebenem Haarverlust führen.

Klinik. Während Forzepsverletzungen häufiger temporal im Gesicht lokalisiert sind, befinden sich Verletzungen durch die Saugglocke bzw. EKG-Elektroden am Skalp (Abb. 5.62). Die Lokalisation derartig verursachter Alopezien hängt davon ab, in welcher Stellung sich der kindliche Kopf zur Zeit des Anlegens der Saugglocke bzw. der Elektrode befunden hat. Die typische Läsion ist eine umschriebene narbige Alopezie, die sekundäre Pigmentverschiebungen aufweisen kann.

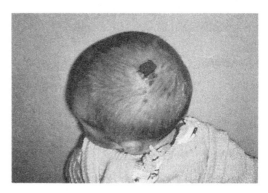

Abb. 5.62. Geburtstrauma am Kapillitium

Diagnostik. Die Diagnose wird aufgrund der geburtshelferischen Anamnese gestellt.

Differenzialdiagnose. Aplasia cutis congenita, epidermaler Nävus. Bei Forzepsverletzungen fokale faziale dermale Dysplasie (Setleis-Syndrom).

Halo-Skalpring (Neal et al. 1984). Ringförmige, druckbedingte Alopezie, haloartig in der Zirkumferenz eines Caput succedaneum.

Pränatale Druckalopezie des Skalps (Matthews 1999). Seltene, druckbedingte temporäre Alopezie oder Skalpnekrose infolge intrauterinen Drucks des kindlichen Schädels auf das knöcherne Becken der Mutter. Vorkommen hauptsächlich nach frühem Blasensprung bzw. prolongierter Wehentätigkeit.

Vernarbende Alopezie des Neugeborenen bei Hypoxämie/Hypoperfusion (Gerschan u. Esterly 1993). Ischämisch bedingte Druckalopezie an der Auflagefläche des Kopfes hypoxämischer bzw. blutkreislaufmäßig geschädigter Neugeborener.

Gonokokkenabszess der Kopfhaut. Die kleine Verletzung, die beim Anlegen der EKG-Elektrode am Skalp gesetzt wird, kann die Eintrittspforte zu einer Gonokokken-Infektion darstellen (Varady et al. 1998).

Verlauf und Prognose. Die ausgebildete narbige Alopezie ist permanent.

Prophylaxe und Therapie. Die sorgfältige Überwachung geburtstraumatischer Verletzungen und besonders die Verhinderung einer Sekundärinfektion stellen die wichtigsten Präventivmaßnahmen gegen eine geburtstraumatische Alopezie mit Vernarbung dar. Eine Therapie der narbigen geburtstraumatischen Alopezie ist, falls erforderlich, nur operativ möglich.

▪ Literatur

Bernhart W (1970) Ergebnisse der Vakuumextraktion unter Berücksichtigung der Auswirkungen auf das Kind. Wien Med Wochenschr 15:944–947

Broese I (1976) Narbige Alopezie und verminderte Pigmentierung nach Vakuumextraktion. Dermatol Monatsschr 162:254–257

Gershan LA, Esterly NB (1993) Scarring alopecia in neonates as a consequence of hypoxaemia-hypoperfusion. Arch Dis Child 68:591–593

Matthews MS (1999) Prenatal pressure necrosis of the scalp. Ann Plast Durg 43:74–76

Neal PR, Merk PF, Norins AL (1984) Halo scalp ring: a form of localized scalp injury associated with caput succedaneum. Pediat Dermatol 2:52–54

Schaller A (1970) Geburtsverletzungen bei Vakuumextraktion. Pädiat Grenzgeb 9:295–313

Varady E, Nsanze H, Slattery T (1998) Gonococcal scalp abscess in a neonate delivered by caesarean section. Sex Transm Infect 74:451

▪ Postoperative Druckalopezie

Definition. Druckbedingte Alopezie im Okzipitalbereich nach Operation mit längerer Verweildauer des Patienten auf harter Unterlage.

Vorkommen. Nicht selten. Am häufigsten wird die postoperative Druckalopezie nach Eingriffen am offenen Herzen (inkl. Kinder – Ben-Amitai u. Garty 1993) und lang dauernden gynäkologischen Operationen in Steinschnittlage beobachtet (Wiles u. Hansen 1985, Boyer u. Vidmar 1994), neuerdings auch im Anschluss an elektive kosmetisch-chirurgische Eingriffe (Dominguez et al. 1999).

Ätiopathogenese. Als Ursache wird ein umschriebenes anagen-dystrophisches Effluvium infolge druckbedingter Ischämie der aufliegenden Kopfhaut während der Operation angesehen.

Klinik. Innerhalb von 2–3 Wochen postoperativ kommt es infolge eines umschriebenen anagen-dystrophischen Effluviums zu einer lokalisierten Alopezie des okzipitalen Vertexbereichs (Abb. 5.63 a). Der Haarausfall tritt akut und rasch progredient bis zu einem Verlust von >80% der Haare (entsprechend der Anagenrate) im betroffenen Bereich ein. Eine ödematöse Schwellung,

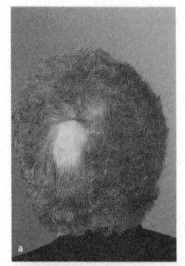
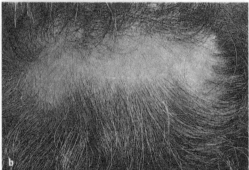
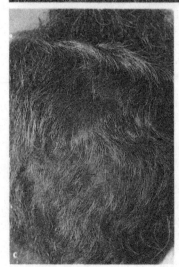

Abb. 5.63. Postoperative Druckalopezie. **a** Nach Hysterektomie. **b, c** Spontanverlauf

Exsudation und Krustenbildung, in schweren Fällen auch Ulzeration können vorausgehen.

Diagnostik. Bei charakteristischer Lokalisation (okzipitaler Vertex) ist die Anamnese (vorangehende größere herzchirurgische oder gynäkologische Operation) mit einem typischen Intervall (2–3 Wochen) diagnostisch richtungsweisend.

Im Trichogramm (läsional) findet sich ein anagen-dystrophisches Haarwurzelmuster.

Im Zweifelsfall ist zur differenzialdiagnostischen Abgrenzung einer Alopecia areata eine Kopfhautbiopsie durchzuführen. Histopathologisch zeichnet sich die postoperative Druckalopezie in der Frühläsion durch dermale Gefäßthrombosen und Nekrosen aus, später findet sich nur eine unspezifische fibrosierende Entzündung.

Differenzialdiagnose. Alopecia areata, Alopezie nach interventionellem neuroradiologischen Eingriff.

Dekubitalnekrosen nach Intoxikation bzw. Suizidversuch. Auch im Rahmen von Bewußtlosigkeit aufgrund anderer Ursachen, z. B. Kohlenmonoxid-, Barbiturat- oder Opiatintoxikation, kann bei regungslosem Liegen über Stunden das Körpergewicht ausreichen, um zu einer Ischämie der Kopfhaut mit nachfolgender Ausbildung von Nekrosen und Narben zu führen. Nicht selten werden derartig entstandene narbige Alopezien nach Suizidversuchen beobachtet. Die Hautnekrosen sind dabei Folge allein der druckbedingten Ischämie der Haut und nicht einer spezifischen Wirkung bestimmter Pharmaka, wie früher für die häufig bei Suizid verwendeten Barbiturate vermutet wurde, sog. Barbituratnekrosen der Haut (Borda 1970). Histopathologisch finden sich subepidermale Blasen mit epidermaler Nekrose, auch der sekretorischen Anteile ekkriner Schweißdrüsen, sog. Komablasen (Setterfield et al. 2000).

Verlauf und Prognose. In 29 von 60 Fällen von postoperativer Druckalopezie nach Eingriffen am offenen Herzen war der Haarverlust irreversibel (Lwason et al. 1976). Wahrscheinlich kommt es insgesamt viel häufiger zu einer nur temporären Alopezie (Abb. 5.63 b, c).

Prophylaxe und Therapie. Vordringlichst ist die Prävention durch Vermeidung einer lang dauernden Druckischämie der Kopfhaut. Dies wird am zuverlässigsten durch intraoperativ ständigen Lagerungswechsel des Kopfes erreicht. Ein zur Druckentlastung des Okziputs entwickelter aufblasbarer Ring hat lediglich dazu geführt, dass an dessen Auflagestelle ebenfalls eine temporäre Alopezie auftrat.

▨ Literatur

Ben-Amitai D, Garty BZ (1993) Alopecia in children after cardiac surgery. Pediat Dermatol 10:32–33

Borda IT (1970) Barbiturate coma bullae. JAMA 214:1564

Boyer JD, Vidmar DA (1994) Postoperative alopecia: a case report and literature review. Cutis 54:321–322

Dominguez E, Eslinger MR, McCord SV (1999) Postoperative (pressure) alopecia: report of a case after elective cosmetic surgery. Anesth Analg 89:1062–1063

Hanly AJ, Jorda M, Badiavas E et al. (1999) Postoperative pressure-induced alopecia: report of a case and discussion of the role of apoptosis in non-scarring alopecia. J Cutan Pathol 26:357–361

Lwason NW, Mills NL, Ochsner JL (1976) Occipital alopecia following cardiopulmonary bypass. J Thorac Cardiovasc Surg 71:342–347

Setterfield JF, Robinson R, MacDonald D, Calonje E (2000) Coma-induced bullae and sweat gland necrosis following clobazam. Clin Exp Dermatol 25:215–218

Wiles JC, Hansen RC (1985) Postoperative (pressure) alopecia. J Am Acad Dermatol 12:195–198

▨ Skalpierungsverletzung

Definition. Traumatisch bedingter Abriss der Kopfschwarte, der mitunter zu einer flächenhaften, narbigen Alopezie führt.

Vorkommen. Unfallbedingte Verletzungen der Kopfhaut stellen eine der häufigsten Ursachen der narbigen Alopezie dar.

Ätiopathogenese. Im Rahmen von Verkehrs- oder Betriebsunfällen an oder mit Maschinen verursachte, mechanisch bedingte Traumatisierung des Skalps, die von Bagatellverletzungen (Riss-Quetsch-Wunden) bis hin zu schweren Kopftraumen mit Lazeration und Abriss der Kopfschwarte (Skalpierung) reichen. Bei Quetschung der Wundränder und Infektion entstehen breite, alopezische Narben, bei Abriss und Zerstörung der Kopfschwarte flächenhafte, narbige Alopezien.

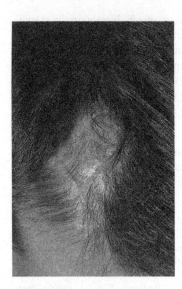

Abb. 5.64. Skalpierungsverletzung

Klinik. Das klinische Erscheinungsbild reicht von passagerem Haarverlust und strichförmigen, an eine Morphäa en coup de sabre erinnernde Narben (Abb. 5.64) bei Riss-Quetsch-Wunden bis hin zu großflächigen narbigen Alopezien infolge Skalpierungsverletzungen (Betriebsunfälle).

Diagnostik. Die Diagnose ergibt sich aus der Anamnese.

Differenzialdiagnose. Bei strichförmigen Narben Morphäa en coup de sabre.

Verlauf und Prognose. Im Gegensatz zum passageren Haarverlust durch traumatisch herausgerissene Haare ist die ausgebildete narbige Alopezie permanent.

Prophylaxe und Therapie. Am Arbeitsplatz sind Präventivmaßnahmen zur Verhinderung von Betriebsunfällen an oder mit Maschinen durchzusetzen. Eine sorgfältige Wundversorgung und die Verhinderung einer Sekundärinfektion stellen wichtige Maßnahmen dar, um das Ausmaß der narbigen Defektheilung möglichst gering zu halten. Eine Therapie umschriebener Narben ist operativ möglich (Exzision, Reduktionsplastik). Große Defekte lassen sich in der Regel erst durch eine plastische Operation decken. Für sehr großflächige narbige Alopezien kommen häufig nur Haarersatzoptionen in Betracht.

Literatur

Arashiro K, Ohtsuka H, Ohtani K et al. (1995) Entire scalp replantation: case report and review of the literature. J Reconstr Microsurg 11:245–250
Bhattacharya V, Sinha JK, Tripathi FM (1982) Management of scalp injuries. J Trauma 22:698–702

Thermisch bedingte Schäden

Verbrennung/Verbrühung

Definition. Gewebezerstörung durch akuten Hitzeschaden der Haut. Der Schaden ist durch Grad, Ausdehnung und Tiefe charakterisiert:
Grad I: schmerzhaftes Erythem und Restitutio ad integrum.
Grad II: Erythem und Blasen durch Epidermisnekrose. Sehr schmerzhaft. Die Haare versengen, die Haarwurzeln bleiben jedoch intakt, sodass das Haarwachstum nicht gefährdet ist. Heilung mit Restitutio ad integrum. Sekundärinfektionen sind jedoch möglich.
Grad III: Koagulationsnekrose, die bis in die Dermis reicht und die Hautanhangsgebilde auch betrifft. Trockene anästhetische Areale. Die Haare lassen sich schmerzlos ausziehen. Heilung mit Narbe.

Vorkommen. Häufige Unfallkomplikation durch direkte Flammeneinwirkung, Gasexplosion, heiße Metalle, heiße Flüssigkeiten (Verbrühung) oder heiße Dämpfe im Haushalt, im Straßenverkehr, am Arbeitsplatz oder bei Industriekatastrophen, wobei Verbrennungen am behaarten Kopf meist im Rahmen ausgedehnter Verbrennungen und nur selten isoliert vorkommen. Jedoch können thermische Schäden auch chemisch als Zwischenfall beim Friseur entstehen.

Ätiopathogenese. Direkte Hitzeeinwirkung mit vakuoliger Degeneration der Epidermalzellen bzw. Koagulationsnekrose von Epidermis und Dermis.

Klinik. Das klinische Bild ist abhängig von Intensität und Dauer der Hitzeeinwirkung und reicht vom schmerzhaften Erythem über Brandblasen mit versengten Haaren bis zu tiefer liegender Gewebezerstörung mit Analgesie und schmerzloser Epilierbarkeit von Haaren. Zwischen zweit- und drittgradiger Verbrennung bestehen fließende Übergänge, weshalb der Verbrennungsgrad Tage nach dem Verbrennungsereignis oft erneut beurteilt werden muss. Bei zweitgradiger Verbrennung sind die Brandblasen oft eingerissen, und die darunter liegende Dermis liegt dann rot und feucht frei, während bei der drittgradigen Verbrennung der Koagulationsschorf eine weißliche oder schwärzliche Farbe aufweist und oft lederartig trocken ist. Nach Demarkation und Abstoßung des Schorfs entsteht eine ulzerierte Wundfläche mit Granulationsgewebe, die unter Vernarbung ausheilt.

Die Verbrennungsnarbe kann unregelmäßig, teils atrophisch und teils hypertrophisch sein, wobei im Verlauf der Vernarbung auch am behaarten Kopf Keloide entstehen können.

Diagnostik. Weil Verbrennungen am behaarten Kopf häufiger im Rahmen einer ausgedehnten Verbrennung und seltener isoliert vorkommen, ist auch die Verbrennungsausdehnung zu beurteilen. Nach der Wallace-Neunerregel beträgt der Anteil des Kopfes an der Körperoberfläche beim Erwachsenen 9% und beim Kind zwischen 15% (Kleinkind) und 21% (Neugeborenes). Der Anteil des Rumpfes vorn bzw. hinten wird mit je 18%, des Arms mit 9%, des Beins mit 18% berechnet. Die Gefahr eines Verbrennungsschocks besteht beim Erwachsenen bei etwa 20% und beim Kind unter 12 Jahren bei 10% verbrannter Körperoberfläche.

Differenzialdiagnose. Während die Expositionsanamnese bei den unfallbedingten Verbrennungen klar ist, können beim Friseur chemisch als Zwischenfall entstandene Verbrennungen gelegentlich diagnostische Probleme bereiten; z.B. kann beim Mischen von 5%iger Thioglykolsäure zur Kaltwelle und 10%igem Kaliumbromid zur Kaltwellenfixierung innerhalb 75 Sekunden eine Temperatursteigerung von 30 °C auf >60 °C entstehen, die binnen weniger Minuten zu drittgradigen Verbrennungen der Kopfhaut führen kann.

Verlauf und Prognose. Bei erst- und zweitgradigen Verbrennungen Restitutio ad integrum, außer bei Fällen mit Sekundärinfektion. Bei drittgradigen Verbrennungen narbige Defektheilung (Abb. 5.65). Selten können aus Verbrennungsnarben nach Jahrzehnten Narbenkarzinome entstehen.

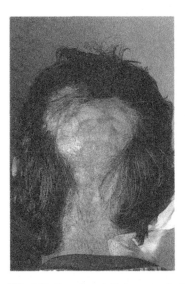

Abb. 5.65. Alopezie nach Verbrennung. Narbige Defektheilung

Prophylaxe und Therapie. Als Erste-Hilfe-Maßnahme muss das verbrannte Areal unmittelbar nach der Hitzeeinwirkung mit kaltem Wasser abgespült und anschließend bis zur weiteren ärztlichen Versorgung trocken steril abgedeckt werden. Jedes Kind mit einer Verbrennung >5% und jeder Erwachsene mit Verbrennungen >10% der Körperoberfläche sollte unverzüglich in ein Krankenhaus gebracht werden. Eine sorgfältige Wundversorgung und die Verhinderung einer Sekundärinfektion stellen wichtige Maßnahmen dar, um das Ausmaß der narbigen Defektheilung möglichst gering zu halten. Intakte Brandblasen sollten lediglich zur Druckentlastung steril abpunktiert werden, da die Blasendecke einen guten Schutz vor Sekundärinfektion bietet und zudem bei zweitgradiger Verbrennung freiliegende Wundflächen wesentlich schmerzhafter sind. Bewährtes Lokaltherapeutikum zur Wundbehandlung ist Silbersulfadiazin. Bei drittgradigen Verbrennungen wird der nekrotische Schorf stehen gelassen, d.h. eine geschlossene Wundbehandlung mit sterilen Verbänden durchgeführt. Auf eine Tetanusprophylaxe und adäquate Schmerzbekämpfung sollte geachtet werden. Systemische Antibiotika werden nur bei Sekundärinfektion und gemäß Erregerresistenzbestimmung eingesetzt. Später ist eine Therapie umschriebener Narben operativ möglich (Exzision, Reduktionsplastik). Große Defekte lassen sich in der Regel erst durch eine plastische Operation decken (z.B. Lappenplastik: Abb. 5.66 a–c). Für sehr großflächige narbi-

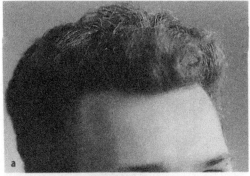

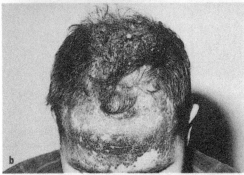

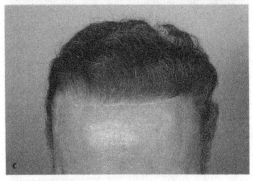

Abb. 5.66. Alopezie nach Verbrennung. **a** Frontale Haarlinie vor Verbrennungsunfall. **b** Drittgradige Verbrennung mit Verkohlung. **c** Zustand nach Lappenplastik

ge Alopezien kommen häufig nur Haarersatzoptionen in Betracht.

Literatur

Buhrer DP, Huang TT, Yee HW, Blackwell SJ (1988) Treatment of burn alopecia with tissue expanders in children. Plast Reconstr Surg 81:512–515

Felman G (1994) Post-thermal burn alopecia and its treatment using extensive horizontal scalp reduction in combination with a Juri flap. Plast Reconstr Surg 93:1268–1273

Paletta FY (1982) Surgical management of the burned scalp. Clin Plast Surg 9:167–177

Rosati P (1995) Extensive head burns corrected by scalp extension. Dermatol Surg 21:728–730

Kälteschaden

Definition. Gewebezerstörung durch Abkühlung der Haut mittels Kälte (Temperaturen < 0 °C). Der Grad der Gewebeschädigung ist abhängig von der Intensität der Kälte und der Dauer ihrer Einwirkung:

Grad I: Die Haut wird weiß und gefühllos, nach rascher Kälteausschaltung erfolgt Übergang in ein juckendes Erythem. Restitutio ad integrum.

Grad II: Entsteht nach tiefer greifender Kälteexposition. Nach Wiedererwärmen bilden sich durch Abhebung der Epidermis in der Junktionszone Blasen.

Grad III: Gewebenekrose. Nach Auftauen Übergang in trockene Nekrose (Mumifikation) oder bei bakterieller Sekundärinfektion zur feuchten Nekrose (Gangrän).

Vorkommen. Kälteschäden an den Akren (Ohren, Fingern, Nase, Zehen) treten häufig beim alpinen Sport auf, an der Kopfhaut sind sie selten und Folge meist unsachgemäß durchgeführter Kryotherapien. Während bei den Hitzeschäden (Verbrennung/Verbrühung) eine klare Beziehung zwischen der einwirkenden Temperatur und der Einwirkungszeit besteht, ist die kritische Temperatur für die Entstehung von Kälteschäden (Erfrierung) weniger sicher. Bereits Kryotherapie mittels flüssigem Stickstoff (−196 °C) während 10 Sekunden führt zum irreversiblen Untergang von Haarfollikeln.

Ätiopathogenese. Durch Kälteeinwirkung kommt es zunächst zu einer Hyperämie, möglicherweise durch Ausschüttung histaminartiger Substanzen, die ebenfalls weitere exsudativ entzündliche Phänomene bedingen: erhöhte Kapillardurchlässigkeit, Entzündung, Verlangsamung des Blutkreislaufs, Hypoxie und Nekrose, gefolgt von Vasokonstriktion und Einfrieren des Gewebes (Haut bei −2 °C bis −10 °C). Die Ausbildung von intra- und extrazellulären Eiskristallen führt einerseits zur Disruption von Zellen, andererseits zum toxischen Gewebeschaden durch Konzentrationsanstieg von Elektrolyten in noch flüssigen Volumenanteilen und Ausfall von Enzymsystemen durch Inaktivierung bei unterschiedlichen Temperaturen. Kryotherapie mittels flüssigem Stickstoff führt in Abhängigkeit von der Gefrierzeit zum selektiven Untergang von Haarfollikeln durch Apoptose des Follikelepithels und Verlust der Haarpapille bzw. zur alopezischen Narbe (Tumorprotokolle).

Klinik. Das klinische Bild ist abhängig von Intensität und Dauer der Kälteeinwirkung und reicht vom fokalen Haarverlust bis zur Ulzeration mit narbiger Abheilung.

Diagnostik. Die Diagnose ergibt sich aus der Expositionsanamnese.

Differenzialdiagnose. Sofern die Ursache nicht aufgrund der Anamnese klar ist, andere Ursachen einer fokalen Alopezie.

Verlauf und Prognose. Bereits bevor eine Erfrierung dritten Grades mit Gewebenekrose auftritt, kann es unter entsprechender Kälteeinwirkung zur permanenten Alopezie durch selektiven Untergang von Haarfollikeln kommen.

Prophylaxe und Therapie. Im Bereich des Kapillitiums oder des Bartes sollte von einer Kryotherapie mit Gefrierzeiten >10 Sekunden abgesehen werden.

▨ Literatur

Dawber R (1988) Cold kills! Clin Exp Dermatol 13:137–150

Schäden durch ionisierende Strahlen

▨ Alopezie nach interventionellem neuroradiologischen Eingriff

Definition. Durch Röntgenstrahlen bedingte akute reversible Alopezie infolge langer Fluoroskopiezeiten bei transvaskulärer neuroradiologischer Intervention mit therapeutischer zerebraler Gefäßembolisation.

Vorkommen. Nicht selten.

Ätiopathogenese. Akuter Strahlenschaden infolge langer Fluoroskopiezeiten. Die interventionelle neuroradiologische Behandlung zerebraler Angiodysplasien erfolgt mittels digitaler Substrak

tionsangiographie, um störende anatomische Strukturen per Digitalisation auszuschalten. Die Nutzung digitaler Bildspeicher gestattet theoretisch, die Durchleuchtungszeiten zu reduzieren, wenn die Bildbetrachtung am Speicherbild vorgenommen wird. Praktisch geschieht die exakte Positionierung des Katheters und die Embolisation durch laufende Injektion von Kontrastmittel unter Bildkontrolle. Eine präzise Bildinformation bedarf sowohl relativ hoch eingestellter Dosiswerte pro Einzelbild als auch einer großen Aufnahmezahl. Somit führt die zeitechte digitale Substraktionsangiographie teilweise zu Strahlendosiserhöhungen um den Faktor 2–10 gegenüber den konventionellen Blattfilmserientechniken. Bei zeitaufwendigen Behandlungen großer bzw. komplexer Angiodysplasien kann so die in der Haut absorbierte Röntgenstrahlendosis relevant werden; sie wird auf 2–5 cGy/min Fluoroskopie geschätzt. Auf die durch Röntgenstrahlen bedingte physikalische Schädigung reagieren die mitotisch aktivsten Zellen der Haarmatrix in der Anagenphase. Die Umwandlung der Anagenhaare in dystrophe Anagenhaare ist 72 Stunden nach Strahleneinwirkung am ausgeprägtesten feststellbar, und die Inzidenz proportional zur Strahlenbelastung. Eines Effluvium nach Röntgenbestrahlung entsteht dosisabhängig und tritt bei einer absorbierten Dosis von 300–400 cGy (Gewebehalbwertstiefe 0,8 mm Al) ein. Die permanente Epilation erfolgt erst nach einer Einzeldosis >1200 cGy (Gewebehalbwertstiefe 1,0 mm Al). Bei einem Patienten mit embolisierter zerebraler arteriovenöser Malformation wurde retrospektiv die zu einer temporären Alopezie führende Strahlendosis am Phantom auf 660 cGy errechnet (Huda u. Peters 1994). In einem Kollektiv von 12 Patienten mit ähnlicher Pathologie und vergleichbaren Therapiemaßnahmen wurde dagegen bei niedrigeren maximalen Hautdosen (134 cGy) kein Effluvium beobachtet (Bergeron et al. 1994).

Klinik. Innerhalb 2–3 Wochen nach dem interventionellen neuroradiologischen Eingriff kommt es infolge eines umschriebenen anagendystrophischen Effluviums zu einer lokalisierten Alopezie im Bereich der Strahlungsrichtung der Fluoroskopie während der Behandlung (Abb. 5.67). Der Haarausfall tritt akut und rasch progredient ein bis zu einem Verlust von >80% der Haare (entsprechend der Anagenrate) im betroffenen Bereich. Die Alopezie ist häufig geometrisch konfiguriert (dreieck- oder rechteck

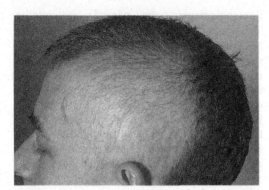

Abb. 5.67. Alopezie nach interventionellem neuroradiologischen Eingriff

förmig), die Haut im Bereich der Alopezie im Übrigen unauffällig.

Diagnostik. Die Anamnese (vorangehender interventioneller neuroradiologischer Eingriff mit langer Fluoroskopiezeit), die Lokalisation und Konfiguration der Alopezie (Strahlungsrichtung der Fluoroskopie) sowie das typische Intervall (2–3 Wochen) bis zum Beginn des Haarausfalls sind diagnostisch richtungsweisend.

Im Trichogramm findet sich ein anagen-dystrophisches Haarwurzelmuster.

Differenzialdiagnose. Alopecia areata, postoperative Druckalopezie. Häufige Fehlinterpretationen durch nicht informierte Patienten bzw. Ärzte, die deswegen konsultiert werden, sind ferner eine Alopezie durch Embolie oder unerwünschte Medikamentenwirkung.

Verlauf und Prognose. Innerhalb 2–3 Monaten kommt es zum spontanen Wiederwachsen von Haaren. Die Feststellung, dass eine nicht zu vernachlässigende Strahlenbelastung erfolgte, ist außerdem für eventuelle Spätschäden von Bedeutung.

Prophylaxe und Therapie. Patienten mit interventionellen neuroradiologischen Eingriffen sollten bereits vor dem Eingriff über die Möglichkeit und Prognose dieser reversiblen Komplikation aufgeklärt werden.

▪ Literatur

Bergeron P, Carrier R, Roy D et al. (1994) Radiation doses to patients in neurointerventional procedures. Am J Neuroradiol 15:1809–1812

Huda W, Peters KR (1994) Radiation-induced temporary epilation after a neuroradiologically guided embolization procedure. Radiology 193:642–644

Krasovec M, Trüeb RM (1998) Temporäre Röntgenepilation nach Embolisation einer zerebralen Gefäßmissbildung. Hautarzt 49:307–309

Kuwayama N, Takaku A, Enod S et al. (1994) Radiation exposure in endovascular surgery of the head and neck. Am J Neuroradiol 15:1801–1808

Malkinson FD (1996) Radiation injury to skin following fluoroscopically guided procedures. Arch Dermatol 132:695–696

Tosti A, Piraccini BM, Alagna G (1999) Temporary hair loss simulating alopecia areata after endovascular surgery of cerebral arteriovenous malformations: a report of 3 cases. Arch Dermatol 135: 1555–1556

▪ Chronische Radiodermatitis der Kopfhaut

Definition. Spätfolge nach Einwirkung von Röntgendosen >1200 cGy auf die Haut, gekennzeichnet durch eine Atrophie der Haut im Bestrahlungsgebiet mit Verlust der Haare (permanente Alopezie) und erhöhter Inzidenz von Hauttumoren.

Vorkommen. Eine temporäre Epilation mittels Röntgentherapie (Kienböck-Adamson-Technik) stellte bis zur Einführung des Griseofulvin im Jahre 1959 eine wirksame Behandlung der Tinea capitis dar. Die absorbierte Hautdosis, die zum erwünschten Ergebnis führte, ist retrospektiv wegen unterschiedlicher Behandlungsprotokolle betreffend Strahlenqualität (Röhrenspannung und Filter), Fokus-Haut-Abstand, Fraktionierung, Einzel- und Gesamtdosis schwierig präzise zu ermitteln, dürfte jedoch bei 300–400 cGy gelegen haben. Zwischen 1904 (Einführung durch Sabouraud) und 1959 wurden weltweit schätzungsweise 300 000 Kinder wegen Tinea capitis bestrahlt. Ungeeignete bzw. schlecht kalibrierte Bestrahlungsgeräte führten nicht selten zu technischen Fehlern, so dass die Kopfhaut stellenweise mit einer Dosis bestrahlt wurden, die ein Mehrfaches der beabsichtigten Dosis betrug, insbesondere bei Überschneidungen benachbarter Bestrahlungsfelder. Die Folge waren eine permanente Alopezie und erhöhte Inzidenz von Hauttumoren im Bestrahlungsfeld (Albert u. Omran 1968). Heute tritt eine permanente Alopezie als Folge ionisierender Strahlen hauptsächlich als Folge hoher Strahlendosen auf (>3000 cGy unter Tiefentherapiebedingungen: 180–200 kV, 0,5–0,1-mm-Cu-Filter bzw. >5000 cGy unter Weichstrahlbedingungen: 50 kV, 1-mm-Al-Filter), wie sie in der Tumorbehandlung eingesetzt werden (intrakranielle Tumoren und Metastasen bzw. Mycosis fungoides). Die Fraktionierung und die Größe des Bestrahlungsfelds spielen mit eine Rolle. Die einzig in der Dermatoröntgentherapie benutzten Grenz-(Bucky-)Strahlen (5–15 kV Röhrenspannung), z.B. zur Behandlung einer Kopfhautpsoriasis, führen nicht zum Haarausfall, da sie nur bis ca. 1 mm in die Haut eindringen, während die Haarmatrix in einer Tiefe von 2,5–3,5 mm liegt.

Ätiopathogenese. Genotoxischer Schaden infolge Exposition gegenüber ionisierenden Strahlen. Die chronische Radiodermatitis entwickelt sich dabei als Spätfolge 2 Jahre bis Jahrzehnte nach der Strahlenexposition als Folge von Atrophie, Fibrose und obliterativer Vaskulopathie der Haut mit Schwund der Haarfollikel und Talgdrüsen. Die Epidermis zeigt häufig degenerative Veränderungen und Kernanomalien bis hin zu einem unruhigen anaplastischen Bild und Entwicklung von Keratosen, Basaliomen und spinozellulären Karzinomen = Röntgenkarzinom.

Klinik. Gegenüber der übrigen Kopfhaut spärlichere und dünnere Behaarung bei Verminderung der Follikeldichte in Verbindung mit Atrophie und Teleangiektasien sehr unterschiedlicher Ausprägung (Abb. 5.68). Die chronische Radiodermatitis der Kopfhaut infolge Röntgenbestrahlung eines Kopfhauttumors präsentiert sich unter dem Bild einer umschriebenen, narbigen Alopezie.

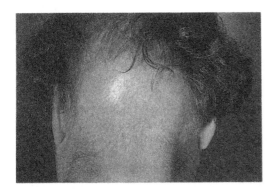

Abb. 5.68. Permanente Alopezie nach Radiotherapie

Diagnostik. Die Diagnose ergibt sich in der Regel aus der Expositionsanamnese in Zusammenhang mit der Lokalisation und Konfiguration der Alopezie.

Histopathologisch zeigt die Epidermis eine Atrophie oder Akanthose mit zytologischen Atypien der Keratinozyten und Dyskeratosen. Die Dermis ist hyalinisiert oder sklerosiert mit Kernanomalien dermaler Fibroblasten. Haarfollikel und Talgdrüsen fehlen. Während kleinkalibrige, oberflächlich dermale Gefäße teleangiektatisch erweitert sind, zeichnen sich tiefere Gefäße durch eine hyalinisierende und okklusive Vaskulopathie aus.

Differenzialdiagnose. Andere Ursachen einer fokalen Alopezie.

Verlauf und Prognose. Der Haarverlust ist permanent. Auf dem Boden einer chronischen Radiodermatitis können sich Hauttumoren (Basaliom, Spinaliom, Angiosarkom) und besonders nach hohen Strahlendosen, wie sie in der Tumorbehandlung eingesetzt werden, ulzerierende Strahlennekrosen entwickeln (= Röntgenulkus). Die Entwicklung z.B. eines Basalioms in einer behaarten Kopfhautregion im mittleren oder späteren Lebensalter sollte Anlass geben, nach einer Röntgenepilation wegen einer Mykose in der Kindheit zu fragen. Andererseits können Strahlennekrosen ein Tumorrezidiv vortäuschen. In Hautarealen mit bereits eingeschränkter Durchblutung kann die Entstehung von Strahlennekrosen durch zusätzliche UV-Exposition beschleunigt werden.

Prophylaxe und Therapie. Wenn das betroffene Kopfhautareal klein genug ist, kann es durch Exzision entfernt und nötigenfalls durch ein Hauttransplantat gedeckt werden. Im Übrigen gibt es keine spezifische Behandlung der chronischen Radiodermatitis. UV-Schutz und Pflege mit heparin- oder heparinoidhaltigen Externa sind sinnvoll. Regelmäßige Nachuntersuchung hinsichtlich der potenziellen Entwicklung von Hauttumoren ist erforderlich.

▨ Literatur

Albert RE, Omran AR, Brauer EW et al. (1968) Follow-up study of patients treated by x-ray epilation for tinea capitis. II. Results of clinical and laboratory examinations. Arch Environ Health 17:919–934

Ekmekci P, Bostanci S, Anadolu R et al. (2001) Multiple basal cell carcinomas developed after radiation therapy for tinea capitis: a case report. Dermatol Surg 27:667–669

Jacobs JB, Monell C (1979) Treatment of radiation-induced alopecia. Head Neck Surg 2:154–159

Malkinson FD, Hanson WR (1991) Radiobiology of hair. In: Goldsmith LA (Hrsg) Physiology, Biochemistry and Molecular Biology of the Skin, 2nd ed. Oxford University Press, New York, pp 992–1000

Modan B, Alfandary E, Shapiro D et al. (1993) Factors affecting the development of skin cander after scalp irradiation. Radiat Res 135:125–128

Ophir J, Wolf R, Tamir A, Landau M (1992) Squamous cell carcinoma – 70 years after irradiation. Dermatology 184:213–215

Panizzon RG, Goldschmidt H (1991) Radiations reactions and sequelae. In: Goldschmidt H, Panizzon RG (Hrsg) Modern Radiation Therapy. Springer, Berlin

Ron E, Modan B, Preston D et al. (1991) Radiation-induced skin carcinomas of the head and neck. Radiat Res 125:318–325

Stone NM, Holden CA (1997) Postirradiation angiosarcoma. Clin Exp Dermatol 22:46–47

Wagner G (1959) Die Epilationsbestrahlung. In: Jadasson J (Hrsg) Handbuch der Haut und Geschlechtskrankheiten Suppl V, Bd 2. Springer, Berlin, pp 655–746

Westbury C, Hines F, Hawkes E et al. (2000) Advice on hair and scalp care during cranial radiotherapy: a prospective randomized trial. Radiother Oncol 54:109–116

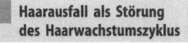

Haarausfall als Störung des Haarwachstumszyklus

Grundlagen

Effluvium bezeichnet den Vorgang des vermehrten Haarausfalls und Alopezie den Zustand der erworbenen, sichtbaren Haarverminderung an Stellen, die normalerweise behaart sind. Tritt ein Effluvium als das gesamte Kapillitium gleichmäßig betreffender diffuser Haarverlust auf, wird es erst bei einem Verlust von 25–50% der Haare als Alopezie klinisch sichtbar. Das Effluvium bzw. die Alopezie sind Folge einer Störung des zyklischen Haarwachstums und letztlich der daraus folgenden Haarschaftproduktion innerhalb des Haarfollikels. Zur Pro-

duktion des Haarschafts werden innerhalb eines aus konzentrisch angeordneten Follikelzellen bestehenden Haarfollikels epitheliale Zellmassen erzeugt, die metabolisch unterhalten, in ihrer Ausdifferenzierung gesteuert, pigmentiert und innerhalb einer stabilen zylindrischen Struktur zur Hautoberfläche hin transportiert werden müssen. Dazu durchläuft jeder Haarfollikel unabhängig von seinem Nachbarfollikel, d.h. asynchron, einen Haarwachstumszyklus, bestehend aus einer 2–8 Jahre dauernden Wachstums- oder Anagenphase und weit kürzeren Übergangs- oder Katagen- (2 Wochen) und Ruhe- oder Telogenphasen (3 Monate). Während des Anagens kommt es zum Aufbau eines biochemisch und mitotisch hoch aktiven Organs; dagegen zeichnet sich das Katagen durch rasant ablaufende Regressionsphänomene aus, deren morphologisches Substrat die Apoptose (programmierte Deletion) zahlreicher Follikelkeratinozyten darstellt. Im Laufe der Telogenphase wird das Haar als Kolbenhaar innerhalb von ca. 3 Monaten ausgestoßen, während bereits ein neuer Anagenhaarfollikel generiert wird. Ausfall und Wachstum des Haars sind demnach als miteinander gekoppelte, nicht voneinander getrennte Vorgänge anzusehen. Diesem zyklischen Auf- und Abbau des Haarfollikels liegen komplexe Interaktionen zwischen Follikelepithel und dem benachbarten Mesenchym zugrunde, wobei zahlreiche, mitunter pathologische Signale aus der Umgebung (Zytokine, Wachstumsfaktoren, Hormone, metabolische Störungen, toxische Einwirkungen) die relativ autonome Regulation des Haarzyklus signifikant beeinflussen. Störungen des zyklischen Haarwachstums bzw. der Haarschaftproduktion, die sich klinisch als Effluvium oder Alopezie manifestieren, können pathobiologisch folgendermaßen eingeteilt werden (Tab. 5.15):

Diffuses Telogeneffluvium infolge eines den physiologischen Haarwechsel (<20% in Telogen) übersteigernden synchronen Eintritts zahlreicher Haarfollikel (>20%) in die Telogenphase mit daraus folgendem vermehrten Ausfall von Telogenhaaren. Headington unterteilt das Telogeneffluvium in folgende fünf funktionelle Typen:

Vorzeitige Anagenabschaltung (immediate anagen release). Die in der klinischen Praxis häufigsten Haarwachstumsstörungen resultieren aus Veränderungen der Anagendauer und damit eng verknüpft dem Zeitpunkt der Katageninduktion. Vorzeitige Anagenabschaltung durch

Tabelle 5.15. Pathobiologische Einteilung der Effluvien und Alopezien

Störungen des zyklischen Haarwachstums
- Telogeneffluvium (funktionelle Typen nach Headington)
  - vorzeitige Anagenabschaltung
  - verzögerte Anagenabschaltung
  - „kurzes Anagen"
  - vorzeitiger Telogenausfall
  - verzögerter Telogenausfall
- anagen-dystrophisches Effluvium

Permanente Alopezien
- anhaltende Störung des zyklischen Follikelwachstums
  - androgenbedingte progressive Follikelminiaturisierung (androgenetische Alopezie)
  - immunologischer Haarwachstumsstopp (Alopecia areata)
- Irreversible Schädigung des Haarfollikels

Kombinationsbilder

Katageninduktion führt zur Telogenisierung mit daraus folgendem telogenen Effluvium. Bei der Katagenentwicklung handelt es sich nicht um einen degenerativ-nekrotischen Prozess, sondern um das Resultat zweier koordinierter Formen des programmierten Zelltods: terminale Differenzierung und Apoptose. Das unter physiologischen Bedingungen asynchrone Durchlaufen des Haarzyklus erfolgt für die betroffenen Haarfollikel nun synchronisiert, wobei die ursächliche Noxe nur zu einer vorzeitigen Unterbrechung der Anagenphase, nicht jedoch des Ablaufs von Katagen- und Telogenphase führt. Die Folge ist ein vemehrter Ausfall von Telogenhaaren am Ende der Telogenphase, d.h. mit einer zeitlichen Verzögerung von 3–4 Monaten nach Beginn des auslösenden Ereignisses. Dieser Typ des Telogeneffluviums kann beispielsweise durch hohes Fieber, Hämorrhagie, hypokalorische Restriktionsdiät, Erkrankungen der Schilddrüse, Operationstrauma und verschiedene Medikamente ausgelöst werden.

Verzögerte Anagenabschaltung (delayed anagen release). Dieser Typ des Telogeneffluviums ist auf einen synchronisierten Übergang des Haarzyklus in der Katagen- und Telogenphase im Gefolge einer verlängerten Anagenphasendauer zurückzuführen. Beispiel dafür ist das postpartale Effluvium, bei dem es im 2. und 3. Trimenon zu einer Teilsynchronisation des Haarzyklus durch Verlängerung des Anagens kommt, die mit der Entbindung beendet ist. Hierdurch kommt es ca. 3 Monate später zu einem verstärkten diffusen Kopfhaarverlust, der bis weitere 9 Monate anhalten kann, bis wieder ein asynchrones Haarwachstum eingetreten ist. Dieser Typ von Haarausfall kommt auch vor nach Absetzen einer längerfristigen trichotrophen Therapie mit Substanzen, welche die Anagenphase pharmakologisch verlängern, z.B. Minoxidil.

Kurzes Anagen (short anagen). Aufgrund der klinischen Beobachtung von Fällen eines persistierenden, leichtergradigen Telogeneffluviums in Verbindung mit einer verkürzten Haarwachstumslänge ist die Existenz eines „Kurz-Anagenhaar-Syndroms" postuliert worden. Sowohl beim trichodentalen Syndrom als auch bei einer Form der isolierten hereditären Hypotrichosis simplex (Barraud-Klenovsek u. Trüeb 2000) ist eine kurze Anagenphase nachgewiesen worden. Ein analoges erworbenes Phänomen ist im Rahmen der androgenabhängigen regressiven Haarfollikelmetamorphose mit von Haarzyklus zu Haarzyklus progredienter Verkürzung der Anagenphase bei androgenetischer Alopezie zu beobachten. Ein vermehrter Haarausfall imponiert dabei klinisch erst bei einer Verkürzung der Anagenphasendauer um ca. 50%.

Vorzeitiger Telogenausfall (immediate telogen release). Der Ausfall des Haars am Ende der Telogenphase ist nicht als passives, sondern als aktiver und mit dem Nachwachsen eines neuen Anagenhaars gekoppelter Vorgang anzusehen. Im Anschluss an die regressiven Veränderungen am Anagenfollikel während des Katagens, wird am Ende des Telogens das Haar als Kolbenhaar über weitgehend unbekannte Mechanismen ausgestoßen (diese Phase wurde als Exogen bezeichnet), während ein neuer Anagenfollikel generiert worden ist. Unter bestimmten Umständen kann es vorzeitig, also vor Ablauf der normalerweise ca. 3 Monate dauernden Telogenphase, zu einem synchronisierten Ausfall von Telogenhaaren kommen. Dieses Phänomen wird am Anfang einer topischen Minoxidilbehandlung beobachtet (Bamford 1987).

Verzögerter Telogenausfall (delayed telogen release). Umgekehrt kann unter anderen Umständen ein synchronisierter Ausfall von Telogenhaaren verzögert, also später als die normalerweise ca. 3 Monate dauernde Telogenphase, eintreten. Dieses Phänomen entspricht dem Fellwechsel vieler Säugetiere im Frühjahr. Ungeachtet des asynchronen menschlichen Haarwachstums kann ein derartiger Mechanismus bei gewissen Menschen beim Wechsel von lichtarmen zu lichtreichen klimatischen Bedingungen (Langstreckenreisen, Jahreswechsel?) zum Telogeneffluvium führen.

Anagen-dystrophisches Effluvium infolge akuter Unterbrechung der weiteren mitotischen Aktivität innerhalb der Haarmatrix der Anagenfollikel, sodass Katagen und Telogen nicht mehr durchlaufen werden und es zum Ausfall dystrophischer Anagenhaare kommt. Die dabei auftretende massive Zunahme apoptotischer Follikelzellen in der Haarmatrix tritt infolge genotoxischer Schädigung unter Chemo- oder Radiotherapie auf, aber auch infolge einer starken Hemmwirkung bestimmter Zytokine, etwa IL-1, auf das Haarwachstum, z.B. bei Alopecia areata (Hoffmann u. Happle 1995).

Anhaltende Störung des zyklischen Haarwachstums. *Progressive Haarfollikelminiaturisierung* mit Vellushaartransformation infolge androgenabhängiger progredienter Verkürzung der Anagenphase. Bei androgenetischer Alopezie kommt es gleichzeitig zu einer Verschiebung des Anteils von Anagenhaaren zugunsten der Telogenhaare (Telogeneffluvium), allerdings ohne Synchronisation.

Haarwachstumsstopp infolge eines peribulbären nicht auf das Follikelepithel übergreifenden Entzündungsinfiltrats bzw. dessen Zytokinexpressionsmusters bei Alopecia areata.

Irreversible Schädigung des Haarfollikels (atrophisierende Alopezien). Eine vorzeitige Anagenabschaltung durch Apoptose, die eine Standardantwort des Haarfollikels auf Schädigung zu sein scheint, stellt möglicherweise auch den Anfang vieler atrophisierender Alopezien dar. Dieser Vorgang ist wohl nur dann als irreversibel anzusehen, wenn dabei die im permanenten Teil des Haarfollikels (Isthmus- und Infundibulumbereich) lokalisierten epithelialen Stammzellen untergehen. Bemerkenswerterweise wurde bei der Pseudopelade Brocq, die sich durch einen selektiven, permanenten Untergang von Haarfollikeln auszeichnet, ein perifollikuläres lymphozytäres Infiltrat bei gleichzeitiger massiver Apoptose zahlreicher Zellen des Follikelepithels beobachtet (Pierard-Franchimont u. Pierard 1986). Es liegt nahe, dass jede Art von infiltrativem, nekrotisierendem, fibrosierendem oder sklerosierendem Prozess, der zu einer Zerstörung wichtiger Haarfollikelstrukturen (z.B. follikuläre Stammzellregion) oder des gesamten Haarfollikels führt, in eine irreversible, atrophisierende Alopezie mündet.

Kombinationsschäden. Kombinationen und Übergänge zwischen den oben aufgeführten pathobiologischen Vorgängen kommen nicht selten vor, z.B. anagen-dystrophisches Effluvium im Rahmen einer akut auftretenden Alopecia areata mit rascher Progredienz und anschließend anhaltende Störung des zyklischen Follikelwachstums.

▓ Literatur

Bamford JT (1987) A falling out following minoxidil: telogen effluvium. J Am Acad Dermatol 16:144–146

Barraud-Klenovsek MM, Trüeb RM (2000) Congenital hypotrichosis due to short anagen. Br J Dermatol 143:612–617

Headington JT (1993) Telogen effluvium. New concepts and review. Arch Dermatol 129:356–363

Hoffmann R, Happle R (1995) Does interleukin-1 induce hair loss? Dermatology 191:273–275

Kligman AM (1961) Pathologic dynamics of human hair loss. I: Telogen effluvium. Arch Dermatol 83:175–198

Paus R (1996) Control of the hair cycle and hair diseases as cycling disorders. Curr Opin Dermatol 3:248–258

Pierard-Franchimont C, Pierard GE (1986) Massive lymphocyte-mediated apoptosis during early stage of pseudopelade. Dermatologica 192:254–257

Telogeneffluvium

▓ Akutes diffuses Telogeneffluvium

Definition. Das gesamte Kapillitium gleichmäßig betreffender, den physiologischen Haarwechsel übersteigernder, reversibler Ausfall von Telogenhaaren als Reaktion des Haarfollikels auf eine Vielzahl möglicher Noxen.

Vorkommen. Relativ häufig und in jedem Lebensalter (nach der androgenetischen Alopezie im Erwachsenenalter bzw. Alopecia areata im Kindesalter zweithäufigster Konsultationsgrund wegen vermehrten Haarausfalls) mit einer wahrscheinlich hohen Dunkelziffer.

Ätiopathogenese. Mit einer Latenz von 3–4 Monaten (Dauer der Katagen- und Telogenphase) nach dem auslösenden Ereignis (Infekt, Fieber, Trauma, Operationsstress mit Blutverlust, post partum) auftretendes monomorphes Reaktionsmuster des Haarfollikels auf unterschiedlichste

Tabelle 5.16. Ursachen des diffusen Telogeneffluviums

▨ Hereditäre Hypotrichosis simplex infolge einer kurzen Anagenphase

▨ Symptomatische diffuse Telogeneffluvien
- postfebriles Effluvium
- postoperatives Effluvium (multifaktoriell)
- postpartales Effluvium
- Eisenmangel (häufig; bereits bei einem Ferritinwert < 40 µg/l)
- Zinkmangel (selten; bei Pankreatitis, Darmerkrankungen, Alkoholismus)
- unerwünschte Medikamentenwirkung
- Schilddrüsenfunktionsstörungen (und ihre medikamentöse Therapie)
- Hyperprolaktinämie
- Kollagenosen (z. B. Lupus erythematodes, Sklerodermie)
- Infekte (z. B. Lues, HIV-Trichopathie)
- Malnutrition (Anorexia nervosa/Bulimie, Crash-Diäten)
- parenterale Malalimentation (essenzielle Fettsäuren, Biotin, Zink)
- Marasmus (Protein-Kalorien-Defizienz, Kwashiorkor)
- Malabsorption (chronisch entzündliche Darmerkrankungen)
- chronische Lebererkrankungen (Hepatitis, Zirrhose)
- chronische Nierenerkrankungen (Glomerulonephritis)
- konsumierende Tumorerkrankungen (speziell maligne Lymphome)
- systemische Amyloidosen (primär oder bei multiplem Myelom)

▨ Allergische Kontaktdermatitis des Skalps

▨ Saisonaler Haarausfall

▨ Idiopathisches chronisches Telogeneffluvium

▨ Senile Involutionsalopezie

Noxen (Tab. 5.16) in Form einer Unterbrechung des weiteren Ablaufs der Anagenphase infolge vorzeitiger Katagenindukton. Das physiologischerweise asynchrone Durchlaufen des Haarzyklus erfolgt nun für eine Mehrzahl betroffener Haarfollikel synchron.

Klinik. Relativ plötzlich auftretender, über das gesamte Kapillitium gleichmäßig verteilter, vermehrter Ausfall von Telogenhaaren bei im Übrigen unauffälliger Kopfhaut. Zu einer sichtbaren Haarverminderung (Alopezie) kommt es bei einem Verlust von mindestens 25% der Haare.

Diagnostik. Die Diagnose des akuten diffusen Telogeneffluviums basiert auf dem Nachweis eines über die Norm erhöhten Verlusts von Telogenhaaren im Haarsammeltest bzw. beim Durchstreifen der Haare, eines im Trichogramm frontal und okzipital erhöhten Anteils Telogenwurzeln (> 20%, aber in der Regel < 60%) sowie einer sorgfältigen Anamnese und klinischen Untersuchung hinsichtlich Beginn, Dauer und Menge des Haarausfalls bzw. der momentanen Aktivität (Haarzugtest) des Haarausfalls und dessen Muster.

Wichtig sind die Erhebung einer mindestens 6 Monate zurückreichenden persönlichen Vorgeschichte bezüglich fieberhaften Krankheiten, schweren körperlichen Stresssituationen (Trauma oder Operation mit Blutverlust, Vollnarkose), Medikamenteneinnahme, Reduktionsdiäten sowie Laboruntersuchungen (CRP, Blutbild, Lues-Serologie, Serumferritin und basales TSH), die nur bei auffälligen anamnestischen und/oder klinischen Hinweisen zu erweitern sind (z. B. ANAK, Prolactin, HIV-Status).

Die Durchführung eines Trichogramms ist wichtiger Bestandteil in der Diagnostik jeder Form des Haarausfalls als Störung des Haarwachstumszyklus (außer in klinisch eindeutigen Fällen von androgenetischer Alopezie und Alopecia areata), da es Hinweise auf die Art (androgenetisch bedingtes vs. diffuses Telogeneffluvium) und Intensität der Haarfollikelschädigung (Telogen- vs. anagen-dystrophisches Effluvium) und damit auch für die Prognose liefert.

Eine Biopsie ist nur ausnahmsweise angezeigt bei Verdacht auf Alopecia areata diffusa (Betonung umschriebener Areale, Telogenrate > 60% bzw. gemischt telogen/anagen-dystrophisches Haarwurzelmuster).

Differenzialdiagnose. Aktivitätsschub einer Alopecia androgenetica vom femininen Typ (z. B. nach Absetzen eines Ovulationshemmers) Alopecia areata diffusa, Alopecia syphilitica.

Verlauf und Prognose. Nach Behebung der Ursache selbstlimitierend innerhalb 6 Monaten.

Prophylaxe und Therapie. Ursachenabklärung und Patientenaufklärung stehen im Vordergrund jeder Therapie des akuten diffusen Telogeneffluviums. Bei Arzt und Patient gleichermaßen beliebt sind hyperämisierende Lokalanwendungen und/oder Medizinalgelatine zum Einnehmen, obwohl diese weder notwendig noch in ihrem Nutzen belegt sind. Populär sind auch konfektionierte B-Komplex-Vitamin- und L-Cystin-haltige Kombinationspräparate, die oft bereits vom Apotheker abgegeben werden. Minoxidil ist nicht indiziert, da dieses während der ersten 6 Behandlungswochen durch Synchronisationsphänomene des zyklischen Haarwachstums einen verstärkten Haarausfall verursachen kann und damit den Patienten bei einer ohnehin innerhalb 6 Monaten sich selbstlimitierenden Störung unnötigerweise beunruhigen würde.

▓ Literatur

Bernstein GM, Crollick JS, Hasset JM Jr (1988) Postfebrile telogen effluvium in critically ill patients. Crit Care Med 16:98–99

Desai SP, Roaf ER (1984) Telogen effluvium after anesthesia and surgery. Anesth Analg 63:83–84

Goette DK, Odom RB (1976) Alopecia in crash dieters. JAMA 235:2622–2623

▓ Chronisches diffuses Telogeneffluvium

Definition. Den physiologischen Haarwechsel übersteigender, das gesamte Kapillitium gleichmäßig betreffender Ausfall von Telogenhaaren von mindestens 6 Monaten Dauer.

Vorkommen. Nicht selten und mit auffallender Prädilektion für das weibliche Geschlecht. Auch medikamentös bedingte diffuse Effluvien kommen bemerkenswerterweise bei Frauen häufiger vor als bei Männern. Diese Phänomene können einerseits damit zusammenhängen, dass Frauen gegenüber Männern eine höhere Sensibilität für den Zustand ihrer Haare aufweisen, und andererseits bei Männern in dieser Alterskategorie häufiger eine starke Überlagerung durch eine als physiologisch empfundene androgenetische Alopezie besteht.

Ätiopathogenese. Synchronisationsphänomen des zyklischen Haarwachstums infolge unterschiedlichster, persistierender Noxen (Medikamente, Endokrinopathien, nutritive Störungen, chronische Infekte, Kollagenosen, konsumierende Erkankungen) oder einer Kombination mehrerer unterschwelliger Noxen, die erst durch ihr Zusammenwirken für den verstärkten Haarverlust relevant werden.

Idiopathisches chronisches diffuses Telogeneffluvium. Einige Autoren interpretieren das chronische diffuse Telogeneffluvium der Frau ohne fassbare Ursache als androgenetisch bedingt, häufiger in Lebensabschnitten, die mit Schwankungen des Sexualhormonspiegels einhergehen, aber ohne eigentliche endokrinologische Störungen. Es wurde entsprechend die Bezeichnung

„diffuse androgenabhängige Alopezie" vorgeschlagen (Rushton et al. 1990), die sich nicht durchgesetzt hat. Es kann aber festgehalten werden, dass in ca. 30% der Fälle von chronischem diffusem Telogeneffluvium keine Ursache zu eruieren ist und mittels auch subtiler endokrinologischer Diagnostik keine hormonale Abweichung sowie im Trichogramm keine miniaturisierten Haare als Marker für eine androgenetische Alopezie vorliegen. Auch psychischemotionale Auslöser des Haarausfalls sind nicht belegt, wobei umgekehrt Betroffene oft unverhältnismäßig große Sorgen und Ängste um ihre Haare zum Ausdruck bringen.

Klinik. Überwiegend bei Frauen vorkommender, relativ plötzlich, ohne erkennbare Ursache einsetzender, das gesamte Kapillitium gleichmäßig betreffender vermehrter Ausfall von Telogenhaaren von mindestens 6 Monaten Dauer und fluktuierendem Verlauf. Abgesehen von einer oft augenfälligen bitemporalen Haarlichtung (Abb. 5.69 a) fällt das chronische diffuse Telogeneffluvium we-

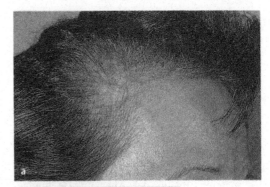

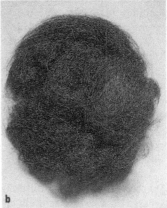

Abb. 5.69. Diffuses Telogeneffluvium. **a** Temporale Haarlichtung. **b** Mitgebrachter Büschel ausgefallener Haare

niger durch die Alopezie als durch eine große Angst betroffener Frauen vor weiterem Haarverlust auf. Aufgrund der zugrunde liegenden Synchronisationsphänomene des zyklischen Haarwachstums ist derAusfall von Haaren typischerweise stärker (Abb. 5.69b) als bei der androgenetischen Alopezie (mehrere hundert bis tausend Haare pro Woche vs. um hundert Haare bei androgenetischer Alopezie) ohne Anteil miniaturisierter Haare.

Diagnostik. Die Diagnose eines chronischen diffusen Telogeneffluviums basiert auf dem Nachweis eines über die Norm erhöhten Verlustes von Telogenhaaren im Haarsammeltest bzw. beim Durchstreifen der Haare, eines im Trichogramm frontal und okzipital erhöhten Anteils Telogenwurzeln (>20%) und einer sorgfältigen Ausschlussdiagnostik. Dazu gehören eine eingehende Anamnese und klinische Untersuchung hinsichtlich Beginn, Dauer und Menge des Haarausfalls bzw. momentaner Aktivität (Haarzugtest) des Haarausfalls und dessen Muster. Wichtig sind die Familienanamnese über Haarausfall bzw. die Eigenanamnese hinsichtlich Krankheiten, Operationen, Medikamenten inkl. Hormonpräparaten (Einnahme und Absetzen), Reduktionsdiäten, sowie zur Übersicht Laboruntersuchungen (CRP, Ferritin, basales TSH, Prolactin), die nur bei auffälligen anamnestischen und/oder klinischen Hinweisen auf spezielle Erkrankungen gezielt zu erweitern sind (z.B. ANAK, Lues-Serologie, HIV-Status etc.).

Eine Kopfhautbiopsie kann bei diagnostisch nicht einzuordnenden diffusen Effluvien bzw. persistierenden diffusen Alopezien erforderlich werden, bei denen differenzialdiagnostisch eine Alopecia areata diffusa zur Diskussion steht, ferner bei jeder Form der atrophisierenden Alopezie mit Schwund von Follikelostien bei dermatoskopischer Betrachtung der Kopfhaut. Histopathologisch zeichnet sich das chronische diffuse Telogeneffluvium gegenüber Normalkontrollen durch einen erhöhten Anteil Telogenfollikeln aus (11% vs. 6,5%). Demgegenüber zeigt die androgenetische Alopezie gegenüber dem chronischen diffusen Telogeneffluvium und Normalkontrollen einen höheren Anteil Vellushaarfollikel (Terminalhaar-Vellushaar-Ratio bei androgenetischer Alopezie 1,9:1 vs. 9:1 bei chronischem diffusem Telogeneffluvium bzw. 7:1 in Normalkontrollen), einen höheren Anteil Telogenfollikel (16,8%) und mehr Zeichen von Entzündung und Fibrose (37% vs. 10–12% bei chronischem diffusen Telogeneffluvium und Normalkontrollen).

Differenzialdiagnose. Alopecia areata diffusa. Diffuse Alopezie mit Stammzellfollikulitis. Kinder: hereditäre Hypotrichosis simplex infolge einer kurzen Anagenphase. Die zwei wohl schwierigsten Differenzialdiagnosen bei Frauen sind die androgenetische Alopezie vom femininen Typ und das psychogene Pseudoeffluvium, da Kombinationsbilder bzw. Überlappungen zwischen androgenetischer Alopezie, chronischem Telogeneffluvium und psychogener Pseudoalopezie häufig vorkommen. Ab dem 60. Lebensjahr müssen senile Involutionserscheinungen des Haars abgegrenzt werden, bei denen es neben einer Erhöhung des Telogenhaaranteils auch zu einer Verlangsamung des Haarwachstums kommt und zu strukturellen Veränderungen mit Atrophie der Haarfollikel und Verdünnung des Haarschafts (senile Involutionsalopezie).

Saisonaler Haarausfall (Courtois et al. 1996). Die Autoren beschreiben eine jahreszeitlich abhängige Periodizität des Haarwachstums mit einem Maximalanteil von Telogenhaaren zum Sommerende und Herbstbeginn.

Telogeneffluvium infolge Kontaktdermatitis des Skalps (Tosti et al. 2001). Die Autoren beschreiben das Auftreten eines diffusen Telogeneffluviums in 4 von 7 Patientinnen mit durch Test nachgewiesener kontaktallergischer Dermatitis des Skalps auf Haarfärbemittel.

Verlauf und Prognose. Abhängig von der zugrunde liegenden Störung, im Übrigen fluktuierender Verlauf über 3–7 Jahre, oft ohne Ausbildung einer signifikanten Alopezie. Einige Patientinnen geben eine jahreszeitliche Periodizität der Effluviumaktivität an.

Prophylaxe und Therapie. Die kausale Therapie bei diffusen Effluvien besteht in der Erkennung und Elimination der im Einzelfall dem Effluvium zugrunde liegenden Ursache (Tab. 5.16). Therapie des idiopathischen chronischen diffusen Telogeneffluviums S. 482.

▓ Literatur

Courtouis M, Loussouarn G, Hourseau S, Grollier JF (1996) Periodicity in the growth and shedding of hair. Br J Dermatol 134:47–54

Garcia-Hernandez MJ, Camacho FM (1999) Chronic telogen effluvium: incidence, clinical and biochemical features, and treatment. Arch Dermatol 135:1123–1124

Rebora A (1993) Telogen effluvium: an etiopathogenetic theory. Int J Dermatol 32:339–340

Rebora A (1997) Telogen effluvium. Dermatology 195:209–212

Rushton DH, Ramsay JD, James KC et al. (1990) Biochemical and trichological characterization of diffuse alopecia in women. Br J Dermatol 123:187–197

Spencer LV, Callen JP (1987) Hair loss in systemic disease. Dermatol Clin 5:565–570

Steigleder K, Mahrle G (1973) Haarausfall als polyätiologisches Symptom. Fortschr prakt Dermatol 7:237–248

Tosti A, Piraccini BM, van Neste DJ (2001) Telogen effluvium after allergic contact dermatitis of the scalp. Arch Dermatol 137:187–190

Whiting DA (1996) Chronic telogen effluvium. Dermatol Clin 14:723–731

Whiting DA (1999) Update on chronic telogen effluvium. Exp Dermatol 8:305–306

Zaun H (1990) Diagnostik und Therapie des diffusen Haarausfalls. Z Hautkr 65:1092–1095

Sonderformen des Telogeneffluviums

▓ Effluvium bei Eisenmangel

Definition. Durch Eisenmangel bedingtes diffuses Telogeneffluvium.

Vorkommen. Angaben über Eisenmangel bei Patienten mit diffusem Haarausfall schwanken zwischen 20 und 70%. Die Prävalenz des Eisenmangels bei Frauen im gebärfähigen Alter beträgt 20%, bei erwachsenen Männern etwa 2%. Bis zu 10% der Kinder im Vorschulalter weisen einen Eisenmangel auf, wobei die Hauptinzidenz im Alter von 1–2 Jahren liegt. Auch während der Adoleszenz kommt es aufgrund häufig unregelmäßiger Essgewohnheiten und Vorliebe für „junk food" zu ungenügender Eisenzufuhr. Bei Schwangeren steigt der Eisenbedarf auf das Dreifache an, sodass wenn nicht im Rahmen der Schwangerschaftsvorsorge eine prophylaktische Therapie mit Eisensalzen durchgeführt wird, die Häufigkeit des Eisenmangels bei > 50% liegt. Schließlich ist bei älteren Menschen die Eisenzufuhr nicht selten wegen ökonomischer Zwänge, eines schlechten Kauapparats und eines apathischen Verhaltens unzureichend.

Ätiopathogenese. Die Ausbildung eines Eisenmangels hängt von folgenden Faktoren ab: erhöhter Bedarf (in den Phasen schnellen Wachstums im Kleinkind- und Adoleszentenalter, während der Schwangerschaft), ungenügende Zufuhr in der Nahrung (einseitige Diäten), verminderte intestinale Resorption (nach Gastrektomie, bei

chronischer atrophischer Gastritis mit Achlorhydrie, bei intestinaler Malabsorption z. B. im Rahmen einer nichttropischen Sprue) und bei Blutverlust. Blutverluste stellen die häufigste Ursache eines Eisenmangels bei Erwachsenen dar, wobei bei Frauen die menstruellen Blutverluste weit im Vordergrund stehen. Diese kommen häufiger vor bei Frauen mit intrauterinen Antikonzeptiva als bei Frauen, die Östrogen-Progesteron-haltige Ovulationshemmer einnehmen. Demgegenüber sind gastrointestinale Blutverluste bei erwachsenen Männern die Hauptursache eines Eisenmangels. In tropischen Regionen bzw. bei Tropenreisenden stellen parasitäre Infestationen, insbesondere mit dem Hakenwurm, nicht selten die Ursache für Blutverluste dar (Tab. 5.17).

Tabelle 5.17. Ätiologische Faktoren des Eisenmangels

Erhöhter Bedarf
- Wachstumsalter (Kleinkindalter, Adoleszenz)
- Schwangerschaft

Ungenügende Zufuhr in der Nahrung
- Kleinkinder: fleisch- und gemüsearme Kost
- Adoleszenz: unregelmäßige Essgewohnheiten, „junk food"
- Senium: schlechter Kauapparat, apathisches Verhalten
- ökonomische Zwänge
- regionale Verhältnisse (an tierischen Proteinen arme Nahrung)
- sonstige einseitige Diäten bzw. Ernährungsgewohnheiten

Verminderte intestinale Resorption
- Zustand nach partieller oder totaler Gastrektomie
- Achlorhydrie
- chronische Durchfälle
- intestinale Malabsorption (z. B. Sprue)

Blutverluste
- menstruelle Blutverluste
- sonstige gynäkologische Blutungen
- gastrointestinale Blutverluste (häufigste Ursachen)
  - Gastroduodenalulzera
  - Hiatushernien
  - Divertikulosen
  - Karzinome
  - parasitäre Darmerkrankungen: Hakenwürmer (Tropen)
- seltene multifokale gastrointestinale Blutungen
  - hereditäre Teleangiektasie
  - thrombozytäre hämorrhagische Diathesen

Kombination einzelner oder mehrerer der oben aufgeführten Faktoren

Bevor eine Anämie auftritt, werden zunächst die Eisenspeicher entleert. Dieser Befund geht mit einer Verminderung des Serumferritins einher. Haarausfall tritt häufig vor einer manifesten Anämie auf, sodass die Symptomatologie des Eisenmangels nicht allein der Anämie zuzuschreiben ist, sondern auch einer Verminderung eisenhaltiger Enzyme und Kofaktoren in gewissen Geweben. Eisen ist z. B. Kofaktor der Ribonucleotidreductase, die an der DNA-Synthese beteiligt ist, sodass vermutet wird, dass Eisenmangel per se die Proliferationsaktivität der Haarmatrix beeinträchtigt.

Klinik. Über das gesamte Kapillitium gleichmäßig verteilter, vermehrter Ausfall von Telogenhaaren, der nicht selten zu einer deutlichen Verschlechterung des Zustandsbilds einer gleichzeitig bestehenden androgenetischen Alopezie führen kann. Viele Frauen mit Eisenmangel klagen auch ohne wesentliche Anämie über Schwäche und Ermüdbarkeit, wobei derartige unspezifische Symptome schwierig zu werten sind. Selten besteht ein Pikazismus, ein abnormes Essverlangen nach Erde, Sand und Mörtel (Geophagie), Maismehl (Amylophagie) oder Eis (Pagophagie), bei Kindern auch nach Haaren (Trichophagie). Wenn eine Anämie besteht, treten zu den klinischen Befunden, Blässe, Tachykardie, funktionelle Strömungsgeräusche und Klage über Palpitationen, Ohrensausen und Schwindel. Bei chronischem Eisenmangel sind oft brüchige und gewellte Nägel oder Löffelnägel (Koilonychie) (Abb. 5.70), eine anguläre Stomatitis (Abb. 5.71) und häufiger bei älteren Patienten mit gleichzeitig bestehendem Vitamin-B$_{12}$-Mangel eine atrophische oder sogar schmerzhafte Zunge (Abb. 5.72) zu beobachten.

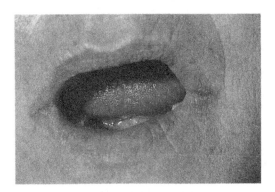

Abb. 5.71. Anguläre Stomatitis bei Malnutrition

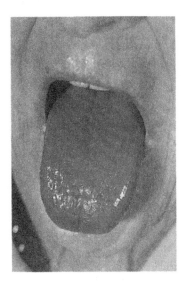

Abb. 5.72. Atrophische Glossitis bei Vitamin-B$_{12}$-Mangel

Diagnostik. Die Diagnose eines durch Eisenmangel bedingten diffusen Effluviums basiert auf dem Nachweis eines über die Norm erhöhten Verlusts von Telogenhaaren im Haarsammeltest bzw. beim Durchstreifen der Haare, eines im Trichogramm frontal und okzipital erhöhten Anteils von Telogenwurzeln, dem Nachweis eines Eisenmangels und einer Remission nach adäquater Eisensubstitution.

Die Koilonychie gilt als typisch (vor allem beim Kleinkind), ist aber keineswegs pathognomonisch für Eisenmangel.

Die Konzentration des Serumferritins korreliert gut mit dem Gesamtspeichereisengehalt des Körpers. Der Nachweis eines erniedrigten Ferritinspiegels bestätigt somit den Eisenmangel unter Berücksichtigung der Tatsache, dass der Se-

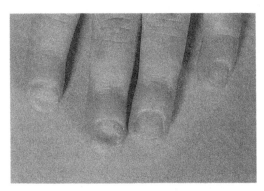

Abb. 5.70. Koilonychie bei Eisenmangel

rumferritinspiegel nicht nur von den Eisenspeichern im Gewebe abhängt, sondern auch von der Rate, mit welcher Ferritin im Rahmen einer Gewebeschädigung, z.B. bei Entzündungen, aus den Geweben freigesetzt wird. In solchen Fällen kann er trotz Eisenmangel normal erscheinen, weshalb der Serumferritinwert nur bei normalem CRP-Wert beurteilt werden kann.

Wenn der Eisenmangel zunimmt, fällt das Serumeisen ab und wenn sich eine Anämie entwickelt, werden die Erythrozyten mikrozytär und hypochrom. Der Prozentsatz der Retikulozyten ist gewöhnlich normal. Wenn er zeitweise erhöht ist, kann er auf eine akute Blutungsepisode hinweisen. Sofern nicht eine eindeutige Anamnese mit Menorrhagien vorliegt, muss der Gastrointestinaltrakt in angemessener Weise, z.B. endoskopisch, untersucht werden. Die Untersuchung des Stuhls auf okkultes Blut ist bei allen Patienten mit Eisenmangel anzuraten.

Differenzialdiagnose. Andere Ursachen eines Telogeneffluviums, Kombinationsbilder mit androgenetischer Alopezie sind insbesondere bei Frauen häufig. Kombinationen mit anderen nutritiven Mängeln sind bei Malnutrition bzw. Malabsorption nicht selten.

Verlauf und Prognose. Unter der Voraussetzung, dass das Effluvium ausschließlich auf den nachgewiesenen Eisenmangel zurückzuführen ist und der Eisenmangel sowie eine fassbare Ursache des Eisenmangels adäquat substituiert bzw. behoben werden, ist eine Besserung des Haarverlusts zu erwarten.

Prophylaxe und Therapie. Orales zweiwertiges Eisen stellt für die meisten Patienten die geeignetste Behandlungsform dar. Der Zusatz von weiteren Vitaminen (B$_{12}$, Folsäure) oder Mineralien ohne spezielle Indikation vermehrt die Kosten, ohne den Nutzen zu steigern. Die Therapie wird mit der Äquivalenz von 200 mg elementarem Eisen täglich solange durchgeführt, bis ein Serumferritinwert von > 40 µg/l erreicht ist. Die Resorption ist verbessert, wenn das Eisen eine Viertelstunde vor dem Frühstück oder zwischen den Mahlzeiten eingenommen wird. Für Kinder < 6 Jahren ist ein flüssiges Eisenpräparat vorteilhaft.

Im Kleinkindalter lässt sich der Eisenbedarf durch eine milch- und getreidereiche Kost, die wenig Fleisch und Gemüse enthält, nicht decken, so dass die Diät eines Kleinkindes mit Eisen ergänzt werden sollte.

In der Regel erhalten Schwangere im Rahmen der medizinischen Vorsorge routinemäßig eine prophylaktische Therapie mit Eisensalzen. Dabei ist zu beachten, dass das in gewissen während der Schwangerschaft verabreichten Multivitaminpräparaten vorhandene Calciumcarbonat und Magnesiumoxid sich ungünstig auf die Eisenresorption auswirken kann.

Es versteht sich von selbst, dass ein ebenso wichtiger Teil der Behandlung darin besteht, die Ursache des Eisenmangels – nötigenfalls in Zusammenarbeit mit dem Internisten – abzuklären und zu beheben.

Literatur

Hard S (1963) Non-anemic iron deficiency as an etiologic factor in diffuse loss of hair of the scalp in women. Acta Dermatol Venereol 43:562–569

Rosenmund A (1987) Rationale Eisentherapie. Schweiz med Wschr 117:1742–1745

Rushton DH, Ramsay ID (1992) The importance of adequate serum ferritin levels during oral cyproterone acetate and ethinyl oestradiol treatment on diffuse androgen-dependent alopecia in women. Clin Endocrinol 36:421–427

Andere nutritiv bedingte Effluvien

Definition. Durch ein in der Regel einseitige oder restriktive Diät bzw. inadäquate parenterale Alimentation verursachtes diffuses Telogeneffluvium infolge Deprivation der für die Haarkeratinsynthese notwendigen Proteine, essenziellen Fettsäuren, Spurenelemente und Kalorienzufuhr.

Vorkommen. Gegenüber den durch Eisenmangel bedingten diffusen Effluvien finden sich andere nutritiv bedingte Effluvien – nicht selten auch kombiniert mit nutritiv bedingtem Eisenmangel – im Rahmen der Malnutrition, z.B. bei Anorexia nervosa/Bulimie, gewollten hypokalorischen Reduktionsdiäten oder – heute seltener – einer inadäquaten parenteralen Alimentation.

Ätiopathogenese und klinische Syndrome. Hypokalorische Diät. Eine zum Zweck der gewollten Gewichtsreduktion durchgeführte Verminderung der Kalorienzufuhr kann bei Reduktion der Kalorienzufuhr auf < 1000 kcal/Tag zu einem diffusen Effluvium führen.

Protein-/Energieunterernährung. Die Protein-/Energieunterernährung kommt weltweit am häufigsten in ihrer primären Form in den Entwicklungsländern vor, wo schätzungsweise bis 25% der Kinder darunter leiden. In erster Linie sind sozioökonomische Faktoren für die ungenügende Qualität und Quantität der Ernährung verantwortlich. In den entwickelten Ländern beruht eine Protein-/Energieunterernährung auf einer unzureichenden Nährstoffzufuhr infolge von Drogenabusus, Alkoholismus, Depression und Isolation bei älteren Menschen. Bei Kindern in den USA wurden Fehldiäten infolge Fehlauffassungen zur Milchallergie beobachtet (Liu et al. 2001). Bei Kindern werden zwei Syndrome unterschieden: zum einen *Kwashiorkor* mit Ödemen (und gelegentlich Aszites), Veränderungen der Haare (sie sind spärlich und depigmentiert) und einer Verzögerung des Wachstums; zum anderen *Marasmus* mit Verlust des Fettgewebes und Abbau der fettfreien Körpermasse (Kachexie) mit Wachstumsstörung und ohne Ödeme. Ähnliches gilt auch für die Protein-/Energieunterernährung bei Erwachsenen. Typische Hautveränderungen sind eine charakteristische Hautschuppung bei trockener, rissiger Haut, Pigmentstörungen, Haarverfärbungen („Flaggenzeichen" = bandartiger Wechsel von normaler und hypopigmentierter Haarfarbe), Abnahme der Haardicke und ein langsam einsetzendes verstärktes Effluvium. Sekundäre Formen der Protein-/Energieunterernährung finden sich unter hospitalisierten Patienten infolge Anorexie, Hypermetabolismus, Malabsorption und intravenöser Ernährung mit Glucose als einzigem organischen Nährstoff. Das Problem des Proteinmangels verschärft sich bei einer negativen Energiebilanz, weil das Protein zusätzlich als Brennstoff oxidiert wird, anstatt zur Synthese von Gewebe- und Plasmaproteinen zur Verfügung zu stehen. Es kommt dabei zu einer Einschränkung der Haarproteinsynthese vor Abnahme der Serumalbuminsynthese.

Vitamin- und Spurenelementmangel. Die Bedeutung von Biotin und Zink für das Haarwachstum wird durch die Beobachtung von Haarwuchsstörungen bei kongenitalen Störungen biotinabhängiger Enzymsysteme (Holocarboxylaseynthetase-, Biotinidasedefizienz) bzw. der intestinalen Zinkresorption (Acrodermatitis enteropathica) unterstrichen. Nicht zuletzt deshalb werden Biotin und Zink pragmatischerweise in der Behandlung auch unspezifischer Haarausfälle eingesetzt. Außer bei diesen sehr seltenen genetischen Defektsyndromen oder nachgewiesenen erworbenen Mangelzuständen hat die Gabe von Biotin und/oder Zink aber keinen definitiv gesicherten therapeutischen Effekt.

Biotin (Vitamin H). Da Biotin durch die Intestinalflora synthetisiert wird, ist Biotinmangel praktisch unbekannt. Es liegen allerdings kasuistische Berichte vor über erworbenen Biotinmangel bei parenteraler Alimentation, exzessivem Genuss von rohem Eiweiß (das darin enthaltene Avidin bindet Biotin und vermindert dadurch dessen intestinale Resorption) sowie bei Kurzdarmsyndrom (Knauber u. Zaun 1990). Im Vordergrund der klinischen Symptomatologie des Biotinmangels stehen zentralnervöse Symptome, im Bereich der Haut wurde eine schuppende Dermatitis beschrieben sowie eine diffuse Alopezie.

Vitamin A. Eine chronische Hypervitaminose A kann in einer Dosierung bereits ab 50 000 IE täglich zum diffusen Telogeneffluvium führen. Einen analogen Effekt auf die Haare weisen die Retinoide Isotretinoin (Roaccutan) und Acitretin (Neotigason) als unerwünschte Medikamentenwirkung auf.

Zink. Der tägliche Minimalbedarf an Zink (15 mg) wird durch die Ernährung meist leicht befriedigt, da das Element in den Nahrungsmitteln ubiquitär vorkommt. Phytinsäure, die auch in der Nahrung enthalten ist, vermindert durch die Bindung fester Phytat-Zink-Komplexe die Resorption von Zink und kann Mitursache eines Zinkmangelzustands sein (Sandstead 1991). Zink ist ein essenzieller Bestandteil zahlreicher Enzymsysteme einschließlich der DNA- und RNA-Polymerasen (Prasad 1991). Ein Syndrom des hypogonadalen Zwergwuchses ist bei Jungen aus der iranischen und ägyptischen Landbevölkerung beschrieben worden, die sich weitgehend mit Brot und Bohnen ernährt hatten (Sandstead 1995). Bei diesen Jungen wurde ein verminderter Zinkgehalt im Blut und in den Haaren sowie eine herabgesetzte Aktivität der alkalischen Phosphatase, eines weiteren Enzyms, das von Zink abhängig ist, festgestellt. Erniedrigte Zinkspiegel sind auch unter Captoprilbehandlung beobachtet und auf eine Komplexbildung mit der Thiolgruppe im Captoprilmolekül in Verbindung gebracht worden. Erworbene Formen des Zinkmangels (Tab. 5.18) führen bei Erwachsenen zu einem Telogeneffluvium und Hautveränderungen, die zunächst an ein seborrhoisches Ekzem erinnern, aber später in ein Krankheitsbild übergehen können, das der

Tabelle 5.18. Ätiologische Faktoren des Zinkmangels

Hereditäre Zinkmangelkrankheit
▦ Acrodermatitis enteropathica (autosomal rezessiv vererbt)

Erworbene Zinkmangelzustände
▦ ungenügende Zufuhr
– Syndrom des hypogonadalen Zwergwuchses in Iran und Ägypten
– parenterale zinkarme Ernährung
– chronischer Alkoholismus
– Anorexia nervosa
▦ verminderte Resorption und/oder erhöhte Ausscheidung
– Phytinsäure in der Ernährung (Bildung von Phytat-Zink-Komplexen)
– chronische Gastrointestinalerkrankungen (z. B. Morbus Crohn) mit Diarrhö
– Zustand nach Darmbypassoperation
– Pankreatitis
– chronische Nierenerkrankungen mit Dialyse
– Behandlung mit Captopril (Komplexierung mit der Thiolgruppe)

Acrodermatitis enteropathica entspricht, Acrodermatitis enteropathica acquisita: Im Bereich der Akren und Körperöffnungen scharf begrenzte erosive nässende, entzündlich gerötete Flächen mit Blasenresten an den Rändern und zentralen Schuppenkrustenauflagerungen in Verbindung mit einer chronischen Paronychie mit Nageldystrophie sowie einer diffusen Alopezie (Weismann u. Høyer 1982). Die Histopathologie der Hautveränderungen kann diagnostisch hilfreich sein und zeigt ein typisches Bild mit einer auffallenden Blässe oberflächlicher Epidermislagen in Verbindung mit zahlreichen Einzellnekrosen.

Kupfer. Experimenteller Kupferentzug manifestiert sich beim Versuchstier durch schwere Anämie, Haaranomalien, ein schadhaftes Bindegewebe, das zur Ruptur großer Gefäße führt, sowie eine fehlerhafte Entwicklung der Knochen und des Nervengewebes. Eine angeborene Anomalie des Kupfertransports in den Zellen des Darms führt beim Menschen zum Menkes-Syndrom ("kinky-hair disease" oder Trichopoliodystrophie), das eine ähnliche Symptomatologie zeigt wie der Kupferentzug an Versuchstieren. Die „mottle-mouse"-Mutante stellt das Tiermodell zum Menkes-Syndrom dar. Erworbene reine Kupfermangelzustände sind beim Menschen selten, aber bei schwer unterernährten Kindern, Frühgeburten und bei langfristiger, totaler parenteraler Ernährung beschrieben worden (Olivares u. Uauy 1996). Anämie und Leukopenie sind zu beobachten, spezifische Haarveränderungen sind nicht beschrieben worden, allerdings gilt eine Hypopigmentierung der Haare als typisch. Ebenfalls kann eine langfristige hochdosierte orale Zinkbehandlung, z. B. bei Alopecia areata, durch kompetitive Hemmung der intestinalen Kupferresorption zu einer eisenrefraktären, mikrozytären, hypochromen Anämie führen. Bei oraler Kupferzufuhr gehen die hämatologischen Anomalien zurück.

Selen. Selen ist eine wichtige Komponente der Glutathionperoxidase, die zum Schutz gegen Schädigung durch intrazelluläre Peroxidkomplexe beiträgt. Selenmangel wurde bei Patienten gesehen, die lange Zeit parenteral ernährt wurden und bei denen ein erniedrigter Selengehalt in der Erythrozyten sowie eine herabgesetzte Glutathionperoxidase gefunden wurde, und kommt in ländlichen Gegenden Chinas vor, in denen der Boden zu wenig Selen enthält (Morbus Keshan: Barceloux 1999). Im Vordergrund der Symptomatologie stehen eine Kardiomyopathie und Dysfunktion der Skelettmuskulatur. Eine genaue Beschreibung des Effekts von Selenmangel auf das menschliche Haar steht aus. Haarausfall durch Selenintoxikation (Selenosis) ist hingegen gut dokumentiert (Yang et al. 1983).

Essentielle Fettsäuren (Vitamin F). Mangel an essenziellen Fettsäuren führt zu ekzemartigen Hautveränderungen und im Bereich der Kopfhaut und Augenbrauen zum Telogeneffluvium (Skolnik et al. 1977). Dieser Mangel wird bei Kindern mit Fettresorptionsstörung, z. B. infolge einer biliären Atresie gesehen, die eine mit mittelkettigen Triglyceriden angereicherte Diät erhalten, oder bei Erwachsenen und Kindern unter einer nicht balancierten parenteralen Alimentation.

Obwohl über die Bedeutung anderer Vitamine und Spurenelemente für das Haarwachstum wenig bekannt ist, lässt sich nicht ausschließen, dass der Mangel an einzelnen zusätzlichen Vitaminen für das Auftreten eines chronischen diffusen Effluviums mitursächlich ist, da im Rahmen z. B. einer einseitigen Ernährung oder eines erhöhten Bedarfs in der Regel gleichzeitiger Mangel an mehreren Substanzen besteht. Nicht zuletzt deshalb erfreuen sich vor allem B-Komplex-Vitamine einer großen Popularität als Roboranzien in der Behandlung unspezifischer Haarausfälle. Es versteht sich von selbst, dass der Zusatz gewisser Vitamine zu Shampoos aufgrund von Galenik, kurzer Kontaktzeit und Wasserverdünnungseffekt eher der Verbreitung des Shampooprodukts als der „Gesundheit" der Haare dient. Panthenol (Synonym Pantothenylalkohol, Dexpanthenol) wird als Feuchthaltemittel in Shampoos inkorporiert.

Diagnostik. Neben dem Nachweis eines diffusen Telogeneffluviums auf der Basis eines über die Norm erhöhten Verlusts von Telogenhaaren im Haarsammeltest bzw. beim Durchstreifen der Haare und eines im Trichogramm frontal und okzipital erhöhten Anteils von Telogenwurzeln müssen über die Routinediagnostik des chronischen diffusen Telogeneffluviums hinaus eine eingehende Anamnese und klinische Untersuchungen hinsichtlich Krankheiten, Operationen, Ernährungsgewohnheiten und etwaigen Reduktionsdiäten bzw. sonstigen klinischen Zeichen der Mangelernährung erfolgen. Bei auffälligen anamnestischen und/oder klinischen Hinweisen müssen gezielt erweiterte Laboruntersuchungen durchgeführt werden, wie 24-Stunden-Kreatinin-Körpergröße-Quotient sowie von Gesamtalbumin, Transferrin, Eisen, Ferritin, Kupfer und Zink. Die Aussagekraft kommerziell angebotener Haaranalysen zur individuellen Abschätzung des Mineralstoff-Ernährungszustands ist demgegenüber kritisch zu werten, da für die meisten Spurenelemente keine Korrelation zwischen ihrer Haarkonzentration und anderen Indikatoren des Ernährungszustands besteht. Darüber hinaus erschwert ein bei zahlreichen Mangelkrankheiten herabgesetztes Haarwachstum die Interpretation der Ergebnisse. Deshalb eignen sich das Haarwurzelmuster im Trichogramm wie auch zeitlich eingrenzbare Änderungen von Haardicke und Haarfarbe besser für die Bewertung eines individuellen Ernährungszustands anhand des Haars.

Differenzialdiagnose. Da die Ursachen für ein diffuses Effluvium vielfältig sind, müssen neben der Mangelernährung andere Ursachen, wie androgenetische Alopezie, Störungen im Eisenstoffwechsel, Schilddrüsenfunktionsstörungen, unerwünschte Arzneimittelwirkungen und Allgemeinkrankheiten sowie die Möglichkeit eines Zusammenwirkens mehrerer Haarausfallursachen in die differenzialdiagnostischen Überlegungen einbezogen werden.

Verlauf und Prognose. Nach entsprechender Substitutionsbehandlung ist eine Normalisierung zu erwarten.

Prophylaxe und Therapie. Substitution der fehlenden Kalorien, Proteine, Vitamine bzw. Spurenelemente unter Berücksichtigung der dem Mangel zugrunde liegenden Pathophysiologie.

▦ Literatur

Barceloux DG (1999) Selenium. J Toxicol Clin Toxicol 37:145–172

Bradfield RB, Cordano A, Graham GC (1969) Hair root adaptation to marasmus in Andean Indian children. Lancet 2:1395–1397

Bradfield RB (1971) Protein deprivation – comparative response of hair roots, serum protein, and urinary nitrogen. Am J Clin Nutr 24:405–410

Dupré A, Bonafé JL, Carriere JP (1979) The hair in acrodermatitis enteropathica – a disease indicator? Acta Dermatol Venereol 59:177–178

Gummer D (1985) Diet and hair loss. Sem Dermatol 4:35–39

Jordan VE (1976) Protein status of the elderly as measured by dietary intake, hair tissue and serum albumin. Am J Clin Nutr 29:522–528

Kay RG (1981) Zinc and copper in human nutrition. J Hum Nutr 35:25–36

Knauber J, Zaun H (1990) Diffuses Effluvium als Folge eines Biotinmangels bei Kurzdarmsyndrom. Akt Dermatol 16:303–305

Lindelöf B (1979) Zink und Haar. Ein Überblick über die in der neuesten Literatur veröffentlichten Forschungsergebnisse. Z Hautkr 54:959–971

Liu T, Howard RM, Mancini A et al. (2001) Kwashiorkor in the United States. Fat diets, perceived and true milk allergy, and nutritional ignorance. Arch Dermatol 137:630–636

McLaren DS (1987) Skin in protein energy malnutrition. Arch Dermatol 123:1673–1676

Miller SJ (1989) Nutritional deficiency and the skin. J Am Acad Dermatol 21:1–30

Olivares M, Uauy R (1996) Copper as an essential nutrient. Am J Clin Nutr 63:791S–796S

Prasad AS (1991) Discovery of human zinc deficiency and studies in an experimental human model. Am J Clin Nutr 53:403–412

Prendiville JS, Manfredi LN (1992) Skin signs of nutritional disorders. Sem Dermatol 11:88–97

Sandstead HH (1991) Zinc deficiency. A public health problem? Am J Dis Child 145:853–859

Sandstead HH (1995) Is zink deficiency a public health problem? Nutrition 11 (Suppl):87–92

Skolnik P, Eaglstein WH, Ziboh VA (1977) Human essential fatty acid deficiency. Arch Dermatol 113:939–941

Tucker SB, Schroeter AL, Brown PW, McCall JT (1976) Acquired zinc deficiency. JAMA 235:2399–2402

Weismann K, Høyer H (1982) Zinkmangeldermatosen. Ätiologie, Klinik und Behandlung. Hautarzt 33:405–410

Yang GQ, Wang SZ, Zhou RH, Sun SZ (1983) Endemic selenium intoxication of humans in China. Am J Clin Nutr 37:872–881

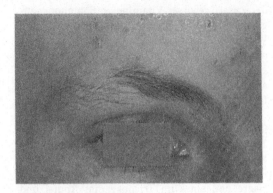

Abb. 5.73. Hertoghe-Zeichen

▧ Effluvium bei Schilddrüsenfunktionsstörungen

Definition. Im Kausalzusammenhang mit einer nachweislichen Schilddrüsenfunktionsstörung stehendes diffuses Telogeneffluvium.

Vorkommen. Schilddrüsenfunktionsstörungen sind neben Eisenmangel, unerwünschten Medikamentenwirkungen und Kollagenosen nicht selten Ursache eines chronischen diffusen Telogeneffluviums.

Ätiopathogenese. Jeder Haarfollikel durchläuft gemäß seinem eigenen Rhythmus einen Haarwachstumszyklus, wobei äußere Einwirkungen wie Hormone, Zytokine und Wachstumsfaktoren einen Einfluss auf die Geschwindigkeit haben. Störungen des Haarwachstums können demnach auf Abweichungen dieses komplexen Interaktionssystems zurückgeführt werden. Spätestens seitdem die Expression des Thyroxinrezeptors β1 (TRβ1) im Haarfollikel sowie eine unter Trijodthyronin (T3) verlängerte Überlebenszeit humaner Haarfollikelzellen in vitro gezeigt wurden (Billoni et al. 2000), überraschen sowohl der im Tierversuch erbrachte Nachweis eines stimulierenden Thyroxineffekts auf die Haarwachstumsgeschwindigkeit als auch die klinische Beobachtung von Haarwuchsstörungen bei Dysthyreose nicht.

Klinik. *Hypothyreose.* Diffuser Haarausfall von Kopf- und Körperhaaren kann zunächst einziges Symptom einer Hypothyreose sein. Kopfhaarverlust kommt bei Myxödem in 20–50% vor. In ca. 25% findet sich ein positives Hertoghe-Zeichen (Abb. 5.73). Es besteht eine schlechte Korrelation zwischen Haarausfall und Hormonspiegel.

Hyperthyreose. Haarausfall bei Hyperthyreose ist weniger gut belegt. In 60% besteht jedoch eine bemerkenswerte Verminderung der Axillarbehaarung (Abb. 5.74). Ein vermehrter Haaraus-

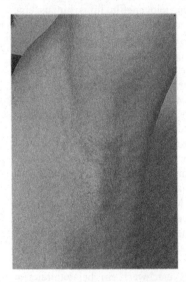

Abb. 5.74. Verminderung der Axillarbehaarung bei Hyperthyreose

fall ist wahrscheinlich häufiger eine unerwünschte Medikamentenwirkung von Thyreostatika.

Autoimmunthyreoiditis und Alopecia areata. Es besteht eine überzufällige Assoziation zwischen Alopecia areata und Autoimmunthyreoiditis. Häufiger sind Frauen betroffen. Während bei Alopecia areata häufig niedertitrig zirkulierende Schilddrüsenantikörper im Sinne eines autoimmunologischen Epiphänomens ohne entsprechende Schilddrüsenerkrankung nachzuweisen sind, ist vor allem bei hochtitrigen Schilddrüsenantikörpern verschiedener Spezifitäten (Antithyreoglobulin, antimikrosomale Antikörper, LATS) nach einer assoziierten Autoimmunthyreoditis zu suchen.

Diagnostik. Neben dem Nachweis eines diffusen Telogeneffluviummusters auf der Basis eines über die Norm erhöhten Verlusts von Haaren im Haarsammeltest bzw. beim Durchstreifen der Haare und eines im Trichogramm diffus erhöhten Anteils von Telogenwurzeln müssen über die Routinediagnostik des chronischen diffusen Telogeneffluviums hinaus eine eingehende Anamnese und klinische Untersuchung hinsichtlich Schilddrüsenfunktionsstörung erfolgen (Körpergewicht, Kälteintoleranz, Obstipation, Diarrhö, Nervosität) sowie bei auffälligen anamnestischen und/oder klinischen Hinweisen gezielt erweiterte Laboruntersuchungen durchgeführt werden, wie Bestimmung des basalen TSH-, freien T4- und Gesamt-T3-Werts sowie der Schilddrüsenantikörper (Antithyreoglobulin, antimikrosomale Antikörper, LATS).

Im Trichogramm gelten ferner eine Erhöhung des Anteils von Anagenwurzeln ohne Wurzelscheide >50% und abgebrochener Haare >15% als typisch (Sterry et al. 1980). Auch wurde bei Hypothyreose eine Trichorrhexis nodosa nachgewiesen (Lurie et al. 1996).

Differenzialdiagnose. Andere Ursachen eines diffusen Telogeneffluviums. Kombinationsbilder mit androgenetischer Alopezie sind speziell bei Frauen häufig. Rarefizierung der lateralen Augenbrauen und Verlust der Axillarbehaarung kommen auch bei Panhypopituitarismus vor.

Verlauf und Prognose. Bei Hypothyreose führt eine hormonale Substitution mit L-Thyroxin innerhalb von Monaten zum Sistieren des Effluviums, während eine länger bestehende Alopezie fortbestehen kann. Quoad remissionem ist vor allem die Kombination mit einer androgenetischen Alopezie als ungünstig zu werten. Bei Hyperthyreose kommt es mit Einstellung des Patienten auf eine euthyreote Stoffwechsellage ebenfalls zum Sistieren des Effluviums mit der Einschränkung, dass Thyreostatika selbst als unerwünschte Medikamentenwirkung Haarausfall verursachen können. Die Behandlung einer Schilddrüsenfunktionsstörung infolge Autoimmunthyreoiditis hat keinen Einfluss auf den Verlauf einer Alopecia areata. Die Assoziation einer Alopecia areata mit Autoimmunität (Ikeda-Typ III) soll häufiger mit einem retikulären Typ der Alopecia areata und Chronizitätsneigung verbunden sein.

Prophylaxe und Therapie. Bei Hypothyreose frühzeitige Substitutionsbehandlung, bei Hyperthyreose Einsatz von Thyreostatika bzw. Radiojodbehandlung gemäß durch den Endokrinologen gestellter Indikation.

▪ Literatur

Billoni N, Buan B, Gautier B et al. (2000) Thyroid hormone receptor β1 is expressed in the human hair follicle. Br J Dermatol 142:645–652

Chapman RS, Main RA (1967) Diffuse thinning of hair in iodide-induced hypothyroidism. Br J Dermatol 79:103–105

Comaish S (1985) The thyroid and hair growth. Sem Dermatol 4:4–8

Finke R (2001) Schilddrüsenerkrankungen als Ursache für Hautveränderungen und Haarausfall. Med Monatsschr Pharm 24:147–153

Freinkel RK, Freinkel N (1972) Hair growth and alopecia in hypothyroidism. Arch Dermatol 106:349–352

Korostoff E, Rawnsley HM, Shelley WB (1970) Normalized stress-strain relationship in human hair perturbation by hypothyroidism. Br J Dermatol 83 (Suppl):27–36

Lurie R, Hodak E, Ginzburg A, David M (1996) Tichorrhexis nodosa: a manifestation of hypothyroidism. Cutis 57:358–359

Messenger AG (2000) Thyroid hormone and hair growth. Br J Dermatol 142:633–634

Schell H, Kiesewetter F, Seitdel C, von Hintenstern J (1991) Cell cycle kinetics of human anagen hair bulbs in thyroid disorders determined by DNA flow cytometry. Dermatologica 182:23–26

Sterry W, Konrads A, Nase J (1980) Alopezie bei Schilddrüsenerkrankungen: Charakteristische Trichogramme. Hautarzt 31:308–314

Postpartales Effluvium

Definition. Diffuses Effluvium ab dem 1.–4. Monat post partum, das nach einigen Monaten sistiert.

Vorkommen. Häufig. Das postpartale Effluvium ist aber verhältnismäßig selten augenfällig. Unter bestimmten Umständen kann es aber zu einem übersteigerten Eintritt in die Telogenphase kommen, der zu einer klinisch manifesten Alopezie führt. Ein ähnliches Phänomen tritt nicht selten auch nach Absetzen hormoneller Kontrazeptiva auf.

Ätiopathogenese. Physiologische Reaktion der Haarfollikel auf die hormonale Umstellung des Haarwachstums während Schwangerschaft und Entbindung. Postpartal kommt es zum übersteigerten Haarwechsel infolge Teilsynchronisation des Haarzyklus durch wahrscheinlich östrogenbedingte Verlängerung der Anagenphasendauer während des 2. und 3. Trimenons, die mit der Entbindung beendet ist. Durch den postpartal synchronisierten Übergang in das Telogenstadium entwickelt sich verstärkter diffuser Kopfhaarverlust, der anhält, bis wieder ein asynchrones Haarwachstum eingetreten ist.

Klinik. Während der Frühschwangerschaft (1. Trimenon) kommt es zum vorzeitigen Ausfall von Telogenhaaren und gleichzeitig zu einer verminderten Haarwachstumsgeschwindigkeit. Einige Haarfollikel, die in das Telogenstadium übergehen, treten nicht in die Anagenphase ein. Dadurch vermindert sich zunächst die Haardichte, die ihren Nadir im 2. Trimenon aufweist. Trotz verminderter Haardichte erhöht sich infolge Verlängerung der Anagenphasendauer die Anagenrate, die in der Spätschwangerschaft (3. Trimenon) ihren Höhepunkt erreicht. Gleichzeitig nimmt die Zahl der dicken Haare zu, was mit einer Volumenvermehrung der Haarmatrix zusammenhängt. Eine Mehrzahl der Frauen berichtet dementsprechend über eine qualitative Besserung der Haare vor allem in der Spätschwangerschaft, während eine Minderzahl über eine verminderte Haardichte im Zentroparietalbereich klagt. Nach der Entbindung kommt es in der Regel nach 3 Monaten (1–4 Monate) zu einem diffusen Effluvium, manchmal mit Ausbildung einer frontotemporal lokalisierten Alopezie (Abb. 5.75), niemals zu einer totalen Alopezie. Das Effluvium sistiert in der Regel inner-

halb 3–12 Monaten spontan, wobei Ausprägung und Dauer nicht selten von zusätzlichen Faktoren beeinflusst werden, wie Blutverlust und psychophysischer Stress unter der Geburt, niedriges Plasmaeiweiß, Antikoagulation, Hyperprolaktinämie und Malalimentation während der Laktation sowie vorbestehende androgenetische Alopezie.

Diagnostik. Schwangerschafts- und Haaranamnese. Klinische Befunderhebung inklusive Haarzugtest frontal und okzipital. Bei persistierendem Effluvium Laktations- und Menstruationsanamnese. Trichogramm. Labor: CRP, Ferritin, basales TSH, Prolactin.

Differenzialdiagnose. Vor allem bei > 12 Monate persistierendem postpartalem Effluvium bzw. Alopezie sind eine androgenetische Alopezie mit postpartaler Manifestation und ein Eisenmangel differenzialdiagnostisch in Betracht zu ziehen, selten eine persistierende Hyperprolaktinämie (Chiari-Frommel-Syndrom) oder Hypopituitarismus (Sheehan-Syndrom).

Alopecia areata in graviditate. Aufgrund ihrer hohen Prävalenz (0,2%) tritt eine Alopecia areata nicht selten während der Schwangerschaft auf. Es existieren anekdotische Berichte sowohl über Remissionen als auch Exazerbationen der Alopecia areata während der Schwangerschaft. Fest steht, dass der im Einzelfall unberechenbare Verlauf grundsätzlich keine Prognose zulässt. Da es bis heute keine sichere und nebenwirkungsfreie Therapie der Alopecia areata gibt, die nicht nur Wiederwachstum von Haaren, sondern auch eine dauerhafte Stabilisierung des wieder erreichten Haarbestands gewährleistet, ist die Alopecia areata während Schwangerschaft und Laktation nicht weiter zu behandeln.

Verlauf und Prognose. Die Dauer des Effluviums beträgt in der Regel < 6 Monate, Verläufe bis 12 Monate kommen allerdings vor. Laktation verzögert die Effluviumdauer. Manchmal kommt es zu einem übersteigerten Eintritt in die Telogenphase, der zu einer klinisch manifesten Alopezie führen kann, z.B. bei gleichzeitig bestehendem Eisenmangel. Wenn diese Veränderungen über 6–9 Monate hinaus andauern, ist ein Übergang in eine androgenetische Alopezie mit postpartaler Manifestation anzunehmen. Der Haarverlust kann in diesen Fällen teilweise irreversibel sein. Von Schwangerschaft zu Schwan-

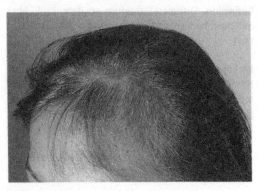

Abb. 5.75. Postpartales Effluvium

gerschaft kann die Stärke des Effluviums abnehmen.

Prophylaxe und Therapie. Adäquate orale Eisensubstitution im Rahmen der Schwangerschaftsvorsorge. Wichtig ist die Patientenaufklärung über Ursache und Prognose des Haarausfalls. Aufbaupräparate (L-Cystin und B-Vitamine) als Nahrungsergänzung können vorübergehend eingesetzt werden, obwohl ihr Nutzen nicht in kontrollierten Studien belegt ist. Bei >12 Monate persistierendem Effluvium bzw. Alopezie ist wo möglich eine Kausaltherapie einzuleiten (z.B. bei Eisenmangel). In schweren Fällen sind das Abstillen und der Einsatz hormoneller Antikonzeptiva in Betracht zu ziehen, speziell bei androgenetischer Alopezie langfristig auch topisches Minoxidil.

█ Literatur

Dawber RP, Connor BL (1971) Pregnancy, hair loss, and the pill. Br Med J 4:234

Eastham JH (2001) Postpartum alopecia. Ann Pharmacother 35:255–258

Lynfield Y (1960) Effect of pregnancy on the human hair cycle. J Invest Dermatol 35:323–327

Orfanos C, Hertel H (1988) Haarwachstumsstörungen bei Hyperprolaktinämie. Z Hautkr 63:23–26

Pecoraro V, Barman JM, Astore I (1967) The normal trichogram of pregnant women. Adv Biol Skin 9:203–210

Schiff BL, Pawtucket RI, Kern AB (1963) Study of postpartum alopecia. Arch Dermatol 87:609–611

Skelton J (1966) Postpartum alopecia. Am J Obstet Gynecol 94:125–129

Unerwünschte Arzneimittelwirkungen

Definition. Unerwünschte Veränderungen am Haar (Haarausfall, unerwünschtes Haarwachstum, Veränderungen der Farbe oder Struktur), die in einem Kausalzusammenhang mit Arzneimitteln stehen.

Vorkommen. Unerwünschte Arzneimittelwirkungen am Haar stehen in der dermatologischen Praxis oft im Mittelpunkt der Diskussion um Haarprobleme, wobei die am häufigste beobachtete unerwünschte Arzneimittelwirkung am Haar der vermehrte Ausfall darstellt neben Stimulation von Haarwachstum an Stellen, wo Haare unerwünscht sind, und Veränderungen der Struktur oder der Pigmentierung der Haare.

Während Haarverlust im Zusammenhang mit einer hoch dosierten zytostatischen Therapie bekannterweise zu einem rasch einsetzenden und massiven Haarausfall (anagen-dystrophisches Effluvium) führt, sind die weniger dramatischen Haarverluste durch häufig verwendete Medikamente von größerer praktischer Bedeutung (Telogeneffluvium). Diese Art von Haarausfall als unerwünschte Wirkung von Arzneimitteln ist für einige Medikamente gut dokumentiert: Retinoide (für Acitretin wurde einen Inzidenz zwischen 15 und 87,5%, für Isotretinoin um 10% berichtet), Antikoagulanzien (Inzidenz zwischen 4 und 100%), Antilipämika (für die Substanz Triparanol, die inzwischen aus dem Handel gezogen worden ist, wurde über eine medikamentös induzierte Alopezie in 5 von 19 behandelten Patienten berichtet), Thyreostatika, Sexualhormone (Neubeginn, Absetzen, Dauereinnahme) und Zytokine (für α-Interferon wurde über eine Inzidenz von 23% berichtet). Für zahlreiche andere Medikamente, bei denen ebenfalls Haarausfall als unerwünschte Wirkung beschrieben wurde, sind der Kausalzusammenhang und die Inzidenz weder gesichert noch bekannt. Andererseits dürfte für weitere Medikamente eine hohe Dunkelziffer bestehen.

Eine höhere Prävalenz von unerwünschten Arzneimittelwirkungen am Haar für Frauen hängt wahrscheinlich zusammen mit einer höheren Sensibilität der Frau für ihre Haare, häufiger Einnahme von Ovulationshemmern bzw. hormonalen Substitutionspräparaten mit androgener Partialwirkung sowie nicht selten zusätzlichen Schäden haarkosmetischer Art.

Ätiopathogenese. Das Haar unterliegt aufgrund seiner hohen metabolischen und mitotischen Aktivität besonders während der Wachstumsphase des Haarzyklus medikamentösen Einflüssen. Diskutiert werden u.a. folgende Wirkungsmechanismen unerwünschter Medikamentenwirkungen am Haar:

- Mitosehemmung der Haarmatrix und dadurch bedingt Unterbrechung des Haarwachstums (zytotoxische Substanzen mit anagenem Effluvium);
- Apoptoseinduktion im Follikelepithel und dadurch bedingt vorzeitiger Übergang in die Katagenphase (Telogeneffluvium);
- Beeinflussung immunologischer Vorgänge im Haarzyklus (Corticosteroide, Ciclosporin A, Interferone);

▨ Verlängerung der anagenen Wachstumsphase auf Kosten der Telogenphase (durch Minoxidil induzierte Hypertrichose);
▨ Beeinflussung des androgenabhängigen Haarwachstums (androgene Alopezie, Hirsutismus);
▨ Beeinflussung der Keratinisierungsprozesse im Haarfollikel (Retinoide);
▨ Beeinflussung der Melanogenese im Haarfollikelkompartment (Chloroquin).

Klinik. *Medikamenteninduzierter Haarausfall.* Haarausfall als unerwünschte Medikamentenwirkung zeichnet sich durch folgende klinische Charakteristika aus (nach Ippen 1970):
▨ relativ plötzliches Einsetzen eines in der Regel auf die behaarte Kopfhaut beschränkten Effluviums (in mehr als 50% der Fälle des durch Zytostatika ausgelösten Haarverlustes ist dieser jedoch nicht auf das Kapillitium beschränkt, sondern erfasst auch die Körperbehaarung);
▨ meist im Zentroparietalbereich des Kapillitiums stärker ausgeprägtere Alopezie als in der Temporal- und Okzipitalregion Abb. 5.76);
▨ je nach Haarausfallstyp Beginn wenige Wochen bis mehrere Monate nach Aufnahme der Medikation;
▨ Haarboden unverändert: nicht entzündlicher, nicht vernarbender Verlauf (Ausnahme lichenoide Arzneimittelexantheme, z. B. unter Antimalarika);

▨ Reversibilität nach Absetzen der Medikation (Ausnahme bei androgenetischer Alopezie und narbigen Alopezien).

Medikamenteninduzierte unerwünschte Haarwachstumssteigerung. Vermehrtes Wachstum von Haaren infolge von Medikamenten kommen als medikamentös induzierte Hypertrichose oder medikamentöser Hirsutismus vor. Während sich die Hypertrichose durch ein verstärktes Wachstum pigmentierter Terminalhaare im Bereich der Schläfen, seitlichen Wangenregionen, Unterarme, Brust und Rücken auszeichnet, macht sich Hirsutismus als verstärktes Behaarungsmuster vom männlichen Typ bei Frauen bemerkbar.

Veränderungen der Haarstruktur und -pigmentierung. Das nach einer Alopezie neu produzierte Haar nach Radiotherapie oder das unter bestimmten Medikamenten gebildete Haar kann sich in der Struktur im Sinn einer diffusen Kräuselung oder Lockenbildung ändern. Am bekanntesten ist die unter systemischer Retinoidbehandlung beschriebene dosisabhängige und reversible medikamentös bedingte Haarkräuselung bei fortlaufender Retinoideinnahme in einer Dosierung von 0,5–1mg/kg Körpergewicht und Tag während 3–12 Monaten. Einige Medikamente können über eine Beeinflussung der Melanin- und/oder Keratinsynthese zu einer Änderung der Haarfarbe führen. Dazu gehören Chloroquin, Haloperidol und Bleomycin, die zu einer Hellverfärbung, sowie Carbidopa, Bromocryptin, Minoxidil, Diazoxid und Methotrexat, die zu einer Dunkelverfärbung des Haars Anlass geben können (Tab. 5.19).

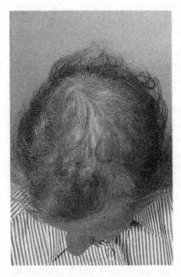

Abb. 5.76. Medikamentös bedingte Alopezie

Tabelle 5.19. Unerwünschte Arzneimittelwirkungen am Haar

▨ Vermehrter Haarausfall
 – diffus: telogen, anagen-dystrophisch, gemischt anagen/telogen
 – androgenetisch
▨ Unerwünschtes Haarwachstum
 – Hypertrichose
 – Hirsutismus
▨ Veränderungen der Haarstruktur
▨ Veränderungen der Haarpigmentierung
 – Hellverfärbung
 – Dunkelverfärbung
▨ Kombinationsbilder

Tabelle 5.20. Kriterien zur Diagnose einer unerwünschten Arzneimittelwirkung

- Medikamentbezogene Inzidenz und spezifische Muster der Reaktion
- Ausschluss anderer möglicher Ursachen
- Zeitlicher Ablauf
- Dosisrelation
- Absetzversuch
- Reexposition

Diagnostik. Die Listen unerwünschter Arzneimittelwirkungen am Haar beruhen überwiegend auf subjektiven Kriterien. In Analogie zu unerwünschten Arzneimittelwirkungen generell sind für die Diagnose folgende Kriterien zu fordern (Tab. 5.20):

Inzidenz und Reaktionsmuster. Frühere Erfahrungsberichte mit dem Medikament, speziell Angaben zur Inzidenz unerwünschter Wirkungen und spezifischer Reaktionsmuster. Problematisch ist ein relativ unspezifisches Reaktionsmuster des Haars (am häufigsten Telogeneffluvium) und dass sich selbst unter einer zytostatischen Therapie von Behandlungszyklus zu Behandlungszyklus das Reaktionsmuster des Haarfollikels ändern kann.

Alternative Ursachen. Ausschluss anderer möglicher Ursachen wie endokrine, nutritive und metabolische Störungen, konsumierende Allgemeinkrankheiten oder anderer Formen der Alopezie wie androgenetische, autoimmune oder post-infektiöse/febrile Alopezien. Analog müssen bei Auftreten von Hypertrichose/Hirsutismus eine genetische Disposition, Androgene-produzierende Tumoren sowie ein paraneoplastisches Syndrom ausgeschlossen werden.

Zeitlicher Ablauf. Das medikamenteninduzierte anagen-dystrophische Effluvium tritt in der Regel innerhalb 1–2 Wochen nach Therapiebeginn, das telogene Effluvium meist 2–4 Monate nach Medikamenteneinnahme auf. Trichogene Medikamente führen in der Regel erst mehrere Monate nach Therapiebeginn zu einer Hypertrichose.

Dosisrelation. Vor allem bei den toxischen Effluvien, z. B. unter einer zytostatischen Behandlung, ist die Dosisrelation der Reaktionsform offensichtlich. Hohe Dosen Zytostatika hemmen die gesamte proliferative Aktivität des Haarfollikels schlagartig und füren damit zu einem Haarbruch innerhalb des Follikels (anagen-dystrophisches Effluvium). Ist die toxische Einwirkung des Zytostatikums geringer, wird zwar der Ablauf der Anagenphase vorzeitig unterbrochen, Katagen und Telogen werden aber durchlaufen, und es kommt zum verstärkten Verlust von Telogenhaaren (Telogeneffluvium).

Absetzversuch. Ist das Medikament einzige Ursache einer Alopezie, ist nach Absetzen des verantwortlichen Medikaments Wiederwachstum der Haare zu erwarten (Ausnahmen s. Verlauf und Prognose).

Reexposition. Als wohl überzeugendster Hinweis auf eine unerwünschte Arzneimittelwirkung am Haar gilt der Rückfall nach Reexposition. Einerseits ist ein derartiger Versuch für die meisten Patienten nicht akzeptabel, andererseits kann sich – wie oben ausgeführt – das Reaktionsmuster des Haarfollikels selbst unter einer zytostatischen Therapie von Mal zu Mal ändern. Auch gibt es Medikamente, bei denen ein Haarausfall sich teilweise trotz Fortführung der Einnahme wieder normalisiert (Carbimazol).

Differenzialdiagnose. Unerwünschte Arzneimittelwirkungen am Haar sind nicht immer so offensichtlich wie der anagen-dystrophische Haarausfall nach Zytostatika oder die Induktion eines androgenen Haarausfalls bei hormonaler Medikation. Die Ursachenabklärung eines medikamentös bedingten Haarverlusts wird dadurch erschwert, dass einerseits oft zusätzliche allgemeinmedizinische Einflüsse vorliegen, die sich selbst auf das Haarwachstum ungünstig auswirken können, andererseits das Reaktionsmuster des Haarfollikels auf verschiedene Noxen relativ einheitlich ist und damit keinen eindeutigen Rückschluss auf eine bestimmte Ursache bzw. ein bestimmtes Medikament zulässt.

Verlauf und Prognose. Unter der Voraussetzung, dass das Medikament einzige Ursache einer Alopezie ist, kann nach Absetzen des verantwortlichen Medikaments meist Wiederwachstum der Haare erwartet werden. Unter bestimmten Umständen (androgenetische Alopezie, narbige Alopezie) und bei bestimmten Medikamenten (Retinoide) ist dies allerdings nicht immer der Fall. Andererseits gibt es auch Medikamente, bei denen ein medikamenteninduzierter Haarausfall sich teilweise trotz Fortführung der Medikamenteneinnahme wieder normalisiert (Carbimazol). Aufgrund sehr unterschiedlicher Reaktionsmuster des Haarfollikels, auch innerhalb desselben Individuums, lassen sich somit keine verlässlichen Aussagen machen, wie ausgeprägt

Tabelle 5.21. Medikamente, die einen vermehrten Haarausfall als unerwünschte Arzneimittelwirkung verursachen können (Auswahl)

Mit bekanntem bzw. vermutetem Wirkungsmechanismus

Mitosehemmung: Zytostatika
- ▧ Alkylanzien
- ▧ Antimetaboliten
- ▧ Alkaloide
- ▧ Zytostatische Antibiotika
- ▧ andere

Beeinflussung des Keratinisierungsprozesses im Haarfollikel: Retinoide
- ▧ Vitamin A (> 50 000 IE täglich)
- ▧ Etretinat/Acitretin
- ▧ Isotretinoin

Beeinflussung des Blutflusses im Papillarlager: Antikoagulanzien
- ▧ Dextransulfat
- ▧ Heparin/Heparinoide
- ▧ Cumarine

Blockierung der Cholesterinsynthese: Antilipämika
- ▧ Cholestyramin
- ▧ Fibrate (Clofibrat, Bezafibrat, Fenofibrat)
- ▧ Lovastatin
- ▧ Nicotinsäure

Komplexbildung mit Zink (Thiolgruppe): ACE-Hemmer
- ▧ Captopril
- ▧ Enalapril

Beeinflussung des Thyroxinstoffwechsels: Thyreostatika und andere
- ▧ Carbimazol, Thiamazol
- ▧ Methyl-, Propylthiouracil
- ▧ Jodide
- ▧ Levothyroxin
- ▧ Amiodaron (Antiarrhythmikum)
- ▧ Lithium (Psychopharmakon)

Androgenwirkung: Androgene, Anabolika und Gestagene
- ▧ Mesterolon
- ▧ Testosteron
- ▧ Danazol
- ▧ Nandrolon
- ▧ Stanazolol
- ▧ Norethisteron
- ▧ Desogestrel
- ▧ Ethinylesterol (Lynestrenol)
- ▧ Levonorgestrel
- ▧ Norgestrel

Aromatasehemmwirkung: Aromatasehemmer
- ▧ Letrozol
- ▧ Anastrozol
- ▧ Formestan

Zytokinwirkung
- ▧ α-Interferon (verursacht auch Wachstum der Wimpern)
- ▧ γ-Interferon

Tabelle 5.21 (Fortsetzung)

Mit unbekanntem Wirkungsmechanismus (nach Indikationen geordnet)

Antihypertensiva (Betablocker)
- ▧ Acebutolol
- ▧ Atenolol
- ▧ Labetalol
- ▧ Metoprolol
- ▧ Nadolol
- ▧ Pindolol
- ▧ Propanolol

Topische Betablocker zur Glaukomtherapie
- ▧ Betaxolol
- ▧ Levobunolol
- ▧ Timolol

Analgetika/nicht steroidale Antirheumatika
- ▧ Paracetamol
- ▧ Ibuprofen
- ▧ Ketoprofen
- ▧ Naproxen
- ▧ Piroxicam
- ▧ Sulindac
- ▧ Salicylate (Aminosalicylsäure)
- ▧ Indomethacin
- ▧ Penicillamin
- ▧ Gold

Psychopharmaka/Antidepressiva
- ▧ Amitryptilin
- ▧ Desipramin
- ▧ Doxepin
- ▧ Fluoxetin
- ▧ Flupentixol
- ▧ Haloperidol
- ▧ Imipramin
- ▧ Lormetazepam
- ▧ Nortryptilin
- ▧ Trimipramin

Antiepileptika
- ▧ Carbamazepin
- ▧ Clonazepam
- ▧ Mephenytoin
- ▧ Paramethadion
- ▧ Phenytoin
- ▧ Trimethadion
- ▧ Valproinsäure

Antibiotika/Tuberkulostatika
- ▧ Thiamphenicol
- ▧ Gentamycin
- ▧ Nitrofurantoin
- ▧ Isoniazid
- ▧ Ethambutol

Antiretrovirale Therapeutika
- ▧ Zidovudin
- ▧ Crixivan
- ▧ Indinavir

Tabelle 5.21 (Fortsetzung)

Varia

▦ Prazosin (Antihypertensivum), Terazosin (Urologikum) (Alphablocker)
▦ Chloroquin, Hydroxychloroquin, Mepacrin, Proguanil (Antimalarika)
▦ Albendazol, Mebendazol (Anthelminthika)
▦ Cimetidin, Famotidin, Ranitidin (H_2-Rezeptorenblocker)
▦ Allopurinol (Urikostatikum)
▦ Sulfasalazin (Antiphlogistikum/Sulfonamid)
▦ Glibenclamid (Antidiabetikum/Sulfonylharnstoff)
▦ Bromocriptin (Prolactinhemmer/Parkinson-Therapeutikum)
▦ Levodopa (Parkinson-Therapeutikum)
▦ Methysergid (Migränetherapeutikum)
▦ Halothan (Inhalationsanästhetikum)
▦ Pyridostigminbromid (Anticholinergikum)

---

ein medikamentös bedingter Haarverlust im Einzelfall sein wird.

Nach Absetzen von Ciclosporin kann die Hypertrichose noch bis über ein halbes Jahr persistieren. Je nach Körperregion (mit unterschiedlicher Dauer der Telogenphasen) trifft dies auch für Minoxidil zu, bei dem eine Hypertrichose an den Armen (Telogenphase >12 Monate) bis über 1 Jahr persistieren kann.

Prophylaxe und Therapie. Im Vordergrund steht, das für die unerwünschte Wirkung am Haar verantwortliche Medikament zu identifizieren und abzusetzen bzw. gegen ein Medikament aus einer anderen Substanzklasse auszuwechseln (Tab. 5.21). Bei wichtigen Medikamenten hat dies interdisziplinär zu erfolgen. Bei gewissen Medikamenten kommt es trotz Fortführung der Medikamenteneinnahme teilweise zu einer Normalisierung des Haarausfalls (Carbimazol). Bei Frauen mit androgenetischer Alopezie sollte vom Einsatz von Hormonpräparaten (Ovulationshemmer, hormonale Substitution) mit Gestagenen mit androgener Partialwirkung abgesehen werden. Zum prophylaktischen Einsatz der Kältekappe bei zytostatischer Therapie s. S. 206.

▦ Literatur

Barnes C, Deidung D, Hynes K, Monagle P (2000) Alopecia and dalteparin: a previously unreported association. Blood 15:1618–1619

Berth-Jones J, Shuttleworth D, Hutchinson PE (1990) A study of etretinate alopecia. Br J Dermatol 122:751–755

Beurey J, Weber M, Gurecki H et al. (1968) Les alopecies diffuses aux heparinoides de synthese. Bull Soc Fr Dermatol Syphiligr 75:389–392

Bick RL, Frenkel EP (1999) Clinical aspects of heparin-induced thrombocytopenia and thrombosis and other side effects of heparin therapy. Clin Appl Thromb Hemost 5 (Suppl):S7–S15

Brodin M (1987) Drug-related alopecia. Dermatol Clin 5:571–579

Gollnick H, Blume U, Orfanos CE (1990) Unerwünschte Arzneimittelwirkungen am Haar. Z Hautkr 65:1128–1134

Griffiths W (1973) Diffuse hair loss and oral contraceptives. Br J Dermatol 88:31–36

Heilgemeir GP, Braun-Falco O, Plewig G, Sund M (1982) Einfluss der 13-cis-Retinsäure auf das Haarwachstum. Hautarzt 33:533–536

Ippen H (1970) Haarausfall durch Medikamente. Dtsch Med Wochenschr 95:1411–1416

Ippen H (1971) Arzneimittelbedingte Haarwuchsstörungen. Z Haut Geschlechtskr 46:65–67

Lang AM, Norland AM, Schuneman RL, Tope WD (1999) Localized interferon alfa-2b-induced alopecia. Arch Dermatol 135:1126–1128

Levantine A, Almeyda J (1973) Drug induced alopecia. Br J Dermatol 89:549–553

Levene GM (1969) Drug reactions. V. Cutaneous reactions to anticoagulants. Br J Dermatol 81:236–238

Litt JZ (2001) Drug Eruption Reference Manual. Parthenon, New York, pp 391–392

Llau ME, Virabin R, Montastruc JL (1995) Les alopecies medicamenteuses: revue de la litterature. Therapie 50:145–150

Roe DA (1966) The effect of hypocholesteremic agents on the skin. Geriatrics 21:174–182

Roudier-Pujol C, Jan V (2000) Alopecies medicamenteuses. Ann Dermatol Venereol 127 (Suppl):26–28

Ruckert R, Lindner G, Bulfone-Pause S, Paus R (2000) High-dose proinflammatory cytokines induce apoptosis of hair bulb kertinocytes in vivo. Br J Dermatol 143:1036–1039

Stroud J (1985) Drug-induced alopecia. Sem Dermatol 4:29–34

Tosti A, Misciali C, Bardazzi F et al. (1992) Telogen effluvium due to recombinant interferon alpha-2b. Dermatology 184:124–125

Tosti A, Misciali C, Piraccini BM et al. (1994) Drug-induced hair loss and hair growth. Incidence, management and avoidance. Drug Saf 10:310–317

Umlas J, Harken DE (1988) Warfarin-induced alopecia. Cutis 42:63–64

Vial T, Descortes J (1994) Clinical toxicity of the interferons. Drug Saf 10:115–150

Anagen-dystrophisches Effluvium

Definition. Als Folge einer akuten Unterbrechung der weiteren proliferativen Aktivität des Haarfollikels akut auftretender, rasch progredienter Ausfall dystrophischer Haare, der innerhalb kurzer Zeit zu einer kosmetisch stark störenden Alopezie führt.

Vorkommen. In der dermatologischen Praxis weniger häufig gesehene Form des diffusen Haarausfalls, dessen häufigste Ursache eine rasch progrediente Alopecia areata darstellt. Im Übrigen wird dessen Auftreten im Zusammenhang mit einer zytostatischen Therapie oder Radiotherapie antizipiert bzw. mit einer schweren Intoxikation (z. B. Thallium) beobachtet.

Ätiopathogenese. Mit einer Latenz von einigen Tagen bis wenigen Wochen nach der auslösenden Noxe (zytostatische Therapie, Radiotherapie, Intoxikation mit Schwermetallen oder pflanzlichen Toxinen – Tab. 5.22) auftretende, akute Unterbrechung der weiteren proliferativen Aktivität des Haarfollikels infolge Mitosearretierung bzw. Apoptosesteigerung im Follikelepithel. Es findet kein Übergang und Durchlaufen von Katagen zu Telogen statt, sondern Ausbildung eines proximal dystrophisch zugespitzten Haarschafts, der intrafollikulär abbricht.

Klinik. Akut auftretender und rasch progredient verlaufender, stark vermehrter Ausfall von anagen-dystrophischen Haaren bei im Übrigen unauffälliger Kopfhaut. In allen Fällen kommt es innerhalb kurzer Zeit zu einer kosmetisch stark störenden Alopezie (Abb. 5.77) mit Verlust von

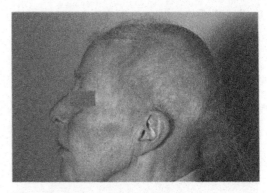

Abb. 5.77. Anagen-dystrophisches Effluvium

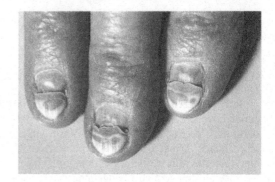

Abb. 5.78. Beau-Reil-Querrillen der Nägel

> 80% der Haare, je nach Ursache diffus oder lokalisiert (postoperative Druckalopezie, lokalisierte Röntgenstrahleneinwirkung).

Diagnostik. Die Diagnose eines anagen-dystrophischen Effluviums basiert auf der Expositionsanamnese und dem Nachweis anagen-dystrophischer Haare beim Durchstreifen der Haare und im Trichogramm. Bei der Inspektion der Nägel finden sich nicht selten Beau-Reil-Querrillen (Abb. 5.78), im Unterschied zur Alopecia areata, die eher eine Trachyonychie zeigt.

Das Trichogramm zeigt typischerweise eine prozentuale Erhöhung dystrophischer Anagenhaare bei zunächst normaler Telogenrate. Es erlaubt Rückschlüsse auf die Intensität der Haarfollikelschädigung und damit auch auf die Prognose. Der Winkel der bleistiftartigen Zuspitzung am proximalen Ende des dystrophischen Anagenhaars korreliert mit der Akuität und Stärke der Noxe: je größer der Winkel desto akuter und stärker die Noxe. Eine unscharf begrenzte Verschmälerung des Haarschafts oberhalb des

Tabelle 5.22. Ursachen des Anageneffluvium

▪ Anagen-dystrophisches Effluvium
toxisch
– zytostatische Therapie
– Radiotherapie
– Intoxikationen (Schwermetalle, pflanzliche Toxine)
immunologisch
– Alopecia areata mit rascher Progredienz
– Graft-versus-Host-Krankheit
▪ Vermehrte Epilierbarkeit von Anagenhaaren (mit Anteilen der Haarwurzelscheide) bei Pemphigus vulgaris (infolge Akantholyse)
▪ Loses Anagenhaar (ohne Haarwurzelscheide)

proximalen Endes kommt zeitweise unterschiedlich starke Hemmung der proliferativen Aktivität der Haarmatrix zustande (sog. Pohl-Pinkus-Marke). Eine dunkle Verfärbung infolge von Luft- und Melanineinschlüssen am proximalen Ende (sog. Widy-Marke) weist auf eine sehr starke Schädigung hin. Zwischen den beiden Reaktionsmustern des Anagenfollikels anagen-dystrophisches vs. Telogeneffluvium gibt es in Abhängigkeit von der Intensität und der Einwirkungsdauer der Noxe ein Kontinuum, sodass verstärkte diffuse Haarverluste mit einer gleichzeitigen Vermehrung von dystrophischen Anagenhaaren und Telogenhaaren einhergehen können.

Eine Biopsie ist nur ausnahmsweise angezeigt bei Verdacht auf Alopecia areata maligna (bezüglich toxischer Einwirkungen unauffällige persönliche Vorgeschichte; Verlust aller Kopf- und evtl. auch Körperhaare; Alopecia-areata-typische Nagelveränderung).

Bei Verdacht auf Intoxikation sind eine entsprechende Expositionsanamnese zu erheben bzw. weiterführende toxikologische Abklärungen zu veranlassen:

Thallium ist ein Bestandteil gewisser Rattengifte und Enthaarungsmittel (die früher auch aus medizinischer Indikation zur therapeutischen Epilation bei Hautmykosen eingesetzt wurden). Klinische Vergiftungsfälle sind gewöhnlich auf die akzidentelle Einnahme solcher Stoffe zurückzuführen. Vergiftungen sind aber auch in suizidaler Absicht und als Tötungsdelikte vorgekommen. Die Symptome sind Erbrechen, Durchfall und Beinschmerzen, gefolgt von einer sensomotorischen Polyneuropathie. Haarausfall ist ein wichtiger Indikator der Thalliumintoxikation, der bei kleineren Giftdosen als alleiniges Symptom auftreten kann. Als typisch gilt der Beginn im Bereich der lateralen Augenbrauen (positives Hertoghe-Zeichen). Die Diagnose stützt sich auf den Nachweis im Urin.

Chronische *Quecksilber*intoxikationen sind durch Exposition im beruflichen Umfeld (Quecksilberthermometer-Herstellung), durch den Genuss kontaminierter Meerestiere (z. B. Minamata-Krankheit) oder durch den Gebrauch obsoleter Medizinalprodukte wie das Phenylquecksilberchlorid enthaltende Glyceromerfen bei Säuglingen (Feer-Krankheit oder Rosakrankheit) vorgekommen. Dagegen reichen die aus Quecksilberamalgam-Zahnfüllungen freigesetzten Quecksilbermengen nicht aus, um ein Effluvium zu verursachen. Die Diagnose stützt sich auf den Nachweis im Urin.

Arsen wurde früher aus medizinischer Indikation zur Therapie von Syphilis, Psoriasis (Liquor Kalii arsenicosi Fowler), Lichen ruber planus und Amöbiasis eingesetzt. Arsenvergiftungen sind im Allgemeinen auf die akzidentelle oder suizidale Einnahme von arsenhaltigen Rattengiften zurückzuführen. Zusätzlich war Arsen über viele Jahre Bestandteil anderer Ungeziefervertilgungsmittel bzw. Pflanzenschutzmittel. Arsen weist eine besondere Affinität zu Keratin auf, und die Konzentration des Arsens im Haar und in den Nägeln ist höher als in anderen Geweben. Das Arsen reagiert mit den SH-Gruppen der Gewebeproteine und beeinträchtigt somit Enzymsysteme, die für den Zellstoffwechsel notwendig sind. Chronische Arsenintoxikationen zeichnen sich daher u. a. durch Hyperkeratosen der Haut, Haarausfall und typische Nagelveränderungen aus – Mees-Streifen. Die Diagnose stützt sich auf die Untersuchung des Urins auf Arsen. Da Arsen weit verbreitet ist und auch in Wasser und Nahrungsmitteln vorkommt, eignet sich sein Nachweis im Haar nicht zur Diagnose

Cadmium kommt in der Metalllegierungsindustrie vor und ist in einigen Farbstoffen enthalten. Zu Intoxikationen kann die Inhalation von Cadmiumdämpfen beim Schmelzen von Cadmium oder beim Schweißen und Schneidbrennen von cadmiumhaltigen Legierungen führen oder die Einnahme saurer Nahrungsmittel, die in einem mit Cadmium eingefassten Behälter zubereitet worden sind, z. B. aus Metalldosen stammende Limonaden. Die Diagnose stützt sich auf den Nachweis im Urin oder Blut.

Borsäure kann bei beruflicher Exposition mit Natriumborat und infolge exzessiven Gebrauchs borsäurehaltiger Präparate zur Mundspülung zu einer diffusen Alopezie führen. Die Diagnose stützt sich auf die Untersuchung des Bluts auf Borsäure.

Pflanzliche Toxine. Colchicin, wasserlösliches Alkaloid der Herbstzeitlosen Colchicum autumnale, das seit langem gegen akute Gichtanfälle verwendet wird, hemmt die Spindelbildung und wirkt deshalb auch als Antimitotikum. Der zelluläre Wirkmechanismus von Colchicin hängt mit dessen Interferenz mit der Funktion kontraktiler Zellproteine zusammen, die nicht nur für die Migrationsfähigkeit und phagozytotische Aktivität der Leukozyten wichtig sind, sondern auch für die Funktion der mitotischen Spindel. Bei einer Tagesdosis von 2–3 mg in der Behandlung von Psoriasis kam es innerhalb 2–3 Wochen zur diffusen Alopezie (Harms 1980).

Pflanzen, bei denen die akzidentelle Ingestion zur diffusen Alopezie geführt hat und deren Wirkmechanismus nur teilweise bekannt ist, sind Lecythis ollaria oder „coco de mono" in Venezuela (Toxin Selenocystathionin), andere „selenifere Pflanzen" sowie Leucaena glauca (Toxin Mimosine).

Diagnostik. Besteht aufgrund der Anamnese und des klinischen Befunds begründeter Verdacht auf eine Intoxikation, so können Thallium (Urin), Quecksilber (Urin), Arsen (Urin) und Cadmium (Urin oder EDTA-Blut) laborchemisch untersucht werden. Darüber hinausgehende Untersuchungen, und dies trifft insbesondere für die kommerziell angebotenen „Haaranalysen" zu, sind nicht angezeigt. Selbst hohe Mengen von Schwermetallen in den Haaren lassen nicht zwangsläufig auf eine Intoxikation schließen, da die eindeutige Unterscheidung zwischen einer exogenen oder endogenen Herkunft nicht möglich ist. Andererseits ist der Einbau dieser Substanzen in das Haar auch von ihrer zytotoxischen Wirkung abhängig. So zeigte sich bei diffusen Effluvien infolge akuter Belastung mit Schwermetallen, dass der Anteil dystrophischer Haare im Trichogramm proportional zur Blut- und Urinkonzentration dieser Substanzen war, in der Haaranalyse aber keine Auffälligkeiten vorlagen.

Differenzialdiagnose. Die wohl häufigste Ursache eines anagen-dystrophischen Effluviums, die in der dermatologischen Praxis gesehen wird, ist die Alopecia areata mit rascher Progredienz. Ebenfalls auf einen immunologisch bedingten Schaden am Haarfollikel sind anagen-dystrophische Effluvien im Rahmen einer Graft-versus-Host-Krankheit zurückzuführen.
Vermehrte Epilierbarkeit von Anagenhaaren bei Pemphigus vulgaris (Delmonte et al. 2000). Ebenfalls immunologisch bedingt ist die erleichterte Epilierbarkeit von Anagenhaaren infolge Akantholyse innerhalb der äußeren Haarwurzelscheide. Anhand epilierter Anagenhaare mit äußeren Haarwurzelscheidenanteilen lassen sich mittels direkter Immunfluoreszenz interzelluläre Immunablagerungen innerhalb der Haarwurzelscheide auch für diagnostische Zwecke nachweisen (Abb. 5.79). Diese Untersuchungsmethode weist in der Pemphigusdiagnostik dieselbe Sensitivität auf wie die direkte Immunfluoreszenz von Hautbiopsien und Dsg-1- und 3-ELISA mit Patientenserum (Schärer u. Trüeb, 2002).

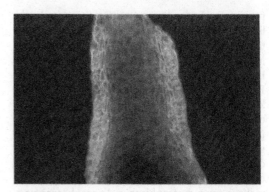

Abb. 5.79. Positive direkte Immunfluoreszenz der äußeren Haarwurzelscheide im epilierten Haar bei Pemphigus vulgaris

Verlauf und Prognose. Bei chemisch bedingten (Zytostatika, Toxine) anagen-dystrophischen Effluvien ist gewöhnlich eine Restitutio ad integrum zu erwarten. In seltenen Fällen (mit Nekrose des ganzen Haarfollikels) kommt es zum permanenten Haarverlust. Dieser wurde speziell nach Chemotherapie mittels Busulphan und Knochenmarktransplantation bei Leukämie beschrieben (Tran et al. 2001). Zirka ein Viertel von 74 untersuchten Kindern, die nach Konditionierung mit Busulphan einer Knochenmarktransplantation unterzogen wurden, wiesen einen permanenten Verlust von Haaren unterschiedlicher Ausprägung auf (Vowels et al. 1993). Risikofaktoren waren eine chronische Graft-versus-Host-Erkrankung, vorausgehende Röntgenbestrahlung des Schädels und höheres Alter. Bei durch Röntgenstrahlen bedingter Alopezie erfolgt eine permanente Alopezie dosisabhängig ab einer Einzeldosis von >1200 cGy (Gewebehalbwertstiefe 1,0 mm Al).

Prophylaxe und Therapie. Erkennung und Elimination der im Einzelfall das Effluvium verursachenden Noxe. Im Falle eines zytostatikabedingten Effluviums, wird sich nach Abschluss der Therapie der Haarzyklus und damit das Haarwachstum in den meisten Fällen spontan wieder erholen. Wenn Haarausfall vor einem Chemotherapiezyklus erwartet wird (praktisch alle Zytostatika können in entsprechender Dosierung zu einem anagen-dystrophischen Effluvium führen, Tab. 5.23), kann zur Reduktion des Kopfhaarverlustes eine Hypothermie der Kopfhaut mittels Kältekappe unmittelbar vor bis ca. 1 Stunde nach Zytostatikumapplikation versucht werden; sie soll die Anflutung des Zytostatikums an die Haarfollikel durch die kältebedingte Vasokonstriktion

Tabelle 5.23. Zytostatika und andere chemische Verbindungen, die ein anagen-dystrophisches Effluvium auslösen können

Zytostatika

▨ Alkylanzien
- Cyclophosphamid
- Ifosfamid
- Lomustin (CCNU)
- Mechlorethamin (Chlormethin)
- Melphalan
- Thio-TEPA

▨ Antimetaboliten
- Cytarabin (Ara-C)
- Fludarabin
- 5-Fluorouracil
- Methotrexat

▨ Alkaloide
- Colchicin (in hohen Dosen)
- Vinblastin
- Vincristin

▨ zytostatische Antibiotika
- Actinomycin D
- Bleomycin
- Daunorubicin
- Doxorubicin (Adriamycin)
- Idarubicin
- Mitomycin-C
- Mitoxantron

▨ sonstige Zytostatika
- Amsacrine
- Dacarbazin (DTIC)
- Etoposid
- Hydroxyurea

Schwermetalle

▨ Thallium
▨ Quecksilber
▨ Arsen
▨ Cadmium
▨ Kupfer
▨ Wismut

Pflanzliche Toxine

▨ Selenocystathionin („coco de mono" Lecythis ollaria)
▨ Mimosin (Leucaena glauca)

Andere

▨ Borsäure

der Kopfhautgefäße vermindern. Diese Methode ist bei Hirntumoren und wenn die Kopfhaut potenziell maligne Zellen beherbergen kann (Kopfhautmetastasen, maligne Lymphome, Leukämie) kontraindiziert. Verschiedene Substanzen, die tierexperimentell zytostatikainduzierte Alopezien verhindern konnten, haben sich bisher beim Menschen als nicht effektiv erwiesen (AS101, Calcitriol, Imuvert/N-Acetylcystein, Minoxidil). Vielversprechend scheint die Entwicklung eines selektiven Inhibitors der cyclinabhängigen Kinase 2 (CDK2) in Gelform zur lokalen Applikation (GW8510). Durch eine Verlangsamung der proliferativen Tätigkeit der Haarfollikelkeratinozyten soll ihre Empfindlichkeit gegenüber Chemotherapeutika gesenkt werden (Davis et al. 2001). Oft ist es sinnvoll, zur Überbrückung der Zeit, bis die Haare wieder nachwachsen, eine Perücke anzuschaffen.

Bei industriellen und/oder akzidentellen Intoxikationen stehen selbstverständlich die Expositionsprophylaxe bzw. Detoxikation im Vordergrund.

▨ Literatur

Baker B, Wilson C, Davis A et al. (1991) Busulphan/cyclophosphamide conditioning for bone marrow transplantation may lead to failure of hair regrowth. Bone Marrow Transpl 7:43–47

Beckett WS, Oskvig R, Gaynor ME et al. (2001) Association of reversible alopecia with occupational topical exposure to common borax-containing solutions. J Am Acad Dermatol 44:599–602

Danileko DM, Ring BD, Yanagihara D et al. (1995) Keratinocyte growth factor is an important endogenous mediator of hair follicle growth, development and differentiation. Normalization of the nu/nu follicular differentiation defect and amelioration of chemotherapy-induced alopecia. Am J Pathol 147:145–154

Davis ST, Benson BG, Bramson HN et al. (2001) Prevention of chemotherapy-induced alopecia in rats by CDK inhibitors. Science 291:134–137

Delmonte S, Semino MT, Parodi A, Rebora A (2000) Normal anagen effluvium: a sign of pemphigus vulgaris. Br J Dermatol 142:1244–1245

Duvic M, Lemak NA, Valero V et al. (1996) A randomized trial of minoxidil in chemotherapy-induced alopecia. J Am Acad Dermatol 35:74–78

Harms M (1980) Haarausfall und Haarveränderungen nach Kolchizintherapie. Hautarzt 31:161–163

Hidalgo M, Rinaldi D, Medina G et al. (1999) A phase I trial of topical topitriol (calcitriol, 1,25-dihydroxyvitamin D3) to prevent chemotherapy-induced alopecia. Anticancer Drugs 10:393–395

Hussein AM (1993) Chemotherapy-induced alopecia: new developments. South J Med 86:489–496

Jiminez JJ, Huang HS, Yunis AA (1992) Treatment with ImuVert/N-acetylcysteine protects rats from cyclophosphamide/cytarabine-induced alopecia. Cancer Invest 10:271–276

Katsimbri P, Bamias A, Pavlidis N (2000) Prevention of chemotherapy-induced alopecia using an effective scalp cooling system. Eur J Cancer 36:766–771

Koblenzer PH, Weiner LB (1969) Alopecia secondary to thallium intoxication. Arch Dermatol 99:777

Maurer M, Handjiski B, Paus R. Hair growth modulation by topical immunophilin ligands: induction of anagen, inhibition of massive catagen development, and relative protection from chemotherapy-induced alopecia. Am J Pathol 150:1433–1441

Metter D, Vock R (1997) Untersuchungen über die Haarstruktur bei Thalliumvergiftung. Z Rechtsmed 91:201–214 (1984)

Pierard GE (1979) Toxic effects of metals from the environment on hair growth and structure. J Cutan Pathol 6:237–242

Sass U, Grosshans E, Simonart JM (1993) Chronic arsenicism: criminal poisoning or drug-intoxication? Report of two cases. Dermatology 186:303–305

Schärer L, Trüeb RM. Direct immunofluorescence of plucked hair in pemphigus. Im Druck

Shillinert BM, Bernstein M, Goldberg LA, Shalita AR (1992) Boric acid poisoning. J Am Acad Dermatol 7:667–773

Sredni B, Xu RH, Albeck M et al. (1996) The protective role of the immunomodulator AS101 against chemotherapy-induced alopecia studies oh human and animal models. Int J Cancer 65:97–103

Stein KM, Odom RB, Justice GR, Martin GC (1973) Toxic alopecia from ingestion of boric acid. Arch Dermatol 108:95–97

Susser WS, Whitakter-Worth DL, Grant-Kels JM (1999) Mucocutaneous reactions to chemotherapy. J Am Acad Dermatol 40:367–398

Tran D, Sinclair RD, Schwarer AP, Chow CW (2000) Permanent alopecia following chemotherapy and bone marrow transplantation. Austral J Dermatol 41:106–108

Vowels M, Chan LL, Giri N et al. (1993) Factors affecting hair regrowth after bone marrow transplantation. Bone Marrow Transpl 12:347–350

Zaun H, Neumann K, Werner G (1972) Die Feinstruktur dystrophischer Haare bei Vitamin A- und Thallium-Intoxikation. Hautarzt 23:544–550

Loses Anagenhaar

Definition. Zustand der gesteigerten Epilierbarkeit von Anagenhaaren als Folge einer gestörten Verhaftung von Haarschaft und Haarwurzelscheide am Skalp (Erstbeschreibung durch Zaun 1984).

Vorkommen. Wahrscheinlich häufiger, als bisher angenommen und publiziert, mit einer Prädilektion für Kinder, wobei das Zustandsbild inzwischen auch bei Erwachsenen beschrieben wurde. Auftreten öfter sporadisch, gelegentlich familiär, überwiegend als isolierte Störung, ausnahmsweise mit assoziierten Anomalien (Tab. 5.24). In einem Fall familiären losen Anagenhaars wurden dysplastische Haare des Fetus im Mekonium gefunden (Khadir et al. 2001).

Ätiopathogenese. Störung der zellulären Adhäsion zwischen der Haarkutikula und der inneren Haarwurzelscheide infolge eines vermuteten Reifungsdefekts der inneren Haarwurzelscheide. Da der inneren Haarwurzelscheide sowohl für die Verhaftung des wachsenden Haars im Follikel als auch für die Formgebung des Haarschafts eine wichtige Rolle zukommt, zeigen die Haarschäfte Veränderungen wie bei Pili trianguli et canaliculi.

Klinik. Der typische Patient ist ein zwischen 2 und 5 Jahre altes Mädchen mit oft gegenüber anderen Familienangehörigen auffallend blonden Haaren, die angeblich „langsam" wachsen und selten geschnitten werden müssen. Tatsache ist, dass durch die gestörte Verhaftung der Haare in der Haarwurzelscheide diese vorzeitig ausfallen und daher kaum über eine bestimmte Länge hinaus wachsen. Die Haare lassen sich büschelweise schmerzlos epilieren. An mechanisch stärker beanspruchten Stellen können sich unscharf begrenzte, inkomplette Kahlstellen ausbilden (Abb. 5.80 a). Das Haar zeigt eine begrenzte Länge, bei den jüngeren Kindern bis meist knapp unter die Ohren, es scheint in der Dichte vermindert und wirkt fokal struppig, glanzlos, trocken und „klebrig" (Abb. 5.80 b). Mit den Jahren, meist bis ca. dem 9. Lebensjahr, verbessert sich die Haarqualität, und oft kommt es zu einer verstärk-

Tabelle 5.24. Klassifikation des losen Anagenhaars

▨ Loses Anagenhaar ohne Assoziation (sporadisch, familiär)
  – loses Anagenhaar der Kinder
  – loses Anagenhaar der Erwachsenen

▨ Loses Anagenhaar mit assoziierten Entwicklungsdefekten
  – Noonan-Syndrom (Tosti et al. 1991)
  – hypohidrotische Ektodermaldysplasie (Azon-Masoliver u. Ferrando 1996)
  – andere Ektodermaldysplasien oder Entwicklungsdefekte

▨ HIV-assoziiertes erworbenes loses Anagenhaar (Sadick, 1993)

Abb. 5.80. Loses Anagenhaar. **a** Familiäres loses Anagenhaar (Geschwister). **b** Hellblonde, struppig, trocken und „klebrig" wirkende Haare. **c** Stärkere Pigmentierung bei fortbestehender gesteigerter Epilierbarkeit der Haare. **d** Typische Kräuselung der proximalen Kutikula in der Art „heruntergerollter Socken" (REM). **e** Anagenwurzeln ohne Wurzelscheide im Trichogramm

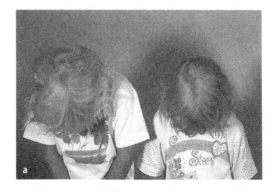

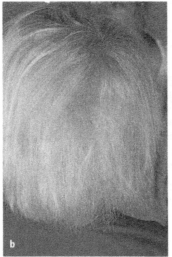

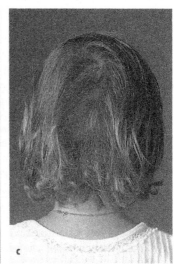

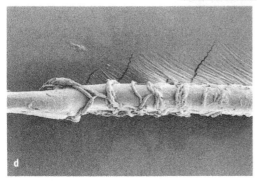

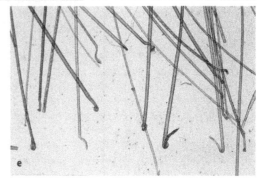

ten Pigmentierung der Haare, wobei die gesteigerte Epilierbarkeit häufig bleibt (Abb. 5.80 c). Eine erhöhte Fragilität mit verstärktem Haarbruch besteht nicht. Assoziierte Anomalien stellen eher die Ausnahme dar. Inzwischen wurde die Störung auch bei Jungen und im Erwachsenenalter beobachtet. Bei Erwachsenen wird loses Anagenhaar häufiger als Zufallsbefund diagnostiziert. Analoge Veränderungen wurden im Rahmen der HIV-Trichopathie beschrieben (S. 493).

Diagnostik. Für die Diagnose loser Anagenhaare müssen im Haarzugtest mindestens 10 Anagenhaare schmerzlos epilierbar sein und im Trichogramm eine Rate von mindestens 80% Anagenhaare ohne Wurzelscheide vorliegen (Tosti 1997).

Bei lichtmikroskopischer Untersuchung erscheinen die Haarschäfte zunächst wenig auffällig, zeigen jedoch bei genauer Betrachtung eine unregelmäßige Konturierung mit geringer axialer Verdrillung. In der rasterelektronenmikrosopischen Untersuchung fallen ferner eine Längsfurchung (Kanalikulierung) des Haarschafts wie bei Pili trianguli et canaliculi auf sowie im proximalen, bulbusnahen Abschnitt des Haarschafts eine typische Kräuselung der Kutikula in der Art „heruntergerollter Socken" (Abb. 5.80 d).

Das Trichogramm zeigt nahezu ausschließlich Anagenwurzeln ohne Wurzelscheide, die an ihrer charakteristischen „Bischofsstabform" leicht zu erkennen sind (Abb. 5.80 e). Für die Diagnosestellung ist ein Anteil von mindestens 80% zu fordern; es wird häufiger eine Rate zwischen 90 und 100% erreicht.

Die Durchführung einer Kopfhautbiopsie ist zur Diagnosestellung gewöhnlich nicht notwendig. Im Transversalschnitt fallen die Haarschäfte durch eine dreieckige, trapezoide, nieren- oder herzförmige Entrundung auf. Spaltbildungen zwischen Haarschaft und innerer Haarwurzelscheide infolge einer abnormalen vorzeitigen Keratinisierung werden zum Teil als histologisches Zubereitungsartefakt in ihrer Spezifität in Abrede gestellt.

Die Assoziation mit weiteren Anomalien (Noonan-Syndrom, Ektodermaldysplasien oder anderen Entwicklungsdefekten) stellt eher die Ausnahme dar und ist in ihrem Zusammenhang mit losem Anagenhaar aufgrund der kleinen Fallzahlen nicht gesichert. Trotzdem empfiehlt sich eine Untersuchung betroffener Kinder auf ihren altersentsprechenden Entwicklungszustand und auf weitere Zeichen der ektodermalen Dysplasie.

Differenzialdiagnose. Alopecia areata, Trichotillomanie, Telogeneffluvium, Pili torti, Pili trianguli et canaliculi, diffuse partielle Wollhaare.

Verlauf und Prognose. Spätestens in der Adoleszenz ist mit spontaner Rückbildung der Störung zu rechnen, wobei eine gesteigerte Epilierbarkeit von Anagenhaaren bis ins Erwachsenenalter fortbestehen kann. Unklar geblieben ist, ob ältere Patienten sich mit ihrem Verhalten der leichten Epilierbarkeit wachsender Haare nicht eher anpassen. Die Ausbildung (inkomplett) alopezischer Bezirke kann vermieden werden, wenn Zugmanipulationen an den Haaren auf ein Minimum reduziert werden, was aber beim alterstypischen Verhaltensmuster (inkl. Fremdeinwirkung beim „Hänseln") nicht immer gelingt.

Prophylaxe und Therapie. Außer einer Aufklärung der Patienten und ihrer Eltern über die Harmlosigkeit der Störung und schonendem Umgang mit den Haaren sind keine besonderen Maßnahmen notwendig. In Analogie zur Therapie gewisser Formen von „unkämmbaren Haaren" kann versuchsweise Biotin eingesetzt werden.

■ Literatur

Azon-Masoliver A, Ferrando J (1996) Loose anagen hair in hypohidrotic ectodermal dysplasia. Pediat Dermatol 13:29–32

Baden HP, Kvedar JC, Magro CM (1992) Loose anagen hair as a cause of hereditary hair loss in children. Arch Dermatol 128:1349–1353

Boyer JD, Cobb MW, Sperling LC, Rushin JM (1996) Loose anagen hair syndrome mimicking the uncombable hair syndrome. Cutis 57:111–112

Camacho FM, Gata I (1995) Hypotrichosis and loose anagen hair in EEC (ectrodactyly ectodermal dysplasia and cleft lip palate). Eur J Dermatol 5:300–302

Chapman DM, Miller RA (1996) An objective measurement of the anchoring strength of anagen hair in an adult with the losse anagen hair syndrome. J Cutan Pathol 23:288–292

Hamm H, Traupe H (1989) Loose anagen hair of childhood: the phenomenon of easily pluckable hair. J Am Acad Dermatol 20:242–248

Khadir K, Habibeddine S, Azzouzi K (2001) Syndrome des cheveux anagenes caducs. Une observation familiale avec emission de cheveux foetaux dans le meconium. Ann Dermatol Venereol 128:52–54

Nödl F, Zaun H, Zinn KH (1986) Gesteigerte Epilierbarkeit von Anagenhaaren bei Kindern als Folge eines Reifungsdefektes der Follikel mit gestörter Verhaftung von Haarschaft und Wurzelscheiden. Das Phänomen der leicht ausziehbaren Haare. Akt Dermatol 12:55–57

Sadick NS (1993) Clinical and laboratory evaluation of AIDS trichopathy. Int J Dermatol 32:33–38

Tosti A, Misciali C, Borrello P et al. (1991) Loose anagen hair in a child with Noonan's syndrome. Dermatologica 182:247–249

Tosti A, Peluso AM, Misciali C et al. (1997) Loose anagen hair. Arch Dermatol 133:1089–1093

Trüeb RM, Burg G (1992) Loses Anagenhaar. Hautarzt 43:505–508

Anhaltende Störung des zyklischen Haarwachstums

Turpe pecus mutilum, turpis sine gramine campus
Et sine fronde futex et sine crine caput

OVID

Während unter der Bezeichnung „permanente Alopezien" gewöhnlich morphologisch definierte Erkrankungen zusammengefasst werden, deren gemeinsamer Endzustand der irreversible Untergang des Haarfollikels darstellt, stellt sich die Frage nach der Klassifikation jener Krankheitsbilder, die sich durch eine anhaltende Störung des zyklischen Haarwachstums und ohne eigentlichen Haarfollikeluntergang auszeichnen.

Der Begriff „permanente Alopezie" ist im Übrigen auch nicht synonym mit „vernarbender Alopezie" zu gebrauchen, insofern als nicht jede permanente Alopezie mit einer narbigen Fibrose einhergeht. Die Narbe resultiert aus einer Gewebezerstörung mit reparativer Fibrose im Sinne einer Defektheilung. Histologisch lässt sich diese durch den Nachweis des Verlusts elastischer Fasern darstellen. Dies trifft nicht zu für die zirkumskripte Sklerodermie (Morphäa), bei der es zu einer Sklerosierung des kollagenen Bindegewebes kommt. Hier lässt der Begriff „atrophisierende Alopezie" mehr Spielraum.

Wenn gegenüber der Morphologie die Prognose der Alopezie zum relevanteren Unterscheidungskriterium wird, müssten auch Alopezien aufgrund einer anhaltenden Störung des zyklischen Haarwachstums zu den permanenten Alopezien gezählt werden, ungeachtet ihrer grundsätzlich unterschiedlichen Pathogenese. Zu diesen zählen:

- fortgeschrittene androgenetische Alopezie,
- persistierende Alopecia areata,
- diffuse Alopezie mit Stammzellfollikulitis (Kossard 1999).

Wenn auch moderne Therapieansätze (Finasterid, DCP) bei diesen Alopezien zu einem geringeren Teil zur Umkehr der Störung mit Wiederwachstum von Haaren führen, muss auch im Falle einer erfolgreichen Therapie für die dauerhafte Stabilisierung des wiedererlangten Haarwachstums die Behandlung unbegrenzt fortgesetzt werden, was den permanenten Charakter auch dieser Alopezien unterstreicht.

In Anlehnung an bisherige Einteilungsversuche der Alopezien mit irreversiblem Follikeluntergang, die auf einer Kombination von pathogenetischen, klinischen und histologischen Kriterien beruhen, orientiert sich der Klassifikationsvorschlag permanenter Alopezien in Tab. 5.25 nach ihrer Pathophysiologie.

Es ist zu erwarten, dass mit den Fortschritten der haarbiologischen Forschung weitere Aspekte einfließen werden.

■ Literatur

Ackerman AB (1978) Histologic Diagnosis of Inflammatory Skin Diseases. Lea & Febiger, Philadelphia, pp 707–713

Elston DM, McCollough ML, Warschaw KE, Bergfeld WF (2000) Elastic tissue in scars and alopecia. J Cutan Pathol 27:147–152

Hermes B, Paus R (1998) „Vernarbende" Alopezien. Anmerkungen zur Klassifikation, Differentialdiagnose und Pathobiologie. Hautarzt 49:462–472

Kossard S (1999) Diffuse alopecia with stem cell folliculitis. Chronic diffuse alopecia areata or a distinct entity? Am J Dermatopath 21:46–50

Pinkus H (1978) Differential patterns of elastic fibers in scarring and non-scarring alopecias. J Cutan Pathol 5:93–104

Templeton DF, Solomon AR (1994) Scarring alopecia: a classification based on microscopic criteria. J Cutan Pathol 21:97–109

Alopecia androgenetica

Definition. Androgen induzierter, genetisch geprägter und altersabhängiger Prozess, der zu einer zunehmenden Verkürzung des Haarwachstumszyklus und progressiven Haarfollikelminiaturisierung in charakteristischer Lokalisation führt. Die Folge ist eine Ausdünnung der Kopf-

Tabelle 5.25. Klassifikation der permanenten Alopezien

I. Permanente Alopezien mit bekannter Ätiologie
    A. Primär z.B. Tinea capitis
    B. Sekundär z.B. Alopecia neoplastica

II. Permanente Alopezien aufgrund angeborener Entwicklungsdefekte (Hypotrichosen und Atrichien), z.B. papulöse Atrichie
    (Mutation des menschlichen hairless-Gens)

III. Permanente Alopezien aufgrund einer anhaltenden Störung des zyklischen Haarwachstums
    A. Progressive Haarfollikelminiaturisierung: androgenetische Alopezie
    B. Lymphozyten-assoziierter Haarwachstumsstopp
        1. Proximal (Bulbusbereich): persistierende Alopecia areata
        2. Distal (Isthmus/Infundibulumbereich): Stammzellfollikulitis

IV. Primäre fibrosierende Alopezien mit unbekannter Ätiologie
    A. Lymphozyten-assoziiert
        1. Chronischer kutaner Lupus erythematodes (autoimmunbedingte antikörperabhängige Zytotoxizität?)
        2. Lichen-planopilaris-(LPP-)Typ: LPP, frontale fibrosierende Alopezie
        3. Pseudopelade Brocq (Abgrenzung von LPP kontrovers)
    B. Neutrophile Granulozyten-assoziiert
        1. Folliculitis decalvans (infundibuläre Abwehrstörung?)
        2. Perifolliculitis abscedens et suffodiens (follikuläre Okklusion?)
        3. Erosive pustulöse Dermatose (hypersensitivitätsassoziiert?)
    C. Pseudopeladezustand von Degos/Alopecia parvimaculata Dreuw (histologisch nicht weiter differenzierbar)

V. Sekundäre permanente Alopezie mit unbekannter Ätiologie
    A. Granulomatös: Sarkoidose, Granulomatosis disciformis Miescher
    B. Sklerosierend: Morphäa (Coup de sabre), Lichen sclerosus
    C. Autoimmun-bullös: zikatrisierendes Pemphigoid (Brunsting-Perry)

VI. Kombinationsbilder/Überlappungen

behaarung mit typischem klinischem Ausprägungsmuster.

Vorkommen. Die androgenetische Alopezie stellt im Erwachsenenalter bei beiden Geschlechtern die häufigste Ursache von Haarverlust dar. Man findet wenig präzise Angaben zur Prävalenz. Aus den Untersuchungen von Hamilton (1951) leitet sich die Faustregel zur altersabhängigen Häufigkeit der androgenetischen Alopezie beim Mann ab: 40% mit 40 Jahren, 50% mit 50 Jahren und 60% mit 60 Jahren. Norwood fand folgende Häufigkeiten der androgenetischen Alopezie beim Mann: die Geheimratsecken ausgenommen, zwischen 18 und 29 Jahren 12%, zwischen 30 und 39 Jahren 38%, zwischen 40 und 49 Jahren 45%, zwischen 50 und 59 Jahren 52%, zwischen 60 und 69 Jahren 65%, zwischen 70 und 79 Jahren 64% und mit 80 Jahren 70% (Norwood 1975). Bei Frauen zeigen neueste Untersuchungen folgende altersabhängige Verteilung der androgenetischen Alopezie: zwischen 20 und 29 Jahren 3%, zwischen 30 und 39 Jahren 17%, zwischen 40 und 49 Jahren 16%, zwischen 50 und 59 Jahren 23%, zwischen 60 und 69 Jahren 25%, zwischen 70 und 79 Jahren 28%, zwischen 80 und 89 Jahren 32% (Norwood 2001).

Ätiopathogenese. Die androgenetische Alopezie wird als genetisch geprägter, androgen induzierter Prozess aufgefasst, der sich durch eine zunehmende Verkürzung des Haarwachstumszyklus mit daraus folgender progressiver Miniaturisierung terminaler Haarfollikel zu Vellushaarfollikeln (regressive Metamorphose) in betroffenen Arealen auszeichnet. Die Folge ist eine altersabhängige Verminderung von Dichte und Qualität der Kopfbehaarung mit typischem klinischem Ausprägungsmuster (Abb. 5.81).

Das derzeitige Verständnis der Pathophysiologie der androgenetischen Alopezie bezieht sich hauptsächlich auf den Einfluss der Androgene bzw. ihrer peripheren Metaboliten auf den Haarfollikel (Kaufman 1996). Im Blutplasma zirkulierendes testikuläres bzw. ovariales Testosteron und adrenales Dehydroepiandrosteron werden im Haarfollikel durch bestimmte Enzyme, wie 5α-Reduktase, zu „potenteren" Androgenen,

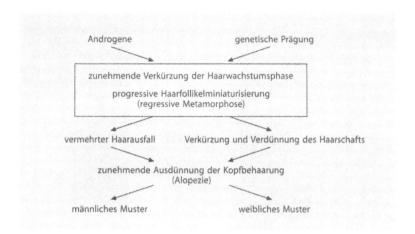

Abb. 5.81. Pathogenese der androgenetischen Alopezie

wie Dihydrotestosteron (DHT), metabolisiert. Diese werden wiederum durch weitere Enzymsysteme zu schwächer androgen wirksamen 17-Ketosteroiden bzw. das Testosteron durch die Aromatase zu 17β-Östradiol konvertiert. Wie alle Steroidhormone entfalten die Androgene ihre zelluläre Wirkung erst durch Bindung an einen intrazellulären Androgenrezeptor. Dieser Androgenrezeptorkomplex beeinflusst die Transkription und Prozessierung einer Reihe von Proteinen durch Interaktion mit der DNA. Die Beobachtung erhöhter 5a-Reductase- und erniedrigter Aromataseaktivität in den Haarfollikeln der androgenetischen Alopezie bei Mann und Frau mit entsprechend erhöhten lokalen DHT-Konzentrationen weist auf eine direkte pathogenetische Bedeutung dieser Systeme für die Entwicklung der androgenetischen Alopezie hin. Geschlechtsspezifische Unterschiede in der Aktivität dieser Enzyme erklären zum Teil die geschlechtsgebundenen, phänotypischen Unterschiede (Sawaya u. Price 1997). Dass auch andere, weitgehend unbekannte Faktoren für die Entstehung einer androgenetischen Alopezie eine Rolle spielen, unterstreicht die Beobachtung von Alopezien vom androgenetischen Muster vor der Pubertät (Borelli und Trüeb 1999) oder bei hypogonadotropem Hypogonadismus (Orme et al. 1999). Der Vererbungsmodus der androgenetischen Alopezie ist bislang unbekannt, wahrscheinlich aber polygen (Küster u. Happle 1984). Möglicherweise spielen Gen-Polymorphismen des Androgenrezeptors eine Rolle (Ellis et al. 2001).

Klinik. Nach Geschlecht und Alter gruppiert werden ein Hamilton-Norwood- oder maskuliner

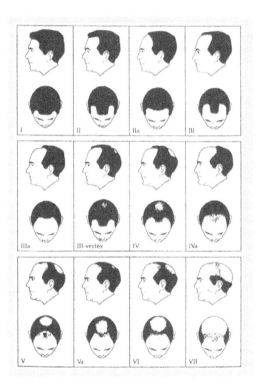

Abb. 5.82. Hamilton-Norwood-Skala

Typ (male pattern) und ein Ludwig- oder femininer Typ (female pattern) der androgenetischen Alopezie unterschieden. Kombinationsbilder (mixed pattern) kommen nicht selten vor.

Androgenetische Alopezie vom maskulinen Typ (Abb. 5.82). Neben der Ausbildung von Geheimratsecken (Hamilton-Norwood II, normale postpuberale Haarlinie beim Mann; ab Hamil-

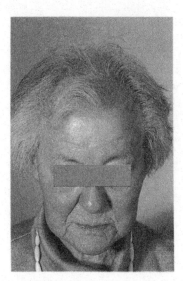

Abb. 5.83. Androgenetische Alopezie vom maskulinen Typ bei einer Frau in der Postmenopause

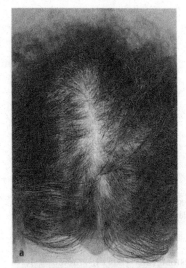

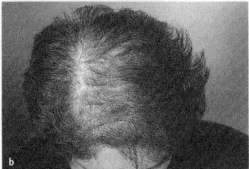

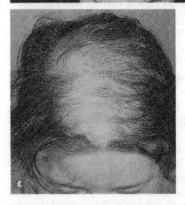

Abb. 5.84. Alopecia androgenetica vom femininen Typ (Ludwig). **a** Ludwig I. **b** Ludwig II. **c** Ludwig III

ton-Norwood III wird von einer eigentlichen androgenetischen Alopezie gesprochen) kommt es zum Zurückweichen der Stirn-Haar-Grenze (Hamilton-Norwood IIa, IIIa), Wirbelglatzenbildung (Hamilton-Norwood III Vertex) und graduellen Übergängen (Hamilton-Norwood IV–VI) bis hin zur Ausbildung einer vollen Scheitelglatze (Hamilton-Norwood VII). Dieser Typ ist überwiegend beim Mann anzutreffen, aber auch bei der Frau in zunehmendem Maße in der Postmenopause (Abb. 5.83). Prämenopausal kommt der maskuline Typ in 13%, in der Postmenopause in 37% der von einer androgenetischen Alopezie betroffenen Frauen vor (Venning u. Dawber 1988).

Androgenetische Alopezie vom femininen Typ. Hier kommt es zu einer Ausdünnung des zentroparietalen Kapillitiums, bei der charakteristischerweise ein Haarsaum an der Stirn-Haar-Grenze erhalten bleibt (Abb. 5.84 a–c). Oft fällt zunächst lediglich eine Qualitätsminderung der Haare auf. Das feminine Muster findet sich seltener beim Mann, in ca. 4% der Fälle (Trüeb et al. 2001), dabei häufiger bei prämatur auftretender androgenetischer Alopezie (Abb. 5.85).

Varianten

Alopecia praematura (sive praecox). Zwischen dem 10. und 20. Lebensjahr bereits klinisch manifeste androgenetische Alopezie. Eine Alopecia praecox kann auch vor der Adrenarche auftreten

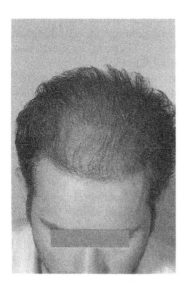

Abb. 5.85. Androgenetische Alopezie vom femininen Typ bei einem Mann

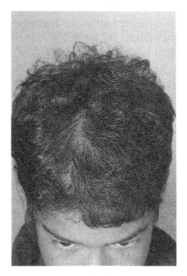

Abb. 5.86. Alopecia praematura (s. praecox)

(Borelli u. Trüeb 1999) und weist dann ein ausschliesslich feminines Muster auf (Abb. 5.86).

Alopecia climacterica. Im Klimakterium manifeste, tardive Form der androgenetischen Alopezie der Frau. Andere Formen der androgenetischen Alopezie bei Frauen, die in Lebensabschnitten mit größeren Schwankungen des Sexualhormonspiegels auftreten, aber keine eigentliche endokrinologische Störung aufweisen, sind die postpartale Alopezie und Alopezien nach Absetzen von Sexualhormonpräparaten mit Östrogen- bzw. Antiandrogenwirkung. Durch die physiologische Abnahme zirkulierender Östrogene bedingt, wird die Alopecia climacterica nicht selten zusätzlich durch hormonale Substitutionspräparate mit androgener Partialwirkung (Gestagene der Norethisteronreihe) verstärkt.

Erworbene progressive Haarkrümmung. Gelegentlich kann eine erworbene Kräuselung der Haare bei Männern Manifestation einer initialen androgenetischen Alopezie sein (Boudou et al. 1997). Beschränkt auf die Schläfenregionen wird sie auch als Allotrichia circumscripta symmetrica oder Whisker-Haare bezeichnet.

Erworbene partielle Haarkräuselung (Ferrando u. Grimalt 1999). Im Rahmen einer initialen androgenetischen Alopezie können Haarfollikelminiaturisierung und Verkürzung der Anagenphase zu einer erhöhten Verletzlichkeit des Haars im androgenetischen Bereich mit einer Prädilektion für sekundäre Haarschaftverände-

rungen führen. Sechs jugendliche Frauen mit diffus zwischen normalen Haaren verteilten, erworbenen gekräuselten Haaren wurden beschrieben. Die Veränderungen betrafen nur die distalen Haarabschnitte und wurden auf eine Verwitterung bzw. haarkosmetisch bedingte Schäden der Haare zurückgeführt.

Diagnostik. Die androgenetische Alopezie des Mannes mit ihrem charakteristischen klinischen Ausprägungsmuster ist in der Regel so einfach zu diagnostizieren, dass keine anderen Alopezieursachen infrage kommen. Dagegen muss bei Frauen die androgenetische Alopezie vom weiblichen Muster hauptsächlich von diffusen Effluvien (z. B. infolge Eisenmangels) bzw. die androgenetische Alopezie vom männlichen Muster von einer Androgenisierung (z. B. bei polyzystischem Ovarsyndrom bzw. einem Androgen produzierenden Ovarialtumor) abgegrenzt werden.

Im Haarzugtest lassen sich während aktiver Phasen der androgenetischen Alopezie frontal vermehrt Telogenhaare (> 5/50 Haare bei 5 Tage ungewaschenen Haaren) gegenüber okzipital epilieren. Im Gegensatz zum diffusen Effluvium finden sich als Zeichen der progressiven Follikelregression vermehrt kurze und dünne Haare (miniaturisierte Haare) in den Übergangszonen von Arealen mit noch normalem Haarbestand zu den bereits gelichteten Bezirken.

Im Trichogramm zeigt sich typischerweise eine Erhöhung der frontalen Telogenrate > 20%, seltener der Katagenrate >3% und ein frontal gegenüber okzipital erhöhter Anteil Anagenwurzeln ohne Wurzelscheiden, bei fortgeschrittener Alopezie nicht selten >50%. Letztere stellen ein Epilationsartefakt bei verminderter Haardichte dar. Ebenfalls ist der Anteil miniaturisierter Haare mit einem Durchmesser von 40 μm um 13% erhöht.

Haarbodenbiopsien zeigen vermehrt hochgerückte, miniaturisierte (Haarschaftdurchmesser ≤Breite der äußeren Haarwurzelscheide im Transversalschnitt mit einer durchschnittlichen Terminal-Vellushaar-Ratio von 1,9:1 vs. 7:1 in Normalkontrollen) und telogenisierte Haarfollikel (Anteil von druchschnittlich 16,8% vs. 6,5% in Normalkontrollen) mit Pseudohypertrophie der assoziierten Talgdrüsen (Abb. 5.87). In 37% (vs. 10% in Normalkontrollen) finden sich ein deutliches, perifolliküläres, lymphohistiozytäres Entzündungsinfiltrat und eine lockere lamellären Fibrose auf Isthmushöhe (Whiting 1993).

Zum Ausschluss einer zusätzlichen behandelbaren Ursache eines diffusen Effluviums ist in erster Linie bei Frauen die zusätzliche Bestimmung des Serumferritins und des die Thyreoidea stimulierenden Hormonbasalwerts angezeigt. Eisenmangel kommt bei Frauen besonders häufig in Kombination mit androgenetischer Alopezie vor und lässt sich effektvoll behandeln. Dagegen stellt die Kombination einer Schilddrüsenfunktionsstörung mit androgenetischer Alopezie vor allem bei Frauen ein besonderes therapeutisches Problem dar, weil sich diese gegenseitig beeinflussen und auch nach Normalisierung der Schilddrüsenfunktion eine Restalopezie übrig bleibt, die weder durch die androgenetische Alopezie allein noch durch die Schilddrüsensituation hinreichend erklärt werden kann. Darüber hinaus können auch die Medikamente zur Behandlung der Schilddrüse selbst (Thyreostatika, L-Thyroxin) zu einem zusätzlichen Haarausfall führen.

Hormonanalysen sind bei Frauen mit leichtgradiger androgenetischer Alopezie vom femininen Typ nicht notwendig, zumindest wenn anamnestisch keine Menstruationsstörungen vorliegen. Bei Frauen <30 Jahren mit androgenetischer Alopezie Ludwig I bzw. >30 Jahren mit Ludwig II, insbesondere bei Vorliegen von Anomalien des Menstruationszyklus, Infertilität, Hirsutismus, Virilisierung, schwerer zystischer Akne oder Galaktorrhö, ist ein kleiner (Gesamttestosteron oder freies Testosteron, Dehydroepiandrosteronsulfat, Sexualhormon bindendes Globulin) bzw. erweiterter Hormonstatus (zusätzlich FSH-LH-Quotient, 17-Hydroxyprogesteron, Prolaktin) durchzuführen.

Differenzialdiagnose. *Androgene Alopezie.* Definitionsgemäß durch eine ovariale, adrenale oder exogene (Anabolika auch bei Männern zu erfragen!) Hyperandrogenämie bedingte Alopezie. Bei begründetem klinischen Verdacht sind in Zusammenarbeit mit dem Gynäkologen erweiterte Hormonanalysen und bildgebende Verfahren angezeigt im Hinblick auf eine der folgenden Differenzialdiagnosen:

▪ polyzystisches Ovarsyndrom,
▪ (spätmanifestes) adrenogenitales Syndrom,
▪ Androgen produzierende Ovarial- oder Nebennierentumoren.

Ebenfalls ist Haarausfall in Verbindung mit subtileren Abweichungen der Sexualhormone, wie z.B. nach Absetzen oraler Kontrazeptiva und in der Perimenopause, zusammen mit dem endokrinologisch orientierten Gynäkologen anzugehen.

Chronisches Telogeneffluvium. Kombination mit androgenetischer Alopezie ist nicht selten. Sie erschwert die Beurteilung der Wirksamkeit von Haarwuchsmitteln zur Behandlung der androgenetischen Alopezie vor allem bei Frauen. Häufige Ursachen sind Eisenmangel, unerwünschte Wirkung von Medikamenten, Schilddrüsenfunktionsstörungen und jahreszeitlich gebundene Synchronisationsphänomene des zyklischen Haarwachstums (vor allem im Herbst).

Senile Involutionsalopezie. Hormonunabhängige, altersbedingte, diffuse Ausdünnung des Kapillitiums ab dem 60. Lebensjahr. Eine cha-

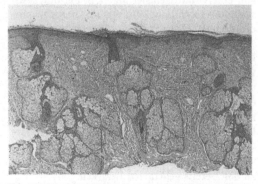

Abb. 5.87. Androgenetische Alopezie (Histologie). Haarfollikelminiaturisierung mit Pseudohypertrophie der Talgdrüsen

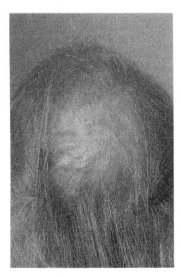

Abb. 5.88. Senile Involutionsalopezie –
„Witwenkappe"

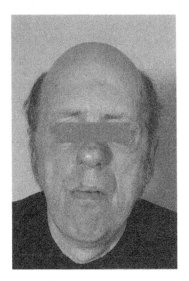

Abb. 5.89. Syndromatische Alopezie vom androgenetischen Typ bei myotoner Muskeldystrophie Curschmann-Steinert

rakteristische Manifestationsform, die sich als notorisch therapierefraktär erweist, ist eine bei Frauen käppchenartig um den okzipitalen Wirbel angeordnete, oft hochgradige Lichtung, die wegen ihrer Prädilektion für das höhere Alter auch als „Witwenkappe" („widow's cap"-Alopezie) bezeichnet wird (Abb. 5.88).

Syndromatische Alopezien vom androgenetischen Ausprägungstyp. Seltener kann eine androgenetische Alopezie Symptom eines Erbsyndroms sein

- bei myotoner Muskeldystrophie Curschmann-Steinert (Abb. 5.89),
- Adrenoleukodystrophie (König et al. 2000),
- prämatur im Rahmen einer Progerie, meist in Verbindung mit Canities praematura, z.B. Werner-Syndrom.

Verlauf und Prognose. Physiologischerweise kündigt sich der Prozess bei beiden Geschlechtern als bitemporale Regression der Haargrenze an. Beim Mann kann sich die androgenetische Alopezie in diesem Bereich bereits in der späten Adoleszenz in verstärkter Weise ausbilden („Geheimratsecken"), während sie bei der Frau zunächst oft als schubweise auftretender „diffuser" Haarausfall imponiert. Bei einer Vielzahl der Frauen mit anderweitig nicht erklärbarem Haarausfall handelt es sich um eine androgenetische Alopezie in Lebensabschnitten mit physiologischen Schwankungen des Sexualhormonspiegels (Alopecia puberalis, postpartale Alopezie, Alo-

pecia climacterica). Obwohl im Individualfall keine sichere Prognose über Progressionsgeschwindigkeit und Ausprägung der Alopezie als Endzustand gemacht werden kann, ist davon auszugehen, dass eine androgenetische Alopezie um so ausgeprägter sein wird, je früher sie einsetzt. Ab ca. dem 40. Lebensjahr verlangsamt sich die Progressionsgeschwindigkeit mit zunehmendem Alter, bei postmenopausalen Frauen möglicherweise im Zusammenhang mit einer Abnahme der ovarialen Androgenproduktion.

Prophylaxe und Therapie. Grundsätzlich sind in der medikamentösen Behandlung der androgenetischen Alopezie pathophysiologisch orientierte Therapieansätze in Betracht zu ziehen, die darauf abzielen, den weiteren Androgeneinfluss auf den Haarfollikel hormonal zu hemmen und/oder die Miniaturisierung des Haarfollikels pharmakologisch umzukehren:

- Blockade der Androgenrezeptoren mittels Östrogenen und Antiandrogenen bei Frauen: Cyproteronacetat (CPA), Chlormadinonacetat (CMA), in den USA auch Spironolacton;
- Blockade der enzymatischen Transformation von Testosteron zu Dihydrotestosteron mittels selektiver 5α-Reductase-Hemmung bei Männern: Finasterid;
- Induktion gegenläufiger, hormonunabhängiger Regulationsmechanismen, die zur Verlängerung der Anagenphase führen: Minoxidil.

Es versteht sich von selbst, dass sich diese medikamentösen Maßnahmen nur auf eine für die Therapiedauer begrenzte Erhaltung der Haare und in einem weit geringeren Umfang auch auf eine zeitweise Umkehr der Haarfollikelregression beschränken, sodass sie sich für fortgeschrittene Alopezieformen (Hamilton-Norwood Va, VI, VII bzw. Ludwig III) und für Patienten mit Kontraindikationen oder die den therapeutischen Aufwand einer medikamentösen Behandlung scheuen, nicht eignen. Für diese Fälle bieten sich folgende physikalische Optionen an:

▓ chirurgische Maßnahmen: freie autologe Vollhauttransplantate (unter Ausnutzung des Phänomens der Donordominanz) – Mini-, Mikro- und Slit-Grafts; Reduktionsplastik ± Expandertechnik; Rotationsplastiken; Kombinationen der vorgenannten Techniken;
▓ Kurzhaarschnitt (bei Männern); Camouflage (bei Frauen); Zweithaar: Haarintegration, Zweithaarteile, Perücke, Haarweben.

Behandlungsplan. Jeder Behandlungsplan der androgenetischen Alopezie ist unter Berücksichtigung der zeitlichen Dimensionen des zyklischen Haarwachstums langfristig zu gestalten. Eine Therapie von Haarausfall sollte nicht vor mindestens 6 Monaten Therapiedauer wegen „Unwirksamkeit" gewechselt oder abgesetzt werden und gliedert sich im Idealfall wie folgt:

▓ Erstkonsultation. Aufbau des Vertrauensverhältnisses zwischen Arzt und Patient, indem der Arzt den Behandlungswunsch seines Patienten respektiert und ihm durch eine umfassende Aufklärung über Diagnose und Therapieoptionen Kompetenz vermittelt und etwa vorhandene falsche Erwartungshaltungen vorsichtig korrigiert. Die gemeinsame Therapieplanung erfolgt, nachdem das Wirkungspotenzial und das Nebenwirkungsprofil infrage kommender Medikamente besprochen worden sind.
▓ Erste Verlaufskontrolle (optional) nach 3 Monaten mit dem Zweck der Medikamenten-Verträglichkeitsprüfung und Motivationsverstärkung durch nochmalige Instruktion, dass sich die Wirksamkeit eines Haarwuchsmittels erst längerfristig bemerkbar macht.
▓ Weitere Verlaufskontrollen zur Medikamenten-Wirksamkeitsprüfung erfolgen vorzugsweise nach 6 und 12 Monaten, später jährlich. Dabei ist eine standardisierte Fotodokumentation des Behandlungserfolgs anzustreben, da erfahrungsgemäß in der Beurteilung eines

Haarwuchsmittels subjektive Momente (kurzfristig starke Plazebowirkung, langfristig hochgeschraubte Erwartungshaltung) eine große Rolle spielen und das Arzt-Patient-Verhältnis unnötig strapazieren können (Canfield 1996). Dazu hat sich eine fotografische Methode mit Polaroidkamera und stereotaktischer Positionierung des Kopfes (Vertex- und Frontalfoto) in einer vereinfachten Ausrüstungsversion im Praxisalltag bewährt (Abb. 5.90, 5.91 a, b). Langfristige Konsultationen dienen ebenfalls der Information des Patienten über eventuelle neue Entwicklungen in der Therapie von Haarausfall.

Östrogene und Antiandrogene. Bei Östrogen-Kombinationspräparaten zur hormonellen Ovulationshemmung bzw. Substitutionsbehandlung ist grundsätzlich darauf zu achten, dass Gestagene mit androgener Partialwirkung (Tab. 5.26) vermieden werden, da sie bei androgenetischer Alopezie einen haarausfallfördernden Effekt haben können.

Ovulationshemmer. Kontraindiziert: Ovulationshemmer mit androgener Partialwirkung in abnehmender Reihenfolge: Präparate mit Norethisteronacetat; altes Gestagen mit mäßiger androgener Partialwirkung: Lynestrenol; Gestagene der zweiten Generation mit mittlerer androgener Partialwirkung: Levonorgestrel.

Erlaubt: Gestagene der dritten Generation mit am wenigsten androgener Partialwirkung: Desogestrel, Gestoden, Norgestimat.

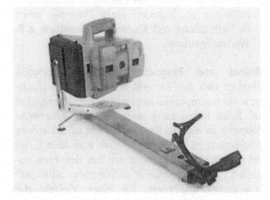

Abb. 5.90. Vereinfachte Ausrüstung für globale polaroidfotografische Aufnahme des Vertex- und Frontalbereichs in stereotaktischer Position im Praxisalltag (aus Trüeb RM, Itin P, Schweizerische Arbeitsgruppe für Trichologie. Schweizer 3-P-Studie. 2000)

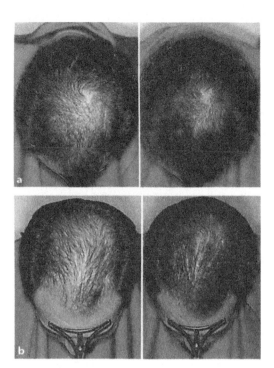

Abb. 5.91. Aufnahmen vor Therapie und nach 6 Monaten 1 mg Finasterid MSD p.o. **a** Vertexbereich, **b** Frontalbereich (aus Trüeb RM, Itin P, Schweizerische Arbeitsgruppe für Trichologie. Schweizer 3-P-Studie. 2000)

Tabelle 5.26. Gestagene mit antiandrogener Wirkung oder androgener Partialwirkung, deren Einsatz in Ovulationshemmern bzw. hormonalen Substitutionspräparaten eine androgenetische Alopezie (AGA) günstig oder ungünstig beeinflussen können

Gestagene mit antiandrogener Partialwirkung
(mit abnehmender Stärke)
- Cyproteronacetat
- Chlormadinonacetat

Gestagene mit androgener Partialwirkung
(kontraindiziert bei AGA)
- Norethisteron
- Norgestrel
- Levonorgestrel
- Ethinylesterol (Lynestrenol)
- Tibolon

Indiziert: Antiandrogen wirksame Ovulationshemmer Cyproteronacetat (CPA), Chlormadinonacetat (CMA).

Hormonelle Substitutionspräparate. Kontraindiziert: Hormonelle Substitutionspräparate mit androgener Partialwirkung in abnehmender Reihenfolge sind: Tibolon; Präparate mit Norethisteronacetat; Präparate mit Norgestrel; Präparate mit Medrogeston; Präparate mit Medroxyprogesteronacetat.

Erlaubt: Präparate mit Dydrogesteron oder Hydroxyprogesteron bzw. die hormonale Substitution mit nur Östrogenen bzw. mit sequenziellem Gestagenzusatz (Medroxyprogesteronacetat).

Von den verschiedenen Substanzen mit antiandrogener Wirkung (CPA, CMA, Flutamid, Spironolacton) haben in Europa für die Therapie der androgenetischen Alopezie der Frau CPA und CMA, in den USA (wo CPA nicht zugelassen ist) auch Spironolacton praktische Bedeutung erlangt.

Cyproteronacetat. In mehreren klinischen Studien wurde gezeigt, dass CPA eine wirksame Behandlung darstellt, aber im Gegensatz zur Hirsutismusbehandlung schwanken die mitgeteilten Erfolgsraten bei der Therapie der androgenetischen Alopezie mit der hochdosierten oralen CPA-Medikation (100 mg) von Autor zu Autor erheblich und werden mit zwischen 40 und 100% angegeben. Dies dürfte einerseits auf die niedrigen Fallzahlen zurückzuführen sein und andererseits auf die Problematik der Objektivierung von Haarausfall. Auch kann die Abnahme der Hyperseborrhö, die mit hohen CPA-Dosen in nahezu allen Fällen beobachtet wird, durch den dadurch verbesserten Frisurenhalt einen Behandlungserfolg vortäuschen.

Entgegen aktuellen Empfehlungen der angloamerikanischen Literatur, die weder auf dieselbe Erfahrung mit CPA zurückschaut noch über Kenntnisse der diesbezüglichen deutschen Publikationen verfügt, führt die niedrig dosierte orale CPA-Behandlung (2 mg CPA und 50 µg Ethinylöstradiol) zu einer Besserung der androgenetischen Alopezie in >80%, während die Erfolgsrate unter der umgekehrten Sequenztherapie (100 mg CPA vom 5.–14. Zyklustag bei gleichzeitiger Gabe von 40 µg Ethinylöstradiol vom 5.–25. Zyklustag) bei Anwendung identischer Beurteilungskriterien nur 40% beträgt (Moltz et al. 1980). Für die Praxis ergibt sich aus diesen Beobachtungen, dass im Unterschied zur Behandlung des Hirsutismus zur Behandlung der androgenetischen Alopezie der Frau sich CPA in niedriger Dosierung (bis maximal 10 mg) eignet. Bisherige Versuche einer topischen Anwendung von CPA beim Menschen sind erfolglos geblieben.

Das Behandlungsprotokoll richtet sich in erster Linie nach der Lebensphase der Patientinnen: Prämenopausalen Frauen, sofern keine Gegenanzeige für eine hormonelle Kontrazeption besteht, können Diane 35 (2 mg CPA, 0,035 mg Ethinylöstradiol) oder Neo-Eunomin (1 mg CMA, 0,05 mg Ethinylöstradiol) verschrieben werden, wobei im Bedarfsfall die Möglichkeit einer zusätzlichen Gabe von CPA in einer Dosierung von 5 mg bis maximal 10 mg (Androcur-10) besteht. Frauen mit androgenetischer Alopezie und Antikonzeptionswunsch kann neuerdings auch der orale Ovulationshemmer Jasmin (Drosperinon, 0,03 mg Ethinylöstradiol) verschrieben werden, vorzugsweise in Kombination mit CPA. Bei jugendlichen Patientinnen ohne Kontrazeptionswunsch, Raucherinnen >35 Jahre oder im Klimakterium kann alternativ eine niedrig dosierte CPA-Therapie in Verbindung mit einem Östrogen erfolgen, z.B. Progynova mite (2 mg Östradiolvalerat) über 21 Tage +1/2 Tablette Androcur-10 zu den letzten 10 Progynova-mite-Dragees. Bei Auftreten von Schmierblutungen kann das CPA in gleicher Dosierung in den ersten 10 Zyklustagen verabreicht werden.

Bei Frauen jenseits der Menopause kann die Substitutionsbehandlung mit dem im Handel erhältlichen CPA-haltigen Kombinationspräparat Climen (1 mg CPA, 2 mg Östradiolvalerat) erfolgen. Alleinige Gabe von Östrogenen führte in klinischen Studien nicht zu einer signifikanten Befundverbesserung der androgenetischen Alopezie. Auch der therapeutische Wert topischer Östrogene (Östradiolbenzoat und 17β-Östradiol z.B. in Alpicort F und Crinohernal FEM neu), die via kompetitive Bindung des Östrogens an den Androgenrezeptoren der Follikelzellen wirken sollen, wird von einigen Autoren in Zweifel gezogen.

Spironolacton. Spironolacton wird oral in einer Dosierung von 100 mg/Tag gegeben. Wegen des diuretischen Effekts sind 2 Wochen nach Therapiebeginn die Serumelektrolyte und der Blutdruck zu kontrollieren. Von einer gleichzeitigen Einnahme von Kaliumsupplementen, kaliumreicher Diät oder anderen kaliumsparenden Diuretika ist abzusehen, insbesondere bei Niereninsuffizienz, da damit eine Hyperkaliämie induziert werden kann. Vorsicht ist auch bei gleichzeitiger Gabe von ACE-Hemmern geboten. Wegen der Möglichkeit von Menstruationszyklusstörungen mit Metrorrhagie/Polymenorrhö erfolgt meist eine Applikation zusammen mit Östrogen-Gestagen-Kombinationen, z.B. Spironolacton 100 mg/Tag über 21 Tage + Diane 35, Beginn am 1. Zyklustag, jeweils 7 Tage Pause. Spironolacton kann auch lokal appliziert werden (Kaliumcanreonat-Spiritus). Erfahrungen an größeren Patientenkollektiven liegen mit dieser Behandlungsform nicht vor.

17α-Östradiol. Dieser pharmakologische Wirkstoff ist ein synthetisches Derivat des natürlichen 17β-Östradiols, das in 0,025%iger Zubereitung in der topischen Therapie der androgenetischen Alopezie der Frau und des Mannes eingesetzt wird. Gegenüber dem 17β-Östradiol zeigt es praktisch keine östrogene Wirkung, sondern hemmt die 5α-Reductase. Die Wirksamkeit von 17α-Östradiol in einer Konzentration von 0,025% (Ell-Cranell alpha) wurde von verschiedenen Gruppen in mehreren klinischen Studien im Sinne einer deutlichen Verminderung des Haarausfalls belegt. Orfanos und Vogels untersuchten 1980 in einer plazebokontrollierten Studie Trichogrammergebnisse von 48 Patienten, die über mindestens 6 Monate 1-mal täglich mit 0,025%igem 17α-Östradiol behandelt wurden, und fanden, dass bei 63% der Patienten aus der Verumgruppe die Telogenrate um >10% gesunken war, gegenüber 37% in der Plazebogruppe. Kürzlich fanden Kiesewetter und Schell in einer ebenfalls plazebokontrollierten Studie an 96 Patienten mit androgenetischer Alopezie über einen Zeitraum von 12 Monaten, dass im Trichogramm der prozentuale Anteil der Anagenhaare durchschnittlich ebenfalls um >10% zunahm. Bezogen auf den Ausgangswert der Anagenrate vor Therapiebeginn entsprach diese Zunahme ca. 17%, während sich die Telogenhaarrate auf ca. die Hälfte reduzierte. Diese Veränderungen erfolgten wiederum vor allem während der ersten 6 Prüfmonate. Die Verträglichkeit war sehr gut mit <2% lokalen Unverträglichkeitsreaktionen (subtoxisch-kumulatives Kopfhautekzem).

Finasterid. Mit Finasterid liegt ein kompetitiver Inhibitor der 5α-Reductase Typ II in oraler Form vor, der keine Affinität zum Androgenrezeptor aufweist, deshalb die physiologische Wirkung von Testosteron nicht wesentlich beeinflusst und sich daher zur Behandlung der androgenetischen Alopezie des Mannes eignet.

In den USA und international wurden parallel zwei große Phase-III-Multizenterstudien zur Wirksamkeit von Finasterid in einer Dosis von 1 mg/Tag (Propecia) in der Behandlung der androgenetischen Alopezie beim Mann durchgeführt (Kaufman et al. 1998). Das Studiendesign war randomisiert und doppelblind plazebokontrolliert. Teilnehmer waren 1553 Männer zwischen 18 und 41 Jahren mit aktiver androgenetischer Alopezie in den Hamilton-Norwood-Stadien III Vertex, IV und V. Die Studiendauer betrug zunächst 12 Monate und wurde mit 1215 Probanden um weitere 12 Monate fortgesetzt. Wichtigste Studienparameter waren Zahl der Haare in einem 1-Inch-(5,1 cm²-)Kreisareal und das Erscheinungsbild auf Übersichtsfotografien. Die exakte Wiederfindung des Kreisareals wurde durch Tätowierung gewährleistet, und die Zählung der mit einer Spezialkamera fotografierten Haare im Testareal erfolgte mittels computerisierter Bildverarbeitung. Die Übersichtsfotografien wurden an allen Studienzentren mittels identischer Kamerasysteme durchgeführt und durch eine Expertenkommission beurteilt.

Nach 6 Monaten fand sich eine gegenüber Plazebo hoch signifikante Zunahme der Haarzahl bei den mit Finasterid behandelten Proban-

den. Nach 12 Monaten hatten die Finasteridprobanden im Mittel 86 Haare mehr im 1-Inch-Kreisareal, während die Plazeboprobanden 12 Haare weniger aufwiesen. Der Unterschied zwischen Finasterid- und Plazebogruppe betrug demnach nach 12 Monaten total 107 Haare bzw. 14,0%. Nach 24 Monaten war der Unterschied 138 Haare bzw. 16,0%. Relevanter als die in einem Testareal gezählten Haare ist für die Probanden jedoch das globale Erscheinungsbild. Nach 12 Monaten wurden von der Expertenkommission ohne Kenntnis der Gruppenzugehörigkeit 48% der Finasteridprobanden als gebessert eingestuft, davon 18% deutlich, in der Plazebogruppe dagegen nur 7%, davon 0% deutlich; nach 24 Monaten wurden 66% der Finasteridprobanden als gebessert eingestuft, davon 36% deutlich (Abb. 5.92 a–c, 5.93 a–c), während es in der Plazebogruppe bei 7% bzw. 0% blieb. Die beobachteten Verbesserungen der Haardichte sollen jedoch nicht vom primären Ziel einer Behandlung ablenken, nämlich in erster Linie, das Fortschreiten des Haarverlusts zu verhindern. Dieses Ziel, dokumentiert durch Erhalt oder Erhöhung der Haarzahl im Testareal, wurde innerhalb zweijahresfrist bei 83% der Finasteridprobanden erreicht, wähend in der Plazebogruppe die Haarzahl nur noch bei 28% stabil geblieben war.

Das Sicherheits- bzw. Nebenwirkungsprofil von Finasterid in einer Tagesdosierung von

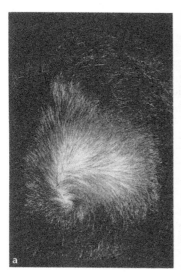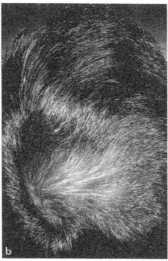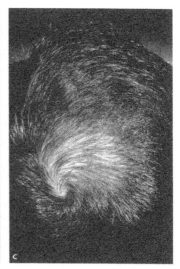

Abb. 5.92. Behandlungsergebnisse mit Finasterid. Beispiel einer mittleren Zunahme des Haarwachstums. **a** Bei Behandlungsbeginn, **b** nach 12 Monaten, **c** nach 24 Monaten (aus den internationalen Multizenterstudien mit einer Spezialkamera der Firma Canfield Scientific)

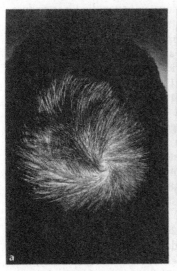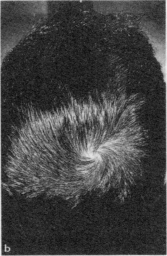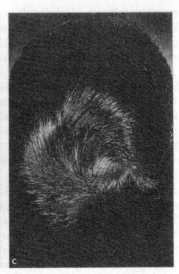

Abb. 5.93. Behandlungsergebnisse mit Finasterid. Beispiel einer starken Zunahme des Haarwachstums. **a** Bei Behandlungsbeginn, **b** nach 12 Monaten, **c** nach 24 Monaten (aus den internationalen Multizenterstudien mit einer Spezialkamera der Firma Canfield Scientific)

1 mg ist sehr gut. Nebenwirkungen traten im Rahmen der Multizenter-Phase-III-Studien in einer Minderzahl der Probanden (3,8% in der Finasteridgruppe vs. 2,1% in der Plazebogruppe) und meist im ersten Behandlungsmonat auf. Sie verschwanden oft spontan trotz weiterer Tabletteneinnahme. Zwischen der Finasterid- und der Plazebogruppe ergaben sich auf die einzelnen Nebenwirkungen bezogen (verminderte Libido 1,9 vs. 1,3%; erektile Dysfunktion 1,4 vs. 0,9%; vermindertes Ejakulatvolumen 1,0 vs. 0,4%) keine signifikanten Unterschiede.

Finasterid ist ausschließlich der Behandlung des Mannes vorbehalten. 1 mg Finasterid hat sich in einer ersten Studie zur Wirksamkeit in der Behandlung der androgenetischen Alopezie (vom femininen Typ) bei postmenopausalen Frauen als unwirksam erwiesen (Price et al. 2000). Wegen eines vermutlich teratogenen Effekts auf männliche Feten (Hypospadie) ist die Verwendung bei Frauen, die schwanger sind oder sein können, absolut kontraindiziert. Auch wird Frauen von der Handhabung zerkleinerter oder zerbrochener Finasteridtabletten abgeraten, weil dabei eine Resorption des Wirkstoffs theoretisch nicht auszuschließen ist. Der Kontakt mit intakten Propecia-Filmtabletten ist dagegen als bedenkenlos einzustufen, da diese mit einem Film versehen sind, der den direkten Hautkontakt mit dem Wirkstoff verhindert. Finasterid kann bei Männern, die es einnehmen, in Nano-

grammkonzentrationen im Ejakulat nachgewiesen werden. Diese Spuren von Finasterid reichen quantitativ nicht aus, um unerwünschte Konsequenzen im Zusammenhang mit der Zeugung eines Kindes hervorzurufen, weshalb gemäß Hersteller das Tragen eines Kondoms oder der Verzicht auf Propecia bei Paaren mit Kinderwunsch, in denen der Mann dieses Medikament einnimmt, nicht nötig ist.

Minoxidil. Im Rahmen der systemischen Therapie der arteriellen Hypertonie mit dem Vasodilatator Minoxidil fiel auf, dass Patienten, die über einen längeren Zeitraum behandelt wurden, eine vermehrte Körperbehaarung aufwiesen. Diese trichotrophe Wirkung von Minoxidil wird zur Behandlung der androgenetischen Alopezie genutzt, indem das Medikament topisch in Konzentrationen von 2% (Regaine 2%) und 5% (Regaine 5%) eingesetzt wird.

In multizentrisch durchgeführten, doppelblind plazebokontrollierten Studien mit 2294 Männern zwischen 18 und 50 Jahren und 256 Frauen zwischen 18 und 45 Jahren hat sich die 2-mal tägliche topische Applikation einer 2%igen Minoxidil-Lösung bei 30–35% bzw. 63% der Probanden/Probandinnen makrofotografisch als wirksam erwiesen. Bei Männern lässt sich dabei ein auch kosmetisch zufriedenstellendes Wiederwachstum von Haaren im Parietookzipitalbereich in 10% erzielen. In einer kontrollierten Studie mit Messung der Zunahme der Haarmasse hat sich Minoxidil gegenüber Plazebo als dosisabhängig signifikant wirksam erwiesen, wobei der Vorteil der 5%igen gegenüber der 2%igen Lösung vor allem während der ersten 24 Anwendungswochen augenfällig war. Der Therapieerfolg einer Minoxidilbehandlung hängt gegenüber Finasterid stärker von Dauer, Lokalisation und Ausprägung der Alopezie ab. Die Behandlung eines jüngeren Mannes mit initialer Alopezie der Parietookzipitalregion (Hamilton-Norwood III Vertex) bzw. einer Frau mit initialer Alopezie des Zentroparietalbereichs (Ludwig I) gestaltet sich dabei am erfolgversprechendsten. Ein Therapieversuch sollte während mindestens 1 Jahr durchgeführt werden, noch ehe im Individualfall über die Wirksamkeit entschieden wird. Eine Abnahme der Wirksamkeit nach längerfristiger Anwendung (>2 Jahre) ist nicht auszuschließen.

Bei wiederholter topischer Applikation werden nur ca. 3% der bei systemischer Anwendung messbaren Blutspiegel erreicht. Abgesehen von lokalen Reizerscheinungen, die überwiegend durch den Lösungsvermittler Propylenglykol bedingt sind und in bis zu 5% der Anwender vorkommen (häufiger bei der 5%igen Lösung), wird die regelmäßige äußere Anwendung gut vertragen. Echte Kontaktallergien auf Propylenglykol und/oder Minoxidil sowie systemische Nebenwirkungen (Kopfschmerzen, Herz-Kreislauf-Wirkungen u.a.) kommen selten vor. Bei lokalen Intoleranzreaktionen kann auf eine andere Formulierung ausgewichen werden. Anstelle von Propylenglykol wurde Polyethylenglykol (PEG) 400 vorgeschlagen (wässrige Lösung mit 40% PEG 400, 20% Ethylalkohol, 6% Citronensäure und 5% Minoxidil; Scheman et al. 2000).

Kombinationsbehandlungen. Während die Therapie der androgenetischen Alopezie der Frau mit einer systemischen Östrogen- bzw. niedrig dosierten CPA- und topischen Minoxidilbehandlung pragmatischerweise bereits seit geraumer Zeit praktiziert wird, liegen zur Kombinationsbehandlung der androgenetischen Alopezie des Mannes mit Finasterid und topischem Minoxidil erste positive Studienresultate beim Stummelschwanzäffchen vor (Diani et al. 1992).

Andere Mittel und Methoden. Entsprechend der Nachfrage besteht ein vielfältiges Angebot frei verkäuflicher „Haarwuchsmittel" (u.a. Nicoti-

nylalkohol und andere Hyperämika, Rhodanid, Thymusextrakte, Pflanzenextrakte mit angeblicher 5a-Reductase-Hemmwirkung), Shampoobehandlungen und anderer Kosmetika (u.a. Pentadecansäuremonoglycerid-haltige Haarpflegesysteme, 2,4-Diaminopyrimidin-3-oxid) sowie physikalischer Behandlungsmethoden (Kopfhautmassagegeräte, „Softlaser"-Techniken, UV-Bestrahlungen, Elektrotrichogenesis), denen gemeinsam ist, dass ungenügend überzeugende Daten kontrollierter Studien vorliegen, um ihren Einsatz derzeit zu rechtfertigen (Sawaya u. Shapiro 2000). Es versteht sich von selbst, dass entsprechend der Ätiopathogenese der androgenetischen Alopezie zink-, vitamin- und L-Cystinhaltige Aufbaupräparate sowie die traditionellerweise eingesetzten Medizinalgelatine, Hirse und Kieselerde keine Wirkung auf den androgenetisch bedingten Haarausfall haben können.

Operative Maßnahmen. Die Eigenhaartransplantation ist die zur Zeit einzige Behandlungsart, die zu einem definitiven und sichtbaren Erfolg führen kann. Die von Orentreich 1959 zur Behandlung der männlichen androgenetischen Alopezie eingeführte Technik der donordominanten Vollhauttransplantate (Autografts) wurde durch die Weiterentwicklung zu Mini- und Mikrovollhauttransplantaten als heutige Standardmethode stark verfeinert und findet inzwischen zunehmend auch bei Frauen mit androgenetischer Alopezie Ludwig I–II Anwendung. Durch die feinere Verteilung der Grafts lässt sich der Büscheleffekt früherer Transplantate weitgehend vermeiden (Unger 1996). Erfahrungsgemäß sind bei Männern >50 Jahre mit fortgeschrittener Alopezie (Hamilton-Norwood Va, VI, VII) die besseren und bei Männern <30 Jahren mit weniger fortgeschrittener Alopezie die schlechteren Resultate zu erzielen, da bei letzteren eine ungleich höhere Erwartungshaltung an das kosmetische Resultat besteht und erfahrungsgemäß innerhalb 5 Jahren dem kontinuierlich schwindenden Haarrand hinterhertransplantiert werden muss, um unschöne Lücken zu vermeiden (Stough u. Potter 1997). Der Erfolg ist ferner abhängig von der Haardichte im okzipitalen Spendeareal (bei Frauen von eminenter Bedeutung!), Kontrast zwischen Haar- und Hautfarbe, Haarvolumen und Haarqualität.

Von Kunsthaarimplantaten ist wegen des Risikos der Folliculitis-decalvans-artigen chronischen Infektion und Fremdkörperabstoßungs-

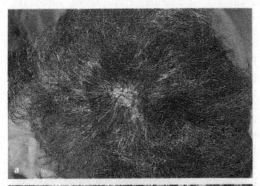

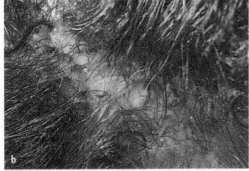

Abb. 5.94. Entzündliche Abstoßungsreaktion von Kunsthaarimplantaten. **a** Übersicht, **b** Detailaufnahme

reaktion (Abb. 5.94 a, b) abzuraten (Hanke et al. 1979, 1981; Lepaw 1979, Peluso et al. 1992).

Zweithaar und Camouflage. Die Optionen des Haarersatzes sind nicht zu vernachlässigen, sind doch im Bereich von Haarteilen und Vollperücken bemerkenswerte Fortschritte in Richtung Bequemlichkeit und natürliches Aussehen erzielt worden. Variationen in der Befestigungsmethode, im Unterbau und Haarmaterial (Echt-, Kunsthaare) erlauben heute eine individuelle Auswahl von Zweithaar. Zur kosmetischen Abdeckung (Camouflage) der zentroparietalen Ausdünnung des Kapillitiums im Rahmen der androgenetischen Alopezie der Frau kommen ferner Sprays in Betracht.

Haarpflege. Jeder Behandlungsplan der androgenetischen Alopezie hat eine häufig gleichzeitig bestehende Kopfhautseborrhö und/oder Überstrapazierung der Haare durch haarkosmetische Noxen (Dauerwelle, Kolorierung, Blondierung) mit zu berücksichtigen. Dabei stellt die Haarwäsche die häufigste Form der Haarbehandlung dar. Das Anforderungsprofil, das heute an ein

Shampoo gestellt wird, übertrifft die Funktion der bloßen Reinigung der Haare und der Kopfhaut. Von einem Shampoo wird heute Multifunktionalismus erwartet. Das Shampoo soll die Haare kosmetisch aufbessern, auf die Bedürfnisse verschiedener Haarqualitäten und individueller Waschgewohnheiten zugeschnitten sein sowie spezifische Probleme des Haarbodens günstig beeinflussen. Haarwaschmittel spielen sowohl für die Körperpflege und Verschönerung der äußeren Erscheinung als auch für die Behandlung krankhafter Zustände der Kopfhaut eine wichtige Rolle. Die wechselseitige Beziehung zwischen Medizin und Kosmetik widerspiegelt sich in den Fortschritten der Shampootechnologie, welche Anwendungen ermöglicht hat, die nicht nur alle Vorteile nichtmedizinischer Haarwaschmittel bieten, sondern auch Formulierungen zur effektiven Behandlung häufiger Probleme der Kopfhaut. Es versteht sich von selbst, dass Haarwuchsmittel in der Form einer Shampoobehandlung aufgrund von kurzer Kontaktzeit und Wasserverdünnungseffekt keine Wirkung haben können.

Patientenführung. Verlust oder Angst vor dem Verlust der sichtbaren Kopfbehaarung können für Betroffene eine besondere psychische Belastung darstellen, weswegen oft große Anstrengungen unternommen werden, das Kopfhaar zu bewahren, wiederherzustellen oder zu ersetzen (Cash 1992, Cash et al. 1993, Maffei et al. 1994). Vom medizinischen Standpunkt aus gesehen hat das Haar keine Vitalfunktion und im Wesentlichen nur die (trotzdem nicht zu unterschätzende) physiologische Funktion des Lichtschutzes für die Kopfhaut bewahrt, dagegen eine wichtige psychosoziale Bedeutung erlangt. Das Haar dient nicht zuletzt der Stärkung des Selbstwertgefühls und der selbstwahrnehmbaren physischen Attraktivität. Die hohe Wertigkeit, die deshalb der Erhaltung vornehmlich des Kopfhaars eingeräumt wird, hat viele unseriöse Praktiken auf den Plan gerufen, so dass dem Patienten mit Kompetenz und Einfühlungsvermögen die richtige Position vermittelt werden muss zwischen passiver Resignation auf der einen Seite und Zuwendung an irrationale Praktiken auf der anderen.

Risiken und ihre Bewertung. In der Öffentlichkeit besteht mit Recht das Interesse zu erfahren, ob der langfristige Gebrauch von Medikamenten zur Behandlung eines kosmetischen Problems wie der androgenetischen Alopezie des Mannes mit Gesundheitsrisiken verbunden ist. Ob und wie schädlich Medikamente wie Finasterid und Minoxidil sind, ist eine aktuell von den Medien aufgegriffene Frage, die einzig von der Wissenschaft beantwortet werden kann. Diese hat die Risiken abzuschätzen, damit entschieden werden kann, ob der Nutzen das Risikopotenzial rechtfertigt. Da die biologische Wissenschaft die von der Öffentlichkeit gewünschte eindeutige Ja-/Nein-Antwort nicht immer geben kann, wenden sich Laien öfter der Berichterstattung durch Journalisten zu, denen mehr an Publikumswirksamkeit liegt als an wissenschaftlicher Präzision. Wer sich mit der wissenschaftlichen Denkweise schwer tut, kümmert sich oft weniger um Fakten als um Sensationsmeldungen, was nicht nur zur Verunsicherung von Arzt und Patient führt, sondern auch einer verdeckten Manipulation des Patienten in seiner persönlichen Entscheidungsfreiheit gleichkommt. Die Pflicht des Arztes ist es darum, im Zusammenhang mit einer solchen Behandlung seinen Patienten sachlich und umfassend über Nutzen, Risiken und offene Fragen aufzuklären, um diesem letztlich die Entscheidung für eine potenziell langfristige medizinische Behandlung eines kosmetischen Zustands zu überlassen, die sehr individuell ausfallen muss.

◼ Literatur

Barth JH (2001) Rational investigations in the diagnosis and management of women with hirsutism or androgenetic alopecia. Clin Dermatol 19:155–160

Bergner T, Braun-Falco O (1992) Die androgenetische Alopezie der Frau. Hautarzt 42:201–210

Birch MP, Messenger JF, Messenger AG (2001) Hair density, hair diameter and the prevalence of female pattern hair loss. Br J Dermatol 144:297–304

Borelli S, Trüeb RM (1999) Androgenetic alopecia with prepuberal onset? Dermatology 199:96

Boudou P, Reygagne P (1997) Increased scalp and serum 5 alpha-reductase reduced androgens in a man relevant to the acquired progressive kinky hair disorder and developing androgenetic alopecia. Arch Dermatol 133:1129–1133

Braun-Falco O, Bergner T (1989) Die androgenetische Alopezie des Mannes. Neuere Entwicklungen. Hautarzt 40:669–678

Canfield D (1996) Photographic documentation of hair regrowth in androgenetic alopecia. Dermatol Clin 14:713–721

Cash TF (1992) The psychological effects of androgenetic alopecia in men. J Am Acad Dermatol 26:926–931

Cash TF, Price VH, Savin RC (1993) Psychological effects of androgenetic alopecia on women: comparisons with balding men and with female control subjects. J Am Acad Dermatol 29:569–575

De Villez RL, Jacobs JP, Szpunar CA, Warner ML (1994) Androgenetic alopecia in the female. Treatment with 2% topical minoxidil solution. Arch Dermatol 3:303–307

Diani AR, Mulholland MJ, Shull KL et al. (1992) Hair growth effects of oral administration of finasteride, a steroid 5α-reductase inhibitor, alone and in combination with topical minoxidil in the balding stumptail macaque. J Clin Endocrinol Metab 74:345–350

Ellis JA, Stebbing M, Harrap SB (2001) Polymorphism of the androgen receptor gene is associated with male pattern hair loss. J Invest Dermatol 116:452–455

Ferrando J, Grimalt (1999) Acquired partial curly hair. Eur J Dermatol 9:544–547

Hamilton JB (1951) Patterned loss of hair in man; types and incidence. Ann NY Acad Sci 53:708–728

Hanke CW, Bergfeld WF (1979) Fiber implantation for pattern baldness. JAMA 241:146–148

Hanke CW, Norins AL, Pantzer JG, Bennett J (1981) Hair implant complications. JAMA 245:1344–1345

Hoffmann R, Happle R (1999) Die pathogenetische Bedeutung der 5α-Reduktase-Isoenzyme für die androgenetische Alopezie. Hautarzt 50:165–173

Hoffmann R, Happle R (2000) Current understanding of androgenetic alopecia. Part I: etiopathogenesis. Eur J Dermatol 10:319–327

Hoffmann R, Happle R (2000) Current understanding of androgenetic alopecia. Part II: clinical aspects and treatment. Eur J Dermatol 10:410–417

Kaufman KD (1996) Androgen metabolism as it affects hair growth in androgenetic alopecia. Dermatol Clin 14:697–711

Kaufman KD, Olsen EA, Whiting DA et al. (1998) Finasteride in the treatment of androgenetic alopecia. J Am Acad Dermatol 39:578–589

Kiesewetter F, Schell H. Wirksamkeit von 17-Estradiol in der Therapie der Alopecia androgenetica. Im Druck

König A, Happle R, Tchitcherina E et al. (2000) An X-linked gene involved in androgenetic alopecia: a lesson to be learned from adrenoleukodystrophy. Dermatology 200:213–218

Kuhlwein A (1984) Androgenetische Alopezie vom weiblichen Typ beim Mann. Z Hautkr 60:576–578

Küster W, Happle R (1984) The inheritance of common baldness: two B or not two B? J Am Acad Dermatol 11:921–926

Lattanand A, Johnson WC (1975) Male pattern alopecia. A histopathologic and histochemical study. J Cutan Pathol 2:58–70

Lepaw MI (1979) Complications of implantation of synthetic fibers into scalp for "hair" replacement. J Dermatol Surg Oncol 5:201–204

Ludwig E (1977) Classification of the types of androgenetic alopecia (common baldness) occurring in the female sex. Br J Dermatol 97:247–254

Maffei C, Fossatti A, Rinaldi F, Riva E (1994) Personality disorders and psychopathologic symptoms in patients with androgenetic alopecia. Arch Dermatol 130:868–872

McPhaul MJ, Young M (2001) Complexities of androgen action. J Am Acad Dermatol 45 (Suppl):S87–S94

Messenger AG (2000) Medical management of male pattern hair loss. Int J Dermatol 39:585–586

Moltz L, Schwartz E, Hammerstein J (1980) Die klinische Anwendung von Antiandrogenen bei der Frau. Gynäkologe 13:1–17

Moltz L (1988) Hormonale Diagnostik der sogenannten androgenetischen Alopezie der Frau. Geburtsh Frauenheilk 48:203–213

Mortimer CH, Rushton H, James KC (1988) Effective medical treatment for baldness in women. Clin Exp Dermatol 9:342–350

Norwood OT (1975) Male pattern baldness: classification and incidence. South Med J 68:1359–1365

Norwood OT (2001) Incidence of female androgenetic alopecia (female pattern alopecia). Dermatol Surg 27:53–54

Olsen EA (1989) Treatment of androgenetic alopecia with topical minoxidil. Res Staff Phys 35:53–69

Olsen EA, Weiner MS, Amara IA, DeLong ER (1990) Five-year follow-up of men with androgenetic alopecia treated with topical minoxidil. J Am Acad Dermatol 22:643–646

Olsen EA (2001) Female pattern hair loss. J Am Acad Dermatol 45 (Suppl):S70–S80

Orfanos CE, Vogels L (1980) Lokaltherapie der Alopecia androgenetica mit 17-alpha-Östradiol. Dermatologica 161:124–132

Orme S, Cullen DR, Messenger AG (1999) Diffuse female hair loss: are androgens necessary? Br J Dermatol 141:521–523

Peluso AM, Fanti PA, Monti M et al. (1992) Cutaneous complications of artificial hair implantation: a pathological study. Dermatology 184:129–132

Pichl J, Schell H (1990) Endokrinologische Diagnostik bei Hirsutismus und androgenetischer Alopezie der Frau. Z Haut Geschlechtskrankh 65:1103–1111

Price VH (1999) Treatment of hair loss. N Engl J Med 341:964–973

Price VH, Menefee E, Strauss PC (1999) Changes in hair weight and hair count in men with androgenetic alopecia, after application of 5% and 2% topical minoxidil, placebo, or no treatment. J Am Acad Dermatol 41:717–721

Price VH, Roberts JL, Hordinsky M et al. (2000) Lack of efficacy of finasteride in postmenopausal women with androgenetic alopecia. J Am Acad Dermatol 43:768–776

Rittmaster RS (1994) Finasteride. N Engl J Med 330:120–125

Rubin MB (1997) Androgenetic alopecia. Battling a losing proposition. Postgrad Med 102:129–131

Runne U, Martin H (1986) Veränderungen von Telogenrate, Haardichte, Haardurchmesser und Wachstumsgeschwindigkeit bei der androgenetischen Alopezie des Mannes. Hautarzt 37:198–204

Sawaya ME, Price VH (1997) Different levels of 5-reductase type I and II, aromatase, and androgen receptor in hair follicles of women and men with androgenetic alopecia. J Invest Dermatol 109:296–300

Sawaya ME (1998) Novel agents for the treatment of alopecia. Sem Cutan Med Surg 17:276–283

Sawaya ME, Shapiro J (2000) Androgenetic alopecia. New approved and unapproved treatments. Dermatol Clin 18:47–61

Schell H, Kiesewetter F, Hornstein OP (1994) Haarwuchsmittel bei androgenetischer Alopezie. Anspruch und Realität. Hautarzt 45:360–363

Scheman AJ, West DP, Hordinsky MK et al. (2000) Alternative formulation for patients with contact reactions to topical 2% and 5% minoxidil vehicle ingredients. Contact Dermat 42:241

Shapiro J, Price VH (1998) Hair regrowth. Therapeutic agents. Dermatol Clin 16:341–356

Sinclair RD (1998) Male pattern androgenetic alopecia. Br med J 317:865–869

Sinclair RD, Dawber RP (2001) Androgenetic alopecia in men and women. Clin Dermatol 19:167–178

Sperling LC, Winton GB (1990) The transverse anatomy of androgenic alopecia. J Dermatol Surg Oncol 16:1127–1133

Stough DB, Miner JE (1997) Male pattern alopecia. Surgical options. Dermatol Clin 15:609–622

Stough DW, Potter TS (1997) Philosophy and technique in hair restoration surgery. Curr Probl Dermatol 9:113–136

Tosti A, Piraccinin BM (1999) Androgenetic alopecia. Int J Dermatol 38 (Suppl 1):1–7

Trüeb RM (1993) Female pattern baldness in men. J Am Acad Dermatol 29:782–783

Trüeb RM (1999) Aktueller Stand der Therapie der androgenetischen Alopezie beim Mann. Schweiz Ärztezeitung 80:2815–2820

Trüeb RM und Schweizerische Arbeitsgruppe für Trichologie (1999) Checkliste Androgenetische Alopezie. Dermatologica Helvetica 6:11–12

Trüeb RM, de Viragh P und Schweizerische Arbeitsgruppe für Trichologie (2001) Stellenwert der Kopfhaare und Therapie von Haarausfall bei Männern in der Schweiz. Schweiz Rundsch Med Prax 90:241–248

Trüeb RM, Itin P und Schweizerische Arbeitsgruppe für Trichologie. Fotografische Dokumentation der Wirksamkeit von 1 mg oralem Finasterid in der Behandlung der androgenetischen Alopezie des Mannes im Praxisalltag. Im Druck

Unger WP (1996) What's new in hair replacement surgery? Dermatol Clin 14:783–802

Venning VA, Dawber RPR (1988) Patterned androgenic alopecia in women. J Am Acad Dermatol 18:1073–1077

Whiting DA (1993) Diagnostic and predictive value of horizontal sections of scalp biopsy specimens in male pattern androgenetic alopecia. J Am Acad Dermatol 28:755–763

Whiting DA (1998) Male pattern hair loss: current understanding. Int J Dermatol 37:561–566

Whiting DA (2001) Possible mechanisms of miniaturization during androgenetic alopecia or pattern hair loss. J Am Acad Dermatol 45 (Suppl):S81–S86

Wolff H, Kunte C (1999) Current management of androgenetic alopecia in men. Eur J Dermatol 9:606–609

Zaun H, Knauber J, Koch P (1991) Androgenetische Alopezie des sog. „femininen Typs" bei Männern. Akt Dermatol 17:269–271

▓ Phänomenologie der androgenetischen Alopezie – neue Aspekte

Die durch regressive Transformation terminaler Haarfollikel aus klinischer Sicht stattfindende Regression der frontotemporalen Haargrenze bzw. Ausdünnung des zentroparietalen Kapillitiums zeichnet sich außer durch einen erhöhten Anteil ausfallender Telogenhaare bzw. miniaturisierter Haare durch zusätzliche Phänomene aus, die erst unlängst die Aufmerksamkeit der klinischen Haarforschung gefunden haben. Sie beziehen sich hauptsächlich auf morphologische Erscheinungen, die mittels neuerer Untersuchungstechniken wie Phototrichogramm und Dermatoskopie beobachtet wurden (Tab. 5.27).

Phänomen des „leeren Haarfollikels". Von den 85.000–150.000 Kopfhaaren befinden sich normalerweise 80–90% in Anagen- und 10–20% in

Tabelle 5.27. Phänomenologie der androgenetischen Alopezie – neue Aspekte

- ▓ Phänomen des „leeren Haarfollikels" (Guarrera et al. 1996)
- ▓ Phänomen des „peripilären Hofs" (de Lacharrière 1998)
- ▓ Rolle von Entzündung und Fibrose (Jaworsky et al. 1992)
- ▓ Frontale fibrosierende Alopezie (Kossard 1994)
- ▓ Fibrosierende Alopezie mit androgenetischem Muster (Zinkernagel u. Trüeb 2000)
- ▓ Phänomen der Trichodynie (Rebora 1996)
- ▓ Phänomen des „roten Skalps" (Thestrup-Pedersen u. Hjorth 1987)

Telogenphase. Diese Prozentualverteilung ergibt sich aus dem Verhältnis der Anagen- zur Telogendauer im Haarzyklus und ist Grundlage der diagnostischen Haarwurzeluntersuchung am epilierten Haar (Trichogramm). Ein Phänomen, das mittels der Trichogrammtechnik nicht erfasst wird und mittels der Phototrichogrammtechnik (Makroaufnahmen des Haarwachstums in einem definierten Areal des Haarbodens) beobachtet wurde, ist das Phänomen des leeren Haarfollikels. Für jedes ausfallende Telogenhaar wächst nicht immer ein Anagenhaar gleich nach. Die Anzahl derartiger leerer Haarfollikel bzw. das Intervall bis zum Nachwachsen eines Anagenhaars scheint bei der androgenetischen Alopezie signifikant verlängert, was zur Phänomenologie des ausgedünnten Kapillitiums beitragen kann (Guarrera et al. 1996).

Phänomen des „peripilären Hofs". Ein weiteres Phänomen, das erst durch subtilere Betrachtung der Kopfhaut mittels Dermatoskop (10fache Vergrößerung, Heine Optotechnik) aufgefallen und durch de Lacharrière et al. 1998 beschrieben wurde, bezieht sich auf eine umschriebene Atrophie im Bereich der Haarfollikelmündung, den „peripilären Hof" (halo péripilaire, peripilar cupular atrophy). Dieses Phänomen findet sich angeblich früh in der Evolution der androgenetischen Alopezie, während bei fortgeschrittener androgenetischer Alopezie häufiger eine globale Atrophie der alopezischen Kopfhaut festzustellen ist.

Rolle von Entzündung und Fibrose. Die im androgenetischen Bereich des Kapillitiums unter der Einwirkung von Androgenen auch aus histologischer Sicht stattfindende regressive Transformation terminaler Haarfollikel zu Vellushaarfollikeln ist feingeweblich oft begleitet von einem perifollikulären Entzündungsinfiltrat, dessen Bedeutung für die Pathogenese der androgenetischen Alopezie noch unklar ist. Die Charakterisierung der Entzündungszellen, vornehmlich Makrophagen, Mastzellen und T-Lymphozyten, die bevorzugt die Region des Isthmus einnehmen und durch Generierung löslicher Faktoren (Zytokine, Wachstumsfaktoren) das Haarwachstum beeinflussen, ist seit der Originalarbeit von Jaworsky et al. (1992) auf zunehmendes Interesse der immunologisch ausgerichteten Haarforschung gestoßen. Es ist anzunehmen, dass die Art inklusive Zytokinexpressionsmuster und Lokalisation dieses Entzündungsinfiltrats für die Nekrobiologie des Haarfollikels von besonderer Bedeutung sind. Entzündungen im Bereich des Follikels können über Induktion von Apoptose in Follikelkeratinozyten zur Haarfollikelregression und über eine fibrotische Verdickung der bindegewebigen Haarwurzelscheide zu einer Behinderung der dem zyklischen Haarwachstum zugrunde liegenden epithelial-mesenchymalen Interaktionen führen.

Frontale fibrosierende Alopezie. Von der androgenetischen Alopezie wurden im mittleren bis höheren Lebensalter auftretende regressive Haarveränderungen abgegrenzt, die in ihrer Pathogenese nicht geklärt sind, aber klinisch hinreichend charakterisiert erschienen, um sie als separate Entitäten aufzufassen. Diese umfassen die von Kossard 1994 erstmals beschriebene postmenopausale frontale fibrosierende Alopezie sowie die fibrosierende Alopezie mit androgenetischem Muster (Zinkernagel u. Trüeb 2000). Beide zeichnen sich durch Therapierefraktärität und Irreversibilität aus. Bei der postmenopausalen frontalen fibrosierenden Alopezie handelt es sich um eine atrophisierende Alopezie, die durch einen permanenten, durch Entzündung und Fibrose bedingten Rückgang des frontotemporalen Haaransatzes überwiegend postmenopausaler Frauen gekennzeichnet ist. Typischerweise kommt es zur Ausbildung einer frontotemporal lokalisierten, symmetrisch bandförmigen, blassen Alopeziezone mit perifollikulärem Erythem im angrenzenden Randsaum. Inzwischen sind analoge Veränderungen auch bei prämenopausalen Frauen und Männern beobachtet worden, sodass die Bezeichnung frontale fibrosierende Alopezie eher zutrifft. Aufgrund histologischer und immunhistochemischer Untersuchungen gelingt nach Kossard die nosologische Abgrenzung vom Lichen ruber follicularis mit bevorzugt frontaler Lokalisation nicht. Für einen Teil der Fälle, nämlich beim Vorhandensein anderer Lichen-ruber-typischer Haut- oder Schleimhautveränderungen, mag dies zutreffen (Trüeb et al. 1998). Die einer androgenetischen Alopezie entsprechende frontotemporale Regression lässt immerhin Mutmaßungen über eine Beziehung zur androgenetischen Alopezie zu. Diese ist eher anzunehmen durch die Beobachtung einer analogen lymphozytär-fibrosierenden Alopezie, die sich ausschließlich auf den Bereich der androgenetischen Alopezie beschränkt (fibrosierende Alopezie mit androgenetischem Muster). Bemerkens-

werterweise bestehen mindestens im Tiermodell Hinweise darauf, dass der irreversible Abbau ganzer Haarfollikel nicht notwendig pathologisch ist, sondern unter Umständen eine physiologische Form der immunologischen Auseinandersetzung mit fehl funktionierenden Haarfollikeln. Bei Mäusen mit Haut und Haaren, die normal erscheinen, finden sich regelmäßig hoch gelegene, perifollikuläre Entzündungsinfiltrate (Eichmüller et al. 1998). Eine Minderzahl dieser entzündlich veränderten Haarfollikel weisen Anzeichen der irreversiblen Degeneration mit Fibrose auf, die dem Bild einer fibrosierenden Alopezie entsprechen. Kasuistiken über das Auftreten einer Fibrose bei typischerweise als nicht vernarbend geltender Alopezie wie der androgenetischen Alopezie in der Form etwa einer fibrosierenden Alopezie mit androgenetischer Verteilung verleiten zu folgender Hypothese: Derartige Vernarbungsphänomene bei der androgenetischen Alopezie stellen eine pathologische Übersteigerungsform eines eigentlich physiologischen Follikelabräumungsprozesses dar, die vielleicht bei einer besonderen immunologischen Reaktionslage unter dem Bild einer Graft-versus-Host-artigen lichenoiden Reaktion mit perifollikulärer lymphohistiozytärer Entzündung, vermehrter Follikelkeratinozytenapoptose und perifollikulärer lamellärer Fibrose auftritt.

Phänomen der Trichodynie und des „roten Skalps". Eine unlängst durch ein Marktforschungsinstitut in Frankreich erhobene Umfrage ergab eine Häufigkeit von 58% bzw. 62% subjektiver Reizerscheinungen des Haarbodens bei Männern und Frauen. Grundsätzlich ist das Symptom des „gereizten Haarboden" – gekennzeichnet durch Juckreiz, Schmerzempfindung, Überempfindlichkeit sowie Rötung, Trockenheit oder Überfettung und vermehrte Kopfschuppenbildung – nicht als diagnostischer Endpunkt aufzufassen, sondern als Ausgangspunkt zu differenzialdiagnostischen Überlegungen, um letztlich zu einer dem Individualfall gerecht werdenden Interpretation der Symptomatologie mit ihren Implikationen für die Behandlung zu gelangen. Vermehrte Kopfschuppung als Ausdruck einer zugrunde liegenden spezifischen dermatologischen Erkrankung (z.B. Ekzem, Psoriasis) ausgenommen, werden Kopfschuppen ohne weitere klinische Veränderungen der Kopfhaut als Ausdruck eines gereizten Haarbodens mit fokalen, mikroskopischen Entzündungsherden aufgefasst. Infolge physikalisch-chemischer Stimuli, mikrobieller Besiedelung und/oder abnormer Talgproduktion und -zusammensetzung auf dem Boden einer androgenetischen Alopezie kommt es zu fokaler epidermaler Hyperproliferation in Verbindung mit einer abnormen Keratinisierung mit erhöhter Bildung von Zellaggregaten. Die Kopfhautschuppung geht mit Juckreizempfindung unterschiedlicher Ausprägung einher, wobei psychische Stressfaktoren erfahrungsgemäß einen Einfluss auf die Juckreizempfindungsschwelle haben. Wenngleich diese Faktoren mit subjektiv teilweise stark beeinträchtigenden Empfindungen einhergehen, kommt ihnen, wenn überhaupt, eine nur nachrangige Bedeutung für den Vorgang des Haarausfalls zu. Bei entsprechend fehlenden objektivierbaren somatischen Befunden, aber sehr starken Beschwerden im Sinn der Schmerzempfindung (Trichodynie), oft in Verbindung mit Angst vor Verlust der Haare (psychogenes Pseudoeffluvium) sind psychische Störungen in Erwägung zu ziehen, bei denen der behaarte Kopf zum somatischen Ausdrucksorgan einer psychischen Dauerspannung wird. Entscheidend für die psychosomatische Organwahl ist neben der spezifischen psychosomatischen Korrelation zwischen bestimmten Antriebsbereichen und dem betroffenen Organsystem (Kapillitium) – so die Beziehung zwischen der Vorstellung von Jugendlichkeit, erotischer Attraktivität, Selbstwertgefühl und einem vollen Haarwuchs – eine vorgegebene Vulnerabilität des betroffenen Organsystems (Kapillitium), beispielsweise im Rahmen einer androgenetischen Alopezie. Rebora et al. (1996) berichteten, dass 34,2% von 222 Frauen, die ihre Haarsprechstunde wegen Haarausfalls aufsuchten, über eine Trichodynie klagten. Die Ursache dieser Missempfindungen ist unklar, aber spätestens seit dem Nachweis einer vermehrten Expression von Substanz P in der Kopfhaut solcher Patienten (Hordinsky et al. 1997) kann dieses Phänomen nicht mehr als rein psychische, sog. somatoforme Störung aufgefasst werden, da nach dem „Diagnostischen und Statistischen Manual Psychischer Störungen DSM-IV" für die Diagnose somatoformer Störungen das Fehlen eines Organbefunds oder eines pathophysiologischen Mechanismus gefordert wird, die für die Schmerzempfindung verantwortlich wären. Bei Substanz P handelt es sich um ein Neuropeptid, das ein wichtiger Mediator der Nozizeption und neurogenen Entzündung ist. Substanz P ist ferner ein potenter Vasodilatator und übt einen Effekt auf den Haarzyklus aus. Dadurch dass Substanz P nozizeptive, proinflammatorische, vasoaktive und trichotrope Eigenschaften aufweist und das Immunsystem der Haut und der Haare sowie das Nervensystem bidirektional beeinflusst, stellt sich die Frage nach deren Rolle als neurohumorales Glied zwischen einer psychischen Dauerspannung und einer funktionellen Organstörung Bemerkenswerterweise ist bei diesen Patienten mittels Dermatoskop oft eine vermehrte Gefäßzeichnung der betroffenen Kopfhaut festzustellen, die Ausdruck einer vaskulären Reaktivität ist. Unlängst machte Grimalt wieder auf das erstmals von Thestrup-Pedersen u. Hjorth beschriebene Phänomen des „roten Skalps" in Verbindung mit subjektiven Reizerscheinungen aufmerksam, das keiner spezifischen dermatologischen Kopfhauterkrankung zuzuordnen ist.

Zusammenfassung und Ausblick. Die Ergebnisse von subtileren Untersuchungen des androgenetischen Haarbodens mittels Phototrichogramm, Dermatoskopie und Histologie haben zu einer Erweiterung des klinischen Spektrums der androgenetischen Alopezie um Phänomene wie Atrophie, Entzündung und Fibrose geführt. Phänomene wie Entzündung und vaskuläre Reaktivität des androgenetichen Haarbodens sowie die Phänomenologie der fibrosierenden Alopezie mit androgenetischer Verteilung überholen das Konzept der androgenetischen Alopezie als prinzipiell nicht entzündliche, nicht fibrosierende Alopezie. Gleichzeitig veranlassen sie die weitere Untersuchung, einerseits der Immunologie der androgenetischen Alopezie und andererseits der Psychosomatik des „gereizten Haarbodens". Erst daraus ergeben sich die Grundlagen zu einer umfassenden Betrachtungsweise der androgenetischen Alopezie mit Frühdiagnostik, dem Individualfall angepassten Behandlungsansätzen und der psychologischen Führung des trichologischen Patienten.

▓ Literatur

De Lacharrière O, Tardy I, Bielicki A et al. (1998) Scalp examination by dermatoscope: a new clinical tool to describe the clinical microsemiology of androgenetic alopecia. Poster SUVIMAX Meeting, Paris

Eichmüller S, van der Veen C, Mill I et al. (1998) Clusters of perifollicular macrophages in normal murine skin: physiological degeneration of selected hair follicles by programmed organ deletion. J Histochem Cytochem 46:361–370

Grimalt R, Lacueva L, Hasmann G, Ferrando J (2000) Red scalp syndrome. Annual Meeting of the European Hair Research Society. Abstract F11:22

Guarrera M, Rebora A (1996) Anagen hairs may fail to replace telogen hairs in early androgenetic female alopecia. Dermatology 192:28–31

Hordinsky M, Worel S, Lee WS, Ericson M (1997) Endothelial localization of substance P (SP) in innervated and non-innervated blood vessels in the scalp skin of patients with scalp burning, pain, and hair loss. J Invest Dermatol 108:655

Jaworsky C, Kligman AM, Murphy GF (1992) Characterization of inflammatory infiltrates in male pattern alopecia: implications for pathogenesis. Br J Dermatol 127:239–246

Kossard S (1994) Postmenopausal frontal fibrosing alopecia. Arch Dermatol 130:770–774

Mahé YF, Michelet JF, Billoni N et al. (2000) Androgenetic alopecia and microinflammation. Int J Dermatol 39:576–584

Panconesi E, Hautmann G (1996) Psychopathology of stress in dermatology. The psychobiologic pattern of psychosomatics. Dermatol Clin 14:399–421

Rebora A, Semino MT, Guarrera M (1996) Trichodynia. Dermatology 192:292–293

Thestrup-Pedersen K, Hjorth N (1987) Rod skalp. En ikke tidligere beskrevet harbundssygdom? Ugeskr Laeger 149:2141–2142

Trüeb RM (1999) Phänomenologie der androgenetischen Alopezie: Neue Aspekte. Hospitalis 69:24–30

Zinkernagel MS, Trüeb RM (2000) Fibrosing alopecia in a pattern distribution. Patterned lichen planopilaris or androgenetic alopecia with a lichenoid tissue reaction pattern? Arch Dermatol 136:205–211

Alopecia areata

Definition. Wahrscheinlich autoimmun bedingter, in der Regel rasch und in umschriebenen, unterschiedlich ausgedehnten Arealen auftretender, nicht vernarbender Haarausfall mit im Einzelfall unberechenbarem schubweise rezidivierenden Verlauf.

Vorkommen. Prävalenz in der Gesamtbevölkerung: 1/1000. Geschätzter Life time risk 1–2/100. Erstmanifestation vor dem 1. Lebensjahr in <1% der Alopecia-areata-Fälle, vor dem 2. Lebensjahr in 2%, vor dem 20. Lebensjahr in 32,5–63%, nach dem 40. Lebensjahr in 20%, nach dem 50. Lebensjahr in 12%.

Ätiopathogenese. Hinweise auf eine Autoimmunpathogenese der Alopecia areata sind ein nur histologisch nachweisbares, peribulbär lokali-

siertes lymphozytäres Entzündungsinfiltrat; der Nachweis gegen haarspezifische Antigene gerichteter Autoantikörper (Tobin et al. 1994); die experimentelle Übertragbarkeit durch T-Lymphozyten auf menschliches Haartransplantat tragende immundefiziente SCID-Mäuse (Gilhar et al. 1998); eine überzufällig häufige Assoziation mit anderen Autoimmunkrankheiten (Vitiligo, Autoimmunthyreoiditis, perniziöse Anämie, Lupus erythematodes, Morbus Addison, Candida-Endokrinopathie-Syndrom, Autoimmunpolyendokrinopathie) bzw. Immunphänomene (Atopie, zirkulierende Autoantikörper); eine hohe Assoziation zu bestimmten immungenetischen Markern (HLA-Haplotypen HLA DQ3(DQB1*03), HLA DR11(DRB1*1104), HLA Dq7(DQB1*0301) und Zytokin- bzw. Zytokinantagonist-Genpolymorphismen IL-1) und das Ansprechen auf immunmodulierende Therapien (Corticosteroide, Ciclosporin A, topische Immunotherapie).

Klinik. Hinsichtlich der klinischen Ausprägung der Alopecia areata besteht eine große Variationsbreite, die Ausdruck eines Kontinuums der entzündungsbedingten Haarwachstumshemmung ist, die vom lediglichen Pigmentverlust der Haare und Phänomen des „Weißwerdens der Haare über Nacht" über die vorzeitige Katagenindukion (telogenes Haarausfallsmuster) bis zur Haarmatrixdegeneration mit Mitosestopp (dystrophisches Haarausfallsmuster) reicht. Typischerweise finden sich rund-ovale, alopezische Herde unterschiedlicher Größe, mit Beginn oft als einzelner Herd (Alopecia areata vulgaris), aber auch sich in zahlreichen Herden (Abb. 5.95a) ausbreitend, die netzförmig (Abb. 5.95b) oder polyzyklisch konfluieren können, unter Beteiligung größerer Areale der Kopfhaut. Tritt letztere Form im Bereich der Nacken-Haar-Grenze auf, wo sie sich bandförmig nach okzipital und beiderseits temporal ausbreitet, spricht man vom Ophiasistyp (Abb. 5.95c). Umgekehrt besteht beim selteneren Sisaiphotyp Verlust der Kopfhaare unter Aussparung der Haare im Nacken (Abb. 5.95d). Ebenfalls seltener beginnt die Alopecia areata als ein das gesamte Kapillitium gleichmäßig betreffender diffuser Haarausfall (Abb. 5.95e), bei dem eine Betonung umschriebener Areale erst im weiteren Krankheitsverlauf diagnostisch hinweisend wird. Bei Ausfall der gesamten Kopfhaare bzw. aller Kopf- und Körperhaare spricht man von einer Alopecia totalis bzw. universalis (Abb. 5.95f). Befall

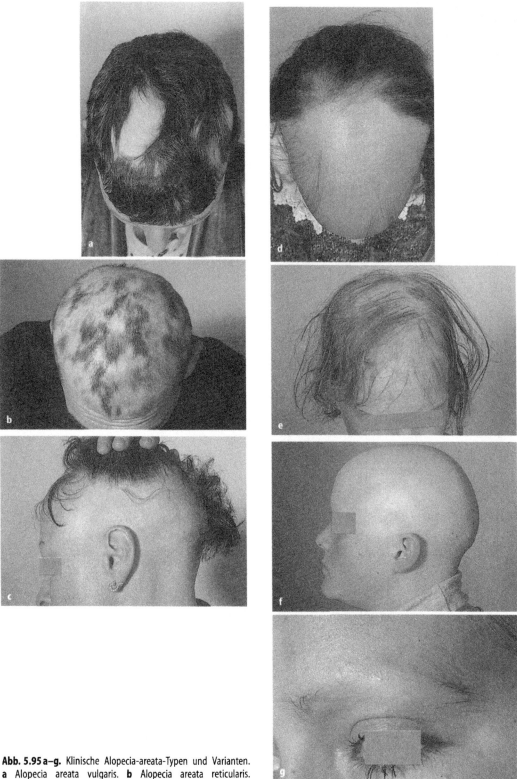

Abb. 5.95 a–g. Klinische Alopecia-areata-Typen und Varianten. **a** Alopecia areata vulgaris. **b** Alopecia areata reticularis. **c** Ophiasis. **d** Sisaipho. **e** Alopecia areata diffusa. **f** Alopecia areata totalis. **g** Alopecia areata superciliarium

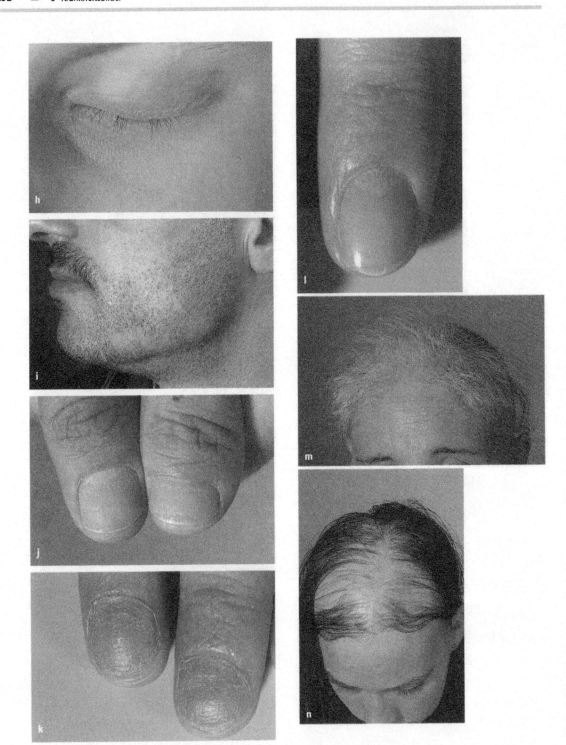

Abb. 5.95 h–n. h Alopecia areata ciliarium. **i** Alopecia areata barbae. **j–l** Alopecia areata unguium. **j** Tüpfelnägel, **k** Sand-papiernägel, **l** Rote Lunula. **m** Canities subita (Alopecia areata vom Marie-Antoinette-Typ). **n** Androgenetische Alopezie in Ver-bindung mit Alopecia areata

ausschließlich der Augenbrauen und/oder Wimpern (Abb. 5.95 g, h) oder der Barthaare (Abb. 5.95 i) kommt nicht selten vor.

Assoziierte Symptome. Nagelbeteiligung wird je nach Untersucher mit einer Häufigkeit von 2–44% angegeben, häufiger bei Kindern (>40%) als bei Erwachsenen (<20%) und häufiger bei schweren Alopecia-areata-Formen. Am häufigsten werden Tüpfelnägel (>30%; Abb. 5.95 j) und Sandpapiernägel (Trachionychie, >10%; Abb. 5.95 k) beobachtet; seltener Querrillen, Leukonychia punctata, rote Punktierung der Lunula (Abb. 5.95 l) und eine Onychomadese. Die Nagelveränderungen können vor Auftreten der Alopecia areata auftreten oder nach Wiederwachstum der Haare fortbestehen (Alopecia areata unguium sine alopecia). Augenbeteiligung bei Alopecia areata wird in Abrede gestellt. Immerhin wurden in Alopecia-areata-Patienten, vor allem bei Alopecia totalis/universalis, pathologische Elektroophthalmogramme in Verbindung mit Photophobie und Pigmentveränderungen des Fundus in ca. 1/3 der Fälle festgestellt. Beim Vogt-Koyanagi-Harada-Syndrom liegt ein Symptomenkomplex von Alopecia areata, Vitiligo, Uveitis, Innenohrschwerhörigkeit und aseptischer Meningitis vor.

■ Klinische Alopecia-areata-Typen:
- Alopecia areata vulgaris (Abb. 5.95 a),
- Alopecia areata reticularis (Abb. 5.95 b),
- Ophiasis (Abb. 5.95 c),
- Alopecia areata totalis und universalis (Abb. 5.95 f),
- Alopecia areata ciliarium et superciliarium (Abb. 5.95 g, h),
- Alopecia areata barbae (Abb. 5.95 i).

■ Atypische klinische Manifestationsformen der Alopecia areata:
- Sisaipho (Abb. 5.95 d),
- Alopecia areata diffusa (Abb. 5.95 e),
- Canities subita: Phänomen des „Weißwerdens über Nacht" oder Alopecia areata vom Marie-Antoinette-Typ (Abb. 5.95 m),
- migratorische Poliose (Elston et al. 2000),
- Alopecia areata unguium sine alopecia (Twenty-nail-Dystrophie),
- androgenetische Alopezie in Verbindung mit Alopecia areata (Abb. 5.95 n),
- Trichotillomanie in Verbindung mit Alopecia areata.

Diagnostik. Mit Ausnahme der Alopecia areata diffusa und der Alopecia areata in Kombination mit anderen Alopezieformen (z. B. Alopecia areata in Kombination mit Trichotillomanie) wird die Diagnose der Alopecia areata klinisch gestellt. Der klinisch charakteristische Einzelherd ist scharf begrenzt und komplett haarlos bei unauffälligem Haarboden mit erhaltenen Follikelöffnungen. Befindet sich die Alopecia areata in Progression, lassen sich vom Herdrand leicht vermehrt Haare ausziehen (pathologischer Haarzugtest), oder es finden sich bei starker Krankheitsaktivität im Herdbereich und am Herdrand kurze Haarstümpfe mit Schaftverschmälerung nach proximal (sog. Ausrufezeichenhaare; Abb. 5.96 a), seltener pigmentierte Haarreste in den Follikelöffnungen (sog. kadaverisierte Haare, „black dots"; Abb. 5.96 b). Bemerkenswert ist die Persistenz oder das Nachwachsen von unpigmentierten Haaren, die in einem Alopecia-areata-Herd oft lange allein stehen (Abb. 5.96 c), ferner die Persistenz von wachsenden Haaren im Bereich entzündlicher Kopfhautveränderungen, z. B. Psoriasis (umgekehrtes Köbner- oder Renbök-Phänomen; Abb. 5.96 d).

Das Trichogramm zeigt je nach Krankheitsaktivität im Herdbereich, bei rascher Progression auch kontralateral in klinisch unauffälligen Bezirken, eine Zunahme von Telogenhaaren und seltener ein dystrophisches Haarwurzelmuster. Das Trichogramm bringt meist nicht mehr Information als der Haarzugtest.

Die Durchführung einer Kopfhautbiopsie ist nur ausnahmsweise indiziert. Sie zeigt je nach Akuität ein unterschiedlich ausgeprägtes, typischerweise „bienenschwarmartig" angeordnetes und den Anagenfollikel bevorzugendes, peribulbäres, lymphozytäres Entzündungsinfiltrat (Abb. 5.97 a). Das Follikelepithel weist Zeichen der Haarmatrixdegeneration mit Vermehrung apoptotischer Follikelkeratinozyten, Pigmentinkontinenz und in ausgeprägten Fällen Follikeldystrophie auf. Charakteristischerweise befindet sich dabei eine Mehrzahl der Haarfollikel zeitgleich in demselben Involutionsstadium (Abb. 5.97 b). Bei lange bestehender Alopezie nimmt die Intensität des Entzündungsinfiltrats ab, und es finden sich überwiegend miniaturisierte Anagenfollikel mit auffallender Matrixverkleinerung und häufig kleinen, dystrophischen Haarschäften.

Routinelaboruntersuchungen (z. B. Prick-Übersichtstestung und Gesamt-IgE zur Atopie-

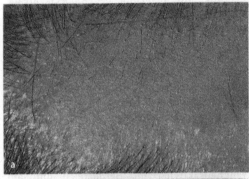

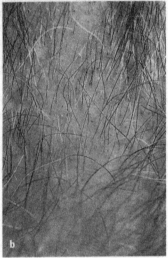

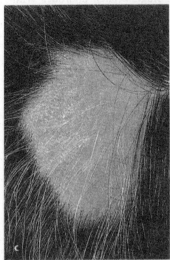

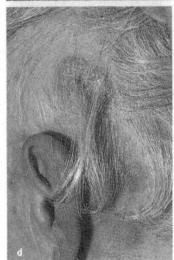

Abb. 5.96. Alopecia areata. Diagnoseweisende Befunde. **a** Ausrufezeichenhaare. **b** Block dots. **c** Poliose. **d** Renbök-Phänomen (bei Psoriasis).

diagnostik; Bestimmung zirkulierender Antithyreoidea- und Belegzellenantikörper und des TSH-Basalwerts) dienen der Prognostizierung und Ausschlussdiagnostik eventueller assoziierter Störungen (z. B. Autoimmunthyreoditis). Ihre Durchführung ist vom Einzelfall abhängig zu machen und nicht generell zu empfehlen.

Differenzialdiagnose. Trichotillomanie (Kombinationsbilder kommen nicht selten vor!), diffuses Effluvium (Alopecia areata diffusa), Alopecia triangularis congenita, Alopecia parvimaculata, Alopecia mucinosa, Alopecia neoplastica, ober-

flächlich aphlegmatische Form der Tinea capitis, Alopecia areolaris luetica, Chignonalopezie und andere mechanische Alopezien, strahlenbedingte Alopezie nach neuroradiologischer Intervention, postoperative Druckalopezie (Ischämie).

Diffuse Alopezie mit Stammzellfollikulitis (Kossard 1999). Langsam progrediente diffuse Alopezie (Abb. 5.98) mit dem histopathologischen Befund eines auf die Stammzellregion des Haarfollikels (obere Isthmusregion) beschränkten, dem Follikel meist asymmetrisch angeschmiegten, lymphozytären Entzündungsinfilt-

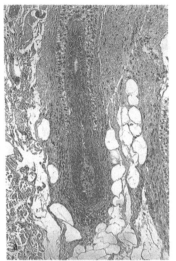

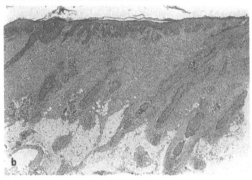

Abb. 5.97. Alopecia areata (Histologie). **a** Bienenschwarmartiges peribulbäres lymphozytäres Entzündungsinfiltrat. **b** Mehrzahl der Follikel in demselben Involutionsstadium

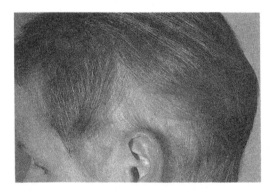

Abb. 5.98. Diffuse Alopezie mit Stammzellfollikulitis

rats mit lymphozytärer Exozytose in das Follikelepithel, Spongiose und Apoptose einzelner Follikelkeratinozyten der Wulstregion. Im Unterschied zur Alopecia areata kommt es nicht zur Ausbildung der für diese typische Betonung umschriebener Areale im weiteren Verlauf, und es fehlt das für die Alopecia areata diagnostisch zu fordernde peribulbäre lymphozytäre Entzündungsinfiltrat.

Alopezie bei Meralgia paraesthetica (Krause et al. 1987). Umschriebene Alopezie im anterolateralen Oberschenkelbereich bei Meralgia paraesthetica. Die Meralgia paraesthetica ist eine relativ häufige neurologische Erkrankung infolge mechanischer Läsion des N. cutaneus femoralis lateralis mit bevorzugtem Befall des männlichen Geschlechts. Neben den dabei regelmäßig auftretenden sensiblen Störungen kommt es gelegentlich zu einem typischen lokalisierten Haarverlust im Versorgungsgebiet des betroffenen Nervs. Ursächlich für eine Nervenkompression sind Überdehnung bei längerer Extension im Hüftgelenk, Adipositas oder Schwangerschaft. Zunächst bilden sich schmerzhafte Veränderungen im Versorgungsgebiet des Nervs mit hochgradiger Berührungsempfindlichkeit. Längere Krankheitsdauer führt zu einer herabgesetzten Sensibilität. Beidseitiges Auftreten einer Meralgia paraesthetica wird in 10–24% der Fälle angegeben.

Verlauf und Prognose. Dieselbe Variationsbreite, die für die klinische Ausprägung der Alopecia areata besteht, gilt für den Verlauf der Erkrankung, weshalb sich die Prognose im Individualfall nicht sicher voraussagen lässt. Generell kann davon ausgegangen werden, dass bei 30–50% der Patienten ein spontanes Wiederwachstum von Haaren oder ein vollständiges Nachwachsen der Haare innerhalb 6–12 Monaten erfolgt; bei 66% kommt es zur kompletten Remission innerhalb 5 Jahren. Die Inzidenz des Rezidivs beträgt allerdings 85%. Folgende Faktoren scheinen einen negativen Einfluss auf die Prognose zu haben: Jugendliches Manifestationsalter, Atopie, Ausdehnung des Haarverlusts >50% und Bestehen des Haarverlusts >12 Monate. Übergang in eine Alopecia totalis kommt vor der Pubertät in 50% der Fälle bzw. nach der Pubertät in 25% der Fälle vor. Liegt eine Alopecia totalis vor, ist eine komplette Spontanremission präpuberal in ca. 1%, postpuberal in <10% zu erwarten. Aufgrund prognostisch relevanter Assoziationen wurden die Klassifikationen der Alopecia areata in Tab. 5.28 vorgeschlagen.

Tabelle 5.28. Prognostische Einteilung der Alopecia areata nach Ikeda

Ikeda I	Ohne Assoziation (>80%); häufig Einzelherde (Alopecia areata vulgaris) und Beginn zwischen dem 20. und 40. Lebensjahr; Bestehen des Einzelherdes <6 Monate, Krankheitsdauer <3 Jahre; Übergang in Alopecia totalis in <10%
Ikeda II	Assoziation mit Atopie (10%); häufig früher Beginn (vor dem 20. Lebensjahr), multilokulärer, retikulärer oder Ophiasistyp, prolongierter Verlauf mit Bestehen des Einzelherds >1 Jahr; Übergang in Alopecia totalis in 75%
Ikeda III	Prähypertensiver Typ (<5%); häufig bei jungen Erwachsenen aus Hypertonikerfamilien, retikulärer Typ; Übergang in Alopecia totalis in knapp 40%
Ikeda IV	Assoziation mit Autoimmunendokrinopathie (<5%); häufig Beginn nach dem 40. Lebensjahr, protrahierter Verlauf; Übergang in Alopecia totalis in 10%

Tabelle 5.29. Einteilung der Alopecia areata nach Rook

Rook I	Assoziation mit Atopie
Rook II	Ohne Assoziation
Rook III	Assoziation mit Autoimmunendokrinopathie

Nachdem der prähypertensive Typ nach Ikeda in Abrede gestellt wurde, bietet sich alternativ die Klassifikation in Tab. 5.29 an.

Unabhängig von der Alopecia areata kann sich eine androgenetische Alopezie entwickeln, sodass im Fall einer Totalremission vonseiten z. B. einer Alopecia areata totalis eine Alopezie vom androgenetischen Typ fortbestehen kann (Abb. 5.95 n).

Im Kindesalter kommt es gelegentlich vor, dass Manipulation im Bereich der Alopezie zu einem gewohnheitsmäßigen Verhalten mit konsekutivem traumatischen Haarverlust führen kann, oder die Patienten verlängern die Alopezie im Sinne einer „Krankheitsveranstaltung" mit sekundärem neurotischen Krankheitsgewinn artifiziell (Trichotillomanie in Verbindung mit Alopecia areata).

Therapie. Es gibt keine verlässliche und nebenwirkungsfreie Therapieform der Alopecia areata, mit der das Wiederwachstum von Haaren und die dauerhafte Stabilisierung eines eventuell wieder erreichten Haarbestands gewährleistet ist. Grundsätzlich sollte jede Behandlungsart während mindestens 12 Wochen konsequent durchgeführt werden, noch ehe im Einzelfall über die Effektivität entschieden wird.

Plazebobehandlungen. Weil die Spontanremissionsrate vor allem bei in Einzelherden (Verlust <30% des Kapillitiums) auftretender, kurz bestehender (<12 Monate) Alopecia areata ohne Assoziation zu Atopie hoch ist, besagen kasuistische Therapieerfolge wenig. Zahlreiche Therapieverfahren werden traditionellerweise eingesetzt, ohne dass prospektive plazebokontrollierte Studien ihre Wirksamkeit belegen. Trotzdem können diese Plazebobehandlungen bei ausdrücklichem Behandlungswunsch des Patienten angewendet werden (Tab. 5.30).

Tabelle 5.30. Behandlung bei Alopecia areata

Patienten <10 Jahre

Exspektativ oder eine der folgenden Plazebobehandlungen
- 5%ige Minoxidil-Lösung oder
- topische Corticosteroide (1%iges Hydrocortison oder Mometason-Lösung) oder
- Kombination beider oder
- Minutentherapie mit 0,5–1,0%igem Anthralin
- Kombination der oben aufgeführten Maßnahmen mit oralem Zink

Patienten >10 Jahre, <30% des Kapillitiums betroffen
- exspektativ, eine der oben aufgeführten Plazebobehandlungen oder
- topische Corticosteroide Klasse IV in Kombination mit 5%iger Minoxidil-Lösung oder
- Corticosteroide intraläsional (Triamcinolonacetonid 5–10 mg/ml) in Kombination mit 5%iger Minoxidil-Lösung

Patienten >10 Jahre, >30% des Kapillitiums betroffen
- topische Corticosteroide Klasse IV in Kombination mit 5%iger Minoxidil-Lösung oder
- systemische Corticosteroide (diverse Behandlungsprotokolle) oder
- topische Immuntherapie (DCP oder SADBE)
- Haarersatz

Alopecia areata barbae
- Rasur

Alopecia areata superciliaris
- Corticosteroide intraläsional (Triamcinolonacetonid 2,5 mg/ml)
- topische Immuntherapie im Rahmen einer Behandlung des Kapillitiums
- Make-up

▓ Anthralin: Die topische Therapie mit dem Kontaktirritans Anthralin in einer Konzentration von 0,5–1% mit steigender Kontaktzeit (zwischen 20 Minuten und 1 Stunde) wird besonders zur Behandlung der ausgedehnten (>50% des Kapillitiums) Alopecia areata im Kindesalter (<10 Jahren) propagiert, bei der keine Alternative zur Verfügung steht. Die Wirksamkeit von Anthralin in der Behandlung der Alopecia areata wird allerdings bezweifelt.

▓ Minoxidil: Topisches Minoxidil wird in einer Konzentration von 5% 2-mal täglich zur Behandlung der Alopecia areata eingesetzt. Bessere Erfolge sollen bei Befall von <50% des Kapillitiums zu erwarten sein und in Kombination mit topischen oder systemischen Corticosteroiden (Olsen et al. 1992). Minoxidil allein scheint unwirksam zu sein.

▓ Dapson: Die Wirksamkeit von Diaminodiphenylsulfonen (DDS, Dapson) in der Behandlung der Alopecia areata wird kontrovers beurteilt. Die Dosierung beträgt 100 mg/Tag bei Erwachsenen bzw. 50 mg/Tag bei Kindern. Bei dem Aufwand (regelmäßige 14-tägige Kontrollen von Blutbild und Methämoglobin während der ersten 3 Monate) und dem Nebenwirkungsprofil ist diese Behandlung bei ohnehin fraglicher Wirksamkeit als wenig befriedigend einzustufen.

▓ Zink: Obwohl Zink als Kofaktor zahlreicher Enzymsysteme des Organismus inkl. Trichogenese ein überaus interessantes Spurenelement darstellt, dem darüber hinaus eine immunmodulierende und apoptosehemmende Wirkung nachgesagt wird, hat es sich in einer plazebokontrollierten Studie in der Behandlung der Alopecia areata als nicht wirksam erwiesen. Pragmatischerweise wird nichtsdestotrotz oft Zinksulfat (z.B. Solvezink) oder Zinkhydrogenaspartat (z.B. Unizink 50 – weniger Nausea als Nebenwirkung) in einer Tagesdosierung von 2–3 Tabletten (Kinder/Erwachsene) gegeben.

Topische Corticosteroide. Es ist zweifelhaft, ob topische Corticosteroide (Skalpapplikationen) in der Behandlung der Alopecia areata wirksam sind, und deshalb stehen sie den Plazebobehandlungen nahe. Kommen sie zum Einsatz, um einzig dem Behandlungswunsch der Patienten bzw. deren Eltern entgegenzukommen, ist 1%iges Hydrocortison vorzuziehen, sonst versuchsweise potente fluorierte Corticosteroide bzw. Mometason bei Kindern. Zur Penetrationsförderung kann Dimethylsulfoxid (DMSO) hinzugegeben werden. Eine bessere Eindringtiefe bei allerdings erhöhtem Atrophierisiko kann durch die intraläsionale Corticosteroidbehandlung erreicht werden (z.B. Dermojet): Triamcinolonacetonid 5–10 mg/ml (maximal 4 bzw. 2 ml total pro Sitzung), im Bereich der Augenbrauen 2,5 mg/ml, alle 4–6 Wochen. Kommt es innerhalb 6 Monaten nicht zu einer Remission, ist von der Weiterführung dieser Therapie abzusehen. Sie ist fokalen Alopecia-areata-Formen mit Befall von <30% des Kapillitiums vorbehalten.

Systemische Corticosteroide. Bei schwereren Alopecia-areata-Formen (>30% des Kapillitiums) mit deutlicher Aktivität (im Haarzugtest) können systemische Corticosteroide in ausgewählten Fällen unter sorgfältiger Beachtung des Nutzen-Risiko-Verhältnisses eingesetzt werden. Generell ist die systemische Corticosteroidbehandlung nicht als Langzeitbehandlung (Cushingoid) aufzufassen, sondern als ein Versuch, kurzfristig eine Remission zu erzielen. Falls nötig, ist auf eine andere Therapiemodalität zu wechseln, die weniger rasch greift, aber länger durchgeführt werden kann, z.B. die topische Immunotherapie (s. unten):

▓ Orale Corticosteroidbehandlung. Prednison mindestens 0,8 mg/kg Körpergewicht pro Tag mit wöchentlicher Dosisreduktion um 5 mg während der ersten 4 Wochen, dann um 5 mg alle 3 Tage.

▓ Intravenöse Corticosteroid-Pulsbehandlung: 2-mal 250 mg Methylprednisolon pro Tag an 3 aufeinander folgenden Tagen, mit Vorteil unter stationären Bedingungen oder in einer Tagesklinik (Friedli et al. 1998). Protokoll bei Kindern: 5 mg/kg Körpergewicht Methylprednisolon 2-mal täglich an drei aufeinanderfolgenden Tagen (Kiesch et al. 1997).

▓ Orale Corticosteroid-„Minipuls"behandlung: 5 mg Betamethason an 2 aufeinander folgenden Tagen pro Woche während 3 Monaten (Sharma u. Gupta 1999).

Isoprinosin. Isoprinosin (Inosiplex) kommt in einer Dosierung von 50 mg/kg Körpergewicht pro Tag (Maximaldosierung 3 g/Tag) während 2–3 Wochen zunächst täglich, anschließend 3-mal wöchentlich bei ausgedehnten Alopecia-areata-Formen (Alopecia totalis, universalis) mit zirkulierenden Autoantikörpern wahlweise zum Einsatz (Lowy et al. 1985).

Photochemotherapie. Die Wirksamkeit von PUVA in der Behandlung der Alopecia areata wird kontrovers beurteilt oder sogar in Abrede gestellt (Taylor u. Hawk 1995, Healy u. Rogers 1993). Bei dem Aufwand, der hohen Rezidivrate und der UV-Strahlen-Belastung erscheint diese Therapieform wenig befriedigend. Trotzdem wurde kürzlich der PUVA-Turban als Methode zur selektiven PUVA-Behandlung des Skalps bei Alopecia areata propagiert (Behrens-Williams et al. 2001).

Topische Immunotherapie. Bei ausgeprägten Alopecia-areata-Formen scheint gegenüber den Plazebobehandlungen einzig die topische Immunotherapie mittels Diphenylcyclopropenon (DCP) oder Quadratsäuredibutylester (SADBE) eine gegenüber dem Spontanverlauf (<10% Spontanremission) höhere Remissionsrate aufzuweisen (subtotale Alopezie >40%, totale Alopezie >30%, universelle Alopezie >20% Totalremission). DCP und SADBE sind nicht als Medikamente registrierte Substanzen, die sich deshalb trotz weltweiter positiver Erfahrung aktuell noch im Status einer Experimentalbehandlung befinden und deshalb nach Information die Zustimmung des Patienten bzw. dessen Eltern (Kinder >10 Jahren) benötigt sowie die Zulassung durch regionale Ethikkommissionen. Für das Behandlungsprotokoll, unerwünschte Wirkungen und weiterführende Literatur s. S. 515.

Camouflage, Permanent-Make-up, Haarersatz. Die Möglichkeiten kosmetischer Maßnahmen und des Haarersatzes sind nicht zu unterschätzen; in diesem Bereich wurden bemerkenswerte Fortschritte in Richtung „natürliches Aussehen" erzielt. Moderne Techniken des Make-up (Dermatographie: van der Velden et al. 1998) und Variationen in der Befestigungsmethode von Zweithaar, ihrem Unterbau und Haarmaterial (Echt-, Kunsthaare) erlauben heute eine individuelle Auswahl von Haarersatzangeboten.

Psychotherapie. Obwohl zahlreiche anekdotische Berichte auffallende zeitliche Übereinstimmungen zwischen Beginn einer Erkrankung an Alopecia areata und schweren psychischen Stressereignissen zu belegen scheinen, existieren bis heute keine Studien, die solche pathogenetischen Zusammenhänge statistisch sichern wür-

den. In diesem Sinn kann eine Psychotherapie eher als Unterstützung bei der Krankheitsverarbeitung der Alopecia areata bzw. zur Überwindung eventuell durch die Alopecia areata exazerbierter vorbestehender psychosozialer Probleme verstanden werden.

Selbsthilfeorganisationen. Selbstverständlich sind Betroffene mit Alopecia areata auf die Möglichkeit von Kontakten zu Selbsthilfeorganisationen aufmerksam zu machen, wo durch Erfahrungsaustausch mit anderen Betroffenen mehr Sicherheit im Umgang mit der Krankheit gewonnen werden kann.

■ Literatur

Behrens-Williams SC, Leiter U, Schiener R et al. (2001) The PUVA-turban as a new option of applying a dilute psoralen solution selectively to the scalp of patients with alopecia areata. J Am Acad Dermatol 44:248–252

Böni R, Trüeb RM, Wüthrich B (1995) Alopecia areata in a patient with candidiasis-endocrinopathy syndrome: unsuccessful treatment trial with diphenylcyclopropenone. Dermatology 191:68–71

Cotellessa C, Peris K, Caracciolo E et al. (2001) The use of topical diphenylcyclopropenonen for the treatment of extensive alopecia areata. J Am Acad Dermatol 44:73–76

Cork MJ, Crane AM, Duff GW (1996) Genetic control of cytokines. Cytokine gene polymorphisms in alopecia areata. Dermatol Clin 14:671–678

Duvic M, Nelson A, de Andrade M (2001) The genetics of alopecia areata. Clin Dermatol 19:135–139

Elston DM, Clayton AS, Meffert JJ, McCollough ML (2000) Migratory poliosis: a forme fruste of alopecia areata? J Am Acad Dermatol 42:1076–1077

Fischer DA (1998) Desideratum dermatologica – wanted: a dependable and safe means to prevent alopecia areata progression to the totalis/universalis state. Int J Dermatol 37:497–499

Freyschmidt-Paul P, Hoffmann R, Levine E et al. (2001) Current and potential agents for the treatment of alopecia areata. Curr Pharm Des 7:213–230

Friedli A, Labarthe MP, Engelhardt E et al. (1998) Pulse methylprednisolone therapy for severe alopecia areata: an open prospective study of 45 patients. J Am Acad Dermatol 39:597–602

Friedli A, Salomon D, Saurat JH (2001) High-dose pulse corticosteroid therapy: is it indicated for severe alopecia areata? Dermatology 202:191–192

Garcia-Hernandez MJ, Ruiz-Doblado S, Rodriguez-Pichardo, Camacho F (1999) Alopecia areata, stress and psychiatric disorders: a review. J Dermatol 26:625–632

Gilhar A, Ullmann Y, Berkutzki T et al. (1998) Auto-immune hair loss (alopecia areata) transferred by T lymphocytes to human scalp explants on SCID mice. J Clin Invest 101:62–67

Happle R, Hoffmann R (1995) Cytokine patterns in alopecia areata before and after topical immuno-therapy. J Invest Dermatol 104 (Suppl):14S–15S

Healy E, Rogers S (1993) PUVA treatment for alopecia areata – does it work? A retrospective review of 102 cases. Br J Dermatol 129:42–44

Hoffmann R, Happle R (1999) Alopecia areata. Teil 1: Klinik, Ätiologie, Pathogenese. Hautarzt 50:222–231

Hoffmann R, Happle R (1999) Alopecia areata. Teil 2: Therapie. Hautarzt 50:310–315

Ikeda T (1965) A new classification of alopecia areata. Dermatologica 131:421–445

Kiesch N, Stene JJ, Goens J et al. (1997) Pulse steroid for children's severe alopecia areata? Dermatology 194:395–397

Kossard S (1999) Diffuse alopecia with stem cell folli-culitis. Chronic diffuse alopecia areata or a distinct entity. Am J Dermatopath 21:46–50

Krause K-H, Flemming M, Schleglmann K (1987) Alopecia bei der Meralgia paraesthetica. Hautarzt 38:474–476

Lowy M, Ledoux-Corbusier M, Achten G, Wybran J (1985) Clinical and immunologic response to iso-prinosine in alopecia areata and alopecia universa-lis: association with autoantibodies. J Am Acad Dermatol 12:78–84

Lutz G, Kreysel H-W (1989) Selektive Veränderungen lymphozytärer Differenzierungsantigene im peri-pheren Blut bei Patienten mit Alopecia areata unter oraler Zinktherapie. Haut Geschlechtskrankh 65:132–138

Madani S, Shapiro J (2000) Alopecia areata update. J Am Acad Dermatol 42:549–566

McDonagh AJ, Messenger AG (1996) The pathogen-esis of alopecia areata. Dermatol Clin 14:661–670

McDonagh AJ, Messenger AG (2001) Alopecia areata. Clin Dermatol 19:141–147

McElwee KJ, Tobin DJ, Bystyn JC et al. (1999) Alope-cia areata: an autoimmune disease? Exp Dermatol 8:371–379

McElwee K, Freyschmidt-Paul P, Ziegler A et al. (2001) Genetic susceptibility and severity of alope-cia areata in human and animal models. Eur J Der-matol 11:11–16

Mitchell AJ, Krull EA (1984) Alopecia areata: patho-genesis and treatment. J Am Acad Dermatol 11:763–775

Olsen EA, Carson SC, Turney EA (1992) Systemic steroids with or without 2% topical minoxidil in the treatment of alopecia areata. Arch Dermatol 128:1467–1473

Picardi A, Abeni D (2001) Stressful life events and skin diseases: disentangling evidence from myth. Psychother Psychosom 70:118–136

Price VH, Colombe BW (1996) Heritable factors dis-tinguish two types of alopecia areata. Dermatol Clin 14:679–689

Rokhsar CK, Shupack JL, Vafai JJ et al. (1998) Effi-cacy of topical sensitizers in the treatment of alo-pecia areata. J Am Acad Dermatol 39:751–761

Rook AJ (1977) Common baldness and alopecia area-ta. In: Rook AJ (Hrsg) Recent Advances in Derma-tology. Blackwell, Oxford, pp 236–238

Schmoeckel C, Weissmann I, Plewig G, Braun-Falco O (1979) Treatment of alopecia areata by anthralin-induced dermatitis. Arch Dermatol 115:1254–1255

Seiter S, Ugurel S, Tilgen W, Reinhold U (2001) High-dose pulse corticosteroid therapy in the treatment of severe alopecia areata. Dermatology 202:230–234

Sharma VK, Gupta S (1999) Twice weekly 5 mg dexa-methasone oral pulse in the treatment of extensive alopecia areata. J Dermatol 26:562–565

Taylor CR, Hawk JL (1995) PUVA treatment of alope-cia areata partialis, totalis and universalis: audit of 10 years' experience at St John's Institute of Der-matology. Br J Dermatol 133:914–918

Tobin DJ, Orentreich N, Fenton DA, Bystryn JC (1994) Antibodies to hair follicles in alopecia area-ta. J Invest Dermatol 102:721–724

Tosti A, De Padova MP, Minghetti G, Veronesi S (1986) Therapies versus placebo in the treatment of patchy alopecia areata. J Am Acad Dermatol 15:209–210

Van Bar HM, van der Vleuten CJ, van de Kerkhof PC (1995) Dapsone versus topical immunotherapy in alopecia areata. Br J Dermatol 133:270–274

Van der Velden EM, Drost BH, Ijsselmuiden OE et al. (1998) Dermatography as a new treatment for alo-pecia areata of the eyebrows. Int J Dermatol 37:617–621

Wilkerson MG, Wilin JK (1989) Red lunulae revisited: a clinical and histopathologic examination. J Am Acad Dermatol 20:453–457

Yano S, Ihn K, Nakamura H et al. (1999) Antinuclear and antithyroid antibodies in 68 Japanese patients with alopecia areata. Dermatology 199:191

Zaun H, Brundert-Zaun H, Koch P (2001) Umschrie-bener Haarverlust im anterolateralen Oberschen-kelbereich bei Meralgia paraesthetica. Z Haut-krankh 76:465–466

Atrophisierende Alopezien

Verliert ein Mann auf seinem Kopf die Haare,
so ist es eine Hinterkopfglatze; er ist rein.
Geschieht es an der Schädelvorderseite,
so ist es eine Stirnglatze; er ist rein.
Entsteht aber auf der Glatze des Hinterkopfs
oder über der Stirn ein hellroter Fleck,
so ist es Aussatz, der auf dem Kopfe oder
der Stirn dieses Menschen ausbricht.

3. Mos., 13, 40–42

Grundlagen

Klinisches Leitsymptom der atrophisierenden Alopezien ist ein Fehlen bzw. der Schwund der Follikelöffnungen. Es stellt gleichzeitig eine der wichtigsten Indikationen zur Durchführung einer Kopfhautbiopsie dar. Weitere Charakteristika, die für die klinische Differenzialdiagnose wichtig oder bei der Wahl einer optimalen Biopsiestelle hilfreich sind, umfassen die Familien- und Eigenanamnese bzw. gleichzeitig bestehende Zeichen der Entzündung, Pigmentveränderugen, follikuläre Keratosen, Büschelhaarbildung, Pustulation sowie eventuell assoziierte Veränderungen am übrigen Integument.

Grundsätzlich auseinander zu halten sind zunächst die seltenen kongenitalen bzw. hereditären Formen der atrophisierenden Alopezie, die auf Entwicklungsdefekte bzw. Genodermatosen zurückzuführen sind, und die häufigeren erworbenen Formen der atrophisierenden Alopezien:

■ Entwicklungsdefekte und Genodermatosen: Aplasia cutis congenita, organoide Nävi, Incontinentia pigmenti, Epidermolysis bullosa hereditaria, Alopecia ichthyotica, Kopfhautdermatitis bei Ektodermaldysplasien mit Lippen-Kiefer-Gaumen-Spalte, Keratosis pilaris atrophicans.

Die von Templeton und Solomon vorgeschlagene histopathologisch orientierte Unterteilung der erworbenen atrophisierenden Alopezien unterscheidet primäre und sekundäre Formen. Danach werden die primären atrophisierenden Alopezien durch unmittelbar am Haarfollikel und/oder am perifollikulären Bindegewebe angreifende pathologische Prozesse verursacht und weiter aufgeschlüsselt nach dem im vorhandenen Entzündungsinfiltrat vorherrschenden Zelltyp:

■ lymphozytenassoziierte primäre fibrosierende Alopezien: chronischer kutaner Lupus erythematodes, Lichen planopilaris, Pseudopelade Brocq, Alopecia mucinosa;

■ pustulofollikuläre, neutrophile granulozytenassoziierte primäre fibrosierende Alopezien: Perifolliculitis abscedens et suffodiens, Acne keloidalis nuchae, Folliculitis decalvans, Tinea capitis.

Sekundäre atrophisierende Alopezien werden dagegen durch extrafollikuläre Prozesse hervorgerufen, die sekundär auf den Haarfollikel übergreifen. Diese umfassen:

■ infiltrative Prozesse, die entweder granulomatös oder neoplastischer Art sind. Granulomatös: Sarkoidose, Necrobiosis lipoidica (Granulomatosis disciformis chronica et progressiva). Neoplastisch: Primärtumoren (Basaliom, Spinaliom, malignes Melanom, Adnextumoren, Haarfollikelhamartom), Lymphome, Metastasen (Mamma, Bronchus, Niere);

■ vesikulobullöse Prozesse: zikatrisierendes Pemphigoid;

■ sklerosierende Prozesse: zirkumskripte Sklerodermie (Morphäa), Lichen sclerosus;

■ physikalisch-chemische Schäden;

■ akute Infektionen: z.B. nekrotisierender Herpes zoster.

Während bei der Mehrzahl der sekundären atrophisierenden Alopezien der infiltrative bzw. Narbencharakter der Alopezie nach ätiologisch klar ersichtlichen physikalisch-chemischen Schädigungen oder akuten Infektionskrankheiten im Vordergrund steht, gestaltet sich die Differenzialdiagnose der primären atrophisierenden Alopezien aufgrund von Anamnese und klinischem Befund allein oft schwierig. Hier handelt es sich um chronisch destruierende Prozesse, deren Natur schwieriger zu erfassen ist und die letztlich zu einem gemeinsamen Endzustand der permanenten Alopezie in Form unregelmäßig auslaufender Narbenfelder mit einzelnen oder büschelförmig stehen bleibenden Haaren führen können, sog. Pseudopeladezustand von Degos. Hinter diesem Krankheitsbild (das von der Pseudopelade Brocq zu unterscheiden ist) verbergen sich demnach verschiedene entzündlich fibrosierende Erkrankungen, die histopathologisch aufgrund der Lokalisation und Art des Entzündungsinfiltrats sowie dessen Beziehung zum Follikelepithel (z.B. Interface-

Dermatitis, abszedierende Entzündung) auseinander gehalten werden müssen. Sie werden im Folgenden nach ihrer Ätiopathogenese geordnet aufgeführt, soweit diese bekannt ist.

▪ Literatur

Headington JT (1996) Cicatricial alopecia. Dermatol Clin 14:773–782
Laymon CW (1947) The cicatricial alopecias: historical and clinical review, and histologic investigation. J Invest Dermatol 8:99–122
Nayar M, Schomberg K, Dawber RPR, Millard PR (1993) A clinicopathological study of scarring alopecia. Br J Dermatol 128:533–536
Sperling LC, Solomon AR, Whiting DA (2000) A new look at scarring alopecia. Arch Dermatol 136:235–242
Templeton SF, Solomon AR (1994) Scarring alopecia: a classification based on microscopic criteria. J Cutan Pathol 21:97–109
Trüeb RM (1997) Vernarbende Alopezien: Diagnostik und Therapie. Schweiz Rundsch Med Praxis 86:987–992

Entwicklungsdefekte und Genodermatosen

▪ Aplasia cutis congenita

Definition. Als isolierte Störung oder mit weiteren Fehlbildungen assoziiert vorkommende, umschriebene, angeborene Hautdefekte, die einzeln oder multipel auftreten und in ihrer Tiefenausdehnung unterschiedlich ausgeprägt sein können und zu einer narbigen Defektheilung führen.

Vorkommen. Selten (0,03% der Lebendgeburten), wobei seit der Erstbeschreibung durch Cordon 1767 über 500 Fälle publiziert worden sind.

Ätiopathogenese. Heterogen, wobei die häufigste Form der am behaarten Kopf lokalisierten Aplasia cutis congenita ohne assoziierte Fehlbildungen wahrscheinlich eine von den mit Gliedmaßenanomalien, Neuralrohrschlussdefekten, Fetus papyraceus, spezifischen Teratogenen, amniogenen Fehlbildungen und anderen Malformationssyndromen assoziierten Formen abzugrenzende nosologische Entität darstellt (Tab. 5.31). Die Vielzahl von Syndromen, in deren Zusammenhang angeborene Hautdefekte auftreten, weist

Tabelle 5.31. Klassifikation der Aplasia cutis congenita mit Hautdefekten am Kopf (nach Frieden 1986)

Kongenitale Kopfhautdefekte ohne assoziierte Fehlbildungen

Nicht gesicherte Assoziationen von Fehlbildungen mit kongenitalen Kopfhautdefekten

Kopfhautdefekte mit assoziierten Fehlbildungen
▪ Gliedmaßenanomalien
– Reduktionsfehlbildungen
– 2–3-Syndaktylie
– postaxiale Polydaktylie
– Ektrodaktylie
– Adams-Oliver-Syndrom
▪ organoide Nävi (epidermale Nävi, Naevus sebaceus)
– Schimmelpenning-Feuerstein-Mims-Syndrom
▪ über embryonalen Verschlussdefekten gelegene Defekte
– Enzephalozele
– Meningoenzephalozele
– Meningozele
– Meningomyelozele
▪ Hautdefekte und Fetus papyraceus oder Plazentainfarkte
▪ im Zusammenhang mit spezifischen Teratogenen
– Methimazol-Einnahme während der Schwangerschaft
– Herpes-simplex-Infektion in der Schwangerschaft
▪ im Rahmen polymalformativer Syndrome
– amniogene Fehlbildung
– Opitz-Syndrom (Defekte der Mittellinie)
– Hautdefekte und Ektodermaldysplasien (Typ Carey, Typ Tuffli)
– fokale faziale dermale Dysplasie, Setleis-Syndrom
– fokale dermale Hypoplasie (Goltz-Gorlin)
– Johanson-Blizzard-Syndrom
– XY-Gonadenagenesie
– Chromosomenstörungen (4p-Deletion, Trisomie 13)
▪ familiäres Auftreten kongenitaler Kopfhautdefekte und weiterer Fehlbildungen, die keinem bisher bekannten Syndrom zugeordnet werden können

darauf hin, dass die Ätiopathogenese der Aplasia cutis congenita nicht einheitlich ist. Während amniogene Defekte und ischämische Prozesse früher als Hauptursachen vermutet wurden, sind Überlegungen zu molekularen Störungen in der Morphogenese Gegenstand der aktuellen wissenschaftlichen Diskussion (Opitz 1987). Ein pathogenetisches Modell bieten hier möglicherweise Syndrome mit „Defekten der Mittellinie", bei denen ein überzufällig häufiges Auftreten angeborener Hautdefekte auffällt (Fryns et al. 1992).

Klinik. Die bei Geburt vorhandenen wie ausgestanzt wirkenden kreisrunden bis ovalen, häufiger nur 1–2 cm messenden, gelegentlich aber auch größeren Defekte (Abb. 5.99a) sind meistens am behaarten Kopf lokalisiert (80%) mit einer Prädilektion für den Hinterkopf in der Nähe des Scheitels, wo sie sich als Einzelläsion (in 70–75%), zwei (in 20%) oder drei (in 8%) Läsionen mit unterschiedlicher Tiefenausdehnung präsentieren. Diese kann von oberflächlichen Erosionen bis zu tiefen Ulzerationen mit Beteiligung des darunter liegenden Knochens und der Dura mater reichen (in 20–30%). Nach narbiger Abheilung der Defekte innerhalb der ersten Lebenswochen oder -monate bleibt ein haarloses atrophisches Areal (Abb. 5.99 b), selte-

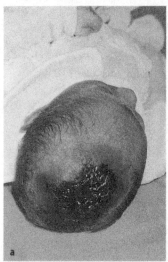

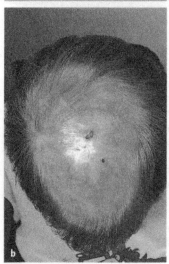

Abb. 5.99. Aplasia cutis congenita (Sequenz).
a Ulzeration bei Geburt.
b Residuelles haarloses narbiges Areal

ner eine hypertrophe Narbe zurück, wobei die Defekte sich bei Geburt nicht immer als erosiv-ulzeröse Läsion darstellen, sondern alle Abheilungsstadien mit Granulationsgewebe, Epithelisierung und Vernarbung gesehen werden. Analoge Hautdefekte kommen seltener am Stamm oder an den Extremitäten vor, wo sie im Gegensatz zum Kopf eher unregelmäßig begrenzt sind, wobei Defekte an den Gliedmaßen im Vergleich zu den Kopf- und Rumpfdefekten häufiger nur oberflächlich ausgeprägt sind.

Eine klinisch orientierte Klassifikation unterscheidet neun Gruppen nach der Lokalisation des Hautdefekts und Assoziation mit weiteren Fehlbildungen (Frieden 1986):

Gruppe 1: *Kongenitale Kopfhautdefekte ohne multiple Fehlbildungen* (MIM 107600, 207700). Die weitaus häufigste Form ist die isolierte, am behaarten Kopf lokalisierte Aplasia cutis congenita ohne assoziierte Defekte (80%). Sie wird autosomal dominant vererbt oder kommt sporadisch vor.
Nicht gesicherte Assoziationen von Fehlbildungen mit angeborenen Hautdefekten. Bei einigen Patienten mit Aplasia cutis congenita wurden neben den krankheitstypischen Kopfhautdefekten weitere Fehlbildungen beschrieben, bei denen schwierig zu entscheiden ist, ob es sich um zufällige Assoziationen handelt oder ob ein pathogenetischer Zusammenhang zu den Hautdefekten besteht. Sie werden von Frieden ebenfalls unter Gruppe 1 subsummiert. Dazu gehören: Herzfehler, Ductus arteriosus apertus, polyzystische Nieren, Klumphände und -füße, Ohrektopie.

Gruppe 2: *Kongenitale Kopfhautdefekte mit Fehlbildungen der Gliedmaßen.* Angeborene Kopfhautdefekte können in Assoziation mit Reduktionsfehlbildungen der Gliedmaßen (von verkürzten oder fehlenden Phalangen bis zu vollständigen Peromelien distaler Extremitäten), postaxialer Polydaktylie und Ektrodaktylie (Spalthände) vorkommen. Diese folgen einem autosomal dominanten Erbgang.
Adams-Oliver-Syndrom (MIM 100300). Seltenes, hereditäres Syndrom mit angeborenen Kopfhautdefekten, darunter liegendem knöchernen Schädeldefekt (Abb. 5.100 a) ohne ZNS-Anomalien und ohne geistige Retardierung, Reduktionsanomalien der Gliedmaßen (Abb. 5.100 b), die an den unteren Extremitäten schwerer sind als an den oberen, Cutis marmo-

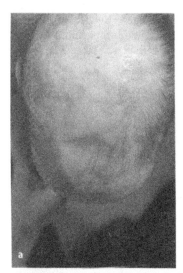

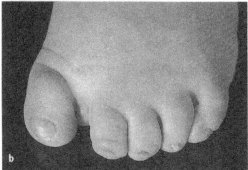

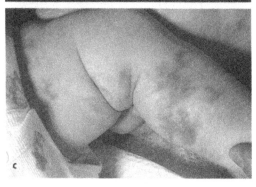

Abb. 5.100. Adams-Oliver-Syndrom. **a** Aplasia cutis congenita mit Schädeldefekt. **b** Reduktionsanomalie am Fuß. **c** Cutis marmorata teleangiectatica congenita

rata teleangiectatica congenita (Abb. 5.100c) und angeborenem Herzfehler.

Gruppe 3: *Kongenitale Kopfhautdefekte in Assoziation mit organoiden Nävi.* Kongenitale Hautdefekte sind in Assoziation mit epidermalen Nävi und Naevi sebacei (Didymosis aplasticosebacea) beschrieben worden, wobei die Hautdefekte unmittelbarer an die nävoide Fehlbildung angrenzten. Weitere assoziierte Anomalien der Augen und des zentralen Nervensystems kommen vor allem bei systematisierten Nävi vor. Da ein Befall des gesamten Integuments und familiäres Auftreten nicht erfolgen, wird angenommen, dass der Erkrankung ein Letalgen zugrunde liegt, das im Mosaikzustand überlebt (Happle 1987).

Schimmelpenning-Feuerstein-Mims-Syndrom (MIM 163200, 165630). Sehr seltener, angeborener, neuroektodermaler Symptomenkomplex mit meist nur an einer Körperhälfte ausgeprägten, linear angeordneten, multiplen Naevi sebacei mit Bevorzugung von Kopf und Hals, partieller Alopezie der Kopfhaut im Bereich des Naevus sebaceus, mit zunehmendem Alter Auftreten multipler Nävuszellnävi, Schädelasymmetrien, Herzanomalien, seit früher Kindheit Krampfanfälle, später häufig spastische Hemiparesen, geistige Entwicklungsverzögerung und ipsilaterale Augenanomalien (Korneatrübung, Kolobom, Dermoidzyste). Die neurologischen und ophthalmologischen Anomalien entsprechen denen des Epidermalnävussyndroms (halbseitig systematisierter papillomatöser epidermaler Nävus in Assoziation mit Fehlbildungen anderer Organsysteme).

Gruppe 4: *Kongenitale Hautdefekte (Skalp, Rumpf) über embryonalen Verschlussdefekten (Neuralrohr- und Bauchwandverschlussdefekte).* Neuralrohrschlussdefekte (Enzephalozele, Meningoenzephalozele, Meningozele, Meningomyelozele, spinaler Dysraphismus) und Bauchwandverschlussstörungen (Omphalozele, Gastroschisis) können an Kopf und Rücken bzw. an der vorderen Bauchwand in Form eines kongenitalen Hautdefekts in Erscheinung treten.

Gruppe 5: *Kongenitale Hautdefekte (Rumpf, Extremitäten, Skalp) in Assoziation mit Fetus papyraceus oder Plazentainfarkten.* Das überzufällig häufige Auftreten multipler und oft bizarr konfigurierter kongenitaler Hautdefekte vor allem am seitlichen Stamm bei eineiigen Zwillingen mit Fetus papyraceus sowie in Verbindung mit

Plazentainfarkten, lässt ätiopathogenetisch an thrombotisch-ischämische Prozesse mit nachfolgenden Hautnekrosen denken.

Gruppe 6: *Kongenitale Hautdefekte an den Extremitäten in Assoziation mit Epidermolysis bullosa.* Kongenitale oberflächliche Hautdefekte, insbesondere einseitig an den unteren Extremitäten, kommen bei verschiedenen Typen der Epidermolysis bullosa hereditaria vor (vormals Bart-Syndrom): Epidermolysis bullosa atrophicans generalisata gravis Herlitz (autosomal rezessiv), Epidermolysis bullosa atrophicans mit Pylorusstenose (autosomal rezessiv), Epidermolysis bullosa dystrophica inversa (autosomal rezessiv), Epidermolysis bullosa atrophicans inversa (autosomal rezessiv), Epidermolysis bullosa dystrophica generalisata mutilans Hallopeau-Siemens (autosomal rezessiv), Epidermolysis bullosa dystrophica localisata Cockayne-Touraine (autosomal dominant). Die nosologische Einordnung muss mittels Elektronenmikroskopie und Antigenmapping erfolgen. Der Skalp ist nicht betroffen.

Gruppe 7: *Nicht assoziierte, isolierte kongenitale Hautdefekte an den Extremitäten.* Isolierte kongenitale Hautdefekte an den Extremitäten mit bevorzugt symmetrischem Befall der Schienbeinkanten, Fuß- und Handrücken sowie der Beugeseite des Handgelenks kommen mit autosomal dominantem oder rezessivem Vererbungsmodus vor. Der Skalp ist nicht betroffen.

Gruppe 8: *Durch spezifische Teratogene während der Schwangerschaft verursachte kongenitale Hautdefekte (Skalp, Rumpf, Extremitäten).* Kongenitale Hautdefekte sind bei Neugeborenen beobachtet worden, deren Mütter in der Schwangerschaft wegen einer Hyperthyreose Methimazol (Kopfhautdefekte) eingenommen hatten oder sich infizierten mit dem Herpes-simplex- (isolierte Kopfhautdefekte oder erosive Hautdefekte am gesamten Integument) oder Varicella-Zoster-Virus (ausgedehnte Hautdefekte am Rumpf und an den Extremitäten, die unter Narbenbildung mit Gelenkkontrakturen abheilen; weitere Störungen sind zerebrale Anomalien, Augenanomalien und Gliedmaßendefekte).

Gruppe 9: *Kongenitale Hautdefekte (Skalp, Rumpf, Extremitäten) als Teil eines polymalformativen Syndroms.* Kongenitale Hautdefekte kommen als Teilsymptom einer Reihe defi-

nierter Syndrome vor, weshalb die gründliche Durchuntersuchung jedes Neugeborenen mit Aplasia cutis congenita zum Ausschluss weiterer Fehlbildungen erforderlich ist (Tab. 5.32).

Tabelle 5.32. Diagnostik der Aplasia cutis congenita

Anamnese
▓ Familienanamnese
– Hautdefekte
– Gliedmaßendefekte
▓ Schwangerschaftsanamnese
– Medikamente (Methimazol)
– Infektionen (Varicella-Zoster, Herpes simplex)
– intrauterine Traumata
▓ Geburtsanamnese
– Plazenta: amniotische Bänder, Infarkte, Fetus papyraceus
– Geburtstrauma
Körperliche Untersuchung
▓ Lokalisation, Größe und Form des Hautdefekts
– Hautdefekte am Kopf
– Hautdefekte am Stamm
– Hautdefekte an den Extremitäten
▓ Fehlbildungen der Gliedmaßen
– Reduktionsfehlbildungen
– postaxiale Polydaktylie
– Syndaktylie (2–3)
▓ Weitere Anomalien der Haut
– Epidermolysis bullosa
– organoide Nävi (epidermale Nävi, Naevus sebaceus)
– Cutis marmorata teleangiectatica
▓ ektodermale Dysplasie
– Haare: Hypotrichose
– Zähne: Hypoplasie, verspätete Dentition
– Nägel: Hypoplasie
– Schweißdrüsen: Hypohidrose/Anhidrose
▓ zentrales Nervensystem
– Krampfanfälle
– geistige Retardierung
– Neuralschlussdefekte
– spastische Paresen
▓ weitere Fehlbildungen: Augen, Ohren, Herz, Niere
Weiterführende Untersuchungen bei spezifischen Fragestellungen
▓ bildgebende Verfahren
– Röntgenaufnahmen der Hände und Füße
– Röntgenaufnahmen des Schädels
– zerebrale CT- oder MRT-Untersuchung
▓ Elektroenzephalogramm
▓ Hautbiopsie: Elektronenmikroskopie, Antigenmapping
▓ Karyotypisierung
▓ Viruskultur: Herpes simplex
▓ Untersuchung der Familienmitglieder

Amniogene Fehlbildungen. Infolge Amnion-ruptur unterschiedlichster Genese kann es durch Amnionbänder, die sich um Gliedmaßen schlingen, oder durch Adhäsion des Fetus bzw. fetaler Körperteile an den Eihäuten zu kongenitalen Haut- und Gliedmaßendefekten in asymmetrischer Verteilung kommen.

Opitz-Syndrom, G-Syndrom. Dysmorphiesyndrom der Mittellinie mit charakteristischer Trias von Hypertelorismus, Hypospadie (mit hypoplastischem Scrotum bipartitum) und Dysphagie (infolge laryngotracheoösophagealer Anomalien). Der Erbgang ist autosomal dominant mit stark schwankender Expressivität und Androtropie. Im Rahmen des Syndroms werden posteriore Skalpdefekte beobachtet.

Ektodermale Dysplasie, Typ Carey. Syndrom der ektodermalen Dysplasie mit Aplasia cutis congenita des Skalps, spärlichem Haar, Zahn- und Nageldysplasien, verminderter Schweißsekretion, Lippen-Kiefer-Gaumen-Spalte, 2–3-Syndaktylie, Tränengangsatresie und Schwerhörigkeit.

Ektodermale Dysplasie, Typ Tuffli. Syndrom der ektodermalen Dysplasie mit Aplasia cutis congenita des Skalps, verzögertem Zahndurchbruch, Nageldysplasie, verminderter Schweißsekretion und hypoplastischen Mamillen.

Johanson-Blizzard-Syndrom (MIM 243800). Ektodermalysplasie (spärliche Haare, persistierendes Milchgebiss mit Mikrodontie, Aplasie bleibender Zähne) in Verbindung mit exokriner Pankreasinsuffizienz und anderen Organfehlbildungen (Minderwuchs, oft Knochenalterrückstand, oft geistige Retardierung, oft sensoneurale Taubheit, Mikrozephalie in der Hälfte der Fälle, Hypothyreose in einem Drittel der Fälle, Analatresie in 1/3 der Fälle, seltener Urogenitalanomalien, z. B. Doppelung von Vagina und Uterus, und seltener Herzfehler). Die Patienten zeigen eine charakteristische Fazies mit hypoplastischen Nasenflügeln und weisen Kopfhautdefekte im Scheitelbereich auf. Die Erkrankung wird autosomal rezessiv vererbt, Konsanguinität in 25% gefunden.

Fokale faziale dermale Dysplasie. Narbige Alopezie im Bereich beider Schläfen und der lateralen Augenbrauen (Abb. 5.101). Unterschieden werden drei Typen: Typ I mit autosomal dominantem Erbgang (MIM 136500), Typ II mit autosomal rezessivem Erbgang und Typ III oder Setleis-Syndrom (MIM 227260) mit autosomal rezessivem Erbgang und weiteren fazialen Anomalien: periorbitale dicke Faltenbildung (Facies

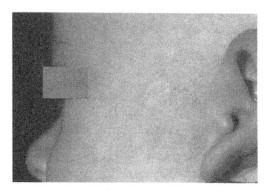

Abb. 5.101. Fokale faziale dermale Dysplasie

leonina), Augenbrauen, die scharf nach außen oben gerichtet sind mit lateraler Rarefizierung, flache Nasenbrücke und breite Nasenspitze mit einem sich nach außen fortsetzenden Nasenseptum, überdehnbare Haut der Oberlippe zusammen mit überschüssigen Hautfalten im Gesicht. Über eine Assoziation mit kardialen Defekten wurde ebenfalls berichtet (Tay et al. 1996).

Fokale dermale Hypoplasie, Goltz-Gorlin-Syndrom (MIM 305600). Komplexe multiple ekto- und mesodermale Dysplasie mit Haut-, Knochen-, Augen-, Zahn- und Bindegewebsdefekten. Entsprechend der X-chromosomal dominanten Vererbung sind die Hautveränderungen (kongenitale Narben und wurmstichartige Atrophien mit Poikilodermie und hernienartiger Vorwölbung des Gewebes, streifige Pigmentation) in charakteristischer Weise in linearer Form entlang der Blaschko-Linien angeordnet, wie dies einem funktionellen X-chromosomalen Mosaik entspricht (Lyon-Hypothese).

Wolf-Hirschhorn-Syndrom (Chromosom-4$_p$-Syndrom). Deletion des kurzes Arms von Chromosom 4 führt zu einem klinisch leicht erkennbaren Dysmorphiesyndrom (MIM 194190) mit hoher Letalität in den ersten Lebensjahren. Das Krankheitsbild ist charakterisiert durch eine typische Fazies („griechisches Profil" mit hoher Stirn, unterentwickelten Orbitabögen, stark geschwungenen Brauen, Hypertelorismus, schnabelförmiger Nase, kurzer prominenter Oberlippe und kleinem Kinn), Minderwuchs, psychomotorischer Retardierung, Krampfanfällen, Missbildungen des Gehirns und anderer innerer Organe (Herz, Niere, Lunge), Gaumen-Spalten in einem Drittel, Lippen-Kiefer-Gaumen-Spalte in einem Sechstel der Fälle. Bei etwa der Hälfte der Patienten treten kongenitale Kopfhautdefekte auf.

Pätau-Syndrom (Trisomie 13). Nach den Trisomien 21 (Down-Syndrom) und 18 (Edwards-Syndrom) mit einer Häufigkeit von ca. 1:8.000 Geburten dritthäufigste autosomale Chromosomenstörung. Es handelt sich um ein Dysmorphiesyndrom mit multiplen Fehlbildungen, von denen die Kombination von Holoprosenzephalie, Mikrophthalmie, Lippen-Kiefer-Gaumen-Spalte und postaxiale Hexadaktylie besonders charakterisch ist. Es besteht hohe perinatale Letalität, und Überleben über ein halbes Jahr ist sehr selten. Kongenitale Hautdefekte im Scheitelbereich treten bei diesem Syndrom so häufig auf, dass bei einem Neugeborenen mit multiplen Fehlbildungen und Kopfhautdefekten stets eine Trisomie 13 in Erwägung zu ziehen ist. Partielle Trisomie der distalen Hälfte des langen Arms von Chromosom 13 sowie Mosaiktrisomie führen zu einem ähnlichen, aber abgeschwächten klinischen Bild, während partielle Trisomie der proximalen Hälfte ein weitgehend abweichendes klinisches Bild zur Folge hat, das aber Skalpdefekte einschließt. Bei vielen Berichten der älteren Literatur über schwer behinderte Kinder mit kongenitalen Hautdefekten und multiplen weiteren Fehlbildungen könnte es sich um Chromosomenstörungen wie der Trisomie 13 handeln.

Familiäres Auftreten angeborener Hautdefekte und weiterer Fehlbildungen, die keinem bisher bekannten Syndrom zugeordnet werden können. Es bleiben Berichte einzelner Familien mit angeborenen Hautdefekten und weiterer Fehlbildungen übrig, die keinem der bisher bekannten Syndrome zugeordnet werden können. Diese sind nicht zuletzt deshalb zu beachten, weil ihre Bedeutung als Entität zur Zeit noch nicht abgesehen werden kann.

Diagnostik. Die Diagnose und nosologische Einordnung kongenitaler Hautdefekte stützt sich auf eine umfassend erhobene Anamnese (Familie, Schwangerschaft, Geburt), sorgfältige körperliche Untersuchung und weiterführende Untersuchungen bei spezifischen Fragestellungen ab (Tab. 5.32).

Differenzialdiagnose. Die wichtigste Differenzialdiagnose stellen traumatische Hautdefekte anlässlich der Geburt dar: Druckusuren, Verletzungen beim Passieren der Geburtswege, Einsatz mechanischer Hilfsmittel wie Zange oder Saugglocke oder Elektroden zur Geburtsüberwachung. Die Aplasia cutis congenita kann zum Rechtsstreit Anlass geben, wenn Eltern überzeugt sind, dass der Skalpdefekt durch eine geburtshelferische Verletzung zustande gekommen sei (Dunn 1992). Ferner sind umschriebene kongenitale Alopezien abzugrenzen, bei denen es sich nicht um eigentliche Defekte der Haut handelt: organoide Nävi (epidermale Nävi, Naevus sebaceus), Incontinentia pigmenti Bloch-Sulzberger und kongenitale umschriebene Hypotrichosen (z. B. Alopecia triangularis congenita).

Verlauf und Prognose. Es ist mehrheitlich eine gute spontane Heilungstendenz unter Hinterlassung einer narbigen Defektheilung vorhanden. Bei tiefen Kopfhautdefekten besteht die Gefahr massiver, letaler Blutungen aus den venösen Blutleitern, venöser Thrombosen oder einer Meningitis.

Prophylaxe und Therapie. Bei tieferen Kopfhautdefekten kann eine frühzeitige Deckung notwendig sein, um schwere Blutungen zu verhindern (Davis et al. 1993). Kleinere, narbig abgeheilte Defekte können später chirurgisch exzidiert, größere narbige Alopezien plastisch-chirurgisch mittels Skinexpandertechnik korrigiert werden (Ulrich et al. 2001). Bei den kongenitalen Hautdefekten als Teil eines Syndroms ist eine entsprechende genetische Beratung angezeigt.

▓ Literatur

Attala MF, el-Sayed AM (1992) Scalp aplasia cutis congenita: closure by the L-shaped flap. Childs Nerv Syst 8:287–288

Davis PM, Buss PW, Simpson BA, Sykes PJ (1993) Near fatal haemorrhage from the superior sagittal sinus in Adams-Oliver syndrome. Arch Dis Child 68:433

Dunn PM (1992) Litigation over congenital scalp defects. Lancet 339:440

Evers MEJW, Steijlen PM, Hamel BCJ (1995) Aplasia cutis congenita and associated disorders: an update. Clin Genet 47:295–301

Frieden IJ (1986) Aplasia cutis congenita: a clinical review and proposal of classification. J Am Acad Dermatol 14:646–660

Fryns JP, Delooz J, van den Berghe H (1992) Posterior scalp defects in Opitz syndrome. Another symptom related to a defect in midline development.- Clin Genet 42:314–316

Happle R, König A (2001) Didymosis aplasticosebacea: coexistence of aplasia cutis congenita and nevus sebaceus may be explained as a twin spot phenomenon. Dermatology 202:246–248

Hirschhorn K, Cooper HL, Firschein IL (1965) Deletion of short arms of chromosome 4-5 in a child with defects of midline fusion. Humangenetik 1:479–482

Johanson A, Blizzard R (1971) A syndrome of congenital aplasia of the alae nasi, deafness, hypothyroidism, dwarfism, absent permanent teeth, and malabsorption. J Pediat 79:982–987

Kowalski DC, Fenske NA (1992) The focal facial dermal dysplasias: report of a kindred and a proposed new classification. J Am Acad Dermatol 27:575–582

Küster W, Lenz W, Kääriäinen H, Majewski H (1988) Congenital scalp defects with distal limb anomalies (Adams-Oliver syndrome): report of 10 cases and review of the literature. Am J Med Genet 31:99–115

Küster W, Traupe H (1988) Klinik und Genetik angeborener Hautdefekte. Hautarzt 39:553–563

Lynch PJ, Kahn EA (1970) Congenital defects of the scalp. A surgical approach to aplasia cutis congenita. J Neurosurg 33:198–202

Magid ML, Prendiville JS, Esterly NB (1988) Focal facial dermal dysplasia: bitemporal lesions resembling aplasia cutis congenita. J Am Acad Dermatol 18:1203–1207

Mempel M, Abeck D, Lange I et al (1999) The wide spectrum of clinical expression in Adams-Oliver syndrome: a report of two cases. Br J Dermatol 140:1157–1160

Nichols DD, Bottini AG (1996) Aplasia cutis congenita. Case report. J Neurosurg 85:170–173

Opitz JM (1987) G syndrome (hypertelorism with esophageal abnormality and hypospadias, or hypospadias-dysphagia, or "Opitz-Frias" or "Opitz-G" syndrome – perspective in 1987 and bibliography. Am J Med Genet 28:275–285

Ross DA, Laurie SW, Coombs CJ, Mutimer KL (1995) Aplasia cutis congenita: failed conservative treatment. Plast Reconstr Surg 9:124–129

Tay YK, Morelli JG, Weston WL (1996) Focal facial dermal dysplasia: report of a case with associated cardiac defects. Br J Dermatol 135:607–608

Tuffli GA, Laxova R (1983) New, autosomal dominant form of ectodermal dysplasia. Am J Med Genet 14:381–384

Ulrich J, Helmdach M, Bonnekoh B, Gollnick H (2001) Aplasia cutis congenita familiaris der Kopfhaut: Operative Therapie mittels Skinexpandertechnik. Z ästhet oper Dermatol 3:6–10

Ward KA, Moss C (1994) Evidence for genetic homogeneity of Setleis' syndrome and focal facial dermal dysplasia. Br J Dermatol 130:645–649

Whitley CB, Gorlin RJ (1991) Adams-Oliver syndrome revisited. Am J Med Genet 40:319–326

Yang JY, Yang WG (2000) Large scalp and skull defect in aplasia cutis congenita. Br J Plast Surg 53:619–622

▨ Organoide Nävi (epidermale Nävi, Naevus sebaceus)

Definition. Umschriebene Fehlbildungen der Haut auf angeborener Grundlage, die auf einer Störung des Mischungsverhältnisses normaler Hautstrukturen beruhen („Webfehler der Natur"). Sie werden je nach dem vorherrschenden Gewebetyp benannt, z. B. epidermaler Nävus, Talgdrüsennävus (Naevus sebaceus Jadassohn). Sind derartige Nävi mit Fehlbildungen anderer Organsysteme (Skelett, Augen und zentrales Nervensystem) verbunden, spricht man vom Epidermalnävussyndrom (Solomon et al. 1968) bzw. Syndrom des linearen Naevus sebaceus oder Schimmelpenning-Feuerstein-Mims-Syndrom, wobei diese Begriffe heute synonym im Gebrauch sind.

Vorkommen. Die Inzidenz organoider Naevi wird auf 1–3 : 1.000 Lebendgeburten geschätzt.

Ätiopathogenese. Embryonale Entwicklungsstörung auf dem Boden eines genetischen Mosaiks (postzygotische somatische Mutation). Dementsprechend ist vielen organoiden Naevi eine „systematisierte" Anordnung eigen, die den Blaschko-Linien folgt.

Klinik. *Epidermaler Nävus.* Meist streifenförmig angeordnete, scharf begrenzte, einzeln stehende oder aggregierte papillomatöse Läsionen mit sehr unterschiedlich ausgeprägter keratotischer Oberfläche, Form und Ausdehnung. Bei Befall des behaarten Kopfes sind sie mit einer umschriebenen Alopezie verbunden. Je nach Ausprägung der Akanthopapillomatose, Hyperkeratose und Ausdehnung werden verschiedene klinische Formen unterschieden:

Papillomatöser weicher epidermaler Nävus. Meist auf kleine Bezirke begrenzte, hautfarbene bis graubraune, weiche Läsionen, die klinisch an papillomatöse Nävuszellnävi erinnern. Histopathologisch findet sich eine fokale Akanthopapillomatose mit Orthohyperkeratose.

Naevus verrucosus. Die Läsionen zeigen eine mehr an Warzen erinnernde, harte, keratotische (verruköse) Oberfläche mit dunkelbrauner Farbe. Histopathologisch ist beim Naevus verrucosus gegenüber dem papillomatösen weichen epidermalen Nävus die Orthohyperkeratose besonders stark ausgeprägt.

Naevus unius lateralis. Auf eine Körperhälfte beschränkter, ausgedehnter („systematisierter")

Epidermalnävus. Histopathologisch findet sich häufiger eine zugrunde liegende epidermolytische Hyperkeratose (s. unten), seltener weiche epidermale Nävi.

Epidermalnävussyndrom (Solomon et al. 1968). Systematisierter Epidermalnävus in Assoziation mit Fehlbildungen anderer Organsysteme (Schimmelpenning-Feuerstein-Mims-Syndrom s. unten).

Epidermolytischer Nävus. Diese Form des Epidermalnävus zeigt histopathologisch eine epidermolytische Hyperkeratose: Orthohyperkeratose, breite Granulazellschicht mit verklumptem Keratohyalin, Akanthose und vakuolige Degeneration oberer Epidermislagen, sog. granulöse Degeneration. Sie wird heute als lokalisierte kongenitale bullöse ichthyosiforme Erythrodermie im Sinne einer postzygotischen somatischen Mutation aufgefasst. Ist bei der Mutation die Keimbahn betroffen, besteht für die nachfolgende Generation das Risiko, an einer bullösen ichthyosiformen Erythrodermie zu erkranken.

Ichthyosis hystrix. Ausgedehnter, beidseitiger Befall des Integuments mit der Histopathologie einer epidermolytischen Hyperkeratose.

Naevus sebaceus (Jadassohn). Gegenüber den Epidermalnävi bevorzugt am Kapillitium auftretende, kongenitale, flach erhabene, alopezische Plaque mit gelblichem Farbton und postpubertär zunehmend verruköser Oberfläche. Die Läsion tritt überwiegend singulär auf, lineare oder systematisierte Anordnung kommt vor (Abb.

5.102 a–c). Lineare Naevi sebacei können Teilsymptom eines Schimmelpenning-Feuerstein-Mims-Syndroms sein, das mit Haut-, Augen-, Hirn- und Herzanomalien einhergeht (Synonym HAHH-Syndrom). Histopathologisch findet sich eine fokale Vermehrung reifer Talgdrüsenläppchen im oberen und mittleren Korium in Verbindung mit einer Vermehrung oft auch anderer epithelialer Strukturen, wie apokriner Schweißdrüsen und – wie bei den epidermalen Nävi – eine akanthotisch papillomatös verbreiterte Epidermis.

Diagnostik. Die Diagnose ist aufgrund des typischen klinischen Befunds in Verbindung mit einer Biopsie zu stellen.

Die Durchführung einer Biopsie ist insbesondere indiziert, wenn die Möglichkeit einer epidermolytischen Hyperkeratose (genetische Beratung!) bzw. der Tumorentwicklung auf dem Boden eines Naevus sebaceus in Frage stehen.

Beim Epidermalnävussyndrom oder Syndrom des linearen Naevus sebaceus (Schimmelpenning-Feuerstein-Mims) sind die entsprechenden multidisziplinären Abklärungsuntersuchungen zu veranlassen (Ophthalmologie, Neurologie, Kardiologie).

Differenzialdiagnose. Aplasia cutis congenita, Geburtstrauma, umschriebene kongenitale Hypotrichose, papillomatöse Nävuszellnaevi, Verruca seborrhoica.

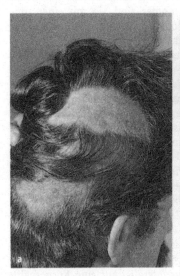 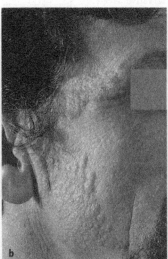 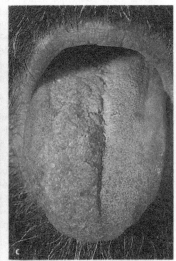

Abb. 5.102. Systematisierter Naevus sebaceus. **a** Befall der Kopfhaut, **b** des Gesichts, **c** der Zunge

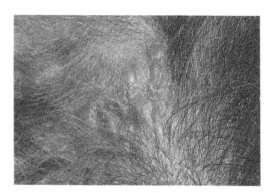

Abb. 5.103. Syringocystadenoma papilliferum innerhalb eines Nävus sebaceus

Verlauf und Prognose. In 5–10% entwickeln sich in einem Naevus sebaceus verschiedene Tumoren, am häufigsten das Syringocystadenoma papilliferum (8,6%) (Abb. 5.103) und Basaliome (0,5%).

Prophylaxe und Therapie. Wegen der Möglichkeit der Tumorentwicklung im Naevus sebaceus (meist im 4. Dezennium) ist die chirurgische Exzision im jüngeren Erwachsenenalter anzustreben. Epidermale Nävi können auf Wunsch exzidiert werden. Nach Dermabrasion, Kryotherapie oder CO_2-Laser-Ablation besteht dagegen Rückfallneigung. Bei systematisierten epidermalen Nävi mit histologisch epidermolytischer Keratose ist eine genetische Beratung angezeigt.

■ Literatur

Happle R, Fuhrmann-Rieger A, Fuhrmann W (1984) Wie verlaufen die Blaschko-Linien am behaarten Kopf? Hautarzt 35:366–369

Happle R (1991) How many epidermal nevus syndromes exist? J Am Acad Dermatol 25:550–556

Hornstein OP, Knickenberg M (1974) Zur Kenntnis des Schimmelpenning-Feuerstein-Mims-Syndroms (Organoide Naevus-Phakomatose). Arch Dermatol Forsch 250:33–50

Rogers M, McCrossin I, Commens C (1989) Epidermal nevi and the epidermal nevus syndrome. A review of 131 cases. J Am Acad Dermatol 20:476–488

Solomon LM, Fretzin DG, Dewald RL (1968) The epidermal nevus syndrome. Arch Dermatol 97:273–285

■ Incontinentia pigmenti (Bloch-Sulzberger)

Definition. Genodermatose mit entlang der Blaschko-Linien verlaufenden, in drei charakteristischen Stadien ablaufenden Hautveränderungen und assoziierten Fehlbildungen an Augen, Zentralnerven- und Skelettsystem (MIM 308300).

Vorkommen. Sehr seltene Genodermatose mit Gynäkotropie (10:1 oder mehr).

Ätiopathogenese. Mutation des NEMO-IKKγ-Gens auf dem X-Chromosom. Folge ist eine Störung der Phosphorylation von IκB und damit der Inhibition von NFκB mit daraus resultierender Proliferation und Apoptose (The International Incontinentia Pigmenti Consortium, 2000). Die zur Erkrankung führende Mutation stellt ein Letalgen dar und ist damit nur mit dem Leben vereinbar, wenn dieses als Mosaik vorliegt. Das Mosaik entwickelt sich beim weiblichen Geschlecht im Rahmen der X-chromosomalen Inaktivierung (Lyon-Effekt). Betroffene männliche Feten sterben meistens intrauterin ab. Seltenes Vorkommen beim männlichen Geschlecht ist auf Mosaike durch Klinefelter-Syndrom (47,XXY-Syndrom), Halbchromatidenmutation oder frühe somatische Mutation zu erklären.

Klinik. Drei ineinander übergehende Krankheitsphasen werden unterschieden:

Vesikulöses Stadium. Beim Neugeborenen und während der ersten Lebenswochen in den Blaschko-Linien angeordnete, schubartig auftretende vesikulobullöse Hautveränderungen auf erythematösem Grund. Die Erscheinungen sind gewöhnlich an den unteren Extremitäten am stärksten ausgeprägt.

Verruköses Stadium. Meist zwischen der 2. und 6. Lebenswoche kommt es zur Ausbildung hypertropher, lichenoider und hyperkeratotisch-verruköser Papeln in streifiger Anordnung.

Pigmentierungsstadium. Nach Abheilung der akut entzündlichen Hauterscheinungen kommt es nach 2–3 Monaten zur Ausbildung der typischen Pigmentierungsstörung mit eigenartigen bizarren, spritzerartigen, striären oder wirbelförmig (wie Marmorkuchen) angeordneten, schmutzigbraunen bis schiefergrauen Pigmentierungen, besonders an den seitlichen Rumpfpartien. Diese bestehen einige Jahre fort, bevor sie abblassen unter teilweiser Hinterlassung von Atrophie oder verrukösen Veränderungen.

Bei einigen Patienten (25%) entwickelt sich eine atrophisierende Alopezie mit Prädilektion für die Scheitelmitte (Pseudopelade). Fokale Alopezieherde sind auch am behaarten Kopf in den Blaschko-Linien angeordnet.

Assoziierte Fehlbildungen (in 50%) umfassen verschiedenartige Störungen der Zahnentwicklung (Hypodontie, Zapfenzähne, Mikrodontie), Nageldystrophie, Augenanomalien (Strabismus, Pseudoglioma retinae, Hornhaut- und Linsentrübungen, Pigmentdystrophie und Ablösung der Retina, Optikusatrophie, Mikrophthalmie), neurologische Störungen (Mikrozephalie, Debilität, Krampfanfälle, Ataxie, spastische Diplegie) und Entwicklungsdefekte des Skelettsystems (Hüftgelenkdysplasie). Die Erkrankung wird auch den Ektodermaldysplasien zugeordnet.

Diagnostik. Der typische stadienhafte Ablauf krankheitstypischer Hautveränderungen, die in den Blaschko-Linien angeordnet sind, in Verbindung mit einer Gewebs- und peripheren Eosinophilie (bis zu 50%!) sind diagnostisch wegweisend.

Die Histopathologie zeigt im frühen Stadium eine eosinophile Spongiose, später verruköse Hyperplasie und Pigmentinkontinenz mit reichlich Melanophagen.

Differenzialdiagnose. In der entzündlichen Phase zeigt das Krankheitsbild gewisse Ähnlichkeit zum juvenilen bullösen Pemphigoid. Die vesikulobullösen Hautveränderungen können ferner an eine Herpesvirusinfektion oder bullöse Impetigo denken lassen, die verruköse Phase an einen verrukösen epidermalen Nävus. Bei der pseudopeladeartigen Alopezie können die krankheitstypischen bizarren Hyperpigmentierungen diagnostisch wegweisend sein.

Verlauf und Prognose. Die Prognose ist abhängig von den assoziierten Symptomen. Die Alopezie ist permanent.

Prophylaxe und Therapie. Die Behandlung ist symptomatisch mit Schwerpunkt auf Infektvermeidung. Bei assoziierten Symptomen multidisziplinäre Betreuung. Narbige Alopezieherde können plastisch-chirurgisch korrigiert werden, sonst Zweithaaroptionen. Genetische Beratung.

█ **Literatur**

Landy DJ, Donnai D (1993) Incontinentia pigmenti (Bloch-Sulzberger syndrome). J Med Genet 30:53–59
Ormerod AD, White MI, McKay E, Johnston AW (1987) Incontinentia pigmenti in a boy with Klinefelter's syndrome. J Med Genet 24:439–441
Parrish JE, Scheuerle AE, Lewis RA et al. (1996) Selection against mutant alleles in blood leukocytes is a consistent feature in incontinentia pigmenti type 2. Hum Molec Genet 5:1777–1783
Shastry BS (2000) Recent progress in the genetics of incontinentia pigmenti (Bloch-Sulzberger syndrome). J Hum Genet 45:323–326
The International Incontinentia Pigmenti Consortium (2000) Genomic rearrangement in NEMO impairs NF-kappa-B activation and is cause of incontinentia pigmenti. Nature 405:466–472
Wettke-Schafer R, Kantner G (1983) X-linked dominant inherited diseases with lethality in hemizygous males. Hum Genet 64:1–23

█ **Epidermolysis bullosa hereditaria**

Definition. Gruppe seltener, hereditärer Dermatosen mit gestörtem Verbund der Haut, bei denen bereits geringe Traumen zur Blasenbildung führen. Je nachdem wo die blasige Kontinuitätsunterbrechung innerhalb der Haut stattfindet, werden drei Gruppen unterschieden, die aufgrund genetischer, klinischer, ultrastruktureller (Elektronenmikroskopie), immunhistologischer (Antigen-mapping) und molekularbiologischer Kriterien weiter klassifiziert werden:
▓ Epidermolysis bullosa simplex – intraepidermale Spaltbildung durch Zytolyse der Keratinozyten;
▓ Epidermolysis bullosa junctionalis – junktionale Spaltbildung innerhalb der Lamina lucida der Basalmembranzone;
▓ Epidermolysis bullosa dystrophica – dermolytische Spaltbildung innerhalb der Dermis unterhalb der Basallamina.

Vorkommen. Die einzelnen Epidermolysis-bullosa-Typen zeigen einen unterschiedlichen Erbgang, wobei manche extrem selten sind.

Ätiopathogenese. Die einzelnen Erkrankungen sind durch Mutationen der Gene unterschiedlicher Strukturproteine des Zytoskeletts der Keratinozyten (Keratin 5, Keratin 14), der dermoepidermalen Junktionszone (Laminin 5, bullöses Pemphigoidantigen 2) oder der Verankerungsfibrillen (Typ-VII-Kollagen) bedingt, die z.T.

auch ultrastrukturell an Verklumpungen von Keratinfilamenten, Reduktion von Hemidesmosomen bzw. rudimentären Ankerfibrillen zu erkennen sind.

Klinik. Die wichtigsten hereditären Epidermolysen, die mit einem permanenten Verlust von Haaren einhergehen können, sind im Folgenden dargestellt.

Autosomal rezessive Epidermolysis bullosa dystrophica mutilans Hallopeau-Siemens (MIM 226600). Zu Vernarbung und Pseudomutilation führende Erkrankung mit dermolytischer Blasenbildung der Haut und Schleimhäute nach Minimaltrauma. Es entstehen Blasen und Erosionen, besonders an mechanisch beanspruchten Stellen einschließlich Mundschleimhaut, Ösophagus und Konjunktiven, mit Ausbildung einer sklerodermiformen Akroatrophie, charakteristischen Finger- und Zehenverwachsungen, Ösophagusstrikturen und Gefahr der Entwicklung von Narbenkarzinomen. Im Gebiet der Blasenbildung und Skleroatrophie der behaarten Haut kommt es zum oft großflächigen narbigen Haarverlust.

Epidermolysis bullosa atrophicans gravis Herlitz (MIM 226700). Autosomal rezessiv erbliche Epidermolysis bullosa mit junktionaler Blasenbildung und hoher Letalität. Bereits während der Geburt löst sich die Epidermis in Form ausgedehnter, breitflächiger, oft hämorrhagischer Blasen (Abb. 5.104). Typisch sind periorale hämorrhagische Erosionen und eine ausgeprägte Nageldystrophie mit Nagelverlust und Akroosteolyse. Es kann zur Ausbildung einer fleckförmigen narbigen Alopezie kommen. Die Prognose quoad vitam ist schlecht mit hoher Letalität an septischen Komplikationen.

Generalisierte atrophische benigne Epidermolysis bullosa (MIM 226650). Autosomal rezessiv erbliche Epidermolysis bullosa mit junktionaler Blasenbildung und milderer Verlaufsform als beim Herlitz-Typ. Die kurz nach der Geburt auftretenden ausgeprägten Blasen und Erosionen der Haut und Schleimhäute heilen ohne eventuelle Narben ab und beschränken sich mit zunehmendem Alter auf Hände, Füße, Knie und Ellenbogen. Als charakteristisch gilt die multifokal atrophisierende Alopezie (Abb. 5.105). Im Unterschied zum Herlitz-Typ ist bei dieser Form der junktionalen Epidermolysis bullosa die Prognose quoad vitam gut.

Bart-Syndrom (Bart 1970). Bei Geburt bestehende Aplasie der Haut im Bereich der unteren Extremitäten in Verbindung mit Symptomen einer hereditären Epidermolysis bullosa. Heute gilt das Syndrom nicht mehr als eigenständige Entität, sondern kommt bei verschiedenen Typen der Epidermomlysis bullosa hereditaria vor. Die nosologische Einordnung muss mittels Elektronenmikroskopie und Antigenmapping erfolgen.

Diagnostik. Die diagnostische Zuordnung hereditärer bullöser Dermatosen erfolgt mittels Anamnese (inkl. Stammbaum), dermatologischer Befunderhebung (Verteilung der Blasen, Beteiligung der Schleimhäute und Nägel, Milienbildung, Atrophie, Vernarbung) und Allgemeinuntersuchung des Patienten sowie Elektronen-

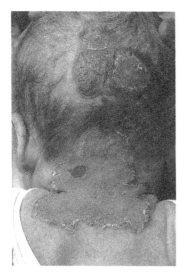

Abb. 5.104. Epidermolysis bullosa atrophicans gravis Herlitz

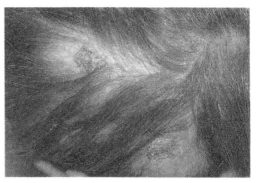

Abb. 5.105. Fokale Alopezie bei generalisierter atrophischer benigner Epidermolysis bullosa

mikroskopie und Antigenmapping (immunhistochemischer Nachweis und Lokalisation verschiedener Strukturproteine der Haut in ihrer Beziehung zur Blase) einer Hautbiopsie.

Differenzialdiagnose. Bullöse kongenitale ichthyosiforme Erythrodermie, Pemphigus syphiliticus, Aplasia cutis congenita.

Epidermolysis bullosa acquisita. Erworbene, mechanobullöse Autoimmundermatose, die auf Autoantikörperproduktion gegen Typ-VII-Prokollagen beruht. Die Krankheit ist gekennzeichnet durch einen chronischen, vor allem im Erwachsenenalter notorisch therapierefraktären Verlauf mit subepidermaler Blasenbildung und Vernarbungstendenz, vorwiegend an mechanisch beanspruchten Körperteilen inkl. Mundschleimhaut. Die Diagnose wird mittels direkter Immunfluoreszenz (lineäre IgG-Ablagerungen entlang der dermoepidermalen Junktionszone, in gespaltener Haut am Blasengrund) und Immunoblot (290-kD-Bande) gestellt. Die Therapie erfolgt in erster Linie mit hoch dosierten Corticosteroiden (1 mg/kg Körpergewicht pro Tag) und Ciclosporin A (3–5 mg/kg Körpergewicht pro Tag), bei Kindern auch mit Dapsone (50 mg Tagesdosis). Im Gebiet der Blasenbildung kann es am Kapillitium zur narbigen Alopezie kommen.

Verlauf und Prognose. Abhängig von der zugrunde liegenden Störung. Bei der Epidermolysis bullosa atrophicans gravis Herlitz besteht bei massiver Ausprägung der Erkrankung hohe Letalität innerhalb der ersten Lebensmonate. Bei der Epidermomlysis bullosa dystrophica mutilans Hallopeau-Siemens sind die Betroffenen durch die ausgeprägten Vernarbungen lebenslang schwer beeinträchtigt, die Prognose quoad vitam ist mit Vorsicht zu stellen, da auf dem Boden der narbigen Veränderungen häufig spinozelluläre Karzinome entstehen. Die Alopezie ist permanent.

Prophylaxe und Therapie. Die wichtigste Rolle spielen pflegerische Maßnahmen unter besonderer Berücksichtigung von Schutz vor Trauma und Infektprophylaxe. Genetische Beratung. Pränatale Diagnostik.

▓ Literatur

Bart BJ (1970) Epidermolysis bullosa and congenital localized absence of skin. Arch Dermatol 101:78–81

Hintner H, Wolff K (1982) Generalized atrophic benign epidermolysis bullosa. Arch Dermatol 118:375–384

Mazzanti C, Gobello T, Posterato P et al. (1998) 180-kDa bullous pemphigoid antigen defective generalized atrophic benign epidermolysis bullosa: report of four cases with an unusually mild phenotype. Br J Dermatol 138:859–866

Wagner W (1956) Alopezie und Nagelveränderungen bei Epidermolysis bullosa hereditaria. Z Haut Geschlechtkrankh 20:278–284

▓ Alopecia ichthyotica

Definition. Alopezie, die in Verbindung mit verschiedenen Formen der Ichthyosis congenita auftritt. Bei der Ichthyosis congenita handelt es sich um eine heterogene Gruppe bei Geburt manifester, hereditärer Verhornungsstörungen der Haut, die durch eine übermäßige diffuse Verhornung charakterisiert ist. Die verschiedenen Ichthyoseformen werden aufgrund klinischer, genetischer, histologischer, ultrastruktureller und zum Teil auch biochemischer und molekularbiologischer Merkmale unterschieden.

Vorkommen. Selten.

Ätiopathogenese. Die molekularen und biochemischen Grundlagen der kongenitalen Ichthyosen sind nur bruchstückhaft bekannt. Ihre Folge ist eine Proliferationshyperkeratose. Die Ätiopathogenese der Alopecia ichthyotica ist weitgehend unbekannt, wobei histopathologische Untersuchungen auf einen entzündlich fibrosierenden Prozess hinweisen, dessen Ende ein Pseudopeladezustand ist.

Die Alopecia ichthyotica kommt vor bei autosomal rezessiven lamellären Ichthyosen, Neutrallipidspeicherkrankheit, X-chromosomal dominanter Chondrodysplasia punctata und Keratitis-Ichthyosis-Taubheit-(KID-)Syndrom (Tab. 5.33).

Klinik. Die Alopezie beginnt in der Regel im Adoleszentenalter und führt im Erwachsenenalter zu einer flächigen narbigen Alopezie des behaarten Kopfes (Abb. 5.106). Bei der X-chromosomal dominanten Chondrodysplasia punctata findet sich dagegen eine charakteristische

Tabelle 5.33. Ichthyosis und Haaranomalien

Alopecia ichthyotica

- autosomal rezessive lamelläre Ichthyose
- Neutrallipidspeicherkrankheit
- X-chromosomal dominante Chondrodysplasia punctata
- Keratitis-Ichthyosis-Taubheit-(KID-)Syndrom

Haarschaftanomalien

- Netherton-Syndrom (Trichorrhexis invaginata)
- Ichthyosis und Trichothiodystrophie
- Ichthyosis vulgaris, Pili torti, Taubheit und Zahnanomalien

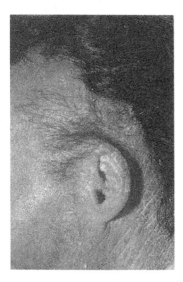

Abb. 5.106. Alopecia ichthyotica

umschriebene Alopezie, die X-chromosomalen Mosaizismus für das defekte Gen widerspiegelt. Beim KID-Syndrom führt eine eitrig-krustöse Follikulitis zur narbigen Alopezie.

Autosomal rezessive lamelläre Ichthyose (MIM 242100). Heterogene Gruppe autosomal rezessiv vererbter, kongenitaler, generalisierter Verhornungsstörungen mit unterschiedlichem Schweregrad. Das Neugeborene ist häufig bei Geburt in eine pergamentartige Membran eingehüllt, die einige Tage später spontan einreißt und abgestoßen wird, sog. Kollodiumbaby. Bei der erythrodermatischen Form weisen die Patienten eine Erythrodermie mit eher feiner, weißlicher oder hellbrauner Schuppung (kongenitale ichthyosiforme Erythrodermie), Ektropium und Palmoplantarkeratose auf. Bei der nicht erythrodermischen Form besteht eine schwerer ausgepräg-

te, baumrindenartige, grobe, schmutziggraubraune Hyperkeratose (lamelläre Ichthyose).

Neutrallipidspeicherkrankheit, Chanarin-Dorfman-Syndrom (MIM 275630). Autosomal rezessiv erbliche Systemkrankheit mit kongenitaler ichthyosiformer Erythrodermie, Hepatosplenomegalie und Myopathie infolge eines Defekts im Fettsäurekatabolismus mit Speicherung langkettiger Triglyceride in verschiedenen Geweben (Muskel, Leber, Endothelzellen, Fibroblasten, Leukozyten).

X-chromosomal dominante Chondrodysplasia punctata, Conradi-Hünermann-Syndrom, Happle-Syndrom (MIM 302960). Geschlechtsgebunden dominant erbliche, neonatal durch kalkspritzerartige Verkalkungen charakterisierte Skelettdysplasie mit Kleinwuchs und Skoliose, Gesichtsasymmetrie mit flacher Nase, Augenveränderungen (Katarakt), die häufig asymmetrisch ausgeprägt sind, ichthyosiformer Erythrodermie und systematisierter Atrophodermie, die häufig mosaikartig ausgeprägt sind und den Blaschko-Linien folgen sowie einer herdförmig vernarbenden Alopezie. Der genetische Defekt wird auf eine Mutation des EBP-(emopanil binding protein-)Gens (Sterol-$\Delta^8\Delta^7$-Isomerase) in der Cholesterinsynthese zurückgeführt.

KID-Syndrom (MIM 148210). Autosomal dominant erbliche Erythrokeratodermie mit symmetrisch angeordneten, umschriebenen, scharf begrenzten Hyperkeratosen auf erythematösem Grund an Wangen, Nase, Ohren, Kinn, Ellenbogen, Knien und Fersen, diffuser Palmoplantarkeratose, Hörstörungen, Augenveränderungen (Photophobie, Blepharokonjunktivitis, Keratitis) und Alopezie. Das Kopfhaar ist oft spärlich und fein, die Augenbrauen und Wimpern fehlen (Abb. 5.107), und es kommt zu einer teilweise vernarbenden Alopezie.

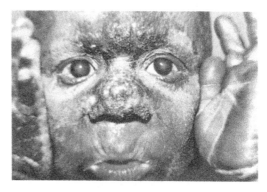

Abb. 5.107. KID-Syndrom (Pat. von M. Krasovec)

Diagnostik. Die diagnostische Zuordnung der einer Alopecia ichthyotica zugrunde liegenden Ichthyose erfolgt mittels Anamnese (inkl. Stammbaum), dermatologischer Befunderhebung und Allgemeinuntersuchung des Patienten sowie Elektronenmikroskopie, biochemischer und molekularbiologischer Untersuchungen.

Histopathologisch finden sich am aktiven Herdrand der Alopecia ichthyotica destruierende Follikulitis und Perifollikulitis, während im Zentrum ein Pseudopeladezustand mit Schwund der Haarfollikel und dermaler Fibrose vorliegt.

Differenzialdiagnose. Infekte der Kopfhaut (Pyodermien, Tinea capitis).

Verlauf und Prognose. Die Alopezie ist permanent.

Prophylaxe und Therapie. Die Alopezie lässt sich therapeutisch nicht beeinflussen. Die Behandlung der Ichthyose ist symptomatisch mittels Zufuhr von Wasser und Fett in die Hornschicht sowie entschuppender Maßnahmen (Harnstoff, Milchsäure). Auf Hautinfekte ist zu achten. Neben den externen Maßnahmen ist insbesondere bei der lamellären Ichthyose eine systemische Retinoidtherapie mit Acitretin in Betracht zu ziehen.

▓ Literatur

Braverman N, Lin P, Moebius FF et al. (1999) Mutations in the gene encoding 3-beta-hydroxysteroid-delta(8), delta(7)-isomerase cause X-linked dominant Conradi-Hünermann syndrome. Nature Genet 22:291–294

Caceres-Rios H, Tamayo-Sanchez L, Duran-Mckinster C et al. (1996) Keratitis, ichthyosis, and deafness (KID syndrome): review of the literature and proposal of a new terminology. Pediat Dermatol 13:105–113

Dorfman ML, Hershko C, Eisenberg S, Sagher F (1974) Ichthyosiform dermatosis with systemic lipidosis. Arch Dermatol 110:261–266

Happle R (1979) X-linked dominant chondrodysplasia punctata: review of literature and report of a case. Hum Genet 53:65–73

Langer K, Konrad K, Wolff K (1990) Keratitis, ichthyosis and deafness (KID)-syndrome: report of three cases and a review of the literature. Br J Dermatol 122:689–697

Manzke H, Christophers E, Wiedemann H-R (1980) Dominant sex-linked inherited chondrodysplasia punctata: a distinct type of chondrodysplasia punctata. Clin Genet 17:97–107

Traupe H, Happle R (1983) Alopecia ichthyotica. A characteristic feature of congenital ichthyosis. Dermatologica 167:225–230

Wilson GN, Squires RH Jr, Weinberg AG (1991) Keratitis, hepatitis, ichthyosis, and deafness: report and review of KID syndrome. Am J Med Genet 40:255–259

▓ Kopfhautdermatitis bei Ektodermaldysplasien mit Lippen-Kiefer-Gaumen-Spalte

Definition. Erosiv-krustöse Kopfhautdermatitis unbekannter Ätiopathogenese bei Ektodermaldysplasien mit Lippen-Kiefer-Gaumen-Spalte.

Vorkommen. Selten. Diese Form der erosiv-krustösen Kopfhautdermatitis wurde bisher am häufigsten beim AEC-(Ankyloblepharon-Ektodermaldysplasie-Cheilognathopalatoschisis-)- und Rapp-Hodgkin-Syndrom beobachtet, Einzelfallkasuistiken liegen auch beim EEC-(Ektrodaktylie-Ektodermaldysplasie-Cheilognathopalatoschisis-)- und Bowen-Armstrong-Syndrom vor. Aus der Häufigkeit mitgeteilter Fälle von Skalpdermatitis bei Ektodermaldysplasiesyndromen mit Lippen-Kiefer-Gaumen-Spalte errechnet sich eine 6,6-mal größere Wahrscheinlichkeit, dass ein betroffenes Kind an einem AEC- als an einem Rapp-Hodgkin-Syndrom leidet.

Ätiopathogenese. Die Ätiopathogenese der Skalpdermatitis bei Ektodermaldysplasien mit Lippen-Kiefer-Gaumen-Spalte ist weitgehend unbekannt. Eine Atrophie der Kopfhaut könnte von Bedeutung sein, und die Lokalisation im Bereich der Vertexkrone weist auf eine mögliche Rolle traumatischer Einwirkungen hin. Die Bedeutung einer assoziierten Atopie ist unklar. Nachweis von Bakterien (u.a. Staphylococcus aureus) und Candida albicans dürfte auf eine Sekundärbesiedelung zurückzuführen sein. Es bestehen gewisse Ähnlichkeiten zur erosiven pustulösen Dermatose des Skalps.

Klinik. Früh (in den ersten Lebensmonaten) auftretende erosiv-krustöse Dermatitis der zentroparietalen Kopfhaut (Abb. 5.108) mit Neigung zur Atrophie und Vernarbung. Je nach assoziierten Symptomen erfolgt die Zuordnung zu einem der bekannten Syndrome mit Ektodermaldysplasie und Lippen-Kiefer-Gaumen-Spalte.

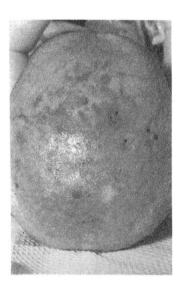

Abb. 5.108. Erosive Skalpdermatitis bei EEC-Syndrom

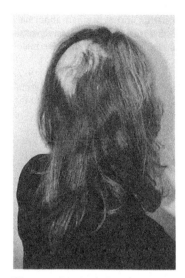

Abb. 5.109. Pseudopeladezustand bei EEC-Syndrom

Diagnostik. Die Assoziation einer früh auftretenden, erosiv-krustösen Kopfhautdermatitis bei Ektodermaldysplasie mit Lippen-Kiefer-Gaumen-Spalte ist charakteristisch.

Die in allen Fällen vorhandene Trichodysplasie zeigt rasterelektronenmikroskopisch typische Haarschaftveränderungen mit Torsion (Pili torti) und longitudinaler Furchung (Pili torti et canaliculi, twisting dystrophy) bis hin zu korkenzieherartiger Verwindung der Haarschäfte (Korkenzieherhaare) sowie Defekte der Haarkutikula.

Histopathologische Untersuchungen haben eine Atrophie der Epidermis und der Talgdrüsenfollikeleinheiten sowie ein unspezifisches, oberflächlich dermales Entzündungsinfiltrat gezeigt.

Mikrobiologische Untersuchungen sind notwendig, um Sekundärinfektionen vor allem mit Staphylococcus aureus und Candida albicans (häufig) zu erkennen.

Eine Atopiediagnostik ist hinsichtlich einer möglichen Assoziation mit Atopie angezeigt.

Differenzialdiagnose. Impetigo contagiosa, atopische Dermatitis („Milchschorf"), seborrhoische Dermatitis, Tinea capitis.

Folliculitis-decalvans-artige Kopfhautdermatitis bei Ektodermaldysplasie mit Lippen-Kiefer-Gaumen-Spalte (Trüeb 1997). Beim EEC-Syndrom wurden Folliculitis-decalvans-artige Veränderungen im Bereich der Vertexkrone beobachtet, bei denen vermutet wird, dass sie auf eine anatomisch bedingte infundibuläre Ab-

wehrstörung gegenüber mikrobiellen Pathogenen zurückzuführen sind. Die zugrunde liegende Follikelanomalie sind abnormale Haarschäfte (Pili torti et canaliculi) in dilatierten Follikelinfundibula. Histopathologisch findet sich eine chronische, tiefe Follikulitis. Diese Art der Kopfhautdermatitis tritt später auf und ist nicht erosiv. Die Behandlung erfolgt wie bei Folliculitis decalvans mittels Antibiotika und im Intervall mittels antimikrobieller Shampoos zur Rezidivprophylaxe.

Verlauf und Prognose. Chronisch rezidivierend und therapierefraktär bis zur Ausbildung eines Pseudopeladezustands (Abb. 5.109).

Prophylaxe und Therapie. Die Therapie ist schwierig und sollte sich auf blande Externa beschränken, ferner Infektprophylaxe bzw. erregerspezifische Behandlung bei Nachweis pathogener Keime (Staphylococcus aureus, Candida albicans) und Schutz vor Traumatisierung. Beim narbigen Pseudopeladezustand ist Haarersatz in Betracht zu ziehen. Genetische Beratung.

▦ Literatur

Fosko SW, Stenn KS, Bolognia JL (1992) Ectodermal dysplasias associated with clefting: significance of scalp dermatitis. J Am Acad Dermatol 27:249–256

Trüeb RM, Spycher MA, Schumacher F, Burg G (1994) Pili torti et canaliculi bei ektodermaler Dysplasie. Hautarzt 45:372–377

Trüeb RM, Bruckner-Tuderman L, Wyss M et al. (1995) Scalp dermatitis, distinctive hair abnormalities and atopic disease in the ectrodactyly-ectodermal dysplasia clefting syndrome. Br J Dermatol 132:621–625

Trüeb RM, Tsambaos D, Spycher MA et al. (1997) Scarring folliculitis in the ectrodactyly-ectodermal dysplasia-clefting syndrome. Histologic, scanning electron-microscopic and biophysical studies of hair. Dermatology 194:191–194

Keratosis pilaris atrophicans

Definition. Heterogene Gruppe erblicher, follikulärer Hyperkeratosen mit Atrophiefolge. Unterschieden werden Keratosis pilaris (rubra) atrophicans faciei, Keratosis follicularis spinulosa decalvans Siemens, Folliculitis spinulosa decalvans und Atrophodermia vermiculata.

Vorkommen. Selten.

Ätiopathogenese. Gruppe von unterschiedlich vererbten Genodermatosen mit zum Teil überlappendem klinischen Erscheinungsbild und weitgehend unbekannter Pathogenese. Bei der Keratosis follicularis spinulosa decalvans Siemens wurde ein Gendefekt auf Xp21.2-p22.2 lokalisiert. Aufgrund ultrastruktureller Untersuchungen mit Nachweis von abnormen Keratohyalingranula in den Follikelkeratinozyten, Lipidtropfen in der Granulazellschicht und im Stratum corneum, vorzeitiger Zellmembranverdickung und Persistenz desmosomaler Plaques (Puppin et al. 1990) wird eine primäre Verhornungsstörung vermutet, auf deren Boden zumindest bei den inflammatorischen Formen der Keratosis pilaris atrophicans Entzündung und Sekundärinfektion zum Follikeluntergang führen.

Klinik. *Keratosis pilaris (rubra) atrophicans faciei* (MIM 115150). Wahrscheinlich autosomal dominant erbliche, auf die Augenbrauen beschränkte follikuläre Hyperkeratosen mit Folge der Atrophie und Verlust der Augenbrauen. Assoziation mit Noonan-Syndrom (Turner-Phänotyp bei normalem Karyotyp), Wollhaaren oder Atopie kommt vor. Die Störung beginnt meist im Kindes- oder frühen Erwachsenenalter mit feinsten, auf die seitlichen Augenbrauen beschränkten follikulären Hyperkeratosen auf entzündlich gerötetem Grund – Ulerythema ophryogenes

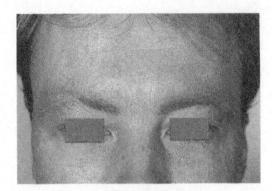

Abb. 5.110. Ulerythema ophryogenes

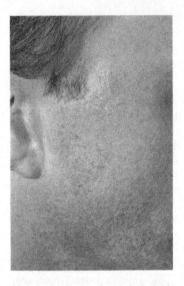

Abb. 5.111. Keratosis pilaris (rubra) atrophicans faciei

(Abb. 5.110). Häufig fällt auch eine symmetrische Dauerrötung der Wangen auf mit rauher Oberfläche (Abb. 5.111). An den Streckseiten der Oberarme, Außenseiten der Oberschenkel und in der Glutäalregion findet sich häufig gleichzeitig eine Keratosis pilaris (ohne Atrophie).

Keratosis follicularis spinulosa decalvans Siemens (MIM 308800). X-chromosomal gekoppelt erbliche, vernarbende follikuläre Hyperkeratose mit Hornhauttrübung, Photophobie, Zilien- und Augenbrauenverlust sowie Alopezie. Wochen bis Monate nach Geburt fällt zunächst die okuläre Symptomatik mit Lichtscheu, Tränenträufeln und Hornhauttrübungen auf, gefolgt von den Hautveränderungen in Form von Hornstacheln auf follikulär gebundenen Papeln in Gesicht,

Nacken und Extremitäten. Es kommt zu Ektropionierung, Zilienverlust, Ausfall der lateralen Augenbrauenanteile (Ulerythema ophryogenes) und narbiger Alopezie des Kapillitiums. Assoziierte Symptome können plantare Hyperkeratose im Bereich der Kalkanei und hyperkeratotische Nagelfälze sein. In der Regel entwickelt sich eine spontane Besserung im Verlauf der Pubertät.

Folliculitis spinulosa decalvans. Wahrscheinlich autosomal dominant erbliche, pustulofollikuläre Keratosis pilaris des Skalps mit Ausgang in Alopezie. Im Unterschied zur Keratosis follicularis spinulosa decalvans Beginn in der Pubertät mit am Kapillitium stärker entzündlichen, an eine Folliculitis decalvans erinnernden pustulofollikulären Veränderungen (Abb. 5.112).

Atrophodermia vermiculata (MIM 209700). Wahrscheinlich autosomal rezessiv erbliche, in der Kindheit entstehende, symmetrische, wurmstichartige Hautatrophien im Gesicht. Analoge Hautveränderungen werden auch bei Atrichie mit Hornzysten beobachtet (Abb. 5.1 c).

Diagnostik. Die Diagnose wird in der Regel aufgrund der Anamnese (Familie, Prädilektionsalter, Verlauf) und des typischen klinischen Befunds unter besonderer Berücksichtigung assoziierter Symptome (Atopie, Keratosis pilaris, Ulerythema ophryogenes, Augensymptome) gestellt.

Die Histopathologie zeigt mit Hornmassen gefüllte, dilatierte Follikelostien, Atrophie des Follikelepithels und der assoziierten Talgdrüse, perifollikuläre Fibrose und in unterschiedlicher Ausprägung ein überwiegend lymphozytäres Entzündungsinfiltrat. Zahlreiche kleine Epithelzysten kommen vor allem in fortgeschrittenen Stadien der Keratosis pilaris atrophicans faciei vor.

Differenzialdiagnose. In Tab. 5.34 sind mit Keratosis pilaris einhergehende Alopezien aufgelistet. Von der Folliculitis spinulosa decalvans und der Atrophodermia vermiculata sind die Folliculitis decalvans und das Lassueur-Graham-Little-Syndrom bzw. kleine Narben nach Acne vulgaris abzugrenzen.

Ichthyosis (besser *Keratosis*) *follicularis mit Alopezie und Photophobie, IFAP-Syndrom* (MIM 308800). Autosomal dominant oder X-chromosomal rezessiv erbliche Genodermatose mit Alopezie, ausgedehnter follikulärer Hyperkeratose, Neigung zu chronischen Hautinfekten und Photophobie mit Blepharokonjunktivitis und Korneaanomalien.

Hereditäre mukoepitheliale Dysplasie. Autosomal dominant erbliche Kombination entzündlicher Schleimhautveränderungen mit follikulärer Hyperkeratose, Alopezie und Photophobie

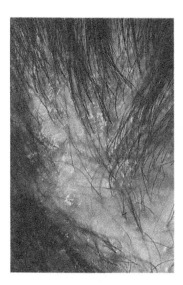

Abb. 5.112. Vernarbende Alopezie bei Folliculitis spinulosa decalvans

Tabelle 5.34. Mit Keratosis pilaris einhergehende Alopezien

▨ Keratosis-pilaris-atrophicans-Gruppe
– Keratosis pilaris atrophicans faciei (Ulerythema ophryogenes)
– Keratosis follicularis spinulosa decalvans Siemens
– Folliculitis spinulosa decalvans
– Atrophodermia vermiculata

▨ Keratosis follicularis mit Alopezie und Photophobie (KAP-Syndrom)

▨ Kongenitale Atrichien und Hypotrichosen
– Atrichie mit Hornzysten (und Atrophodermia vermiculata)
– Hypotrichosis hereditaria Marie Unna
– Hypotrichosis Jeanselme-Rimé

▨ Ichthyosen
– Keratitis-Ichthyosis-Taubheit-(KID-)Syndrom
– X-chromosomal dominante Chondrodysplasia punctata

▨ Hereditäre mukoepitheliale Dysplasie

▨ Alopezie, Keratosis pilaris, Katarakt und Psoriasis (Appell u. Sherertz, 1987)

▨ Monilethrix

mit Nystagmus. Ultrastrukturell finden sich abnorme Desmosomen (Witkop et al. 1979).

Alopezie, Keratosis pilaris, Katarakt und Psoriasis (Appell u. Sherertz 1987). Vermutlich autosomal dominant erbliche Kombination von Alopezie, follikulärer Hyperkeratose, prämaturem Katarakt und Psoriasis. Die Abgrenzung vom IFAP-Syndrom ist nicht gesichert.

Verlauf und Prognose. Die Keratosis pilaris atrophicans faciei bessert sich meist im Lauf des Lebens, dasselbe gilt für die Atrophodermia vermiculata und für die Keratosis follicularis spinulosa decalvans, die in der Pubertät spontan zum Stillstand kommen, während die Folliculitis spinulosa decalvans mit der Pubertät ihren Anfang nimmt. Defektheilung besteht in Form von Verlust der Augenbrauen, wurmstichartigen kleinen Narben der Wangen bzw. einer narbigen Alopezie.

Prophylaxe und Therapie. Zur Behandlung der rauen Hautoberfläche infolge follikulärer Hyperkeratose kommen versuchsweise keratolytische Externa (Urea, Acidum lacticum) mit/ohne Vitamin-A-Säure (Tretinoin) zum Einsatz, mit Vorteil in Kombination mit Anwendung eines Abrasivschwamms (Buf-Puf). Bei stärkerer Entzündung können vorübergehend äußerlich milde Corticosteroide hilfreich sein. Vitamin A (3-mal 5.000 IE pro Tag über 3 Monate, dann Erhaltungsbehandlung mit 1-mal 5.000 IE pro Tag) bzw. synthetische Retinoide (Isotretinoin 1 mg/kg Körpergewicht pro Tag) wirken entweder nur morbidostatisch oder haben in ihrer Wirksamkeit enttäuscht. Über erfolgreiche Therapie der Folliculitis spinulosa decalvans mit Dapsone wurde berichtet (Kunte et al. 1998). Bei kosmetisch störender Atrophodermia vermiculata Dermabrasio oder Laser-Resurfacing. Bei Pseudopeladezustand Haarersatz.

▓ Literatur

Appell ML, Sherertz EF (1987) A kindred with alopecia, keratosis pilaris, cataracts and psoriasis. J Am Acad Dermatol 16:89–95

Baden HP, Byers HR (1994) Clinical findings, cutaneous pathology, and response to therapy in 21 patients with keratosis pilaris atrophicans. Arch Dermatol 130:469–475

Hamm H, Meinecke P, Traupe H (1991) Further delineation of the ichthyosis follicularis, atrichia, and photophonia syndrome. Eur J Pediat 150:627–629

Kunte C, Loeser C, Wolff H (1998) Folliculitis spinulosa decalvans: successful therapy with dapsone. J Am Acad Dermatol 39:891–893

Oranje AP, van Osch LDM, Oosterwijk JC (1994) Keratosis pilaris atrophicans. One heterogeneous disease or a symptom in different clinical entities? Arch Dermatol 130:500–502

Puppin D, Aractingi S, Dubertret L, Blanchet-Bardon C (1992) Keratosis follicularis spinulosa decalvans: report of a case with ultrastructural study and unsuccessful trial of retinoids. Dermatology 184:133–136

Sata-Matsumura KC, Matsumura T, Kumakari M et al. (2000) Ichthyosis follicularis with alopecia and photophobia in a mother and daughter. Br J Dermatol 142:157–162

Scheman AJ, Ray DJ, Witkop CJ Jr, Dahl MV (1989) Hereditary mucoepithelial dysplasia. Case report and review of the literature. J Am Acad Dermatol 21:351–357

Chronisch entzündliche Dermatosen mit vermuteter Autoimmunpathogenese

▓ Chronischer kutaner Lupus erythematodes

Definition. Morphologisch charakteristische, oft im Gesicht und am Kapillitium lokalisierte mit Rötung, Schuppung und Atrophie einhergehende autoimmun bedingte entzündliche Dermatose mit Chronizitätsneigung.

Vorkommen. Insgesamt ist die Krankheit selten, stellt aber zusammen mit dem Lichen planopilaris die häufigste Ursache entzündlich vernarbender Alopezien im Erwachsenenalter dar (ca. ein Drittel der Fälle) und wird wegen des typischerweise chronisch rezidivierenden Verlaufs mit jahrelanger Dauerbehandlung in der dermatologischen Praxis immer wieder gesehen. Die Krankheit zeigt eine Prädilektion für das weibliche Geschlecht (Frauen überwiegen mit 2:1) im jüngeren Erwachsenenalter (20–40 Jahre).

Ätiopathogenese. Beim Lupus erythematodes handelt es sich um eine immungenetisch geprägte Autoimmunkrankheit mit polyklonaler B-Zell-Aktivierung und Bildung einer Reihe pathogenetischer antinukleärer Antikörper, die an der Haut vermutlich über eine antikörperabhängige zytotoxische Immunreaktion zum Lupuserythematodes-spezifischen histopathologischen Substrat der Interface-Dermatitis führen.

Klinik. Der Lupus erythematodes stellt wohl die Kollagenose mit den vielfältigsten klinischen Facetten dar, wobei den Kutanmanifestationen seit jeher eine führende klinisch-diagnostische Bedeutung zukam. Es erstaunt daher nicht, dass in der Vergangenheit der Lupus erythematodes eine „Krankheit der Dermatologen" war. Heute wird der Lupus erythematodes als heterogenes klinisches Kontinuum aufgefasst, das sich zwischen einer kutan limitierten Krankheit und einer lebensbedrohlichen Systemkrankheit mit/ ohne Hautbeteiligung erstreckt. Bei Patienten mit chronischem kutanen Lupus erythematodes als Initialmanifestation ist in weniger als 10% Systembeteiligung zu erwarten. Die typische Läsion am Kapillitium, die ohne weitere Läsionen am übrigen Integument isoliert auftreten kann, ist eine oft scheibenförmig (diskoid) umschriebene, narbige Alopezie mit randbetontem entzündlichen Erythem (Abb. 5.113 a), variabler Hyperkeratose, Atrophie und Dyspigmentation (die vor allem auf dunkler Haut auffällt).

Diagnostik. Die Diagnose eines chronischen kutanen Lupus erythematodes und dessen Abgrenzung von anderen entzündlich vernarbenden Alopezien erfolgt mittels Histopathologie und läsionaler direkter Immunfluoreszenzuntersuchung.

Histopathologisch finden sich Epidermisatrophie, follikuläre Hyperkeratose, Liquefaktionsdegeneration der Basalzellschicht, apoptotische Keratinozyten (Zytoidkörper) und Pigmentinkontinenz, perivaskulär und periadnexiell (inkl. Schweißdrüsen) orientierte, herdförmige, dichte lymphozytäre Infiltrate auf allen Etagen der Dermis (Abb. 5.113 b) sowie vermehrte dermale Mucinablagerungen. In der PAS-Färbung fällt oft eine Verquellung und Verbreiterung der Basalmembranzone auf.

In der direkten Immunfluoreszenzuntersuchung (läsionaler Bandtest) zeigen sich in 75% granuläre Immunglobulinablagerungen vorwiegend von C3 und IgG an der dermoepidermalen Junktionszone inkl. Follikel (Abb. 5.113 c). Ausschließliche und schwache IgM-Ablagerungen sind dagegen in belichteter Haut als unspezifisch zu werten.

Gerade bei den kutan limitierten Formen des Lupus erythematodes stellt sich immer wieder die Frage nach dem Risiko einer Systembeteiligung sowie nach der Aggressivität der Therapie. Als Orientierungshilfe setzt sich zunehmend das Konzept der Subklassifizierung durch,

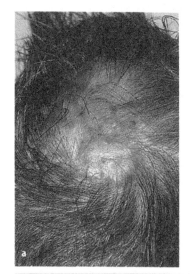

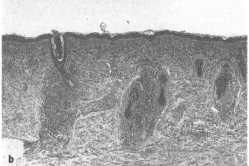

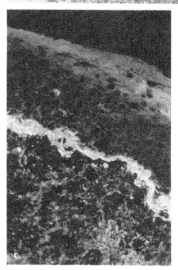

Abb. 5.113. Chronischer kutaner Lupus erythematodes. **a** Klinisches Bild. **b** Histologie (HE-Färbung). **c** Lupusband (Immunfluoreszenz)

Tabelle 5.35. Lupus-erythematodes-spezifische Hautveränderungen. Subklassifizierung

▓ Chronischer kutaner Lupus erythematodes
– Kutanmanifestation: diskoide Läsionen mit Tendenz zu Atrophie und Vernarbung
– Photosensitivität (testmäßig): >40%
– Systembeteiligung: ACR-Kriterien in <10% erfüllt
– DIF: läsional in 70-100% positiv (niedrige Spezifität)
– Immunserologie: niedrigtitrig zirkulierende ANA in 25–60%

▓ Subakuter kutaner Lupus erythematodes
– Kutanmanifestation: polyzyklisch-anuläre oder psoriasiforme Hautveränderungen
– Photosensitivität (testmäßig): >60%
– Systembeteiligung: ACR-Kriterien in 40–50% erfüllt
– DIF: läsional in 60–90% positiv; nichtläsionale, belichtete Haut in 30–50% positiv
– Immunserologie: zirkulierende Anti-Ro/SSA in 70–90%

▓ Akuter kutaner Lupus erythematodes
– Kutanmanifestation: Schmetterlingsexanthem
– Photosensitivität (testmäßig): >20%
– Systembeteiligung: ACR-Kriterien in 100% erfüllt
– DIF: nichtläsionale, unbelichtete Haut (glutäal) in 30–50% positiv (hohe Spezifität)
– Immunserologie: hochtitrig zirkulierende ANA in >90%, Anti-dsDNA, Anti-Sm

bei der eine Korrelation zwischen immungenetischen Markern (ihre Bestimmung ist z. Zt. allerdings nur wissenschaftlichen Fragestellungen vorbehalten), Autoantikörperprofilen und klinischen Verläufen besteht (Tab. 5.35).

Während der kutan limitierte Lupus erythematodes unter Zuhilfenahme der Histologie, Immunpathologie und Immunserologie diagnostiziert wird, liefern die von der American Rheumatology Association (ARA; heute: American College of Rheumatology, ACR) aufgestellten Kriterien (ACR-Kriterien) einen hilfreichen Zugang zur Diagnose des systemischen Lupus erythematodes (Tab. 5.36). Es ist allerdings zu beachten, dass diese Kriterien zur einheitlichen Definition von Patientengruppen zwecks klinischer Studien geschaffen wurden und dass sie deshalb Frühformen des sytemischen Lupus erythematodes bzw. „inkomplette" Lupus-erythematodes-Syndrome nicht erfassen. Zum Beispiel hat ein häufiges Frühsymptom des systemischen Lupus erythematodes, das Raynaud-Phänomen, wegen zu geringer Spezifität in den ACR-Kriterien keine Berücksichtigung gefunden, während diskoide Lupus-erythematodes-Läsionen, die typischer für kutan limitierte Formen des Lupus erythematodes sind, aufgrund ihrer hohen Spezifität in die ACR-Kriterien aufgenommen wurden. Nicht zuletzt deshalb und weil bis 20% der Patienten mit systemischem Lupus erythematodes diskoide Lupus-erythematodes-typische Hautveränderungen aufweisen, ist bei allen Patienten (vor allem mit disseminierten diskoiden Läsionen) im Rahmen der Basisdiagnostik Systembeteiligung auszuschließen: großes Blutbild, Nierenfunktionsparameter inkl. Urinstatus und Sediment, Blutsenkungsreaktion und C-reaktives Protein, Luesserologie; bei gezielter Indikationsstellung Gerinnungsstatus, Gesamteiweiß und Elektrophorese, 24-Stunden-Urin für Kreatininclearance und Eiweißausscheidung.

Differenzialdiagnose. Diskoide Läsionen bei systemischem Lupus erythematodes, Tinea capitis, andere entzündlich vernarbende Alopezien, ins-

Tabelle 5.36. Systemischer Lupus erythematodes – ACR-Kriterien

Klinische Kriterien	Laborkriterien
Dermatologisch	**Allgemein**
1 Schmetterlingserythem	8 Niere: Proteinurie >5 g/24 h oder pathologisches Sediment
2 diskoide Läsionen	9 Hämatologie: hämolytische Anämie
3 Photosensitivität	oder Leukopenie <4.000/µl
4 orale Ulzerationen	oder Lymphopenie <1.500/µl
	oder Thrombopenie <100.000/µl
Andere	**Immunologisch**
5 nichterosive Arthritis	10 antinukleäre Antikörper
6 Serositis (Pleura, Perikard, Peritoneum)	11 andere
7 ZNS-Beteiligung (Krampfanfälle, Psychose)	Anti-nDNA oder Anti-Sm oder falsch positive Luesserologie

Wenn mindestens 4 der 11 Kriterien gleichzeitig oder nacheinander vorhanden sind, ist die Diagnose eines systemischen Lupus erythematodes mit einer Sensitivität von 90% und einer Spezifität von 96% zu stellen

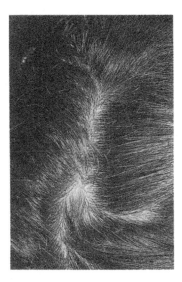

Abb. 5.114. Alopecia-areata-artige Alopezie bei Lupus erythematodes

besondere Lichen planopilaris und Pseudopelade Brocq.

Alopecia-areata-artige Alopezie bei systemischem Lupus erythematodes. Während ein diffuses Telogeneffluvium die häufigste Manifestationsform eines systemischen Lupus erythematodes am Kapillitium darstellt, kommt neben den diskoiden Läsionen auch eine fokale inflammatorische Alopezie ohne Epidermalbeteiligung oder Atrophie vor, die klinisch an das Bild einer Alopecia areata erinnert (Abb. 5.114), bei der aber histologisch die Lupus-erythematodes-typischen periadnexiellen, blockförmigen lymphozytären Infiltrate vorliegen.

Lupushaare (Alargon-Segovia u. Cetinia 1974). Besondere Haarveränderung, die beim systemischen Lupus erythematodes angetroffen wird. An der Stirn-Haar-Grenze finden sich zahlreiche verkürzte Haare infolge einer krankheitsbedingten Wachstumsstörung und nicht durch Abbrechen der Haare.

Verlauf und Prognose. Chronizitätsneigung mit schubartigem Verlauf, der nach unterschiedlicher Krankheitsdauer in eine Defektheilung in Form einer irreversiblen herdförmig straffen narbigen Alopezie mündet (Pseudopeladezustand). Spätere Entwicklung eines Narbenkarzinoms (Abb. 5.115) ist nicht auszuschließen, wenn auch selten.

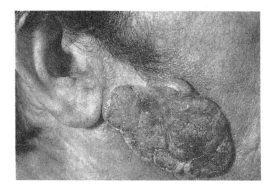

Abb. 5.115. Narbenkarzinom bei Lupus erythematodes

Prophylaxe und Therapie. Die therapeutischen Maßnahmen zielen darauf ab, das weitere Fortschreiten der entzündlich vernarbenden Alopezie zu hemmen. Wiederwachstum von Haaren in narbigen Arealen ist selbstverständlich nicht zu erwarten.

Medikamentöse Therapie. Therapie der ersten Wahl ist in der Regel die Kombination potenter topischer Corticosteroide (Clobetasolpropionat, Betamethasondipropionat) als Intervallbehandlung – jeweils 2 Wochen lang mit mindestens 2 Wochen Pause – mit systemischen Antimalarika: Hydroxychloroquin (Anfangsdosis 400 mg/Tag während 4 Wochen, Fortsetzungsdosis 200 mg/Tag; Remission ist innerhalb 3 Monaten zu erwarten) oder Chloroquin (Anfangsdosis 500 mg/Tag während 1 Woche, Fortsetzungsdosis 250 mg/Tag). Nach Remission wird bei beiden weiter auf die kleinstmögliche Erhaltungsdosis reduziert. Corticosteroide können mit gutem Effekt auch intraläsional injiziert werden (Triamcinolonacetonid-Kristallsuspension 5–10 mg/ml). Das Risiko fokaler Atrophien (vor allem bei Konzentrationen >10 mg/ml) ist bei einer ohne Behandlung ohnehin zur Atrophie führenden Krankheit praktisch von untergeordneter Bedeutung.

Mittel der zweiten Wahl sind Dapson (Tagesdosis 100 mg) oder Retinoide (Isotretinoin, Acitretin: Dosierung 1 mg/kg Körpergewicht pro Tag).

Mittel der dritten Wahl in besonders gelagerten Fällen sind systemische Corticosteroide (Initialdosis 1 mg Prednisonäquivalent/kg Körpergewicht pro Tag, im Rahmen einer Kombinationsbehandlung möglichst rasch unter die Cushing-Schwelle von 7,5 mg/Tag zu reduzieren), Antimetaboliten (Methotrexat 7,5–22,5 mg/

Woche; Azathioprin 1–2 mg/kg Körpergewicht pro Tag, Letzteres in der Regel in Kombination mit systemischen Corticosteroiden) und andere: Ciclosporin A (3–5 mg/kg Körpergewicht pro Tag) oder Thalidomid (Initialdosis 100–300 mg/ Tag, Erhaltungsdosis 50 mg/Tag).

Allgemeinmaßnahmen. Zu jedem Behandlungsplan des kutanen Lupus erythematodes gehören an den ACR-Kriterien (Tab. 5.36) orientierte klinische und laborchemische Verlaufskontrollen hinsichtlich Systembeteiligung alle 3–6 Monate, solange aktive Hautveränderungen vorliegen; Patientenaufklärung über Prognose, Medikamentennebenwirkungen, UV-Schutz, Meiden von Östrogenen; Instruktion in der Anwendung von Camouflage und Haarersatz.

■ Literatur

Alarcon-Segovia D, Cetina JA (1974) Lupus hair. Am J Med Sci 267:241–242

Al-Suwaid AR, Venkataram NN, Bhushnurmath SR (1995) Cutaneous lupus erythematosus: comparison of direct immunofluorescence findings with histopathology. Int J Dermatol 34:480

Ansfey AV, Wojnarowska FT (1991) Traumatic alopecia with discoid lupus erythematosus. Clin Exp Dermatol 16:231

Crowson AN, Magro C (2001) The cutaneous pathology of lupus erythematosus: a review. J Cutan Pathol 28:1–23

De Berker D, Dissaneyeka M, Burge S (1992) The sequelae of chronic cutaneous lupus erythematosus. Lupus 1:181–186

Laman SD, Provost TT (1994) Cutaneous manifestations of lupus erythematosus. Rheum Dis Clin North Am 20:195–212

McCauliffe DP (2001) Cutaneous lupus erythematosus. Semin Cutan Med Surg 20:14–26

Mutasim DF, Adams BB (2000) A practical guide for serological evaluation of autoimmune connective tissue diseases. J Am Acad Dermatol 4:159

Parodi A, Massone C, Cacciapuoti M et al. (2000) Measuring the activity of the disease in patients with cutaneous lupus erythematosus. Br J Dermatol 142:457-460

Tan EM, Cohen AS, Fries JF et al. (1982) The 1982 revised criteria for the classification of systemic lupus erythematosus. Arthritis Rheum 25:1271–1277

Walker AE (1966) Systemic lupus erythematosus presenting with urticaria and hair loss. Br J Dermatol 78:611

Werth VP, White WL, Sanchez MR, Franks AG (1992) Incidence of alopecia areata in lupus erythematosus. Arch Dermatol 128:368–371

Wilson CL, Burge SM, Dean D, Dawber RP (1992) Scarring alopecia in discoid lupus erythematosus. Br J Dermatol 126:307–314

Wysenbeek AJ, Leibovici L, Amit M, Weinberger A (1991) Alopecia in systemic lupus erythematosus. Relation to disease manifestations. J Rheumatol 18:1185–1186

Yell JA, Mbuagbaw J, Burge SM (1996) Cutaneous manifestations of systemic lupus erythematosus. Br J Dermatol 135:355–362

■ Lichen ruber planus, Lichen planopilaris und Lassueur-Graham-Little-Syndrom

Definition. Morphologisch und histologisch charakteristische, chronisch entzündliche Dermatose mit vermuteter Immunpathogenese, die Haut, Schleimhäute, Nägel und Kapillitium befallen kann, aber ohne extrakutane Manifestation. Beim *Lichen planopilaris* (Pringle 1905) handelt es ich um die follikuläre Variante des Lichen ruber planus.

Unter dem *Lassueur-Graham-Little-Syndrom* (der Indikatorfall wurde 1915 von Lassueur in Lausanne an Graham-Little in London überwiesen) wird die Verbindung einer ausgedehnten follikulären Eruption am Stamm (Abb. 5.116a) mit einer multifokalen vernarbenden Alopezie der Kopfhaut und einer nicht vernarbenden Alopezie der Axillae (Abb. 5.116b) und der Pubesregion verstanden, die heute als disseminierte Variante des Lichen planopilaris aufgefasst wird.

Vorkommen. Zusammen mit dem chronischen kutanen Lupus erythematodes häufigste Ursache entzündlich vernarbender Alopezien im Erwachsenenalter (ca. 40% der Fälle). Die Krankheit zeigt eine Prädilektion für das mittlere Erwachsenenalter ohne Geschlechtspräferenz, mit Ausnahme von Sonderformen (das Lassueur-Graham-Little-Syndrom und die frontale fibrosierende Alopezie bevorzugen das weibliche Geschlecht).

Ätiopathogenese. Die Ätiologie des Lichen ruber planus bzw. planopilaris ist weitgehend unbekannt. Hinweise auf die Pathogenese ergeben sich aus dem histopathologischen Befund eines auf die Epidermis bzw. das Follikelepithel übergreifenden lymphozytären Entzündungsinfiltrats mit damit in Zusammenhang stehender vakuoliger Degeneration der Basalzellschicht bzw. des basalen Follikelepithels (Interface-Dermatitis) und Zunahme apoptotischer Keratinozyten. Dieses histologische Reaktionsmuster lässt zusam-

Klinik. Die typische Primäreffloreszenz des Lichen ruber planus ist die gruppiert auftretende, flach-erhabene, polygonale Papel von livider Farbe mit oberflächlich feiner milchigweißer Netzzeichnung (Wickham-Phänomen) und isomorphem Reizeffekt (Köbner-Phänomen). Sie tritt entweder exanthemisch disseminiert mit therapeutisch gut beeinflussbarem und auch spontan kürzer dauerndem Verlauf auf oder in einer mehr lokalisierten Form mit Prädilektion für die Handbeugen, Unterschenkelstreckseiten und Penis und chronischem, oft therapieresistentem Verlauf. Mundschleimhautbeteiligung kommt in ca. zwei Drittel vor und ist daher von großem diagnostischem Wert (Abb. 5.117). Die Nägel sind in 10% beteiligt. Das Kapillitium ist beim Lichen ruber planus selten (Abb. 5.118),

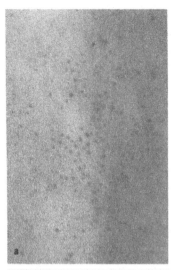

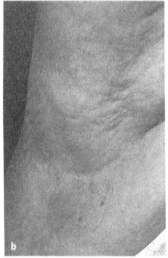

Abb. 5.116. Lassueur-Graham-Little-Syndrom.
a Follikuläre Eruption am Stamm.
b Verlust der Axillarbehaarung

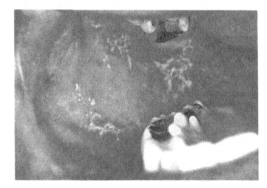

Abb. 5.117. Befall der Mundschleimhaut bei Lichen ruber (Wickham-Netzzeichnung)

men mit neueren immunhistochemischen Untersuchungen des Entzündungsinfiltrats auf eine durch T-Lymphozyten vermittelte Immunpathogenese schließen, wobei eine immungenetische Reaktionsbereitschaft (HLA-Assoziationen) vermutet wird und in einigen Fällen von Lichen ruber planus Medikamente und Virusinfektionen (Hepatitis C) als Präzipitationsfaktoren eine Rolle spielen. Bemerkenswert ist eine morphologische Ähnlichkeit zur Graft-versus-Host-Erkrankung, bei der alloreaktive T-Zellen ihre zytotoxische Aktivität an der Haut ausüben.

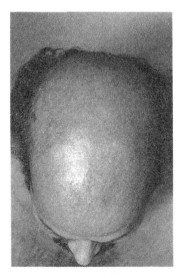

Abb. 5.118. Lichen ruber planus der Kopfhaut

allerdings häufig beim bullösen Lichen ruber und typischerweise beim Lichen planopilaris befallen.

Der Begriff Lichen planopilaris wurde 1905 von Pringle zur Bezeichnung der follikelgebundenen Variante des Lichen ruber planus eingeführt, die sich am Kapillitium am häufigsten in Form einer multifokalen, asymmetrischen Alopezie mit follikulären keratotischen Papeln und perifollikulärem lividrotem Erythem präsentiert (Abb. 5.119). Es besteht aber eine offensichtlich große klinische Variabilität (Tab. 5.37), die seit Anfang des Jahrhunderts (bis heute) zu zahlreichen Meinungsdebatten über die Beziehung dieser Varianten untereinander und zum Lichen ruber planus Anlass gaben.

In demselben Jahr, in dem Graham-Little den disseminierten Lichen planopilaris beschrieb (1915), vermerkte Sprinz die Kombination eines Lichen ruber planus am Körper mit einer Pseudopelade Brocq, schloss jedoch aufgrund histologischer Kriterien aus, dass es sich um dieselbe Entität handelte. Während bis heute Uneinigkeit darüber besteht, ob die Pseudopelade Brocq ein eigenständiges Krankheitsbild, den Endzustand eines Lichen planopilaris oder sogar einer vernarbenden Alopezie jedweden an-

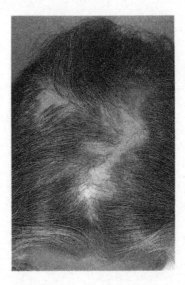

Abb. 5.120. Lichenoide Pseudopelade

deren Ursprungs darstellt, wird eine Pseudopeladeform des Lichen planopilaris allgemein anerkannt, die sog. lichenoide Pseudopelade: Sie kann von Anfang an unter dem Bild einer nicht entzündlichen, multifokalen, im zentroparietalen Kapillitium zur Konfluenz neigenden straff-atrophischen Alopezie auftreten (Abb. 5.120) oder in dieser Form das Endstadium einer klinisch zunächst als entzündlich imponierenden Veränderung darstellen.

Nachdem Kossard 1994 die postmenopausale frontale fibrosierende Alopezie als eigenständige Entität beschrieb, stellte er später fest, dass aufgrund der Histologie und der immunhistochemischen Charakterisierung des Entzündungsinfiltrats eine Abgrenzung vom Lichen planopilaris trotz eindeutiger Topographie nicht gelingt, und deutete das Krankheitsbild neu als frontalen Lichen planopilaris (Kossard 1996). Dementsprechend wurde die Kombination einer postmenopausalen frontalen fibrosierenden Alopezie mit einem multifokalen Lichen planopilaris (gemischter Typ des Lichen planopilaris) bzw. mit Lichen-ruber-typischen Mundschleimhautveränderungen beobachtet (Trüeb et al. 1998).

Diagnostik. Die Diagnose stützt sich auf die klinische Untersuchung inkl. Mundschleimhaut und Nägel in Verbindung mit der Histopathologie und direkten Immunfluoreszenzuntersuchung.

Histopathologisch zeichnet sich der Lichen ruber planus aus durch eine sägezahnartige

Abb. 5.119. Lichen ruber follicularis decalvans (Lichen planopilaris)

Tabelle 5.37. Varianten des Lichen planopilaris (nach Kossard)

▦ Multifokaler Lichen planopilaris
▦ Disseminierter Lichen planopilaris (Lassueur-Graham-Little-Syndrom)
▦ Lichenoide Pseudopelade
▦ Frontaler Lichen planopilaris
▦ Gemischter Typ (Kombination oben aufgeführter Typen)

Akanthose mit Hypergranulose und vakuoliger Degeneration der Basalzellschicht, Pigmentinkontinenz und bandförmigem, subepidermalem lymphohistiozytärem Infiltrat (Abb. 5.121). Beim Lichen planopilaris findet sich das Entzündungsinfiltrat, oft begleitet von einer lamellären Fibrose, perifollikulär im Bereich von Isthmus und Infundibulum unter Aussparung der interfollikulären Epidermis (Abb. 5.122). Am Follikelostium ist oft eine fokale, keilförmige Hypergranulose zu erkennen, während das Follikelepithel eine vakuolige Degeneration basaler Follikelkeratinozyten sowie Einzelzellnekrosen bzw. apoptotische Follikelkeratinozyten aufweist.

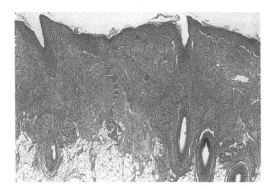

Abb. 5.121. Lichen ruber planus. Histologie (HE-Färbung)

Fortgeschrittene Läsionen zeigen eine Rarefizierung der Haarfollikel mit säulenartiger Fibrose anstelle selektiv untergegangener Follikel sowie gelegentlich freiliegende Haarschaftfragmente mit Fremdkörperreaktion mit Riesenzellen (Pseudopeladezustand).

In der direkten Immunfluoreszenzuntersuchung finden sich typischerweise gruppierte (>5 pro Gruppe) globuläre IgM-Ablagerungen (Zytoid- oder Civatte-Körper) in der Epidermis, an der Junktion, in der oberen Dermis und/oder an der Follikelwand (Abb. 5.123) neben unspezifischen Fibrinogen- und seltener schwachen, feingranulären C3-Ablagerungen entlang der dermoepidermalen Junktionszone.

Differenzialdiagnose. In erster Linie chronischer kutaner Lupus erythematodes, aber auch andere entzündlich vernarbende Alopezien wie Folliculitis decalvans.

Über die nosologische Abgrenzung der Pseudopelade Brocq als eigenständige Entität vom Lichen planopilaris herrscht nach wie vor Meinungsverschiedenheit. Sie ist aber nicht zu verwechseln mit dem Pseudopeladezustand von Degos, der den gemeinsamen Endzustand verschiedener destruierender Prozesse am Haarboden inkl. Lichen planopilaris darstellt und bei dem zu diesem Zeitpunkt definitionsgemäß keine weitere nosologische Zuordnungsmöglichkeit besteht.

Mixed inflammatory destructive alopecia. Gelegentlich sind Patienten mit einer meist kleinfleckig vernarbenden Alopezie aufgrund der Histologie, Immunpathologie und Immunserologie nosologisch zwischen Lupus erythematodes, Lichen planopilaris und „inflammatorischer" Pseudopelade Brocq nicht eindeutig einzuordnen. Diese Patienten sind immunserologisch stumm und zeigen in der direkten Immunfluo-

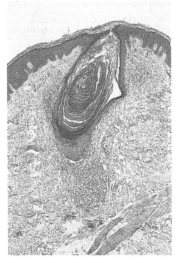

Abb. 5.122. Lichen planopilaris. Histologie (HE-Färbung)

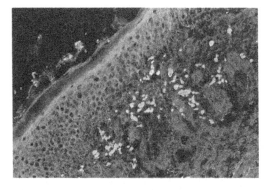

Abb. 5.123. Lichen ruber (Immunfluoreszenz). Gruppierte Zytoidkörperchen

reszenz sowohl granuläre Immunablagerungen entlang der dermoepidermalen Junktionszone wie beim Lupus erythematodes als auch gruppierte globuläre Immunglobulinablagerungen wie beim Lichen ruber.

Verlauf und Prognose. Entsprechend der großen klinischen Variabilität des Lichen planopilaris zeigen der Verlauf und die Prognose individuell große Unterschiede. Während der multifokale Lichen planopilaris sich über Jahre auf einzelne, umschriebene Herde beschränken kann, zeichnet sich die lichenoide Pseudopelade von Anfang durch eine multifokale, rasch zur Konfluenz neigende Alopezie aus. Das Lassueur-Graham-Little-Syndrom und der frontale Lichen planopilaris sind beide notorisch therapierefraktär; jedoch wird bei ersterem Progredienz, bei letzterem meist ein selbstlimitierender Verlauf beobachtet.

Prophylaxe und Therapie. Wie beim Lupus erythematodes zielen die therapeutischen Maßnahmen darauf ab, möglichst frühzeitig das Fortschreiten der entzündlich vernarbenden Alopezie zu hemmen, da bereits atrophische Alopezieherde unbeeinflusst bleiben. Im Vergleich zum Lupus erythematodes spricht der Lichen planopilaris des Haarbodens schlechter auf eine Therapie an. In erster Linie kommen Corticosteroide topisch und/oder zeitweise systemisch zum Einsatz. Vorzuziehen sind hoch potente topische Steroide wie Clobetasolpropionat, die intraläsionale Injektion von Triamcinolonacetonid-Kristallsuspension 5–10 mg/ml bzw. 40 mg intramuskulär während Phasen starker entzündlicher Aktivität. Auch kommen Retinoide (Isotretinoin, Acitretin; Dosierung 1 mg/kg Körpergewicht pro Tag) und der Versuch einer PUVA-Behandlung in Betracht. Weitere Möglichkeiten sind Antimalarika (Hydroxychloroquin, Chloroquin) oder Dapson in einer Dosierung wie bei Lupus erythematodes. Diese Therapien sind jedoch in ihrer Effektivität nicht belegt. Für besonders gelagerte Fälle mit aggressivem und rasch progredientem Verlauf kommen Azathioprin (1–2 mg/kg Körpergewicht pro Tag) oder Ciclosporin A (3–5 mg/kg Körpergewicht pro Tag) in Betracht, wobei derzeit wenig Erfahrung mit diesen Behandlungsformen vorliegt das Nutzen-Risiko-Verhältnis sorgfältig abzuwägen ist.

Neuerdings wurde über die erfolgreiche Behandlung des Lichen ruber planus mit niedermolekularem Heparin (Enoxaparin 30 mg s.c. zwischen 1-mal wöchentlich und 1-mal täglich) berichtet (Hodak et al. 1998, Stefanidou et al. 1999, Pacheco u. Kerdel 2001).

Bei „ausgebrannter" narbiger Alopezie sind neben den Haarersatz- auch die Möglichkeiten chirurgisch korrektiver Maßnahmen in Betracht zu ziehen (cave isomorpher Reizeffekt).

█ Literatur

Annessi G, Lombardo G, Gobello T, Puddu P (1999) A clinicopathologic study of scarring alopecia due to lichen planus: comparison with scarring alopecia in discoid lupus erythematosus and pseudopelade. Am J Dermatopathol 21:324–441

Boyd AS, Neldner KH (1991) Lichen planus. J Am Acad Dermatol 25:593–619

Graham-Little E (1915) Folliculitis decalvans et atrophicans. Br J Dermatol 27:183–184

Hodak E, Yosipovitch G, David M et al. (1998) Low-dose low-molecular-weight heparin (enoxaparin) is beneficial in lichen planus: a preliminary report. J Am Acad Dermatol 38:564–568

Inaloz HS, Chowdhury MM, Motley RJ (2000) Lupus erythematosus/lichen planus overlap syndrome with scarring alopecia. J Eur Acad Dermatol 15: 171–174

Ioannides D, Bystryn JC (1992) Immunofluorescence abnormalities in lichen planopilaris. Arch Dermatol 128:214–216

Kossard S, Lee MS, Wilkinson B (1997) Postmenopausal frontal fibrosing alopecia: a frontal variant of lichen planopilaris. J Am Acad Dermatol 36:59–66

Matta M, Kibbi AG, Khatter J et al. (1990) Lichen planopilaris: a clinicopathologic study. J Am Acad Dermatol 22:594–598

Mehregan DA, van Hale HM, Muller SA (1992) Lichen planopilaris: clinical and pathologic study of forty-five patients. J Am Acad Dermatol 27:935–942

Pacheco H, Kerdel F (2001) Successful treatment of lichen planus with low-molecular-weight heparin: a case series of seven patients. J Dermatol Treat 12:123–126

Parodi A, Ciulla P, Rebora A (1991) An old lady with scarring alopecia and an ulcerated sole. Ulcerative lichen planus. Arch Dermatol 127:407–410

Pringle JJ (1905) Lichen plano-pilaris. Br J Dermatol 17:265–266

Shuttleworth D, Graham-Brown RAC, Campbell AC (1986) The autoimmune background in lichen planus. Br J Dermatol 115:199–203

Smith WB, Grabski WJ, McCollough ML, Davis TL (1992) Immunofluorescence findings in lichen planopilaris: a contrasting experience. Arch Dermatol 128:1405–1406

Sprinz O (1915) Lichen ruber verrucosus. Arch Dermatol 119:9

Stefanidou MP, Ioannidou DJ, Panyiotides JG, Tosca
AD (1999) Low molecular weight heparin; a novel
alternative therapeutic approach for lichen planus.
Br J Dermatol 141:1040–1045

Thomsen HK (1999) Lichen planopilaris or lupus? J
Am Acad Dermatol 40:284

Tosti A, de Padova MP, Fanti P (1988) Nail involvement in lichen planopilaris. Cutis 42:213–214

Trüeb RM, Toricelli R (1998) Lichen planopilaris unter dem Bild einer postmenopausalen fibrosierenden Alopezie (Kossard). Hautarzt 49:388–391

Waldorf DS (1966) Lichen planopilaris. Histopathologic study of disease. Progression to scarring alopecia. Arch Dermatol 93:684–691

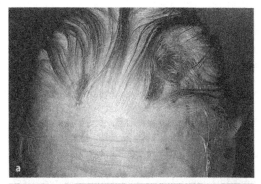

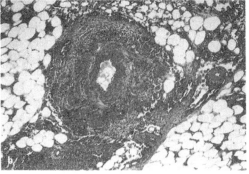

Abb. 5.124. Arteriitis temporalis. **a** Ulzeration der Kopfhaut.
b Riesenzellarteriitis (Histologie)

▨ Arteriitis temporalis

Definition. Bei älteren Patienten (>50 Jahre) mit
starken Kopfschmerzen auftretende Riesenzellarteriitis mit Prädilektion für die A. temporalis.

Vorkommen. Nicht selten, mit nach dem 50. Lebensjahr steigender Häufigkeit (0,5% bei
>70-Jährigen). Frauen sind bevorzugt betroffen
(2:1). Kopfhautnekrose kommt selten vor.

Ätiopathogenese. Riesenzellarteriitis mittelgro-
ßer, seltener auch großer Gefäße (Aorta und
Aortenbogen) mit Prädilektion für die A. temporalis und Beteiligung anderer Extrakranialge-
fäße (Aa. ophthalmica, facialis, maxillaris, vertebralis). Aufgrund des Entzündungsinfiltrats
und dessen Lokalisation (überwiegend CD4-po-
sitive Lymphozyten und HLA-DR-positive Makrophagen) mit Ausbildung von Riesenzellen
wird eine granulomatöse zelluläre Immunreaktion auf ein innerhalb der Gefäßwand befindli-
ches Antigen angenommen, vermutlich degene-
riertes elastisches Fasermaterial der Lamina
elastica interna.

Klinik. Als charakteristisch und wegweisend gilt
der starke, ein- oder häufiger beidseitige Schlä-
fenkopfschmerz in Verbindung mit einer prominenten, fokal knotig verdickten und druck-
schmerzhaften A. temporalis. Ischämische Kopf-
hautnekrosen äußern sich am häufigsten im
Versorgungsgebiet der A. temporalis als bizarr
konfigurierte Ulzeration der Schläfenregion
(Abb. 5.124a). Beidseitiger Befall kommt vor.
Verschiedenartige klinische Symptome hängen
vom weiteren Gefäßbefallmuster ab: A. ophthalmica – Visusverlust, hintere Ziliararterien – Au-
genmuskelparese mit Diplopie, A. maxillaris –
Claudicatio beim Kauen, A. carotis interna und
A. vertebralis – Apoplexie (seltener).

Diagnostik. Die Diagnose einer Arteriitis temporalis ist bei älteren Patienten (ab 50 Jahre) mit
neu auftretenden starken Kopfschmerzen, klinischen Auffälligkeiten der Temporalarterien
(Druckschmerz, Pulslosigkeit), stark erhöhter
Blutsenkungsreaktion (>80 mm/Std.) und einer
„positiven" Temporalarterienbiopsie zu stellen.
Typischerweise sprechen die Patienten auf eine
hoch dosierte Corticosteroidbehandlung prompt
an.
    Die Histopathologie der Arterie zeigt eine
granulomatös-riesenzellige Arteriitis mit Frag-
mentation der Lamina elastica interna, Lumen-
einengung mit/ohne thrombotischen Verschluss
(Abb. 5.124b).

Differenzialdiagnose. Bei ischämisch bedingter
Kopfhautnekrose: ulzerierende Pyodermie, neu-
rotrophisches Ulkus, Artefakt, Angiosarkom
und andere exulzerierende Tumoren der Kopfhaut.

Verlauf und Prognose. Bei frühzeitiger Diagnose und Therapie ausgezeichnet. Bei Vorliegen von ischämisch bedingten Läsionen Defektheilung mit entsprechenden Defiziten. Frühzeitiger Corticosteroidentzug führt innerhalb eines Jahres häufig zum Rezidiv. Die Krankheit ist prinzipiell innerhalb 5–7 Jahren selbstlimitierend.

Prophylaxe und Therapie. Mittel der ersten Wahl sind hoch dosierte systemische Corticosteroide in einer initialen Tagesdosis zwischen 40 und 100 mg, die sukzessive auf eine minimale Erhaltungsdosis zwischen 5 und 10 mg/Tag reduziert wird. Die systemische Corticosteroidbehandlung ist mindestens während 6 Monaten und bis zu 2 Jahre durchzuführen. Als steroidsparendes Immunsuppressivum kann Methotrexat eingesetzt werden. Während die Kopfhautnekrose ebenfalls gut auf eine solche Behandlung anspricht, entsprechen die unspezifischen Lokalmaßnahmen denen der Wundbehandlung: anfänglich Silbersulfadiazin-Salbenverbände, später Hydrokolloidverbände.

■ Literatur

Botell-Estrada R, Sammartin O, Martinez V et al. (1999) Magnetic resonance angiography in the diagnosis of a case of giant cell arteritis manifesting as scalp necrosis. Arch Dermatol 135:769–771

Currey J (1997) Scalp necrosis in giant cell arteritis and review of the literature. Br J Rheumatol 36:814–816

Dummer W, Zillikens D, Schulz A et al. (1996) Scalp necrosis in temporal (giant cell) arteritis: implications for the dermatologic surgeon. Clin Exp Dermatol 21:154–158

Rudd JC, Fineman MS, Sergott RC, Eagle RC Jr (1998) Ischemic scalp necrosis preceding loss of visual acuity in giant cell arteritis. Arch Ophthalmol 116:1690–1691

Soderstrom CW, Seehafer JR (1976) Bilateral scalp necrosis in temporal arteritis. A rare complication of Horton's disease. Am J Med 61:541–546

■ Vernarbendes Pemphigoid

Definition. Zur narbigen Defektheilung neigende, chronische, autoimmunbullöse Dermatose der Haut und Plattenepithel tragender Schleimhäute mit subepidermaler Spaltbildung und zirkulierenden Autoantikörpern gegen Antigene der Basalmembranzone.

Im Unterschied zum vernarbenden Pemphigoid, das überwiegend die Schleimhäute befällt,

ist bei der Brunsting-Perry-Variante ausschließlich die Haut befallen.

Vorkommen. Selten, vor allem im mittleren bis höheren Lebensalter (Durchschnittsalter 62 Jahre) mit Bevorzugung des weiblichen Geschlechts (2:1). Die Brunsting-Perry-Variante bevorzugt dagegen das männliche Geschlecht. Hautbeteiligung kommt beim vernarbenden Pemphigoid in 25% vor mit Prädilektion für die Kopf- und Halsregion inkl. Skalp.

Ätiopathogenese. Erworbene autoimmunbullöse Dermatose, bei der zirkulierende Autoantikörper, die gegen Strukturproteine der dermoepidermalen Verankerung gerichtet sind, pathogenetisch von Bedeutung sind. Unterschiedliche klinische Verläufe und bisher beschriebene Antigene weisen auf wahrscheinliche Heterogenität der Krankheit hin. Die gegenüber dem bullösen Pemphigoid deutliche Vernarbungstendenz ist nur zum Teil durch die Ebene der Läsionsbildung innerhalb der dermoepidermalen Junktion zu erklären.

Klinik. Im Vordergrund stehen chronische Erosionen der hautnahen Schleimhäute (Mund, desquamative Gingivitis: Abb. 5.125a, Konjunktiven, Nase, Anogenitalbereich), während die Haut seltener (in ca. 25%) und dann meist mit wenigen, vor allem am Kopf lokalisierten erosivbullösen Läsionen befallen ist (Abb. 5.125b). Herde am behaarten Kopf führen zu narbiger Alopezie (Abb. 5.125c).

Diagnostik. Die Diagnose stützt sich auf die klinische Untersuchung von Haut und hautnahen Schleimhäuten in Verbindung mit der Histopathologie und direkten Immunfluoreszenzuntersuchung.

Die Histopathologie zeigt eine subepidermale Blase mit einem oft dichten Entzündungsinfiltrat aus Lymphozyten, Histiozyten und Plasmazellen sowie einer dermalen Fibrose mit Angioplasie in älteren Läsionen (Abb. 5.125d).

Die direkte Immunfluoreszenzuntersuchung periläsionaler Biopsien zeigt in über 80% lineare Ablagerungen von C3 und/oder IgG, weniger häufig IgA entlang der dermoepidermalen Junktionszone (Abb. 5.125e). In der indirekten Immunfluoreszenzuntersuchung lassen sich dagegen in <30% zirkulierende Antibasalmembranantikörper nachweisen.

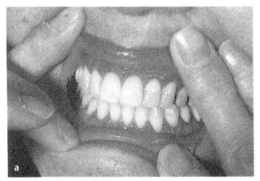

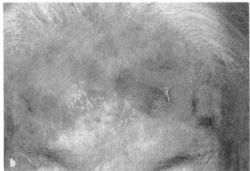

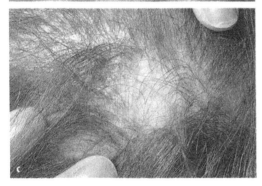

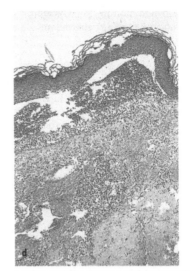

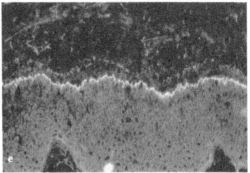

Abb. 5.125. Vernarbendes Pemphigoid. **a** Desquamative Gingivitis. **b** Erosiv-bullöse Hautveränderungen mit Vernarbungstendenz. **c** Narbige Alopezie. **d** Subepidermale Blasenbildung mit Fibrosierung (Histologie). **e** Lineare Immunglobulinablagerungen entlang der Basalmembranzone (Immunfluoreszenz)

Differenzialdiagnose. Andere autoimmunbullöse Dermatosen (bullöses Pemphigoid, lineare IgA-Dermatose, Epidermolysis bullosa acquisita, Pemphigus vulgaris), Lichen ruber erosivus, Lupus erythematodes.

Verlauf und Prognose. Der Verlauf ist chronisch progredient ohne Tendenz zu Spontanremission. Stark beeinträchtigend sind die meist schmerzhaften Erosionen, gefürchtet sind die okulären Komplikationen mit Gefahr der Erblindung sowie die seltene Beteiligung von Larynx oder Ösophagus mit narbigen Strikturen. Am Kapillitium kann sich ein Pseudopeladezustand entwickeln.

Prophylaxe und Therapie. Die systemische Therapie stützt sich in erster Linie auf Corticosteroide (initial 1 mg/kg Körpergewicht pro Tag) und/oder Dapson (100–150 mg/Tag einschleichend), in leichten Fällen neuerdings versuchsweise auch Tetracycline (Tetracyclinhydrochlorid 4-mal 500 mg/Tag) und Nicotinamid (3-mal 500 mg/Tag) in Kombination mit hochpotenten topischen Corticosteroiden (Clobetasolpropionat). Lokalisierte Hautherde können auch mit Triamcinolonacetonid 5–10 mg/ml unterspritzt werden. Bei Beteiligung der Konjunktiven, des Larynx oder des Ösophagus mit dem Risiko potenziell schwerwiegender Komplikationen ist frühzeitig die Indikation zu einer aggressiveren immunsuppressiven Behandlung mit Cyclophosphamid (initial 100–150 mg/Tag) zu stellen.

■ Literatur

Ball S, Walkden V, Wojnarowska F (1998) Cicatricial pemphigoid rarely involves the scalp. Australas J Dermatol 39:258–260

Marren P, de Berker D, Millard P, Wojnarowska F (1992) Bullous and haemorrhagic lichen sclerosus with scalp involvement. Clin Exp Dermatol 17:354–356

Poon E, McGrath JA (1999) Non-specific scalp crusting as a presenting feature of Brunsting-Perry cicatricial pemphigoid. J Eur Acad Dermatol Venereol 12:177–178

Sklerosierende Prozesse

■ Zirkumskripte Sklerodermie

Definition. Durch bindegewebige Verhärtung (Sklerose) umschriebener Hautareale gekennzeichnete chronische Dermatose, auch Morphäa, die am behaarten Kopf in eine atrophisierende Alopezie mündet und oft von Atrophie auch darunter liegender extrakutaner Gewebe begleitet wird.

En coup de sabre (Säbelhiebmorphäa) beschreibt die nicht seltene Sonderform der streifenförmigen zirkumskripten Sklerodermie, die sich frontoparietal meist paramedian von den Augenbrauen bis in die behaarte Kopfhaut hinein entwickelt (Abb. 5.126a, b).

Hemiatrophia faciei progressiva Parry-Romberg (MIM 141300). Wahrscheinlich der Säbelhiebmorphäa nahe stehende, im Kindes- und Jugendalter auftretende sehr seltene halbseitige Gesichtsatrophie, die außer der Haut auch das subkutane Fettgewebe betrifft und die darunter liegenden Muskeln und Knochen mit einbeziehen kann, so dass die Betroffenen auf bizarre Art entstellt erscheinen, da die eine Gesichtshälfte normal, die andere totenkopfartig eingefallen erscheint (Abb. 5.126c).

Vorkommen. Selten. Stellt aber die häufigste Ursache der atrophisierenden Alopezie im Kindesalter dar und wird wegen des chronisch persistierenden Verlaufs in der dermatologischen Praxis immer wieder gesehen. Die Krankheit zeigt eine Prädilektion für das weibliche Geschlecht

(3:1) und tritt bevorzugt im Kindes- und jüngeren Erwachsenenalter auf (10–30 Jahre).

Ätiopathogenese. Unbekannt. Vermutet wird eine Autoimmunpathogenese, bei der ein in Frühläsionen nachweisbares perivaskuläres lymphozytäres Entzündungsinfiltrat zu einer überschießenden Kollagensynthese führt, beginnend in der tiefen retikulären Dermis und später auf die gesamte Breite des Bindegewebes übergreifend. Als Ursache des Haarverlusts wird neben Druckatrophie der Hautanhangsgebilde in fortgeschrittenen Läsionen der Einfluss des frühen Entzündungsinfiltrats bzw. dessen Zytokinexpressionsmusters auf das Haarwachstum angenommen. Dafür spricht die teilweise Reversibilität des Haarverlusts bei Sklerodermie unter einer Behandlung mit Thalidomid, welches eine starke Hemmwirkung auf TNF-α ausübt. Bei der Hemiatrophia faciei progressiva Parry-Romberg wird auch genetischer Mosaizismus diskutiert, bei dem das Befallsmuster einer nach den Blaschko-Linien orientierten klonalen Suszeptibilität für den Immunschaden besteht. Die Rolle von Borrelia burgdorferi als ätiologisches Agens in Fällen mit erhöhten Antikörpertitern bzw. Nachweis von Borrelia burgdorferi in erkrankter Haut wird kontrovers beurteilt.

Klinik. Die Initialläsion eines zirkumskripten Sklerodermieherds außerhalb des Kapillitiums präsentiert sich als zunächst fleckförmiges, sich langsam peripherwärts ausdehnendes, derb-ödematöses Erythem, das bald zentral unter Schwund des Erythems eine langsam wachsende, elfenbeinfarbene harte Platte mit in der Peripherie erhaltener, ringartiger livider Rötung (lilac ring) ausbildet. Dagegen sind am behaarten Kopf Rötung und Lilac ring unter den Haaren in der Regel nicht zu erkennen. Viel eher fällt die zirkumskripte Sklerodermie am Kapillitium erst in einem weiter fortgeschrittenen Stadium als scheibenartige, mit der Unterlage verbackene Verhärtung und später Atrophie der Haut mit herdförmigem Verlust der Haare auf. Es können eine Einzelläsion oder mehrere Herde vorliegen, die gelegentlich linear orientiert sind (Abb. 5.126d), bis hin zur Ausbildung einer Säbelhiebmorphäa. Durch zusätzliche Atrophie der Galea aponeurotica und des darunter liegenden Knochens entsteht eine längliche, haarlose Rinne, die den Aspekt eines Zustands nach Säbelhieb annimmt.

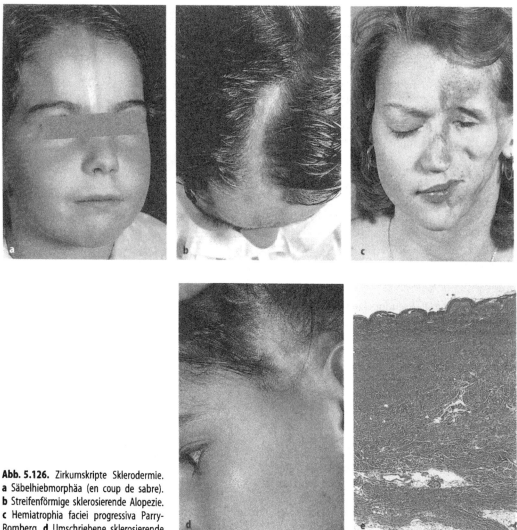

Abb. 5.126. Zirkumskripte Sklerodermie.
a Säbelhiebmorphäa (en coup de sabre).
b Streifenförmige sklerosierende Alopezie.
c Hemiatrophia faciei progressiva Parry-Romberg. **d** Umschriebene sklerosierende Alopezie. **e** Histologie (HE-Färbung)

Diagnostik. Während die zirkumskripte Sklerodermie en coup de sabre aufgrund ihres typischen Erscheinungsbilds einfach zu diagnostizieren ist, muss für die Diagnose der herdförmigen zirkumskripten Sklerodermie ohne analoge Hautveränderungen am übrigen Integument eine Biopsie durchgeführt werden.

Die Histopathologie zeigt eine Verbreiterung des dermalen Bindegewebslagers auf Kosten des subkutanen Fettgewebes (Abb. 5.126 e). Es finden sich meist parallel zur Hautoberfläche angeordnete, verbreiterte und homogenisierte Kollagenfaserbündel, die zu einer Atrophie der Hautanhangsgebilde führen. Während es zu einem Schwund von Haarfollikel und Talgdrüsen kommt, liegen die ekkrinen Schweißdrüsen, die sonst an der Grenze von der Subkutis zum Korium zu finden sind, wie eingemauert im sklerosierten Korium. In der Elastikafärbung ist das elastische Fasernetz erhalten. Frühläsionen zeigen ein perivaskulär orientiertes, bisweilen dichtes, überwiegend lymphozytäres Entzündungsinfiltrat, das die Gefäße sowohl des oberflächlichen als auch des tiefen Plexus umgibt, mit in unterschiedlicher Anzahl beigemischten Plasmazellen und eosinophilen Granulozyten.

Weitere Laboruntersuchungen sind in der Regel wenig ergiebig. Trotz kontroverser Beurteilung ist die Durchführung einer Borrelienserologie angezeigt. Die meisten Patienten sind immunserologisch stumm. Systembeteiligung stellt eher die Ausnahme dar, wobei Überlappungssyndrome, in erster Linie mit Dermatomyositis und Lupus erythematodes, beschrieben worden sind. Nur bei disseminierter zirkumskripter Sklerodermie finden sich in ca. 15% apparativ pathologische Befunde der Lungen- und/oder Ösophagusfunktion ohne klinische Relevanz, sodass diese Untersuchungen routinemäßig nicht gerechtfertigt sind. Antinukleäre Antikörper, Antihiston-Antikörper, eine periphere Eosinophilie und erhöhte lösliche IL-2-Rezeptoren (Entzündungsaktivitätsparameter) können vorkommen, besonders bei linearen und ausgedehnten Formen der disseminierten zirkumskripten Sklerodermie.

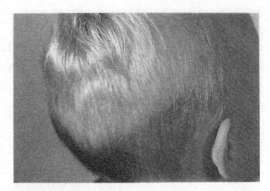

Abb. 5.127. Atrophodermia linearis Moulin (im Kopfbereich)

Differenzialdiagnose. Pseudopelade Brocq, Pseudopeladezustand.

Atrophodermia linearis Moulin. Lineare Hautatrophie mit Hyperpigmentierung und nach den Blaschko-Linien orientiertem Anordnungsmuster. Die Hautveränderung entwickelt sich ohne subjektive Beschwerden und ohne Entzündung und weist weder Sklerosierung noch Haarverlust auf (Abb. 5.127).

Lichen sclerosus (et atrophicans). Extrem selten das Kapillitium betreffende, zur weißen Hautatrophie mit Schwund der Elastika und follikulären Keratosen führende chronische Dermatose unbekannter Ätiologie (Abb. 5.128). Zur Therapie kommen potente topische Corticosteroide (Clobetasolpropionat) oder intraläsionale Infiltration mit Triamcinolonacetonid 10 mg/ml zum Einsatz.

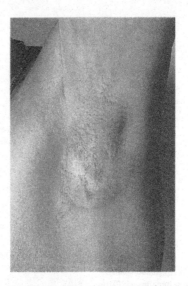

Abb. 5.128. Lichen sclerosus et atrophicans

Progressive Systemsklerose. Vermutlich autoimmun bedingte Systemkrankheit, die das gefäßführende Bindegewebe des Organismus betrifft, mit Entwicklung einer diffusen Sklerosierung der Haut und innerer Organe (Lungen, Verdauungstrakt, Herz, Nieren). Das histopathologische Bild der Hautveränderungen entspricht dem bei der zirkumskripten Sklerodermie. Immunserologisch sind in der Mehrzahl der Patienten zirkulierende ANA nachweisbar, zudem weitere prognostisch relevante Antikörperspezifitäten: Antizentromer- (Akrosklerodermie) und Anti-Scl-70-Antikörper (diffuse Sklerodermie). Der Haarausfallstyp bei progressiver Systemsklerose entspricht einem diffusen Telogeneffluvium.

Pseudosklerodermien. Bei diesen handelt es sich um eine heterogene Gruppe von Erkrankungen, deren einzige Gemeinsamkeit ist, dass sie klinisch an eine Sklerodermie erinnern können, aber ätiopathogenetisch anders einzuordnen sind. Auch diese können mit Haarverlust einhergehen.

Formen der Pseudosklerodermien:

Amyloidose. Bei Patienten mit systemischer Amyloidose wurde eine diffuse Alopezie beschrieben (Hunt et al. 1991). Die Ablagerung von Amyloid in der Haut kann ein sklerodermiformes Krankheitsbild verursachen. Histopathologisch finden sich hyaline, blass-eosinophile extrazelluläre Ablagerungen mit charakteristischen histologischen Färbeeigenschaften.

Porphyria cutanea tarda. Hereditäre oder erworbene Stoffwechselkrankheit infolge Defizienz an Uroporphyrinogen-Decarboxylase-Aktivität und überschüssiger Bildung von δ-Aminolävulinsäure und Porphobilinogen mit charakteristischen Hautveränderungen. Photosensitive Dermatose mit Milien- und Blasenbildung, Hyperpigmentierung, Hypertrichose, selten Pseudosklerodermie (sog. Skleroporphyrie) mit Beteiligung der Kopfhaut (Abb. 5.129).

Eosinophilie-Myalgie-Syndrom (L-Tryptophan). Nach Einnahme L-Tryptophan-haltiger Arzneimittel (Schlafmittel) beobachtete Systemerkrankung mit eosinophilenreicher Fasziitis, sklerodermiformen Hautveränderungen, Beteiligung der Muskulatur und Gelenke, Pneumonie, Myokarditis und Enzephalopathie. Haarausfall in Form eines diffusen Telogeneffluviums kommt in bis zu 18% der Patienten vor (Benedict et al. 1991).

Chronische Graft-versus-Host-Krankheit (Abb. 5.130). Bei 25–45% der immunsupprimierten Patienten im Anschluss an eine allogene Knochenmarktransplantation auftretendes klinisches Syndrom, das durch allogene Immunzellen hervorgerufen wird, sich überwiegend an Haut, Schleimhäuten, Gastrointestinaltrakt und Leber manifestiert und zu einer immunologisch bedingten Alopezie führen kann (zytotoxische Follikulitis; Murphy et al. 1991).

Verlauf und Prognose. Der Haarverlust ist permanent. Sowohl bei der Säbelhiebmorphäa und besonders bei der Hemiatrophia faciei progressiva wurde über assoziierte neurologische (Trigeminusneuralgie, pathologisches Schädel-MRT, Kopfschmerzen, Epilepsie, vaskuläre Insulte) und progrediente ophthalmologische Anomalien (Uveitis, Glaukom, Katarakt, Retinapigmentdegeneration) berichtet.

Prophylaxe und Therapie. Bei positiver Borrelienserologie Ceftriaxon 3 Wochen täglich Injektion von 2 g; sonst bei ausgedehnter Krankheit und stärkeren Aktivitätszeichen hoch dosiert Penicillin G 4 Wochen täglich Infusionen von 10–20 Mio. IE, neuerdings auch Ciclosporin 5 mg/kg Körpergewicht pro Tag oder Methylprednisolon-Pulstherapie (30 mg/kg Körpergewicht monatlich 3-mal) in Kombination mit Methotrexat 0,3–0,6 mg/kg Körpergewicht pro Woche (Uziel et al. 2000). Alternativ Doxycyclin 200 mg täglich über 3 Monate oder Hydroxychloroquin 200–400 mg täglich in Kombination mit 0,15 mg/kg Körpergewicht Prednisonäquivalent. Für lokalisierte Herde kommen potente topische Corticosteroide (Clobetasolpropionat) oder intraläsionale Injektionen (Triamcinolonacetonid 10 mg/ml) in Betracht bzw. plastisch-chirurgische Maßnahmen einschließlich autologer Fettimplantation bei starker kosmetischer Beeinträchtigung (En coup de sabre, Hemiatrophia faciei)

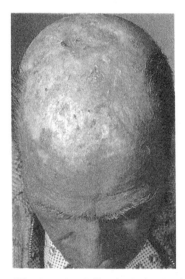

Abb. 5.129. Pseudosklerodermie bei Porphyria cutanea tarda (Skleroporphyrie)

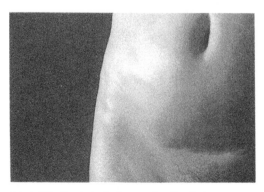

Abb. 5.130. Chronische Graft-versus-Host-Krankheit

▌ Literatur

Abele DC, Bedingfield RB, Chandler FW, Given KS (1990) Progressive facial hemiatrophy (Parry-Romberg syndrome) and borreliosis. J Am Acad Dermatol 22:531–533

Baumann L, Happle R, Plewig G, Schirren CG (1994) Atrophodermia linearis Moulin. Ein neues Krankheitsbild, das den Blaschko-Linien folgt. Hautarzt 45:231–236

Benedict LM, Abell E, Jegasothy B (1991) Telogen effluvium associated with eosinophilia-myalgia syndrome. J Am Acad Dermatol 25:112

Chung MH, Sum J, Morrell MJ, Horoupian DS (1995) Intracerebral involvement in scleroderma en coup de sabre: report of a case with neuropathologic findings. Ann Neurol 37:679–681

Danino AM, Ichinose M, Yoshimoto S et al. (1999) Repair of wide coup de sabre without cutaneous excision by means of pericranial-galeal padding flap. Plast Reconstr Surg 104:2108–2111

Eguchi T, Harii K, Sugawara Y (1999) Repair of a large "coup de sabre" with soft-tissue expansion and artificial bone graft. Ann Plast Surg 42:207–210

Esgleyes-Ribot T, Garcia-de la Torre I, Gonzalez-Mendoza A et al. (1991) Progressive facial hemiatrophy (Parry-Romberg syndrome) and antibodies to Borrelia. J Am Acad Dermatol 25:578–579

Friedman KJ, Le Boit PE, Farmer ER (1988) Acute follicular graft vs host reaction: distinctive clinicopathologic presentation. Arch Dermatol 124:688

Garcia-de la Torre I, Castello-Sendra J, Esgleyes-Ribot T et al. (1995) Autoantibodies in Parry-Romberg syndrome: a serologic study of 14 patients. J Rheumatol 22:73–77

Guerrerosantos J (2000) Long-term outcome of autologous fat transplantation in aesthetic facial recontouring: sixteen years of experience with 1936 cases. Clin Plast Surg 27:515–543

Higashi Y, Kanekura T, Fukumaru K, Kanzaki T (2000) Scleroderma en coup de sabre with central nervous system involvement. J Dermatol 27:486–488

Hunt SJ, Caserio RJ, Abell E (1991) Primary systemic amyloidosis causing diffuse alopecia by telogen arrest. Arch Dermatol 127:1067–1068

Itin PH, Schiller P (1999) Double-lined frontoparietal scleroderma en coup de sabre. Dermatology 199: 185–186

Kanzaton N, Matsuzaki T, Komine Y et al. (1999) Localized scleroderma associated with progressing ischemic stroke. J Neurol Sci 163:86–89

Krafchik BR (1992) Localized cutaneous scleroderma. Semin Dermatol 11:65–72

Miller MT, Spencer MA (1995) Progressive hemifacial atrophy. A natural history study. Trans Am Ophthalmol Soc 93:203–215

Miyazaki K, Higaki S, Maruyama T et al. (1993) Chronic graft-versus-host disease with follicular involvement. J Dermatol 20:242

Murphy GF, Lavker RM, Whitaker D, Korngold R (1991) Cytotoxic folliculitis in GvHD: evidence of follicular stem cell injury and recovery. J Cutan Pathol 18:309–314

Soma Y, Fujimoto M (1998) Frontoparietal scleroderma (en coup de sabre) following Blaschko's lines. J Am Acad Dermatol 38:366–368

Uziel Y, Feldman BM, Krafchik BR et al. (2000) Methotrexate and corticosteroid therapy for pediatric localized scleroderma. J Pediat 136:91–95

Pustulofollikuläre Erkrankungen

▌ Perifolliculitis capitis abscedens et suffodiens (Hoffmann)

Definition. Tiefe Follikulitis und Perifollikulitis mit Tendenz zur Ausbildung fistulierender Abszessgänge als Manifestationsform der Acne inversa bzw. Aknetriade am Kapillitium.

Vorkommen. Ganz überwiegend bei jungen Männern zwischen dem 18. und 40. Lebensjahr mit einer Prädilektion für dunkelhäutige Rassen.

Ätiopathogenese. Der Acne conglobota nahestehendes follikuläres Okklusionssyndrom, bei dem Androgene, eine Hyperseborrhö, follikuläre Okklusion und sekundäre mikrobielle Besiedelung eine pathogenetische Rolle spielen.

Klinik. Abszedierende und fuchsbauartig fistulierende Follikulitis und Perifollikulitis überwiegend der Scheitel- und Okzipitalregion (Abb. 5.131a), die bis zur Galea aponeurotica reicht und sich flächenhaft ausbreitet. Die Kopfhaut ist mit sanguinolent-purulentem Sekret verkrustet, das sich bei Druck aus mehreren Fistelöffnungen entleert. Es kommt zur Ausbildung multifokaler, narbiger Alopezieherde mit „mottenzerfressenem" Aussehen und sekundären Büschelhaaren infolge Vereinigung ursprünglich einzeln austretender Haare zu Gruppen durch die einschmelzende Entzündung. Bei Neigung zu keloidiformer Narbenbildung kann die Krankheit im Nacken das klinische Bild einer Folliculitis (sive Acne) keloidalis nuchae annehmen.

Aknetriade. Kombination mit Acne conglobata und (Peri-)Hidradenitis suppurativa.

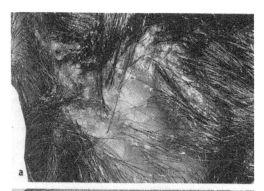

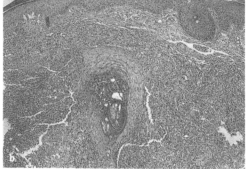

Abb. 5.131. Perifolliculitis capitis abscedens et suffodiens. **a** Klinisches Bild. **b** Histologie (HE-Färbung)

Aknetetrade. Kombination mit Acne conglobata, (Peri-)Hidradenitis suppurativa und Pilonidalsinus.

Diagnostik. Die Diagnose stützt sich auf den typischen klinischen Befund und die mykologische Ausschlussdiagnostik. Gelegentlich finden sich assoziierte Veränderungen der Aknetriade/-tetrade: Acne conglobata, (Peri-)Hidradenitis suppurativa, Pilonidalsinus. Selten besteht Assoziation mit einer Spondylarthropathie (SAPHO-Syndrom).

Der bakteriologische Nachweis verschiedener Keime, zumeist pyogener Kokken (Staphylokokken), gramnegativer Keime (Pseudomonas) und/oder Keime der normalen Residentflora ist unspezifisch, kann aber die Grundlage zu einer zeitweisen erregerspezifischen antimikrobiellen Behandlung liefern.

Die Histopathologie zeigt eine ausgedehnte und tief reichende, abszedierende Follikulitis und Perifollikulitis (Abb. 5.131 b) mit Ausbildung epithelausgekleideter, tunnelartiger Gänge und granulomatöser Fremdkörperreaktion um freigelegte Haarschaftfragmente.

Differenzialdiagnose. Tinea capitis (Kerion, Favus), Folliculitis decalvans, erosive pustulöse Dermatose des Kapillitiums, Pyoderma gangraenosum, Langerhans-Zellen-Histiozytose.

Follikulotrope Mycosis fungoides mit großzelliger Transformation (Gilliam et al. 1997). Ein Patient wurde beschrieben, bei dem sich ein follikulotropes kutanes T-Zell-Lymphom mit großzelliger Transformation als therapierefraktäre entzündlich exsudative und knotige Kopfhauterkrankung in der Art einer Perifolliculitis capitis abscedens et suffodiens präsentierte.

Verlauf und Prognose. Hoch chronisch über Jahre und Jahrzehnte mit Tendenz zu akuten Exazerbationen. Auf dem Boden der jahrelangen chronischen Entzündung bzw. Vernarbung können selten eine sekundäre Amyloidose bzw. ein Plattenepithelkarzinom auftreten.

Prophylaxe und Therapie. Kombination einer prolongierten, erregerspezifischen, systemischen Antibiotikatherapie (empirisch kann auch Erythromycin 4-mal 500 mg/Tag während 4 Wochen gegeben werden) mit Isotretinoin (1 mg/kg Körpergewicht pro Tag während mindestens 6 Monaten) und Prednison (1 mg/kg Körpergewicht mit sukzessiver Dosisreduktion). Auch kann ein Therapieversuch mit Dapson (100–200 mg Tagesdosis) in Kombination mit Zinksulfat (Solvezink-Brausetabletten 2-mal 200 mg/Tag) unternommen werden, während einzelne Knoten mit Corticosteroiden (Triamcinolonacetonid 5–10 mg/ml) zu infiltrieren und Abszesse zu drainieren sind. In schweren, refraktären Fällen ist ein plastisch-chirurgisches Vorgehen mit radikaler Resektion des befallenen Skalps in Betracht zu ziehen, mit anschließender Zweithaaroption. Bei älteren Patienten ist ausnahmsweise auch eine röntgentherapeutische Dauerepilation möglich (cave chronisches Radioderm); neuerdings kommt alternativ die laserassistierte Epilation in Betracht (Chui et al. 1999). Nicht zu unterschätzen ist die Bedeutung der Patientenführung.

▓ **Literatur**

Chui CT, Berger TG, Price VH, Zachary CB (1999) Recalcitrant scarring follicular disorders treated by laser-assisted hair removal: a preliminary report. Dermatol Surg 25:34–37

Curry SS, Gaither DH, King LE Jr (1981) Squamous cell carcinoma arising in dissecting perifolliculitis of the scalp. A case report and review of secondary squamous cell carcinomas. J Am Acad Dermatol 4:673–678

Gilliam AC, Lessin SR, Wilson DM, Salhany KE (1997) Folliculotropic mycosis fungoides with large-cell transformation presenting as dissecting cellulitis of the scalp. J Cutan Pathol 24:169–175

Kobayashi H, Aiba S, Tagami H (1999) Successful treatment of dissecting cellulitis and acne conglobata with oral zinc. Br J Dermatol 141:1137–1138

Moschella SL, Klein MH, Miller RJ (1967) Perifolliculitis capitis abscedens et suffodiens. Report of a successful therapeutic scalping. Arch Dermatol 96:195–197

Scerri L, Williams HC, Allen BR (1996) Dissecting cellulitis of the scalp: response to isotretinoin. Br J Dermatol 134:1105–1108

Shaffer N, Billick RC, Srolovitz H (1992) Perifolliculitis capitis et suffodiens. Resolution with combination therapy. Arch Dermatol 128:1329–1331

Stites PC, Boyd AS (2001) Dissecting cellulitis in a white male: a case report and review of the literature. Cutis 67:37–40

▦ Dermatitis papularis capillitii/ Acne keloidalis nuchae

Definition. Chronische, fibrosierende Follikulitis und Perifollikulitis mit keloidiformer Narbenbildung im Nacken von Männern.

Vorkommen. Fast ausschließlich sind Männer betroffen mit Bevorzugung Dunkelhäutiger (ca. 10-mal häufiger befallen als Weiße) und einer Prädilektion für das 20. bis 40. Lebensjahr. Befall von (schwarzen) Frauen wurde selten beschrieben (Dinehart et al. 1989).

Ätiopathogenese. Der Perifolliculitis capitis abscedens et suffodiens und den Pili incarnati nahe stehende Follikulitis und Perifollikulitis mit eindeutiger Lokalisation bei anlagebedingter Neigung zu Keloiden. Neben mechanischen Faktoren (Rasur im Nacken, Kraushaarigkeit mit Neigung zu Pili recurvati) und der sekundären mikrobiellen Besiedelung, meist mit Staphylokokken, spielen die sekundäre Büschelhaarbildung und granulomatöse Fremdkörperreaktion auf Haarschaftmaterial eine wichtige Rolle in der Unterhaltung des chronisch fibrosierenden Prozesses.

Klinik. Bevorzugt an der Nacken-Haar-Grenze junger Männer entwickeln sich zunächst follikulär gebundene, derbe, lividrote Papeln ohne

Neigung zur zentralen Einschmelzung (Dermatitis papularis capillitii) (Abb. 5.132 a, b). Vor allem bei Afrikanern konfluieren die Effloreszenzen oft zu keloidartigen Platten und Wülsten (Acne keloidalis nuchae), die sich auch auf den Hinterkopf ausdehnen und zu Schmerzen sowie Bewegungseinschränkung des Nackens führen können (Abb. 5.133). Typisch ist eine sekundäre Büschelhaarbildung infolge Vereinigung ursprünglich einzeln austretender Haare zu Grup-

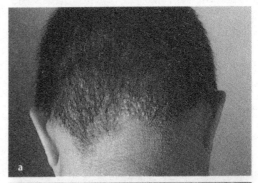
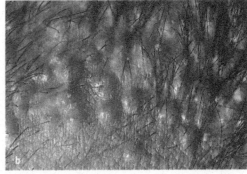

Abb. 5.132. Dermatitis papularis capillitii. **a** Übersicht. **b** Detailaufnahme

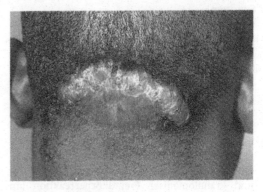

Abb. 5.133. Acne keloidalis nuchae

pen durch die chronisch fibrosierende Entzündung.

Diagnostik. Die Diagnose ist aufgrund der typischen Läsion in charakteristischer Lokalisation in der Regel einfach zu stellen.

Der bakteriologische Nachweis zumeist pyogener Kokken (Staphylokokken) weist auf Sekundärinfektion hin und liefert die Grundlage zu einer erregerspezifischen antimikrobiellen Behandlung.

Die Histopathologie zeigt eine chronisch fibrosierende Entzündung mit granulomatöser Fremdkörperreaktion um freigelegte Haarschaftfragmente und zu Büscheln angeordnete Haare.

Differenzialdiagnose. Tinea capitis, Karbunkel (vor allem bei älteren Männern mit Diabetes mellitus).

Verlauf und Prognose. Hoch chronisch über Jahre. Entwicklung eines Narbenkarzinoms ist beschrieben worden.

Prophylaxe und Therapie. Rasur des Nackens sollte vermieden werden, damit bei Kraushaarigkeit (Afrikaner) die Rekurvation der Haare außerhalb der Follikelostien erfolgen kann. Frühläsionen einer Dermatitis papularis capillitii sind einer kombinierten Kryotherapie und intraläsionalen Infiltrationsbehandlung mit Triamcinolonacetonid-Kristallsuspension 10 mg/ml zugänglich. Gleichzeitig sollte auf lokal desinfizierende Maßnahmen geachtet werden: antimikrobielle Shampoobehandlung mit Povidonjod, topische Erythromycin- oder Clindamycinlösung. Größere keloidiforme Läsionen bei Acne keloidalis nuchae werden alle 4 Wochen mit Triamcinolonacetonid-Kristallsuspension in sukzessive steigenderer Konzentration infiltriert: 10 mg/ml, 20 mg/ml, 40 mg/ml. Während aktiv entzündlicher Phasen der Follikulitis empfiehlt sich die Durchführung einer systemischen antibiotischen Behandlung mit Doxycyclin (200 mg/Tag), Minocyclin (100 mg/Tag) oder Erythromycin (1–2 g/Tag). Die Wirksamkeit von Isotretinoin ist nicht belegt. In besonders gelagerten Fällen kommt auch CO_2-Laser-Vaporisation der Läsionen in Betracht (Kantor et al. 1986: Cave hypertrophe Narbenbildung), im Bedarfsfall in Kombination mit anschließender Infiltration von Triamcinolonacetonid-Kristallsuspension (20–40 mg/ml).

Literatur

Dinehart SM, Herzberg A, Kerns B, Pollack S (1989) Acne keloidalis: a review. J Dermatol Surg Oncol 15:642–647

Dinehart SM, Tanner L, Mallory SB, Herzberg AJ (1989) Acne keloidalis in women. Cutis 44:250–252

Herzberg A, Dinehart SM, Kerns B, Pollack S (1990) Acne keloidalis: transverse microscopy, immunohistochemistry and electron microscopy. Am J Dermatopathol 12:109–121

Kantor GR, Ratz JL, Wheeland RG (1986) Treatment of acne keloidalis nuchae with carbon dioxide laser. J Am Acad Dermatol 14:263–267

Luz Ramos M, Munoz-Perez MA, Pons A et al. (1997) Acne keloidalis nuchae and tufted hair folliculitis. Dermatology 194:71–73

Sperling LC, Homoky C, Pratt L, Sau P (2000) Acne keloidalis is a form of primary scarring alopecia. Arch Dermatol 136:479–484

Folliculitis decalvans capillitii (Quinquaud)

Definition. Chronische pyogene tiefe Follikulitis der Kopfhaut, die zu vernarbender Alopezie führt.

Vorkommen. Männer und Frauen sind wahrscheinlich gleich häufig betroffen, Männer bereits ab der Adoleszenz, Frauen häufiger ab dem 30. Lebensjahr.

Ätiopathogenese. Chronische tiefe Pyodermie, bei der fast ausnahmslos Staphylococcus aureus nachgewiesen werden kann und bei der eine staphylokokkenspezifische follikuläre Immunabwehrschwäche vermutet wird. Selten besteht Assoziation mit einer generalisierten Immundefizienz mit Störung der zellvermittelten Immunität, der neutrophilen Chemotaxis oder des Komplementsystems.

Klinik. Überwiegend herdförmig, multifokal auftretende, pustulofollikuläre Alopezie mit peripherwärts fortschreitender Follikulitis und zentral vernarbender Alopezie. Die Randzonen der Herde zeigen zahlreiche follikulär gebundene Pusteln und Krusten (Abb. 5.134 a). Typischerweise kommt es zusammen mit einer ganze Haargruppen einscheidenden Hyperkeratose bzw. infolge Vereinigung ursprünglich einzeln austretender Haare zu Gruppen durch die destruierende Entzündung zur Ausbildung krankheitstypischer, aber keineswegs spezifischer sekundärer Büschelhaare.

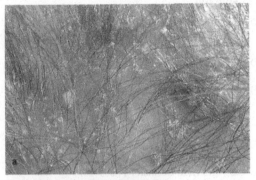

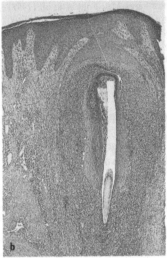

Abb. 5.134. Folliculitis decalvans.
a Klinisches Bild.
b Histologie (HE-Fräbung)

Diagnostik. Die Diagnose wird aufgrund des klinischen Befunds (mit Nachweis der krankheitstypischen sekundären Büschelhaare), des mikrobiologischen Nachweises von Staphylococcus aureus und einer mit der Krankheitsentität vereinbaren Histologie gestellt. Zusätzlicher Nachweis von gramnegativen Keimen ist möglich. Nach Staphylokokken (in Nasenvorhöfen) und assoziierter Immundefizienz (weißes Blutbild, Blutzucker, Immunglobuline inkl. IgG-Subklassen) ist zu fahnden.

Die Histopathologie zeigt eine granulozytär abszedierende Follikulitis (Abb. 5.134b) mit häufig zu Büscheln angeordneten Haaren sowie Nachweis grampositiver Kokken in der Gramfärbung. Spätläsionen präsentieren eine plasmazellreiche, unspezifische chronisch fibrosierende Entzündung.

Differenzialdiagnose. Ostiofollikulitis Bockhart und andere Follikulitiden des Kapillitiums, impetiginisiertes seborrhoisches Ekzem, Tinea capitis, Perifolliculitis abscedens et suffodiens, erosive pustulöse Dermatose des Kapillitiums, follikuläres Degenerationssyndrom, Endzustand anderer vernarbender Alopezien (Pseudopeladezustand) wie Lichen planopilaris und Lupus erythematodes.

Verlauf und Prognose. Hoch chronisch bis zum Pseudopeladezustand.

Prophylaxe und Therapie. Prolongierte erregerspezifische, systemische antibiotische Behandlung. Folgende Protokolle haben sich je nach Fall bewährt: Levofloxacin 2-mal 500 mg täglich über 10 Tage, Clindamycin 3-mal 300 mg täglich über 3 Wochen; oder Fusidinsäure 3-mal 500 mg täglich über 3 Wochen in Kombination mit Zinksulfat (z.B. Solvezink-Brausetabletten 2-mal 200 mg täglich; Abeck et al. 1992) über 6 Monate; oder Clindamycin 2-mal 300 mg in Kombination mit Rifampicin 2-mal 300 mg täglich über 10 Wochen (Powell et al. 1999); oder Flucloxacillin 4-mal 500 mg in Kombination mit Rifampicin 2-mal 450 mg täglich während 2 Wochen mit anschließender Rezidivprophylaxe in derselben Dosierung über jeweils 5 Tage alle 3 Monate. Bei stärkerer Entzündung empfiehlt sich die Kombination mit einem potenten topischen Corticosteroid und einer täglichen antimikrobiellen Shampoobehandlung (Povidonjod oder 2%iges Chlorhexidingluconat z.B. in Excipial Capilla). Zur Nach- bzw. Intervallbehandlung eignen sich topisches Erythromycin (4% in Gelform) oder Clindamycin 1%-Lösung. Bei ungenügendem Ansprechen, insbesondere bei Vorliegen umschriebener Herde mit ausgeprägten Büschelhaaren und hoher Rezidivneigung (Bündelhaarfollikulitis), können die Herde nach Möglichkeit chirurgisch exzidiert werden (Trüeb et al. 1997). Über Besserung nach Rasur des betroffenen Kapillitiums wurde ebenfalls berichtet (Walker et al. 2000). Bei Staphylokokkenbefall sollten die entsprechenden Reservoirs (Nasenvorhöfe, Axillae, Perineum; Partner) mittels Mupirocin 2-mal täglich über 10 Tage und Chlorhexidinwaschungen saniert werden.

■ Literatur

Abeck D, Korting HC, Braun-Falco O (1992) Folliculitis decalvans. Long-lasting response to combined therapy with fusidic acid and zinc. Acta Dermatol Venereol 72:143–145

Brooke RC, Griffiths CE (2001) Folliculitis decalvans. Clin Exp Dermatol 26:120–122

Brozena SJ, Cohen LE, Fenske NA (1988) Folliculitis decalvans – response to rifampin. Cutis 42:512–515

Douwes KE, Landthaler M, Szeimies RM (2000) Simultaneous occurrence of folliculitis decalvans capillitii in identical twins. Br J Dermatol 143:195–197

Gallenkemper G, Beykirch W (1994) Folliculitis decalvans – die Bedeutung immunsuppressiver und immunmodulatorischer Bestandteile in der Therapie. Z Hautkr 69:317–321

Powell JJ, Dawber RPR, Gatter K (1999) Folliculitis decalvans including tufted folliculitis: clinical, histological and therapeutic findings. Br J Dermatol 140:328–333

Powell JJ, Dawber RP (2001) Folliculitis decalvans and tufted folliculitis are specific infective diseases that may lead to scarring, but are not a subset of central centrifugal scarring alopecia. Arch Dermatol 137:373–374

Powell JJ, Dawber RP (2001) Successful treatment regime of folliculitis decalvans despite uncertainty of all aetiological factors. Br J Dermatol 144:428–429

Quinquaud E (1888) Folliculitis épilante et destructive des régions values. Bull Mém Soc Méd Paris 5:395–398

Walker SL, Smith HR, Lun K, Griffiths WA (2000) Improvement of folliculitis decalvans following shaving of the scalp. Br J Dermatol 142:1245–1246

■ Folliculitis-decalvans-Varianten

Definition. Eine überwiegend historisch bedingte uneinheitliche Terminologie pustulofollikulärer, zur permanenten Alopezie führender Haarbodenerkrankungen hat zu einer nicht unerheblichen Verwirrung in der Nomenklatur und Nosologie dieser Krankheitsgruppe geführt. Trotz Herausarbeitung klarer Typen pustulöser Haarbodenerkrankungen gelingt im Einzelfall die nosologische Einordnung nicht immer mit Sicherheit. Außer bei Perifolliculitis abscedens et suffodiens und Acne keloidalis nuchae, die klinisch charakteristische Veränderungen aufweisen, wird bei Patienten mit chronischer, vernarbender Folliculitis des Haarbodens mehrheitlich die Diagnose einer Folliculitis decalvans und je nach Kenntnislage der Literatur einer ihrer morphologischen Varianten gestellt.

Tabelle 5.38. Folliculitis decalvans – Varianten

Am Kapillitium
- Folliculitis decalvans capillitii (Quinquaud 1888)
- in Verbindung mit seborrhoischem Ekzem der Kopfhaut: zikatrisierendes seborrhoisches Ekzem (Laymon 1947)
- sekundäre Büschelhaarbildung im Vordergrund: Bündelhaarfollikulitis (Smith u. Sanderson 1978)

Behaarte Regionen außerhalb des Kapillitiums
- Gesichts- und Bartbereich: Folliculitis decalvans faciei
- übrige Haut: depilierende Follikulitis (Arnozan 1897)

Mit assoziierten Anomalien der Immunabwehr bzw. des Haarfollikels
- Folliculitis decalvans bei nachweislicher Immundefizienz
- Folliculitis decalvans bei nachweislicher Haarfollikelanomalie
  - nävoide Bündelhaare (Metz u. Metz 1978)
  - bei EEC-Syndrom (Trüeb et al. 1997)

Vorkommen. Selten.

Ätiopathogenese. Auch wenn die Folliculitis decalvans und ihre Varianten genügend klinische, mikrobiologische und histopathologische Gemeinsamkeiten aufweisen, um sie nosologisch nebeneinander zu reihen (Tab. 5.38), sind die Beziehungen dieser Erkrankungen untereinander nicht ganz geklärt. Wahrscheinlich bestimmen sowohl Besonderheiten der Follikelanatomie als auch der Immunabwehrlage die Morphologie des Krankheitsbilds. Zum Beispiel hängen die Ausbildung flächig atropher Narben mit vollständigem Untergang der Hautanhangsgebilde im Fall von Quinquauds Folliculitis decalvans bzw. dichter Haarbüschel im Falle der Bündelhaarfollikulitis offensichtlich von der Tiefe und dem Destruktionspotential des Entzündungsinfiltrats ab.

Klinik. *Zikatrisierendes seborrhoisches Ekzem* (Laymon 1947). Kombination von Folliculitis-decalvans- und für das seborrhoische Haarbodenekzem typischen Kopfhautveränderungen mit bakteriologischem Nachweis von Staphylococcus aureus (Abb. 5.135). Eine Hyperseborrhö bzw. ein seborrhoisches Haarbodenekzem leisten Pyodermien der Kopfhaut Vorschub, wobei es in einer Minderzahl zu einer tiefen, destruierenden Folliculitis kommt. Histopathologisch findet sich neben dem Bild eines subakuten Ek-

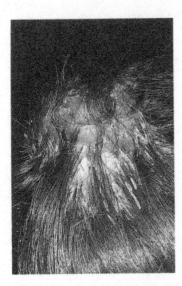

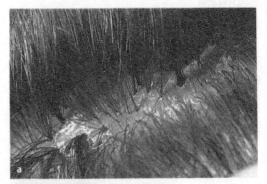

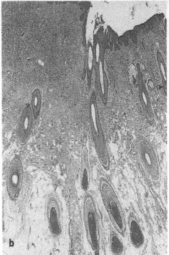

Abb. 5.135. Zikatrisierendes seborrhoisches Ekzem

zems mit Hyperparakeratose und fibrinoleukozytären Exsudateinschlüssen eine Akanthose sowie abzedierende Follikulitis mit Fibrose.

Bündelhaarfollikulitis (Smith u. Sanderson
1978). Folliculitis decalvans, bei der die Ausbildung sekundärer Büschelhaare gegenüber den
flächig-atrophischen Narben im Vordergrund
steht. Die Erkrankung bevorzugt das männliche
Geschlecht (2:1). Sie findet sich herdförmig
uni- oder bilateral am parietalen oder okzipitalen Kapillitium und besteht aus zeitweilig
schmerzhaften oder juckenden, erythematösen,
exsudativen Plaques mit bündelförmig angeordneten Haaren. Diese treten in Gruppen von 5–20
aus einem jeweils gemeinsamen Follikelostium
hervor (Abb. 5.136 a). Histopathologisch findet
sich eine hoch gelegene, perifolliküläre, plasmazellreiche, teils granulomatöse Entzündung, welche die tiefen Follikelanteile ausspart. Innerhalb
der Entzündung münden mehrere Haare aus getrennten Haarbulbi in ein gemeinsames Infundibulum mit dilatiertem Ostium (Abb. 5.136 b).
Die deutsche Benennung lehnt sich an die „nävoiden Bündelhaare" von Metz u. Metz (1978)
an (s. Differenzialdiagnose), deren Veröffentlichung in demselben Jahr erschien wie Smith
und Sandersons Originalpublikation der „tufted
folliculitis". Das Krankheitsbild ist als Variante
der Folliculitis decalvans von sekundären Büschelhaaren als unspezifischer Befund unterschiedlicher entzündlich fibrosierender Haarbodenerkrankungen inzwischen hinreichend cha-

Abb. 5.136. Bündelhaarfollikulitis.
a Klinisches Bild.
b Histologie (HE-Färbung)

rakterisiert worden, um ihm eine eigene Bezeichnung zuzuerkennen.

Folliculitis decalvans faciei. Sehr seltene,
chronische staphylogene Follikulitis mit Prädilektion für die Bartgegend, seltener die Augenbrauen, und Ausgang in Atrophie. Zentrale Abheilung mit Atrophie und peripheres Fortschreiten mit Randpustulation sind typisch. Histopathologisch liegt das Bild einer abszedierenden
Follikulitis vor. Aufgrund der Ausbildung von
Fremdkörpergranulomen um freigelegte Haarschaftfragmente in Spätläsionen (Abb. 5.137)
wurde das Krankheitsbild an der Histopathologie orientiert auch als lupoide Sykosis (Brocq
1888) bezeichnet.

Depilierende Follikulitis (Arnozan 1897). Befall übriger, haartragender Areale des Körpers,
in erster Linie Axillae, Pubes und Oberschenkel-
innenseiten. Kombination mit einer Folliculitis

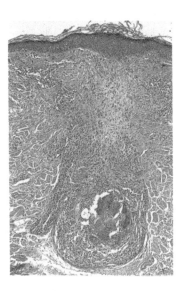

Abb. 5.137. Lupoide Sykosis Haargranulom. (Histologie)

decalvans des Kapillitiums und/oder des Bartbereichs ist möglich.

Folliculitis decalvans bei nachweislicher Immundefizienz. Folliculitis decalvans wurde bei Hypokomplementämie (Frazer u. Grant 1982), Störungen der zellulären Immunität mit oraler Kandidose (Shitara et al. 1974) und gestörter intrazellulärer Abtötung mit chronischer Blepharitis und Hyperkalzämie (Wheeland et al. 1983) beschrieben.

Folliculitis decalvans bei nachweislicher Haarschaftanomalie. Eine mit der Folliculitis decalvans identische chronische tiefe Follikulitis wurde im Vertexbereich eines Patienten mit Ektodermaldysplasie-Ektrodaktylie-Cheilognathopalatoschisis-Syndrom beschrieben (Trüeb et al. 1997; Abb. 5.138 a, b). Bei fehlenden Anhaltspunkten für eine Immundefizienz wurde aufgrund der Haarschaftanomalie (Pili torti et canaliculi) mit erweiterten Follikelinfundibula eine anatomisch bedingte erhöhte Infektanfälligkeit postuliert.

Als weitere Variante in dieser Kategorie können aufgefasst werden:

Nävoide Bündelhaare (Metz u. Metz 1978). Umschrieben rezidivierende tiefe Follikulitiden auf dem Boden erweiterter Follikelinfundibula bei Mehrlingshaaren am Hinterkopf junger Männer. In einer Untersuchung des Haarbodens normaler männlicher Probanden stellte Loewenthal 1947 fest, dass mehrere aus einem gemeinsamen Follikelostium hervortretende Haare, sog. zusammengesetzte Follikel (Koelliker), einen häufigen

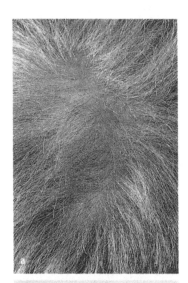

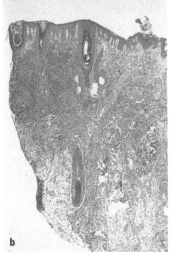

Abb. 5.138. Folliculitis decalvans bei EEC-Syndrom.
a Klinisches Bild.
b Histologie (HE-Färbung)

Befund am männlichen Hinterhaupt darstellten, und wies darauf hin, dass diese eine erhöhte Neigung zu follikulären Entzündungen aufwiesen.

Diagnostik. Wie bei Folliculitis decalvans.

Differenzialdiagnose. Wie bei Folliculitis decalvans.

Sekundäre Büschelhaarbildung. Zusammenzug von Haarfollikeln im Anschluss an entzündliche Kopfhauterkrankungen, am häufigsten bei Folliculitis decalvans, Perifolliculitis abscedens et suffodiens, Acne keloidalis nuchae (Luz Ramos et al. 1997), aber auch bei Lichen planopilaris vorkommend (nicht selten) und bei Pemphigus vulgaris beschrieben (Kasuistik).

Verlauf und Prognose. Wie bei Folliculitis decalvans. Die chirurgische Totalexzision fokaler Herde bei Bündelhaarfollikulitis kann in Einzelfällen zu einer Heilung führen.

Prophylaxe und Therapie. Wie bei Folliculitis decalvans. Umschriebene Herde mit ausgeprägter Büschelhaarbildung (Bündelhaarfollikulitis) sollten nach Möglichkeit chirurgisch exzidiert werden. Bei Vorliegen eines seborrhoischen Haarbodenekzems (zikatrisierendes seborrhoisches Ekzem Laymon) sollte die Therapie von Seborrhö und Ekzem in den Behandlungsplan mit einbezogen werden: alternierende Medizinalshampoobehandlung mit Jodpovidon und Ketoconazol, Corticosteroidbehandlung in einer Cremegrundlage, Isotretinoin in einer individuellen Dosierung zwischen 0,1 und 0,5 mg/kg Körpergewicht pro Tag. Bei höheren Dosierungen besteht das Risiko, Staphylokokkenbefall zu begünstigen. Bei isolierten Gesichts- oder Körperherden systemische Therapie mit Clindamycin 3-mal 300 mg über 3 Wochen und kombinierte Lokalbehandlung mit einem staphylokokkenwirksamen Antibiotikum (z. B. Fusidinsäure) und einem Corticosteroid in einer Cremegrundlage.

■ Literatur

Annessi G (1998) Tufted folliculitis of the scalp: a distinctive clinicohistological variant of folliculitis decalvans. Br J Dermatol 138:799–805

Arnozan X (1897) Folliculites dépilantes des parties glabres. Bull Soc Fr Dermatol Syph 3:187

Brocq L (1905) Recherches sur l'alopécie atrophicante, variété pseudopelade. Ann Dermatol Syph 6:1–32, 209–237

Dalziel KL, Telfer NR, Wilson CL, Dawber RPR (1990) Tufted folliculitis. A specific bacterial disease? Am J Dermatopathol 12:37–41

Frazer NG, Grant PW (1982) Folliculitis decalvans with hypocomplementemia. Br J Dermatol 107 (Suppl 22):88

Karakuzu A, Erdem T, Akdas A et al. (2001) A case of folliculitis decalvans involving the beard, face and nape. J Dermatol 28:329–331

Laymon CW (1947) The cicatricial alopecias. J Invest Dermatol 8:99–122

Luelmo-Aguilar J, Gonzales-Castro U, Castells-Rodella A (1993) Tufted hair folliculitis. A study of four cases. Br J Dermatol 128:454–457

Luz Ramos M, Munoz-Perez MA, Pons A et al. (1997) Acne keloidalis nuchae and tufted hair folliculitis. Dermatology 194:71–73

Metz J, Metz G (1978) Nävoide Bündelhaare beim Menschen. Hautarzt 29:586–589

Miller RF (1961) Epilating folliculitis of the glabrous skin. Arch Dermatol 83:115–122

Pujol RM, Matias-Guíu X, García-Patos V, De Moragas JM (1991) Tufted hair folliculitis. Clin Exp Dermatol 16:199–201

Shitara A, Igareshi R, Morohashi M (1974) Folliculitis decalvans and cellular immunity – two brothers with oral candidosis. Jap J Dermatol 28:133

Smith NP, Sanderson KV (1978) Tufted hair folliculitis of the scalp. J R Soc Med 71:606–608

Tong AKF, Baden HP (1989) Tufted hair folliculitis. J Am Acad Dermatol 21:1096–1099

Trüeb RM, Pericin M, Hafner J, Burg G (1997) Bündelhaar-Follikulitis. Hautarzt 48:266–269

Trüeb RM, Tsambaos D, Spycher MA et al. (1997) Scarring folliculitis in the ectrodactyly-ectodermal dysplasia-clefting syndrome. Histologic, scanning electron-microscopic and biophysical studies of hair. Dermatology 194:191–194

Wheeland RG, Thurmond RD, Gilmore WA, Blackstock R (1983) Chronic blepharitis and pyoderma of the scalp: an immune deficiency state in a father and son with hypercalcemia and decreased intracellular killing. Pediat Dermatol 1:134–142

Erosive pustulöse Dermatose des Kapillitiums

Definition. Chronisches, erosives und pustulöses Krankheitsbild des behaarten Kopfes, das bevorzugt ältere Patienten befällt, zu einer vernarbenden Alopezie führt und ein unspezifisches histologisches Bild mit chronischen Entzündungszeichen aufweist.

Vorkommen. Selten. Bevorzugt ältere Individuen (vorwiegend >60-jährig) mit Überwiegen des weiblichen Geschlechts (ca. 2:1).

Ätiopathogenese. Unbekannt. Vermutet wird ein lokalisierter hyperergischer Prozess auf dem Boden einer meist chronisch UV-geschädigten, atrophischen Kopfhaut, oft im Anschluss an ein lokales Trauma. Bisher beschrieben wurden Skalpierungsverletzung, Kraniotomie, Kontusionstrauma, bullöse Dermatitis solaris, Herpes zoster, Kunsthaarimplantation, Hauttransplantation sowie 5-Fluorouracil-Behandlung und Röntgenweichstrahlenbehandlung aktinischer Keratosen. Nachweis von mikrobiellen Keimen, zumeist Staphylococcus aureus, gelingt in knapp 50% der Fälle. Fehlendes Ansprechen auf antibiotische Behandlung spricht jedoch gegen eine Rolle der Erreger in der Pathogenese des Krankheitsbilds.

Klinik. Leicht blutende, oberflächliche erosiv-krustöse Hautveränderungen mit wenig Pusteln und Ausbildung einer atrophisch narbigen Alopezie mit Prädilektion für das frontoparietale oder zentroparietale Kapillitium (Abb. 5.139 a).

Diagnostik. Das typische Krankheitsbild zusammen mit dem Fehlen eines nachweisbaren Erregers (in ca. 50% der Fälle) bzw. fehlendem Ansprechen auf eine antibiotische Behandlung und einem unspezifischen histologischen Bild mit chronischen Entzündungszeichen lassen die Diagnose zu. Ebenfalls krankheitstypisch sind die

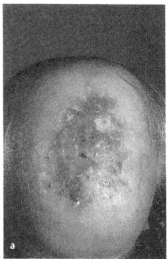

Prädilektion für ältere Patienten (meistens >60 Jahre) mit chronisch UV-geschädigter, atrophischer Kopfhaut, die häufige Anamnese eines vorausgegangenen lokalen Traumas (in >70% der Fälle) und Abheilung unter lokalen Corticosteroiden.

Die Histopathologie zeigt eine fokal erodierte oder ulzerierte, atrophische Epidermis mit hochsitzenden intraepidermalen, subkornealen Pusteln und ein relativ dichtes, diffuses, überwiegend lymphozytäres Entzündungsinfiltrat der Dermis mit zahlreichen Plasmazellen und Granulozyten in unterschiedlicher Anzahl (Abb. 5.139 b).

In mikrobiologischen Abstrichen gelingt der Nachweis von Keimen in ca. 50%, zumeist Staphylococcus aureus, aber auch gramnegative Keime (Pseudomonas), Candidaarten und Keime der normalen Residentflora.

Differenzialdiagnose. Folliculitis decalvans capillitii, Perifolliculitis capitis abscedens et suffodiens, Tinea capitis, Psoriasis pustulosa, Pyoderma gangraenosum, vernarbendes Pemphigoid, Pemphigus vulgaris.

Erosive Kopfhautdermatitis bei Ektodermaldysplasiesyndromen mit Lippen-Kiefer-Gaumen-Spalte. Bei den AEC-(Ankyloblepharon-Ektodermaldysplasie-Cheilognathopalatoschisis-)- und Rapp-Hodgkin-, seltener auch EEC-(Ektrodaktylie-Ektodermaldysplasie-Cheilognathopalatoschisis-)Syndromen kann sich eine eigentümliche, morphologisch der erosiven pustulösen Dermatose ähnliche, jedoch im Säuglingsalter auftretende erosive Dermatitis des zentroparietalen Kapillitiums entwickeln, deren Ätiopathogenese unklar ist. Atrophie und lokalisationsbedingte Traumatisierung können eine Rolle spielen.

Verlauf und Prognose. Über Jahre chronisch rezidivierend mit Ausbildung eines Pseudopeladezustands. Entwicklung eines Karzinoms auf dem Boden einer erosiven pustulösen Dermatose des Kapillitiums wurde beschrieben (Lovell et al. 1980), so dass langfristige Kontrollen zu empfehlen sind.

Ein Fall von erosiver pustulöser Dermatose des Kapillitiums wurde bei einer 36-jährigen japanischen Frau in Assoziation mit Hashimoto-Thyreoiditis, Autoimmunhepatitis und Takayasu-Arteriitis beobachtet (Watanabe et al. 1989).

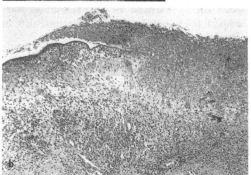

Abb. 5.139. Erosive pustulöse Dermatose des Kapillitiums. **a** Klinisches Bild. **b** Histologie (HE-Färbung)

Prophylaxe und Therapie. Ablösung der Krusten mit antiseptischen feuchten Verbänden, anschließend äußerliche Behandlung mit fluorierten Corticosteroidcremes (z. B. Halomethason), ggf. zur Vermeidung einer Superinfektion mit antiseptischem Zusatz (z. B. Triclosan), gemäß einigen Autoren in Kombination mit einer oralen Zinktherapie, z. B. 2–3 Tabletten Unizink 50 pro Tag. Isotretinoin und Dapson haben sich als unwirksam erwiesen.

Literatur

Bieber T, Ruzicka T, Burg G (1987) Erosive pustulöse Dermatitis des Kapillitiums. Hautarzt 38:687–689

Burton JL, Peachey RDG, Pye RJ (1988) Erosive pustular dermatosis of the scalp – a definition. Br J Dermatol 119:411

Caputo R, Veraldi S (1993) Erosive pustular dermatosis of the scalp. J Am Acad Dermatol 28:96–98

Ena P, Lissia M, Donelddu GM, Campus GV (1997) Erosive pustular dermatosis of the scalp in skin grafts: report of three cases. Dermatology 194:80–84

Grattan CEH, Peachey RD, Boon A (1988) Evidence of a role of local trauma in the pathogenesis of erosive pustular dermatosis of the scalp. Clin Exp Dermatol 13:7–10

Ikeda M, Arata J, Isaka H (1982) Erosive pustular dermatosis of the scalp successfully treated with oral zinc sulphate. Br J Dermatol 106:742–743

Jacyk WK (1988) Pustular ulcerative dermatosis of the scalp. Br J Dermatol 118:441–444

Lanigan SW, Cotterill JA (1987) Erosive pustular dermatosis – a common development in atrophic skin. Br J Dermatol 117 (Suppl 32):15

Layton AM, Cunliffe WJ (1995) Erosive pustular dermatosis of the scalp following surgery. Br J Dermatol 132:472–473

Lovell CR, Harman RRM, Bradfield JWB (1980) Cutaneous carcinoma arising in erosive pustular dermatosis of the scalp. Br J Dermatol 102:325–328

Martín FJ, Herrera A, Ríos JJ et al. (2001) Erosive pustular dermatosis of the scalp after skin grafting. Dermatol Surg 27:766–767

Neild VS (1981) Erosive pustular dermatosis of the scalp. Clin Exp Dermatol 6:677–679

Pye RJ, Peachey RDG, Burton JL (1979) Erosive pustular dermatosis of the scalp. Br J Dermatol 100:559–566

Trüeb RM, Krasovec M (1999) Erosive pustular dermatosis of the scalp following radiation therapy for solar keratoses. Br J Dermatol 141:763–765

Watanabe S, Takizawa K, Hashimoto N, Ishibashi Y (1989) Pustular dermatosis of the scalp associated with autoimmune diseases. J Dermatol 16:383–387

Wollenberg A, Heckmann M, Braun-Falco O (1992) Erosive pustulöse Dermatose des Kapillitiums nach Zoster ophthalmicus und nach Trauma. Hautarzt 43:576–579

Zentrale zentrifugale zikatrisierende Alopezien

Unter der Bezeichnung „zentrale zentrifugale zikatrisierende Alopezien" fasst Sperling eine Gruppe fibrosierender Alopezien des zentroparietalen Kapillitiums mit unbekannter Ätiologie und notorischer Therapierefraktärität zusammen. Ihre Abgrenzung untereinander und gegenüber anderen entzündlich fibrosierenden Alopezien mit Prädilektion für das zentroparietale Kapillitium und ebenfalls unbekannter Ätiologie, wie Lichen planopilaris, ist unscharf und Gegenstand von Kontroversen. All diesen permanenten Alopezien gemeinsam ist das perifollikuläre Entzündungsinfiltrat (wenngleich unterschiedlicher Ausprägung und Zusammensetzung), die zum Teil massive Zunahme apoptotischer Follikelkeratinozyten und die follikuläre Fibrose als irreversibler Endzustand. Dabei ist anzunehmen, dass die Art (einschließlich des Zytokinmusters) und die Lokalisation des Entzündungsinfiltrats für die Nekrobiologie des Haarfollikels entscheidend sind, da schwere Alterationen im Bereich der epithelialen Haarfollikelstammzellen (Isthmus und Infundibulum, „Wulst") zum irreversiblen Untergang des Haarfollikels führen.

Pseudopelade Brocq

Definition. Chronisch progredienter, irreversibler Kopfhaarverlust in Form scharf begrenzter, atrophischer Areale, bei dem trotz Progredienz keine anamnestischen Daten, klinischen Symptome oder histopathologischen Veränderungen vorliegen, die eine Zuordnung zu einer anderen Krankheitsentität zulassen würden. Die Pseudopelade Brocq selbst ist als Entität nur als Ausschlussdiagnose anzuerkennen (Braun-Falco et al. 1989).

Vorkommen. Nicht häufig (<1% der Patienten in einer Ambulanz für Kopfhauterkrankungen), Bevorzugung des weiblichen Geschlechts (3:1) zwischen dem 30. und 50. Lebensjahr. Betroffene Männer erkranken dagegen vorwiegend um das 20. Lebensjahr. Sehr selten im Kindesalter (Bulengo-Ransby u. Headington 1991, Collier u. James 1994).

Ätiopathogenese. Unbekannt. Wahrscheinlich immunologisch (Pincelli et al. 1987), wobei die nosologische Abgrenzung vom Lichen planopilaris nicht sicher gelingt (Silvers et al. 1993). Kombination von Pseudopelade Brocq und Lichen-ruber-typischen Mundschleimhautveränderungen (Braun-Falco-Lincke-Plewig-Syndrom) sind beschrieben worden. Bemerkenswert ist die Darstellung einer massiven, lymphozytär vermittelten Apoptose des Haarfollikelepithels in der Frühphase der Pseudopelade Brocq (Pierard-Franchimont u. Pierard 1986).

Klinik. Die Pseudopelade Brocq beginnt meist ohne subjektive Symptome in der Zentroparietalregion des Kapillitiums in Form unscharf begrenzter, unregelmäßiger, überwiegend kleiner, atrophischer Alopezieherde („Fußstapfen im Schnee") mit Schwund der Follikelostien und ohne klinische Zeichen der Entzündung (Abb. 5.140a). Die vorwiegend in geringer Anzahl vorhandenen Herde breiten sich im weiteren Verlauf langsam progredient über den behaarten Kopf aus, ohne die Haargrenze zu erreichen. Das übrige Integument einschließlich Nägel und hautnahe Schleimhäute zeigt definitionsgemäß keine Zeichen anderer Dermatosen. Befall der Bartregion wurde beschrieben (Madani et al. 2000).

Diagnostik. Die Diagnose der Pseudopelade Brocq stützt sich auf den Ausschluss zu einer narbigen Alopezie führender Dermatosen und orientiert sich an anamnestischen, klinischen und histopathologischen Kriterien (Tab. 5.39).

Die Histopathologie zeigt eine unauffällig oder in fortgeschrittenen Läsionen atrophisch verschmälerte Epidermis mit intakter Interface-Zone. Auffallend ist einzig der selektive Schwund der Haarfollikel-Talgdrüsen-Einheit unter Hinterlassung „verwaister" Mm. arrectores pilorum (Abb. 5.140b). Übrig bleiben Reste der dermalen Haarscheide, die senkrecht zur Haaroberfläche stehen. Frühläsionen bzw. der aktive Randbereich können ein gering ausgeprägtes lymphozytäres oder lymphohistiozytäres, perifollikuläres Entzündungsinfiltrat der oberen und mittleren Dermis aufweisen. In dieser Phase können auch vermehrt apoptotische Follikelkeratinozyten auffallen. Die Dermis zeigt im Übrigen keine ausgedehnte narbige Fibrose mit erhaltenem elastischen Fasernetz (Elastikafärbung). Auch findet sich keine Pigmentinkontinenz oder Verdickung der Basalmembranzone (PAS-Färbung).

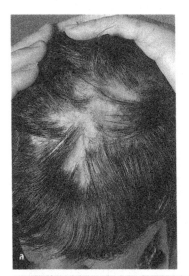

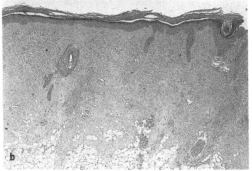

Abb. 5.140. Pseudopelade Brocq. **a** Klinisches Bild. **b** Histologie. Selektiver Schwund der Haarfollikel

Die direkte Immunfluoreszenzuntersuchung ist in der Mehrzahl negativ. In 21% finden sich unspezifische, feingranuläre IgM-Ablagerungen in der Basalmembranzone.

Differenzialdiagnose. Lichen planopilaris (lichenoide Pseudopelade), Pseudopeladezustand, Alopecia areata (Pelade).

Verlauf und Prognose. Der Verlauf ist über meist 5 Jahre und mehr langsam progredient, ohne zu einer totalen Alopezie des Kapillitiums zu führen. Sowohl spontane Defektheilung als auch Rezidive sind möglich.

Prophylaxe und Therapie. Da keine sicher wirksame Therapie bekannt ist, Domäne der pragmatischen Medizin. In Anbetracht der diskutierten Beziehung zu Lichen planopilaris scheint einzig die intraläsionale Injektionsbehandlung mit Tri-

Tabelle 5.39. Pseudopelade Brocq – Diagnosekriterien (nach Braun-Falco et al. 1989)

Anamnestische Kriterien

■ Dauer meist 5 Jahre und mehr
■ Geschlechtsverhältnis Frauen zu Männer 3:1
■ Erkrankungsbeginn bei Frauen vorwiegend zwischen 30 und 50
■ Erkrankungsbeginn bei Männern vorwiegend um 20
■ Verlauf meist langsam kontinuierlich oder schubweise progredient
■ endgültige Defektheilung wie auch Spätrezidive sind möglich
■ meist keine subjektiven Symptome

Klinische Kriterien

■ atrophische Herde mit fehlenden Follikelostien
■ unscharfe Begrenzung und unregelmäßige Form der Herde
■ vorwiegend geringe Anzahl von Herden
■ unauffällige Haare
■ Einzelhaare bleiben in den atrophischen Herden vorhanden
■ bis auf ein geringes perifollikuläres Erythem unauffällige Kopfhaut
■ keine Zeichen für andere Dermatosen an Haut und Schleimhäuten

Histologische Kriterien

■ Epidermis normal oder atrophisch verschmälert
■ selektiver Schwund von Haarfollikeln und Talgdrüsen
■ Restmarkierung der Haarfollikel durch senkrecht zur Hautoberfläche laufende Bindegewebssträng mit erhaltenen Mm. arrectores pilorum
■ ekkrine Schweißdrüsen normal
■ entzündliches Infiltrat gering ausgeprägt, meist lymphozytär oder lymphohistiozytär in der oberen/mittleren Dermis, eher perifollikulär als diffus (aktiver Randbereich) oder fehlend (zentrale Herdanteile)
■ Dermis im Übrigen unauffällig, höchstens gering verdichtetes kollagenes Fasermaterial, keine ausgedehnte narbige Fibrose
■ direkte Immunfluoreszenz negativ oder nur IgM-Ablagerungen (21%)

amcinolonacetonid-Kristallsuspension 5–10 mg/ml im aktiven Randbereich eine rationale Basis zu haben, ist in ihrer Wirkung aber zweifelhaft. Schell empfiehlt eine Langzeittherapie mit Dapson (100 mg/Tag während 4–6 Wochen, anschließend über Monate 50 mg/Tag). „Ausgebrannte" Alopezieherde können wahlweise plastisch-chirurgisch angegangen werden, sonst ist je nach Ausdehnung der Alopezie auf haarfrisurtechnische Abdeckung, Camouflage (Abdeckungsspray) oder Haarersatz auszuweichen.

■ **Literatur**

Bergner T, Braun-Falco O (1991) Pseudopelade of Brocq. J Am Acad Dermatol 25:865–866
Braun-Falco O, Imai S, Schmoekel C et al. (1986) Pseudopelade of Brocq. Dermatologica 172:18–23
Braun-Falco O, Bergner T, Heilgemeir GP (1989) Pseudopelade-Brocq – Krankheitsbild oder Krankheitsentität. Hautarzt 40:77–83
Brocq L (1988) Des folliculites et périfolliculites décalvantes. Bull Mém Soc Med Hp Paris 5:399–408
Bulengo-Ransby SM, Headington JT (1990) Pseudopelade Brocq in a child. J Am Acad Dermatol 23:944–945
Collier PN, James MP (1994) Pseudopelade of Brocq occurring in two brothers in childhood. Clin Exp Dermatol 19:61–64
Madani S, Trotter MJ, Shapiro J (2000) Pseudopelade of Brocq in beard area. J Am Acad Dermatol 42:895–896
Pierard-Franchimont C, Pierard GE (1986) Massive lymphocyte-mediated apoptosis during early stage of pseudopelade. Dermatologica 192:254–257
Pincelli C, Girolomoni G, Benassi L (1987) Pseudopelade of Brocq: an immunologically mediated disease? Dermatology 174:49–50
Silvers DN, Katz BE, Young AW (1993) Pseudopelade of Brocq is lichen planopilaris: report of four cases that support this nosology. Cutis 51:99–105

▦ Follikuläres Degenerationssyndrom

Definition. Atrophierende Alopezie des zentroparietalen Kapillitiums infolge einer chronisch destruierenden, follikulären und perifollikulären Entzündung und Fibrose unbekannter Ätiologie.

Vorkommen. Betrifft fast ausschließlich Negroide mit gekräuselten Haaren unter Bevorzugung des weiblichen Geschlechts. Das Durchschnittsalter bei Beginn der Erkrankung ist das 2. und 3. Dezennium.

Ätiopathogenese. Umstritten. Sperling führt die Erkrankung auf eine nur in der Transversalhistologie erkennbare Störung der Follikeldifferenzierung zurück mit vorzeitiger Desquamation der inneren Haarwurzelscheide, transfollikulärer Penetration von Haarschaftmaterial in die perifollikuläre Dermis und Ausbildung einer entzündlich fibrosierenden Fremdkörperabwehrreaktion.

Klinik. Langsam progrediente, atrophisierende Alopezie des zentroparietalen Kapillitiums bei Frauen bzw. der Vertexkrone bei Männern, oft in Verbindung mit Missempfindungen der betroffenen Kopfhaut. Die Alopezie ist nicht komplett, es bleiben im alopezischen Bereich einzelne Haare stehen (Abb. 5.141 a).

Diagnostik. Die Diagnose wird aufgrund des klinischen Befunds und der Histopathologie in der Transversalebene (Sperling u. Sau 1992) gestellt, wobei Zweifel an der Eigenständigkeit des Krankheitsbilds bestehen (Gibbons u. Ackerman 1995).

Die Histopathologie zeigt im Wesentlichen das Bild einer follikulär orientierten, entzündlich fibrosierenden Alopezie mit Prädilektion für die Isthmusregion des Haarfollikels. Das Entzündungsinfiltrat ist überwiegend lymphohistiozytär und zeigt keine Zeichen der Interface-Dermatitis. Als typisch gilt eine Verdünnung der äußeren Haarwurzelscheide mit exzentrisch gelegenen Haarschäften, die transfollikulär in die perifollikuläre Dermis dringen, wo sie die Ausbildung von Fremdkörpergranulomen induzieren, die gefolgt ist von einer perifollikulären lamellären Fibrose (Abb. 5.141 b). Die von Sperling als diagnostisch gewertete „Frühläsion" der vorzeitigen Desquamation der inneren Haarwurzelscheide wird von anderen Autoren als histologisches Aufbereitungsartefakt in Abrede gestellt (Gibbons u. Ackerman 1995). Die

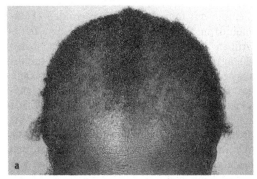

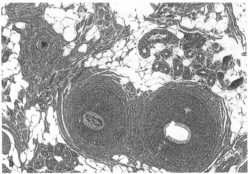

Abb. 5.141. Follikuläres Degenerationssyndrom. **a** Klinisches Bild. **b** Histologie (Horizontalschnitt)

übrigen Veränderungen lassen keine weitere Abgrenzung von einem Pseudopeladezustand zu.

Differenzialdiagnose. Perifolliculitis abscedens et suffodiens, Folliculitis decalvans, Lichen planopilaris, Pseudopelade Brocq, Pseudopeladezustand von Degos, fibrosierende Alopezie mit androgenetischer Verteilung.

Hot-comb-Alopezie (LoPresti et al. 1968). Zentrifugal sich ausbreitende, vernarbende Alopezie der Vertexkrone bei Frauen schwarzer Hautfarbe, die einen geheizten Metallkamm und flüssiges Parafin zum Glätten der Kräuselhaare verwenden. Pathogenetisch soll beim Glätten der Haare erhitztes Öl entlang des Haarschafts in das Follikelinfundibulum einfließen und dort einen thermischen Schaden setzen, demzufolge der gekräuselte Haarschaft aufgrund seiner Spannkraft transfollikulär in die perifollikuläre Dermis unter Ausbildung einer entzündlich fibrosierenden Fremdkörperabwehrreaktion dringt.

Verlauf und Prognose. Langsame Progredienz unter Ausbildung einer inkompletten, irreversiblen Alopezie.

Prophylaxe und Therapie. Sperling empfiehlt eine Therapie mit topischen Corticosteroiden (Fluocinonid) in Verbindung mit systemischen Tetracyclinen (Tetracyclinhydrochlorid 2-mal 500 mg) bis zur klinischen Besserung (erfahrungsgemäß 2–6 Monate), anschließend kann die topische Corticosteroidbehandlung ausgeschlichen und das Tetracyclin in einer Dosis von 500 mg täglich weiter gegeben werden, bis für die Dauer eines Jahres keine Krankheitsaktivität mehr besteht; dann können die Medikamente ganz abgesetzt werden. Nachwachsen von Haaren kann nicht erwartet werden. Alternativ kann versuchsweise Isotretinoin wie bei Perifolliculitis abscedens et suffodiens eingesetzt werden, wobei mit dieser Therapie wenig Erfahrung vorliegt. Traumatisierende haarkosmetische Manipulationen sind selbstverständlich strikt zu meiden.

Literatur

Gibbons G, Ackerman AB (1995) Resolving quandaries: follicular degeneration syndrome? Dermatol Dermatopathol Pathol Pract Concept 1:197–200
LoPresti P, Papa CM, Kligman AM (1968) Hot comb alopecia. Arch Dermatol 98:234–238
Sperling LC, Sau P (1992) The follicular degeneration syndrome in black patients. Arch Dermatol 128: 68–74
Sperling LC, Skelton HG, Smith JK et al. (1994) Follicular degeneration syndrome in men. Arch Dermatol 130:763–769

▦ Frontale fibrosierende Alopezie

Definition. Symmetrisch und bandförmig entlang der Stirn-Haar-Grenze lokalisierte, permanente Alopezie infolge eines durch Entzündung und Fibrose bedingten Untergangs der Haarfollikel in dieser Lokalisation.

Vorkommen. Nicht selten, Bevorzugung des weiblichen Geschlechts in der Postmenopause, sog. postmenopausale frontale fibrosierende Alopezie (Kossard 1994).

Ätiopathogenese. Unbekannt. Dem Lichen planopilaris nahestehendes Krankheitsbild, das Kossard (1996) nosologisch als frontalen Lichen planopilaris einordnet, wobei die Topographie und Prädilektion für postmenopausale Frauen eventuell Hinweise liefert auf Präzipitationsfaktoren einer besonderen lichenoiden Reaktion am Haarfollikel: mechanische Faktoren (Traktion), periphere Androgenisierung und Involution. Diskutiert wird, inwiefern diese immunologische Form der Haarfollikeldeletion nicht eine pathologisch übersteigerte Form eines eigentlich physiologischen Follikelabräumungsprozesses darstellen könnte (Hermes u. Paus 1998).

Klinik. Progressiver Haarverlust der Stirn-Haar-Grenze sowie des angrenzenden temporalen und parietalen Haaransatzes. Die Regressionszone ist klinisch gekennzeichnet durch eine symmetrisch bandförmige blasse Alopeziezone (Abb. 5.142 a) mit perifollikulärem Erythem im angrenzenden Randsaum (Abb. 5.142 b). Assoziiert sein kann eine Rarefizierung der Augenbrauen.

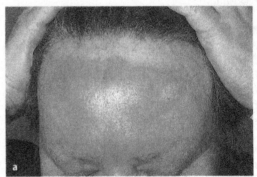

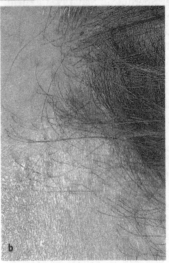

Abb. 5.142. Frontale fibrosierende Alopezie.
a Übersicht. **b** Detailaufnahme

Diagnostik. Die Diagnose wird aufgrund des typischen klinischen Bilds gestellt.

Die Histopathologie zeigt ein perifolikuläres lymphozytäres Entzündungsinfiltrat und Fibrose, hauptsächlich im Bereich des Isthmus und Infundibulums sowie Apoptose der Follikelkeratinozyten in der äußeren Haarwurzelscheide.

Direkte Immunfluoreszenz wie bei Lichen planopilaris. Bei granulären Immunglobulinablagerungen entlang der dermoepidermalen Junktionszone muss Assoziation mit Lupus erythematodes ausgeschlossen werden.

Differenzialdiagnose. Lichen planopilaris, Lupus erythematodes, androgenetische Alopezie, Traktionsalopezie (Alopecia marginalis frontalis).

Kombination mit Lichen-ruber-typischen Schleimhautveränderungen wurde beschrieben: Lichen planopilaris unter dem Bild einer postmenopausalen frontalen fibrosierenden Alopezie (Trüeb u. Torricelli 1998).

Verlauf und Prognose. Langsame Progredienz über 1–10 Jahre mit letztlich selbstlimitiertem Verlauf.

Assoziation mit Autoimmunität (Autoimmunthyreoiditis, Lupus erythematodes) ist beschrieben worden.

Prophylaxe und Therapie. Keine wirksame Therapie bekannt. Falls keine Kontraindikation besteht, scheint bei postmenopausalen Frauen eine hormonale Substitutionsbehandlung angezeigt, obwohl die Wirksamkeit einer solchen Behandlung nicht belegt ist und von Kossard in Zweifel gezogen wird. Rasch progrediente Fälle können zeitweise mit systemischen Corticosteroiden behandelt werden, sonst topisch 5%ige Minoxidillösung 2-mal täglich in Kombination mit topischen Corticosteroiden. Über den Stellenwert von Antimalarika (Hydroxychloroquin, Chloroquin) und von systemischen Retinoiden kann derzeit nur spekuliert werden.

▓ Literatur

Böni R, Trüeb RM (1996) Postmenopausale frontale fibrosierende Alopezie (Kossard). Z Haut Geschlechtkrankh 71:196–199

Feldmann R, Harms M, Saurat J-H (1996) Postmenopausale frontale fibrosierende Alopezie. Hautarzt 47:533–536

Kossard S (1994) Postmenopausal frontal fibrosing alopecia. Arch Dermatol 130:770–774

Kossard S, Lee MS, Wilkinson B (1997) Postmenopausal frontal fibrosing alopecia: a frontal variant of lichen planopilaris. J Am Acad Dermatol 36:59–66

Trüeb RM, Torricelli R (1998) Lichen planopilaris unter dem Bild einer postmenopausalen frontalen fibrosierenden Alopezie (Kossard). Hautarzt 49:388–391

▓ Fibrosierende Alopezie mit androgenetischem Muster

Definition. Androgenetische Alopezie mit klinischen und histologischen Merkmalen einer entzündlichen und fibrosierenden Alopezie, wobei die histologischen Merkmale identisch sind mit denjenigen bei Lichen planopilaris, klinisch aber eine Beschränkung auf den Bereich der androgenetischen Alopezie besteht und die für einen Lichen ruber typischen multifokalen Alopezieherde sowie weitere Lichen-ruber-typische Veränderungen am übrigen Integument fehlen (Zinkernagel u. Trüeb 2000).

Vorkommen. Nicht selten, unter Bevorzugung des weiblichen Geschlechts (3:1). Durchschnittsalter um 60 Jahre, Frauen erkranken bevorzugt >60 Jahre, Männer <60 Jahre.

Ätiopathogenese. Vermutet wird eine immunologische Deletion von Haarfollikel unter dem Bild einer lichenoiden Reaktion mit androgenetischer Topographie. Über das Vorliegen einer entsprechenden immungenetischen Reaktionsbereitschaft und die Rolle follikulärer Auto- bzw. Neoantigene und intrafollikulärer mikrobieller Antigene kann derzeit nur spekuliert werden. Der androgenetische Prozess scheint eine Voraussetzung für die Expression dieses Krankheitsbilds darzustellen.

Klinik. Die Patienten klagen oft über den akzelerierten Verlauf einer in der Regel länger bestehenden androgenetischen Alopezie, häufig in Verbindung mit subjektiven Reizerscheinungen (Pruritus und/oder Schmerzempfindungen des Skalps). Die klinische Untersuchung zeigt ausschließlich im Bereich der androgenetischen Alopezie perifollikuläre Rötung, Schwund von Haarfollikelostien und follikuläre Keratose (Abb. 5.143–5.145). Wie bei der frontalen fibrosierenden Alopezie kann eine Rarefizierung der Augenbrauen assoziiert sein. Kombination mit frontaler fibrosierender Alopezie kommt vor (Abb. 5.146).

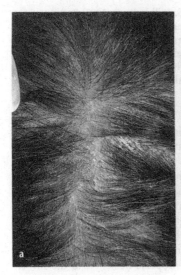 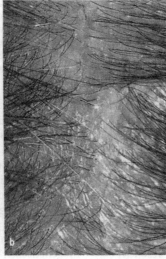

Abb. 5.143. Fibrosierende Alopezie mit androgenetischem Muster. **a** Übersicht. **b** Detailaufnahme

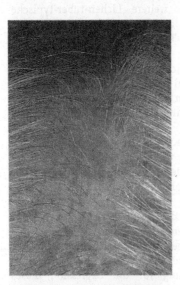 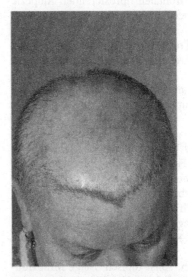

Abb. 5.144. Atrophisierende Alopezie mit follikulärer Rötung

Abb. 5.145. Fortgeschrittene Alopezie des zentroparietalen Kapillitiums mit erhaltenem frontalen Haarsaum

Diagnostik. Die Diagnose der fibrosierenden Alopezie mit androgenetischem Muster orientiert sich an klinischen und histopathologischen Kriterien (Tab. 5.40).

Die Histopathologie zeigt sowohl Veränderungen, die typisch für eine androgenetische Alopezie sind, nämlich Miniaturisierung und Telogenisierung von Haarfollikeln, als auch Lichen-planopilaris-typische Veränderungen am Haarfollikel: perifolliculäres lymphohistiozytäres Entzündungsinfiltrat auf Isthmushöhe, übergreifend auf das Follikelepithel mit fokaler va-

kuoliger Degeneration des basalen Follikelepithels sowie eine perifolliculäre lamelläre Fibrose bis hin zum selektiven Untergang von Haarfollikeln unter Hinterlassung senkrecht zur Hautoberfläche verlaufender fibrotischer „Stelen" und „verwaister" Mm. arrectores pilorum.

Die direkte Immunfluoreszenzuntersuchung ist negativ oder unspezifisch (IgM).

Differenzialdiagnose. Androgenetische Alopezie, Lichen planopilaris, Pseudopelade Brocq, Folliculitis decalvans bzw. zikatrisierendes sebor-

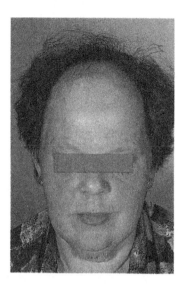

Abb. 5.146. Fibrosierende Alopezie mit androgenetischem Muster in Kombination mit frontaler fibrosierender Alopezie

Tabelle 5.40. Fibrosierende Alopezie mit androgenetischem Muster – Diagnosekriterien (nach Zinkernagel 2002)

Klinische Kriterien
▨ atrophisierende Alopezie mit Schwund der Haarfollikel-ostien
▨ Alopezie entsprechend dem androgenetischen Alopezie-muster
▨ Verlauf: Dauer meist 3 Jahre oder mehr
▨ perifollikuläres Erythem (früh im Verlauf der Krankheit)
▨ keine Zeichen für Lichen ruber am übrigen Integument

Histologische Kriterien
▨ perifollikuläres lymphohistiozytäres Infiltrat auf Isthmushöhe
▨ perifollikuläre Interface-Dermatitis
▨ perifollikuläre lamelläre Fibrose
▨ Epidermis normal
▨ im Bereich der interfollikulären Epidermis keine Interface-Dermatitis
▨ Miniaturisierung und Telogenisierung der Follikel
▨ perifollikulärer Verlust von elastischen Fasern im Alopezie-herd
▨ Ersatz selektiv untergegangener Haarfollikel durch fibrotische Stelen
▨ Mm. arrectores pilorum bleiben erhalten

Tabelle 5.41. Einteilung der fibrosierenden Alopezien

▨ Frontale fibrosierende Alopezie (FFA)
– postmenopausale FFA (Kossard 1994)
– FFA bei prämenopausalen Frauen
– FFA bei Männern
– FFA in Assoziation mit Lichen ruber planus (Synonym: frontaler Lichen planopilaris; Kossard 1996)
– FFA in Assoziation mit anderen Zeichen der Autoimmunität (Lupus erythematodes, Autoimmunthyreoiditis u. a.)
▨ Fibrosierende Alopezie mit androgenetischem Muster (Zinkernagel u. Trüeb 2000)
▨ Kombinationsbilder

rhoisches Ekzem (Laymon), seborrhoisches Ekzem.

Die Abgrenzung der frontalen fibrosierenden Alopezie (Kossard) als eigenständige Entität von diesem Krankheitsbild ist problematisch, da Übergänge bestehen (Tab. 5.41).

Verlauf und Prognose. Langsam progredient, in der Regel ohne über den androgenetischen Bereich hinauszugehen.

Prophylaxe und Therapie. Eindeutiger als bei der frontalen fibrosierenden Alopezie scheint bei der fibrosierenden Alopezie mit androgenetischem Muster eine hormonale Behandlung angezeigt: bei Frauen mittels Östrogenen und Antiandrogenen wie bei der androgenetischen Alopezie und bei Männern mittels Finasterid. Lokal empfiehlt sich eine kombinierte Therapie mit 5%iger Minoxidillösung und Corticosteroiden. Bei starker Entzündungsaktivität können Corticosteroide zeitweise auch systemisch eingesetzt werden, ebenfalls kommen Antimalarika (Hydroxychloroquin, Chloroquin) wie bei Lichen planopilaris in Betracht. Gleichzeitig sollte eine antimikrobielle Shampoobehandlung mittels Jodpovidon durchgeführt werden.

▨ Literatur

Zinkernagel MS, Trüeb RM (2000) Fibrosing alopecia in a pattern distribution. Patterned lichen planopilaris or androgenetic alopecia with a lichenoid tissue reaction pattern? Arch Dermatol 136:205–211

Pseudopeladezustand (Degos)

Definition. Polyätiologisches, aber klinisch einförmiges Krankheitsbild, das den gemeinsamen Endzustand unterschiedlicher, zur permanenten Alopezie führender Dermatosen in Form unregelmäßig auslaufender Narbenfelder mit einzeln oder büschelförmig stehen bleibenden Haaren darstellt.

Vorkommen. Nicht häufig (<0,5% der Patienten in einer Ambulanz für Kopfhauterkrankungen), unter Bevorzugung des weiblichen Geschlechts (3:1).

Ätiopathogenese. Der Begriff Pseudopeladezustand umfasst 60 ätiologisch völlig verschiedene Ursachen der irreversiblen herdförmigen Alopezie, welche die Pseudopelade Brocq phänokopieren. Die wichtigsten Dermatosen sind in Tab. 5.42 aufgeführt.

Klinik. Permanente Alopezie des behaarten Kopfes in Form flächiger oder unregelmäßig auslaufender, blanker Narbenfelder mit einzeln oder büschelförmig stehenbleibenden Haaren.

Alopecia parvimaculata Dreuw. Unvermittelt einsetzende, kleinfleckige Alopezie, die als einzelne oder in mehreren, rundlichen oder eckigen Alopezieherden am behaarten Kopf von Kindern auftritt (Abb. 5.147a). Zunächst von Dreuw (1910) in Form kleinerer Epidemien in Heimen beschrieben, trifft man die Störung heute überwiegend sporadisch an (Höfer 1964), wobei es sich hier wahrscheinlich um eine pädiatrische Variante des Pseudopeladezustands (von Degos) handelt, z.B. infolge einer mikrobiellen Follikulitis. Dementsprechend zeigt die histopathologische Untersuchung im Fall der permanenten Alopezie eine fokale narbige Fibrose und Granulome um Haarschaftfragmente (Abb. 5.147b). Die Therapie beschränkt sich auf antiseptische Haarwaschungen. In 90% kommt es zum spontanen Wiederwachstum von Haaren.

Diagnostik. Während bei der Mehrzahl der sekundär vernarbenden Alopezien der infiltrative (neoplastisch oder granulomatös) bzw. der Narbencharakter nach ätiologisch klar ersichtlichen Genodermatosen, Entwicklungsdefekten, akuten Infektionskrankheiten oder physikalisch-chemischen Schäden im Vordergrund steht, gestaltet

Tabelle 5.42. Zum Pseudopeladezustand (Degos) führende Dermatosen

◼ Entwicklungsdefekte und Genodermatosen
  – Aplasia cutis congenita
  – Incontinentia pigmenti (Bloch-Sulzberger)
  – Epidermolysis bullosa hereditaria
  – Alopecia ichthyotica
  – Skalpdermatitis bei Ektodermaldysplasie/Lippen-Kiefer-Gaumen-Spalte
  – Keratosis pilaris decalvans

◼ Chronisch entzündliche Dermatosen mit Autoimmunpathogenese
  – chronischer kutaner Lupus erythematodes
  – Lichen planopilaris
  – vernarbendes Pemphigoid
  – Sklerodermie
  – Lichen sclerosus
  – Graft-versus-Host-Krankheit

◼ Pustulofollikuläre Erkrankungen
  – Perifolliculitis capitis abscedens et suffodiens
  – Folliculitis decalvans capillitii

◼ „Hot comb"-Alopezie/follikuläres Degenerationssyndrom

◼ Erosive pustulöse Dermatose des Kapillitiums

◼ Nicht infektiöse granulomatöse Erkrankungen
  – Sarkoidose
  – Necrobiosis lipoidica

◼ Infektionen
  – Tinea capitis (Kerion, Favus)
  – Lupus vulgaris

◼ Neoplasien
  – Kopfhautmetastasen (Alopecia neoplastica)

◼ Traumatische und physikalisch bedingte Alopezien
  – akzidentelle traumatische Alopezien
  – Schäden durch ionisierende Strahlen

sich die Differenzialdiagnose der zu einem Pseudopeladezustand führenden primär vernarbenden Alopezien oft schwierig. Hier handelt es sich um chronisch destruierende Prozesse, deren Natur bedeutend schwieriger zu erkennen ist und die letztlich zum gemeinsamen Endzustand der Pseudopelade mit gegenüber der Pseudopelade Brocq ausgeprägteren histologischen Veränderungen führen, die eine weitere nosologische Zuordnung oft nicht mehr zulassen.

Die Histopathologie bei Pseudopeladezustand ist unspezifisch und zeigt im Wesentlichen eine ausgedehnte narbige Fibrose der Dermis mit Schwund des elastischen Fasernetzes (Elasticafärbung), Untergang von Hautanhangsgebilden

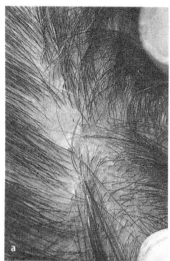

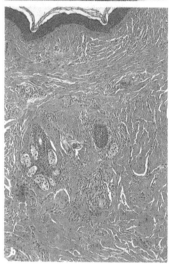

Abb. 5.147. Alopecia parvimaculata Dreuw. **a** Klinisches Bild. **b** Histologie. Fokale narbige Fibrose und Granulome um Haarschaftfragmente

sowie in unterschiedlicher Ausprägung ein chronisches Entzündungsinfiltrat, Pigmentinkontinenz und granulomatöse Fremdkörperabwehrreaktion um freiliegende Haarschaftfragmente.

Sofern anamnestische, klinische, histopathologische und/oder immunpathologische Hinweise auf eine spezifische Diagnose vorliegen, wird die Diagnose eines Pseudopeladezustands mit dem entsprechenden Zusatz ergänzt, z.B. Pseudopeladezustand infolge Favus, Pseudopeladezustand infolge Lupus erythematodes, Pseudopeladezustand infolge Lichen planopilaris usw.

Verlauf und Prognose. Permanente Alopezie, die nur dann Progredienz zeigt, wenn eine noch aktive zugrunde liegende Dermatose besteht.

Prophylaxe und Therapie. Abhängig von der zugrunde liegenden Dermatose. Im „ausgebrannten" Zustand kommen Camouflagetechniken, Haarersatz oder plastisch-chirurgische Maßnahmen in Betracht.

▨ Literatur

Bowen JT (1915) Two epidemics of alopecia in small areas, in schools, regiments, etc. J Cut Dis 33:342–345

Degos PR, Rabut R, Duperrat B, Leclercq R (1954) L'état pseudopeladique. Réflexions a propos de cent cas d'alopécies cicatricielles en aires, d'apparence primitive du type pseudo-pelade. Ann Dermatol Syph 81:5–26

Degos R, Rabut R, Lefort P (1957) L'état pseudo-peladique (Statistique complémentaire de 109 nouveaux cas). Considerations sur le lichen plan du cuir chevelu. Arch Belg Dermatol 13:285–299

Dreuw H (1910) Klinische Beobachtungen bei 101 haarkranken Schulknaben. Monatsh prakt Dermatol 51:103–118

Höfer W (1964) Sporadisches Auftreten von Alopecia parvimaculata. Dermatol Wschr 149:381–386

Loewenthal LJA, Lurie HI (1956) An outbreak of linear scarring alopecia. Br J Dermatol 68:88–98

Nicht infektiöse granulomatöse Erkrankungen

▨ Sarkoidose

Definition. Chronische Multisystemkrankheit unbekannter Ätiopathogenese, die sich feingeweblich durch nichtverkäsende Epitheloidzellgranulome der Haut und/oder innerer Organe auszeichnet.

Vorkommen. Nicht seltene Krankheit mit weltweiter Verbreitung, aber in verschiedenen Ländern deutlich schwankender Erkrankungshäufigkeit, wobei Schwarzafrikaner 10-mal häufiger und schwerer als Weiße erkranken. In Deutschland wird die Prävalenz der intrathorakalen Sarkoidose auf 50/100.000 Einwohner geschätzt. Befall der Haut ist häufig (40–50% aller Patienten) und oft auch Sitz der Initialsymptome, wobei Frauen etwas häufiger betroffen sind. Befall des

Kapillitiums ist selten und kann zu einer narbigen Alopezie führen.

Ätiopathogenese. Die Ätiologie der Sarkoidose ist unbekannt. Vermutet wird eine durch ein unbekanntes (infektiöses?) Antigen verursachte, persistierende, granulomatöse Immunreaktion bei einer immunologischen Störung mit Funktionsbeeinträchtigung des Makrophagen-Lymphozyten-Systems. Der Funktionsverlust der T-Lymphozyten äußert sich in negativen Intrakutantests auf verschiedene Recall-Antigene, u.a. Tuberculinantigene. Das histopathologische Korrelat ist das nicht verkäsende Epitheloidzellgranulom, in dem später eine fibrotische Schrumpfung eintritt. Biochemische Marker, die Makrophagen-Granulom-assoziiert sind, umfassen eine Erhöhung des Angiotensin-converting-Enzyms und eine Hyperkalzämie.

Klinik. Befall des Kapillitiums mit Sarkoidose präsentiert sich typischerweise mit papulösen, anulären, zirzinären, münzgroßen oder größeren, plaqueförmigen, flach erhabenen lividroten Infiltraten (Abb. 5.148a), die zu einer narbigen Alopezie führen.

Diagnostik. Bei klinischem Verdacht wird die Diagnose mittels Biopsie gestellt. Typisch ist eine kutane Anergie gegenüber Tuberculin, weshalb bei Verdacht auf Sarkoidose die Tuberculinschwelle zu bestimmen ist. Ferner sollte in jedem Fall eine klinische Durchuntersuchung hinsichtlich Systembeteiligung (Lungenfunktionsuntersuchung, Elektrokardiogramm, Leberprofil, Bestimmung des Angiotensin-converting-Enzyms und des Serumcalciumspiegels, ophthalmologische Untersuchung) erfolgen.

Die Histopathologie zeigt überwiegend in der oberen und mittleren Dermis, aber auch in der tiefen Dermis bis ins subkutane Fettgewebe reichende, gut abgegrenzte, rundliche Herde aus Epitheloidzellen, stellenweise mit Riesenzellen vom Langhans-Typ und vor allem peripherer, meist spärlicher Durchsetzung mit Lymphozyten (Abb. 5.148b). Im Gegensatz zu tuberkulösen Granulomen kommt zentrale käsige Nekrose nicht vor. Entsprechende Spezialfärbungen (Auramin-Rhodamin, Ziehl-Neelsen) fallen negativ aus.

Differenzialdiagnose. Necrobiosis lipoidica, kutaner Lupus erythematodes, Lupus vulgaris, Mucinosis follicularis, kutane Lymphome.

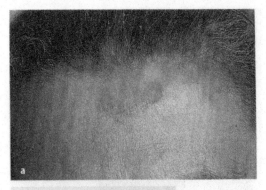

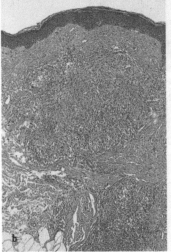

Abb. 5.148. Sarkoidose. **a** Klinisches Bild.
b Histologie. Sarkoidale Granulome

Verlauf und Prognose. 25–30% der Patienten mit Sarkoidose entwickeln eine chronische Verlaufsform mit entsprechender fibrotischer Defektheilung.

Prophylaxe und Therapie. Die Hauterscheinungen der Sarkoidose sprechen gut auf eine Lokalbehandlung mit Corticosteroiden an, besonders als Okklusivbehandlung oder intraläsional. Umfang und Dauer von Behandlungen mit systemischen Corticosteroiden und/oder Methotrexat (7,5–22,5 mg Wochendosis) richten sich nach Art und Intensität der kutanen Veränderungen bzw. Beteiligung innerer Organe. Der Stellenwert von Antimalarika und Retinoiden (Isotretinoin) in der Behandlung der kutanen Sarkoidose ist weniger belegt.

▣ Literatur

Golitz LE, Shapiro L, Hurwitz E, Stritzler R (1973) Cicatricial alopecia of sarcoidosis. Arch Dermatol 107:758–760

Katta R, Nelson B, Chen D, Roenigk H (2000) Sarcoidosis of the scalp: a case series and review of the literature. J Am Acad Dermatol 42:690–692

Sibaud V, Barcat D, Billon C et al. (1999) L'alopecie cicatricielle, une manifestation rare de la sarcoidose. Rev Med Interne 20:625–628

▣ Necrobiosis lipoidica

Definition. Chronische, zur Nekrobiose und Atrophie mit Untergang der Hautanhangsgebilde, besonders der Haarfollikel und Talgdrüsen, führende granulomatöse Entzündung unbekannter Ätiopathogenese mit Syntropie zu Diabetes mellitus.

Granulomatosis disciformis chronica et progressiva Miescher. Variante der Necrobiosis lipoidica bei Patienten ohne Diabetes mellitus, bei der feingeweblich Nekrobiose und Lipideinlagerung gegenüber einer mehr tuberkuloiden granulomatösen Reaktion in den Hintergrund treten.

Vorkommen. Necrobiosis lipoidica ist insgesamt nicht selten, wobei Befall des Kapillitiums eher selten vorkommt. 0,1–0,3% von Patienten mit Diabetes mellitus entwickeln eine Necrobiosis lipoidica. Umgekehrt weisen ca. ein Drittel der Patienten mit Necrobiosis lipoidica gleichzeitig einen Diabetes mellitus auf, ein Drittel eine pathologische Glucosetoleranz und ein Drittel normale Glucosewerte. Bei Patienten mit Diabetes-mellitus-assoziierter Necrobiosis lipoidica entwickelt sich die Necrobiosis lipoidica in 15% vorher, in 25% gleichzeitig und in den restlichen Patienten nachfolgend. Frauen sind etwa dreimal häufiger betroffen als Männer.

Ätiopathogenese. Unbekannt. Aufgrund der Assoziation mit Diabetes mellitus wird ein Zusammenhang mit der diabetischen Mikroangiopathie vermutet, wobei vor allem Verdickung im Bereich der Basalmembran dermaler Gefäße auffällt.

Klinik. Asymptomatische, bis mehrere Zentimeter große, flache, plattenartige Läsionen, innerhalb derer die Haut atroph und straff erscheint. Durch Lipideinlagerung wandelt sich die Farbe der Läsionen in ein charakteristisches Gelbbraun um. Prädilektionsstellen sind die Unterschenkelstreckseiten und Fußrücken. In ca. 15% treten die Hautveränderungen in anderen Regionen auf, wobei der Sitz am Kapillitium insofern bemerkenswert ist, als er zu einer atrophisierenden Alopezie führt. Die Veränderungen manifestieren sich hier besonders im Haargrenzbereich als zirzinäre oder mehr serpiginöse Herde mit zentraler Abheilung und Depigmentierung (Abb. 5.149 a).

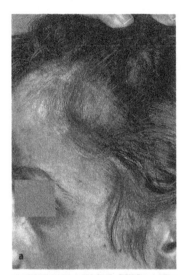

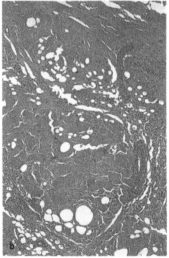

Abb. 5.149. Granulomatosis disciformis chronica et progressiva Miescher. **a** Klinisches Bild. **b** Histologie. Nekrobiose und Pallisadengranulome

Diagnostik. Die Diagnose wird mittels Biopsie gestellt.

Die Histopathologie zeigt dermal gelegene Palisadengranulome, bestehend aus eosinophilen, nekrobiotischen Kollagenbezirken mit unterschiedlicher Lipideinlagerung (Abb. 5.149 b) und einem histiozytären Entzündungsinfiltrat im Randbereich, zum Teil in Palisadenstellung, mit Riesenzellen.

Differenzialdiagnose. Sarkoidose, zirkumskripte Sklerodermie.

Anuläres elastolytisches Riesenzellgranulom (O'Briens aktinisches Granulom). Granulomatöse Entzündung unbekannter Ätiopathogenese, die sich gewöhnlich in anulär angeordneten Papeln mit erhabenem Randwall und Prädilektion für sonnenexponierte Hautstellen, z.B. Nacken, manifestiert. Als Ursache wird Phagozytose elastotischen Materials vermutet, das durch starke Lichteinflüsse zerstört wurde.

Verlauf und Prognose. Chronisch. Der Verlauf zeigt keine Abhängigkeit vom Bestehen bzw. der Einstellung eines eventuell assoziierten Diabetes mellitus. Da sich in der Folge ein Diabetes mellitus entwickeln kann, sollten entsprechende Blutzuckerkontrollen durchgeführt werden.

Prophylaxe und Therapie. Die Behandlung der Necrobiosis lipoidica erfolgt in erster Linie mittels topischer Corticosteroide unter Okklusion oder intraläsional. Narbige Defektzustände können plastisch-chirurgisch korrigiert werden, wobei Rezidive nicht auszuschließen sind.

■ Literatur

Andersen K (1977) Systemic sarcoidosis with necrobiosis lipoidica-like scalp lesions. Acta Dermatol Venereol (Stockh) 57:367–369

Dowling GB, Wilson-Jones E (1971) Atypical (annular) necrobiosis lipoidica of the face and scalp: a report of the clinical and histological features of seven cases. Dermatologica 135:11–26

Prendiville J, Griffiths WAD, Russell Jones R (1985) O'Brien's actinic granuloma. Br J Dermatol 113: 353–358

Infektionen

■ Tinea capitis

Definition. Durch Dermatophyten der Gattungen Trichophyton oder Microsporum verursachte Erkrankung des behaarten Kopfes. Im klinischen Sprachgebrauch hat sich der aus der altarabischen Medizin stammende Begriff Tinea – ursprünglich jede Affektion der Kopfhaut – für durch Dermatophyten hervorgerufene Erkrankungen der Haut eingebürgert. Durch die Angabe der Lokalisation, z.B. Tinea capitis (Kopf), wird er weiter qualifiziert. Unter klinischen Gesichtspunkten werden unterschieden:

Mikrosporie. Durch Mikrosporumarten hervorgerufene Infektion, die in einer oberflächlichen aphlegmasischen oder inflammatorischen Form auftreten kann. Die kleinfleckige Form der Mikrosporie wird auch als Microsporia parvimaculata bezeichnet.

Trichophytie. Durch Erreger der Gattung Trichophyton hervorgerufene Infektion, die unter dem Bild einer oberflächlichen entzündlichen Tinea, Trichophytia superficialis, oder einer tiefen entzündlichen Tinea, Trichophytia profunda, vorkommt.

Favus, Tinea favosa. Chronisch persistierende Sonderform der Tinea capitis, bei der charakteristische Myzelmassen enthaltende, schildchenförmige Schuppenkrusten entstehen, sog. Skutula.

Während früher die Auffassung vertreten wurde, dass aufgrund des klinischen Bilds einer Dermatophytose Rückschlüsse auf den mutmaßlichen Erreger gezogen werden können, ist zu betonen, dass Dermatophyten unterschiedlicher Gattungen identische klinische Bilder hervorrufen können, so dass die Einteilung in Mikrosporie und Trichophytie nur unter der Voraussetzung des kulturellen Erregernachweises Gültigkeit hat. Dies gilt speziell für das Kerion Celsi, das gekennzeichnet ist durch eine tiefe abszedierende und fistulierende Follikulitis mit Knotenbildung und ausgeprägter eitriger Sekretion. Es wird sowohl durch Mikrosporumarten als auch Trichophyten verursacht. Aulus Cornelius Celsus (30 v. Chr.–50 n. Chr.) prägte den Begriff im Vergleich zur Honigwabe (Kerion).

Sycosis parasitaria bezeichnet dasselbe klinische Erscheinungsbild einer mit Knotenbildung einhergehenden, pustulösen Follikulitis, allerdings mit bevorzugtem Befall von Kinn und Halsgegend.

Vorkommen. Die Erreger der Tinea capitis sind mit geographischen Schwerpunkten für einzelne Erreger weltweit verbreitet, wobei über die letzten Jahrzehnte ein Wechsel in der Häufigkeit einzelner Erreger festzustellen ist. Veränderungen im Erregerspektrum sind in erster Linie auf Verbesserungen der allgemeinen Hygiene- und Ernährungsbedingungen, Zunahme der Kleintierhaltung (seit den 50er-Jahren), Einführung des Griseofulvins (1958) und Zunahme des Fremden- und Reiseverkehrs zurückzuführen. In ihrer heute seltenen Sonderform als Favus setzte die Tinea capitis einen Meilenstein der Medizingeschichte, weil an ihr erstmals durch Schönlein und Remark (1837) der erregerbedingte Ursprung einer Krankheit bewiesen wurde. Gruby entdeckte den Erreger der Mikrosporie (1841), Microsporum audouinii, der als Verursacher der weitverbreiteten „Waisenhauskrankheit" mit weltweiten Epidemien unter Kindern ebenfalls medizinhistorische Bedeutung erlangte. Seither sind beide, Trichophyton schoenleinii und M. audouinii, in Deutschland sehr selten Ursache einer Tinea capitis, während ein Anstieg der Infektionen durch M. canis festzustellen ist. Eine in Deutschland erhobene epidemiologische Analyse (Tietz et al. 1999) zeigte folgende Häufigkeitsverteilung der Krankheitserreger: M. canis 54,8%, T. mentagrophytes 14,7%, T. verrucosum 8,1%, T. violaceum 6,1% und T. tonsurans 3,8%. Zoophile (von Tier zu Mensch übertragene) Dermatophytenarten überwogen gegenüber anthropophilen (von Mensch zu Mensch übertragenen) Spezies im Verhältnis von 4:1. Das Durchschnittsalter der Patienten betrug 17,3 Jahre. Zoophile Dermatophyten weisen im Vergleich zu den meisten anthropophilen Erregern eine hohe Kontagiosität und Virulenz auf, die wegen der häufig ausgeprägten Symptomatologie, der längeren Therapiedauer und einer Prädilektion für das Kindes- und Jugendalter eine besondere Herausforderung darstellen. Im Vergleich ergab die gleichzeitig durch die ECMM (European Confederation of Medical Mycology) erhobene gesamteuropäische Datenerhebung zur Tinea capitis folgendes Erregerspektrum (Hay 1998): M. canis 37,9%, T. tonsurans 23,1%, M. audouinii 10,8%, T. soudanense 10,4%, T. violaceum 9,7%. Dabei ist nicht zu übersehen, dass mit T. violaceum und T. soudanense aus Schwarzafrika oder T. tonsurans, das über den Ringkampfsport aus den USA nach Deutschland importiert wurde, typische Einwanderungspilze mit an der Spitze der ein-

heimischen anthropophilen Erreger stehen. Erschwert wird die Bekämpfung der anthropophilen Infektionen dadurch, dass es eine unbestimmte Anzahl asymptomatischer Keimträger für diese Erreger gibt. In den USA steht T. tonsurans an erster Stelle als häufigster Erreger der Tinea capitis. In den USA wurde asymptomatisches Trägertum von T. tonsurans bei 30% der adulten Kontakte zu Kindern mit Tinea capitis gefunden (Babel u. Baughman 1989). Meist handelte es sich um schwarze Frauen. Als mögliche Ursachen dieser höheren Prävalenz für schwarze Frauen werden unterschiedliche Hygienegewohnheiten und vermehrte Anwendung von Haarpomaden, evtl. auch biochemische Besonderheiten in der Zusammensetzung des Talgs und/oder des Haars vermutet. Es wird angenommen, dass der Anteil erwachsener an Tinea capitis Erkrankter höher liegt als die geschätzten 3–5% (Pipkin 1952) und viele Fälle nicht diagnostiziert werden (Cremer et al. 1997).

Ätiopathogenese. Bei der Infektion spielen neben den Erregern auch allgemeine und spezifische Infektionsbedingungen (Tab. 5.43) eine wichtige Rolle.

Nach dem Infektionsmodus lassen sich anthropophile Dermatophyten mit Übertragung von Mensch zu Mensch, zoophile Dermatophyten mit Übertragung von Tier auf Mensch und geophile Dermatophyten mit Verbreitung über das Erdreich unterscheiden (Tab. 5.44). Für die Übertragung von zoophilen Dermatophyten ist nicht nur der direkte Kontakt zu kranken Tie-

Tabelle 5.43. Infektionsbedingungen für Tinea capitis

Allgemeine Infektionsbedingungen
■ Menschenansammlungen:
– hygienische Verhältnisse
– Ernährungsbedingungen
■ Kontakt zu Tieren
– Kleintierhaltung (Hunde, Katzen, Spieltiere)
– Großtierhaltung (Rinder, Pferde, Schweine)
■ Kontakte mit Erdreich
■ Klimaverhältnisse

Spezielle Infektionsbedingungen
■ Kontagiosität und Virulenz der Erreger
■ Abwehrstatus des Wirtsorganismus
– Selbststerilisierungseffekt von Haut und Haaren
– immunologische Abwehrlage

Tabelle 5.44. Erreger der Tinea capitis

	Mikrosporie	Trichophytie
Anthropophil	M. audouinii	T. schoenleinii
	M. ferrugineum	T. tonsurans (Amerika)
		T. violaceum (Afrika)
		T. soudanense (Zentralafrika)
		T. gourvilii (Westafrika)
		T. yaoundi (Kamerun)
		(T. rubrum)
Zoophil	M. canis (Katzen, Hunde)	T. mentagrophytes (Spieltiere)
	M. distortum (Katzen, Hunde)	T. verrucosum (Rinder)
	M. equinum (Pferde)	T. equinum (Pferde)
	M. nanum (Schweine)	T. gallinae (Hühner)
		T. simii (Affen)
Geophil	M. gypseum	

ren, sondern auch der indirekte Kontakt über kontaminierte Gegenstände von Bedeutung. Zur ersten Gruppe gehört z. B. T. tonsurans, der häufigste Erreger der Tinea capitis in den USA; zur zweiten M. canis, die häufigste Ursache der Tinea capitis in Deutschland (54,8%) und Europa (37,9%). Als Beispiel für die geophile Dermatophytengruppe sei M. gypseum erwähnt, das ubiquitär im Erdboden vorkommt, aber trotz seiner weiten Verbreitung verhältnismäßig selten Infektionen beim Menschen verursacht.

Die Haare werden durch die Dermatophyten in charakteristischer Weise befallen, was sowohl für das klinische Erscheinungsbild als auch die Therapie der Tinea capitis von Bedeutung ist. Die in das Stratum corneum gelangten Pilzsporen dringen über das Infundibulum in den Haarfollikel ein, umscheiden zunächst die Haaroberfläche, penetrieren die Kutikula, um intrapilär unter der Kutikulaschicht abwärts bis zur Keratinisierungszone vorzudringen (Abb. 5.150). Die Art des Haarparasitismus ermöglicht eine Einteilung in einen endotrichen Typ mit vornehmlich intrapilärem Wachstum der Pilzfäden, die innerhalb des Haarschafts in Ketten von Sporen zerfallen (Abb. 5.151) (Beispiele: T. tonsurans, T. violaceum, T. soudanense, T. schoenleinii), und einen ektotrichen Typ mit selten intrapapilärem Wachstum. Beim kleinsporigen ektotrichen Typ finden sich unorganisierte Sporenhaufen bzw. in Ketten geordnete mikroide Sporen auf der Haaroberfläche (Beispiele: M. canis, M. ferrugineum, M. audouinii, T. mentagrophytes); beim großsporigen ektotrichen Typ langkettig geordnete, große Sporen außerhalb des Haarschafts (Beispiel: T. verrucosum). Das

Abb. 5.150. Intrapilär abwärts bis in die Keratinisierungszone vordringende Pilzfäden bei Tinea capitis

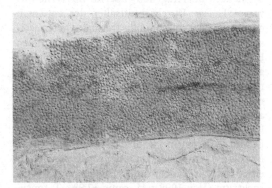

Abb. 5.151. Haarparasitismus vom Endothrixtyp

klinische Erscheinungsbild einer „black dot"-Tinea tritt bevorzugt bei Dermatophyten vom endotrichen Typ auf (z.B. T. tonsurans). Bei Dermatophytosen vom ektotrichen Typ (z.B. M. canis) muss indessen die systemische antimykotische Therapie wegen einer schlechteren Bioverfügbarkeit des Antimykotikums für außerhalb des Haarschafts liegende Sporen prolongiert durchgeführt werden (bis 12 Wochen).

Klinik. *Oberflächliche aphlegmasische Tinea capitis* (Abb. 5.152). Zunächst kleinherdige multifokale Alopezie des Kapillitiums mit feiner lamellärer Schuppung. Die Herde breiten sich allmählich aus und konfluieren zu polyzyklisch begrenzten alopezischen Arealen. In den wie mit Mehl bestäubt erscheinenden Herden fehlt eine entzündliche Reaktion. Während die durch M. audouinii und M. ferrugineum verursachte Mikrosporie typischerweise kaum entzündliche Veränderungen zeigt, gehen die zoophilen Dermatophyten wie M. canis häufiger mit einer stärkeren Entzündung und pustulöser Follikulitis einher. Es ist zu beachten, dass durch die Art der Körperhygiene, die unkritische Anwendung corticosteroidhaltiger Externa, aber auch aufgrund von Selbstbehandlungsversuchen mittels pilzwirksamr Externa (z.B. Parabene in Haarwässern) das Aussehen einer Mykose verändert werden kann. So findet man vermehrt kaum schuppende, aphlegmasische Herde auch bei zoophilen Erregern.

Black-dot-Tinea (Abb. 5.153). Im Gegensatz zur Mikrosporie finden sich bei den Trichophytien mit endotricher Wuchsform kürzere Haarstümpfe, die als komedoartige schwarze Punkte (black dots) sichtbar sind, da die Haare auf Höhe des Follikelausgangs abbrechen.

Oberflächliche inflammatorische Tinea capitis (Abb. 5.154). Auf die Infektion mit verschiedenen Dermatophyten vermag das Immunsystem mit unterschiedlichen lokalen Reaktionsformen zu antworten. Die Ausprägungen der klinischen Entzündungserscheinungen lassen keine Differenzierung zwischen Trichophytie und Mikrosporie zu. Typisch für die oberflächliche inflammatorische Form der Tinea capitis sind an ein seborrhoisches Ekzem erinnernde Rötung und Schuppung oder scheibenförmige, scharf begrenzte, infiltrierte Herde. Die an ein seborrhoisches Ekzem erinnernde Form mit/ohne Alopezie stellt die häufigste Form im Erwachsenenalter dar und wird deshalb oft verkannt.

Tiefe inflammatorische Tinea capitis (Abb. 5.155) bzw. *phlegmasische Tinea capitis* oder *Ke-*

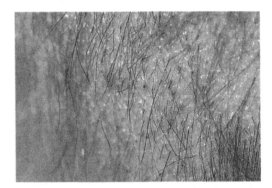

Abb. 5.153. Black-dot-Tinea

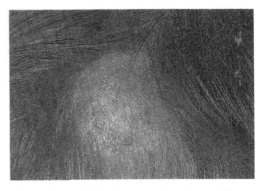

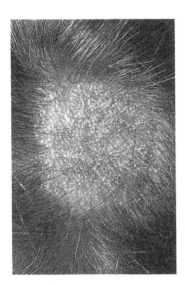

Abb. 5.152. Oberflächliche aphlegmasische Tinea capitis

Abb. 5.154. Oberflächliche inflammatorische Tinea capitis

rion Celsi. Bei stark ausgeprägten Entzündungs-zeichen mit Rötung, starker entzündlicher Infilt-ration, follikulären Pusteln und Schuppenkrus-ten spricht man von der phlegmasischen Form. Sie entspricht im Wesentlichen einer tiefen In-fektion, bei der die Pilze tief in die Follikel dringen und im Extremfall zur Abszedierung und Knotenbildung mit massiver eitriger Sekre-tion führen – Kerion Celsi (Abb. 5.156). Eine nuchale Begleitlymphadenopathie ist typisch. Allgemeinsymptome mit Fieber, Kopfschmerzen und Erbrechen kommen vor. Die immunolo-gisch bedingte, massive, abszedierende Entzün-dung bedingt nicht selten eine irreversible Zer-störung der Haarfollikel unter Hinterlassung einer herdförmig vernarbten, permanenten Alo-pezie (Abb. 5.157).

Trichophytia barbae profunda, Sycosis parasi-taria. Die tiefe Dermatophyteninfektion der bär-tigen Anteile von Gesicht und Hals beginnt mit vereinzelten eitrigen Follikulitiden, die durch das Rasieren weiter verbreitet werden. Die entzündliche Infektion dringt rasch in die Tiefe der Haarfollikel vor unter Ausbildung infiltrier-ter, furunkuloider Knoten, die von follikulären Pusteln übersät sind. Die Barthaare stecken lo-cker in den Follikelöffnungen und lassen sich für diagnostische Zwecke schmerzlos auszupfen. Im Extremfall entstehen durch eitrige Ein-schmelzung unterminierte, konfluierende Abs-zesse (Abb. 5.158), die in schweren Fällen von Allgemeinsymptomen wie Fieber und Abge-schlagenheit begleitet sein können. Eine druck-

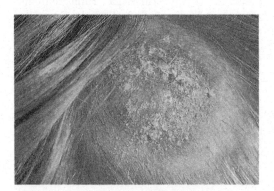

Abb. 5.155. Tiefe inflammatorische Tinea capitis

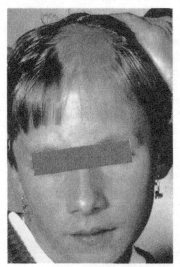

Abb. 5.157. Pseudopeladezustand nach Tinea capitis

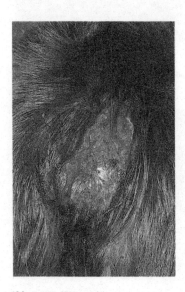

Abb. 5.156. Kerion Celsi

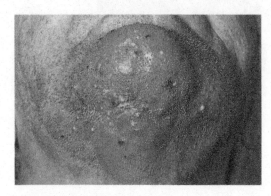

Abb. 5.158. Trichophytia barbae profunda

schmerzhafte regionale Begleitlymphadenopathie ist die Regel.

Tinea favosa, Favus. Typisch sind schwefelgelbe, linsengroße, schüsselförmige, gedellte Schuppenkrusten (Skutulum = Schildchen), die sich auf einem entzündlich geröteten Grund im und um die Haarfollikel entwickeln und im Zentrum einen oder mehrere Haarschäfte umschließen. In seiner schwersten Ausprägung führt der Favus zu einem Haarverlust von über einem Drittel des Kapillitiums mit zentral atrophischer Abheilung und peripherem Fortschreiten neuer Skutula (Abb. 5.159). Die starke Krustenauflagerung, Exsudation und oft bakterielle Superinfektion führen zu einem eigenartigen, an Mäuseurin erinnernden Geruch. Unbehandelt kann die Infektion lebenslang fortbestehen. Aufgrund der geringen Kontagiosität des anthropophilen Erregers (T. schoenleinii) bedarf es oft eines jahrzehntelangen Zusammenlebens, um eine Übertragung zu bewirken. Nicht selten wurde der Erreger deshalb in Familien von Generation zu Generation übertragen, weshalb früher die irrtümliche Auffassung bestand, die Erkrankung sei erblich, „Erbgrind".

Id-Reaktionen, Mykide. Die Anwesenheit von Dermatophyten in der Haut führt zur Immunantwort, die sich durch Intrakutantestung nachweisen lässt. Nach intrakutaner Injektion von Pilzantigenen (Phytine) kann es sowohl zu einer Reaktion vom Sofort- als auch vom Spättyp kommen. Während die diagnostische Bedeutung dieser Reaktionen nur gering ist, kann eine hypererge Reaktionslage im Lauf einer Dermatophytose fern vom Infektionsherd Hauterscheinungen hervorrufen, die allgemein als Id-Reaktion bzw. Mykid (Trichophytid, Mikrosporid) bezeichnet werden. Klinisch handelt es sich um papulöse Exantheme (Abb. 5.160), phlegmonöse Reaktionen, urtikarielle Exantheme, dyshidrosiforme palmoplantare Eruptionen, anuläre oder nodöse Erytheme und vaskulitische Reaktionen. Derartige Reaktionen kommen auch während systemischer antimykotischer Behandlung einer manifesten Mykose vor, vermutlich infolge gesteigerter Antigenfreisetzung bei Abtötung der Keime (Herxheimer-Reaktion). Sie bilden sich spontan zurück, wenn die Mykose unter der Behandlung abheilt.

Mitbefall der freien Haut kommt häufig vor und ist nicht mit einer Id-Reaktion zu verwechseln. Vor allem Befall mit M. canis zeichnet sich oft (in 49%) durch das Vorhandensein gleichzeitig mehrerer Herde auf der glatten Haut aus,

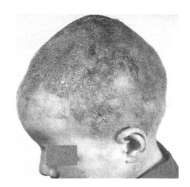

Abb. 5.159. Tinea favosa

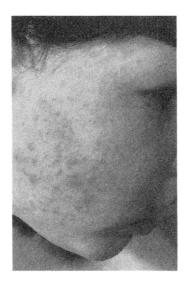

Abb. 5.160. Papulöses Mykid

weshalb neben der Kopfhaut immer auch die übrige Haut zu inspizieren ist. Prädilektionsstellen sind Gesicht, Hals, Arme und Oberschenkel. Ebenso sind Kontaktbereiche der Erkrankten zu untersuchen, wobei Erwachsene nicht ausgelassen werden sollten, die häufiger Herde auf der glatten Haut aufweisen.

Diagnostik. Die Diagnose einer Tinea capitis (und Tinea barbae) gründet auf die klinische Untersuchung und den Nachweis des Krankheitserregers. Erstere umfasst die Inspektion (inkl. freie Haut) und die Woodlichtuntersuchung; letztere basiert auf mikroskopischen, kulturellen und gegebenenfalls auch histologischen Untersuchungen. Optimale Ergebnisse sind durch den richtigen klinischen Verdachtsmoment und die Gewinnung von Untersuchungsmaterial in geeigneter Weise für die Labordiagnostik zu erwarten.

Klinischer Verdacht. Während bei Vorliegen pustulöser (im Kindesalter häufiger durch Pilze verursacht, im Erwachsenenalter oft staphylogen bedingt) oder alopezischer Areale mit (auch diskreter) Schuppung im Kindesalter stets ein hoher Verdacht auf das Vorliegen einer Tinea capitis geäußert werden muss, ist generell bei chronisch entzündlichen Kopfhautveränderungen mit Schuppung und/oder Exsudation (Krusten) eine Mykose auszuschließen.

Woodlicht (R.W. Wood, amerikanischer Physiker 1868). Sowohl bei epidemiologischen Untersuchungen als auch zur frühzeitigen Erkennung (ab 6 Tage nach Infektion) einiger mykotischer Infektionen (Mikrosporie) sowie zur Kontrolle der entsprechenden Therapie wird als diagnostisches Hilfsmittel die Woodlampe eingesetzt. Es handelt sich um eine Quarzlampe mit Blaufilter, durch das langwellige UV-A-Strahlen (maximal 265 nm) hindurchgehen, was bei Untersuchung im abgedunkelten Raum zu einer charakteristischen Hellgrün-gelb-Fluoreszenz pilzbefallener Haut und Haare führt. Die Untersuchung eignet sich speziell, um Kopfhautbefall mit den sich rasch verbreitenden anthropophilen Infektionen mit M. audouinii und M. ferrugineum zu ermitteln. Ebenfalls ist Befall mit M. canis an der Fluoreszenz erkennbar, während sich die Untersuchung für Trichophytonspezies nicht eignet. Die grau-weißliche Fluoreszenz bei T. tonsurans fehlt meist, und die matt-weißliche Fluoreszenz (wie Fingernägel) bei T. violaceum ist schwierig von Seifen-, Salben-, Farbstoff- und Kosmetikaresten zu unterscheiden.

Gewinnung von Untersuchungsmaterial. Es gilt Material sowohl im Bereich der befallenen Haut als auch der Haare in geeigneter Weise zu entnehmen. Auf Pilzinfektion verdächtige Haut wird mit einer Gaze mit 70%igem Isopropylalkohol vorsichtig abgerieben, wobei die sich lösenden Schuppen zunächst nicht für das Präparat verwendet werden. Dann werden vom Rand des erkrankten Bezirks mit einer sterilen Skalpellklinge festhaftende Schuppen abgenommen. Sind Pusteln vorhanden, werden diese nach oberflächlicher Desinfektion mit einer sterilen Kanüle eröffnet und der Inhalt mit einer sterilen Platinöse gewonnen. Für die Abnahme von Haarmaterial empfiehlt es sich, auch hier die Haut vorher zu reinigen, um oberflächliche Kontaminanten zu entfernen. Mit einer Epilationspinzette werden dann die oft kurzen Haar-

stümpfe einschließlich Haarwurzel aus der Haut herausgezogen. Je mehr Haarmaterial gewonnen wird, desto größer ist die Chance, im Nativpräparat Pilzelemente zu erkennen und den Pilz in der Kultur zu isolieren.

Mikroskopische Direktuntersuchung (Direktpräparat). Bei Verdacht auf eine Pilzerkrankung lassen sich Hinweise auf eine Pilzinfektion mittels mikroskopischer Betrachtung des Direktpräparats in kurzer Zeit gewinnen. Sie ermöglicht einen direkten Nachweis von Pilzelementen in Hautschuppen und Haaren, ohne dass eine Speziesdiagnostik möglich ist. Das zu untersuchende Material (Hautschuppen, epilierte Haare) wird auf einen Glasobjektträger verbracht und mit einem Deckglas bedeckt, unter das man anschließend vom Rand her mittels Pipette eine 15–30%ige Kalilauge laufen lässt. Durch die Kalilauge werden die Keratinmassen zum Quellen gebracht, wodurch sie transparenter werden, während die Pilzhyphen und Sporen unverändert bleiben. Kurzfristiges leichtes Erwärmen über einer Bunsenbrennerflamme (nicht kochen!) beschleunigt die Auflösung der Zellverbände. Im Allgemeinen wird das Präparat nach einer Einwirkungszeit von 60 Minuten in einer feuchten Kammer mit feuchtem Fließpapier (damit die Kalilauge nicht auskristallisiert) nochmals beurteilt. Man kann ein solches Präparat auch ohne feuchte Kammer länger aufbewahren (bis 2 Tage), wenn der Kalilauge 20% Glycerin zugesetzt wird. Ein Zusatz von 40% Dimethylsulfoxid (DMSO) erlaubt eine beschleunigte Untersuchung auch ohne Erwärmen des Präparats, was gleichfalls sein schnelles Austrocknen verhindert. Vor dem Mikroskopieren wird die am Rand des Deckglases gegebenenfalls überstehende Kalilauge mit Fließpapier abgesaugt und dabei gleichzeitig das Deckglas ausgedrückt, damit das Präparat in möglichst dünner Schicht beobachtet werden kann. Die Beurteilung der Präparate erfolgt mit dem Hellfeldmikroskop bei 16- und 40facher Objektivvergrößerung. Das ungefärbte mikroskopische Direktpräparat wird als Nativpräparat bezeichnet. Durch die Beifügung eines Farbstoffs, z.B. Lactophenol-Baumwollblau zur Kalilauge oder Kongorot zu SDS (Natriumdodecyllaurylsulfat) (Abb. 5.161a), können die Pilzelemente angefärbt werden. Spezielle diagnostische Hinweise ergeben sich aus der Untersuchung von Haaren durch die Lagerung von Hyphen und Sporen entweder innerhalb des Haarschafts (endotrich) oder außen auf der Kutikula (ektotrich).

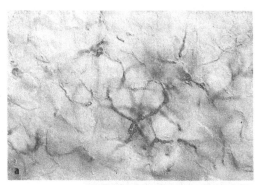

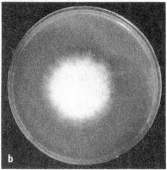

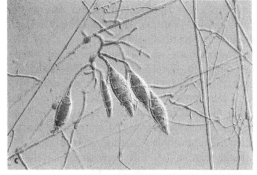

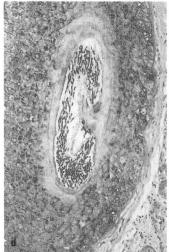

Abb. 5.161. Untersuchungsmaterial von Tinea capitis. **a** Nativpräparat (Kongorot). **b** Pilzkultur. Microsporum canis. **c** Zupfpräparat. Konidien von Microsporum canis (Lactophenol-Baumwollblau). **d** Histologie. PAS-positive Pilzelemente

Kultureller Pilznachweis. Während das positive Direktpräparat nur eine Aussage über die Anwesenheit von Pilzen erlaubt, dient die Kultur der Bestimmung der Pilzspezies. Sie ist die sicherste und auch empfindlichste Methode zum Nachweis einer Pilzinfektion, auch bei negativem Direktpräparat. Zum Nachweis bzw. Ausschluss einer Mykose sollten in jedem Fall mit abgenommenem Untersuchungsmaterial mehrere Nährboden beimpft werden. Hierzu eignen sich der international übliche Sabouraud-Agar oder der in Deutschland häufig verwendete Kimmig-Agar. Diese befinden sich entweder in Kunststoffpetrischalen oder Schrägagarröhrchen. Nach entsprechender Inkubation bei Zimmertemperatur oder im Brutschrank (optimale Wachstumsbedingungen für Dermatophyten bietet ein Brutschrank mit 25–26 °C; für T. verrucosum beträgt die Temperatur 37 °C) erlauben die Wachstumsform (Koloniengröße und Kolonienoberflächenstruktur, Beschaffenheit des Randes) und die Farbtönung (Pigmentbildung) der Kulturen eine erste makroskopische Zuordnung (Abb. 5.161 b). Während Hefen und Schimmel in der Regel innerhalb weniger Tage wachsen, ist für Dermatophyten ein Zeitraum von 3 Wochen anzunehmen. T.-verrucosum-Kolonien können auch dann noch sehr klein sein. Da Schimmel in vielen Fällen Kontaminanten darstellen, wird dem Nährstoff Cycloheximid (400 mg/l) zugesetzt, um ihr Wachstum zu hemmen, damit die langsamer wachsenden Dermatophyten Raum für ihre Entwicklung haben. Der Zusatz von Cycloheximid kann gelegentlich auch einige Dermatophyten in ihrem Wachstum hemmen, so dass cycloheximidhaltiger Agar immer nur parallel zu anderen Agarformen ohne Zusatz zum Einsatz kommen soll. Um das Wachstum von Bakterien zu unterdrücken, werden dem Agar ferner antibakterielle Antibiotika (z. B. 40.000 IE/l Penicillin + 40 mg/l Streptomycin) zugesetzt. Die mikroskopische Beurteilung der Kultur orientiert sich schließlich an Form und Größe der Hyphen, Form und Anordnung der Konidien (von den Hyphen äußerlich abgeschnürte, vegetative, asexuelle Sporen). Für diese Untersuchung wird entweder ein Zupfpräparat oder ein Transparentklebeband-Abklatschpräparat hergestellt. Beim *Zupfpräparat* wird mit dem mykologischen Haken Material auf einen Objektträger gebracht, dessen Oberfläche vorher mit 0,9%iger NaCl-Lösung oder Lactophenol-Baumwollblau-Lösung (Abb. 5.161 c) beschickt worden ist. Das *Transparentklebeband-Abklatschpräparat* erlangt man, indem ein Transparentklebeband kurz auf die Kolonienoberfläche gedrückt und dann mit der Klebeseite nach unten auf einem Objektträger befestigt wird, der zuvor ebenfalls mit Lactophenol-Baumwollblau-Lösung beschickt worden ist. Weitergehende Untersuchungen, die nicht zuletzt notwendig sind, wenn es gilt z. B. die Spezies T. mentagrophytes und T. rubrum zu differenzieren, erfolgen durch Beurteilung des biochemischen Verhaltens.

Histopathologie. In der Diagnostik der Tinea capitis nimmt die Biopsie eher eine Randstellung ein und ist der Abklärung unklarer Fälle entzündlich vernarbender Kopfhauterkrankungen vorbehalten. Typischerweise findet sich eine an neutrophilen Granulozyten reiche follikuläre und perifollikuläre Entzündung bis hin zur Ausbildung einer abszedierenden Follikulitis mit Follikelruptur bei Kerion Celsi. Intrafollikulär sind je nach Wuchsform der Pilze innerhalb des Haarschafts (endotrich) oder auf der Haarschaftoberfläche (ektotrich) PAS-positive Pilzelemente zu erkennen (Abb. 5.161 d), welche die interfollikuläre Epidermis in der Regel aussparen. Ihr Fehlen schließt eine Mykose nicht aus.

Immunologischer Status. Eine Sonderstellung nimmt T. rubrum ein, insofern als dieser häufige Erreger von Mykosen der freien Haut selten Ursache einer Tinea capitis ist und dann häufiger mit Begleiterkrankungen wie lymphoproliferativen Erkrankungen, Morbus Cushing, Diabetes mellitus und anderen Ursachen eines Immundefekts einhergehen kann (Kind et al. 1974). Auch eine selektive Immundefizienz gegenüber T. rubrum mit ausgedehnten pityriasiformen Flächen an Stamm, Extremitäten und gegebenenfalls der behaarten Kopfhaut in Verbindung mit einer kutanen Anergie und erhöhten IgE kommt vor.

Differenzialdiagnose. Oberflächliche aphlegmasische Tinea capitis: Alopecia areata, Trichotillomanie, Alopecia areolaris syphilitica, Alopecia parvimaculata. Inflammatorische Tinea capitis (erythematosquamös): seborrhoisches Ekzem, atopisches Ekzem, Psoriasis, Pityriasis amiantacea, kutaner Lupus erythematodes, Langerhans-Zellen-Histiozytose. Inflammatorische Tinea capitis (pustulös): bakterielle Pyodermien (oberflächlich, tief), sterile Pustulosen. Trichophytia barbae profunda: Ostiofolliculitis barbae (Sycosis nonparasitaria), Folliculitis decalvans faciei (lupoide Sycosis), Folliculitis eczematosa barbae, Pseudofolliculitis barbae (Pili incarnati), Sycosis herpetica.

Verlauf und Prognose. Vor 1958 (Einführung von Griseofulvin) war es sehr schwierig, Infektionen z. B. mit M. audouinii zu heilen; es blieb als einziger Ausweg, die Spontanheilung während der Pubertät abzuwarten. Die Beobachtung, dass Infektionen mit M. audouinii während der Pubertät abheilten, hat dazu geführt, fungistatische Verbindungen im Sebum oder Haar Erwachsener für diese Spontanheilung verantwortlich zu machen (Selbststerilisierungseffekt). Die Selbstheilungstendenz der tiefen Trichophytie, aber auch stark entzündlicher Verlaufsformen der Mikrosporie (Kerion Celsi) weist auf den Einfluss immunologischer Vorgänge hin. Auch die Trichophytia profunda barbae zeigt Selbstheilungstendenz. Mit zunehmender Entzündungsreaktion, wie sie besonders die zoophilen Erreger auslösen, nimmt die Spontanremission zu, aber gleichzeitig auch das Risiko einer irreversiblen entzündlichen Zerstörung von Kopfhaarfollikel. Dagegen halten die durch anthropophile Trichophyten, speziell T. schoenleinii (Favus), ausgelösten Infektionen über Jahrzehnte an. Aus diesen Gründen ist heute generell eine frühzeitige Diagnose und Therapieeinleitung stets angezeigt. Unter diesen Bedingungen erstaunt die große Regenerationsfähigkeit der Haare immer wieder. Speziell bei Tinea barbae wachsen die Haare meist wieder.

Prophylaxe und Therapie. Ausnahmslos folgt heute der Diagnose einer Tinea capitis die systemische antimykotische Therapie mit Griseofulvin oder einem der neueren Breitbandantimykotika. Vor Einleitung der Behandlung sollte die Diagnose einer Dermatophyteninfektion durch den Nachweis im Nativpräparat und durch die mykologische Kultur gesichert sein.

Die kulturelle Identifikation des Erregers ist sowohl für das Therapieprotokoll als auch aus epidemiologischen Gründen (Umgebungsabklärung, Hygienemaßnahmen) relevant.

Antimykotika. Zur oralen Therapie der Tinea capitis stehen heute Antimykotika dreier Substanzklassen zur Verfügung: Griseofulvin, die Azole Fluconazol und Itraconazol und das Allylamin Terbinafin.

Griseofulvin wurde ursprünglich aus dem Schimmel Penicillium griseofulvum gewonnen. Therapeutisch kommt vor allem der Anreicherung in der Hornschicht von Haut und Haaren, dem Sitz der Erreger, Bedeutung zu; allerdings wirkt Griseofulvin nur fungistatisch und erfasst nicht die Pilzsporen. Nicht zuletzt wegen der Infektiosität sollte deswegen zusätzlich zu einer oralen Griseofulvinbehandlung eine Lokalbehandlung mit einem fungiziden Antimykotikum durchgeführt werden. Zu nennen sind Ciclopiroxolamin, Terbinafin und Waschungen mit Jodpovidon. Bis unlängst war Griseofulvin der „Goldstandard" in der Behandlung der Tinea capitis (Einführung 1958), und echte Griseofulvinresistenzen stellen bis heute eher die Ausnahme dar. Viel eher ist die gegenüber den neueren Antimykotika (80–100%) niedrigere Erfolgsrate (60,7%) von Griseofulvin auf eine Praxis der Unterdosierung (<15 mg/kg und Tag ultramikronisiertes Griseofulvin), der zu kurzen Therapiedauer (<6 Wochen), der ungenügenden Patientencompliance (muss zusammen mit einer fettigen Mahlzeit eingenommen werden, hohe Nebenwirkungsrate mit Erbrechen) und Medikamenteninteraktionen (z. B. mit Phenobarbital) zurückzuführen. Im Idealfall erfolgt die orale Griseofulvinbehandlung während 8 bis nötigenfalls 16 Wochen (bei M. canis) in einer Einmaldosierung von jeweils 15 mg/kg und Tag ultramikronisiertes Griseofulvin bzw. 15–20 mg/kg und Tag (bei M. canis bis 25 mg/kg und Tag) mikronisiertes Griseofulvin, zusammen mit einem Butterbrot eingenommen.

Die Azole *Fluconazol* und *Itraconazol* wirken über eine selektive Hemmung der Cytochrom-P450-abhängigen Ergosterolbiosynthese in der Pilzmembran. Es handelt sich bei beiden um Breitbandantimykotika mit fungistatischer Wirkung. Fluconazol wird in einer Dosierung von 6 mg/kg und Tag über 6 Wochen gegeben (für T. tonsurans auch kürzere Behandlungsdauer möglich). Neuerdings hat sich auch die „Pulsbehandlung" mit 8 mg/kg Fluconazol 1-mal

wöchentlich während 8 Wochen (für T. tonsurans) bis 12 Wochen (für M. canis) bewährt. Itraconazol wird in einer Dosierung von 5 mg/kg und Tag über 4 Wochen (T. tonsurans) bis 6 Wochen (M. canis) gegeben. Für Kinder bewährt sich auch folgendes Dosierungsschema: 10–20 kg Körpergewicht 100-mg-Kapsel jeden 2. Tag; 20–36 kg 100 mg täglich; 36–50 kg 200 mg täglich; >50 kg 2-mal 200 mg täglich (Erwachsenendosis). Itraconazol muss zusammen mit einem Nahrungsmittel (z. B. Orangensaft) eingenommen werden. Bei Kindern liegen derzeit noch keine hinreichenden Erfahrungen vor, um eine Pulsbehandlung der Tinea capitis zu empfehlen. Gute Erfolge wurden bei T. tonsurans mit 5 mg/kg und Tag Itraconazol während 1 Woche, 2 Wochen Pause, dann wieder 5 mg/kg und Tag Itraconazol während 1 Woche, 3 Wochen Pause und 5 mg/kg und Tag Itraconazol während 1 Woche (optional) erzielt. Von Vorteil ist, dass für Kinder sowohl Fluconazol als auch Itraconazol in Flüssigform erhältlich sind. Das in der Flüssigform von Itraconazol enthaltene Cyclodextrin kann allerdings bei Kindern Durchfall auslösen. Bei den Azolen sind generell Cytochrom-P450-abhängige Medikamenteninteraktionen zu beachten. Für ein sofortiges Wirksamwerden der Therapie und eine rasche Reduktion der Ansteckungsgefahr empfiehlt sich wiederum die kombinierte Behandlung mit Lokaltherapeutika mit unterschiedlichem Angriffspunkt der Pilzzelle, z. B. Ciclopiroxolamin oder Terbinafin und Waschungen mit Jodpovidon.

Das Allylamin *Terbinafin* greift im Vergleich zu den Azolen in einer früheren Stufe der Ergosterolbiosynthese der Pilze ein, nämlich über eine Hemmung der Squalenepoxidase. Dies führt zu einer intrazellulären Kumulation von Squalen bei gleichzeitigem Ergosterolmangel, was den Tod der Pilzzelle zur Folge hat. Das Enzym Squalenepoxidase ist nicht abhängig vom Cytochrom-P450-System. Terbinafin wirkt fungizid. Terbinafin wird in einer Dosierung von 6 mg/kg und Tag während 4–6 Wochen gegeben. Kürzere Behandlungsdauer (1 Woche) sind bei T. tonsurans möglich, längere (8 Wochen) bei M. canis notwendig. Für Kinder kommt auch folgendes Dosierungsschema zum Einsatz: <20 kg 62,5 mg (1/2 Tablette zu 125 mg) täglich; 20–40 kg 125 mg (1 Tablette zu 125 mg) täglich; >40 kg 250 mg (1 Tablette zu 250 mg) täglich. Auch hier stellt die Kombination mit einer topischen antimykotischen Therapie ein bevorzugtes Therapieprinzip, z. B. mit Ciclopiroxolamin oder Imidazolen (z. B. Clotrimazol, Ketoconazol) und Jodpovidon- oder Seleniumdisulfidwaschungen.

Aufgrund der mitunter großen Gefährdung der Haarfollikel mit dem Risiko einer irreversiblen entzündlichen Zerstörung der Kopfhaarfollikel beim Kerion Celsi sollte während der ersten 2 Wochen Therapie zusätzlich Prednison in einer Dosierung von 1 mg/kg Körpergewicht pro Tag gegeben werden. Dagegen ist die Indikation zu einer systemischen antibiotischen Behandlung (Makrolide, staphylokokkenwirksame Penicilline) erst bei Nachweis einer bakteriellen Superinfektion (in der Regel durch Staphylokokken) angezeigt.

Der Behandlungserfolg wird 4, 6 und 8 Wochen nach Beginn der Therapie klinisch und kulturell beurteilt. Eine Abschlussuntersuchung hat nochmals 8 Wochen nach Ende der Therapie zu erfolgen.

Umgebungsabklärung und Hygienemaßnahmen. Bei anthropophilen Infektionen sollten Kontaktpersonen auf Erkrankung oder asymptomatisches Trägertum untersucht werden, bei zoophilen Infektionen Haustiere untersucht und (mit Griseofulvin) saniert werden. Bei Mikrosporie erweist sich die Woodichtfluoreszenz sowohl für die Untersuchung befallener Kleintiere als auch für Reihenuntersuchungen (z. B. Schulklassen) als nützlich, weil es damit leicht gelingt, Tiere bzw. eine große Anzahl Personen in kurzer Zeit zu untersuchen. Selbst Einzelhaarbefall lässt sich im Woodllicht an einer charakteristischen Hellgrün-gelb-Fluoreszenz bei Mikrosporien erkennen, unter der Einschränkung, dass sie auch fehlen kann. Falls bei einer Tinea capitis die Fluoreszenz fehlt, sollte trotzdem in erster Linie an eine Trichophytie gedacht werden. Zur Untersuchung von Kontaktpersonen (z. B. Familienmitglieder) auf asymptomatisches Trägertum eignet sich die „Zahnbürstenmethode": Jede Kontaktperson bürstet sich den Haarboden an verschiedenen Stellen mit einer individuellen Zahnbürste und schickt diese in der entsprechend bezeichneten Originalpackung einem mykologischen Labor, wo ein Abklatsch der Zahnbürste auf entsprechende Nährboden angefertigt wird. Praktisch kann auch so vorgegangen werden, dass asymptomatische Kontaktpersonen (z. B. Mütter erkrankter Kinder) gleichzeitig eine sporozide Shampoobehandlung z. B. mit Jodpovidon durchführen. Kinder mit floriden anthropophilen Dermatophyten- und

M.-canis-Infektionen sollten die Schule nicht besuchen. Da für die Übertragung von Dermatophyten auch der indirekte Kontakt über kontaminierte Gegenstände von Bedeutung sein kann, sind schließlich auch Desinfektionsmaßnahmen bzw. die Entsorgung entsprechender Gebrauchsgegenstände (z. B. Haarbürste, Kamm) in Betracht zu ziehen (Tab. 5.45).

Tabelle 5.45. Therapie der Tinea capitis

Systemische antimykotische Therapie in jedem Fall angezeigt
- „Goldstandard":
  - Griseofulvin (ultramikronisiert) 15 mg/kg/Tag
  - Griseofulvin (mikronisiert) 15–25 mg/kg/Tag
  während 8–12–16 Wochen*
- neuere systemische Antimykotika
  Triazole:
  - Fluconazol 6 mg/kg/Tag 6 Wochen
  - Itraconazol 5 mg/kg/Tag 4–6 Wochen*
  Allylamine:
  - Terbinafin 6 mg/kg/Tag 4–8 Wochen* oder
  - <20 kg 62,5 mg 1-mal täglich
  - 20–40 kg 125 mg 1-mal täglich
  - >40 kg 250 mg 1-mal täglich
- „Pulstherapie":
  Fluconazol 8 mg/kg 1-mal wöchentlich 8–12 Wochen*

Topische antimykotische/sporozide Therapie als unterstützende Begleitmaßnahme
- Shampoobehandlung: Jodpovidon, Seleniumdisulfid, Ketoconazol
- Antimykotische Lokalanwendungen
  - Ciclopiroxolamin
  - Imidazole: Clotrimazol, Econazol, Miconazol, Ketoconazol
  - Allylamine: Terbinafin

Steroide bei starker Entzündung:
Prednison 1 mg/kg/Tag während 2 Wochen

Systemische Antibiotika nur bei Nachweis einer sekundären bakteriellen Infektion
- Makrolidantibiotika
- staphylokokkenwirksame Penicilline

Umgebungsabklärung und Hygienemaßnahmen
- Erfassung und Behandlung asymptomatischer Träger
- Sanierung infizierter Haustiere
- Desinfektion/Entsorgung kontaminierter Gebrauchsgegenstände

* Generell kürzere Behandlungsdauer für endotriche Trichophytonspezies bzw. längere Behandlungsdauer für ektotriche Mikrosporumspezies
Anmerkung: Für Itraconazol und Fluconazol sind Suspensionen erhältlich

■ Literatur

Abdel-Rahman SM, Nahata MC, Powell DA (1997) Response to initial griseofulvin therapy in pediatric patients with tinea capitis. Ann Pharmacother 31:406–410

Abdel-Rahman SM, Powell DA, Nahata MC (1998) Efficacy of itraconazole in children with Trichophyton tonsurans tinea capitis. J Am Acad Dermatol 38:443–446

Aly R (1994) Ecology and epidemiology of dermatophyte infections. J Am Acad Dermatol 31 (Suppl): S21–S25

Babel DE, Baughman SA (1989) Evaluation of the adult carrier state in juvenile tinea capitis. J Am Acad Dermatol 21:1209–1212

Calista D, Schianchi S, Morri M (2001) Erythema nodosum induced by Kerion Celsi of the scalp. Pediat Dermatol 18:114–116

Ceburkovas O, Schartz RA, Janniger CK (2000) Tinea capitis: current concepts. J Dermatol 27:144–148

Cremer G, Bournerias I, Vandemeleubroucke E et al. (1997) Tinea capitis in adults: misdiagnosis or reappearance? Dermatology 194:8–11

Dragos V, Lunder M (1997) Lack of efficacy of 6-week treatment with oral terbinafine for tinea capitis due to Microsporum canis in children. Pediat Dermatol 14:46–48

Elewski BE (1999) Treatment of tinea capitis: beyond griseofulvin. J Am Acad Dermatol 40:27–30

Elewski BE (2000) Tinea capitis: a current perspective. J Am Acad Dermatol 42:1–20

Gupta AK, Sauder DN, Shear NH (1994) Antifungal agents: an overview. Part I. J Am Acad Dermatol 30:677–698

Gupta AK, Sauder DN, Shear NH (1994) Antifungal agents: an overview. Part II. J Am Acad Dermatol 30:911–933

Gupta AK, Alexis ME, Raboobee N et al. (1997) Itraconazole pulse therapy is effective in the treatment of tinea capitis in children: an open multicentre study. Br J Dermatol 137:251–254

Gupta AK, Adam P, de Doncker P (1998) Itraconazole pulse therapy for tinea capitis: a novel treatment schedule. Pediat Dermatol 15:225–228

Gupta AK, Adam P (1998) Terbinafine pulse therapy is effective in tinea capitis. Pediat Dermatol 15:56–58

Gupta AK, Adam P, Soloman R, Aly R (1999) Itraconazole oral solution for the treatment of tinea capitis using the pulse regimen. Cutis 64:192–194

Gupta AK, Dlova N, Taborda P et al. (2000) Once weekly fluconazole is effective in the treatment of tinea capitis: a prospective, multicentre study. Br J Dermatol 142:965–968

Haroon TS, Hussain I, Aman S et al. (1996) A randomized double-blind comparative study of terbinafine for 1, 2 and 4 weeks in tinea capitis. Br J Dermatol 135:86–88

Hay RJ (1998) Epidemiological survey on tinea capitis in Europe – interim report. Mycol Newsl 2:13

Herbert AA (1997) Diagnosis and treatment of tinea capitis in children. Dermatol Ther 2:78–83

Honig PJ, Smith LR (1979) Tinea capitis masquerading as atopic or seborrhoic dermatitis. J Pediat 94:604–605

Howard R, Frieden IJ (1995) Tinea capitis: new perspectives of an old disease. Sem Dermatol 14:2–8

Hubbard TW, de Triquet JM (1992) Brush-culture method for diagnosing tinea capitis. Pediatrics 90:416–418

Hubbard TW (1999) The predictive value of symptoms in diagnosing childhood tinea capitis. Arch Pediat Adolesc Med 153:1150–1153

Jones TC (1995) Overview of the use of terbinafine (Lamisil®) in children. Br J Dermatol 132:683–689

Kind R, Hornstein OP, Meinhof W, Weidner F (1974) Tinea capitis durch Trichophyton rubrum und Multimorbidität im Senium mit partiellem Defekt der zellulären Immunität. Hautarzt 25:606–610

Koumantaki E, Kakourou T, Rallis E et al. (2001) Double dose of oral terbinafine is required for Microsporum canis tinea capitis. Pediat Dermatol 18:339–342

Lopez-Gomez S, del Palacia A, van Custem J et al. (1994) Itraconazole versus griseofulvin in the treatment of tinea capitis: a double blind randomized study in children. Int J Dermatol 33:743–747

McCinley KJ, Leyden JJ (1982) Antifungal activity of dermatological shampoos. Arch Dermatol Res 272:339–342

Mercurio MG, Elewski B (1997) Tinea capitis treatment. Dermatol Ther 3:79–83

Montero GF (1998) Fluconazole in the treatment of tinea capitis. Int J Dermatol 37:870–871

Nejjam F, Zagula M, Carbiac MD et al. (1995) Pilot study of terbinafine in children suffering from tinea capitis: evaluation of efficacy, safety, and pharmacokinetics. Br J Dermatol 132:98–105

Piérard GE, Arrese JE, Piérard-Franchimont C (1996) Treatment and prophylaxis of tinea infections. Drugs 52:209–224

Pipkin JL (1952) Tinea capitis in the adult and adolescent. Arch Dermatol Syphiol 66:9–40

Solomon BA, Collins R, Sharma R et al. (1997) Fluconazole for the treatment of tinea capitis in children. J Am Acad Dermatol 37:274–275

Suarez S, Friedlander SF (1998) Antifungal therapy in children: an update. Pediat Ann 27:177–184

Tietz H-J, Ulbricht HM, Sterry W (1999) Tinea capitis in Deutschland – Ergebnisse einer epidemiologischen Analyse. Z Hautkr 74:683–688

Vargo K, Cohen BA (1993) Prevalence of undected tinea capitis in household members of children with disease. Pediatrics 92:155–157

■ Lupus vulgaris (Tuberculosis cutis luposa)

Definition. Durch endogene Ausbreitung entstandene häufigste Form der postprimären Hauttuberkulose mit hoch chronischem Verlauf und Destruktionsneigung.

Vorkommen. Lupus vulgaris findet sich selten, andere Kutanmanifestationen der Tuberkulose sogar extrem selten an der Kopfhaut. Der Lupus vulgaris ist in 80% am Kopf und am Hals lokalisiert mit Prädilektion für das Gesicht (Nase, Wange), während das Kapillitium einen gewissen Schutz gegenüber einer Inokulation mit Tuberkelbakterien aufweist. Allerdings kann sich der Lupus vulgaris von der benachbarten, nicht behaarten Haut auf die Kopfhaut ausbreiten. Lupus vulgaris entsteht in >50% der Fälle in Individuen, die gleichzeitig an einer anderen tuberkulösen Organerkrankung leiden, häufig einer Lungentuberkulose, wie auch umgekehrt bei Lungentuberkulose Lupus vulgaris häufiger vorkommt. Frauen werden 2- bis 3-mal häufiger befallen als Männer.

Ätiopathogenese. Der Lupus vulgaris stellt eine kutane Manifestationsform der postprimären Tuberkulose bei guter Immunitätslage dar (positiver Tuberculintest, Ausbildung spezifischer Granulome). Die Krankheitserreger (Mycobacterium tuberculosis) können durch exogene Inokulation oder lymphogen bzw. hämatogen von einer inneren Organtuberkulose in die Haut ge-

langen. Primär liegt eine subkutane Tuberkulose vor, die erst sekundär zur Beteiligung der Kutis führt. Die sich ausbildenden tuberkulösen Granulome bestehen ohne Behandlung auf unabsehbare Zeit fort und können auf lange Sicht mit starken Destruktionen einhergehen. Von besonderer Bedeutung bei der Entstehung des Lupus vulgaris sind dabei Terrainfaktoren (besonders disponiert sind kühle und durchblutungsgestörte Akren) und Malnutrition. Abheilung erfolgt unter Narbenbildung.

Klinik. Unscharf begrenzte, schmerzlose, rötlich braune Flecken (Lupusfleck) oder flache Knötchen (Lupusknötchen) von weicher Konsistenz dehnen sich langsam zu polyzyklisch begrenzten Herden aus (Abb. 5.162a). Als Sekundärveränderungen stellen sich Schuppung, Ulzeration und Vernarbung ein. Bei Glasspateldruck (Diaskopie) zeigen die Infiltrate (durch das tuberkuloide Granulationsgewebe) eine apfelgeleeartige Eigenfarbe (Abb. 5.162b), und eine angepresste Knopfsonde bricht im Gegensatz zu normaler Haut oder Sarkoidose (Differenzialdiagnose!) leicht ein (durch die käsige Nekrose), sog. Chrobak-Sondenversuch.

Diagnostik. Beim Auftreten weicher, granulomatöser Knötchen mit positiver Diaskopie und Sondenphänomen sollte an die Diagnose eines Lupus vulgaris gedacht und eine Biopsie entnommen werden.

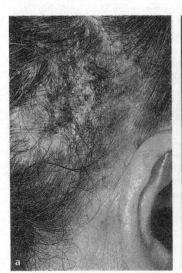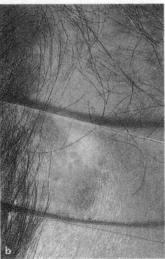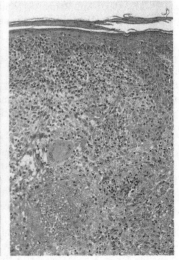

Abb. 5.162. Lupus vulgaris. **a** Klinisches Bild. **b** Diaskopie. **c** Histologie. Tuberkuloide Granulome

Die *Histologie* zeigt tuberkuloides Granulationsgewebe mit zentraler käsiger Nekrose (Abb. 5.162 c). Die Diagnose wird in erster Linie klinisch-morphologisch gestellt, wobei die histologische Untersuchung allein zur Diagnosestellung nicht ausreicht. Zur definitiven Sicherung der Diagnose müssen hinzugezogen werden:

Erregernachweis. Beim Lupus vulgaris gelingt der histologische Nachweis säurefester Stäbchen nur schwer, wohl aber in der Kultur. Dagegen lässt sich heute mit der PCR-Technik Erreger-DNA rasch und spezifisch nachweisen.

Tuberkulospezifische Immunitätslage. Der Tuberculintest dient in erster Linie der Feststellung, ob der Patient bereits mit Tuberkelbakterien in Kontakt gekommen ist oder nicht. Darüber hinaus können durch Unterschiede in der Stärke der Tuberculinreaktion (Tuberculinschwelle) Rückschlüsse auf die Immunitätslage des Patienten im Zusammenhang mit der klinischen Krankheitsmanifestation gezogen werden.

Untersuchung anderer Organe auf Tuberkulose. Bei jeder festgestellten Hauttuberkulose sollte der Patient ganz durchuntersucht werden, um Mitbefall anderer Organe nachzuweisen bzw. auszuschließen.

Differenzialdiagnose. Sarkoidose, tuberoserpiginöses Syphilid, chronisch vegetierende Pyodermie, Tinea capitis profunda, Lupus erythematodes, Psoriasis.

Verlauf und Prognose. Hoch chronisch mit narbiger Defektheilung, am Kapillitium unter Ausbildung einer narbigen Alopezie. Typisch sind Lupusrezidive in Lupusnarben. Besonders in straff-sklerotischen Lupusnarben können spinozelluläre Karzinome (Carcinoma in lupo vulgari) entstehen, die wegen ihres oft raschen Wachstums und ihrer Metastasierungstendenz eine schlechte Prognose aufweisen.

Prophylaxe und Therapie. Die Behandlung des Lupus vulgaris wird wie die Behandlung der Lungentuberkulose mittels antituberkulöser Polychemotherapie durchgeführt. Empfohlen wird eine Behandlung über 9 Monate mit INH (5 mg/kg Körpergewicht, maximal 300 mg/Tag) und Rifampicin (600 mg/Tag) in Kombination mit Ethambutol (15–25 mg/kg Körpergewicht) oder Pyrazinamid (1,5–2,0 g/Tag) während der ersten 2 Monate. Auch ist eine Therapie über 6 Monate mit INH, Rifampicin, Pyrazinamid und Ethambutol oder Streptomycin (1–2 g/Tag) über 2 Monate, gefolgt von einer Therapie mit Isoniazid und Rifampicin für weitere 4 Monate möglich. INH sollte stets zusammen mit Pyridoxin verabreicht werden, um einer sonst in 20% der Patienten auftretenden peripheren Neuropathie vorzubeugen. Auf langfristige Verabfolgung von Streptomycin sollte wegen des Risikos der Ototoxizität (bei 75% der Patienten, die 2 g/Tag über 60–120 Tage einnehmen) soweit wie möglich verzichtet werden.

▓ Literatur

Boutelier A (1953) Tuberculose du cuir chevelu. In: Desaux A (ed) Affections de la Chevelure et du Cuir Chevelu. Masson, Paris, S 606

Brown FS, Anderson RH, Burnett JW (1982) Cutaneous tuberculosis. J Am Acad Dermatol 6:101–106

Horwitz O (1959) The localization of lupus vulgaris of the skin. Acta Tuberc Scand Suppl 47:175–181

Sehgal VN, Chander R, Garg VK, Karmakar S (1994) Scrofuloderma of the scalp, psoas abscess, and caries spine: an unusual association. J Dermatol 21:42–45

▓ Syphilis (Lues)

Definition. Überwiegend durch Sexualkontakt übertragene, durch Treponema pallidum ausgelöste chronische Infektionserkrankung mit charakteristischen Krankheitsstadien.

Vorkommen. Zur Prävalenz der Syphilis liegen nur für geographische Regionen mit zuverlässigem Meldewesen genauere Angaben vor. Von einer Frühsyphilis (bis 1 Jahr post infectionem) am häufigsten betroffen sind junge, sexuell aktive Erwachsene zwischen 20 und 24 Jahren, gefolgt von den 30- bis 40-Jährigen, Teenagern und 40- bis 49-Jährigen. Während früher für Männer eine gegenüber Frauen 2–6-mal höhere Inzidenz angegeben wurde, die darauf zurückgeführt wurde, dass der Primäraffekt bei Frauen nicht immer erkannt wird und bei Männern (speziell homosexuellen Männern) eine höhere Promiskuität besteht, liegt heute das Verhältnis an Syphilis erkrankter Männer zu Frauen <2:1. In den späten 70er-Jahren lag der Anteil der durch homosexuelle Kontakte erworbenen Syphilis unter Männern zwischen 50 und 70%, ist aber im Zuge der veränderten Sexualpraktiken zur Vermeidung der HIV-Infektion bis 1986 auf 10–20% gefallen. In den USA wurde 1990 die seit 50 Jahren höchste Inzidenz der Syphilis erreicht. Sie betrifft primär Schwarze in den Städten im Zusammenhang mit Drogenkonsum (Kokain, „Crack") und Prostitution. Hand in Hand ist es zu einer Zunahme der Lues connata gekommen. Auch in den Entwicklungsländern ist eine Tendenz zur Zunahme der Syphilis zu verzeichnen, ohne dass zuverlässige statistische Angaben vorliegen würden. Hohe Inzidenzraten sind allerdings bekannt für El Salvador, Chile, Johannesburg und Neuguinea. Auch das reiche Entwicklungsland Singapur weist eine hohe jährliche Inzidenzrate von 72 Fällen pro 100.000 auf (im Vergleich zu Großbritannien mit 1,5 Fällen Frühsyphilis pro 100.000 Männer bzw. 0,5 pro 100.000 Frauen im Jahr 1988).

Ätiopathogenese. Die Übertragung von T. pallidum erfolgt meist direkt von Mensch zu Mensch, gewöhnlich durch Sexualkontakt über mikroskopisch kleine Verletzungen der Haut, der Hautumschlagsfalten zur Schleimhaut oder der oberflächennahen Schleimhaut. Auch von infizierten Schwangeren kann der Erreger intrauterin auf den Fetus übertragen werden (Lues connata). Während die Haut- und Schleimhauterscheinungen der Frühsyphilis (luetischer Primäraffekt, Syphilide) eine hohe Infektiosität mit einem Übertragungsrisiko zwischen 10 und 60% aufweisen, nimmt die Kontagiosität mit zunehmendem Krankheitsverlauf ab. Das Sekundärstadium der Syphilis (Lues II) ist Ausdruck der Generalisation mit hämatogener und lymphogener Überschwemmung des Organismus mit Erregern, und der weitere Verlauf hängt von der sich entwickelnden Immunitätslage des Wirtsorganismus ab. Insbesondere für das Zustandekommen der Tertiärsyphilis (Lues III) trägt eine zelluläre Reaktion vom Tuberculintyp zur Entwicklung des histologisch typischen syphilitischen Granuloms bei, dessen klinischer Ausdruck das Gumma darstellt. Jedoch kann sich bei Progredienz der Erkrankung auch ein Zustand der Anergie ausbilden, die vermutlich zu den schweren degenerativen Parenchymveränderungen in Gehirn (progressive Paralyse) und Rückenmark (Tabes dorsalis) beiträgt, sog. Metalues. Ursache des reversiblen luetischen Haarausfalls im Sekundärstadium der Syphilis ist entweder eine entzündliche oder toxische Schädigung der Haarfollikel, während die entzündlich destruierenden Kutanmanifestationen des Tertiärstadiums bei Befall der Kopfhaut zu einer irreversiblen, narbigen Alopezie führen.

Klinik. *Primärstadium der Syphilis (luetischer Primäraffekt).* Nach einer Inkubationszeit von 3 Wochen Auftreten einer Erosion oder Papel mit Übergang in ein induriertes, schmerzloses Ulkus meist im Genitoanalbereich. Nachfolgend regionale Lymphknotenschwellung (syphilitischer Bubo). Im Primärstadium der Syphilis kommt es nicht zu Haarausfall.

Sekundärstadium der Syphilis (Lues II). Die Sekundärsyphilis beginnt ca. in der 9. Woche nach der Infektion. Sie ist Ausdruck der Generalisation, deren klinisch-morphologischer Ausdruck an der Haut (Exantheme) und den Schleimhäuten (Enantheme) die Syphilide sind. Diese treten symmetrisch und ungruppiert auf und sind reich an Erregern, besonders nässende Exantheme und Schleimhauterscheinungen. Der für dieses Stadium typische Haarausfall ist häufiger multifokal, entsprechend dem Sitz des vorausgegangenen Exanthems – sog. Alopecia specifica areolaris (Abb. 5.163). In der Bartregion kann sich ebenfalls eine fleckförmige Alopezie entwickeln. Die Augenbrauen, besonders das laterale Drittel, können ausfallen. Vor allem bei Patienten mit langen Haaren fällt die herdförmige Alopezie weniger auf als ein diffuser Haarausfall. Bei diesem erscheint das Kopfhaar diffus gelichtet und der Haarboden leicht rötlich gelblich entzündlich verändert – sog. Alopecia specifica diffusa. Selten wurde über eine Beschleunigung des Haarausfalls im Rahmen einer febrilen Jarisch-Herxheimer-Reaktion nach Penicillinbehandlung berichtet.

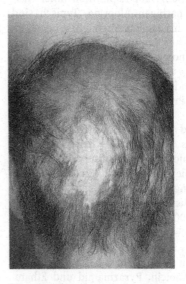

Abb. 5.163. Alopecia specifica areolaris

Eine seltenere Manifestationsform der Sekundärsyphilis sind follikulär gebundene papulöse oder papulopustulöse Veränderungen, sog. syphilitische Follikulitis, die bevorzugt die Stirnhaargrenze als „Corona veneris" und die Nasolabial- und Mentalfalten befallen.

Tertiärstadium der Syphilis (Lues III). Im Anschluss an das Sekundärstadium entwickelt sich nach ca. 3–5 Jahren das Tertiärstadium der Syphilis. Die für die Sekundärsyphilis charakteristische Lokalisationssymmetrie geht verloren, und die klinischen Erscheinungen der Tertiärsyphilis neigen zur Gruppierung und Einschmelzung unter Hinterlassung von Atrophie und Narben. Die beiden Hautmanifestationen der tertiären Syphilis können auch die Kopfhaut betreffen. Sie lassen sich in tuberöse Syphilide mit kutaner bzw. Gummen mit subkutaner Lokalisation einteilen. Die gruppierten, rotbräunlichen, derben, bis erbsengroßen Einzeleffloreszenzen des tuberösen Syphilids erheben sich kalottenförmig über das Hautniveau und können schuppen. Typisch ist eine zentrale Rückbildungstendenz mit Atrophie und peripherer Progredienz mit bogiger Begrenzung – sog. tuberoserpiginöses Syphilid. Dieses befällt bevorzugt das Gesicht und den Rücken, greift aber oft von der Stirn bzw. dem Nacken auf die Kopfhaut über. Später brechen die Knoten und bilden krustöse Ulzerationen – sog. tuberoulzeroserpiginöses Syphilid. Schließlich befällt die Tertiärsyphilis in Form von Gummen häufig das Kapillitium. Das syphilitische Gumma kann in der Haut oder im Knochen seinen Anfang nehmen, bricht nach außen durch und bildet ein wie ausgestanzt wirkendes nekrotisches Ulkus, das sich peripherwärts ausbreitet und später eine polyzyklisch begrenzte narbige Alopezie hinterlässt.

Lues maligna. Besondere und schwere Verlaufsform der Syphilis bei Immundefizienz, deren hervorstechendes Merkmal der geschwürige Zerfall der Haut- (Rupia syphilitica) und Schleimhautveränderungen ist sowie häufig ein verzögertes Positivwerden der Syphilis-Seroreaktionen, vor allem bei HIV-Infizierten. Der charakteristische stadienhafte Ablauf der Syphilis wird nicht durchlaufen, und die Erkrankung kann ohne Primäraffekt beginnen und beschleunigt in eine Neurolues übergehen.

Diagnostik. Die Verdachtsdiagnose einer Syphilis wird durch eine positive Syphilis-Serologie gesichert, wobei generell bei jeder akuten diffusen Alopezie unklarer Ursache die Syphilis-Serologie

überprüft werden sollte. Wichtig sind die Durchführung auch einer HIV-Serologie (mit Einwilligung des Patienten) und eine vollständige klinische, insbesondere auch neurologische Durchuntersuchung, wo angezeigt mit Liquordiagnostik (Lumbalpunktion). Indikationen für eine Lumbalpunktion sind ein VDRL >1:32, eine erfolglose Therapie, neurologische Symptome und HIV-Positivität.

Syphilis-Serologie. Während beim luetischen Primäraffekt der direkte Nachweis der Erreger im Dunkelfeld im Vordergrund steht, besitzen die serologischen Untersuchungsmethoden in der Diagnostik der Sekundär- und Tertiärsyphilis sowie zur Kontrolle der Therapie große Bedeutung (Nachuntersuchungen).

▓ *VDRL (Venereal Disease Research Laboratory).* Nichttreponemale Seroreaktion (Nachweis von Phospholipidantikörpern). Geeignet zur Screeninguntersuchung und Verlaufskontrolle. Unspezifisch positiv bei HIV-Infektion, Autoimmunkrankheiten (speziell Lupus erythematodes mit sekundärem Anticardiolipin-Antikörpersyndrom) und Schwangerschaft. Positiv 4 Wochen ab Infektion. Titer <1:8 unbedeutend. Titer 1:64 Hinweis auf aktive Syphilis bzw. Titeranstieg um zwei Stufen signifikant bei gleichzeitig reaktiver treponemenspezifischer Reaktion.

Treponemenspezifische Reaktionen:
▓ *TPHA (Treponema-pallidum-Hämagglutination).* Geeignet als Bestätigungsreaktion des VDRL-Tests im Rahmen der Screeningunersuchung. Unspezifisch reaktiv in 0,01% (ohne Borrelienkreuzreaktivität). Positiv 4 Wochen ab Infektion. Besteht als Seronarbe (IgG) nach durchgemachter Syphilis fort. Bei Titern >1:1.280 ist auch bei nicht reaktivem VDRL eine Spätlatenz nicht ausgeschlossen.
▓ *FTA-Abs.-Test (Fluoreszenz-Treponema-Antikörper-Absorptionstest).* Geeignet als Bestätigungsreaktion des VDRL-Tests im Rahmen der Screeninguntersuchung. Unspezifisch reaktiv in 5% (Autoimmunkrankheiten und Borreliose). Positiv 4 Wochen ab Infektion. Besteht als Seronarbe (IgG) nach durchgemachter Syphilis fort.
▓ *IgM-SPHA (Solid-phase-Hämagglutination).* Geeignet zur Beurteilung der Krankheitsaktivität und Verlaufskontrolle. Für Lues I und Spätlatenz unempfindlich. Für Liquordiagnostik verwertbar. Titer kann persistieren. Wiederanstieg weist auf Reinfekt hin.

▓ *19S-IgM-FTA-Abs.-Test*. Geeignet als Bestätigungsreaktion (in Zweifelsfällen) und zur Verlaufskontrolle. Positiv 3 Wochen ab Infektion. Negativierung 3 Monate nach erfolgreicher Therapie der Lues I bzw. 24 Monaten bei Spätsyphilis. Wiederanstieg weist auf Reinfekt hin. Auch geeignet zur Beurteilung einer Spätsyphilis.

▓ *Captia 19S-IgM*. Geeignet zur Beurteilung der Krankheitsaktivität und Verlaufskontrolle mit der Einschränkung, dass die Reaktion bei Spätsyphilis und Reinfektion negativ sein kann. Hohe Spezifität. Positiv 3 Wochen ab Infektion. Negativierung wahrscheinlich wie beim 19S-IgM-FTA-Abs.-Test.

Histologie (Kopfhaut). Histologisch finden sich bei der syphilitischen Alopezie oberflächliche und tiefe perivaskuläre sowie perifollikuläre lymphoplasmazelluläre Entzündungsinfiltrate mit Übergreifen auf das Follikelepithel der äußeren Haarwurzelscheide, perifollikulärer Fibrose und Telogenisierung der Haarfollikel. Seltener findet sich eine nekrotisierende pustulöse follikuläre Reaktion.

Beim tuberösen Syphilid entstehen kleine, dermal gelegene Granulome aus Epitheloidzellen und einzelnen multinukleären Riesenzellen, Lymphozyten und Plasmazellen. Syphilitische Gummen zeigen eine granulomatöse Entzündung mit zentraler Nekrose in Verbindung mit einer Endarteriitis obliterans dermaler und subkutaner Gefäße mit unterschiedlich ausgeprägten angiozentrischen plasmazellulären Infiltraten.

Differenzialdiagnose. Sekundärsyphilis: Alopecia areata, diffuses Telogeneffluvium, akuter disseminierter Lupus erythematodes. Tertiärsyphilis: Sarkoidose, Lupus vulgaris, chronisch vegetierende Pyodermie, Tinea capitis profunda, chronisch diskoider Lupus erythematodes.

Verlauf und Prognose. Die spezifische Alopezie bildet sich spontan und nach Behandlung vollständig zurück. Unbehandelt kann die Syphilis zu schwerwiegenden, mitunter tödlich endenden kardiovaskulären (Mesaortitis syphilitica) bzw. neurologischen Komplikationen (Optikusatrophie, Apoplexie, Tabes dorsalis, progressive Paralyse) führen. Die Hautveränderungen der Tertiärlues können in narbigen Defektheilungen (narbige Alopezie) bzw. mutilierenden Destruktionen enden. Als Faustregel gilt, dass, was der

Lupus vulgaris in Jahren zerstört, durch die Syphilis in Wochen und Monaten kaputtgemacht wird. Intrauterine Übertragung kann zu Abort oder Lues connata führen.

Prophylaxe und Therapie. *Frühsyphilis*. Die Frühsyphilis umfasst die primäre und sekundäre Syphilis sowie die Lues latens seropositiva bis zum Ende des ersten Jahres post infectionem. Bewährtes Behandlungsverfahren ist die Einzeitbehandlung mit 2,4 Mio. IE Benzathinpenicillin G i.m. Bei Penicillinallergie kommt als Behandlungsalternative 100 mg Doxycyclin 2-mal täglich über 15 Tage in Betracht.

Spätsyphilis. Unter Spätsyphilis wird die Lues latens seropositiva ab Ende des ersten Jahres post infectionem und die tertiäre Syphilis (außer Neurosyphilis) verstanden. Ebenfalls werden Patienten mit unbekanntem Infektionstermin wie mit einer Spätsyphilis behandelt. Bei zuvor ausgeschlossener Neurosyphilis hat sich eine intramuskuläre Injektionsbehandlung mit 2,4 Mio. IE Benzathinpenicillin G 3-mal im Abstand von 7 Tagen bewährt. Bei Penicillinallergie kommt als Behandlungsalternative 100 mg Doxycyclin 2-mal täglich über 30 Tage in Betracht. Diese orale Behandlung setzt ein hohes Maß an Zuverlässigkeit vonseiten des Patienten voraus und sollte gegebenenfalls intravenös unter stationären Bedingungen erfolgen. Umfangreiche Erfahrungen liegen mit dieser Therapie allerdings nicht vor.

Neurosyphilis. Die Therapie der Neurosyphilis erfolgt mit 6-mal 4 Mio. IE Penicillin-G-Infusionen über 14 Tage unter stationären Bedingungen. Bei Penicillinallergie sollte vorher in Zusammenarbeit mit einem Allergologen eine Desensibilisierung mit Penicillin nach einem der bewährten Rush-Protokolle durchgeführt werden.

Syphilis bei HIV-positiven Patienten. Bei HIV-positiven Patienten empfiehlt sich eine Behandlung wie bei Neurosyphilis.

Jarish-Herxheimer-Reaktion. Aufgrund des raschen Erregerzerfalls kann es besonders in einer treponemenreichen Krankheitsphase (späte Lues I, Lues II) zu Beginn der antibiotischen Therapie (innerhalb von 8 Stunden nach der ersten Antibiotikainjektion) zu allgemeinen toxischen Wirkungen (Fieber, Schüttelfrost, Kopfschmerzen) sowie zur Exazerbation krankheitsbedingter Veränderungen kommen (bei Lues I z.B. starke Anschwellung eines Primäraffekts am Präputium mit der Gefahr der Paraphimose, bei

Lues III Einschmelzung granulomatöser Herde bei Mesaortitis syphilitica mit der Gefahr der Aortenruptur). Zur Prophylaxe bzw. Milderung der Symptome sollte deshalb vorher oder gleichzeitig 50 mg Prednison gegeben werden.

Contact Tracing. Wegen des hohen Infektionsrisikos und der Möglichkeit der latenten Infektion sollten Sexualpartner unverzüglich untersucht werden. Eine serologische Kontrolluntersuchung nach 6 Wochen ist angezeigt. Eine Mitbehandlung des Partners sollte nur dann erfolgen, wenn dieser nach Aufklärung über die Risiken einer solchen Behandlung ausdrücklich zustimmt und sie der Alternative wiederholter Kontrolluntersuchungen vorzieht.

Gesetzliche Meldepflicht. Nach dem Gesetz zur Bekämpfung der Geschlechtskrankheiten ist jede Syphilis dem zuständigen Gesundheitsamt zu melden. Es handelt sich dabei um eine anonyme statistische Meldung. Einzig wenn sich der Patient der Behandlung entzieht und eine Gefahr für seine Umwelt darstellt, sieht das Gesetz eine namentliche Meldung vor.

Nachuntersuchungen. Bei jedem Patienten, der wegen einer Frühsyphilis behandelt wurde, sollte nach Abschluss der Therapie eine Kontrolle der Serologie nach 3, 6, 12 und 24 Monaten erfolgen, bei Spätsyphilis halbjährlich, bis der VDRL-Test negativ wird oder konstant niedrigtitrig (<1:8) bleibt. Der VDRL-Test kann 6–12 Monate benötigen, um nach erfolgreicher Therapie abfallende Titer erkennen zu lassen. Je älter die Syphilis, desto langsamer kommt es zu einer Normalisierung dieser Seroreaktion. Die Ausheilung einer Lues kann durch den 19S-IgM-FTA-Abs.-Test bestätigt werden. Dieser wird 3 Monate nach erfolgreicher Behandlung einer Lues I bzw. 24 Monate nach Behandlung einer Spätsyphilis negativ. Patienten mit Neurolues werden bis zur Normalisierung des Liquorbefunds zunächst alle 3 Monate, dann halbjährlich während mindestens 3 Jahren nachuntersucht.

Literatur

Jeerapaet P, Ackerman AB (1973) Histologic patterns of secondary syphilis. Arch Dermatol 107:373–377

Jordaan HF, Louw M (1995) The moth-eaten alopecia of secondary syphilis. A histopathological study of 12 patients. Am J Dermatopathol 17:158–162

Lee JY-Y, Hsu M-L (1991) Alopecia syphilitica, a simulator of alopecia areata: histopathology and differential diagnosis. J Cutan Pathol 18:87–92

Mikhail GR, Chapel TA (1969) Follicular papulopustular syphilid. Arch Dermatol 100:471–473

Parisu H (1975) Precocious noduloulcerative cutaneous syphilis. Arch Dermatol 111:76–77

Petrozzi JW, Lockskin NA, Berger BJ (1974) Malignant syphilis. Arch Dermatol 109:387–389

Shulkin D, Tripoli L, Akell E (1988) Lues maligna in a patient with human immunodeficiency virus infection. Am J Med 85:425–427

Skeetal S, Weatherhead L (1989) Extensive nodular secondary syphilis. Arch Dermatol 125:1666–1669

Tramont EC (1987) Syphilis in the AIDS era. N Engl J Med 316:1600–1601

▨ Herpes zoster

Definition. Akute, durch Reaktivierung einer latenten Infektion des Spinalganglions mit dem Varicella-Zoster-Virus entstandene, segmental verteilte, schmerzhafte bläschenförmige Eruption auf gerötetem Grund.

Vorkommen. Häufig. Kommt in jedem Alter vor, bevorzugt aber das höhere Erwachsenenalter mit einem Gipfel zwischen dem 60. und 70. Lebensjahr. Die jährliche Inzidenz beträgt unter dem 20. Lebensjahr 0,4–1,6 pro 1.000 bzw. 4,5–11 pro 1.000 über dem 80. Lebensjahr. Erwachsene mit HIV-Infektion oder Krebs und Kinder mit Leukämie erkranken um ein Mehrfaches häufiger.

Ätiopathogenese. Reinfektion mit Varicella-Zoster-Virus (VZV) bei Teilimmunität oder Reaktivierung latent vorhandener VZV in den Spinalganglien im Zusammenhang mit Faktoren, welche die allgemeine oder örtliche Resistenzlage gegenüber VZV herabsetzen. Nach einer früheren Varizelleninfektion kommt es zur latenten Infektion der Spinalganglien, die beim Absinken der Immunitätslage (sekundärer Immunmangel), z. B. als Folge der natürlichen altersbedingten Abnahme der Immunabwehr, einer HIV-Infektion, lymphoproliferativer Erkrankungen oder einer immunsuppressiven Behandlung, reaktiviert wird und sich auf entsprechende Nervensegmente ausbreitet. Für die bevorzugte Entwicklung der Reaktivierung in einem bestimmten Segment ist die Zahl der latenten VZV neben lokalen Faktoren verantwortlich.

Klinik. Nach einem Prodromalstadium mit charakteristischen neuralgiformen Schmerzen im Bereich des entsprechenden Segments und bei Sitz im Kopfbereich nicht selten auch meningealen Reizerscheinungen wie Kopfschmerzen und

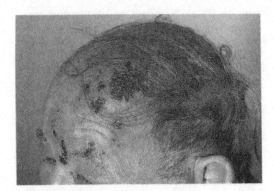

Abb. 5.164. Nekrotisierender Zoster ophthalmicus

Nackensteifigkeit kommt es unilateral zunächst zu einem leicht erhabenen, scharf umschriebenen Erythem, innerhalb dessen im weiteren Verlauf stecknadelkopf- bis reiskorngroße, gruppierte Bläschen auftreten. Bei Befall des ersten Trigeminusastes und der Zervikalsegmente C2–3 ist das Kapillitium befallen. Das Aufschießen der Bläschen ist in der Regel innerhalb von 3 Tagen abgeschlossen, oft trübt sich der Bläscheninhalt gelb, nach 7–10 Tagen trocknen die Bläschen ein und hinterlassen eine bräunlich gelbe Borke (Abb. 5.164), die nach 2–3 Wochen abgestoßen wird. Narbenbildung kommt bei Sekundärinfektion oder nekrotisierendem Herpes zoster vor, letzterer infolge Grundkrankheiten mit erworbener Immundefizienz. Der nekrotisierende Herpes zoster mit Lokalisation am behaarten Kopf hinterlässt oft eine narbige Alopezie.

Diagnostik. Das unilaterale Auftreten von Schmerzen in Verbindung mit dem typischen vesikulösen Exanthem erlaubt in den meisten Fällen eine klinische Diagnosestellung. Diese kann bestätigt werden durch den Nachweis von VZV (Negativkontrastverfahren, Kultur, Polymerasekettenreaktion). Seltener und schwieriger zu diagnostizieren sind Formen, in denen auf den Schmerz keine Bläscheneruption folgt. Besonders bei den multisegmentalen und hämorrhagisch nekrotisierenden Verlaufsformen sowie aberrierenden Bläschen bis hin zum disseminierten Herpes zoster ist nach einer Immundefizienz zu fahnden (Blutbild, Multitest Mérieux, HIV-Test).

Differenzialdiagnose. Herpes simplex, Erysipel, akute Kontaktdermatitis, Arteriitis temporalis, neurotische Exkoriation.

Verlauf und Prognose. Unter den zahlreichen Virusinfektionen, die auch die Kopfhaut befallen können, führen nur wenige zu einer narbigen Alopezie. Bei den Varizellen, die fast ausnahmslos den behaarten Kopf befallen, heilen die Varizellenbläschen fast immer ohne Narben ab. Zerkratzen der Effloreszenzen und Sekundärinfektion können jedoch zu Narben führen.

Postzosterische Neuralgie (Kost u. Straus 1996). Definiert als einen Monat über den Ausbruch des Herpes zoster hinaus fortbestehende Schmerzen in der Form konstanter Schmerzempfindungen oder lanzinierender Schmerzattacken, oft in Verbindung mit Parästhesien (veränderte Berührungsempfindung) und/oder Dysästhesien (schmerzhafte Berührungsempfindung). Die Schmerzen lassen sich oft mechanisch oder thermisch auslösen (sog. Allodynie). Seltener besteht unerträglicher Juckreiz. Das Risiko einer postzosterischen Neuralgie steigt mit dem Lebensalter (>55 Jahren 27%, >60 47%, >70 73%). Befall des ersten Trigeminusastes (Zoster ophthalmicus) und weibliches Geschlecht gehen ebenfalls mit einem erhöhten Erkrankungsrisiko einher. Die postzosterische Neuralgie kommt aber bei Immundefizienz nicht häufiger vor.

Postzosterische reaktive Hautveränderungen (Requena et al. 1998). Im Anschluss an einen Herpes zoster wurden verschiedene Hautveränderungen im erkrankten Bereich beschrieben. Es handelt sich in erster Linie um granulomatöse Veränderungen (Granuloma anulare, unspezifische granulomatöse Dermatitis, granulomatöse Vaskulitis), aber auch um lichenoide Reaktionen (zosteriformer Lichen ruber). Bei chronischer lymphatischer Leukämie kommen auch postzosterische spezifische Hautinfiltrate vor. In diesen Läsionen ist der Nachweis von VZV mittels Polymerasekettenreaktion meist nicht gelungen. Ferner wurde eine erosive pustulöse Dermatose des Kapillitiums nach Zoster ophthalmicus beschrieben (Wollenberg et al. 1992).

Prophylaxe und Therapie. Bei Patienten <50 Jahren mit Zoster ophthalmicus sollte innerhalb 72 Stunden nach Ausbruch des vesikulösen Exanthems eine antivirale Therapie mit Valacyclovir 3-mal 1.000 mg p.o. pro Tag für 7 Tage bzw. bei Immungeschwächten Acyclovir 10 mg/kg Körpergewicht 8-stündlich i.v. für 5 Tage oder mehr einsetzen. Vor allem bei Patienten >50 ohne Kontraindikation für systemische Corticosteroide ist zusätzlich Prednison p.o. 7 Tage 60 mg, 7 Tage 40 mg und 7 Tage 20 mg in Betracht zu ziehen, da systemische Corticosteroide sich erwiesenermaßen günstig auf die Dauer der akuten Erkrankung auswirken (nicht aber auf die postzosterische Neuralgie). Zur Lokalbehandlung eignen sich – im Gegensatz zu anderen Körperarealen – Schüttelpinselungen nicht im Gesicht und am behaarten Kopf, jedoch antiseptische Wundcremes mit z.B. Silbersulfadiazin. Da Befall des R. nasociliaris (erkennbar an Bläschen an der Nasenspitze) mit dem Risiko einer Augenbeteiligung einhergeht, sollte zumindest in diesen Fällen eine ophthalmologische Untersuchung erfolgen sowie eine topische Therapie mit Acyclovir-Augensalbe (Kornea nicht durchblutet!). Eine begleitende analgetische Therapie richtet sich nach dem Schmerzzustand des Patienten. Bewährt hat sich die kombinierte Behandlung mit 3-mal täglich 500–1.000 mg Paracetamol und 3-mal täglich 30–50 mg Codein.

Bei postzosterischer Neuralgie (>1 Monat bestehende Schmerzen) kann zunächst ebenfalls eine analgetische Therapie mit z.B. Acetylsalicylsäure und/oder Tramadol versucht werden, die aber häufig unbefriedigend ausfällt. Führt sie innerhalb 1–2 Tagen nicht zur Schmerzlinderung, sind bei konstanten Schmerzen Amitriptylin (47–67% Erfolgsrate) bzw. bei lanzinierenden Schmerzen Carbamazepin Mittel der ersten Wahl. Die Tagesdosis von Amitriptylin soll langsam aufgebaut werden: initial 25 mg ca. 2 Std. vor dem Schlafengehen; wochenweise eventuell Steigerung auf 50–75 mg. Besonders bei älteren Patienten ist auf unerwünschte Wirkungen zu achten (Verwirrtheitszustände, Harnretention, orthostatische Hypotonie, Arrhythmien). Bei Carbamazepin ist die Initialdosis von 2-mal 100 mg/Tag ebenfalls langsam zu erhöhen, bis Schmerzfreiheit erreicht worden ist, üblicherweise bei 3- bis 4-mal 200 mg täglich). Danach allmähliche Dosisreduktion auf ein Erhaltungsniveau, das gerade noch ausreicht. Gleichzeitig kann die Lokalanwendung von 5%igem Lidocain-Gel oder Lidocain-Prilocain-Creme nützlich sein. Topisches Capsaicin (0,025–0,075%) ist Mittel zweiter Wahl, da die Wirkung erst verspätet eintritt (bis 4 Wochen), inkomplett ist (21%) und am Anfang der Behandlung durch auftretende brennende Sensationen (durch Freisetzung von Substanz P) oft zum vorzeitigen Therapieabbruch führt. Bei Persistenz der Schmerzen können alternative Antidepressiva

(z.B. Maprotilin) oder Antiepileptika (z.B. Phenytoin, Valproat, neuerdings auch Gabapentin) bzw. eine entsprechende Kombinationsbehandlung, z.B. Clomipramin 10–75 mg/Tag mit Carbamazepin 150–1.000 mg/Tag, versucht werden.

▓ Literatur

Kost RG, Straus SE (1996) Postherpetic neuralgia – pathogenesis, treatment, and prevention. N Engl J Med 335:32–42

Requena L, Kutzner H, Escalonilla P et al. (1998) Cutaneous reactions at sites of herpes zoster scars: an expanded spectrum. Br J Dermatol 138:161–168

Wollenberg A, Heckmann M, Braun-Falco O (1992) Erosive pustulöse Dermatose des Kapillitiums nach Zoster ophthalmicus und nach Trauma. Hautarzt 43:576–579

▓ Tumoren des Haarbodens

Zysten

Definition. Von einer epithelialen Zystenwand umkleideter Hohlraum der Dermis mit flüssigem oder breiigem Inhalt, je nach Ursprung und Art des Zystenepithels.

Vorkommen. Häufig.

Ätiopathogenese. Retention von Hornmaterial oder Talg in den entsprechenden Haarfollikelanteilen.

Epidermalzysten entstehen durch eine Hyperkeratose im Infundibulum mit Verlegung des Follikelausführungsgangs und Retention von Hornmaterial. Da der Haarfollikel fortlaufend Haare produziert, finden sich entsprechend dem zeitlichen Bestehen der Zyste auch mehrere Haare darin. Multiple Epidermalzysten können Marker für das Vorliegen eines Gardner-Syndroms (MIM 175100) sein, einer autosomal dominant vererbten Variante der familiären Kolonpolypose in Verbindung mit multiplen Epidermalzysten, auch der Kopfhaut, Osteomen und Fibromen.

Trichilemmalzysten entstammen dem Trichilemm der äußeren Haarwurzelscheide zwischen Haarbulbus und Einmündung des Talgdrüsenausführungsgangs. Der Inhalt dieser Zysten besteht aus trichilemmalen Hornzellmassen. Haare fehlen. Trichilemmalzysten finden sich ganz überwiegend auf dem behaarten Kopf. Multiple Trichilemmalzysten der Kopfhaut kommen häufig familiär vor: familiäre trichilemmale Zysten.

Proliferierende Trichilemmalzyste (Cock's peculiar tumour). Wahrscheinlich aus einer Trichilemmalzyste entstandener pseudokanzerös proliferierender, solider Tumor mit nur teilweise zystischen Anteilen. Entsprechend reicht das Spektrum von einer Trichilemmalzyste mit minimaler Epithelproliferation bis zu einer ausgeprägten Epithelproliferation mit nur geringen zystischen Anteilen. Maligne Transformation wurde selten beschrieben (Kim et al. 2000).

Traumatische Epithelzyste. Seltener entstehen Epithelzysten durch traumatische Epithelverlegung. Sie wurden auch im Anschluss an Haartransplantationen beobachtet (Whiting u. Stough 1996). Dagegen handelt es sich bei *Dermoidzysten* um seltene, subkutan gelegene Zysten ektodermalen Ursprungs an embryonalen Verschlussstellen wie Orbitalregion und Nasenwurzel. Diese sind in ihrer Tiefenausdehnung nicht zu unterschätzen und vor operativen Eingriffen stets durch entsprechende bildgebende Verfahren zu überprüfen (Crawford 1990).

Talgretentionszysten bzw. das *Steatocystoma multiplex* (MIM 184500) entwickeln sich aus dem untersten Abschnitt der Talgdrüsenfollikeleinheit, wobei das darüber liegende Infundibulum nur rudimentär ausgebildet ist und keine offene Verbindung zur Hautoberfläche aufweist. Sie treten in der Regel nach der Pubertät multipel familiär auf. Es bestehen Beziehungen zur Pachyonychia congenita (MIM 167200). In diesen Fällen wurden Mutationen des Keratin-17-(KRT17-)Gens gefunden (Smith et al. 1997). Prädilektionsstellen sind Brust, Rücken, Achselhöhlen, Skrotum und Gesicht (Stirn). Familiäre multiple Talgretentionszysten des Skalps wurden ebenfalls beschrieben (Stephens 1959). Es wird ferner diskutiert, ob Talgretentionszysten zusammen mit eruptiven Vellushaarzysten als Spektrum einer Erkrankung anzusehen sind (Takeshita et al. 2000). Bei den Vellushaarzysten handelt es sich um Zysten, die von den Anlagen von Vellushaarfollikeln ausgehen. Beide kommen kombiniert als sog. Hybridzysten vor (Ahn et al. 1996).

Pilonidalzyste. Bei der Pilonidalzyste (Synonym: Pilonidalsinus) handelt es sich um postinflammatorisch entstandene, epithelausgekleidete, verhornende Gangsysteme infolge abszedierender Entzündungen im Bereich von Terminal-haarfollikeln, ausgelöst durch chronische Reibung und Mazeration. Pilonidalsinus sind auch Bestandteil der Aknetetrade (zusammen mit Acne conglobata, Acne inversa und Perifolliculitis capitis abscedens et suffodiens). Karzinomatöse Entartung wurde innerhalb von Pilonidalsinus selten beschrieben (Kim u. Thomas 1993).

Klinik. Kalottenförmig vorgewölbte, erbsen- bis walnußgroße, prall-elastische Tumoren (Abb. 5.165a), die einzeln oder multipel auftreten können. Während Trichilemmalzysten zu über 90% an der Kopfhaut lokalisiert sind, wobei durch die Überdehnung der über den Tumoren liegenden Haut die Haare weiter auseinanderliegen oder fehlen, kommen Epidermalzysten häufiger im Gesicht, am Hals, Rumpf oder an den proximalen Extremitäten vor. Sie weisen stets eine offene Verbindung zur Hautoberfläche auf

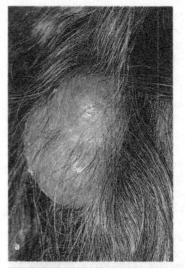

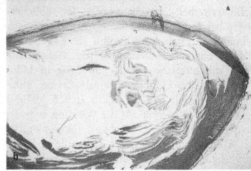

Abb. 5.165. Trichilemmalzyste. **a** Klinisches Bild. **b** Histologie (HE-Färbung)

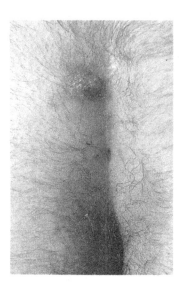

Abb. 5.166. Pilonidalsinus

und sind deshalb oft auch mikrobiell besiedelt, was zu Infektionen Anlass geben kann (infizierte Epidermalzyste). Sowohl Epidermal- als auch Trichilemmalzysten können intradermal platzen und zu entzündlich granulomatösen Reaktionen mit Verbackung auf der Kopfschwarte führen. Proliferierende Trichilemmalzysten bevorzugen das Kapillitium älterer Frauen, wo sie als solitäre Tumoren auftreten, die gelegentlich ein spinozelluläres Karzinom vortäuschen. Maligne Entartung wurde nur in wenigen Fällen beschrieben.

Pilonidalsinus kommen vorwiegend intertriginös vor, typischerweise im oberen Abschnitt der Analfalte (Abb. 5.166), wo man entzündlich einschmelzende und fistulierende Knoten erkennt. Eine Variante des Pilonidalsinus ist das interdigitale Trichogranulom der Friseure durch eingespießte Haare an den Fingerfalten (Patel et al. 1990).

Diagnostik. Die Verdachtsdiagnose einer Trichilemmal- bzw. Epidermalzyste ergibt sich aus dem klinischen Befund eines erworbenen, prall-elastischen Tumors, evtl. mit einer zentralen Öffnung, aus der sich gelegentlich eine übelriechende weißliche, pastenartige Masse exprimieren lässt.

Im Zweifelsfall, vor allem bei Knoten der Kopfhaut, die seit Geburt bestehen, in der Größe veränderlich sind und evtl. das Haarkragenzeichen (S. 465) aufweisen, ist vor operativen Eingriffen eine sorgfältige Abklärung mittels

bildgebender Verfahren (MRT) angezeigt, um die Tiefenausdehnung abschätzen bzw. eine Verbindung mit dem Intrakranium nachweisen oder ausschließen zu können.

Histologisch weist die Wand von Epidermalzysten ein Stratum granulosum auf, und im Lumen der Zyste liegen zwiebelschalenartig geschichtete Hornlamellen. Dagegen besitzt die Trichilemmalzyste kein Stratum granulosum, und der Zysteninhalt besteht aus trichilemmalen Hornzellen. Cholesterinkristalle sind häufig anzutreffen (sog. Atherom), Verkalkung des Zysteninhalts kommt in 25% vor und Haare fehlen (Abb. 5.165 b). Nach Ruptur der Zysten bildet sich im Randbereich eine entzündlich granulomatöse Fremdkörperabwehrreaktion mit mehrkernigen Riesenzellen.

Differenzialdiagnose. Zystische Tumoren. Von den echten Zysten sind Tumoren abzugrenzen, in denen sich zystische Hohlräume entwickeln.

Meningo-/Enzephalozele. Meningo- (Abb. 5.167 a) bzw. Enzephalozelen können gelegentlich am Kapillitium zystische Tumoren vortäuschen, die erst mittels bildgebender Verfahren als solche erkannt werden können (Abb. 5.167 b).

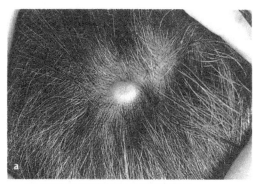

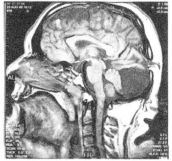

Abb. 5.167. Meningozele.
a Klinisches Bild (Patient von S. Lautenschlager). **b** MRT

Auch wurde heterotopes Hirngewebe der Kopfhaut beschrieben, das sich bei Geburt als komprimierbare Knoten an der Kopfhaut zeigte. Über dem Knoten war die Haut alopezisch mit einem kragenartig angeordneten Ring gesteigerten Haarwachstums in der Zirkumferenz, sog. Haarkragenzeichen (Commens et al. 1989).

Verlauf und Prognose. Nach Totalexstirpation gut, während Zystenwandreste vor allem von Trichilemmalzysten oft Rezidive verursachen.

Prophylaxe und Therapie. Chirurgische Exstirpation der Zyste in toto in Lokalanästhesie mit anschließender Naht. Beim Pilonidalsinus ist das gesamte unterminierte Abszessgewebe einschließlich der Haaranlagen bis zur Sakrokokzygealfaszie großzügig zu exzidieren. Neuerdings kann die Laserepilation bei starker Behaarung im Bereich der Rima ani Rezidiven vorbeugen.

█ Literatur

Ahn SK, Chung J, Lee WS et al. (1996) Hybrid cysts showing alternate combination of eruptive vellus hair cyst, steatocystoma multiplex, and epidermoid cyst, and an association among the three conditions. Am J Dermatopathol 18:645–649

Bunker CB, Smith NP, Russell RC, Dowd PM (1989) Cock's peculiar tumour. Clin Exp Dermatol 14: 237–239

Commens C, Rogers M, Kan A (1989) Heterotopic brain tissue presenting as bald cysts with a collar of hypertrophic hair. The 'hair collar' sign. Arch Dermatol 125:1253–1256

Crawford R (1990) Dermoid cyst of the scalp: intracranial extension. J Pediat Surg 25:294–295

Da Silva JH (2000) Pilonidal cyst: cause and treatment. Dis Colon Rectum 43:1146–1156

De Bree E, Zoetmulder FA, Christodoulakis M et al. (2001) Treatment of malignancy arising in pilonidal disease. Ann Surg Oncol 8:60–64

Kim YA, Thomas I (1993) Metastatic squamous cell carcinoma arising in a pilonidal sinus. J Am Acad Dermatol 29:272–274

Kim CK, Vandersteen DP, Park HJ, Cinn YW (2000) A case of giant proliferating trichilemmal tumor with malignant transformation. J Dermatol 27:687–688

Lopez-Rios F, Rodriguez-Peralto JL, Aguilar A et al. (2000) Proliferating trichilemmal cyst with focal invasion: report of a case and review of the literature. Am J Dermatopathol 22:183–187

Patel MR, Bassini L, Nashad R, Anselmo MT (1990) Barber's interdigital pilonidal sinus of the hand: a foreign body granuloma. J Hand Surg 15:652–655

Sau P, Graham JH, Helwig EB (1995) Proliferating epithelial cysts. Clinicopathological analysis of 96 cases. J Cutan Pathol 22:394–406

Smith FJD, Corden LD, Rugg EL et al. (1997) Missense mutations in keratin 17 cause either pachyonychia congenita type 2 or a phenotype resembling steatocystoma multiplex. J Invest Dermatol 108: 220–223

Stephens FE (1959) Hereditary multiple sebaceous cysts. J Hered 50:299–301

Takeshita T, Takeshita H, Irie K (2000) Eruptive vellus hair cyst and epidermoid cyst in a patient with pachyonychia congenita. J Dermatol 27:655–657

Whiting DA, Stough DB (1995) Posttransplant epidermoid cysts secondary to small graft hair transplantation. Dermatol Surg 21:863–866

Adnextumoren

Definition. Von den Hautadnexen (Haarfollikel, Talgdrüse, Schweißdrüsen) ausgehende, überwiegend benigne Tumoren, von denen nur wenige eine typische klinische Morphologie aufweisen und die meisten erst aufgrund histomorphologischer Kriterien diagnostiziert werden können.

Vorkommen. Nicht selten. Doch kommen die Adnexkarzinome (trichilemmales Karzinom, Pilomatrixkarzinom, Talgdrüsenkarzinom, ekkrine und apokrine Karzinome) sehr selten vor.

Ätiopathogenese. Benigne oder seltener maligne epitheliale Proliferationen, die je nach Differenzierungsgrad und Differenzierungsrichtung in Adenome, Epitheliome oder Karzinome der Haarfollikel, Talgdrüsen, apokrinen oder ekkrinen Schweißdrüsen eingeteilt werden.

Klinik. Tumoren der Haarfollikel:
Trichoepitheliom (Epithelioma adenoides cysticum Brooke). Benignes Epitheliom mit Haarfollikeldifferenzierung. Klinisch meist multiple, bis etwa erbsengroße, oft dicht stehende, hautfarbene, feste Knötchen im Gesicht, besonders in den Augenwinkeln, Nasolabialfalten und im periorbitalen Bereich, selten auch am Kapillitium. Die meist familiäre Erkrankung (autosomal dominant) beginnt in der Kindheit mit Gynäkotropie; die Knötchen wachsen vermehrt in der Pubertät, um im höheren Erwachsenenalter relativ stationär fortzubestehen.
Trichofollikulom. Benigne follikuläre Proliferation. Klinisch meist solitärer, hautfarbener, kuppelförmig vorgewölbter Knoten mit zentra-

lem Porus, aus dem oft feine Haare hervorragen. Vorkommen häufiger im Gesicht, gelegentlich auch am Skalp oder am Hals.

Trichoblastom. Seltener, benigner Adnextumor mit follikulärer Differenzierung. Meist solitärer, 1–2 cm messender, hautfarbener, derber Knoten mit dermaler oder subkutaner Lokalisation, endo- und exophytischem Wachstum ohne Ulzeration. Besonders häufig Vorkommen auf dem Boden eines Naevus sebaceus.

Trichodiskom. Fibrovaskuläre Tumoren des perifollikulären Bindegewebes. Klinisch multiple hautfarbene, flache Papeln im Gesicht, an Ohren, Rumpf und Extremitäten. Sie kommen sporadisch oder als autosomal dominant vererbte Trichodiskome bzw. autosomal dominant vererbte Trichodiskome mit multiplen Fibrofollikulomen und Fibromen, sog. Birt-Hogg-Dube-Syndrom (MIM 135150) vor. Assoziationen des Birt-Hogg-Dube-Syndroms mit internen Neoplasien (intestinale Polypose, Nierenzellkarzinom) wurden beschrieben.

Trichilemmom bzw. *multiples Hamartomsyndrom* oder *Cowden-Syndrom* (MIM 158350). Benigner follikulärer Tumor, der sich vom Epithel der äußeren Haarwurzelscheide ableitet. Klinisch finden sich vor allem am Gesicht und Nacken kleine, exophytische verruköse Papeln. Vorkommen als nicht erbliche solitäre Tumoren oder multipel im Rahmen des Cowden-Syndroms. Bei letzterem finden sich Trichilemmome nicht nur außen an der Haut, z.B. an den Lippen, sondern auch enoral. Diese Patienten sollten im Hinblick auf die Entwicklung interner Tumoren, vor allem der Brust und der Schilddrüse, überwacht werden.

Pilomatrixom. Nicht seltener, benigner Tumor mit Haarmatrixdifferenzierung und Kalzifizierungstendenz. Klinisch meist solitärer, kutan-subkutan gelegener und mit der Haut verbackener, steinharter Tumor, der bis 3 cm groß werden kann. Der Tumor kommt bevorzugt im Kindesalter vor, seltener im Erwachsenenalter vor mit einer Prädilektion für die Augenbrauenregion.

Trichilemmales Karzinom. Maligner Adnextumor, ausgehend vom Haarfollikelepithel. Klinisch solitärer Knoten oder plaqueförmige Läsion mit hyperkeratotischer, erythematöser oder exulzerierter Oberfläche. Vorkommen meistens ab 50. Lebensjahr mit Prädilektion für den Kopf und die Halsregion.

Pilomatrixkarzinom. Maligne epitheliale Tumoren, bestehend aus atypischen Haarmatrix-epithelzellen. Klinisch solitäre Knoten, die ulzerieren können. Vorkommen im Gesicht, am Stamm oder an den Extremitäten im Erwachsenenalter.

Andere Adnextumoren mit Vorkommen auf der Kopfhaut:

Talgdrüsenadenom. Benigner epithelialer Tumor mit Talgdrüsendifferenzierung. Klinisch gelblicher Knoten, der häufiger einen Durchmesser <1 cm aufweist, aber bis mehrere Zentimeter wachsen kann. Vorkommen meistens ab 50. Lebensjahr mit Prädilektion für den Kopf und den Hals, besonders das Gesicht. Multiple eruptive, meist benigne Hauttumoren mit Talgdrüsendifferenzierung, Basaliome mit Talgdrüsendifferenzierung und Keratoakanthome kommen in Verbindung mit Karzinomen vorwiegend des Kolons, meist ohne Polyposis, im Rahmen des Muir-Torre-Syndroms (MIM 158320) vor.

Talgdrüsenkarzinom. Sehr seltener maligner epithelialer Tumor mit Talgdrüsendifferenzierung. Während Talgdrüsenkarzinome häufiger die Augenlider befallen (Karzinom der Meibom-Drüsen), können sie auch extraokulär im Gesicht und am Kapillitium entstehen, wo differenzialdiagnostisch alle sonstigen kuppelförmig erhabenen Knoten in Frage kommen.

Zylindrom, Spiegler-Tumor. Benignes Epitheliom mit ekkriner Differenzierung. Klinisch runde, rötliche, spiegelnde, nicht behaarte Tumoren, die ausschließlich am Kapillitium vorkommen (Abb. 5.168 a, b), mehrere Zentimeter groß werden und den Kopf wie ein Turban umgeben können, sog. Turbantumoren. Die Tumoren kommen familiär gehäuft mit autosomal dominanter Vererbung vor, sog. Spiegler-Brooke-Syndrom (MIM 605041). Beginn im Kindesalter mit langsamer, stetiger Progredienz bis in das Erwachsenenalter hinein. Maligne Entartung wird sehr selten beobachtet. Neben Zylindromen kommen beim selben Patienten bzw. innerhalb betroffener Familien häufig auch multiple Trichoepitheliome des Gesichts vor (Epithelioma adenoides cysticum), was die genetische Identität der zwei Erkrankungen unterstreicht (Guggenheim u. Schnyder 1961). Der zugrunde liegende Gendefekt wurde auf 16q12-q13 lokalisiert. Es handelt sich vermutlich um ein Tumorsuppressorgen.

Syringocystadenoma papilliferum. Adenom mit apokriner Schweißdrüsendifferenzierung. Klinisch meist solitärer, am Kapillitium oder an den Schläfen auftretender, kleiner, infiltrierter

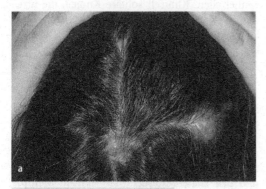

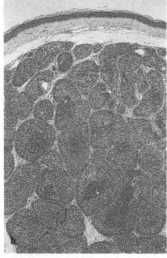

Abb. 5.168. Zylindrom. **a** Klinisches Bild.
b Histologie (HE-Färbung)

haarfreier Herd, der oberflächlich verkrustet
oder verrukiform sein kann. Häufig Vorkommen auf dem Boden eines Naevus sebaceus.
Chondroides Syringom. Benigner Mischtumor
der Haut. Klinisch solitärer, langsam wachsender, derber dermal oder subkutan gelegener Tumor im Kopf- und Halsbereich.
Ekkrines Porokarzinom. Maligner Schweißdrüsentumor. Klinisch verruköse Papel oder
Knoten, der bis auf 5 cm Größe wachsen kann.
Vorkommen häufiger bei über 60-Jährigen am
Kopf und Hals oder an den Extremitäten. Es
besteht eine hohe Rezidivrate mit Tendenz zu
regionalen Lymphknotenmetastasen sowie zur
multiplen epidermotropen Metastasierung.
Muzinöses ekkrines Karzinom. Maligner
Schweißdrüsentumor, der histologisch charakterisiert ist durch extrazelluläre Mucinablagerungen, in denen sich die Tumorzellstränge befin-

den. Klinisch hautfarbener, bis 3 cm messender,
weicher Knoten. Vorkommen überwiegend im 6.
und 7. Dezennium mit einer Prädilektion für
den Kopf einschließlich Kapillitium und Hals,
besonders die Augenlider. Häufiger sind Männer
befallen.
Adenoidzystisches Karzinom. Schweißdrüsenkarzinom mit ekkriner Differenzierung. Klinisch
hautfarbener oder rötlicher, dermal wachsender
Knoten, hauptsächlich im Gesicht, weniger häufig am Kapillitium, meist um das 60. Lebensjahr
auftretend.

Diagnostik. Die Diagnose wird histologisch gestellt (s. entsprechende Nachschlagewerke der
Dermatohistopathologie: Ackerman et al. 1993,
Wick u. Swanson 1991).

Differenzialdiagnose. Andere epitheliale Tumoren. Amelanotisches malignes Melanom.

Verlauf und Prognose. In der Regel gut. Bei den
Adnexkarzinomen hängt die Prognose von der
Dignität des Tumors sowie dem Zeitpunkt und
der Vollständigkeit der Exzision ab.

Prophylaxe und Therapie. Chirurgische Exzision
im Gesunden. In ausgewählten Fällen (multiple,
oberflächliche benigne Tumoren) Laserablation
oder Dermabrasio. Bei malignen Tumoren
Nachsorge wie bei spinozellulärem Karzinom.

■ **Literatur**

Ackerman AB, de Viragh PA, Chongchitnant N (1993)
  Neoplasms with Follicular Differentiation. Lea &
  Febiger, Philadelphia
Barax CN, Lebwohl M, Phelps RG (1987) Multiple
  hamartoma syndrome. J Am Acad Dermatol 17:
  342–346
Biggs PH, Wooster R, Ford D et al. (1995) Familial
  cylindromatosis (turban tumour syndrome) gene
  localised to chromosome 16q12-q13: evidence for
  its role as a tumour suppressor gene. Nature Genet
  1:441–443
Bignell GR, Warren W, Seal S et al. (2000) Identification of the familial cylindromatosis tumour-suppressor gene. Nature Genet 25:160–165
Fenske C, Banerjee P, Holden C, Carter N (2000)
  Brooke-Spiegler syndrome locus assigned to
  16q12-q13. J Invest Dermatol 114:1057–1058
Guggenheim W, Schnyder UW (1961) Zur Nosologie
  der Spiegler-Brooke Tumoren. Dermatologica 122:
  274–278
Le Guyadec T, Dufau J-P, Poulain J-F et al. (1998)
  Multiple trichodiscomas associated with intestinal
  polyposis. Ann Dermatol Venereol 125:717–719

Toro JR, Glenn G, Duray et al. (1999) Birt-Hogg-Dube syndrome: a novel marker of kidney neoplasia. Arch Dermatol 135:1195–1202

Ubogy-Rainey Z, James WD, Lupton GP, Rodman OG (1987) Fibrofolliculomas, trichodiscomas, and acrochordons: the Birt-Hogg-Dube syndrome. J Am Acad Dermatol 16:452–457

Wick MR, Swanson PE (1991) Cutaneous Adnexal Tumors. A Guide to Pathologic Diagnosis. ASCP Press, Chicago

Epidermale Tumoren

▓ Aktinische Keratose (Präkanzerose)

Definition. Veränderungen auf chronisch UV-geschädigter Haut, die sich vornehmlich bei hellhäutigen Menschen über 45 Jahre entwickeln und in ein spinozelluläres Karzinom übergehen können (Präkanzerose).

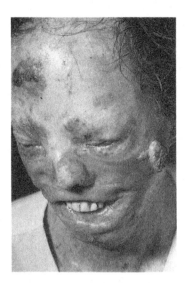

Abb. 5.169. Xeroderma pigmentosum

Vorkommen. Häufig.

Ätiopathogenese. Infolge chronischer Ultraviolettbestrahlung, besonders UV-B-Strahlen (280–320 nm), kommt es zu Veränderungen am Genom der Epidermiszellen (somatische Mutation) mit Umwandlung in atypische Zellen. Die atypischen Zellen der Basalzellschicht durchsetzen allmählich die Gesamtheit der Epidermis (Carcinoma in situ) und führen zu Verhornungsstörungen. Das Manifestationsalter und die Ausprägung der aktinischen Keratosen ist abhängig von genetischen Faktoren und der UV-Strahlen-Exposition, z.B. innerhalb einer früh aufgetretenen androgenetischen Alopezie bei beruflicher Tätigkeit im Freien ohne entsprechenden Sonnenschutz.

Keratosen bei Xeroderma pigmentosum. Dieser zu den Erbkrankheiten mit defekter Resistenz gegenüber UV-Strahlen gehörenden Krankheit liegt eine Störung in der Exzisionsreparatur der chromosomalen DNA nach Strahlenschädigung zugrunde. Das autosomal rezessive Erbleiden ist gekennzeichnet durch eine hohe UV-Empfindlichkeit, auf das Lebensalter und die Expositionsanamnese bezogen exzessiven chronischen Lichtschaden mit Neigung zu Hauttumoren bereits im jugendlichen Alter. In den lichtexponierten Hautarealen finden sich neben einer Xerodermie und Epheliden ähnlichen Lentiginose multiple aktinische Keratosen, die relativ rasch in spinozelluläre Karzinome mit Me-

tastasierungsneigung übergehen (Abb. 5.169). Hinzu kommen ophthalmologische Symptome (Photophobie, Konjunktivitis, Keratitis, Ektropium) und in bis zu 40% neurologische Symptome, DeSanctis-Cacchione-Syndrom (MIM 278800). Das Xeroderma pigmentosum wird aufgrund molekulargenetischer Merkmale in 10 Komplementationsgruppen XP-A bis XP-I und eine Xeroderma-pigmentosum-Variante oder pigmentiertes Xerodermoid (Hofmann et al. 1978) eingeteilt. Bei letzterer handelt es sich um die mildeste und häufigste Variante mit späterer Erstmanifestation.

Klinik. Einzeln oder in Mehrzahl auftretende, flach erhabene, oft besser tastbare als sichtbare Rauigkeiten der Haut von rötlicher (erythematischer Typ), brauner oder schmutziggrauer Farbe (pigmentierte aktinische Keratose) (Abb. 5.170). Verruköse Varianten (keratotischer Typ) können im Extremfall das Bild eines Hauthorns annehmen (Cornu cutaneum). An der Basis solcher Hauthörner können bereits Tumorzapfen die Dermis infiltrieren (eigentlich schon ein spinozelluläres Karzinom). Stets finden sich auch andere Zeichen der chronisch lichtexponierten Haut (Helioderm) wie Elastose, Dyspigmentierung und Teleangiektasien.

Diagnostik. Die Diagnose wird meist klinisch gestellt. Im Zweifelsfall und auch bei Verdacht auf initiales spinozelluläres Karzinom (palpable In-

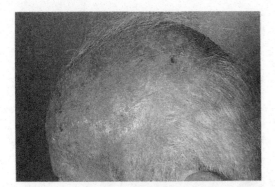

Abb. 5.170. Multiple pigmentierte aktinische Keratosen

filtration, Cornu cutaneum, persistierende erosiv-ulzeröse Oberflächenveränderung) Biopsie.

Die Histopathologie ist gekennzeichnet durch eine Proliferation atypischer Zellen in den unteren Epidermisschichten in Verbindung mit einer Hyper- und Parakeratose. Im oberen Korium findet sich regelmäßig eine aktinische Elastose und häufig ein unspezifisches chronisch entzündliches, oft plasmazellreiches Infiltrat.

Morbus Bowen. Intraepidermales Karzinom unter dem klinischen Erscheinungsbild einer chronisch entzündlichen, oft psoriasiform imponierenden Dermatose. Histologisch durchsetzen atypische Epithelzellen mit großer Formenvielfalt die ganze Breite der Epidermis, die dadurch ihre normale geschichtete Struktur verloren hat.

Differenzialdiagnose. Kutaner Lupus erythematodes (isolierte aktinische Keratosen), seborrhoisches Kopfhautekzem (multiple aktinische Keratosen innerhalb einer androgenetischen Alopezie).

Andere (benigne) epitheliale Tumoren:
Seborrhoische Keratose. Benignes Papillom der Epidermis, das sich altersabhängig fast bei jedem Individuum in der zweiten Lebenshälfte in sehr unterschiedlicher Anzahl zwischen wenigen und bis zu hunderten entwickelt. Die Einzelläsion beginnt als scharf begrenzter, hellbrauner, matter Fleck (Abb. 5.171), der langsam wächst, erhaben wird und einen dunkelbraunen oder schmutzig-schwarzgrauen Farbton annehmen kann. Die Keratosen wirken charakteristischerweise wie aufgeklebt und weisen eine regelmäßige papilläre Oberfläche („gepunzt") auf mit Hornpfröpfen, die besonders gut mittels Auflichtmikroskopie (Dermatoskop) zu erkennen sind. Die benignen Epitheliome können

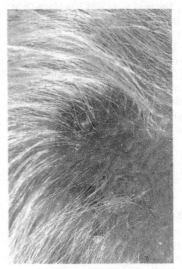

Abb. 5.171. Seborrhoische Keratose

mitunter eine beachtliche Größe erreichen (Okazaki u. Ueda 1998).

Invertierte follikuläre Keratose. Benigner verruköser Tumor mit pseudoepitheliomatöser Hyperplasie, Hornperlen, Ortho- und Hyperkeratose. Vermutlich handelt es sich um eine Variante der seborrhoischen Keratose mit endophytischer Wuchsform.

Warziges Dyskeratom. Meist solitär am Kapillitium oder in der Nackengegend auftretender, etwa erbsengroßer, verkrusteter Tumor, der leicht verletzbar ist und dann blutet. Die Diagnose kann klinisch nur vermutet werden und ist histologisch an einer follikulären Epithelzellproliferation mit Dyskeratose und akantholytischer Spaltbildung zu erkennen. Auch multiple warzige Dyskeratome wurden am Kapillitium beschrieben (Griffiths et al. 1997).

Verlauf und Prognose. Unbehandelt entwickelt sich über kurz oder lang auf dem Boden einer aktinischen Keratose in 10% ein invasives spinozelluläres Karzinom.

Prophylaxe und Therapie. Einzelne aktinische Keratosen können mittels Kryotherapie (flüssiger Stickstoff <10 Sekunden), Kürrettage mit anschließender Elektrodesikkation oder einer zytotoxischen Behandlung mit 20%iger Podophyllinlösung in 70%igem Ethanol (nach 8 Stunden abwaschen) behandelt werden. Am Kapillitium ist zu beachten, dass Kryotherapie mittels flüssigem Stickstoff während >10 Sekunden zum irreversiblen Untergang von Haarfollikeln führt.

5-Fluorouracil, Imiquimod. Wenn zahlreiche aktinische Keratosen vorliegen, hat sich auch die Lokalbehandlung mit dem Zytostatikum 5-Fluorouracil (5%) 2-mal täglich während 3–6 Wochen bewährt, neuerdings auch die Lokalanwendung des Immunstimulans Imiquimod zwischen 3-mal wöchentlich und 1-mal täglich bis zu 12 Wochen lang (Stockfleth et al. 2001). Bei beiden Methoden kommt es zu einer mitunter schmerzhaften erosiven Hautentzündung der behandelten Partien mit nachfolgender, narbenloser Abheilung.

Photodynamische Therapie. Einzelne oder mehrere aktinische Keratosen können ebenfalls mittels photodynamischer Therapie nach Applikation wässrig gelöster 5-Aminolävulinsäure (z. B. in einer Öl-in-Wasser-Emulsion) und anschließender Bestrahlung mit Licht, dessen Wellenlänge der optimalen Absorptionsbande des Photosensibilisators entspricht (635 nm für 5-Aminolävulinsäure), erfolgreich behandelt werden. Die topische Applikation von 5-Aminolävulinsäure erfolgt mittels einer Okklusivfolie. Die Substanz penetriert bevorzugt die abnorme Hornschicht und ermöglicht daher eine selektive Sensibilisierung der Präkanzerose. Die Bestrahlung erfolgt nach 4–6 Stunden Einwirkungsdauer. Neben verschiedenen Laserlichtquellen, die Licht einer einzelnen Wellenlänge emitieren, können auch polychromatische Strahlungsquellen, wie etwa die Quarz-Halogen-Lampe herkömmlicher Diaprojektoren, verwendet werden. Das Spektrum solcher Lampen reicht von 400–760 nm.

Radiotherapie. Röntgenweichstrahlentherapie (20 kV; <2 cm Feldgröße 2- bis 3-mal 800 cGy im Abstand von 4–7 Tagen; >2 cm 5- bis 7-mal 400 cGy im Abstand von 3–4 Tagen) liefert im Bereich der Glatze ebenfalls günstige Resultate, wird aber wegen der zusätzlichen Strahlenbelastung ausgewählten Fällen vorbehalten (männlichen Glatzen im höheren Lebensalter mit ausgedehnten aktinischen Keratosen).

Vordringlich ist die frühzeitige, prophylaktische Vermeidung stärkerer Sonnenbelastung durch entsprechende Lichtschutzmaßnahmen, speziell auch im Bereich einer androgenetischen Alopezie (Kopfbedeckung).

▦ Literatur

Bisonnette R, Lui H (1997) Current status of photodynamic therapy in dermatology. Dermatol Clin 15:507–519
Brash DE, Ziegler A, Jonason AS et al. (1996) Sunlight and sunburn in human skin cancer: p53, apoptosis, tumor promotion. J Invest Dermatol Symp Proc 1:136–142
Fritsch C, Goerz G, Ruzicka T (1998) Photodynamic therapy in dermatology. Arch Dermatol 134:207–214
Gloster HM Jr, Brodland DG (1996) The epidemiology of skin cancer. Dermatol Surg 22:217–226
Griffiths TW, Hashimoto K, Sharata HH, Ellis CN (1997) Multiple warty dyskeratomas of the scalp. Clin Exp Dermatol 22:189–191
Hessel A, Siegle RJ, Mitchell DL, Cleaver JE (1992) Xeroderma pigmentosum variant with multisystem involvement. Arch Dermatol 128:1233–1237
Hofmann HJ, Jung EG, Schnyder UW (1978) Pigmented xerodermoid: first report of a family. Bull Cancer 65:347–350
Kalka K, Merk H, Mukhtar H (2000) Photodynamic therapy in dermatology. J Am Acad Dermatol 42:389–413
Kocsard E (1997) Solar keratoses and their relationship to non-melanoma skin cancer. Australas J Dermatol 38:S30
Mackenzie-Wood A, Kossard S, de Launey J et al. (2001) Imiquimod 5% cream in the treatment of Bowen's disease. J Am Acad Dermatol 44:462–470
Marks R (1990) Solar keratoses. Br J Dermatol 122:49–54
Okazaki M, Ueda K (1998) Unprecedented giant seborrheic keratosis of the scalp. Ann Plast Surg 41:105–106
Stockfleth E, Meyer T, Benninghoff B, Christofers E (2001) Successful treatment of actinic keratosis with imiquimod cream: report of six cases. Br J Dermatol 144:1050–1053
Tsuji T, Morita A (1995) Giant seborrhoic keratosis on the frontal scalp treated with topical fluorouracil. J Dermatol 22:74–75
Varma S, Wilson H, Kurwa HA et al. (2001) Bowen's disease, solar keratoses and superficial basal cell carcinoma treated with photodynamic therapy using a large-field incoherent light source. Br J Dermatol 144:567–574

▦ Spinozelluläres Karzinom

Definition. Maligner epithelialer Tumor, der gewöhnlich intraepidermal als Carcinoma in situ beginnt und nach unterschiedlicher Zeit in einen invasiven und destruktiven Tumor mit Metastasierungspotenzial übergeht.

Vorkommen. Häufig. Bevorzugt betroffen sind hellhäutige Menschen mit sonnenempfindlicher Haut (Typ I und II nach Fitzpatrick). Blonde oder rotblonde Haare und blaue oder grünblaue Augen charakterisieren diesen sonnenempfindlichen und karzinomgefährdeten Typ. Das Haupterkrankungsalter liegt bei uns im 6. und 7. Lebensjahrzehnt, in sonnenreichen Erdteilen können Karzinome viel früher, mitunter bereits bei 30- bis 40-Jährigen auftreten. Besonders gefährdet sind hellhäutige Einwanderer aus sonnenarmen Regionen in die sonnenreichen Zonen z. B. der USA (Texas) oder Australiens. Organtransplantierte entwickeln wegen der notwendigen langfristigen medikamentösen Immunsuppression ebenfalls häufiger spinozelluläre Karzinome der Haut, die ein aggressiveres Verhalten aufweisen und mitunter früh metastasieren können.

Ätiopathogenese. Neben den bereits unter den aktinischen Keratosen (Präkanzerose) aufgeführten ätiopathogenetischen Faktoren (chronische UV-Schädigung) können auch chronisch entzündliche Hautschädigungen (z. B. auf straffen Narben nach Verbrennung, auf sklerosierten Lupus-vulgaris-Narben, auf Radioderm und seltener auf atrophischen Lupus-erythematodes-Herden) und laufende exogene Einwirkung bestimmter chemischer Karzinogene (z. B. Arsen oder Ruß) Kofaktoren für die Entstehung spinozellulärer Karzinome darstellen.

Klinik. Beginn häufig mit kleiner, breit aufsitzender und leicht erhabener, oberflächlich verruköser, grauer oder bräunlich gelblicher Hyperkeratose, die sich nicht ablösen lässt; beim Versuch stellt sich leicht eine Blutung ein. Typische Merkmale des Karzinoms sind die harte Konsistenz mit Infiltration der Unterlage, eine unregelmäßige und grobgebuckelte Oberfläche, erhöhte Verletzlichkeit und oft fehlende subjektive Beschwerden. Die Tumoren können exophytisch wachsen, ulzerieren oder die Haut diffus infiltrieren. In der Umgebung finden sich regelmäßig Zeichen der chronischen UV-Schädigung mit meist reichlich aktinischen Keratosen (Abb. 5.172). Dementsprechend sind die männliche Glatze, das Gesicht und die Handrücken bevorzugt befallen. Eine seltene Variante ist das dedifferenzierte spinozelluläre Karzinom, das meist nicht aus aktinischen Keratosen, sondern aus einem Morbus Bowen oder aus nicht vorgeschädigter Haut entsteht. Es präsentiert sich

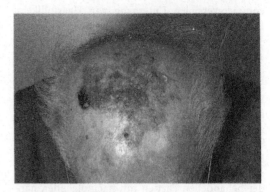

Abb. 5.172. Aktinische Keratosen mit spinozellulärem Karzinom

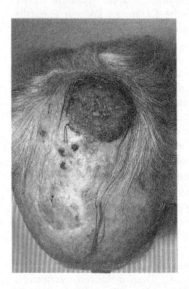

Abb. 5.173. Dedifferenziertes spinozelluläres Karzinom

als schnell wachsender, meist exophytischer, eher weicher, zerreißlicher und leicht blutender Tumor (Abb. 5.173), der frühzeitig lymphogen metastasieren kann.

Diagnostik. Die Verdachtsdiagnose wird klinisch gestellt und muss wie immer auf dem Gebiet der Tumordiagnostik bioptisch gesichert werden. Stets sollten die regionalen Lymphknoten untersucht werden.

Histopathologie. Epidermal differenzierte Tumormassen, die in verschiedenem Grad (Broders I–IV) Differenzierungszeichen (Verhornung) aufweisen, gehen von der Epidermis als unregelmäßig geformte und sich verzweigende Stränge aus, die infiltrierend und destruierend in das Korium einwachsen und meist von einer starken entzündlichen Stromareaktion begleitet sind.

Differenzialdiagnose. Seborrhoische Keratose, invertierte follikuläre Keratose, warziges Dyskeratom, aktinische Keratose, Morbus Bowen, basozelluläres Karzinom, proliferierende Trichilemmalzyste, Adnexkarzinome.

Keratoakanthom. Schnell wachsender, halbkugelig vorgewölbter, benigner und selbstlimitierender knotiger Tumor mit charakteristischem zentralen Hornpfropf (Abb. 5.174). Keratoakanthome treten bevorzugt in lichtexponierten Arealen auf, <5% am Kapillitium, mit höchster Inzidenz im letzten Lebensdrittel (>60 Jahre). Spontane Abheilung mit schüsselförmiger Narbe tritt innerhalb 4–5 Monaten ein. Die chirurgische Exzision ist angezeigt, da einerseits die histologische Abgrenzung von einem hoch differenzierten spinozellulären Karzinom nicht immer mit Sicherheit gelingt, und andererseits Spontanheilung mit Narbenbildung erfolgt, die zu kosmetisch störenden Defektheilungen im Gesicht führen kann. Bei älteren und Risikopatienten können bioptisch gesicherte Keratoakanthome auch kürettiert und elektrodisseziert oder mittels Röntgenweichstrahlen behandelt werden.

Verlauf und Prognose. Abhängig von Differenzierungsgrad und Tiefenausdehnung des Karzinoms sowie vom Zeitpunkt und der Vollständigkeit der chirurgischen Exzision. Spinozelluläre Karzinome des Skalps weisen eine Metastasierungshäufigkeit von bis zu 5% auf, bevorzugt in die regionalen Lymphknoten. In ca. 10% kommt es mittels Radiotherapie oder konventioneller Chirurgie zum Tumorrezidiv. Die Rezidivrate kann mittels mikrographisch kontrollierter Chirurgie (Mohs) signifikant reduziert werden. Das Risiko eines Zweitkarzinoms ist erhöht.

Prophylaxe und Therapie. Chirurgische Exzision im Gesunden (1–2 cm breiter Sicherheitsrand), wo angezeigt mittels mikrographisch kontrollierter Chirurgie. Kleinere Karzinome bei älteren Menschen (>60 Jahre) können auch mittels Röntgenweichstrahlentherapie erfolgreich behandelt werden, wobei sich die gewählte Röhrenspannung nach der Tiefenausdehnung des Karzinoms richtet (20–50 kV; <2 cm Feldgröße 5- bis 6-mal 800 cGy im Abstand von 4–7 Tagen; 2–5 cm 10- bis 12-mal 400 cGy im Abstand von 3–4 Tagen; >5 cm 26- bis 28-mal 200 cGy täglich). Eine kontinuierliche Nachbeobachtung nach 3, 6, 12 Monaten, dann jährlich während mindestens 5 Jahren wird empfohlen. Dem Patienten sollte ein Tumornachsorgepass ausgestellt werden, in dem die aktuellen Kontrollbefunde zu vermerken und die nächsten Kontrolltermine einschließlich anstehenden diagnostischen Maßnahmen festzuhalten sind. Bei Verdacht auf Rezidiv oder einen Zweittumor sollte dieser prompt angegangen werden.

Literatur

Breuninger H, Gutknecht M, Dietz K, Rassner G (1991) Das lokale infiltrative Wachstum von Plattenepithelkarzinomen der Haut und daraus resultierende Behandlungsrichtlinien. Hautarzt 42:559–563
Goldschmidt H, Panizzon RG (1991) Modern dermatologic radiation therapy. Springer, New York

Basozelluläres Karzinom

Definition. Epitheliom, das seinen Ausgang von den basalen Zelllagen der Epidermis und Terminalhaarfollikel nimmt und nur durch die Art seines Wachstums (örtlich infiltrierend und destruierend) maligne ist. Im Gegensatz zum spinozellulären Karzinom metastasiert das basozelluläre Karzinom nicht, weshalb es auch als „semimaligner Tumor" bezeichnet wird.

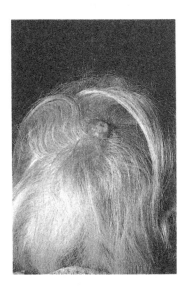

Abb. 5.174. Keratoakanthom

Vorkommen. Häufigster epithelialer Tumor (10-mal häufiger als das spinozelluläre Karzinom). Bevorzugt sind Menschen im 6.–8. Lebensjahrzehnt, häufiger in sonnenreichen Ländern als in sonnenarmen Regionen. 80% der basozellulären Karzinome treten zentrofazial oberhalb einer Verbindungslinie vom Mundwinkel zum unteren Ohransatz auf. Mit abnehmender Häufigkeit sind auch der Stamm (besonders bei stark sonnenexponierten Personen), der Skalp (ca. 5%) und übrige Hautareale betroffen. Am Kapillitium bevorzugt das basozelluläre Karzinom alopezische Areale mit einer besonderen Prädilektion für Narben, z. B. chronisches Radioderm (Abb. 5.175). Auf dem Boden eines Naevus sebaceus entsteht ein basozelluläres Karzinom mit einer Häufigkeit von 0,5%. Bei multiplen Basalzellkarzinomen, die bereits im jugendlichen Alter auftreten, muss an das Basalzellnävussyndrom Gorlin-Goltz und an das Rombo-Syndrom gedacht werden.

Ätiopathogenese. Somatische Mutation des PTC-(patched-)Gens, das einen hemmenden Einfluss auf das Protoonkogen SMO (smoothened) im HH-(hedgehog-)Signaltransduktionsweg hat. Beim Basalzellnävussyndrom liegt eine autosomal dominant erbliche Keimbahnmutation des PTC-Gens auf Chromosom 9q31 vor.

Klinik. Nach dem klinischen Erscheinungsbild werden das oberflächliche, das tiefer reichende sowie ein sklerodermiformes basozelluläres Karzinom unterschieden. Charakteristisches Merkmal des basozellulären Karzinoms ist das Basaliomknötchen, bei dem es sich um ein bis mehrere Millimeter großes derbes, halbkugeliges Knötchen von perlmutterartigem Glanz handelt, das Teleangiektasien aufweist. Während beim oberflächlichen basozellulären Karzinom (Rumpfhautbasaliom) der Tumor im Niveau der Haut oder etwas eingesunken ist und lediglich am Rand einen Saum von Basaliomknötchen zeigt, finden sich bei der tiefer reichenden Form rötliche, bräunliche, seltener tief braune Knötchen (pigmentiertes basozelluläres Karzinom), die perlschnurartig aufgereiht sind (Abb. 5.176). Manche dieser Tumoren wachsen nur langsam, andere breiten sich unter Ulzeration und Einwachsen in tiefere Gewebe rasch aus (Ulcus rodens, Ulcus terebrans). Klinisch am schwierigsten zu erkennen ist das sklerodermiforme basozelluläre Karzinom, da es sich hier um eine völlig flache, in der Haut liegenden

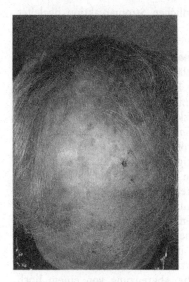

Abb. 5.175. Basozelluläres Karzinom auf einem chronischen Radioderm

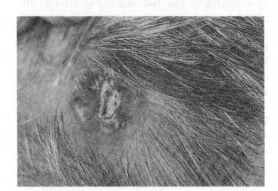

Abb. 5.176. Pigmentiertes basozelluläres Karzinom

Platte handelt, die sich lediglich durch eine sklerodermiforme Infiltration und nur sehr wenig Basaliomknötchen auszeichnet. Die Tumorzellstränge sind beim sklerodermiformen basozellulären Karzinom hirschgeweihartig verästelt, lösen eine exzessive fibromatöse Reaktion des Stromagewebes aus und reichen oft weit über die klinisch erkennbare Grenze des Tumors hinaus, weshalb es bei knappen Exzisionen häufig zu Rezidiven kommt.

Diagnostik. Die Verdachtsdiagnose wird klinisch gestellt und muss wie immer auf dem Gebiet der Tumordiagnostik bioptisch gesichert werden.

Histopathologisch infiltrierend wachsende, lappige, strang- oder fingerförmige basaloide Tumorzellnester (leicht basophiles Zytoplasma, hohe Kern-Plasma-Ratio) mit charakteristischer palisadenförmiger Anordnung der äußeren Zellen. Die Abgrenzung von der Umgebung ist stets gut, und es zeigt sich eine typische fibrosierende Stromareaktion. Gelegentlich finden sich Zeichen der Differenzierung mit pseudoglandulären Strukturen oder abrupt einsetzender Verhornung (trichogene Differenzierung).

Metatypisches Basaliom. Der Tumor setzt sich feingeweblich gleichzeitig aus basaloid wachsenden Zellen und Tumoranteilen zusammen, die an ein entdifferenziertes spinozelluläres Karzinom erinnern, sodass nicht eindeutig festgelegt werden kann, ob der Tumor einem basozellulären oder spinozellulären Karzinom zuzuordnen ist. Der Tumor wächst rascher als ein gewöhnliches basozelluläres Karzinom und ist zur Metastasierung befähigt, deshalb ist eine aktive und umfassende Therapie wie beim spinozellulären Karzinom angezeigt.

Differenzialdiagnose. Morbus Bowen, aktinische Keratose, Psoriasis, malignes Melanom (pigmentiertes basozelluläres Karzinom), Narbe (sklerodermiformes basozelluläres Karzinom).

Verlauf und Prognose. Die Heilerfolge beim primären basozellulären Karzinom liegen ungeachtet der Therapie bei >95%, beim basozellulären Karzinomrezidiv bei rund 90%. Die Rezidivrate kann mittels mikrographisch kontrollierter Chirurgie (Mohs) signifikant reduziert werden. Patienten, die bereits ein basozelluläres Karzinom hatten, weisen ein erhöhtes Risiko auf, ein Zweitkarzinom zu entwickeln (30–40%).

Prophylaxe und Therapie. Chirurgische Exzision mit relativ knappem Sicherheitsrand (0,5 cm), außer beim sklerodermiformen basozellulären Karzinom, bei dem eine mikrographisch kontrollierte Chirurgie angezeigt ist. Bei älteren Patienten kommt auch eine Röntgenweichstrahlentherapie (Protokoll wie bei spinozellulärem Karzinom) in Betracht (Ausnahme sklerodermiformes basozelluläres Karzinom). Oberflächliche basozelluläre Karzinome können auch mittels Kryotherapie, photodynamischer Therapie oder α-Interferon intraläsional behandelt werden. Besonders eignet sich die photodynamische Therapie beim Basalzellnävussyndrom mit multiplen planen basozellulären Karzinomen. Diese können gleichzeitig mit weniger Schmerz und Aufwand behandelt werden als mittels chirurgischer Exzision.

Eine kontinuierliche Nachbeobachtung nach 3, 6, 12 Monaten, dann jährlich bis mindestens 5 Jahre ist empfehlenswert.

■ Literatur

Bale AE, Yu KP (2001) The hedgehog pathway and basal cell carcinomas. Hum Mol Genet 10:757–762

Breuninger H, Schippert W, Black B, Rassner G (1989) Untersuchungen zum Sicherheitsabstand und zur Exzisionstiefe in der operative Behandlung von Basaliomen. Anwendung der dreidimensionalen histologischen Untersuchung bei 2016 Tumoren. Hautarzt 40:693–700

Gailani MR, Bale AE (1999) Acquired and inherited basal cell carcinomas and the patched gene. Adv Dermatol 14:261–283

Wicking C, Smyth I, Bale A (1999) The hedgehog signalling pathway in tumorigenesis and developement. Oncogene 18:7844–7851

Melanozytäre Tumoren

■ Nävuszellnävus, blauer Nävus

Definition. Gutartige, umschriebene Ansammlung von Nävuszellen in der dermoepidermalen Junktionszone (Junktionstyp), in der Dermis (dermaler Typ) oder in beiden Schichten (Compoundtyp). Im Gegensatz zu den eng verwandten Melanozyten sind Nävuszellen mehr rundlich konfiguriert und verteilen sich nicht diffus in der Basalzellschicht der Epidermis, sondern bilden umschriebene Nävuszellnester.

Dysplastische Nävi. Erworbene Nävuszellnävi, die sich meist in der Pubertät oder im frühen Erwachsenenalter entwickeln und morphologisch von „gewöhnlichen" Nävuszellnävi aufgrund klinischer und histologischer Kriterien unterscheiden. Ihre Bedeutung als Melanomvorläufer wird diskutiert. Fest steht, dass bei multiplen dysplastischen Nävi (dysplastisches Nävuszellnävus-Syndrom) das Risiko der Melanomentwicklung erhöht ist.

Kongenitale pigmentierte Nävuszellnävi weisen häufig eine vermehrte, meist stark pigmentierte, derbe Behaarung auf (Naevus pigmentosus et pilosus). Entsprechend ihrer Größenausdehnung werden kleine (<1,5 cm), mittelgroße (1,5–20 cm) und große (>20 cm) Nävi unterschieden, die sich in ihrer Prognose hinsichtlich maligner Entartung unterscheiden. Ausgedehnte pigmentierte Nävuszellnävi, sog. Riesenpigmentnävi (bei Neugeborenen >9 cm am Kopf und >6 cm am Körper), können mit gleichartigen Ansammlungen pigmentbildender Nävuszellen in den Leptomeningen von Gehirn und Rückenmark vorkommen – Melanosis neurocutanea (MIM 249400). In 64% entwickelt sich ein okklusiver Hydrocephalus internus mit schweren zerebralen Störungen und in 62% ein malignes Melanom im frühen Lebensalter – neurokutane Melanoblastose.

Halonävus. Nävuszellnävus mit perinävischem depigmentierten Hof. Während am Anfang der zentrale Nävuszellnävus selbst noch gut erkennbar ist, kann sich dieser später ebenfalls depigmentieren oder sogar vollständig verschwinden. Zugrunde liegt eine immunologisch vermittelte Entzündungsreaktion. Auftreten im Rahmen einer Vitiligo oder als paraneoplastisches Phänomen bei Melanom (selten!) kommt vor.

Blauer Nävus. Blauschwarzer Tumor, bedingt durch tief dermal gelegene pigmentbildende Melanozyten. Diese unterscheiden sich von dermalen Nävuszellen durch ihre Form und die erhaltene Funktion (Melaninpigmentproduktion). Bei blauen Nävi des Skalps wurde selten über Infiltration der darunter liegenden Schädelkalotte (Micali et al. 1997) und des Intrakraniums (Golden et al. 2000) berichtet. Bei multiplen, eruptiven „blauen Nävi" des Skalps muss stets an die Möglichkeit maligner Melanommetastasen gedacht werden (Walsh 1999). Auch wurde maligne Entartung (maligner blauer Nävus) beschrieben, wobei sich maligne blaue Nävi entweder als de novo maligne Melanome unter dem klinischen Erscheinungsbild blauer Nävi oder aus vorbestehenden blauen Nävi entwickeln. Bevorzugte Lokalisation ist der Skalp (Granter et al. 2001).

Vorkommen. Nävuszellnävi sind wohl die häufigsten Tumoren überhaupt. Zahl und Art der Nävuszellnävi weisen beträchtliche interindividuelle Variationen auf. Bei der Geburt sind sie nur ausnahmsweise vorhanden, die meisten entwickeln sich erst im Lauf des Lebens, häufig in der Pubertät, und bilden sich im hohen Alter wieder zurück. Jeder weiße Erwachsenen, dürfte mehrere Nävuszellnävi aufweisen. Multiple, klinisch atypisch erscheinende Nävi, die sich auch nach der Pubertät entwickeln, finden sich beim dysplastischen Nävuszellnävus-Syndrom. Außerdem wurde über multiple nävozelluläre Nävi, auch am Skalp, im Rahmen eines Xeroderma pigmentosum berichtet (Inouwe et al. 1995).

Ätiopathogenese. Bei den Nävuszellen handelt es sich wie bei den Melanozyten um gutartige Abkömmlinge der Neuralleiste, die ihre Fähigkeit, Melaninpigment zu bilden, bewahrt haben. Dass in Hautregionen mit intermittierender Lichtexposition signifikant mehr Nävuszellnävi als in nicht oder chronisch lichtexponierten Arealen gefunden werden, weist auf eine Rolle von UV-Strahlen hin. Die häufige Entwicklung in der Pubertät bzw. Veränderungen der Größe und Pigmentierung von Nävuszellnävi während der Schwangerschaft legen auch hormonelle Faktoren nahe. Als Ursache des blauen Nävus wird eine Unterbrechung der Migration der Melanozyten aus der Neuralleiste in die Epidermis vermutet. Das hereditäre dysplastische Nävuszellnävus-Syndrom wird autosomal dominant vererbt; bei einem Teil wurde ein Genlocus auf 1p36 gefunden.

Klinik. Der einzelne Nävuszellnävus kann klein, flach, gerade noch tastbar und hell- bis dunkelbraun pigmentiert sein (junktionaler Typ) oder papulös, mit grobtexturierter, manchmal papillomatöser Oberfläche (Compoundtyp) oder schließlich hautfarben, halbkugelig prominent und derb (dermaler Typ). *Dysplastische Nävi* weisen häufiger einen Durchmesser >5 mm, eine asymmetrische Form, unregelmäßige Randbegrenzung sowie eine inhomogene Pigmentierung auf. Ein typischer Befund sind rötlich gefärbte Anteile. Im Bereich großer kongenitaler Nävuszellnävi am Skalp kann es zum umschriebenen Wachstum dunkler pigmentierter Haare kommen (Abb. 5.177 a,b). Gelegentlich können große dermale Nävuszellnävi des Skalps den Aspekt einer Cutis verticis gyrata annehmen – zerebriformer dermaler Nävuszellnävus (Abb. 5.178). Halonävi am Kapillitium führen zu einer Poliosis circumscripta (Abb. 5.179).

Diagnostik. Die Diagnose wird in der Regel klinisch unter Zuhilfenahme der Auflichtmikroskopie (Dermatoskop) gestellt. Im Zweifelsfall bzw. bei klinisch atypischen Nävuszellnävi, oder wenn ein malignes Melanom nicht auszuschließen ist, wird der Nävus für eine histologische Untersuchung in toto exzidiert. Die systematische Untersuchung des Skalps auf Nävuszellnävi

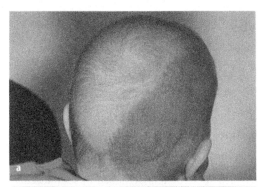

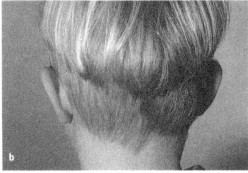

Abb. 5.177. Großer kongenitaler Nävuszellnävus des Skalps. **a** Pigmentierung der Kopfhaut. **b** Dunkelfärbung der Haare

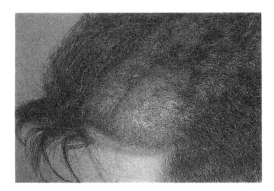

Abb. 5.178. Zerebriformer dermaler Nävuszellnävus

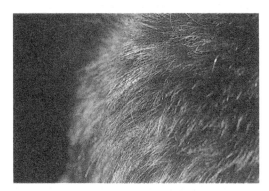

Abb. 5.179. Poliosis circumscripta bei Halonävus des Skalps

kann durch die Benutzung eines Blasluftföns erleichtert werden.

Histopathologie. Nävuszellnävi zeigen histologisch in Nestern liegende Zellen, die in oberflächlicher Lage rundlich bis polygonal sind (kuboid), mit großen Kernen und deutlicher Pigmentbildung bzw. in der Tiefe eine lymphozytoide Form mit dichten Kernen oder eine spindelige neuroide Form annehmen. Zur Tiefe hin wird die Melaninbildung weitgehend einge-

stellt. Zeichen der Dysplasie sind eine Hyperplasie atypischer Melanozyten in der dermoepidermalen Junktionszone, Schulter- und Brückenbildung, subepidermale Fibroplasie und ein Entzündungsinfiltrat.

Differenzialdiagnose. Seborrhoische Keratose, pigmentiertes Basaliom, malignes Melanom.

Verlauf und Prognose. Die Prognose der Nävuszellnävi ist im Allgemeinen gut. Die „gewöhnlichen" Nävuszellnävi entwickeln sich im Lauf der Kindheit und erreichen mit Abschluss der Pubertät ihre endgültige Zahl und Größe. Grundsätzlich selten ist eine maligne Entartung von Nävuszellnävi vor dem 15. Lebensjahr. Im Erwachsenenalter können allerdings noch Nävuszellnävi hinzukommen (Naevi tardi). Insbesondere die dysplastischen Nävuszellnävi entwickeln sich erst in der Pubertät und im jüngeren Erwachsenenalter. Solchen Nävi wird ein höheres Risiko der Melanomentwicklung zugeschrieben, besonders wenn sie in großer Zahl vorliegen und eine positive Eigen- oder Familienanamnese für ein malignes Melanom besteht. Innerhalb großer kongenitaler, behaarter und pigmentierter Nävi (>20 cm) entwickelt sich in 5–10 % ein malignes Melanom.

Prophylaxe und Therapie. „Gewöhnliche" Nävuszellnävi werden aus kosmetischen Gründen, wegen wiederholter Traumatisierung oder Befürchtung späterer Melanomentwicklung durch chirurgische Exzision (knapp) im Gesunden entfernt. Zu flache Abtragung (shave) oder die laserassistierte Entfernung von Nävuszellnävi führt meist zum Lokalrezidiv, manchmal unter dem histologischen Bild des Pseudomelanoms. Jeder dysplastische Nävus ist nach Möglichkeit zu exzidieren. Ist dies bei Patienten mit multiplen dysplastischen Nävi nicht praktikabel, empfiehlt sich die Durchführung von computerassistierten Digitalaufnahmen (Mole-Max) für Verlaufskontrollen. Diese Patienten müssen lebenslänglich engmaschigen Kontrollen (alle 6–12 Monate) unterzogen und nachdrücklich auf die Risiken der UV-Exposition aufmerksam gemacht werden. Ausgedehnte kongenitale Nävuszellnävi werden wegen des erhöhten Risikos zur Entwicklung eines malignen Melanoms – meist in mehreren Sitzungen – exzidiert und plastisch-chirurgisch versorgt.

Literatur

Binder M, Puespoeck-Schwarz M, Steiner A et al. (1997) Epiluminescence microscopy of small pigmented skin lesions: short-term frontal training improves the diagnostic performance of dermatologists. J Am Acad Dermatol 36:197–202

Demirci A, Kawamura Y, Sze G, Duncan C (1995) MR of parenchymal melanosis. AJNR 16:603–606

Ferris MK, Proud VK, Narva SF, Nance WE (1987) Neurocutaneous melanosis syndrome. Am J Hum Genet 41:57

Golden N, Maliawan SM, Mulyadi K (2000) Cellular blue naevus of the scalp with brain invasion. J Clin Neurosci 7:453–454

Granter SR, McKee PH, Calonje E et al. (2001) Melanoma associated with blue nevus and melanoma mimicking cellular blue nevus: a clinicopathologic study of 10 cases on the spectrum of so-called 'malignant blue nevus'. Am J Surg Pathol 25:316–323

Inoue Y, Yamaizumi M, Ono T (1995) Group D xeroderma pigmentosum: a case with a number of nevocellular nevi. J Dermatol 22:360–364

Micali G, Innocenzi D, Nasca MR (1997) Cellular blue nevus of the scalp infiltrating the underlying bone: report and review. Pediat Dermatol 14:199–203

Tabata H, Yamakage A, Yamazaki S (1995) Cerebriform intradermal nevus. Int J Dermatol 34:634

Walsh MY (1999) Eruptive disseminated blue naevi of the scalp. Br J Dermatol 141:581–582

Malignes Melanom

Definition. Von Melaninpigment bildenden Zellen ausgehender maligner Tumor mit hohem Metastasierungspotenzial.

Vorkommen. Die Häufigkeit maligner Melanome hat in den letzten Jahren weltweit stark zugenommen. Für das Melanom werden z. B. zur Zeit in der Schweiz etwa 1.200 Neuerkrankungen pro Jahr mit ansteigender Tendenz geschätzt. Maligne Melanome des Skalps sind vergleichsweise selten.

Ätiopathogenese. Aufgrund molekulargenetischer Untersuchungen an Patienten mit familiärem Melanom mehren sich Hinweise auf eine zugrunde liegende Mutation des Tumorsuppressorgens CDKN2A auf Chromosom 9p21, während beim dysplastischen Nävuszellnävus-Syndrom ein Genlocus auf Chromosom 1p36 gefunden wurde. Es sind sowohl Keimbahnmutationen dieses Gens innerhalb betroffener Familien als auch somatische Mutationen in sporadischen malignen Melanomen zu beobachten. Bezüglich des Einflusses von Umweltfaktoren unterstreichen epidemiologische Daten die zusätzliche Rolle der UV-Exposition, der vor allem als massive traumatische Sonnenbelastung in der Kindheit eine besondere Bedeutung zugemessen wird. In schätzungsweise nur 30% wird von Patienten angegeben, dass sich das Melanom aus einem vorbestehenden pigmentierten „Muttermal" entwickelt hätte.

Klinik. Das primäre maligne Melanom der Haut wird in vier klinisch charakteristische Erscheinungsbilder eingeteilt:

Superfiziell spreitendes Melanom. Asymmetrischer, gegenüber der Umgebung unregelmäßig, aber scharf abgesetzter, inhomogen pigmentierter, einige Millimeter bis mehrere Zentimeter großer, flacherhabener Herd (Abb. 5.180). Häu-

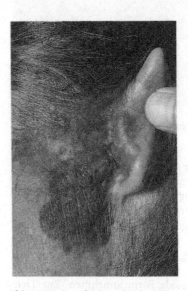

Abb. 5.180. Superfiziell spreitendes Melanom

figster Melanomtyp, der bevorzugt Menschen im mittleren Lebensalter am Rumpf befällt. Die Anamnese beträgt gewöhnlich 1–5 Jahre. Die Prognose ist in frühen Entwicklungsphasen und bei kleinen Herden gut.

Primär noduläres Melanom. Aggressivster Typ, der im Gegensatz zum superfiziell spreitenden Melanom durch das Fehlen einer horizontalen Wachstumsphase und frühzeitiges vertikales Einwachsen in die Haut gekennzeichnet ist. Dementsprechend besteht ein Knoten von einigen Millimetern bis einigen Zentimetern Größe, der meist unregelmäßig dunkelbraun-schwarz pigmentiert ist, rasch wächst (Anamnese Monate bis 2 Jahre), nicht selten exulzeriert und eine Blutungsneigung aufweist. Das Durchschnittsalter der Patienten liegt bei 40–50 Jahren. Die Prognose ist im Allgemeinen ungünstig. Ulzeration und Blutung gelten als Signum mali ominis.

Lentigo-maligna-Melanom. Auf dem Boden einer über viele Jahre, manchmal sogar Jahrzehnte bestehenden, flachen, unregelmäßig konfigurierten und unscharf begrenzten, inhomogen von hell- über dunkelbraun bis braunschwarz pigmentierten Hautveränderung (Lentigo maligna) entstehen schwärzliche tastbare Erhabenheiten. Im Bereich einer Lentigo maligna der Kopfhaut kann es zum umschriebenen Wachstum dunkel pigmentierter Haare kommen (Dummer 2001; Abb. 5.181). Es handelt sich typischerweise um eine Läsion des Alters mit einem Inzidenzgipfel im 7. und 8. Lebensjahrzehnt und findet sich fast ausschließlich in chronisch sonnenexponierten Hautarealen wie Gesicht, Handrücken, Unterarmen und Unterschenkeln von Frauen. Ebenfalls kann sich ein Lentigo-maligna-Melanom auf dem Boden einer

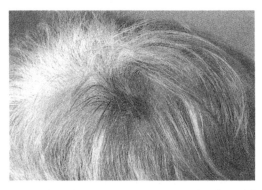

Abb. 5.181. Umschriebene Repigmentierung der Haare bei Lentigo-maligna-Melanom des Skalps (Patient von R. Dummer)

lange bestehenden männlichen Glatze entwickeln. Die Abgrenzung von einer Lentigo senilis oder flachen seborrhoischen Keratose gelingt mitunter nur histologisch. Die Prognose dieses Melanomtyps ist günstiger, weil vertikalinvasives Wachstum relativ spät einsetzt.

Akrolentiginöses Melanom. Melanomtyp, der sich primär an den Händen und Füßen, an den Finger- und Zehenendgliedern unter Bevorzugung des peri- und subungualen Raumes entwickelt.

Varianten maligner Melanome
Amelanotisches malignes Melanom. Klinisch schwierig diagnostizierbares, in der Regel primär noduläres Melanom aus vermutlich entdifferenzierten Zellen, die zur Melaninproduktion nicht befähigt sind. Klinisch meist hautfarbener oder rötlicher, gebuckelter, erosiv-ulzeröser Tumorknoten.

Desmoplastisches malignes Melanom. Seltener, klinisch besonders schwierig diagnostizierbarer, häufig nicht pigmentierter Melanomtyp mit intensiver fibröser Stromareaktion. Der klinische Befund ist uncharakteristisch und schwierig von z.B. einem Dermatofibrosarcoma protuberans oder einem atypischen Fibroxanthom abzugrenzen.

Lymphonoduläre Melanommetastase ohne Primärtumor. Im Kopf-Hals-Bereich ist das Kapillitium besonders sorgfältig zu untersuchen. Spontane Regression des kutanen malignen Melanoms ist anzunehmen, andererseits ist die primäre Entstehung maligner Melanome in Lymphknoten gut dokumentiert.

Maligner blauer Nävus s. blauer Nävus S. 328.

Diagnostik. Die Vermutungsdiagnose wird aufgrund der ABCD(E)-Regel gestellt, mit der die *A*symmetrie, die *B*egrenzung, die Farbe (*C*olor), der *D*urchmesser (>5 mm) und (fakultativ) die *E*rhabenheit der in Frage stehenden Pigmentläsion beurteilt werden. Die Untersuchung mittels Auflichtmikroskopie (Dermatoskop) erlaubt eine subtilere Beurteilung melanomtypischer Zeichen.

Die Diagnose wird mittels Exzisionsbiopsie bestätigt, wobei die Tumordicke nach Breslow (von der Oberfläche der Epidermis bis zur tiefsten Stelle des Tumors ausgemessen und in Millimetern angegeben) den wichtigsten Prognosefaktor darstellt. Dieser ist von eminenter Bedeutung, da die Therapie prognoseorientiert erfolgt.

Histopathologisch atypische melanozytische Zellen, die einerseits die Epidermis durchsetzen (pagetoides Muster) und/oder andererseits die Basalmembranzone durchbrochen haben und sich als infiltrierend wachsende Zellkomplexe bereits im Korium finden. Die histologische Diagnose kann mitunter schwierig sein, da das Melanom mannigfaltige Gewebebilder epitheloider, spindeliger, polymorpher oder nicht melanisierter Tumorzellverbände zeigen kann. Gewöhnlich findet sich auch eine zellulär-entzündliche Stromareakton im oberen Korium. Gelegentlich kann die Diagnose erst unter Zuhilfenahme der Immunhistochemie (S100, HMB45) gestellt werden.

Staginguntersuchung. Anlässlich der Eingangsuntersuchung sollte eine sorgfältige klinische Ganzkörperuntersuchung erfolgen sowie der Einsatz nichtinvasiver bildgebender Verfahren (Abdomen- und Lymphknotenultraschall, Thoraxröntgen, wo angezeigt Schädel-CT oder MRT und Positronenemissionstomographie).

Differenzialdiagnose. Andere pigmentierte Hautveränderungen: pigmentierte seborrhoische Keratose, senile Lentigo, pigmentiertes Histiozytom, Nävuszellnävus, blauer Nävus (Abb. 5.182), dysplastischer Nävus, pigmentiertes Basaliom.

Melanomsimulatoren. Nävuszellnävitypen, deren histologische Abgrenzung zum malignen Melanom Probleme bereiten kann: dysplastischer Nävus, Spitznävus, Nävusrezidiv, Halonävus.

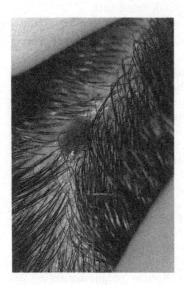

Abb. 5.182. Blauer Nävus

Verlauf und Prognose. Während etwa 20% aller an Melanom erkrankten Patienten daran versterben, betrug in einer untersuchten Serie invasiver Melanome umgekehrt die Gesamtüberlebensrate bei Befall des Skalps 20%. Die Tumordicke nach Breslow stellt den wichtigsten Prognosefaktor dar. Während bei einer Tumordicke von <1 mm eine 10-Jahres-Überlebensrate von >90% besteht, liegt sie bei einer Tumordicke von >4 mm unter 50%. Die 10-Jahresüberlebensrate bei lokoregionalen Lymphknotenmetastasen beträgt ca. 30%, bei Fernmetastasen unter 5%. Das Risiko einer Metastasierung ist in den ersten 3 Jahren nach der Entfernung des Primärtumors am höchsten. Bei ca. 8% aller Melanompatienten tritt im Lauf des weiteren Lebens ein Zweitmelanom auf.

Prophylaxe und Therapie. *Operative Therapie.* Da die Diagnose gesichert werden muss und die Tumordicke erst histologisch bestimmt werden kann, wird zunächst eine Exzisionsbiopsie durchgeführt. Nach der Diagnosesicherung erfolgt die endgültige operative Versorgung unter Berücksichtigung der Tumordicke innerhalb von 4 Wochen. Tumoren mit einer Tumordicke <1 mm werden mit einem Sicherheitsabstand von 1 cm operiert, dicke Tumoren (über 2 mm) mit einem Sicherheitsabstand von 3 cm. Tumoren mit einer Tumordicke von 1–2 mm werden unter Berücksichtigung der Tumorlokalisation mit einem Abstand zwischen 1 und 3 cm operiert. Bei isolierten lokoregionalen Lymphknotenmetastasen ist eine vollständige Ausräumung der befallenen Region notwendig (z.B. Neck dissection). Vor solchen aufwendigen Eingriffen muss allerdings durch eine sorgfältige Staginguntersuchung eine weitere Metastasierung ausgeschlossen werden. Hierzu eignet sich die Positronenemissionstomographie, mit der Metastasen ab einer Größe von 0,5 cm erfasst werden können.

Radiotherapie. Einziges Indikationsgebiet für die Radiotherapie des malignen Melanoms stellt die Lentigo maligna (12 kV; <2 cm Feldgröße: 5- bis 6-mal 2000 cGy im Abstand von 4–7 Tagen; >2 cm: 10- bis 12-mal 1000 cGy im Abstand von 3–4 Tagen) bzw. das oberflächliche Lentigo-maligna-Melanom (20–50 kV; 7- bis 9-mal 600 cGy im Abstand von 4–7 Tagen). Den gewöhnlich älteren Patienten mit Lentigo maligna erspart diese Therapieform große chirurgische Eingriffe mit ausgedehnten Verschiebeplastiken oder Transplantaten.

Weitere Therapieverfahren. Weitere adjuvante bzw. palliative Therapien (Immuntherapie, Chemotherapie, Chemoimmuntherapie) bei Melanompatienten mit hohem Risiko bzw. metastasiertem malignen Melanom sind dermatoonkologischen Zentren im Rahmen von Multizenterstudien vorbehalten. Fortschritte der Tumorimmunologie des malignen Melanoms sowie molekularbiologischer Technologien lassen indessen auf dem Gebiet der Immunintervention auf erfolgversprechende Strategien in der Behandlung des metastasierten malignen Melanoms hoffen.

Melanomnachsorgeprogramm. Die Möglichkeit einer kurativen Entfernung von lokoregionalen Lymphknotenmetastasen und das signifikante Zweitmelanomrisiko begründen eine regelmäßige Nachkontrolle von Melanompatienten. Die Kontrolluntersuchungen erfolgen prognoseorientiert gestaffelt. Bei Patienten mit Hochrisikomelanomen (Tumordicke >2 mm) werden vierteljährlich klinische Kontrollen und jährlich nichtinvasive bildgebende Verfahren (Ultraschall, Thoraxröntgen, evtl. Positronenemissionstomographie) durchgeführt. Bei Patienten mit dünnen Melanomen sind apparative Untersuchungen im Rahmen der Eingangsuntersuchung zu erwägen, im Übrigen haben klinische Kontrollen zur Entdeckung von Zweitmelanomen in halbjährlichen Intervallen zu erfolgen. Da das Zweitmelanomrisiko lebenslänglich erhöht ist, erscheint eine zeitliche Begrenzung der klinischen Kontrollen nicht sinnvoll.

▦ Literatur

Australian Cancer Network (1997) Guidelines for the management of cutaneous melanoma. Stone press, Sydney

Bruijn JA, Salasche S, Sober AJ et al. (1992) Desmoplastic melanoma: clinicopathologic aspects of six cases. Dermatology 185:3–8

Dummer R, Davis-Daneshfar A, Döhring C et al. (1995) Strategien zur Gentherapie des Melanoms. Hautarzt 46:305–308

Dummer R, Nestle FO, Burg G (2000) Immuntherapie des Melanoms. Dtsch Med Wochenschr 125:1240–1242

Dummer R (2001) Clinical picture: hair repigmentation in lentigo maligna. Lancet 357:598

Dummer R, Bösch U, Panizzon R et al. (2001) Swiss guidelines for the treatment and follow-up of cutaneous melanoma. Dermatology 203:75–80

Gilchrest BA, Eller MS, Geller AC, Yaar M (1999) The pathogenesis of melanoma induced by ultraviolet radiation. New Engl J Med 340:1341–1348

Goldstein AM, Goldin LR, Dracopoli NC et al. (1996) Two-locus linkage analysis of cutaneous malignant melanoma/dysplastic nevi. Am J Hum Genet 58:1050–1060

Häffner AC, Carbe C, Burg G et al. (1992) The prognosis of primary and metastasising melanoma. An evaluation of the TNM classification in 2,495 patients. Br J Cancer 66:856–861

Schuler G, Hardmeier T (1999) Von der Epidemiologie des Melanoms zur Prävention – Fakten und Hinweise. Ther Umsch 56:292–297

Shumate CR, Carlson GW, Giacco GG et al. (1991) The prognostic implications of location for scalp melanoma. Am J Surg 162:315–319

Merkel-Zell-Karzinom

Definition. Maligner neuroendokriner Tumor, dessen Differenzierung den Merkel-Zellen entspricht.

Vorkommen. Selten. Häufiger sind ältere Menschen im Gesicht, am übrigen Kopf und am Hals betroffen.

Ätiopathogenese. Unbekannt. Merkel-Zellen sind einzeln oder in der Haarscheibe an der Unterseite der Epidermis gelegene, als Mechanorezeptoren wirkende und neurosekretorisch aktive Zellen, die mit feinen Nervenfasern in Verbindung stehen und wahrscheinlich der Neuralleiste entstammen.

Klinik. Rasch wachsender, derber, hautfarbener oder rötlicher, exophytischer Tumor, der exulzerieren kann.

Diagnostik. Die Diagnose wird histologisch gestellt.

Histopathologie. Typische trabekuläre Tumorstränge mit verwaschen-basophilen Zellen.

Differenzialdiagnose. Aufgrund des unspezifischen klinischen Erscheinungsbilds kommt eine Vielzahl benigner oder maligner Hauttumoren einschließlich Hautmetastasen differenzialdiagnostisch in Betracht.

Verlauf und Prognose. Ungünstig aufgrund der lokalen destruktiven Ausbreitung im Kopf- und Halsbereich und der raschen Metastasierungsneigung.

Prophylaxe und Therapie. Möglichst frühzeitige, weiträumige Exzision.

▓ Literatur

Akhtar S, Oza KK, Wright J (2000) Merkel cell carcinoma: report of 10 cases and review of the literature. J Am Acad Dermatol 43:755–767

Lawenda BD, Thiringer HK, Foss RD, Johnstone PA (2001) Merkel cell carcinoma arising in the head and neck: optimizing therapy. Am J Clin Oncol 24:35–42

Medina-Franco H, Urist MM, Fiveash J et al. (2001) Multimodality treatment of Merkel cell carcinoma: case series and literature review of 1024 cases. Ann Surg Oncol 8:204–208

Dermatofibrosarcoma protuberans

Definition. Lokal aggressiv wachsender, infiltrierender, kutan-subkutan gelegener Bindegewebstumor mit hoher Rezidivneigung und sehr seltener Metastasierung.

Vorkommen. Selten. Häufiger bei Männern als bei Frauen, gewöhnlich im mittleren Erwachsenenalter (3.–4. Lebensjahrzehnt). Prädilektionsstellen des gewöhnlich solitären Tumors sind der Rumpf, seltener der Kopf (10%) und die proximalen Extremitäten.

Ätiopathogenese. Unbekannt. Gelegentlich werden örtliche Traumen als verursachend angegeben, die wohl eher einem Kausalitätsbedürfnis der Patienten entsprechen.

Klinik. Derber, plattenartiger Tumor mit mehreren knotigen Anteilen und grobhöckeriger Oberfläche. Die Haut über diesem Tumor ist glatt gespannt, atrophisch, von rotbrauner Farbe und weist oft reichlich Teleangiektasien auf. Selten kommt es zur Ulzeration. Am Kapillitium verursacht der Tumor eine narbige Alopezie. Subjektive Beschwerden bestehen nicht, auch bei längerem Bestehen.

Diagnostik. Die Diagnose erfolgt bioptisch.
Histopathologie. Zellreicher, fibröser Tumor mit besonders auffälliger, wirbeliger Anordnung der spindeligen Fibroblasten und Kollagenfaserbündel. Im Unterschied zum Dermatofibrom ist die Hämosiderinspeicherung gering und reicht der Tumor bis in das subkutane Bindegewebe vor.

Differenzialdiagnose. Andere fibröse Tumoren:
Malignes fibröses Histiozytom. Häufigster Weichteilsarkom im Erwachsenenalter. Klinisch subkutane Knoten, die eine beträchtliche Größe erreichen können. Histopathologisch weist der Tumor im Unterschied zum Dermatofibrosarcoma protuberans deutliche Kernatypien mit häufig atypischen Mitosen auf. Lokale Rezidive und Metastasen, meist in die Lunge, sind häufig.

Atypisches Fibroxanthom. Bei älteren Menschen auf stark lichtgeschädigter Haut, meist im Kopfbereich auftretender, derber, bräunlich rötlicher, knötchenförmiger Tumor, der meist einen Durchmesser von 1–2 cm erreicht und zur Erosion neigt. Histopathologisch findet sich eine außerordentliche Zellpolymorphie von Fibroblasten, Histiozyten, Riesenzellen und Xanthomzellen mit zahlreichen, teils atypischen Mitosen. Lokale Rezidive und Metastasen treten bei ausreichender Primärexzision nur selten auf.

Fibrosarkom. Maligner spindelzelliger Tumor des Bindegewebes. Klinisch schnell wachsende, derbe Knoten mit Neigung zur Exulzeration sowie hämatogener und lymphogener Metastasierung. Vorkommen in jedem Lebensalter, auch in der Kindheit.

Verlauf und Prognose. Örtliche Rezidive sind nicht selten. Am Kopf kann es zu Infiltration der Schädeldecke und Einbruch in das Schädelinnere kommen. Die radikale Operation zur Tiefe hin kann insbesondere im Nacken über der Wirbelsäule technische Probleme bereiten, wenn der Tumor zapfenartig in die Tiefe vordringt. Tritt die extrem seltene Metastasierung ein, so erfolgt sie in die regionalen Lymphknoten oder Lungen.

Prophylaxe und Therapie. Chirurgische Exzision weit im Gesunden. Damit alle Ausläufer des Tumors erfasst werden, empfiehlt sich die mikrographisch kontrollierte Chirurgie (Gloster et al. 1996).

▓ Literatur

Anderson PJ, McPhaden AR, Ratcliffe RJ (2001) Atypical fibroxanthoma of the scalp. Head Neck 23:399–403

Camacho FM, Moreno JC, Murga M et al. (1999) Malignant fibrous histiocytoma of the scalp. Multidisciplinary treatment. J Eur Acad Dermatol Venereol 13:175–182

Das L, Grover SB, Chand K, Dawson L (2000) Intracranial extension of a dermatofibrosarcoma protuberans of the scalp: a case report with brief review of literature. Surg Neurol 54:452–454

Gloster HM Jr, Harris KR, Roenkgk RK (1996) A comparison between Mohs micrographic surgery and wide surgical excision for the treatment of dermatofibrosarcoma protuberans. J Am Acad Dermatol 35:82–87

Goldblum JR, Reith JD, Weiss SW (2000) Sarcomas arising in dermatofibrosarcoma protuberans: a reappraisal of biologic behavior in eighteen cases treated by local excision with extended clinical follow up. Am J Surg Pathol 24:1125–1130

Rockley PF, Robinson JK, Magid M, Goldblatt D (1989) Dermatofibrosarcoma protuberans of the scalp: a series of cases. J Am Acad Dermatol 21:278–283

Vaskuläre Tumoren

■ Nävus flammeus

Definition. Kongenitale Angiodysplasie in Form umschriebener kapillärer Blutgefäßerweiterungen.

Vorkommen. Nicht selten.

Ätiopathogenese. Vaskuläre Gefäßnävi sind keine Tumoren im eigentlichen Sinn, sondern teleangiektatische Hamartome. Als Ursache wird ein lokaler (adrenerger) Gefäßrezeptormangel vermutet, der im betreffenden Bereich eine Gefäßkonstriktion verhindert.

Klinik. Scharf umschriebene, mehr oder minder intensiv rote flächenhafte Verfärbung der Haut, die sich unter Glasspateldruck ausdrücken lässt. Ihre Größe reicht von kleinfleckig bis zur Ausdehnung über große Körperpartien. Besonders häufig ist das Gesicht betroffen mit einer besonderen Tendenz zur systemischen Anordnung, z.B. innerhalb des Versorgungsgebiets von Ästen des N. trigeminus (Abb. 5.183).

Grundsätzlich sind symmetrisch, meist zentral am Kopf (Glabella, Nacken) gelegene vaskuläre Gefäßnävi von asymmetrisch einseitig gelegenen Formen zu unterscheiden. Letztere können im Sinne der Phakomatose mit weiteren Störungen verbunden sein.

Fissurale Nävi flammei. Vaskuläre Gefäßnävi mit Sitz im Bereich embryonaler Verschlussleisten, so in der Stirnmitte, an den Oberlidern und an den Nasenflügeln. 70–80% bilden sich in

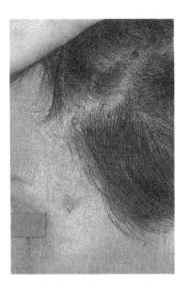

Abb. 5.183. Nävus flammeus im Trigeminusgebiet mit initial knotigen Anteilen

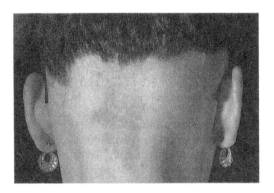

Abb. 5.184. Unna-Politzer-Nackennävus

den ersten Lebensmonaten oder -jahren spontan zurück.

Unna-Politzer-Nackennävus ("Storchenbiss"). Zentral im Nacken gelegener vaskulärer Gefäßnävus ohne Rückbildungstendenz (Abb. 5.184).

Vaskuläre Gefäßnävi als Teilsymptom von Phakomatosen:

Sturge-Weber-Syndrom (MIM 185300). Kongenitale vaskuläre Fehlbildung im Versorgungsbereich des ersten und zweiten Trigeminusastes und des Gehirns in Verbindung mit Glaukom und zentralnervöser Symptomatik. Die Ausprägung des Hautbefalls korreliert nicht mit der Schwere der intrakraniellen Veränderungen.

Hippel-Lindau-Syndrom (MIM 193300). Kapilläre Angiome der Retina und der zerebellären Leptomeningen mit Kleinhirn- und Hirndrucksymptomen. Daneben besteht manchmal auch ein Naevus flammeus. Nicht selten Kombination mit anderen viszeralen zystischen Fehlbildungen (Pankreas- oder Nierenzysten) oder Tumoren (Nierenzellkarzinom, Phäochromozytom) verbunden.

Bonnet-Dechaume-Blanc-Syndrom. Vom Hippel-Lindau-Syndrom nicht sicher abgrenzbare Phakomatose mit intrakraniellen und retinalen arteriovenösen Aneurysmen und inkonstant weiteren Manifestationen in der Orbita und im Gesicht (Naevus flammeus). Es besteht die Neigung zu intrazerebralen Blutungen vor allem im 2. und 3. Lebensjahrzehnt.

Diagnostik. Die Diagnose wird klinisch gestellt. Bei den asymmetrisch unilateral gelegenen Formen sind assoziierte Fehlbildungen auszuschließen (Röntgenuntersuchung des Schädels und ophthalmologische Untersuchung).

Differenzialdiagnose. Hämangiom.

Verlauf und Prognose. Es besteht keine spontane Wachstums- oder Regressionstendenz. Vergrößerung nur entsprechend dem Größenwachstum betroffener Kinder. Im Alter kommt es häufig zur Blaurotverfärbung und zur Ausbildung knotiger Anteile.

Prophylaxe und Therapie. Gute Ergebnisse werden mit dem gepulsten Farbstofflaser (585 nm) erzielt. Je nach Lokalisation, Farbe und Alter des Patienten variiert die Ansprechrate der Patienten auf die Therapie, und das Resultat ist im Individualfall nicht vorhersehbar. Meist sind mehrere Behandlungssitzungen im Abstand von mindestens 6 Wochen notwendig. Andere Lasertypen, z. B. Kupferdampf-, Nd:YAG- und Argonlaser können zur Therapie knotiger Anteile verwendet werden. Aufgrund der physikalischen Eigenschaften kommt es jedoch zur nicht selektiven Gewebeerhitzung mit einem erhöhten Risiko der Narbenbildung. Im Übrigen empfiehlt sich die Instruktion der Patienten in der kosmetischen Abdeckung mittels medizinischer Schminken (Camouflage), die für manche Betroffene eine wertvolle Hilfe darstellt.

▓ Literatur

Hundeiker M (1978) Systematik der angiektatischen und angiokeratotischen Nävi. Hautarzt 29:511–517

Katugampola GA, Lanigan SW (1997) Five years' experience of treating port wine stains with the flashlamp-pumped pulsed dye laser. Br J Dermatol 137:750–754

Lanigan SW (1998) Port-wine stains unresponsive to pulsed dye laser: explanation and solutions. Br J Dermatol 139:173–177

Linsmeier Kilner S (1996) Lasers in the treatment of vascular and pigmented cutaneous lesions. Curr Opin Dermatol 3:163–168

Schnyder UW (1954) Zur Klinik und Histologie der Angiome. 2. Mitteilung: die Feuermäler (Naevi teleangiectatici). Arch Dermatol Syph (Berlin) 198: 51–74

▓ Hämangiom

Definition. Gutartige Gefäßproliferation, vor allem in der Haut und Unterhaut.

Vorkommen. Häufig.

Ätiopathogenese. Im Unterschied zu den vaskulären Gefäßnävi besteht bei den Hämangiomen eine Proliferationsaktivität des Gefäßendothels. Den kapillären Hämangiomen liegt eine Proliferation dermaler Kapillaren zugrunde, den kavernösen Hämangiomen eine Vermehrung dermaler und tiefer Kapillaren mit exzessiver Ausweitung der Gefäße. Thrombotische Vorgänge innerhalb großer infantiler Hämangiome können zu einer Thrombopenie und Verbrauchskoagulopathie mit Blutungskomplikationen führen (Kasabach-Merritt-Syndrom).

Klinik. *Infantiles kapilläres Hämangiom („Erdbeerangiom")*. Scharf begrenzte, erhabene, weiche, ausdrückbare Knoten von intensiver blutroter Farbe. 90–95% sind bei Geburt vorhanden oder entwickeln sich in den ersten Lebensmonaten. Beteiligung der Kopfhaut kommt in 14% vor. Während des 1. Lebensjahrs nehmen die Angiome an Größe zu, gelegentlich kann sich über weitere 3–4 Jahre das Wachstum in geringerer Stärke fortsetzen. In der Mehrzahl (75%) ist noch im Vorschulalter mit einer Spontaninvolution zu rechnen.

Infantiles kavernöses Hämangiom. Tief in der Haut gelegene Hämangiome können im Hautniveau liegen oder über dieses erhaben sein, schimmern häufig nur bläulich durch die Hautoberfläche durch und können eine mitunter beträchtliche Größe erreichen.

Erworbenes kapilläres Hämangiom/eruptives Hämangiom. In der späteren Kindheit bzw. im Erwachsenenalter („senile Angiome") erworbene

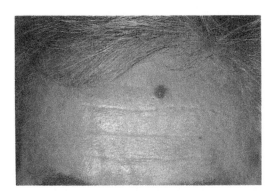

Abb. 5.185. Erworbenes kapilläres Hämangiom

kleine Tumoren von sattroter Farbe (Abb. 5.185). Ältere, thrombosierte Angiome nehmen eine bläuliche oder graublaue Farbe an.

Diagnostik. Die Diagnose wird klinisch gestellt.

Differenzialdiagnose. Reaktive angiomatöse Proliferationen:

Granuloma teleangiectaticum. Nach Bagatellverletzung auftretender, solitärer, tiefroter, weicher und reichlich vaskularisierter Knoten, der pilzartig erhaben oder gestielt ist. Zirka 3% manifestieren sich an der Kopfhaut.

Angiolymphoide Hyperplasie mit Eosinophilie und Morbus Kimura. Angiomartige Knötchen am Kopf (Ohr, Gesicht, Kapillitium), hervorgerufen durch eine reaktive Proliferation atypischer Gefäße mit einem charakteristischen, eosinophilenreichen, lymphomartigen entzündlichen Infiltrat. Klinisch meistens zwischen dem 25. und 45. Lebensjahr erworbene, herdförmig aggregierte, kuppelförmige, vaskuläre Knötchen, die leicht bluten.

Bazilläre Angiomatose. Durch Rochalimaea henselae verursachte Angiomatose bei Patienten mit erworbener Immunschwäche (HIV). Klinisch einzelne oder multiple millimeter- bis zentimetergroße rotblaue Papeln und Knoten an Haut und hautnahen Schleimhäuten. Bei Organbeteiligung (Peliosis hepatis) kommen Allgemeinsymptome (Fieber, Abgeschlagenheit) hinzu.

Verlauf und Prognose. Der Residualbefund nach Abschluss der Spontaninvolution hängt von der ursprünglichen Größe des Hämangioms sowie eventuellen Komplikationen (z. B. Ulzeration) ab und reicht von wenigen Teleangiektasien bis zu ausgedehnten Hautatrophien. Oberflächliche Ulzerationen können die spätere Narbenbildung

verstärken. Erfahrungsgemäß bleibt an der Kopfhaut das Haarwachstum im Bereich von Hämangiomen mindestens zu 50% erhalten. Im Unterschied zu den kutanen Hämangiomen ist die Rückbildungstendenz rein subkutan gelegener kavernöser Hämangiome viel geringer; sie können lebenslänglich fortbestehen.

Prophylaxe und Therapie. Wegen der hohen Spontaninvolution kann eine abwartende Haltung eingenommen werden, außer bei Sitz der Hämangiome in funktionell (periorbital, Lippenbereich) oder ästhetisch beeinträchtigenden Lokalisationen (Gesicht). In diesen Fällen ist die frühzeitige Laserbehandlung mit dem gepulsten Farbstofflaser (585 nm) Verfahren der ersten Wahl. Auch in der Behandlung der angiolymphoiden Hyperplasie mit Eosinophilie wurde über erfolgreichen Einsatz des Lasers (Kupferdampf-, gepulster Farbstofflaser) berichtet. Die Kontaktkryotherapie führt am Kapillitium unweigerlich zu einer permanenten Alopezie. Im Übrigen kann eine Dauerkompression, ggf. mit einer eigens dafür angefertigten Pelotte, die Rückbildung beschleunigen. Eine systemische Corticosteroidtherapie (2–4 mg/kg Körpergewicht Prednisolon) beschleunigt ebenfalls die Involution und ist angezeigt bei großen Hämangiomen mit Verlegung von Körperöffnungen, Befall vitaler Organe, kardiovaskulärer Dekompensation oder Kasabach-Merritt-Syndrom.

▓ Literatur

Cockerell CJ, LeBoit PE (1990) Bacillary angiomatosis: a newly characterized, pseudoneoplastic, infectious cutaneous vascular disorder. J Am Acad Dermatol 22:501–512

Fosko SW, Glaser DA, Rogers CJ (2001) Eradication of angiolymphoid hyperplasia with eosinophilia with copper vapor laser. Arch Dermatol 137:863–865

Garden JM, Bakus AD (1997) Laser treatment of port-wine stains and hemangiomas. Dermatol Clin 15:373–383

Gumbs MA, Pai NB, Saraiya RJ et al. (1999) Kimura's disease: a case report and literature review. Surg Oncol 70:190–193

Gupta G, Munro CS (2000) Angiolymphoid hyperplasia with eosinophilia: successful treatment with pulsed dye laser using the double pulse technique. Br J Dermatol 143:214–215

Hall GW (2001) Kasabach-Merritt syndrome: pathogenesis and management. Br J Haematol 112:851–862

Mueller BU, Mulliken JB (1999) The infant with a vascular tumor. Semin Perinatol 23:332–340

Powell J (1999) Update on hemangiomas and vascular malformations. Curr Opin Pediat 11:457–463

Shroff CP, Pandit SP, Dodhar KP (1983) Angiolymphoid hyperplasia with eosinophilia of the scalp. J Postgrad Med 29:113–116

White CW (1990) Treatment of hemangiomatosis with recombinant interferon α. Semin Hematol 27 (Suppl):15–22

▨ Angiosarkom

Definition. Maligner Gefäßtumor der Kopfhaut und des Gesichts.

Vorkommen. Selten. Überwiegend sind ältere Menschen zwischen dem 70. und 80. Lebensjahr betroffen. Entstehung auf dem Boden eines Radioderms nach Hämangiombestrahlung wurde beschrieben (Caldwell et al. 1995).

Ätiopathogenese. Unbekannt.

Klinik. Zunächst umschriebene kontusiforme Blaurotverfärbung der Kopf- oder Gesichtshaut (Abb. 5.186a), später angiomatöse Knotenbildung, destruierende Infiltration der Umgebung und Ulzeration. Über der tumorösen Infiltration ist die Behaarung oft verdünnt. Vor allem bei Befall des Gesichts kommt es nicht selten zu einem ausgeprägten Lidödem (Tay u. Ong 2000).

Diagnostik. Der klinische Verdacht wird bioptisch gesichert.

Histopathologie. Initial Gefäßproliferation mit von atypischen Endothelien ausgekleideten kapillarartigen Strukturen, später im Lauf der Entdifferenzierung mehr sarkomatöses Bild mit soliden Massen polymorpher Spindelzellen, blutgefüllten Spalten und Erythrozytenextravasaten (Abb. 5.186b).

Differenzialdiagnose. Hämatom (malignant bruise). Gelegentlich kann ein Angiosarkom auch Ursache eines lokalisierten Pruritus capitis bei einem älteren Patienten sein (Schmidt u. Medenica 1992).

Verlauf und Prognose. In der Regel infaust. Die durchschnittliche Überlebenszeit nach Beginn der Erkrankung beträgt weniger als 2 Jahre.

Prophylaxe und Therapie. Möglichst frühzeitige radikale chirurgische Exzision, wenn möglich mittels mikroskopischer Schnittrandkontrolle, und postoperative Bestrahlung. Im Übrigen palliative Radiotherapie, Interferon α2b oder Polychemotherapie.

▨ Literatur

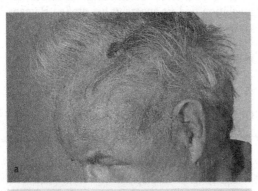
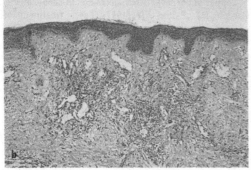

Abb. 5.186. Angiosarkom. **a** Kontusiformes Erscheinungsbild („malignant bruise"). **b** Histologie (HE-Färbung)

Bhutto AM, Uehara K, Takamiyagi A et al. (1995) Cutaneous malignant hemangioendothelioma: clinical and histopathologic observations of nine patients and review of the literature. J Dermatol 22:253–261

Brand CU, Yawalkar N, von Briel C, Hunziker T (1996) Combined surgical and X-ray treatment for angiosarcoma of the scalp: report of a case with a favorable outcome. Br J Dermatol 134:763–765

Bullen R, Larson PO, Landeck AE et al. (1998) Angiosarcoma of the head and neck managed by a combination of multiple biopsies to determine tumor margin and radiation therapy. Report of three cases and the literature. Dermatol Surg 24:1105–1110

Caldwell JB, Ryan MT, Benson PM, James WD (1995) Cutaneous angiosarcoma arising in the radiation site of a congenital hemangioma. J Am Acad Dermatol 33:865–870

Goldberg DJ, Kim YA (1993) Angiosarcoma of the scalp treated with Mohs surgery. J Dermatol Surg Oncol 19:156–158

Lankester KJ, Brown RS, Spittle MF (1999) Complete resolution of angiosarcoma of the scalp with liposomal daunorubicin and radiotherapy. Clin Oncol 11:208–210

Schmidt K, Medinica M (1992) Pruritic ulcerating bruise in an elderly Hispanic man. Angiocarcoma. Arch Dermatol 128:1116–1117, 1119–1120

Tan YK, Ong BH (2000) Cutaneous angiosarcoma presenting as recurrent angio-oedema of the face. Br J Dermatol 143:1346–1348

Ulrich L, Krause M, Brachmann A et al. (2000) Successful treatment of angiosarcoma of the scalp by intralesional cytokine and surface irradiation. J Eur Acad Dermatol Venereol 14:412–415

Kopfhautmetastasen (Alopecia neoplastica)

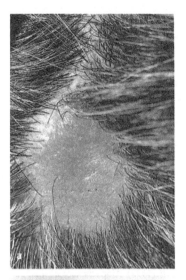

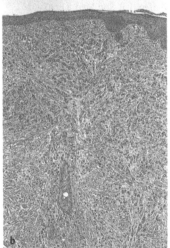

Abb. 5.187. Alopecia neoplastica (bei metastasierendem Mamma-Karzinom). **a** Klinisches Bild. **b** Histologie (HE-Färbung)

Definition. Bösartige Tumoren, welche die Kopfhaut erst sekundär unter dem Erscheinungsbild von Knoten und/oder einer umschriebenen atrophisierenden Alopezie (Alopecia neoplastica) befallen.

Vorkommen. Selten. Bei etwa 3–5% der Patienten mit metastasierenden Tumoren kommt es zu Hautmetastasen.

Ätiopathogenese. Metastatische Karzinome der Haut können per continuitatem sowie durch lymphogene oder hämatogene Metastasierung von Karzinomen innerer Organe entstehen. Die Lokalisation der Hautmetastasen kann einerseits einen Hinweis auf den Primärtumor geben, andererseits befallen gewisse metastasierende Primärtumoren bevorzugt die Haut. Am häufigsten kommt es zu Befall der Kopfhaut durch hämatogene Metastasierung von Karzinomen der Brust, Niere (Hypernephrom) oder der Lunge. Metastasen der Kopfhaut kommen ferner vor bei malignem Melanom, Prostatakarzinom, gastrointestinalen (Magen, Kolon) und gynäkologischen Karzinomen (Ovar, Uterus).

Klinik. Einzelne oder multiple, derbe, hautfarbene bis rote Knoten, die oft besser palpiert als gesehen werden können. Durch die neoplastische Infiltration kann es zu einer Zerstörung der Haarfollikel (Abb. 5.187 a) unter dem klinischen Bild einer atrophisierenden Alopezie kommen. Auch wurden metastatisch neoplastische Infiltrationen der Kopfhaut ohne Alopezie beschrieben (Mallon u. Dawber 1994).

Diagnostik. Die Diagnose wird bioptisch gestellt. Die Histopathologie ist abhängig vom Primärtumor und seinem Differenzierungsgrad, wobei die Zuordnung zu einem bestimmten Karzinom oft die Untersuchung mittels immunhistochemischer Marker notwendig macht (Abb. 5.187 b).

Differenzialdiagnose. Andere Tumoren der Kopfhaut bzw. Ursachen einer umschriebenen atrophisierenden Alopezie.

Verlauf und Prognose. Schlecht. Gelegentlich kann eine Solitärmetastase an der Kopfhaut jedoch auch erster Hinweis auf das Vorliegen eines Hypernephroms sein. In diesem Fall kann durch chirurgische Entfernung der befallenen Niere und der Metastase eine dauerhafte Remission erzielt werden.

Prophylaxe und Therapie. Je nach Primärtumor. Einzelne Kopfhautmetastasen können exzidiert werden, insbesondere sollten Spätmetastasen bei Mammakarzinom, die viele Jahre nach einer Mastektomie auftreten, entfernt werden. Generell ist die Möglichkeit einer zytostatischen Therapie zu erwägen.

■ Literatur

Archer CB, Smith NP (1990) Alopecia neoplastica responsive to tamoxifen. J R Soc Med 83:647–648

Baum EM, Omura EF, Payne RR, Little WP (1981) Alopecia neoplastica – a rare form of cutaneous metastasis. J Am Acad Dermatol 4:688–694

Brownstein MH, Helwig EB (1972) Patterns of cutaneous metastasis. Arch Dermatol 105:862–868

Cohen I, Levy E, Schreiber H (1961) Alopecia neoplastica due to breast carcinoma. Arch Dermatol 84:490–492

Kim HJ, Min HG, Lee ES (1999) Alopecia neoplastica in a patient with gastric carcinoma. Br J Dermatol 141:1122–1124

Mallon E, Dawber RP (1994) Alopecia neoplastica without alopecia: a unique presentation of breast cancer scalp metastasis. J Am Acad Dermatol 31: 319–321

Martin J, Ross JB (1983) Alopecia totalis as a presentation of cutaneous metastasis (alopecia neoplastica). Int J Dermatol 22:487–489

Yuen YF, Lewis EJ, Larson JT et al. (1998) Scalp metastases mimicking alopecia areata. Dermatol Surg 24:587–591

Maligne Lymphome der Haut

Definition. Heterogene Gruppe maligner lymphoproliferativer Erkrankungen mit Befall der Haut.

Vorkommen. Selten. Die Häufigkeit kutaner Lymphome wird auf etwa 1 pro 100.000 Einwohner pro Jahr geschätzt. 65% der Fälle sind kutane T-Zell-Lymphome, 25% kutane B-Zell-Lymphome und 10% nicht klassifizierbar.

Ätiopathogenese. Klonale Proliferation von Lymphozyten mit Akkumulation in der Haut. Sie sind zytomorphologisch vergleichbar mit Lymphomen an anderen Lokalisationen und präsentieren sich aufgrund des spezifischen „Mikroenvironment" der Haut klinisch und histologisch in besonderen Varianten. Die Arbeitsgruppe „Kutane Lymphome" der EORTC (European Organization for Research and Treatment of Cancer) hat 1997 einen Klassifikationsvorschlag der kutanen Lymphome publiziert, der neben der Morphologie auch das klinische Verhalten berücksichtigt (Tab. 5.46). Zirka 85% der kutanen Lymphome lassen sich damit erfassen. Daneben gibt es zahlreiche Sonderformen. Die häufigsten Formen der kutanen Lymphome sind die Mycosis fungoides und das Sézary-Syndrom. Bei diesen finden sich maligne T-Lymphozyten, die den Rezeptor für das CLA (cutaneous lymphocyte antigen) tragen und damit eine besondere Affinität zur Haut aufweisen. Diese Tumorzellen haben eine niedrige Proliferationsrate

Tabelle 5.46. EORTC-Klassifikation der kutanen Lymphome (1997)

T-Zell-Lymphome der Haut
Indolent (Überlebenszeit >10 Jahre)
■ Mycosis fungoides und Mucinosis follicularis
■ pagetoide Retikulose
■ großzelliges CD30-positives kutanes T-Zell-Lymphom (anaplastisch, immunoblastisch, pleomorph)
■ lymphomatoide Papulose
Aggressiv (Überlebenszeit <5 Jahre):
■ großzelliges CD30-negatives kutanes T-Zell-Lymphom (immunoblastisch, pleomorph)
■ Sézary-Syndrom
Provisorisch:
■ Granulomatous slack skin
■ pleomorphes, klein-/mittelgroßzelliges kutanes T-Zell-Lymphom
■ subkutanes pannikulitisähnliches kutanes T-Zell-Lymphom

B-Zell-Lymphome der Haut
Indolent (Überlebenszeit >10 Jahre)
■ Keimzentrumslymphom
■ Immunozytom (einschließlich Marginalzonen-B-Zell-Lymphom)
Intermediär (Überlebenszeit <5 Jahre)
■ großzelliges B-Zell-Lymphom des Beins
Provisorisch
■ intravaskuläres kutanes B-Zell-Lymphom
■ Plasmozytom

und sind durch ein verlängertes Überleben gekennzeichnet, solange sie sich im „Mikroenvironment" der Haut befinden. Die überwiegende Mehrzahl der kutanen B-Zell-Lymphome, insbesondere die follikulären Lymphome, stammen von B-Zellen ab, die sich im Entwicklungsstadium des Keimzentrums oder danach befinden, d.h., dass die malignen B-Zellen in diesen Tumoren ihr Antigen bereits einmal gesehen haben. Das deutet darauf hin, dass ein infektiöses Agens eine Rolle spielen könnte. Für einige kutane B-Zell-Lymphome wird hierfür Borrelia burgdorferi verantwortlich gemacht. Beteiligung der Kopfhaut kommt am häufigsten vor bei Mycosis fungoides (T-Zell-Lymphom), Mucinosis follicularis (T-Zell-Lymphom), Sézary-Syndrom (T-Zell-Lymphom) und Keimzentrumslymphomen (B-Zell-Lymphom).

Klinik. *Mycosis fungoides.* Häufigstes primäres kutanes Lymphom mit Krankheitsbeginn in der Lebensmitte und meist charakteristischem stadienhaftem Verlauf (erythematöses, Plaque- und Tumorstadium). Es handelt sich um ein epidermotropes T-Zell-Lymphom. Beteiligung von Lymphknoten, Knochenmark und inneren Organen tritt erst spät im Krankheitsverlauf auf. Das Kapillitium kann in jedem Stadium betroffen sein. Neben Patches, Plaques und Tumoren (Abb. 5.188) treten auch besondere klinische Erscheinungsbilder auf, wie Mucinosis follicularis, die seltene Variante der follikulären Mycosis fungoides, bei der es zu einer totalen Alopezie mit disseminierten follikulären Papeln kommt (DeBloom et al. 2001), sowie die sog. basaloide follikulolymphoide Hyperplasie mit Alopezie (Kossard et al. 1995), die im Zusammenhang mit einer follikulären lymphozytären Infiltration

mit basaloider Follikelepithelproliferation klinisch eine Alopezie entwickelt.

Großzelliges CD30-postives kutanes T-Zell-Lymphom (anaplastisch, immunoblastisch, pleomorph). Klinisch einzelne oder gruppierte knotige Hautläsion mit einem Durchmesser von 1–15 cm in einer anatomischen Lokalisation. Im Unterschied zu den CD30-positiven nodalen Lymphomen ist die Prognose dieses kutanen Lymphoms ausgezeichnet. Spontane Regressionen werden bei bis zu 25% der Patienten beobachtet. Bei einem Teil kommt es zum Befall der regionalen Lymphknoten, der aber nicht mit einer ungünstigeren Prognose verbunden ist.

Sézary-Syndrom. Leukämische Variante eines kutanen T-Zell-Lymphoms mit den typischen Merkmalen einer Erythrodermie, generalisierten Lymphknotenschwellung und Zirkulation atypischer Zellen mit zerebriformen Kernen (Sézary-Lutzner-Zellen). Neben einem bemerkenswerten entzündlichen Ödem mit Facies-leontina-artiger Infiltration der Gesichtshaut und einer diffusen Alopezie infolge Mitbeteiligung des Kapillitiums (Abb. 5.189) gelten diffuse Hyperkeratosen der Handflächen und Fußsohlen und ein starker Juckreiz als charakteristisch.

Primäres kutanes Keimzentrumslymphom (zentroblastisch-zentrozytisches Lymphom). B-Zell-Lymphom, das aus Keimzentrumszellen zusammengesetzt ist und aus einer Mischung aus Zentrozyten und Zentroblasten besteht. Patienten zeigen einzelne oder gruppierte Papeln, Plaques oder

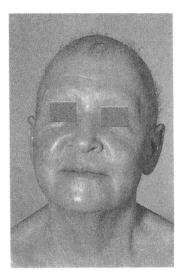

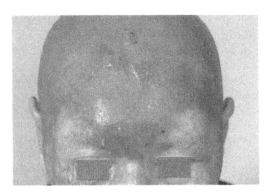

Abb. 5.188. Mycosis fungoides

Abb. 5.189. Sézary-Syndrom

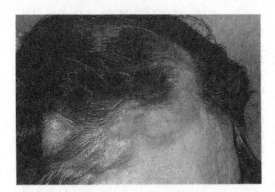

Abb. 5.190. Primäres kutanes Keimzentrumslymphom

Tumoren, die oft erythematös sind und sich häufig auf dem behaarten Kopf finden (Abb. 5.190). Die Läsionen nehmen ohne Behandlung ständig an Größe zu, extrakutane Beteiligung ist jedoch sehr ungewöhnlich.

Diagnostik. Die Mehrzahl der kutanen Lymphome kann bereits klinisch vermutet werden. Eine histologische und immunhistologische Untersuchung ist aber unerlässlich. Molekularbiologische Verfahren spielen indessen eine große Rolle in der Abgrenzung zu reaktiven lymphozytären Infiltraten (Pseudolymphomen). Die PCR-Analyse der γ-Kette ist heute zu einer wichtigen Untersuchung zum Klonalitätsnachweis von kutanen T-Zell-Lymphomen geworden, während bei kutanen B-Zell-Lymphomen Southern-Blot-Analysen durchgeführt werden. Neben der Erhebung eines genauen Hautbefunds auf einem Erhebungsbogen mit Fotodokumentation und Angabe des Tumor-Burden-Index sollte ein exakter Status aller Lymphknotenstationen (inkl. Sonographie) erfolgen, Abdomensonographie und Thoraxröntgen in zwei Ebenen, ferner ein komplettes Routinelabor (BSG, Differenzialblutbild, Leberprofil, Nierenwerte, LDH, Elektrolyte und Eiweißelektrophorese). Bei T-Zell-Lymphomen ist zusätzlich Blutausstrich auf Sézary-Lutzner-Zellen anzufordern, bei Verdacht auf Sézary-Zellen sind CD4-CD8-Ratio, Bestimmung der CD4+CD7-Zellen und Klonalitätsnachweis im Blut (PCR oder Southern-Blot) nötig. Bei B-Zell-Lymphomen sind Beckenkammbiopsie und Immunelektrophorese von Serum und Urin angezeigt. Bei kutanen B-Zell-Lymphomen des Skalps ist auch an die Assoziation mit AIDS zu denken (Burns et al. 1991).

Differenzialdiagnose. *Pseudolymphom.* Benigne, reaktive lymphozytäre Proliferation der Haut, die klinisch und histologisch maligne Lymphome imitiert. Vorkommen als persistierende Insektenstichreaktion, durch Zecken übertragene Spirochäteninfektion (Borrelia burgdorferi) und seltener als Manifestation von Arzneimittelexanthemen (Pseudo-Mycosis-fungoides-Syndrom: Phenytoin, Carbamazepin, ACE-Hemmer, Chinidin). Im Gegensatz zu malignen Lymphomen fehlen histologisch infiltrierendes und destruierendes Wachstum in Hautadnexe und Gefäße, hohe Mitoseaktivität und Nekrosen. Befall des Kapillitiums ist ungewöhnlich.

Leukaemia cutis. Das klinische Bild spezifischer Hautinfiltrate bei Leukämie zeigt erythematopapulöse, kleinere oder größere Knoten (sog. Chlorome) und plattenartige Infiltrate, die auch das Kapillitium betreffen können. Die Hautveränderungen sind eher weich und von braunroter, lividroter oder blaugrauer Farbe. Die Prognose ist in der Regel schlecht.

Verlauf und Prognose. Abhängig vom Lymphomtyp. Während die indolenten kutanen Lymphome (Mycosis fungoides, großzelliges CD30-positives kutanes T-Zell-Lymphom, Keimzentrumslymphom) eine Überlebenszeit von >10 Jahren aufweisen, beträgt sie bei den aggressiven Lymphomen (Sézary-Syndrom) <5 Jahre. Eine Therapie, die die Überlebenszeit beeinflusst, liegt bis heute nicht vor.

Prophylaxe und Therapie. Häufiger weisen die kutanen Lymphome eine relativ gute Prognose auf, da sie selten oder erst spät innere Organe befallen. Deshalb ist es entscheidend, ein primäres kutanes Lymphom von Hautmanifestationen eines nodalen Lymphoms abzugrenzen. Da die Radiotherapie und intensive Chemotherapie nur beschränkte therapeutische Erfolge zeigen, werden sie erst bei fortgeschrittener Erkrankung, innerlichen Manifestationen und höher malignen Lymphomen eingesetzt; doch werden zuerst immunologische Interventionen versucht. *Therapie bei kutanen T-Zell-Lymphomen.* Heute wird davon ausgegangen, dass sich die „Standardtherapien" kutaner T-Zell-Lymphome zunächst auf die Keratinozyten und ihre lokale Zytokinfreisetzung und damit auf das „Mikroenvironment" (Wachstumsfaktoren und Überlebensfaktoren) auswirken. Zu diesen Maßnahmen gehören die lokale Applikation hoch potenter Corticosteroide, die topische Anwendung von Hexadecylphosphocholin und die Photochemotherapie mittels Psoralen und UV-A (PUVA). Die meisten kleinzelligen kutanen T-Zell-Lymphome lassen sich aufgrund ihres Zytokinprofils als T-Helfer 2 Neoplasien einordnen. T-Helfer 2 Zellen sind wichtig für die Stimulation und Produktion von IgE und für die Regulation von Eosinophilen. Häufig finden sich dementsprechend im peripheren Blut von Patienten mit T-Zell-Lymphomen erhöhte Spiegel von IgE oder eine Hypereosinophilie. γ-Interferon hat die Eigenschaft, in die Balance zwischen T-Helfer 1 Zellen und T-Helfer 2 Zellen zugunsten der T-Helfer 1 Zellen einzugreifen. Dementsprechend wird γ-Interferon, vor allem in Kombination mit Retinoiden, sehr wirkungsvoll zur Behandlung von kutanen T-Zell-Lymphomen eingesetzt. Für Patienten mit im peripheren Blut zirkulierenden malignen Zellen (Sézary-Syndrom) bietet sich die Photophorese an. Dabei nimmt der Patient per os Psoralen auf, danach werden in einer Photophoresemaschine die mononukleären Zellen isoliert und in Gegenwart des im Serum vorhandenen Psoralens mit UV-A bestrahlt. Danach werden diese Zellen dem Patienten reinfundiert. Im Rahmen einer solchen Therapie kommt es zu einer Art „Autovakzination" mit einer Erhöhung von T-Helfer 1 Zytokinen wie γ-Interferon. Für Patienten mit großzelligen T-Zell-Lymphomen, die den hochaffinen Interleukin-2-Rezeptor exprimieren, kommt schließlich das in den Vereinigten Staaten bereits zugelassene Fusionsprotein DAB 389-IL-2 zum Einsatz. Bei diesem handelt es sich um ein rekombinant hergestelltes Protein, das auf der einen Seite aus Sequenzen des humanen Interleukin-2 besteht, das auf der anderen Seite mit dem Diphtherietoxin gekoppelt ist. Nach Bindung an den hoch affinen IL-2-Rezeptor wird dieser Komplex von der Tumorzelle aufgenommen und dort in Zytokin und Toxin zerlegt. Letzteres führt dann zum Absterben der Tumorzelle.

Therapie bei kutanen B-Zell-Lymphomen. Soweit die Rolle mikrobieller Antigene in der Entwicklung von B-Zell-Lymphomen diskutiert wird, besteht der erste therapeutische Schritt bei diesen Erkrankungen darin, ein mikrobielles Antigen zu eliminieren. Dies erfolgt in der Regel mittels eines mehrwöchigen antibiotischen Behandlungsversuchs. Auch α-Interferon kann bei diesen Erkrankungen intraläsional gespritzt mit Erfolg eingesetzt werden. Da die malignen B-Zellen bei kutanen B-Zell-Lymphomen in der Regel das Antigen CD20 exprimieren, wurde

kürzlich für CD20-positive Lymphome ein humanisierter monoklonaler Antikörper zugelassen, der dieses Antigen erkennt und nach Bindung zum Antigen direkt eine Apoptose induzieren kann. Dieser Antikörper wurde inzwischen sowohl systemisch als auch intraläsional zur Behandlung von B-Zell-Lymphomen erfolgreich eingesetzt (Heinzerling et al. 2000, 2001).

Isolierte tumoröse Herde können mit Röntgenweichstrahlen (20–50 kV; 3- bis 7-mal 200 cGy im Abstand von 3–4 Tagen) oder einer Bestrahlung mit schnellen Elektronen therapiert werden. Auch wurde über die erfolgreiche intratumoröse Applikation von Zytostatika (Cisplatin) berichtet (Kempf et al. 1998). Diese Therapieformen hinterlassen am Kapillitium eine permanente Alopezie.

▓ Literatur

Broker BJ, Spiegel JR, Frattali M et al. (1995) Cutaneous T-cell lymphoma presenting as a large scalp mass. Otolaryngol Head Neck Surg 113:792–797

Burg G, Kempf W, Haeffner A et al. (1997) Cutaneous lymphomas. Curr Probl Dermatol 9:137–204

Burns MK, Kennard CD, Dubin HV (1991) Nodular cutaneous B-cell lymphoma of the scalp in the acquired immunodeficiency syndrome. J Am Acad Dermatol 25:933–936

DeBloom II J, Severson J, Gaspari A, Scott G (2001) Follicular mycosis fungoides: a case report and review of the literature. J Cutan Pathol 28:318–324

Dummer R, Häffner AC, Burg G (1994) Cutaneous T-cell lymphomas (CTCL): new aspects in PCR-based diagnostic tools, immunology and treatment. Eur J Dermatol 4:281–286

Dummer R, Häffner AC, Hess M, Burg G (1996) A rational approach to the therapy of cutaneous T-cell lymphomas. Onkologie 19:226–230

Dummer R, Heinzerling L, Hess Schmid M, Burg G (2000) Immunintervention bei kutanen Lymphomen. Schweiz Rundsch Med Praxis 89:1471–1476

Fritz T, Kleinhans M, Nestle F et al. (1999) Combination treatment with extracorporeal photophoresis, interferon alfa and interleukin-2 in a patient with Sézary syndrome. Br J Dermatol 140:1144–1147

Gilliam AC, Lessin SR, Wilson DM, Salhany KE (1997) Folliculotropic mycosis fungoides with large-cell transformation presenting as dissecting cellulitis of the scalp. J Cutan Pathol 24:169–175

Heinzerling LM, Urbanek M, Funk JO et al. (2000) Reduction of tumor burden and stabilization of disease by systemic therapy with anti-CD20 antibody (rituximab) in patients with primary cutaneous B-cell lymphoma. Cancer 89:1835–1844

Heinzerling L, Dummer R, Kempf W et al. (2001) Intralesional therapy with anti-CD20 monoclonal antibody rituximab in primary cutaneous B-cell lymphoma. Arch Dermatol 136:374–378

Kempf W, Dummer R, Hess M et al. (1998) Intralesional cisplatin for the treatment of cutaneous B-cell lymphoma. Arch Dermatol 134:1343–1345

Kossard S, White A, Killingsworth M (1995) Basaloid folliculolymphoid hyperplasia with alopecia as an expression of mycosis fungoides (CTCL). J Cutan Pathol 22:466–471

Saleh MN, Le Maistre CF, Kuzel TM et al. (1998) Antitumor activity of DAB389IL-2 fusion toxin in mycosis fungoides. J Am Acad Dermatol 39:63–73

Willemze R, Kerl H, Sterry W et al. (1997) EORTC classification for primary cutaneous lymphomas: a proposal from the Cutaneous Lymphoma Study Group of the European Organization for Research and Treatment of Cancer. Blood 90:354–371

Wood GS, Haeffner AC, Dummer R, Crooks C (1994) Molecular biology techniques for the diagnosis of CTCL. Dermatol Clinics 12:231–241

Mucinosis follicularis (Alopecia mucinosa)

Definition. Entzündliche Plaques und follikuläre Papeln mit dem hoch charakteristischen histologischen Befund degenerativer Veränderungen des Follikelepithels mit Ansammlung von Mucin im Haarfollikel und in der Talgdrüse.

Vorkommen. Nicht sehr selten. Androtropie mit einem Geschlechtsverhältnis von 2-3:1. Die Krankheit tritt in jedem Alter auf, wobei das männliche Geschlecht im jüngeren Lebensalter (<30 Jahre) stark überwiegt. Später nimmt dieser Geschlechtsunterschied deutlich ab. Mucinosis follicularis tritt als primäre benigne (idiopathische) Form oder als sekundäre Form im Gefolge eines malignen kutanen T-Zell-Lymphoms auf. Während die primäre Form im jüngeren Lebensalter (<30 Jahre) vorherrscht, befällt die sekundäre Form überwiegend Patienten >35 Jahre.

Ätiopathogenese. Im Verlauf einer Exozytose entzündlicher (primäre Mucinosis follicularis) oder neoplastischer (sekundäre Mucinosis follicularis) lymphozytärer Zellen in das Follikelepithel kommt es zu einer retikulären Epithelzellendegeneration der Haarfollikel-Talgdrüsen-Einheit, in deren Verlauf sich im Haarfollikel und in der Talgdrüse Mucin ansammelt.

Klinik. Während das histopathologische Bild der Mucinosis follicularis hoch charakteristisch und unverwechselbar ist, präsentiert sich das klinische Bild weniger spezifisch und zeichnet sich durch einen Polymorphismus der Läsionen aus. Es überwiegen zwei Arten primärer Hautveränderungen: 1. Gruppierte, follikuläre Papeln mit häufig herausragenden Follikelöffnungen, die erweitert sein können oder kleine keratotische Pfröpfe aufweisen (Abb. 5.191 a). In den Follikelöffnungen können auch abgebrochene Haare als schwarze Punkte erkennbar sein. 2. Scharf begrenzte, 2-3 cm messende, flach-erhabene, infiltrierte Plaques, deren Oberfläche in wechselnder Stärke schuppen kann (Abb. 5.191 b). Unter den Schuppen sind die Follikelöffnungen zu erkennen, und bisweilen lässt sich Schleim aus den Follikeln ausdrücken. Vor allem bei den sekundären Formen der Mucinosis follicularis können die Plaques stärker infiltriert und/oder großflächiger sein. Die Zahl der Effloreszenzen variiert stark. Selten besteht eine diffuse Infiltration der Haut, die mit einer „Facies leontina" einhergeht (Abb. 5.191 c). Die Mucinosis follicularis ist keine kopfhautspezifische Dermatose, bevorzugt aber die Kopf- und Halsregion, wo sie zu einer Alopezie in den Läsionen führen kann, die aber nicht immer konstant ist. Auch wurde über eine diffuse Alopezie berichtet (Snyder et al. 1984, Trüeb u. Bruckner-Tuderman 1990).

Nach Alter des Patienten und Befallsmuster wurden drei Verlaufsformen unterschieden:
▓ im Kindes- und jüngeren Erwachsenenalter mit Lokalisation zumeist im Kopf- und Halsbereich und spontaner Remission innerhalb 2 Monaten bis 2 Jahren;
▓ im jüngeren bis mittleren Erwachsenenalter mit mehr generalisiertem Befall in Form multipler Plaques an Gesicht, Stamm und Extremitäten und einem chronisch rezidivierenden, aber durchweg benignen Verlauf über mehrere Jahre;
▓ im 4.-7. Dezennium mit generalisiertem Befall des Integuments in Verbindung mit einem kutanen Lymphom, gewöhnlich einer Mycosis fungoides, seltener dem Sézary-Syndrom (Rivers et al. 1987).

Es bestehen allerdings unscharfe Grenzen. Assoziation einer im Gesicht lokalisierten Mucinosis follicularis mit Mycosis fungoides sowie Übergang von Mucinosis follicularis in ihrer chronischen benignen Verlaufsform in eine Mycosis fungoides wurden beschrieben.

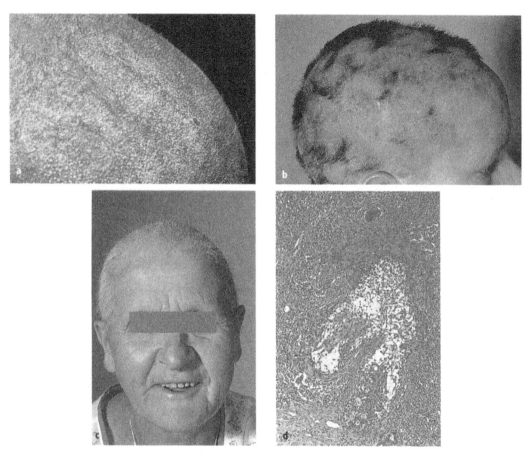

Abb. 5.191. Mucinosis follicularis. **a** Gruppierte follikuläre Papeln mit herausragenden keratotischen Pfröpfen. **b** Infiltrierte Plaques. **c** Diffuse Infiltration der Haut (Facies leontina). **d** Histologie (HE-Färbung)

Diagnostik. Die Diagnose einer Mucinosis follicularis wird histologisch bestätigt. Das histopathologische Bild ist gekennzeichnet durch eine retikuläre Degeneration der Haarfollikel-Talgdrüsen-Einheit in Verbindung mit Mucinablagerungen und einem perifollikulären lymphozytären Infiltrat sehr unterschiedlicher Ausprägung (Abb. 5.191 d). Im Vordergrund steht ein ausgeprägtes interzelluläres Ödem (Spongiose) des Follikelepithels. Die Zellen der äußeren Haarwurzelscheide sowie die Talgdrüsenzellen werden sternförmig isoliert und abgerundet, wobei der Mittelteil des Follikels am stärksten betroffen ist. Später schwinden die Talgdrüsen oft vollständig, während die Follikel zystisch entarten. In den zurückbleibenden Zysten findet sich fädiges oder körniges Material, das sich mit Alcianblau positiv färbt. Die primäre benigne Form ist lichtmikroskopisch schwer von der sekundären Form bei einem Lymphom zu unterscheiden. Das entzündliche Infiltrat besteht überwiegend aus Lymphozyten ohne Atypien und weist häufig auch eosinophile Granulozyten auf, wohingegen sich beim malignen Zellinfiltrat atypische Zellen und eine erhöhte Mitoseaktivität finden. Bei Kombination mit Mycosis fungoides kommen Pautrier-Mikroabszesse auch innerhalb der Haarfollikel vor.

Zur Differenzierung zwischen primären und sekundären Formen der Mucinosis follicularis empfiehlt sich die Untersuchung des lymphozytären Infiltrats auf Klonalität (T-Zell-Rezeptor) mittels molekularbiologischer Methoden (PCR und Southern-Blot).

Differenzialdiagnose. Mucinosis-follicularis-artige intrafollikuläre Mucinablagerungen bei Lupus erythematodes (Lee et al. 1996, Dawn et al.

1997), Parapsoriasis en grande plaques (kutanes T-Zell-Lymphom), nummuläres Ekzem, Hautmykose, Sarkoidose, Keratosis pilaris, Lichen spinulosus.

Andere Formen kutaner Muzinosen sind Myxödem (bei Schilddrüsenfunktionsstörung), Lichen myxoedematosus/Skleromyxödem Arndt-Gottron (bei monoklonaler Gammopathie), retikuläre erythematöse Muzinose, Scleroedema adultorum Buschke. Diese zeichnen sich gegenüber der Mucinosis follicularis alle durch Muzinablagerungen außerhalb des Haarfollikels aus.

Verlauf und Prognose. Abhängig vom Vorhandensein eines zugrunde liegenden Lymphoms (sekundäre Form). Bei der primären (idiopathischen) Form können die Hautveränderungen jahrelang persistieren und dann spontan, meist unter Hinterlassung einer permanenten Alopezie, abheilen.

Prophylaxe und Therapie. Abhängig von der zugrunde liegenden Erkrankung (kutanes T-Zell-Lymphom). Eine sichere Therapie der primären Form ist nicht bekannt. Versucht wurden Radiotherapie, topische und/oder systemische Corticosteroide, Diaminodiphenylsulfon, Minocyclin, PUVA, UV-A1-Kaltlicht und Interferone mit unterschiedlichem Erfolg.

▓ **Literatur**

Büchner SA, Meier M, Rufli T (1991) Follicular mucinosis associated with mycosis fungoides. Dermatologica 183:66–67

Dawn G, Handa S, Kumar B (1997) Follicular mucinosis follicularis and systemic lupus erythematosus. Dermatology 195:183–184

Gibson LE, Muller SA, Peters MS (1988) Follicular mucinosis of childhood and adolescence. Pediat Dermatol 5:231–235

Gibson LE, Muller SA, Leiferman KM, Peters MS (1989) Follicular mucinosis: clinical and histopathologic study. J Am Acad Dermatol 20:441–446

Hess Schmid M, Dummer R, Kempf W et al. (1999) Mycosis fungoides with mucinosis follicularis in childhood. Dermatology 198:284–287

Jackow CM, Papadopoulos E, Nelson B et al. (1997) Follicular mucinosis associated with scarring alopecia, oligoclonal T-cell receptor V beta expansion, and Staphylococcus aureus: when does follicular mucinosis become mycosis fungoides? J Am Acad Dermatol 37:828–831

Le Boit PE, Abel EA, Cleary ML et al. (1988) Clonal rearrangement of the T cell receptor beta gene in the circulating lymphocytes of erythrodermic follicular mucinosis. Blood 71:1329–1333

Lee WS, chung J, Ahn SK (1996) Mucinous lupus alopecia associated with papulonodular mucinosis: a new manifestation of lupus erythematosus. Int J Dermatol 35:72–73

Mehregan DA, Gibson LE, Muller SA (1991) Follicular mucinosis: histopathologic review of 33 cases. Mayo Clin Proc 66:387–390

Meissner K, Weyer U, Kowalzick L, Altenhoff J (1991) Successful treatment of primary progressive follicular mucinosis with interferons. J Am Acad Dermatol 24:848–850

Rivers JK, Norris PG, Greaves MW, Smith NP (1987) Follicular mucinosis in association with Sézary syndrome. Clin Exp Dermatol 12:207–210

Rustin MH, Bunker CB, Levene GM (1989) Follicular mucinosis presenting as acute dermatitis as acute dermatitis and response to dapsone. Clin Exp Dermatol 14:382–384

Sentis HJ, Willemze R, Scheffer E (1988) Alopecia mucinosa progressing into mycosis fungoides. A long term follow-up study of two patients. Am J Dermatopathol 10:478–486

Snyder RA, Crain WR, McNutt NS (1984) Alopecia mucinosa. Report of a case with diffuse alopecia and normal-appearing scalp skin. Arch Dermatol 120:496–498

Trüeb RM, Bruckner-Tuderman L (1990) Generalisierte Mucinosis follicularis idiopathica. Hautarzt 41:625–627

Von Kobyletzki G, Kreuter JA, Nordmeier R et al. (2000) Treatment of idiopathic mucinosis follicularis with UVA1 cold light phototherapy. Dermatology 201:76–77

Yotsumoto S, Uchimiya H, Kanzaki T (2000) A case of follicular mucinosis treated successfully with minocycline. Br J Dermatol 142:841–842

Erkrankungen der Kopfhaut

The diagnosis 'eczema' serves as a trash basket into which nondescript itching odds and ends are often being thrown, even by dermatologists who pride themselves on accuracy in other fields. The subject of eczema is a morass in which many dermatologists are floundering about, and it is not astonishing that some allergists and immunologists who are beginning to attempt to enter here, have already begun to feel the insecurity of the ground beneath their feet.

M.B. SULZBERGER

Grundlagen

Im Unterschied zu den entzündlich vernarbenden Alopezien sind die folgenden spezifisch dermatologischen Erkrankungen der Kopfhaut gekennzeichnet durch oberflächliche entzündliche Veränderungen der Kopfhaut. Sie umfassen die Ekzemkrankheiten (seborrhoisches Ekzem, atopisches Ekzem, Lichen simplex chronicus, allergisches Kontaktekzem, toxische Kontaktdermatitis), Psoriasis, oberflächlichen Infektionen (Ostiofollikulitis Bockhart und andere infektiöse Follikulitiden), nicht infektiösen Follikulitiden (eosinophile pustulöse Follikulitis des Kapillitiums) und Parasitosen (Pediculosis capitis). Es handelt sich um ein sehr heterogenes Spektrum von Haarbodenerkrankungen, deren Symptomatologie weniger durch Haarverlust gekennzeichnet ist als durch Pruritus, Schmerz/Spannung oder Überempfindlichkeit der Kopfhaut sowie durch Rötung, Trockenheit, Überfettung, Schuppung und/oder oberflächliche Pusteln.

Ekzemkrankheiten der Kopfhaut

■ Seborrhoisches Ekzem

Definition. Klinisch-morphologisch gut definierte chronische oder chronisch rezidivierende Dermatitis, die gekennzeichnet ist durch eine angedeutet gelblich rote (lachsrote) Farbe der Ekzemläsion mit einer fettigen Schuppung (Pityriasis steatoides) und Prädilektion für seborrhoische Hautareale (behaarte Kopfhaut, Gesicht, vordere und hintere Schweißrinne).

Vorkommen. Sehr häufig, unter Bevorzugung von Säuglingen in den ersten 3 Lebensmonaten (Dermatitis seborrhoides infantum) und jungen Erwachsenen, nicht selten aber auch bei alten Menschen. Das seborrhoische Kopfhautekzem tritt am häufigsten bei jungen Männern auf und ist dabei häufiges Begleitsymptom einer androgenetischen Alopezie. Bei Frauen entwickeln sich analoge Hautveränderungen in der Menopause, oft in Verbindung mit einer Alopecia climacterica, bei alten Menschen nicht selten bei Parkinsonismus. Sehr häufig ist dieses Ekzem ferner bei HIV-bedingter erworbener Immundefizienz (AIDS) und so besonders bei jungen Männern auch ein diagnostisch wichtiger Marker für AIDS (bis zu 50% der Patienten).

Ätiopathogenese. Die Bevorzugung seborrhoischer Hautareale, die Altersprädilektion und die stärkere Ausprägung bei Individuen mit mangelnder Hygiene und Tragen von allem, was Talg und Schweiß auf der Haut zurückhält (Woll-, Perlon-, Nylonunterwäsche) sowie stressbedingte Exazerbation weisen auf eine wichtige Rolle von Talg und vermehrtem Schwitzen hin. Die dichte Besiedelung der Talgdrüsen tragenden Hautareale mit saprophytären Keimen, speziell Pityrosporum ovale (Malassezia), und das gute Ansprechen des seborrhoischen Ekzems auf eine antimykotische Therapie sprechen ferner für eine wichtige pathogenetische Bedeutung mikrobieller Einflüsse. Da das pathologisch-anatomische Substrat dem eines chronischen psoriasiformen Ekzems entspricht, ist an eine zelluläre Hypersensitivitätsreaktion zu denken, möglicherweise über eine Sensibilisierung gegen mikrobielle Degradations- oder Stoffwechselprodukte im Talg-Schweiß-Film an der Hautoberfläche.

Klinik. An der Kopfhaut meist stark juckende, unscharf begrenzte, erythematosquamöse Hautveränderungen in Verbindung mit einer Hyperseborrhö. Nicht selten kompliziert durch kratzbedingte Impetiginisation oder follikuläre Pyodermien (Pusteln). Bei Individuen mit mangelnder Hygiene kann es zu mächtigen Schuppenauflagerungen im Bereich der behaarten Kopfhaut kommen (Pityriasis amiantacea). Häufig ist auch die Haut außerhalb des Kapillitiums befallen, typischerweise die mediale Augenbrauen- und Glabellaregion, die Nasolabialfalten (paranasales Erythem, Differenzialdiagnose paranasale rosazeaartige Dermatitis junger Frauen – Ansprechen auf systemische Tetracycline!) und

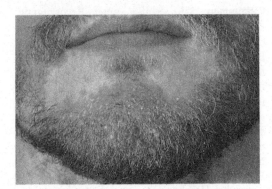

Abb. 5.192. Seborrhoisches Ekzem (Bartregion)

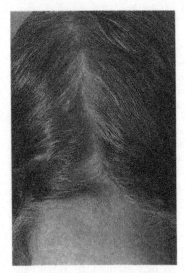

Abb. 5.193. Livides Erythem bei Dermatomyositis

bei Männern die Bartregion (Abb. 5.192). Eine seborrhoische Blepharitis mit oft fettig pityriasiform schuppenden Lidrändern kommt ebenfalls vor (Differenzialdiagnose Lidranddemodikose). Im Säuglingsalter groblamellöse, fettige Schuppung bei mäßigen Entzündungerscheinungen mit Prädilektion für den Scheitelbereich.

Diagnostik. Die Diagnose wird in der Regel aufgrund der charakteristischen Ekzemmorphe in typischer Lokalisation gestellt. Eine mykologische Ausschlussdiagnostik erfolgt mittels Kultur. Im Zweifelsfall Kopfhautbiopsie.

Histopathologisch zeichnet sich die seborrhoische Dermatitis durch eine psoriasiforme Hyperplasie der Epidermis in Verbindung mit Parakeratose und fokaler Spongiose (häufig im Bereich von Haarfollikelmündungen), neutrophiler Exozytose in die Epidermis und oberflächlicher, perivaskulärer, lymphozytärer Entzündung aus. Nicht selten finden sich, vorallem bei HIV-assoziierter seborrhoischer Dermatitis, PAS-positive Sporen (Pityrosporum ovale).

Differenzialdiagnose. Andere Ekzemkrankheiten der Kopfhaut, Psoriasis capitis, Tinea capitis (vor allem anthropophile Dermatophyten wie T. tonsurans oder T. violaceum), seborrhoische dermatitisartige Hautveränderungen bei Zinkmangel (Acrodermatitis enteropathica), Störungen im Stoffwechsel essenzieller Fettsäuren und Vitamin-B-Mangel, stark juckende Kopfhautveränderungen bei Dermatomyositis (Kasteler u. Callen 1994; Abb. 5.193), beim seborrhoischen Säuglingsekzem auch:

Erythrodermia desquamativa Leiner. Universelle entzündliche Hautrötung (Erythrodermie) mit lamellöser Schuppung im Säuglingsalter.

Fieber, Anämie, Diarrhö und Erbrechen begleiten die Hauterscheinungen; bakterielle Sekundärinfektionen treten als Komplikation der Erkrankung auf und sind dann prognosebestimmend. In solchen Fällen wurden Störungen der Leukozytenfunktion (Chemotaxis) und des Komplements (C5) nachgewiesen, weshalb die Beziehung zum seborrhoischen Ekzem inzwischen verneint wird.

Skabiesbefall des Skalps bei Immunsuppression (Duran et al. 1993). Skabiesbefall des Skalps unter dem klinischen Erscheinungsbild eines schweren seborrhoischen Ekzems wurde bei einem immunkompromitierten Kind beschrieben.

Langerhans-Zell-Histiozytose. Gruppe von Krankheitszuständen, die durch eine umschriebene (eosinophiles Granulom) oder systemische Proliferation (Hand-Schüller-Christian-Syndrom, Abt-Letterer-Siwe-Syndrom) und Akkumulation von Histiozyten mit charakteristischer klinischer Symptomatik und Manifestation meist im Kindesalter gekennzeichnet ist. Nicht selten stellt die Hautbeteiligung ein Primärsymptom dar und ist dann von besonderer diagnostischer Bedeutung. Typisch sind disseminierte, schuppig-erosive Papeln mit einer charakteristischen ockerfarbenen Beschaffenheit und Prädilektion für den Skalp, die Schultern und den Rücken. Aus diesen entwickeln sich im späteren Verlauf größerflächig konfluierende Veränderungen vegetierenden, verrukös-nässenden, heftig juckenden und fötiden Charakters mit einer Prädilektion wiederum für den Skalp sowie u.a. die intertriginösen Regionen. Die Diagnose wird bioptisch gestellt (charakteristisches Infiltrat mit CD1a-positiven Zellen, die elektronenmikroskopisch Birbeck-Granula aufweisen [Writing Group of the Histiocyte Society, 1987]). Die Prognose ist bei lokalisierten (eosinophiles Granulom) oder milder verlaufenden Systemformen (Hand-Schüller-Christian-Syndrom) gut, bei foudroyant verlaufenden Formen (Abt-Letterer-Siwe-Syndrom) infaust. Als Faustregel gilt, je älter der Patient bei der Erstmanifestation ist, um so besser ist die Prognose.

Verlauf und Prognose. Typischerweise chronisch rezidivierender Verlauf mit oft stressabhängigen Exazerbationen. Besonders schwere Verläufe finden sich bei AIDS.

Prophylaxe und Therapie. *Dermatitis seborrhoides infantum* (Kopfherde). Abweichen der Schuppen mit 3%iger Salicylsäure in Olivenöl. Zur Kopfwäsche reizarme Shampoobehandlung, gefolgt von einer Therapie der Kopfherde mit nicht halogenierten, stark wirksamen Corticosteroiden (z.B. Prednicarbat) in Cremegrundlage. Okklusivbehandlungen am Kopf sollten wegen möglicher Wärmestauung vermieden werden, während feuchte Verbände zweckmäßig sein können.

Seborrhoisches Ekzem der Erwachsenen (Kopfherde). Für die medizinische Kopfwäsche eignen sich gegen Pityrosporum wirksame, antimikrobielle Shampoos, die Seleniumdisulfid, Dipyrithion, Zinkpyrithion oder Imidazole (z.B. Ketoconazol) enthalten. Dabei ist auf eine genügend lange Einwirkzeit zu achten (für Zinkpyrithion 5-10 Minuten!). Die Behandlung wird während der ersten 2 Wochen jeden 2. Tag, später 2-mal wöchentlich (Erhaltungsbehandlung) durchgeführt. Shampoos ohne pharmakologische Zusätze, die Detergenzien enthalten und die Schuppen gut ablösen, eignen sich ebenfalls, sofern sie häufig (täglich) angewandt werden. Bei stärker entzündlich veränderten Kopfhautherden kommen Corticosteroide in alkoholischer Lösung, evtl. mit Teerzusatz (Liquor carbonis detergens), oder halogenierte Corticosteroide (z.B. Betamethasonvalerat) in Cremegrundlage in Betracht. Hierbei hat sich folgendes Vorgehen bewährt: 2 bis 3-mal wöchentlich abends Auftragen der corticosteroidhaltigen Creme unter Okklusion (Duschhaube),

morgens Haarwäsche, danach Applikation einer alkoholischen Corticosteroidtinktur. Auf mögliche mikrobielle Sekundärinfektion ist zu achten. Neben einer desinfizierenden Shampoobehandlung z.B. mit einem jodpovidonhaltigen Shampoo kommt eine systemische antibiotische Behandlung nach Antibiogramm nur bei massiver Sekundärinfektion in Betracht. Im übrigen bewährt sich bei chronisch rezidivierenden Formen auch der Versuch einer Behandlung mit Tetracycklinen (1. Woche 1,0 g Tetracyclinhydrochlorid täglich, 2. Woche 500 mg täglich, ab 3. Woche 250 mg täglich) oder zur Bekämpfung der Hyperseborrhö Isotretinoin in niedriger Dosierung (5-10 mg täglich).

▪ Literatur

Brodell RT, Patel S, Venglarcik JS et al. (1998) The safety of ketoconazol shampoo for infantile seborrheic dermatitis. Pediat Dermatol 15:406-407

Duran C, Tamayo L, de la Luz Orozco M, Ruiz-Maldonado R (1993) Scabies of the scalp mimicking seborrheic dermatitis in immunocompromised patients. Pediat Dermatol 10:136-138

Faergemann J, Jones JC, Hettler O, Loria Y (1996) Pityrosporum ovale (Malassezia furfur) as the causative agent of seborrheic dermatitis: new treatment options. Br J Dermatol 134 (Suppl):12-15

Faergemann J, Bergbrant IM, Dohse M et al. (2001) Seborrheic dermatitis and Pityrosporum (Malassezia) folliculitis: characterization of inflammatory cells and mediators in the skin by immunohistochemistry. Br J Dermatol 144:549-556

Guitart J, Micali G, Norton SA (1995) A young adult with a recalcitrant scalp folliculitis. Langerhans' cell histiocytosis presenting as scalp folliculitis in an adult. Arch Dermatol 131:719-20, 722-3

Hay RJ, Graham-Brown RA (1997) Dandruff and seborrheic dermatitis: causes and management. Clin Exp Dermatol 22:3-6

Kasteler JS, Callen JP (1994) Scalp involvement in dermatomyositis. Often overlooked or misdiagnosed. JAMA 272:1939-1941

Majia R, Dano DA, Roberts R et al. (1997) Langerhans' cell histiocytosis in adults. J Am Acad Dermatol 37:314-317

Nenoff P, Reinl P, Haustein U-F (2001) Der Hefepilz Malassezia. Erreger, Pathogenese und Therapie. Hautarzt 52:73-86

Peter RU, Richarz-Barthauer U (1995) Successful treatment and prophylaxis of scalp seborrhoeic dermatitis and dandruff with 2% ketoconazole shampoo: results of a multicentre, double-blind placebo-controlled trial. Br J Dermatol 132:441-445

Pierard-Franchimont C, Pierard GE, Arrese JE, de Doncker P (2001) Effect of ketoconazole 1 and 2% shampoos on severe dandruff and seborrheic dermatitis: clinical, squamometric and mycological assessments. Dermatology 202:171–176

Veien NK, Pilgaard CE, Gade M (1980) Seborrheic dermatitis of the scalp treated with a tar/zinc pyrithione shampoo. Clin Exp Dermatol 53–56

Writing Group of the Histiocyte Society (1987) Histiocytosis syndromes in children. Lancet 1:208–209

▪ Atopisches Ekzem

Definition. Genetisch determinierte, chronische oder chronisch rezidivierende, entzündliche Hauterkrankung (Dermatitis) mit erniedrigter Juckreizschwelle, erhöhtem transepidermalen Wasserverlust, verminderter Alkaliresistenz und Neigung zu anderen atopischen Erkrankungen vom Soforttyp wie allergische Rhinokonjunktivitis und allergisches Asthma bronchiale. Die in ihrem morphologischen Aspekt und Gesamtablauf recht unterschiedlichen klinischen Bilder und Verläufe wechseln gewöhnlich mit dem Alter des Patienten und der Akuität der Hauterscheinungen.

Vorkommen. 20% der Bevölkerung sind Atopiker, d.h. weisen eine genetisch determinierte Bereitschaft auf, gegen bestimmte Allergene sensibilisiert zu werden und in der Folge IgE-Antikörper bzw. klinische Erscheinungsbilder wie allergische Rhinokonjunktivitis, allergisches Bronchialasthma und ein atopisches Ekzem zu entwickeln.

Ätiopathogenese. Während bis heute die Ursache für das atopische Ekzem noch nicht ganz aufgeklärt ist, wird kaum noch bezweifelt, dass das Atopiesyndrom auf dem Boden einer genetischen Disposition entsteht, wenn auch die genetischen Faktoren noch nicht näher charakterisiert worden sind. Auf der Grundlage einer ererbten Disposition führt eine Vielzahl von teils exogenen, teils individuellen Realisationsfaktoren zur Ausprägung des Krankheitsbilds im Einzelfall. Psychosoziale Einflüsse, psychovegetative Charakteristika, eine unspezifische Empfindlichkeit der Haut sowie klimatische Umweltbedingungen sind Einflussfaktoren für die Entstehung des atopischen Ekzems. Patienten mit atopischem Ekzem neigen zudem aufgrund einer Störung der T-Zell-vermittelten Immunität mit TH2-Gewichtung des Immunsystems zu einer erhöhten Bereitschaft zu IgE-ver-

mittelter Sensibilisierung und Auslösung allergischer Abwehrreaktionen bei gestörter TH1-gesteuerter zellulärer Abwehr gegen bakterielle, virale und mykotische Infektionen. Solche Infektionen kommen bei Atopikern einerseits häufiger vor, andererseits können sie schwerere Verlaufsformen annehmen. Beispiele sind das Eczema herpeticatum, ferner Neigung zu Staphylokokken-Infektionen und Besiedelung der Haut mit Pityrosporum ovale. Die pathogenetische Bedeutung von P. ovale für das atopische Ekzem ist noch nicht endgültig geklärt, sollte aber mitbehandelt werden. Speziell bei der „head and neck dermatitis" (Waersted u. Hjorth 1985) bei Atopie wird die kopathogene Rolle von P. ovale diskutiert. Psychologische bzw. nervöse Faktoren, die als Realisationsfaktoren eine wichtige Rolle spielen, können vermutlich über das Adenylcyclase-cAMP-System wirksam werden, wobei Patienten mit atopischem Ekzem durch überdurchschnittliche Intelligenz, Egoismus, Unsicherheit, Frustration, Aggression oder unterdrückte Angstzustände auffallen können.

Klinik. Das atopische Ekzem stellt eine chronische bzw. chronisch rezidivierende Erkrankung dar, die sich durch starken Juckreiz mit Kratzeffekten, ekzematösen Hautveränderungen und Neigung zur Sekundärinfektion auszeichnet. Im Säuglingsalter (Eczema infantum) überwiegt meist ein exsudativ-ekzematisches Bild (früh-exsudatives Ekzematoid Rost) mit gewöhnlich um den 3. Lebensmonat zunächst an den seitlichen Wangen und am behaarten Kopf auftretenden umschriebenen Erythemen mit stark juckenden, papulovesikulösen Effloreszenzen, die zerkratzt werden und zu entzündlich-exsudativen Hauterscheinungen führen, die den gesamten Kopf betreffen können, sog. Milchschorf oder Crusta lactacea (Abb. 5.194). Die Krankheit kann in dieser Form während einiger Monate bis zu etwa 2 Jahren chronisch oder schubweise verlaufen, um dann allmählich ihren exsudativen Charakter zu verlieren. Bei etwa 50% heilen die Hautveränderungen bis zum Ende des 2. Lebensjahrs spontan ab. In der Kindheit und im Erwachsenenalter ist die Sebostase ein typischer Befund. Die Haut ist trocken und empfindlich und neigt bei häufigem Waschen zur weiteren Austrocknung und zu Juckreiz. In ausgeprägten Fällen ist die Kopfhaut gerötet, entzündlich infiltriert, schuppt pityriasiform und zeigt multiple, stark juckende, hämorrhagisch verkrustete Exkoria-

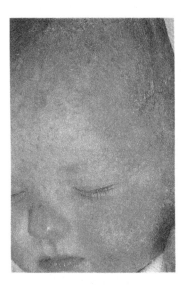

Abb. 5.194. Früh-exsudatives Ekzematoid Rost und Crusta lactacea

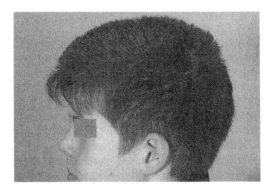

Abb. 5.195. Pelzmützenartiger Stirn-Haar-Ansatz

tionen. Vielfach besteht eine reaktive Lymphknotenvergrößerung nuchal (dermopathische Lymphadenopathie). Bei starker Beteiligung der Kopfhaut kann es zu diffusem Haarausfall kommen, häufiger aber ist eine traumatische Alopezie Folge des ständigen Kratzens und Scheuerns an der Kopfhaut. Die Haare sind trocken und glanzlos. Bei Jungen und Männern findet man häufig einen tief reichenden, pelzmützenartigen Stirn-Haar-Ansatz (Abb. 5.195). Die lateralen Augenbrauenpartien sind häufig ausgedünnt – Hertoghe-Zeichen.

Der tief reichende Haaransatz wird durch die Distanz zwischen lateralem Augenbrauenrand und Schläfenhaaransatz bestimmt und in Zentimetern gemessen. Folgende graduellen Unterscheidungen lassen sich treffen:

- nicht vorhanden: > 3 cm,
- schwach ausgeprägt: 1,6–3 cm,
- mäßig ausgeprägt: < 1,6 cm,
- stark ausgeprägt: durchgehender Bewuchs zwischen lateralem Augenbrauenrand und Schläfenhaar.

Der Einfluss ethnischer Unterschiede sollte berücksichtigt werden. Insbesondere Personen aus dem Mittelmeerraum weisen deutlich häufiger eine vermehrte Behaarung auch im Schläfenbereich auf, die nicht auf das Vorliegen einer atopischen Erkrankung hinweisen muss.

Der Ausprägungsgrad des Hertoghe-Zeichens richtet sich nach der Ausdehnung von lateral nach nasal:

- Schwach ausgeprägt: Erreicht nicht den lateralen Augenwinkel.
- Mäßig ausgeprägt: Überschreitet den lateralen Augenwinkel, aber nicht eine imaginäre Senkrechte durch die Pupille.
- Stark ausgeprägt: Überschreitet die imaginäre Senkrechte durch die Pupille nach nasal.

Diagnostik. Diagnostische Leitlinien für das atopische Ekzem sind der Pruritus, das klinische Bild und bei Verdacht auf atopisches Ekzem auch die Erfassung weniger vordergründiger, aber häufiger Atopiesymptome (Atopiestigmata). Scoresysteme (Hanifin u. Rajka 1980, Diepgen et al. 1996), die einzelne Kriterien zusammenfassen und gewichten, haben den Zweck, eine gewisse diagnostische Sicherheit und Standardisierung zu ermöglichen. Sie umfassen Informationen der Eigen- und Familienanamnese (Beugenekzem, allergische Rhinokonjunktivitis, allergisches Asthma bronchiale, Nahrungsmittelallergien, Wollempfindlichkeit), Atopiestigmata wie Sebostase, Atopiefalte im Bereich der Unterlider (Dennie-Morgan-Falte), Hertoghe-Zeichen (Fehlen der lateralen Augenbrauen), periokuläre Schatten, Gesichtsblässe, Pityriasis alba, Keratosis pilaris und palmare Hyperlinearität (sog. Ichthyosis- oder I-Hand) sowie Ergebnisse von Haut- (weißer Dermographismus, verminderte Alkaliresistenz, gesteigerte Reaktivität bei intrakutanen Hauttests vom Soforttyp, Nickelallergie) und Labortests (IgE-Erhöhung).

Differenzialdiagnose. Die Diagnose beim Vollbild des atopischen Ekzems mit Befall auch der übrigen Haut bereitet meist keine Probleme. Bei lokalisierten Formen am Kapillitium muss an Lichen simplex chronicus und andere Ekzemformen, speziell chronische Kontaktekzeme, gedacht werden, ferner bei ausgeprägten, hämorrhagisch verkrusteten Exkoriationen auch an neurotische Exkoriationen.

Entsprechende Hautveränderungen bereits in früher Kindheit können hinweisen auf eine Reihe seltener atopieassoziierter Syndrome (Borelli u. Trüeb 1998), angeborene Immundefekte, Stoffwechselkrankheiten und andere Syndrome mit Hauterscheinungen, die an ein atopisches Ekzem erinnern:

Wiskott-Aldrich-Syndrom (MIM 301000). Kombination eines atopischen Ekzems mit thrombozytopenischer Purpura und erhöhter Infektanfälligkeit, auch mit opportunistischen Erregern. Die X-chromosomal rezessiv vererbte Erkrankung betrifft Jungen mit einer Häufigkeit von 4:1 Million. Erste Zeichen der Erkrankung machen sich bereits im Neugeborenenalter als petechiale Blutungen und Meläna bemerkbar bzw. im Alter von wenigen Monaten als ekzematöse Hautveränderungen (Abb. 5.196) und rezidivierende, eitrige Infektionen des Respirationstrakts und der Haut, auch mit Herpesviren. Immunologische Merkmale sind erhöhte IgA- und IgE-Werte bei vermindertem IgM und unverändertem IgG, ferner eine verminderte Antikörperbildung gegen Polysaccharidantigene, verminderte Hautreaktionen vom Spättyp und veränderte Chemotaxis der neutrophilen Granulozyten sowie eine Eosinophilie.

Selektiver IgA-Mangel (MIM 137100). Mit 1:500–700 häufigstes primäres Immundefektsyndrom. Das mit 2:1 das weibliche Geschlecht bevorzugende Krankheitsbild zeichnet sich aus durch ein breites klinisches Spektrum von Infektionen vor allem des Respirations- und Gastrointestinaltrakts, Autoimmunphänomenen und Atopie mit sehr unterschiedlicher Expressivität.

Hyper-IgE-Syndrom, Hiob-Syndrom, Buckley-Syndrom (MIM 243700). In Anlehnung an das Buch Hiob 2,7 – „Da ging der Satan hinweg vom Angesicht des Herrn und schlug Hiob mit bösem Geschwür von der Fußsohle bis zum Scheitel" – von Davis bei einem Geschwisterpaar mit häufigen kalten Abszessen als „Hiob-Syndrom" bezeichnetes Krankheitsbild. Es weist enge Beziehungen auf zu dem von Buckley beschriebenen Syndrom mit exzessiv erhöhten IgE-Werten und ekzematöser Dermatitis. Das Hyper-IgE-Syndrom beginnt meist im Säuglings- oder frühen Kindesalter, typischerweise als superinfizierte ekzematöse Dermatitis mit Neigung zu Hautabszessen ohne klinische Entzündungszeichen, sog. kalten Abszessen (Abb. 5.197). Charakteristische immunologische Laborbefunde sind eine polyklonale IgE-Erhöhung mit staphylokokken- und candidaspezifischem IgE in hohen Titern und eine Eosinophilie. Differenzialdiagnostisch und nicht zuletzt im Hinblick auf die Therapie und Prognose sind zugrunde liegende Parasitosen und lymphoproliferative Prozesse abzugrenzen.

Weitere primäre Immundefizienzsyndrome, bei denen eine mögliche Assoziation mit Atopie bzw. atopischer Dermatitis diskutiert wird, sind *Ataxia teleangiectatica Louis-Barr* (MIM 208900), *X-chromosomale Agammaglobulinämie* (MIM 300300) und *X-chromosomale Immundefizienz mit Hyper-IgM* (MIM 308230), bei der eine Mutation des CD40-Liganden vorliegt. CD40 spielt eine wichtige Rolle in der Kostimulation von T- und B-Lymphozyten und wird überdies von professionell Antigen präsentierenden (dendritischen) Zellen exprimiert.

Ektodermaldysplasien, speziell die *anhidrotische Ektodermaldysplasie Christ-Touraine-Siemens* (MIM 305100), aber auch andere Ektoder-

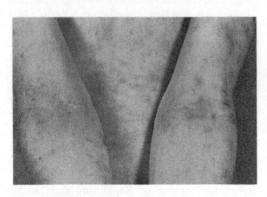

Abb. 5.196. Wiskott-Aldrich-Syndrom

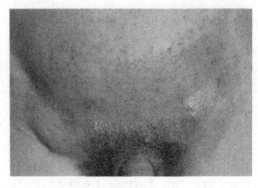

Abb. 5.197. Hyper-IgE-Syndrom

maldysplasien, z. B. in Verbindung mit Gesichtsspalten und Extremitätenmissbildungen (Syndaktylien, Ektrodaktylie), zeigen ebenfalls eine überzufällig häufige Assoziation mit einer atopischen Dermatitis. Bemerkenswert sind nicht näher charakterisierte refraktäre Kopfhautdermatitiden, die als typisch für das *AEC-Syndrom* (MIM 106260) gelten, aber auch beim *Rapp-Hodgkin-Syndrom* (MIM 129400) und *EEC-Syndrom* (MIM 129900) beschrieben wurden (S. 95).

Bei der mit einer Prävalenz von 1:250 weitaus häufigsten Form der Ichthyosen, der *autosomal dominanten Ichthyosis vulgaris* (MIM 146700), besteht in 2–50% eine Assoziation mit Atopie. Die Abgrenzung von der trockenen Haut bei atopischem Ekzem kann bisweilen schwierig sein. Beiden gemeinsam sind eine Keratosis pilaris und palmare Hyperlinearität. Das *Netherton-Syndrom* (MIM 256500) zeichnet sich aus durch hoch charakteristische kongenitale, ichthyosiforme, migratorische Erytheme mit bogiger Begrenzung und randbetonter lamellärer Schuppung in Verbindung mit Atopie, typischerweise als Ekzem mit Lichenifikation der großen Beugen, peripherer Eosinophilie und erhöhten IgE-Spiegeln sowie Brüchigkeit der Kopfhaare bei Trichorrhexis invaginata (S. 122).

Phenylketonurie (MIM 261600). Autosomal rezessiv vererbte Defizienz der Phenylalaninhydroxylase, die unbehandelt zur Entwicklung einer statomotorischen und ausgeprägten geistigen Retardierung führt. Als typisch gelten die auffallend blonden Haare und eine Neigung zu Ekzemen.

Unter den weiteren mit atopischem ekzemartigen Hautveränderungen vorkommenden metabolischen Heredopathien seien aufgeführt: *Hartnup-Krankheit* (MIM 234500), bei der mangelnde Resorption bzw. erhöhte Ausscheidung von Tryptophan über einen Mangel an Nicotinamid zu eher pellagraartigen Hautsymptomen an sonnenexponierten Hautstellen führt, und die *Biotinidasedefizienz* (MIM 253260) mit metabolischer Azidose, Optikus- und Akustikusatrophie, Defekten der T- und B-Zell-Funktionen sowie periorifizieller Dermatitis und Alopezie (S. 106).

Down-Syndrom, Trisomie 21. Eine Assoziation mit Atopie wird in 25–56% der Betroffenen gefunden. Defektleistungen der Immunität umfassen Anfälligkeit für Infekte, insbesondere der Konjunktiven und des Hals-Nasen-Rachen-Bereichs, sowie gehäuftes Auftreten von Auto-

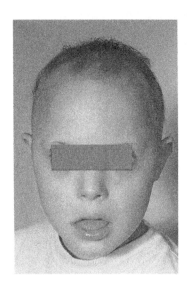

Abb. 5.198. Down-Syndrom

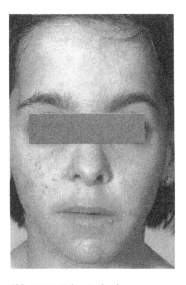

Abb. 5.199. Dubowitz-Syndrom

immunität wie Thyreoiditis, Vitiligo und Alopecia areata (Carter u. Jegasothy 1976; Abb. 5.198). Die Assoziation von Alopecia areata mit Atopie ist belegt und gilt als prognostisch ungünstiger Faktor.

Dubowitz-Syndrom. Unscharf umrissenes, autosomal rezessives Syndrom bei Kindern mit niedrigem Geburtsgewicht, Kleinwuchs und Gesichtsdysmorphie (Abb. 5.199) in Verbindung mit einem atopischen Ekzem in >20% der Patienten.

Konigsmark-Hollander-Berlin-Syndrom (MIM 124900). Verbindung eines atopischen Ekzems mit einer nicht progredienten Innenohrschwerhörigkeit.

Verlauf und Prognose. Das atopische Säuglingsekzem kann einige Monate bis etwa 2 Jahre bestehen bleiben, dann spontan abheilen oder auch persistieren, wobei im letzteren Fall der exsudative Charakter in den Hintergrund tritt. Im Kindesalter kann sich bis etwa zur Pubertät das Ekzem wiederum spontan zurückbilden, während erst im Schulkindalter oder später entstehende Verlaufsformen häufiger zur Persistenz neigen. Zu beachten ist eine gesteigerte Infektanfälligkeit, insbesondere für Pyodermien (Staphylococcus aureus), aber auch virale Hautinfekte (Eczema herpeticatum) und Mykosen, die gelegentlich auch Ursache für eine akute Exazerbation sein können. Für das atopische Ekzem am Kapillitium und Nacken (head and neck dermatitis Hjorth) wird die pathogenetische Rolle einer Sensibilisierung auf Pityrosporum ovale diskutiert und auch für Exazerbationen verantwortlich gemacht.

Prophylaxe und Therapie. *Lokaltherapie.* Zur äußerlichen Behandlung entzündlicher Hautveränderungen eignen sich Corticosteroide in einer Cremegrundlage. Alkoholische Lösungen sind zu vermeiden. Im Kindesalter bewähren sich Prednicarbat oder Mometason, im Erwachsenenalter z. B. Betamethasonvalerat oder Halometason, ggf. in Kombination mit einer staphylokokkenwirksamen, antimikrobiellen Komponente wie Triclosan. Diese werden vorzugsweise nachtsüber aufgetragen und morgens mit einem Medizinal- (z. B. 5% Ichthyolzusatz) oder milden Pflegeshampoo ausgewaschen, ggf. auch mit einem desinfizierenden (z. B. 1% Triclosan oder 2% Chlorhexidin) oder Juckreiz lindernden Zusatz (z. B. 3% Polidocanol). Eine solche Behandlung ist erfahrungsgemäß während 7–14 Tagen durchzuführen. Stehen Trockenheit und Schuppung im Vordergrund oder geht es darum, insbesondere am Kopf von Säuglingen Schuppenkrusten (Crusta lactacea) abzulösen, bewährt sich 3%iges Salicylöl (Rp. Acidi salicylici 3,0, Ol. oliv, ad 100,0) nachtsüber, z. B. in einem Baumwollturban, morgens mittels eines milden Pflegeshampoos auszuwaschen. Alternativ, insbesondere auch zu den Corticosteroiden in der Behandlung entzündlicher Hautveränderungen, kommt auch Steinkohleteer (5% Pix lithanthra-

cis) in einer Lotio in Betracht (Anwendungseinschränkung Säuglings- oder Kleinkindalter). Die Lotion wird zunächst bis 3-mal täglich aufgetragen; für die Erhaltungstherapie, auch im Anschluss an eine topische Corticosteroidtherapie, genügen 1 Anwendung pro Tag bis 2 pro Woche. Bei Verdacht auf Exazerbation durch Pityrosporum ovale können pityrosporum wirksame Medizinalshampoos, z. B. Itraconazol, eingesetzt werden.

Systemische Therapie. Im Wesentlichen Symptombehandlung (Juckreiz!) mittels Gabe von Antihistaminika (nötigenfalls über mehrere Wochen), während systemische Corticosteroide nur ausnahmsweise und dann kurzfristig (1–2 Wochen) indiziert sind. Bei bakterieller Superinfektion werden systemische Antibiotika eingesetzt.

Pflegerische und Allgemeinmaßnahmen. Generell ist auf Ausschaltung belastender Umweltfaktoren zu achten. Bei der Haut- und Haarreinigung sollte auf nichtalkalische Hautreinigungsmittel mit hohem Mildegrad und Pflegezusatz (Fettsubstanzen wie pflanzliche Öle, Wachse, Lecithin und Lanolinderivate) geachtet werden. Trockene Wohnräume, extreme klimatische Schwankungen, Wärmestauung und starkes Schwitzen sollten vermieden werden. Während der Wert einer allergenarmen Diät (Kuhmilch, Ei) sehr umstritten ist, kann bei unspezifischer Überempfindlichkeit gegen bestimmte Nahrungsmittel wie Zitrusfrüchte oder biogene Amine (z. B. in Schokolade, Käse) auf diese verzichtet werden. Wegen der möglichen Rolle von essenziellen Fettsäuren bei der Entstehung des atopischen Ekzems (δ6-Desaturasemangel?) kann eine Nahrungsergänzung mit γ-Linolensäure-haltigem Nachtkerzenöl versucht werden. In ausgewählten Fällen mit deutlicher psychosomatischer Komponente kommen ergänzend psycho- und verhaltenstherapeutische Maßnahmen in Betracht.

■ **Literatur**

Borelli S, Trüeb RM (1998) Atopieassoziierte Syndrome. Allergologie 21:317–323

Carter DM, Jegasothy BV (1976) Alopecia areata and Down syndrome. Arch Dermatol 112:1397–1399

Diepgen TL, Fartasch M, Hornstein OP (1989) Evaluation and relevance of atopic basic and minor features in patients with atopic dermatitis and in the general population. Acta Dermatol Venereol 144 (Suppl):50–54

Diepgen TL, Sauerbrei W, Fartasch M (1996) Development and validation of diagnostic scores for atopic dermatitis incorporating criteria of data quality and practical usefulness. J Clin Epidemiol 49:1031–1038

Hanifin JM, Rajka G (1980) Diagnostic features of atopic dermatitis. Acta Dermatol Venereol 92 (Suppl):44–47

Jensen-Jarolim E, Pulsen LK, With H et al. (1992) Atopic dermatitis of the face, scalp, and neck: type I reaction to the yeast Pityrosporum ovale? J Allergy Clin Immunol 89:44–51

Waersted A, Hjorth N (1985) Pityrosporum orbiculare – a pathogenic factor in atopic dermatitis of the face and neck? Acta Dermatol Venereol Suppl (Stockh) 114:146–148

■ Lichen simplex chronicus

Definition. Meist solitäre, umschriebene, chronisch entzündliche, juckende Hautveränderung mit exzessiver Lichenifikation, die durch gewohnheitsmäßiges Kratzen unterhalten wird.

Vorkommen. Nicht selten, bevorzugt die Nackengegend mit Gynäkotropie.

Ätiopathogenese. Lichenifikation infolge chronischer mechanischer Belastung der Haut durch gewohnheitsmäßiges Reiben und Kratzen. Möglicherweise besteht eine Prädisposition zur Entwicklung von Lichenifikation nach Reiben oder Kratzen. Typisch ist ein oft paroxysmal auftretender, heftiger Juckreiz, bei dem noch ungeklärt ist, ob er Ursache oder Folge der Hautveränderung ist. Beziehung zur Atopie wird diskutiert (Synonym Neurodermitis circumscripta). Auffällig sind oft gleichzeitig bestehende Zeichen von nervöser Belastung wie Nägelkauen, Lippenbeißen, Kettenrauchen oder Angabe von Konfliktsituationen.

Klinik. Meist auf einen einzelnen Herd beschränkte, umschriebene und relativ scharf demarkierte Dermatose mit typischem Dreizonenaufbau. Zentral besteht eine flächige Lichenifikation mit entzündlicher Verdickung der Haut und vergröberter Hautfelderung. Peripherwärts schließt eine Zone mit dicht zusammen stehenden lichenoiden Papeln, die durch einen hautfarbenen oder graurötlichen Farbton charakterisiert sind. Schließlich findet sich in der weiteren Peripherie eine Hyperpigmentierung von einigen Zentimetern, die in die umgebende Haut unscharf verdämmert. Vor allem bei Frauen mittleren Alters ist die Nackengegend eine bevorzugte Lokalisation (Lichen nuchae).

Histopathologisch liegt eine mächtige Akanthose mit Hyperparakeratose vor. Die oberflächlichen dermalen Gefäße sind erweitert und es findet sich ein vorwiegend perivaskulär orientiertes lymphohistiozytäres Entzündungsinfiltrat.

Diagnostik. Klinisch-morphologisch handelt es sich um eine typische Lichenerkrankung, bei der die Abgrenzung von einem flächigen Lichen-ruber-planus-Herd oder einer Lichen-simplex-chronicus-artigen Sarkoidose gelegentlich eine Biopsie notwendig macht. Zur Unterscheidung gegenüber einzelnen umschriebenen Herden eines atopischen Ekzems können Intrakutantests und die Bestimmung der IgE-Spiegel herangezogen werden. Andere chronische Ekzeme weisen keinen Dreizonenaufbau auf und sind in der Regel durch stärkere entzündliche Veränderungen gekennzeichnet.

Differenzialdiagnose. Lichen ruber, Folliculitis keloidalis nuchae, plaqueförmige Muzinose, Sarkoidose.

Neurogener Pruritus. Selten können Lichen-simplex-chronicus-artige Hautveränderungen sekundär auf dem Boden eines segmentalen Pruritus infolge neurologischer Erkrankung (z.B. intramedulläre Neoplasie, Syringomyelie) entstehen (Kinsella et al. 1992).

Verlauf und Prognose. Chronizitätsneigung mit Verläufen über Monate bis Jahre. Trotz guter Behandlungsmöglichkeit der Hautveränderung können sich Prophylaxe (Kratzen einstellen) und Therapie zugrunde liegender psychoemotionaler Faktoren problematisch gestalten.

Prophylaxe und Therapie. Den besten Erfolg erzielen hochpotente topische Corticosteroide (Klasse III, IV) unter Okklusion. Zur Nachbehandlung kommen Schieferöle (Ichthyol) oder Steinkohleteer (5% Pix lithanthracis) in Betracht. Gleichzeitig sollten wegen der meist vorhandenen nervösen Spannung mit Neigung zum Kratzen gegen den Juckreiz systemische Antihistaminika eingesetzt werden, vorzugsweise mit sedierendem Effekt, z.B. Hydroxyzin (morgens und abends 1–2 Tabletten zu 25 mg), Doxepin (zwischen 25 und 100 mg vor dem Schlafengehen), oder in Kombination mit Psychorelaxanzien, z.B. Opipramol (zwischen 50 und 100 mg vorzugsweise abends und 3-mal täglich 50–100 mg), Buspiron (zwischen 3-mal 5 mg und 3-mal 10 mg täglich). In ausgewählten Fällen mit deutlicher psychoemotionaler Komponente kommen ergänzend psycho- und verhaltenstherapeutische Maßnahmen in Betracht.

Literatur

Kinsella LH, Carney-Godley K, Feldmann E (1992) Lichen simplex chronicus as the initial manifestation of intramedullary neoplasm and syringomyelia. Neurosurgery 30:418–421
Marks R, Wells GC (1973) Lichen simplex: morphodynamic correlates. Br J Dermatol 88:249-256

Allergisches Kontaktekzem

Definition. Entzündliche Intoleranzreaktion der Epidermis und der oberen Dermis auf der Basis einer zellvermittelten Allergie vom Spättyp.

Vorkommen. Allergische Kontaktdermatitiden auf Haarkosmetika stellen ein größeres Gesundheitsproblem für Friseure dar als für die Konsumenten bzw. Friseurkunden. Weniger als 10% der Bevölkerung geben generell eine Intoleranzreaktion auf eine kosmetische Anwendung an, davon weist schätzungsweise nur 1% im Test eine Kontaktsensibilisierung auf mit absteigender Häufigkeit gegen Duftstoffe, Haarfärbemittel (p-Phenyldiamin, p-Toluylendiamin), Konservierungsmittel (Formaldehyd, Parabene, Formaldehydabspalter: Quaternium-15, Imidazolinylurea, DMDM Hydantoin, Bronopol). Parabene verursachen kaum Probleme auf gesunder Haut, auch wenn im Test eine Sensibilisierung besteht, sog. Parabenparadox. Generell kommen kontaktallergische Reaktionen auf Konservierungsmittel in Shampoos wegen kurzer Kontaktzeit und Wasserverdünnungseffekt sehr selten vor. Allergische Kontaktdermatitiden des Skalps auf pharmakologisch wirksame Substanzen, z.B. Zinkpyrithion, Spironolacton, Minoxidil, Chlorhexidin und andere Lokalanwendungen (z.B. Haartonikum 101) wurden ebenfalls beschrieben.

Ätiopathogenese. Allergische Typ-IV-Reaktion nach Coombs und Gell (zelluläre Hypersensitivität). Allergische Kontaktdermatitiden können sich nur nach vorheriger Kontaktsensibilisierung mit dem betreffenden Kontaktallergen entwickeln. Die Sensibilisierung wird eingeleitet durch Eindringen von zumeist niedermolekularen Substanzen (MG <10 kDa) in die Epidermis und endet mit der Proliferation allergenspezifischer T-Lymphozyten in den Lymphknoten und deren Rezirkulation über den Blutkreislauf in die Haut. Penetration und Sensibilisierung der Allergene werden begünstigt durch wiederholten und intensiven Kontakt und speziell durch pathologische Zustände der Haut mit Störung der natürlichen Hautbarrierefunktion. Die in die Epidermis gelangenden niedermolekularen Kontaktallergene stellen keine Vollantigene dar, sondern Haptene, die erst durch die Bindung an Proteine zu Vollantigenen werden. Typische Kontaktallergene für allergische Kontaktdermatitiden der Kopfhaut sind p-Phenylendiamin (Haarfarben), Duftstoffe (Haarwasser, Pomaden, Parfüms), Lanolin (Pomaden), Thioglykolate (Dauerwelle), Ammoniumpersulfat (Bleichmittel), Chromate und Kolophonium (Hutband) sowie Nickelsulfat (Haarspangen). Der erste Schritt in der Induktionsphase der Immunreaktion ist die Aufnahme des Kontaktallergens durch professionelle antigenpräsentierende Zellen der Epidermis (Langerhans-Zellen), die anschließend das prozessierte Antigen im Kontext von MHC-Molekülen an ihrer Zelloberfläche den T-Lymphozyten präsentieren. Die Proliferation antigenspezifischer T-Zellen findet in den regionalen Lymphknoten statt unter Entwicklung antigenspezifischer Gedächtnis-T-Zell-Klone, die bei erneutem Kontakt mit dem Allergen dieses über ihren für das jeweilige Antigen spezifischen T-Zell-Rezeptor erkennen und dann mit ihm als Effektorzelle reagieren. Wenn die Sensibilisierung eingetreten ist, genügen geringe Mengen des Kontaktallergens an der Haut zur Auslösung einer allergischen Kontaktreaktion (Auslösungsphase), die nicht sofort nach Kontakt, sondern verzögert – frühestens 4–8 Stunden, gewöhnlich 24–48 Stunden, gelegentlich auch später – auftritt.

Klinik. Die akute und die chronische allergische Kontaktdermatitis sind die beiden Extreme möglicher Verlaufsformen in ihrer Akuität variabler und deshalb auch von ihrer klinischen Morphologie her unterschiedlicher Hautmanifestationen der Kontaktallergie mit entzündlicher Reaktion der Haut. Das klinische Bild ist einerseits abhängig vom Sensibilisierungsgrad des Patienten, andererseits von der Expositionsart und örtlichen, hauteigenen Faktoren. Während bereits einmaliger Kontakt mit einem Kontaktallergen bei hohem Sensibilisierungsgrad zu einer akuten allergischen Kontaktdermatitis mit

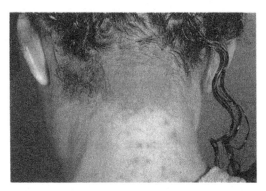

Abb. 5.200. Akute allergische Kontaktdermatitis auf Haarfärbemittel

schmerzhafter Rötung und Schwellung des Gesichts, Nässen und Verkleben der Haare (Abb. 5.200) führt, kann es bei wiederholtem Kontakt mit einem Allergen bei niedrigem Sensibilisierungsgrad zu sich ständig wiederholenden, geringen entzündlichen Reaktionen unter dem Bild eines chronischen allergischen Kontaktekzems der Kopfhaut (oft am Haarrand und an den Ohren) und/oder des Gesichts, speziell der Periorbitalregion (z. B. Haarspray), kommen.

Ekzemstreuung. Die allergische Kontaktdermatitis zeigt eine Neigung zur Streuung fern von den anfänglich durch unmittelbaren Kontakt betroffenen Hautarealen. Die Streuherde stellen sich zunächst als follikulär gebundene Papulovesikel dar, die sich im Verlauf zu konfluierenden ekzematischen Veränderungen entwickeln können. Sie werden dadurch erklärt, dass vom Ort der Kontaktreaktion von den T-Lymphozyten gebildete Lymphokine hämatogen an andere Körperstellen gelangen. Auch Erythema-multiforme-artige Reaktionen wurden beschrieben (Tosti et al. 1987).

Gruppenallergie. Kontaktallergie gegen verschiedene Stoffe gleicher chemischer Grundstruktur. Dabei kann die Sensibilisierung durch Kontakt mit nur einer dieser Substanzen erworben worden sein, während der Kontakt mit den verschiedenen Gruppen zugehörigen Substanzen zur allergischen Reaktion führt. Beispiel ist die Parastoffgruppenallergie, die gekennzeichnet ist durch eine Sensibilisierung gegen Substanzen, die als chemische Kernstruktur einen Benzolring mit paraständigen reaktiven Gruppen (NO_2, Cl, NH_2 oder OH) aufweisen. Typisches Beispiel ist das Paraphenylendiamin. Weitere Stoffe mit dieser Grundstruktur sind Benzocain (Lokalanästhetikum), Sulfonamide (Diuretika, orale Antidiabetika, antimikrobielle Substanzen) und bestimmte Farbstoffe (Anilin).

Diagnostik. Die Verdachtsdiagnose eines allergischen Kontaktekzems wird aufgrund der Expositionsanamnese, der zeitlichen Zuordnung und des klinischen Befunds (Lokalisation und Ekzemmorphe) gestellt und durch die Epikutantestung bestätigt. Das Spektrum zur Abklärung in Betracht kommender Kontaktallergene wird durch die Anamnese und den klinischen Befund eingeengt. Hauptziel der Epikutantestung ist es, eine relevante Kontaktallergie vom Spättyp zu ermitteln. Dabei ist der Epikutantest dem Wesen nach ein auf einen kleinen Hautbezirk begrenzter Provokationstest. Dazu werden die verdächtigten Substanzen in standardisierter Weise auf gesunder, unbehandelter Haut aufgetragen. Diese verursachen im Testareal ekzematöse Reaktionen, die bei der Ablesung erfasst und in ihrem Zusammenhang zur klinischen Erkrankung interpretiert werden müssen. Testort ist gewöhnlich die obere Rückenhälfte (Abb. 5.201a). Die Teststoffe werden nach Anamnese und Befund ausgewählt und umfassen einerseits kommerziell angebotene Testreihen (Abb. 5.201b), z. B. Friseurstoffreihe (Tab. 5.47), und andererseits patienteneigene Substanzen. Die zu prüfenden Testsubstanzen werden dabei in geeigneten Vehikeln (meist Vaseline) inkorporiert, und die Testkonzentrationen müssen so gewählt werden, dass sie von normaler Haut reaktionslos vertragen werden. Zur Information über geeignete Testkonzentrationen und Testvehikel stehen umfangreiche Tabellenwerke zur Verfügung. Die Testsubstanzen werden mittels kommerzieller Testpflaster (Finn Chamber mit Fixierung mittels Fixomull) okklusiv und nicht verschiebbar

Tabelle 5.47. Friseurstoffreihe

■ Ammoniumpersulfat 2,5%
■ p-Toluylendiamin 1%
■ Glycerylmonothioglykolat 1%
■ Ammoniumthioglykolat 1%
■ p-Aminophenol 1%
■ 3-Aminophenol 1%
■ Hydrochinon 1%
■ Cocamidopropylbetain 1%
■ p-Aminodiphenylaminhydrochlorid 0,25%
■ Resorcin 1%
■ Pyrogallol 1%

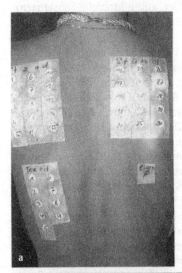

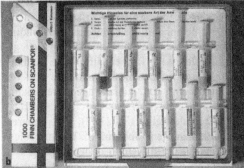

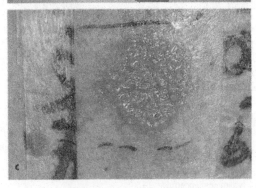

Abb. 5.201. Epikutantestung. **a** Testort – obere Rückenhälfte.
b Testreihe. **c** Positiver Epikutantest

auf die Haut aufgebracht und verbleiben hier gewöhnlich 48 Stunden (die Expositionsdauer sollte bei der Testung patienteneigener Substanzen jedoch 24 Stunden nicht überschreiten). Dann erfolgt nach Abnahme der Testpflaster die erste Ablesung der Testreaktion nach 48 Stunden. Die zweite Ablesung erfolgt 72 und 96 Stunden nach Aufbringen der Pflaster. Manchmal kommt es erst später, eine Woche nach Testbeginn, zum Auftreten einer kontaktallergischen Testreaktion, besonders häufig beispielsweise auf p-Phenylendiamin. Diese Reaktionen dürfen nicht übersehen werden (Spätablesung). In der Bewertung der Testreaktionen wichtig ist die Abgrenzung der kontaktallergischen Reaktion von irritativ-toxischen Reaktionen. Der allergische Reaktionstyp zeichnet sich durch ein helles Erythem mit Infiltration, Papeln und Vesikeln aus, ist unscharf begrenzt, entwickelt sich langsam und besteht länger fort (Abb. 5.201 c). Nicht zuletzt im Interesse der Vergleichbarkeit müssen die Testreaktionen standardisiert protokolliert werden, zweckmäßigerweise nach den Empfehlungen der Deutschen Kontaktallergiegruppe DKG.

Histopathologie. Hyperparakeratose mit je nach Akuität unterschiedlich ausgeprägten Exsudateinschlüssen, Akanthose mit Interzellularödem (Spongiose) und Exozytose von Lymphozyten in die Epidermis, perivaskuläres Entzündungsinfiltrat, bestehend aus Lymphozyten und Makrophagen, und vereinzelt beigemischten eosinophilen Granulozyten.

Differenzialdiagnose. Andere Ekzemkrankheiten der Kopfhaut (toxisches Kontaktekzem, atopisches Ekzem), Erysipel, initialer Herpes zoster, Dermatomyositis, Lupus erythematodes.

Kontaktanaphylaxie. Allergische Reaktionen vom Soforttyp bei Typ-I-Sensibilisierung mit entsprechender Symptomatologie (Kontakturtikaria, Asthma bronchiale, Anaphylaxie), z. B. bei Allergie auf Latex, Persulfate, Chlorhexidin, Haarfärbemittel.

Verlauf und Prognose. Die Prognose ist günstig, wenn das ursächliche Kontaktallergen identifiziert und gemieden wird. Eine einmal eingetretene Kontaktsensibilisierung besteht langfristig fort.

Prophylaxe und Therapie. Der Kontakt mit allen ursächlich in Betracht kommenden Kontaktallergenen muss vermieden werden. Zur Entfernung auf der Haut noch verbleibender Restallergene bewährt sich insbesondere bei akuten Reaktionen als erste therapeutische Maßnahme das Reinigungsbad. Die äußerliche Behandlung hat sich nach der Lokalisation und dem Akuitätsgrad zu richten, wobei ekzematöse Hautveränderungen am behaarten Kopf eine besondere Herausforderung darstellen. Als Grundlage geeignet sind hydrophile Cremes und Lotionen, auch abwaschbare Komplexsalben wie Polyethylenglykolsalbe. Kontraindiziert sind nicht auswaschbare fettende Grundlagen, so lipophile Cremes, Salben, Fettsalben und Pasten. Am wirkungsvollsten in der Ekzemtherapie sind die Corticosteroide, die aufgrund ihrer stark antiexsudativen und antiphlogistischen Wirkung die entzündlichen Erscheinungen innerhalb weniger Tage bessern. Es bewährt sich, für die primäre Behandlung hochwirksame Zubereitungen zu verwenden (z. B. Betamethasonvalerat), um nach Besserung rasch auf schwächer wirksame Corticosteroide (z. B. Clobetasonbutyrat) überzugehen. Wichtig ist, die richtige Grundlage der topischen Corticosteroide zu wählen. Bei ausgedehnten und durch Ekzemstreuung zur Generalisation neigenden Hauterscheinungen kommen mitunter auch systemische Corticosteroide in Betracht, anfangs mittelhoch dosiert (60 mg Prednisolonäquivalent), nach wesentlicher Besserung innerhalb maximal 14 Tagen rasch abfallend auf 20 mg Prednisolonäquivalent. Zusätzliche orale Antihistaminika können hilfreich in der Juckreizbekämpfung sein. Nach Identifikation der ursächlichen Kontaktallergene ist dem Patienten schließlich zu raten, künftig den Kontakt mit dem Allergen zu meiden, um Rückfällen vorzubeugen. Dabei informiert der nach der Epikutantestung ausgestellte Allergiepass den Patienten und den behandelnden Arzt über die nachgewiesenen Kontaktallergene. Im Sinn der Allergenprophylaxe ist auf ausschließliche Verwendung von Produkten mit Deklaration der Inhaltsstoffe zu achten.

Gesundheitliche Risiken im Friseurberuf. Beruflich bedingte Gesundheitsschäden sind medizinisch als Erkrankungen definiert, deren Hauptursache in der beruflichen Exposition liegt, die vielleicht auch einen der Faktoren darstellt, welche zum Auftreten des Gesundheitsschadens beitragen.

Im Friseurberuf kommen aus dermatologisch-allergologischer Sicht Ekzemkrankheiten weitaus am häufigsten vor. Diese können durch eine unspezifische Reizwirkung (toxische Kon-

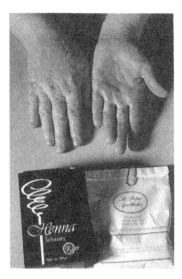

Abb. 5.202. Allergisches Kontaktekzem auf Paraphenylendiamin (in „Henna Schwarz")

taktdermatitis) zustande kommen oder eine allergische Reaktion darstellen (Abb. 5.202). Kumulativ-toxische Dermatitiden können dabei Wegbereiter zu einem allergischen Ekzem sein. Das Allergenspektrum bei Friseuren umfasst folgende Substanzen: Glycerolmonothioglykolat 20,2–34%, Ammoniumpersulfat 15,9–21,9%, p-Toluylendiamin 14,3–26,1%, p-Phenylendiamin 18,1–29,4% und Pyrogallol 6,3%.

Andere Gesundheitsrisiken sind:
▨ Soforttypallergien: Kontakturtikaria auf Latex, allergisches Asthma auf Persulfate;
▨ Nagelveränderungen: distale Onycholysen, chronische Paronychien;
▨ interdigitale Trichogranulome durch eingesprosste Haare;
▨ Fingerspitzenhyperästhesien;
▨ sog. Soggy stratum corneum: Waschfrauenhände-artige Veränderungen im Bereich der Fingerkuppen infolge Hyperhydratation.
▨ Diskutiert werden ferner akute und chronische Toxizitäten im Zusammenhang mit der Inhalation von Haarsprays („Haarsprayunfall") bzw. der chronischen Exposition gegenüber Haarfärbemitteln (Karzinogenität).

Bei Verdacht auf ein beruflich bedingtes Ekzemleiden sollte auf folgende Bedingungen geachtet werden:
▨ Es hat Kontakt stattgefunden mit Substanzen, die als Ekzemursache bekannt sind. Für den

Friseurberuf betrifft dies überwiegend folgende Substanzen:
- Reizstoffe: Shampoos, Seifen, Dauerwellenflüssigkeit, Bleichflüssigkeit;
- Kontaktsensibilisatoren: Haarfärbemittel (p-Phenylendiamin), Gummi, Nickel, Duftstoffe;
- potentielle Soforttypallergene: Latex, Ammoniumpersulfat.

Gleichzeitiges Auftreten einer Dermatitis bei anderen Angestellten am selben Arbeitsplatz. Werden zur gleichen Zeit mehrere Angestellte an derselben Arbeitsstelle von einer Kontaktdermatitis befallen, so ist die Ursache eher toxisch als allergisch bedingt.

Der zeitliche Zusammenhang zwischen Exposition und Auftreten der Kontaktdermatitis muss gegeben sein. Manchmal tritt das allergische Kontaktekzem erst mehrere Tage nach Kontakt auf. Erneute Exposition, einmal wöchentlich, kann dann ein anhaltendes Ekzem hervorrufen.

Bevorzugte Lokalisation an den Händen ohne spezifisches klinisches Bild. Ekzemstreuung auf andere Körperareale tritt nur bei allergisch bedingten Ekzemen auf.

Eine Dermatitis tritt auf bei bestimmten Arbeitsverrichtungen, während eine Besserung eintritt, wenn andere Arbeiten durchgeführt werden oder wenn der Patient nicht arbeitet, im Urlaub ist oder an arbeitsfreien Wochenenden. Andererseits finden sich unterhaltende Faktoren häufig auch in der Freizeitumgebung, z.B. Nickel und Gummi.

Manchmal spielen konstitutionelle Faktoren eine besondere Rolle. Patienten mit beispielsweise einer Neurodermitis in der Kindheit entwickeln leicht ein kumulativ-toxisches Handekzem bei feuchter oder irritativer Arbeit.

Prophylaktische Maßnahmen:
■ Menschen mit Neurodermitis sollten keine Arbeiten verrichten, die besonders irritierend für die Haut sind. Dies trifft insbesondere für Arbeiten im Feuchten zu.
■ Handschuhe sollten, wenn möglich, aus Plastik und nicht aus Gummi sein.
■ Die persönliche Hygiene ist ein wichtiger Punkt. Verbleiben Chemikalien 24 Stunden statt 8 Stunden auf der Haut, so tritt eine Reizung oder Sensibilisierung leichter auf.
■ Am Arbeitsplatz ist zu achten auf Schulung der Angestellten in speziellen Arbeitsprozessen, persönliche Hautschutzmaßnahmen, Hautschutzcremes, geeignete Behandlung von Verletzungen.

Instruktionen für den Patienten mit Handekzem:
■ Händereinigung mit lauwarmem Wasser und alkalifreier Seife ohne Duftstoffe. Die Seife sollte sparsam angewendet, die Hände gut abgespült und mit einem sauberen Handtuch gut abgetrocknet werden.
■ Kontaktvermeidung gegenüber Detergenzien und Shampoos (Plastikhandschuhe).
■ Zitrusfrüchte sollten nicht mit bloßen Händen geschält oder ausgedrückt werden.
■ Während der Arbeit sollten keine Fingerringe getragen werden.
■ Die Hände sollten niemals gewaschen werden, wenn ein Fingerring getragen wird.
■ Handschuhe sollten nicht länger als 20 Minuten am Stück getragen werden. Dringt Wasser ein, müssen sie sofort ausgezogen werden.
■ Einmalhandschuhe aus Kunststoff und nicht aus Gummi sollten benutzt werden.

Es ist daran zu denken, dass die Widerstandskraft der Haut nach Abheilung eines Handekzems mindestens noch 4–5 Monate herabgesetzt ist.

■ Literatur

Andersen KE, Roed-Petersen J, Kamp P (1984) Contact allergy related to TEA-PEG-3 cocamide sulfate and cocamidopropylbetaine in a shampoo. Contact Dermatitis 11:192–193

Cooper SM, Shaw S (1998) Allergic contact dermatitis from parabens in a tar shampoo. Contact Dermatitis 39:140

Fernandez-Vozmediano JM, Gil-Tocados G, Manrique-Plaza A et al. (1994) Contact dermatitis due to topical spironolcatone. Contact Dermatitis 30:118–119

Gall H, Hutter J, Kaufmann R, Seidel HJ (1997) Epikutantest-Ergebnisse in Frauenberufen. Dermatosen 45:160–164

Gottlöber P, Gall H, Bezold G, Peter RU (2001) Allergische Kontaktdermatitis bei Friseurkunden. Hautarzt 52:401–404

Guarrera M, Saino M, Rivara G, Crovato F (1991) Allergic contact dermatitis from brilliantine. Contact Dermatitis 25:130–131

Guerra L, Bardazzi F, Tosti A (1992) Contact dermatitis in hairdresser's clients. Contact Dermatitis 26:109–111

Keller K, Köhn R, John SM et al. (1993) Handekzeme bei Friseurauszubildenden. Allergologie 16:404–407

Lee TY, Lam TH (1989) Allergic contact dermatitis due to 101 Hair Regrowth Liniment. Contact Dermatitis 20:389–390

Lembo G, Nappa P, Balato N, Ayala F (1985) Hat band dermatitis. Contact Dermatitis 13:334

Monk B (1987) Allergic contact dermatitis to D & C yellow 11 in a hair cream. Contact Dermatitis 17:57–58

Osmundsen PE (1982) Contact dermatitis to chlorhexidine. Contact Dermatitis 8:81–83

Pereira F, Fernandes C, Dias M, Lacerda MH (1995) Allergic contact dermatitis from zinc pyrithione. Contact Dermatitis 33:131

Sahoo B, Handa S, Penchallajah K, Kumar B (2000) Contact anaphylaxis due to hair dye. Contact Dermatitis 43:244

Shehade SA, Beck MH (1990) Contact dermatitis from disperse dyes in synthetic wigs. Contact Dermatitis 23:124–125

Storrs FJ (1984) Permanent wave contact dermatitis: contact allergy to glyceryl monothioglycolate. J Am Acad Dermatol 11:74–85

Tosti A, Bardazzi F, Valeri F, Toni F (1987) Erythema multiforme with contact dermatitis to hair dyes. Contact Dermatitis 17:321–322

Uter W, Geier J, Schnuch A (1999) Kontaktsensibilisierungen bei Friseuren in Deutschland: Aktueller Stand und Trends. Dermatosen 47:208–209

Valsecchi R, Cainelli T (1987) Allergic contact dermatitis from minoxidil. Contact Dermatitis 17:58–59

Van der Walle HB (1994) Dermatitis in hairdressers. Management and prevention. Contact Dermatitis 30:265–270

Zelger J (1999) Pilotstudie über Friseurekzeme. Hautarzt 50:798–800

▓ Toxisches Kontaktekzem

Definition. Entzündliche Intoleranzreaktion der Haut als Folge einer einmaligen Einwirkung obligat toxischer, d. h. primär stark hautschädigender Stoffe bei normaler Hautempfindlichkeit (akute toxische Kontaktdermatitis) oder infolge wiederholter Einwirkung von Kontaktnoxen in geringer, primär die Haut nicht schädigender Konzentration über einen längeren Zeitraum bei einer individuell gegebenen Ekzembereitschaft (chronisches kumulativ-toxisches Ekzem).

Vorkommen. Nicht selten, häufiger infolge haarkosmetischer Einwirkungen.

Ätiopathogenese. Das toxische Kontaktekzem entsteht am Einwirkungsort einer toxischen Kontaktnoxe, wobei die Akuität der Hautveränderungen von der Art und Menge des Irritans sowie von der individuellen Empfindlichkeit für

Tabelle 5.48. Faktoren mit Einfluss auf die Ausbildung einer toxischen Hautreaktion

Exogene Faktoren
▓ Art des Irritans (chemische Struktur, pH)
▓ Menge des Irritans (Konzentration, Löslichkeit, Vehikel, Art und Dauer der Einwirkung)
▓ Körperregion (Follikeldichte)
▓ zusätzliche physikalische Bedingungen (mechanische Faktoren, Temperatur, Luftfeuchtigkeit)

Endogene Faktoren
▓ individuelle ekzematöse Reaktionsbereitschaft (Pufferkapazität, Wasserbindungsvermögen und Lipidbarriere der Haut)
▓ Atopie
▓ Status cosmeticus (sekundäre Hyperirritabilität)
▓ Alter

das betreffende Irritans abhängt. Starke chemische Irritanzien führen auch bei normaler Hautempfindlichkeit innerhalb kurzer Zeit zu einer akuten entzündlichen Reaktion, während bei weniger starken Irritanzien das Ausmaß der klinisch erkennbaren Hautreaktion von einer Reihe exogener und endogener Faktoren beeinflusst wird (Tab. 5.48). Das chronische kumulativ-toxische Kontaktekzem ist letztlich Folge eines Kumulativeffekts, d. h. wiederholter Einwirkung von Kontaktnoxen in geringer, primär die Haut nicht schädigender Konzentration über einen längeren Zeitraum bei in der Regel individuell gegebener Ekzembereitschaft. Häufigste Ursachen sind chemisch-kosmetische Kontaktirritanzien wie Ammoniumpersulfat (Blondierung) und Thioglykolate (Dauerwelle), übertriebene haarkosmetische Maßnahmen (Detergenzien, Heißluftfön, Massagen und Friktionen usw.) oder Überbehandlung der Kopfhaut mit dermatologischen Externa.

Klinik. *Akute toxische Kontaktdermatitis.* Innerhalb von Stunden nach der meist leicht zu eruierenden Exposition (z. B. Friseurbesuch) auftretende, auf das Kontaktareal der Noxe (z. B. Thioglykolat) begrenzte starke Hautrötung – zum Teil mit Ödem, Einblutung, Blasen oder Pusteln – und Epithelschäden unterschiedlicher Ausprägung (Erosion, Desquamation). Je nach Kontaktnoxe (z. B. Wärme und Alkalischaden) kann es auch zu Haarabbrüchen kommen. Bei starker entzündlicher Reaktion kann sich auch

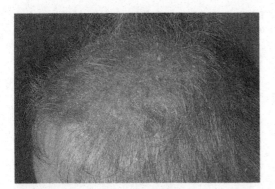

Abb. 5.203. Status nach toxischem Effluvium bei akuter toxischer Kontaktdermatitis

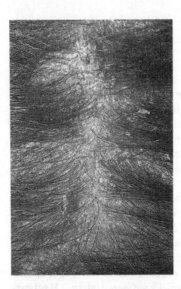

Abb. 5.204. Chronisches kumulativ-toxisches Ekzem

innerhalb von Tagen bis Wochen ein toxisches Effluvium entwickeln (Abb. 5.203).

Chronisches kumulativ-toxisches Kontaktekzem. Meist trockene, schuppige, milde chronisch ekzematöse Dermatitis der Kopfhaut (Abb. 5.204) mit mäßigem bis starkem Juckreiz, die bevorzugt bei Menschen mit Sebostase, Atopie, Ichthyosis vulgaris oder älteren Menschen (Alterssebostase) bereits durch wenige Haarwäschen mit entfettenden Shampoos ausgelöst werden kann. Sie kann auch durch häufige Haarwäsche und Anwendung eines Heißluftföns bedingt sein, vor allem in der kalten Jahreszeit, weil dann das Missverhältnis zwischen Austrocknung (Exsikkation) der Hornschicht und nachfolgender Regeneration aufgrund der er-

Tabelle 5.49. Klinische Krankheitsbilder bei toxischem Kontaktekzem

▓ Akute toxische Kontaktdermatitis
▓ Chronisches kumulativ-toxisches Kontaktekzem
  − Pityriasis simplex capillitii
  − Pruritus capillitii
  − Exsikkationsekzematid
  − Reaktionen auf Kosmetika
  − Reaktionen auf dermatologische Externa

niedrigten Luftfeuchtigkeit stärker in Erscheinung tritt. Führendes Symptom ist dann der Pruritus capillitii. Nicht zuletzt kommen auch irritativ-toxische Einwirkungen durch Langzeitgebrauch oder unsachgemäße Anwendung bestimmter Haarkosmetika bzw. dermatologischer Externa als sog. Overtreatmentsyndrom in Betracht. Eine sekundäre Hyperirritabilität mit multipler Unverträglichkeit von Externa wird als Status cosmeticus bezeichnet (Tab. 5.49).

Diagnostik. Die Diagnose eines akuten toxischen Kontaktekzems wird in der Regel aufgrund des akuten Beginns, fehlender Ekzemstreuung und einer meist eindeutigen Expositionsanamnese leicht gestellt. Dagegen stützt sich die Verdachtsdiagnose eines chronischen kumulativ-toxischen Kontaktekzems auf die anamnestische Erfassung von Hauttyp, Reinigungsgewohnheiten, Häufigkeit und Art von haarkosmetischen Maßnahmen und Verwendung dermatologischer Externa sowie der Abklärung der individuellen Ekzembereitschaft (Atopie, Ichthyosis vulgaris, Sebostase, Alterssebostase).

Alkaliresistenztest nach Burckhardt. Zur Erfassung einer verminderten Pufferkapazität der Hautoberfläche entwickeltes Verfahren, bei dem die Fähigkeit der Haut, sich mit einer Lauge auseinander zu setzen, geprüft wird. An drei Stellen der Innenseite des Unterarms wird je 1 Tropfen einer 0,5-N-Natronlauge (1 Teil 1-N-NaOH + 1 Teil Aqua dest.) aufgetragen und mit je 1 Plexiglasstein bedeckt. Nach 10 Minuten werden die Plexiglassteine entfernt und die Tropfen abgewischt. Sofern keine Rötung aufgetreten ist, wird wieder je 1 Tropfen 0,5-N-NaOH auf die zweite und dritte Stelle gebracht und wieder abgedeckt. Nach nochmals 10 Minuten wird die Hautreaktion wieder beurteilt. Wenn die Haut keine auffallenden Veränderungen aufweist, wird im dritten Feld nochmals 1 Tropfen 0,5-N-NaOH aufgetragen und abermals für 10 Minuten abgedeckt. Die Aussagekraft des Tests wurde in Zweifel gezogen, da es nicht möglich ist, mit seiner Hilfe eine differenzialdiagnostische Aussage über den Typ eines Ekzems – allergisch bzw. kumulativ-toxisch – zu machen, und darüber hinaus die erfasste Alkaliempfindlichkeit nicht für alle Irritanzien repräsentativ ist.

Differenzialdiagnose. In erster Linie allergisches Kontaktekzem und atopisches Ekzem (Kombinationsbilder und Übergänge kommen vor).

Verlauf und Prognose. Der Verlauf ist selbstbegrenzt, und stets heilen die Hauterscheinungen ab, wenn der Reiz beseitigt ist: Cessat causa, cessat effectus. Allerdings kann der Vorgang der toxischen Kontaktdermatitis auch eine Kontaktsensibilisierung gegen die betreffende Kontaktnoxe einleiten, sodass später selbst geringe Konzentrationen derselben Noxe genügen, um eine allergische Kontaktdermatitis auszulösen.

Prophylaxe und Therapie. Im Vordergrund steht die Beseitigung der Kontaktnoxe. Bei Einwirkung chemischer Noxen Abwaschen oder Abbaden mit Wasser. Danach entzündungshemmende Behandlung mit Corticosteroiden in einer Cremegrundlage oder bei stark entzündlichen Veränderungen innerlich in mittlerer Dosierung (60 mg Prednisolonäquivalent täglich, nach Besserung rasch abfallend auf 5 mg). Corticosteroide bewirken eine deutliche Besserung, aber bei chronischen Verlaufsformen nicht die völlige Abheilung, solange die Barrierefunktion der Haut nicht wieder hergestellt ist. Deshalb ist die einzige zielführende therapeutische Maßnahme die konsequente Meidung weiterer Hautschädigung. Bei chronischem kumulativ-toxischen Kontaktekzem setzt dies eine entsprechende Patientenaufklärung über die Meidung fortgesetzter haarkosmetischer chemischer bzw. physikalischer Einwirkungen voraus. Anwendung eines pH-neutralen Shampoos aus Waschrohstoffen mit hohem Mildegrad (z. B. Babyshampoos) in Verbindung mit Pflegestoffen wie Proteinhydrolysate, die das Irritationspotenzial ionischer Tenside durch Komplexbildung mit diesen weiter herabsetzen.

▓ **Literatur**

Bruynzeel DP, van Ketel WG, Scheper RJ et al. (1982) Delayed time course of irritation by sodium lauryl sulfate: observations on threshold reactions. Contact Dermatitis 8:236–239

Coenraads PJ, Bleumink E, Nater JP (1975) Susceptibility to primary irritants. Age dependance and relation of contact allergic reactions. Contact Dermatitis 1:177–181

Dooms-Goossens AE, Debusschere KM, Gevers DM et al. (1986) Contact dermatitis caused by airborne agents. J Am Acad Dermatol 15:1–10

Hamami I, Marks R (1988) Structural determinants of the response of the skin to chemical irritants. Contact Dermatitis 18:71–75

Klaschka F (1977) Nicht-allergische Kontaktreaktionen der Haut. Z Hautkr 52 (Suppl.) 2:24–32

Pinnagoda J, Tupker R, Coenraads PJ et al. (1989) Prediction of susceptibility to an irritant response by transepidermal water loss. Contact Dermatitis 20:341–346

Psoriasis capillitii

Definition. Primäre, chronisch entzündliche Hauterkrankung auf der Basis einer (immun)genetischen Disposition mit typischen, scharf begrenzten, entzündlich geröteten Hautveränderungen, die eine charakteristische fest haftende, silbrigweiße Schuppung aufweisen und besonders häufig am behaarten Kopf vorkommen.

Vorkommen. Häufig. Mit einer Morbidität von 1–2% der Bevölkerung ist die Psoriasis vulgaris eine der häufigsten und bedeutsamsten dermatologischen Erkrankungen überhaupt. Das Kapillitium stellt eine Prädilektionsstelle der Psoriasis dar und ist in 50% der Psoriatiker betroffen. Nicht selten kann die Kopfhaut auch isoliert befallen sein. Die Erkrankung beginnt in jedem Alter und ohne Geschlechtsbevorzugung, wenn auch Erstmanifestationen am häufigsten im jüngeren Erwachsenenalter vorkommen.

Ätiopathogenese. Epidermale Hyperproliferation mit Störung der epidermalen Zellausdifferenzierung infolge Immunstimulation mit vermehrter Expression bestimmter Zytokine (z. B. IL-1, IL-8), Wachstumsfaktoren (z. B. EGF, TGF-a) und anderer Entzündungsmediatoren bzw. Stimulatoren der Keratinozytenproliferation (z. B. LTB4). Das Vorliegen aktivierter T-Lymphozyten im entzündlichen Infiltrat weist darauf hin, dass immunologische Mechanismen an der Pathogenese der psoriatischen Läsion wesentlich beteiligt sind. In diesem Sinn sind auch die Assoziation mit bestimmten HLA-Haplotypen (immunogenetische Reaktionsbereitschaft), die therapeutische Wirksamkeit von selektiv immunsuppressiven

Medikamenten wie Ciclosporin A sowie der Psoriasis provozierende Effekt von bestimmten Immunstimulanzien wie Interferone zu deuten. Bemerkenswert ist die Provokation durch Infekte, Medikamente und unspezifische Reize (isomorpher Reizeffekt = Köbner-Phänomen): Infektionskrankheiten (Streptokokkeninfektionen, HIV), Arzneimittel (Betablocker, ACE-Hemmer, Lithium, Antimalarika, gewisse nicht steroidale Antirheumatika), Absetzen von Corticosteroiden, Alkoholabusus, psychosozialer Stress?

Klinik. Am behaarten Kopf kommt Psoriasis besonders häufig vor, meist in Form scharf abgesetzter und stark schuppender, erythematosquamöser Herde, die im Unterschied zum seborrhoischen Kopfhautekzem die Stirn-Haar-Grenze und die seitlichen Kopfpartien etwa 1–2 cm auf die nicht behaarte Haut überschreiten (Abb. 5.205 a). Im Unterschied zur allgemeinen Auffassung der Psoriasis jucken psoriatische Kopfhautherde oft stark und können Psoriasherde am Kopf bei lange bestehendem, dickem Schuppenbelag zu einem bisweilen permanenten (fokalen) Haarverlust führen – psoriatische (vernarbende) Alopezie (Abb. 5.205 b).

▨ Besondere Verlaufsformen mit diffusem Haarausfall

Psoriatische Erythrodermie. Durch Generalisation und großflächige Ausdehnung kann die Psoriasis das gesamte Integument betreffen. Diese maximale Verlaufsform der Psoriasis stellt wegen des enormen Energieverbrauchs und der hohen Beanspruchung des Herz-Kreislauf-Systems eine schwere Erkrankung dar, die sich durch Therapieresistenz auszeichnet und über kurz oder lang durch Erschöpfung unbehandelt zum Exitus letalis führen kann. Im Rahmen der psoriatischen Erythrodermie kommt es typischerweise auch zu einem toxisch bedingten diffusen Telogeneffluvium (Abb. 5.205 c).

Pustulöse Psoriasis. Diffuser Haarausfall kommt auch bei der generalisierten pustulösen Psoriasis vom Zumbusch-Typ vor. Hierbei handelt es sich um die exsudative Maximalvariante der Psoriasis bei hohem endogenen Eruptionsdruck mit Konfluenz der sonst nur histologisch erkennbaren Munro-Mikroabszesse in der Hornschicht zu klinisch sichtbaren Makroabszessen (Pusteln). In Verbindung mit einem fast ausnahmslos schwer gestörten Allgemeinbefinden mit Fieber und hoher Leukozytose entste-

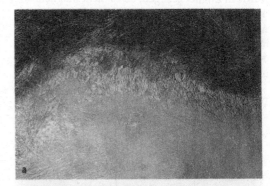
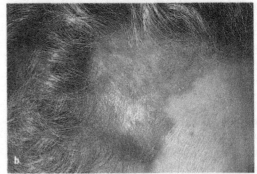
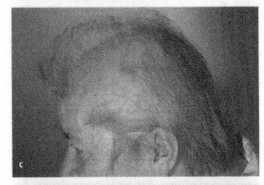
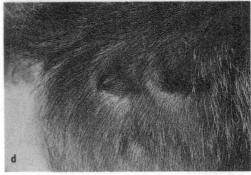

Abb. 5.205. Psoriasis capillitii. **a** Überschreiten der Haargrenze. **b** Psoriatische (vernarbende) Alopezie. **c** Alopezie infolge psoriatischer Erythrodermie. **d** Tipizeichen

hen disseminierte entzündliche Erytheme mit seenartig konfluierenden, multiplen, oberflächlichen, dünnwandigen, stecknadelkopfgroßen Pusteln am gesamten Integument.

Diagnostik. In typischen Fällen ist die Diagnose einer Psoriasis einfach zu stellen, wenn auch die Abgrenzung von einem seborrhoischen Ekzem gelegentlich problematisch sein kann. Die für die psoriatische Läsion typischen Psoriasisphänomene (Kerzentropfenphänomen, Phänomen des letzten Häutchens und Phänomen der punktförmigen Blutung) sind bei starker Seborrhö oft nicht sicher auslösbar. Während feinlamelläre Schuppung typischer für das seborrhoische Ekzem ist, weist die Psoriasis eine fest haftende, dicke, silbrigweiße Schuppung auf. Als besonders typisch für eine Kopfhautpsoriasis gilt das „Tipi"zeichen (Meffert et al. 1998). In der Art eines Tipizelts werden die Haare von dicken Schuppenauflagerungen zeltförmig verbacken (Abb. 5.205 d). Der Nachweis psoriasistypischer Veränderungen am übrigen Integument bzw. besonderen Lokalisationen (intertriginöse Räume, Analbereich, Penis, Sakralregion, Handinnenflächen und Fußsohlen, Nägel) kann ebenfalls diagnostisch wegweisend sein.

Im Trichogramm findet sich ein erhöhter Anteil von Anagenhaaren ohne Wurzelscheide (Stanimirovic et al. 1998) und Telogenhaaren (Schoorl et al. 1992).

Histopathologisch zeichnet sich die Psoriasis capillitii durch eine follikuläre Hyperparakeratose mit Erweiterung der Haarfollikelostien und follikulären Hornpfröpfen aus, während die interfollikuläre Epidermis eine oft nur mäßig ausgebildete Akanthose mit unregelmäßiger Hyperkeratose und fokaler Hypogranulose aufweist. Serumeinschlüsse in der verbreiterten Hornschicht neben umschriebenen Ansammlungen eingewanderter neutrophiler Granulozyten innerhalb parakeratotischer Hornschichtareale an der Grenze zur Stachelzellschicht (Munro-Mikroabszesse) kommen vor, wenn auch nicht häufig. Es besteht ein perivaskuläres lymphohistiozytäres Entzündungsinfiltrat mit vereinzelt beigemischten polymorphkernigen Leukozyten. Die psoriatische vernarbende Alopezie zeichnet sich aus durch ein perifolikuläres, chronisches Entzündungsinfiltrat auf Isthmus- und Infundibulumhöhe, Atrophie und Schwund von Talgdrüsen und selektiven, fibrotischen Untergang von Haarfollikeln mit Ausbildung vereinzelter Haargranulome.

Differenzialdiagnose. Seborrhoisches Ekzem, Tinea capitis, Pityriasis amiantacea.

Pityriasis rubra pilaris. Hochchronisch entzündliche, pityriasiform schuppende, erythematokeratotische Dermatose mit Prädilektion für die Haarfollikel, psoriasisähnlichem Aussehen und weitgehend unbekannter Ätiologie. Das Krankheitsbild ist geprägt durch das schubartige Auftreten zunächst kleiner, hellroter, follikulär gebundener, hyperkeratotischer Papeln am Kapillitium und den Extremitätenstreckseiten mit Bevorzugung der Finger- und Handrücken und allmählichem Übergreifen von Entzündung und Hyperkeratose auf die interfollikuläre Haut mit Konfluenz zu flächenhaften, typisch indianerroten, psoriasiform schuppenden Herden, die im Extremfall in eine Erythrodermie übergehen können. Am Kapillitium führt sie zu einer diffusen Rötung, feinlamellären Schuppung und diffusem Haarausfall. Die Behandlung erfolgt mit systemischen Retinoiden.

Verlauf und Prognose. Chronizitätsneigung mit großer Rezidivfreudigkeit. Die psoriatische vernarbende Alopezie ist permanent.

Wichtigste Extrakutanmanifestation der Psoriasis ist die Psoriasisarthritis, die definiert ist als Zusammentreffen von Psoriasis vulgaris mit mono- oder polyarthritischen Gelenkveränderungen. Sie ist relativ häufig und kommt bei 5–7% der Patienten mit Psoriasis vor. Unterschieden werden eine asymmetrische psoriatische Oligoarthritis (70%), eine distale interphalangeale psoriatische Arthritis (5%), eine mutilierende psoriatische Arthritis (5%), eine symmetrische psoriatische Polyarthritis (15%) und eine psoriatische Spondylarthritis (5%). Gelegentlich kann in der Abklärung einer seronegativen Arthritis eine Psoriasis capillitii diagnostisch wegweisend sein.

Prophylaxe und Therapie. Der Behandlungserfolg bei Psoriasis capillitii hängt ab von der Behandlungsdisziplin des Patienten. Diese setzt wiederum eine umfassende Aufklärung über Chronizitätsneigung und Rezidivfreudigkeit der Krankheit voraus. Die topische Behandlung steht im Vordergrund, wobei was Schnelligkeit, Verträglichkeit und Vollständigkeit der Wirkung angeht, die topischen Corticosteroide anderen Externa überlegen sind. Es sollten vorzugsweise fluorierte Corticosteroide der Stärkeklassen III (z. B. Betamethasonvalerat) und IV (Betamethasondipropionat, Clobetasolpropionat) gewählt werden, da sie neben ihrem antiphlogistischen auch einen antiproliferativen Effekt haben. Um die Penetration zu fördern, muss zu Beginn und während der Behandlung auf genügende Entschuppung geachtet werden, wobei die Salicylsäure (5–10%) das beste Keratolytikum darstellt. Für die Entschuppung ist auch auf eine geeignete Grundlage des topischen Corticosteroids zu achten (z. B. Creme) bzw. es wird in die Grundlage oft auch Salicylsäure eingearbeitet. Unterstützend und zur Intervallbehandlung eignen sich schuppenwirksame Medizinalshampoos (Dipyrithion, Zinkpyrithion, Ketoconazol) und nicht steroidale Externa (Calcipotriol, Pix lithanthracis), die zur vollständigen Entfaltung ihrer Wirksamkeit häufig angewendet werden müssen. Gleichzeitig sind eventuelle exogene (z. B. Kratzen und Scheuern der Kopfhaut) oder endogene (z. B. Medikamente) Provokationsfaktoren zu erfassen und auszuschalten. Bei Pruritus sollten zur Juckreizunterdrückung systemische Antihistaminika eingesetzt werden.

In leichten Fällen einer Kopfhautpsoriasis genügen das abendliche Aufbringen eines Ölpräparats wie Olivenöl mit Zusatz von 2–5% Salicylsäure, häufiges Waschen mit einem schuppenwirksamen Medizinalshampoo (Dipyrithion, Zinkpyrithion oder Ketoconazol, langfristig abwechslungsweise) und bei Juckreiz Anwendung einer Corticosteroidlösung morgens sofort nach der Haarwäsche auf der noch feuchten Kopfhaut. Alternativ kommen die topische Anwendung von 5% Pix lithanthracis oder Calcipotriol als Skalpapplikation in Betracht. Die Gesamtmenge von 5 mg pro Woche Calcipotriol (bei Kindern altersentsprechende Dosisanpassung) sollte nicht überschritten werden, da in diesem Fall das Auftreten einer Hyperkalzämie nicht ausgeschlossen werden kann.

In schweren Fällen steht die topische Corticosteroidbehandlung im Vordergrund. Da dicke Schuppenauflagerungen die Penetration behindern können, muss zu Beginn der Behandlung auf genügende Entschuppung des Kapillitiums geachtet werden. Dazu eignet sich 5–10% Salicylsäure in Öl (z. B. Olivenöl) oder in einer auswaschbaren Carbowaxgrundlage. Das Tragen einer Duschhaube kann die Ölwirkung auf die Quellung und Erweichung der Schuppen verstärken. Diese Behandlung wird vorzugsweise über Nacht durchgeführt. Alternativ können von Beginn an Corticosteroide in einer Cremegrundlage eingesetzt werden, wobei sich die „Dreischlagtherapie" bewährt hat. Zuerst wird

eine alkoholische Corticosteroidlösung (Tinktur) mit Salicylsäurezusatz auf die Kopfhaut aufgetragen. Danach Einreiben einer fluorierten Corticosteroidcreme und Abdecken des Kopfes über Nacht mit einer Duschhaube. Am nächsten Morgen Auswaschen mit einem Detergens oder einem schuppenwirksamen Medizinalshampoo. Nach Besserung der Hauterscheinungen (in der Regel nach 5–10 Tagen) können die Behandlungsintervalle sukzessive verlängert werden (bis 1- bis 2-mal wöchentlich).

Die topische Behandlung der Kopfhautpsoriasis mit Pyrogallol oder Dithranol scheitert trotz guter Wirksamkeit oft am schlechten Geruch von Pyrogallol bzw. der Verfärbung von Haaren, Haut und Wäsche sowie dem Irritationspotenzial von Dithranol. Duret-Kopfkappe s. S. 537.

Die Phototherapie (UV-B, PUVA) der Kopfhautpsoriasis misslingt deshalb, weil aufgrund der dichten Kopfbehaarung die UV-Strahlen nicht ausreichend auf die erkrankte Kopfhaut einwirken können. Auch die „UV-Kämme" sind in ihrer Wirksamkeit nicht belegt.

In refraktären Fällen kommt eine Röntgen-Grenzstrahlentherapie (Röhrenspannung 12 kV) in Betracht. Sie erfolgt nach Kurzschneiden (Bürstenschnitt) der Haare mit einer Totaldosis von 800–2.400 cGy, Fraktionierung 4- bis 12-mal 200 cGy alle 4–7 Tage. Haarausfall ist nicht zu befürchten, da die Strahlen <1 mm in die Haut eindringen, während die Haarmatrix in einer Tiefe von 2,5 mm liegt. Eine solche Behandlung darf lebenslänglich nur bis zu einer maximalen Kumulativdosis von 5.000 cGy wiederholt werden.

Selbstverständlich sprechen die Kopfhautveränderungen von Patienten mit schwerer und ausgedehnter Psoriasis auf die systemischen Therapien mit z. B. Methotrexat oder Ciclosporin A an. Orale Retinoide (Acitretin) können zu einem diffusen Effluvium (Inzidenz 15–87,5%) oder zu einer medikamentös induzierten Haarkräuselung führen.

▪ Literatur

Bardazzi F, Fanti PA, Orlandi C et al. (1999) Psoriatic scarring alopecia: observations in four patients. Int J Dermatol 38:765–768

Barnes L, Altmeyer P, Forstrom L, Stentstrom MH (2000) Long-term treatment of psoriasis with calcipotriol scalp solution and cream. Eur J Dermatol 10:199–204

Cockayne SE, Messenger AG (2001) Familial scarring alopecia associated with scalp psoriasis. Br J Dermatol 144:425–427

Duweb GA, Abuzariba O, Rahim M et al. (2000) Scalp psoriasis: topical calcipotriol 50 microgramms/g/ml solution vs. Betamethasone 17-valerate 1% solution. Int J Clin Pharmacol Res 20:65–68

Eisenmann HAT. Mikhail GR (1969) Pustular psoriasis of the scalp. Arch Dermatol 100:598–600

Green C, Gampule M, Harris D et al. (1994) Comparative effects of calcipotriol (MC903) solution and placebo (vehicle MC903) in the treatment of psoriasis of the scalp. Br J Dermatol 130:483–487

Klaber MR, Hutchinson PE, PedvisLeftick A et al. (1994) Comparative effects of calcipotriol solution (50 micrograms/ml) and betamethasone 17-valerate solution (1 mg/ml) in the treatment of scalp psoriasis. Br J Dermatol 131:678–683

Kretzschmar L, Bonsmann G, Metze D et al. (1995) Vernarbende psoriatische Alopezie. Hautarzt 46:154–157

Meffert JJ, Grimwood RR, Viernes JL (1998) The „teepee" sign in inflammatory scalp disease. Mil Med 163:575–576

Olsen EA, Cram DL, Ellis CN et al. (1991) A double-blind, vehicle-controlled study of clobetasol propionate 0.05% scalp application in the treatment of moderate to severe scalp psoriasis. J Am Acad Dermatol 24:443–447

Rowlands CG, Danby FW (2000) Histopathology of psoriasis treated with zinc pyrithione. Am J Dermatopath 22:272–276

Runne U, Kroneisen-Wiersma P (1992) Psoriatic alopecia: acute and chronic hair loss in 47 patients with scalp psoriasis. Dermatology 185:82–87

Runne U (1993) Alopecia psoriatica. Charakteristika eines bisher negierten Krankheitsbildes. Hautarzt 44:691–692

Schoorl WJ, van Baar HJ, van de Kerkhof PC (1992) The hair root pattern in psoriasis of the scalp. Acta Dermatol Venereol 72:141–142

Stanimirovic A, Skerlev M, Stipic T et al. (1998) Has psoriasis its own characteristic trichogram? J Dermatol Sci 17:156–159

Van de Kerkhof PC, Steegers-Theunissen RP, Kuipers MV (1998) Evaluation of topical drug treatment in psoriasis. Dermatology 197:31–36

Van de Kerkhof PC, de Hoop D, de Korte J, Kuipers MV (1998) Scalp psoriasis, clinical presentations and therapeutic management. Dermatology 197:326–334

Oberflächliche Infektionen und Parasitosen des Haarbodens

■ Ostiofollikulitis Bockhart

Definition. Oberflächliche pyogene Entzündung der Haarfollikel unter dem klinisch führenden Symptom follikulär gebundener Pusteln.

Vorkommen. Häufig, besonders unter feuchtwarmen klimatischen Bedingungen. Bevorzugt erkrankt das männliche Geschlecht, sehr selten vor der Pubertät.

Ätiopathogenese. Sehr oberflächlich lokalisierte Infektion der Haarfollikel durch Staphylococcus aureus, die unter bestimmten Infektionsbedingungen auftritt: feuchtwarme klimatische Bedingungen, fieberhafte Erkrankungen, starkes Schwitzen, Hyperseborrhö, zu fette oder zu feuchte Lokalbehandlungen, Infektabwehrschwäche, z.B. unter einer Corticosteroidbehandlung. Quellung des in der oberen Follikelportion vorhandenen Stratum corneum unter feuchtwarmen Okklusionsbedingungen liefert ideale Wachstumsbedingungen für Staphylococcus aureus, aber auch für Bakterien der Residentflora (andere Staphylokokken, Propionibakterien). Pathogene Staphylokokkenstämme (Staph. aureus) sind zudem nicht selten Teil der transienten Keimflora mit recht häufiger Lokalisation im Nasenraum, während die Haare (Staubfänger) und Haarfollikelostien generell keimreich sind. Zusätzliche pathologische Veränderungen der Haut, die mit Vergrößerung der Oberfläche (Schuppen) und Erhöhung der Feuchtigkeit einhergehen, werden häufiger von pathogenen Keimen, hauptsächlich Staph. aureus, besiedelt und weisen eine starke Proliferation der Residentflora (Staph. epidermidis, Propionibakterien, Pityrosporum ovale) auf.

Klinik. Stecknadelkopfgroße, hellgelbe Pusteln an Haarfollikeln, häufig von einem Terminalhaar durchbohrt, umgeben von einem schmalen, entzündlich erythematösen Randsaum. Die Follikulitis tritt gewöhnlich multipel auf mit einer Prädilektion für Gesicht (besonders häufig Bartregion – Folliculitis simplex barbae), behaarten Kopf (Abb. 5.206), Achselhöhlen (Okklusivbedingungen), behaarte Unterschenkelpartien und Glutäalhaut (vor allem unter lokal zyanotischen Bedingungen). Bei Befall des Kapillitiums steht

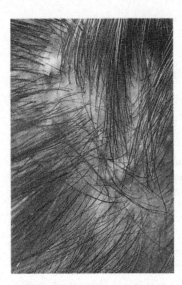

Abb. 5.206. Ostiofollikulitis Bockhart

Infektiöse Follikulitiden
■ Ostiofollikulitis Bockhart
■ gramnegative Follikulitis
■ gramnegativ-artige Follikulitis/Acne miliaris necrotica
■ Pityrosporumfollikulitis
■ Tinea capitis
■ Candidapustulose bei Heroinabusus
■ Herpes-simplex-Follikulitis

Tiefe Pyodermien der Haarfollikel
■ Furunkel, Furunkulose, Karbunkel
■ Folliculitis decalvans capillitii
■ Perifolliculitis abscedens et suffodiens capitis

Nicht infektiöse Follikulitiden/Pustulosen
■ Eosinophile pustulöse Follikulitis Ofuji
■ Eosinophile pustulöse Follikulitis des Kapillitiums
■ Erosive pustulöse Dermatose des Kapillitiums

Juckreiz als Symptom im Vordergrund. Am Kapillitium besteht oft eine Seborrhö.

Diagnostik. Die Diagnose wird aufgrund des typischen klinischen Befunds, des Nachweises grampositiver Kokken in Haufen im Direktausstrich (Gramfärbung) bzw. von Staph. aureus in der bakteriologischen Kultur gestellt. Stets sollte eine mykologische Kultur angelegt werden, um eine Trichophytie auszuschließen. Dies gilt insbesondere im Kindesalter, in dem pustulöse Follikulitiden des Kapillitiums häufiger durch Pilze als Bakterien bedingt sind.

Die Histopathologie zeigt eine follikulär gebundene, subkorneale Pustel mit einem leukozytären entzündlichen Infiltrat im Follikelinfundibulum.

Differenzialdiagnose. Follikuläre Entzündungen und Pustulosen der behaarten Kopfhaut stellen ein heterogenes Symptom ätiologisch sehr unterschiedlicher infektiöser und nicht-infektiöser Erkankungen dar (Tab. 5.50). Von der Ostiofollikulitis Bockhart abzugrenzen sind andere infektiöse Follikulitiden:

Gramnegative Follikulitis. Überwiegend als Begleitkomplikation einer Acne vulgaris angetroffene chronisch rezidivierende Follikulitis durch gramnegative Erreger nach lang andauerndem Gebrauch topischer oder systemischer Antibiotika. Da nur ein relativ kleiner Teil der antibiotisch behandelten Aknepatienten eine gramnegative Follikulitis entwickelt, wurden zusätzliche Realisationsfaktoren vermutet. Neubert et al. (1999) fanden in einer Serie von 46 untersuchten Patienten mit gramnegativer Follikulitis veränderte Immunparameter (reduzierte Immunreaktion vom verzögerten Typ im Intrakutantest, Lymphopenie, Dysimmunglobulinämie, erhöhte IgE-Konzentration, verminderte Gesamtkomplementaktivität). Leyden et al. (1973) unterscheiden klinisch eine gramnegative Follikulitis Typ I mit kleinen buttergelben Pusteln in perinasaler und perioraler Lokalisation (Erregerspektrum: Enterobacter, E. coli, Pseudomonas aeruginosa, Klebsiella, Salmonella spezies) und eine gramnegative Follikulitis Typ II mit großen sukkulenten Abszessen nasolabial und perioral (Erreger: Proteus mirabilis). Typisch ist die zentrofaziale Lokalisation auf seborrhoischer Haut; Befall der behaarten Kopfhaut am Nacken und am Skalp kommt vor. Die Diagnose stützt sich auf den wiederholten Nachweis von gramnegativen Keimen aus Pusteln der Gesichts- bzw. behaarten Kopfhaut. Therapie der Wahl ist Isotretinoin 0,5–1,0 mg/kg Körpergewicht über 16–20 Wochen. Bei Patienten, die auf eine orale Monotherapie mit Isotretinoin nicht ansprechen, bewährt sich die kombinierte Therapie mit Isotretinoin und Trimethoprim 160 mg sowie Sulfamethoxazol 800 mg 2-mal 1 Tablette täglich für 14 Tage. Die früher eingesetzte antibiotische Monotherapie mit Ampicillin oder Cotrimoxa-

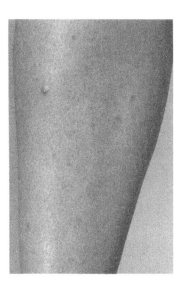

Abb. 5.207. Pseudomonas-aeruginosa-Follikulitis nach Epilation

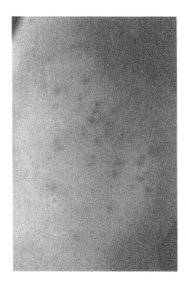

Abb. 5.208. Nicht-Freizeit-erworbene Pseudomonasfollikulitis

zol führte nicht zur Eliminierung der gramnegativen Bakterien, und nach Absetzen der Therapie trat praktisch immer ein Rezidiv auf.

Eine andere, lokalisierte Form der gramnegativen Follikulitis ist die Pseudomonas-aeruginosa-Follikulitis nach Epilation der unteren Extremitäten (Abb. 5.207), die durch kontaminierte Externa erworben wird. Abzugrenzen ist die Pseudomonas-aeruginosa-Follikulitis nach Exposition in einem kontaminierten Warmwasserstrudelbad (Whirlpool), sog. Whirlpooldermatitis (McCausland u. Cox 1975). Es handelt sich um ein ca. 48 Stunden nach Exposition in einem kontaminierten geheizten Bad eruptivexanthematisch, oft mit Fieber, Unwohlsein, Kopfschmerzen und Lymphknotenschwellung auftretendes Krankheitsbild mit Prädilektion für Axillä, seitlichen Rumpf, Gürtellinie, Hüft- und Gesäßregion. Die Erkrankung verläuft innerhalb 7–10 Tagen selbstlimitierend. Derartige Follikulitiden wurden auch nach Schwimmbadbesuch beschrieben („Schwimmbaddermatitis"). Inzwischen wurde die chronisch rezidivierende Verlaufsform einer ebenfalls stammbetonten Pseudomonasfollikulitis (Abb. 5.208) nach Anwendung kontaminierter Badeschwämme oder als Nosokomialinfektion beobachtet, die gegenüber der in der Freizeit erworbenen Schwimmbaddermatitis als „nicht-Freizeit-erworbene Pseudomonasfollikulitis" (non-recreational Pseudomonas folliculitis) bezeichnet wurde (Trüeb et al. 1993). Ihre erfolgreiche Behandlung umfasst die Identifikation und Elimination der Infektions-

quelle (Feuchtbereiche). Topisch genügen unspezifische austrocknende Maßnahmen. Der Stellenwert topischer antimikrobieller Substanzen wird aufgrund einer wahrscheinlich ungenügenden Eindringtiefe kontrovers beurteilt. Eine systemische Behandlung mit pseudomonaswirksamen Antibiotika (z. B. Ciprofloxacin) ist selten indiziert.

Gramnegativ-artige Follikulitis. Klinisch der gramnegativen Follikulitis ähnliche Follikulitis des Kapillitiums, die durch koagulasepositive oder -negative Staphylokokken, möglicherweise auch Propionibakterien ausgelöst wird. Bevorzugt sind Männer mit Seborrhö befallen. Die Erkrankung zeichnet sich durch einen langwierigen Verlauf aus. Juckreiz steht im Vordergrund. Mittel der Wahl sind systemische Tetracycline: Minocyclin 2-mal 50 mg in Kombination mit einer antimikrobiell wirksamen Shampoobehandlung, z. B. Jodpovidon, ggf. im Wechsel mit Ketoconazol. Alternativ zur systemischen Tetracyclinbehandlung kann auch Isotretinoin 0,5 mg/kg Körpergewicht täglich mit Erfolg eingesetzt und langfristig auf eine minimale Erhaltungsdosis von 0,1 mg/kg eingestellt werden. Vermutlich wirkt Isotretinoin über Verkleinerung des Follikelkanals mit dadurch erschwerter bakterieller Kolonisierung der Infundibula. Die Grenzen zur Acne miliaris necrotica sind unscharf.

Pityrosporumfollikulitis. Durch die lipophile Hefe Malassezia furfur bedingte chronische Follikulitis. Während die Eigenständigkeit der Erkrankung am Stamm gut belegt ist, ist der

Nachweis von P. ovale bei einer Follikulitis des Kapillitiums nicht in jedem Fall mit einer Pityrosporumfollikulitis gleichzusetzen, da P. ovale zur normalen Residentflora der Haarfollikelostien gehört. Die Erkrankung kommt als akneiformes Exanthem im Gesicht Neugeborener vor (neonatale Malassezia-furfur-Pustulose; Rapelanoro et al. 1996) oder befällt den Rücken Erwachsener mit Seborrhö und Status nach Akne. Klinisch liegt das Bild eines relativ monomorphen, akneiformen Exanthems mit follikelgebundenen entzündlichen Papeln vor, seltener Papulopusteln. Häufig findet sich die Pityrosporumfollikulitis auch bei HIV-Infizierten. Die Therapie erfolgt mit systemischen Breitbandantimykotika (Itraconazol, Fluconazol) in Kombination mit einer Ganzkörperbehandlung mit selensulfidhaltigen Shampoos. Es besteht hohe Rezidivneigung.

Candidapustulose bei Heroinabusus. Follikulitis und interfollikuläre Pustulose, die ggf. auch isoliert am Kapillitium auftreten kann. Sie ist die Folge einer Kontamination des Heroins bzw. Injektionsmaterials mit Candidaspezies (Leclech et al. 1997). Im Übrigen treten Candidainfektionen des Skalps im Rahmen einer Immunabwehrschwäche auf.

Tinea capitis/barbae s. S. 296.

Herpes-simplex-Follikulitis, Sycosis herpetica (Izumi et al. 1972). Durch Herpes-simplex-Viren (HSV) bedingte Follikulitis des Bartbereichs, klinisch gekennzeichnet durch das akute Auftreten juckender oder schmerzhafter, gruppierter papulovesikulöser Läsionen (Abb. 5.209) in Verbindung mit einer regionalen Lymphadenopathie (submentale und anteriore zervikale Lymphknoten). Die Krankheit dauert 2–3 Wochen und heilt unter Hinterlassung punktförmiger, follikulärer Narben ab. Anamnestisch besteht meist eine rezidivierende HSV-Infektion der Perioralregion. Die HSV-Follikulitis des Bartbereichs wird häufig durch Rasur ausgelöst. Analoge Hautveränderungen wurden auch im Gesicht außerhalb der Bartregion und auf dem Kapillitium (mit okzipitaler Begleitlymphadenopathie) beschrieben. Histopathologisch findet sich eine ballonierende Degeneration des Follikelepithels mit intranukleären Viruseinschlüssen, multinukleären Riesenzellen und Nekrosen sowie ein dichtes perivaskuläres und perifollikuläres Entzündungsinfiltrat. Behandlung mit Valaciclovir in einer Dosierung von 2-mal 500 mg über 5 Tage und Antihistaminika.

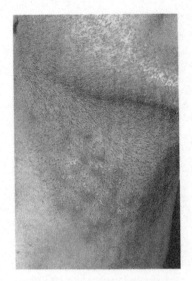

Abb. 5.209. Herpes-simplex-Follikulitis

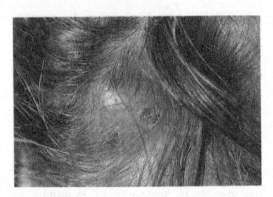

Abb. 5.210. Furunkel

Tiefe Pyodermien:

Furunkel, Furunkulose, Karbunkel. Tief sitzende, eitrig einschmelzende Follikulitis und Perifollikulitis, die aus der Infektion des Haarfollikels durch Staph. aureus hervorgeht. Furunkel stellen eine Schmierinfektion dar, die besonders bei mangelhafter Hygiene auftritt. Infektionsquellen sind Autoinokulation durch Übertragung von Erregern aus dem Nasenraum des Patienten selbst, Übertragung von außen von Mensch zu Mensch wie beim Hospitalismus oder durch von Staphylokkoken kontaminierte Wäsche. Eintrittspforte ist das Akroinfundibulum des Haarfollikels. Es kommt zu einem follikulär gebundenen Abszess. Eine Furunkulose liegt vor bei schubartigem Auftreten multipler Furunkel, ein Karbunkel, wenn mehrere benachbarte Haarfollikel betroffen sind (Abb. 5.210), bevorzugt am

Nacken oder Rücken bei Diabetes mellitus. Beim Nackenkarbunkel entwickelt sich eine tiefe, bretthartte und äußerst schmerzhafte entzündliche Infiltration im Nacken, die neben systemischer Antibiotikagabe eine chirurgische Intervention nötig machen kann. Die Therapie des Furunkels erfolgt meist ebenfalls innerlich mittels systemischer Antibiotika, die sich an der Empfindlichkeit von Staph. aureus zu orientieren haben, z. B. Flucloxacillin 3- bis 4-mal 500 mg, Fusidinsäure 2-mal 500 mg, Clindamycin 3-mal 300 mg, Cefuroxim 2-mal 250 mg. Bei der Furunkulose sind Eisenmangel, Diabetes mellitus und eine Infektabwehrschwäche (Immunglobulinmangel, seltener Granulozytenfunktionsstörungen) auszuschließen. Furunkulosen können über Jahre verlaufen. Begünstigende Faktoren sind zu suchen und soweit wie möglich auszuschalten. Insbesondere sind Erregerreservoirs (Nase) zu sanieren und ist auf eine adäquate Körperhygiene zu achten. Hautreinigung mit Chlorhexidin, regelmäßiges Wechseln der Handtücher, Bettwäsche und Nachtkleidung sowie Kurzhalten der Nägel sind angezeigt. Der Stellenwert von Staphylokokken-Impfstoffen ist umstritten.

Folliculitis decalvans capillitii s. S. 277.

Perifolliculitis capitis abscedens et suffodiens s. S. 274.

Nicht infektiöse Follikulitiden/Pustulosen:
Eosinophile pustulöse Follikulitis Ofuji (Ofuji et al. 1979). Am behaarten Kopf sehr selten vorkommende, papulopustulöse Entzündung unklarer Genese. Histopathologisch liegt eine eosinophile Follikulitis (Abb. 5.211 a) vor. Auch Bluteosinophilie kommt vor. Bakteriologisch findet sich Residentflora (Staph. epidermidis, Propionibacterium acnes). Es besteht eine Assoziation mit AIDS (Abb. 5.211 b), bei dem aufgrund einer TH2-gewichteten, immunologischen Dysbalance eine hypererge Reaktionslage auf mikrobielle Antigene vermutet wird. Die Erkrankung bevorzugt das jüngere Erwachsenenalter. Die Therapie wird uneinheitlich bewertet; empfohlen werden Dapson oder Itraconazol.

Eosinophile pustulöse Follikulitis des Kapillitiums (Lucky et al. 1984). Seltene, juckende, papulopustulöse, am Skalp krustöse Dermatose (Abb. 5.212), die Kinder im Alter zwischen wenigen Monaten und 5 Jahren befällt. Histopathologisch liegen intraepidermale, teils follikelgebundene Pusteln mit reichlich eosinophilen Granulozyten vor. Die Beziehung zur eosinophi-

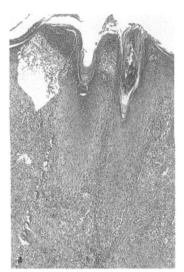
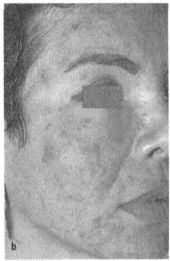

Abb. 5.211. Eosinophile Follikulitis Ofuji. **a** Histologie (HE-Färbung). **b** Klinisches Bild

len pustulösen Follikulitis Ofuji ist umstritten; andere Autoren sehen eher eine Beziehung zur infantilen Akropustulose (Taïeb et al. 1992). Ätiopathogenetisch wird eine hypererge Reaktionslage auf mikrobiell-parasitäre Antigene (Demodex folliculorum bzw. Sarcoptes scabiei) bei TH2-gewichteter immunologischen Dysbalance vermutet. Atopie kommt vor. Behandlung mittels topischer Corticosteroide.

Erosive pustulöse Dermatose des Kapillitiums s. S. 282.

Pseudofolliculitis barbae s. S. 152.

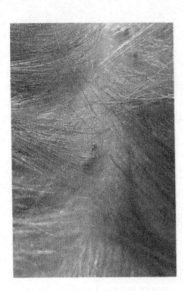

Abb. 5.212. Eosinophile pustulöse Follikulitis des Kapillitiums

Verlauf und Prognose. Unbehandelt oft chronisch rezidivierend. Bei entsprechender Behandlung unter Berücksichtigung auch der Infektionsbedingungen kurzer Verlauf. Die eitrige Entzündung kann gelegentlich tiefer greifen und sich zu Furunkeln entwickeln (am Kapillitium selten).

Prophylaxe und Therapie. Desinfizierende und austrocknende Maßnahmen. Häufige Kopfwäsche unter Verwendung antimikrobieller Shampoos, vorzugsweise Jodpovidon, bei Kopfschuppen oder seborrhoischem Ekzem im Wechsel mit Ketoconazol. Topische Antibiotika, vorzugsweise alkoholische 1%ige Clindamycinlösung 2-mal täglich, bei einzeln stehenden Läsionen auch 4% Erythromycin in einer Gelgrundlage (bessere Hafteigenschaften). Bei ausgedehnten Infektionen innerliche Therapie mit staphyokokkenwirksamen Antibiotika, z. B. Fusidinsäure 2-mal 250 mg täglich. Im Bartbereich Desinfektion des Rasiergeräts mit 70%igem Isopropanol, 0,5%igem Chlorhexidin und 2%igem Salicylspiritus als Rasierwasserersatz und lokale Anwendung antimikrobieller Cremes, z. B. Fusidinsäure. Bei Staphylococcus-aureus-Trägern Eliminierung intranasaler Staphylokokken mittels Mupirocin zur intranasalen Anwendung über 5–10 Tage.

▪ Literatur

Izumi AK, Kim R, Arnold H Jr. (1972) Herpetic sycosis: report of two cases. Arch Dermatol 106:372–374

Jang K-A, Kim S-H, Choi J-H et al. (2000) Viral folliculitis on the face. Br J Dermatol 142:555–559

Jansen T, Neubert U, Pleweig G (1994) Gramnegative Follikulitis – Eine diagnostische und therapeutische Herausforderung. Münch Med Wochenschr 136:93–96

Leclech C, Cimon B, Chennebault JM, Verret JL (1997) Pustulose candidosique des heroinomanes. Ann Dermatol Venereol 124:157–158

Leyden JJ, Marples RR, Mills OH Jr, Kligman AM (1973) Gram-negative folliculitis – a complication of antibiotic therapy in acne vulgaris. Br J Dermatol 88:533–536

Lucky AW, Esterly NB, Heskel N et al. (1984) Eosinophilic pustular folliculitis in infancy. Pediat Dermatol 1:202–206

McCausland WJ, Cox PJ (1975) Pseudomonas infection traced to motel whirlpool. J Environ Sci Health 37:455–459

Neubert U, Jansen T, Plewig G (1999) Bacteriological and immunological aspects of gram-negative folliculitis: a study of 46 patients. Int J Dermatol 38:270–274

Ofuji S, Ogino A, Horio T et al. (1979) Eosinophilic pustular folliculitis. Acta Dermatol Venereol (Stockh) 50:195–203

Rapelanoro R, Mortureux P, Couprie B et al. (1996) Neonatal Malassezia furfur pustulosis. Arch Dermatol 132:190–193

Taieb A, Bassan-Andrieu L, Maleville J (1992) Eosinophilic pustulosis of the scalp. J Am Acad Dermatol 27:55–60

Trüeb RM, Elsner P, Burg G (1993) Pseudomonasaeruginosa-Follikulitis nach Epilation. Hautarzt 44:103–105

Trüeb RM, Panizzon RG, Burg G (1993) Non-recreational Pseudomonas aeruginosa folliculitis. Eur J Dermatol 3:269–272

Trüeb RM, Gloor M, Wüthrich B (1994) Recurrent Pseudomonas folliculitis. Pediat Dermatol 11:35–38

Weinberg JM, Mysliwiec A, Turiansky GW et al. (1997) Viral folliculitis. Atypical presentations of herpes simplex, herpes zoster, and molluscum contagiosum. Arch Dermatol 133:983–986

▓ Pediculosis capitis

Definition. Durch Befall mit dem Ektoparasiten Pediculus humanus capitis hervorgerufene Hautkrankheit des behaarten Kopfes.

Vorkommen. Nicht selten. Die Übertragung erfolgt von Mensch zu Mensch durch engen körperlichen Kontakt, wie er unter anderem in der Mutter-Kind-Beziehung sowie unter spielenden Kindern vorkommt. Daneben kommt gelegentlich auch eine Übertragung durch unbelebte Vektoren (Wäschestücke, gemeinsam benutzte Betten und Kämme) in Betracht. Mangelhafte Hygiene und Leben in engen Gemeinschaften wirken begünstigend. Nicht selten kommen kleinere Epidemien unter Schulkindern vor. Obwohl in den letzten Jahren die Infestationsrate mit Kopfläusen abgenommen hat, stellen Kopfläuse immer noch ein Problem dar. Die Kopflausinfestation ist nach einer Umfrage diejenige Infektion, die Eltern am meisten beunruhigt.

Ätiopathogenese. Die Kopflaus, Pediculus humanus capitis, gehört zu den permanenten Ektoparasiten des Menschen. Es handelt sich um einen 2–3,5 mm langen, schlanken Parasiten mit hoher Wirtsspezifität. Alle Entwicklungsstadien leben parasitär, und auch die Männchen sind hämatophag. Läuse besitzen drei Paar kräftige, mit Krallen versehene Beine (Abb. 5.213a). Ihre Bewegungsaktivität ist sehr hoch, es kommt zu rascher Fortbewegung zwischen den Haaren, vor allem bei Lichtexposition während des Haarescheitelns. Die befruchteten Weibchen kleben mit einem wasserunlöslichen Kitt ihre etwa 0,8 mm langen ovalen Eier, sog. Nissen, an die Haare (Abb. 5.213b). Die Läuselarven schlüpfen

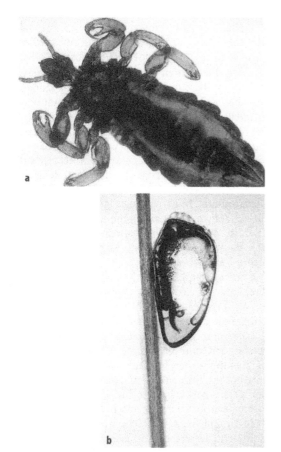

a

b

Abb. 5.213. Pediculosis capitis. **a** Pediculus humanus capitis. **b** Nisse. **c** Ekzematisation im Nacken. **d** Weißliche, knospenartig an den Haarschäften haftende Nissen

nach etwa 8 Tagen aus, die leere Nisse bleibt am Haar zurück und wächst mit dem emporwachsenden Haar aus. Die geschlüpften Larven sind nach 2–3 Wochen geschlechtsreif. Jede erwachsene Laus legt etwa 3–4 Eier pro Tag. Kopfläuse nehmen alle 2–3 Stunden durch Biss Blut auf und geben hierbei Speichelsekret in die Haut ab, dessen Folgen Juckreiz, Kratzeffekte, Ekzematisation, Sekundärinfektion und Lymphadenitis sind. Außerhalb des Wirts können Kopfläuse 3 Tage (selten bis 1 Woche) hungernd überleben.

Klinik. Leitsymptom ist der erhebliche Juckreiz im befallenen Kapillitium. Besonders die Retroaurikularregion ist betroffen. Die Primäreffloreszenz ist die hochrot urtikarielle Papel. Im weiteren Verlauf kommt es zur Ekzematisation im Nacken, sog. Läuseekzem (Abb. 5.213 c), und durch das Kratzen zu bakterieller Superinfektion mit Krusten und Verfilzung der Haare, sog. Weichselzopf oder Plica polonica. Die bakterielle Sekundärinfektion bedingt eine oft schmerzhafte nuchale Lymphadenitis. Auch wurde über eine durch Kopfläuse verursachte herdförmige Alopezie berichtet (Salomon u. Lazovic-Tepavac 1970).

Diagnostik. Der Pruritus im Kapillitium führt zur Inspektion des Kapillitiums, wo die weißlichen, knospenartig an die Haarschäfte angeklebten Nissen bereits mit bloßem Auge gut zu sehen sind (Abb. 5.213 d). Im Gegensatz zu Kopfschuppen, Schmutzauflagerungen oder Haarhülsen lassen sich Nissen weder abstreifen noch entlang des Haarschafts verschieben. Seltener wird die Diagnose durch den Nachweis der Läuse selbst bestätigt. Durch Scheiteln der Haare werden die Adulttiere gelegentlich auf dem Haarboden als schwach bräunliche Gebilde sichtbar. Aufgrund der negativen Phototaktik bei starker Beleuchtung werden die sich bewegenden Läuse erkannt.

Differenzialdiagnose. Kopfekzem, Impetigo contagiosa, Pityriasis amiantacea, Haarhülsen.
Phthiriasis palpebrarum (Befall von Augenbrauen und Wimpern mit Pediculus pubis). Die Filzlaus ist mit 1,5–2 mm Länge kleiner als die Kopflaus und von breiter, schildförmiger Gestalt. Das zweite und dritte Beinpaar enden in mächtigen Krallen, mit denen sich die Laus in der Nähe des Haarbodens am Haar festhält. Während Befall der Schambehaarung, des Genito-

analbereichs und der Achselhaare die Regel ist, kommt selten auch Befall des Kapillitiums, der Augenbrauen und Wimpern vor. Die Behandlung bei Befall der Augenbrauen und Wimpern erfolgt traditionellerweise durch Entfernung der einzelnen Läuse mittels Pinzette, mit weißer Vaseline (Rp. Vaselin. alb.) oder Ungt. hydrargyrum flavum (Rp. Hydrargyrum flav. 0,2 Vaselin. alb. 10,0). Auch wurde über erfolgreiche Behandlung mit Kryotherapie (Awan 1977), Argonlasertherapie (Awan 1986), 20%igem Fluorescein (Mathew et al. 1982) oder 0,25%iger Physostigmin-Augensalbe (Couch et al. 1982) berichtet.

Verlauf und Prognose. Bei exzessivem Läusebefall mit Ekzematisation, Sekundärinfektion und starker Exsudation werden die Haare unentwirrbar ineinander verfilzt.

Prophylaxe und Therapie. Wirkstoffe zur Bekämpfung des Kopflausbefalls sind γ-Hexachlorcyclohexan (Lindan), Malathion und die Pyrethrine.
Lindan (γ-Hexachlorcyclohexan) gehört zu den chlorierten Kohlenwasserstoffen mit starker Neurotoxizität für Insekten. Die Substanz wird seit den 40er-Jahren zur Behandlung der Pediculosis capitis (und Skabies) eingesetzt. Lindan wird bei topischer Applikation nur langsam und unvollständig durch intakte Haut absorbiert. Die Resorptionsrate ist allerdings stark abhängig vom Hautzustand sowie vom Patientenalter. Ein Risiko der zu hohen perkutanen Resorption mit Gefahr der Toxizität für das zentrale Nervensystem besteht vor allem bei Säuglingen und Kleinkindern. Nach dermaler Applikation steigt die Serumkonzentration innerhalb von 4–6 Stunden zu einem Maximalwert an und fällt in den darauf folgenden 3–5 Stunden wieder zu einem Minimalwert ab.
Seitdem weniger toxische Substanzen zur Behandlung der Pediculosis capitis zur Verfügung stehen, hat der Gebrauch von Lindan für diese Indikation stark abgenommen.
Malathion ist ein organischer Phosphorsäureester, der seine insektizide Wirkung durch eine Hemmung der Insekten-Acetylcholinesterase entfaltet. Es werden bis zu 10% der aufgetragenen Dosis perkutan resorbiert, aber durch die Plasma-Carboxylesterase rasch detoxifiziert, sodass die Substanz für Menschen wenig toxisch ist. Nachteilig ist der schlechte Geruch dieser Substanz.

Die aus Pyrethrumblüten (Chrysanthemum) gewonnenen Pyrethrine sind für Menschen wenig toxische, natürlich vorkommende, auf Arthropoden neurotoxisch wirkende Insektizide. Eine Wirksamkeitsverstärkung wird erzielt durch Kombination mit Piperonylbutoxid, das beim Parasiten die zur Eliminierung der Pyrethrine nötigen Enzyme hemmt.

Seit der Einführung des synthetischen Pyrethroids Permethrin in den 80er-Jahren ist dieser Wirkstoff aufgrund seiner Stabilität, niedrigen Toxizität für Mensch und Säugetiere sowie stark insektiziden Wirkung zu einer der inzwischen bedeutendsten Mittel zur Bekämpfung der Pediculosis capitis geworden.

Praktische Durchführung

γ-Hexachlorcyclohexan (Lindan). Wird als 0,3%iges Gel angewendet. Haar mit warmem Wasser anfeuchten. 2–3 Esslöffel einmassieren, bis reichlich Schaum entsteht. 5 Minuten einwirken lassen. Spülen. Wiederholung nach 10 Tagen. Kontraindiziert bei Säuglingen, Kleinkindern, Schwangerschaft oder Laktation. Vorsicht bei neurologischen Patienten, spezielle Epilepsieanamnese!

Malathion. Erhältlich als Cremeshampoo oder Lösung. 5 cm (bei langem Haar doppelte Menge) Cremeshampoo in trockenes Haar einmassieren. Anfeuchten. 5 Minuten einwirken lassen. Spülen. Wiederholen. Feuchtes Haar mit Nissenkamm durchkämmen. Nicht fönen! Nach 3 und 6 Tagen wiederholen. Lösung abends einreiben, trocknen lassen, nicht fönen! Am Morgen mit normalem Shampoo auswaschen. Feuchtes Haar mit Nissenkamm durchkämmen, nicht fönen! Nach 7–9 Tagen nur bei Bedarf wiederholen. Bei Säuglingen und Kleinkindern kleinere Mengen Cremeshampoo anwenden. Lösung bei Säuglingen kontraindiziert, bei Kleinkindern < 4 Jahre maximal 4 Stunden einwirken lassen.

Pyrethrin/Piperonylbutoxid. Wird als Spray verwendet. Direkt auf Kopfhaut sprühen. Nach 30 Minuten mit üblichem Shampoo auswaschen. Mit Nissenkamm kämmen. Wiederholung nach 7–10 Tagen. Bei Säuglingen < 2 Monate kontraindiziert, > 2 Monate Lösung mit Wattebausch applizieren. Bei Kleinkindern > 2 Jahre Behandlung wie bei Erwachsenen.

Permethrin. 1%ige Lösung auf normal gewaschenes feuchtes Haar auftragen. 10 Minuten einwirken lassen und spülen. Eventuell mit Nissenkamm kämmen. Wiederholung nach 7–14 Tagen nur bei Rezidiv. Bei Säuglingen < 2 Mo-

nate kontraindiziert. Bei Kindern < 2 Jahre vorsichtige Anwendung. Bei Kindern > 2 Jahre Anwendung wie bei Erwachsenen.

Schwangere und stillende Mütter sind mit Pyrethrin/Piperonylbutoxid oder Permethrin zu behandeln.

Nachbetreuung und Umgebungsabklärung. Klinische Kontrolle 10 Tage nach Therapie. Die zuletzt getragenen Kleidungsstücke (vor allem Unterwäsche) müssen bei mindestens 52 Grad in der Waschmaschine gewaschen oder 10 Tage an die frische Luft gehängt werden. Handtücher und Bettzeug müssen gewechselt werden. Chemische Desinfestationsmittel sind in der Regel nicht notwendig. Heißes Bügeln tötet die Läuse und Nissen ab. Schneiden der Haare ist nicht notwendig. Enge Kontaktpersonen (Schulklassen, Familie, Wohngemeinschaft) müssen untersucht und nur bei Befall gleichzeitig behandelt werden. Im Zweifelsfall, wenn die Untersuchung nicht möglich ist, sind jedoch alle engen Kontaktpersonen mitzubehandeln. Andere mögliche Kontaktpersonen sind zu informieren, damit sie sich untersuchen lassen. Teppiche, Polstermöbel und Matratzen sind mit dem Staubsauger abzusaugen. In seltenen Fällen können pelzige oder stoffige Gegenstände wie Stofftiere, Puppen, Hüte sowie Material aus der Verkleidungskiste in Kindergärten, Schule, Krippe oder Hort Träger von Läusen sein. Kämme und Haarbürsten sind mit einem Insektizid zu besprühen und nach 15 Minuten Einwirkzeit mit heißem Seifenwasser zu reinigen. In besonders hartnäckigen Fällen kann der Schularzt eine Beurlaubung betroffener Kinder vom Schulunterricht verfügen. Läuse können (selten) bis zu 55 Stunden ohne Menschen überleben. Die letzten Läuse schlüpfen spätestens nach 10 Tagen aus den Nissen.

Maßnahmen bei therapieresistenter Pediculosis capitis. Behandlung mit 5%igem Permethrin. Alternativen: orale Behandlung mit Trimethoprim-Sulfamethoxazol während 10 Tagen; neuerdings auch 200 μg/kg Ivermectin (Kinder > 15 kg). Es bestehen Resistenzen gegenüber Lindan und Malathion.

▦ Literatur

Awan KJ (1977) Cryotherapy in phtiriasis palpebrarum. Am J Ophthalmol 83:906–907

Awan KJ (1986) Argon laser phototherapy of phtiriasis palpebrarum. Ophthalmol Surg 17:813–814

Burkhart CG, Burkhart CN, Burkhart KM (1998) An assessment of topical and oral prescription and over-the-counter treatments for head lice. J Am Acad Dermatol 36:979–982

Burkhart CN, Burkhart CG (1999) Another look at ivermectin in the treatment of scabies and head lice. Int J Dermatol 38:235

Burns DA (1987) Action of cotrimoxazole on head lice. Br J Dermatol 117:399–400

Chew AL, Bashir SJ, Maibach HI (2000) Treatment of head lice. Lancet 356:523–524

Couch JM, Green WR, Hirst LW, de la Cruz ZC (1982) Diagnosing and treating Phtirus pubis palpebrarum. Surv Ophthalmol 26:219–225

Haustein UF (1991) Pyrethrine und Pyrethroide (Permethrin) bei der Behandlung von Skabies und Pediculosis. Hautarzt 42:9–15

Mathew M, D'Souza P, Mehta DK (1982) A new treatment of phthiriasis palpebrarum. Ann Opthalmol 14:439–441

Meinking TL, Taplin D, Kalter DC, Eberle MW (1986) Comparative efficacy of treatments for pediculosis capitis infestations. Arch Dermatol 122:267–271

Mumcuoglu KY, Klaus S, Kafka D et al. (1991) Clinical observations related to head lice infestation. J Am Acad Dermatol 25:248–251

Mumcuoglu KY (1999) Prevention and treatment of head lice in children. Paediat Drugs 1:211–218

Salomon T, Lazovic-Tepavac O (1970) Herdförmige Alopezie durch Kopfläuse. Dermatol Monatsschr 156:676–682

Schachner LA (1997) Treatment resistant head lice: alternative therapeutic approaches. Pediat Dermatol 14:409–410

▓ Furunkuloide Myiasis

Definition. Befall der Haut durch die Larven von Zweiflüglern (Diptera) unter dem klinischen Bild einer Furunkulose.

Vorkommen. Endemiegebiete sind die waldreichen, tropischen und subtropischen Gebiete von Mittel- und Südamerika und Afrika. Bedingt durch die Zunahme des Ferntourismus wird die furunkuloide Myiasis häufiger auch in Europa gesehen, wo sie außerhalb tropenmedizinischer Einrichtungen mitunter Probleme bei der Diagnosestellung bereiten kann.

Ätiopathogenese. Der Mensch ist Zufallswirt für die Larven im Lebenszyklus der amerikanischen Dasselfliege (Dermatobia hominis) bzw. Tumbufliege in Afrika (Cordylobia anthropophaga). Die amerikanische Dasselfliege fängt sich zur Eiablage eine Stechmücke oder beißende Fliege, der sie die Eier auf Beine und Abdomen klebt. Wird kein Vektorinsekt gefunden, legt sie die Eier auch auf Blätter, damit sie später von einem vorbeistreichenden Wirt aufgenommen werden können. Auf den Wärmereiz, der bei der Blutmahlzeit des Transporttiers auf einem Warmblüter (Hauptwirt ist das Rind) entsteht, verlässt die temperaturempfindliche Larve die Eihülle und bohrt sich entlang des vom Vektor hinterlassenen Stichkanals oder auch an unversehrter Stelle in die Haut. Die Tumbufliege legt ihre Eier auf die Erde, in Sand oder auf feuchte Kleidung, wo sie dann vom Wirt aufgenommen werden.

Klinik. Im Bereich der Eintrittsstelle kommt es innerhalb einiger Tage zu einem leichten Schmerz und heftigem Juckreiz. Später entwickeln sich die meist schmerzhaften, furunkelähnlichen, kuppenförmigen Läsionen mit einem Durchmesser von 1–2 cm (Abb. 5.214a). Sie sind umgeben von einem ca. handtellergroßen Erythem und zeigen in ihrer Mitte einen Porus, aus dem es serosanguinös sezerniert. Bei genauer Untersuchung ist innerhalb dieser Öffnung das Schwanzende der Larve zu erkennen. Darauf sitzen Atemlöcher, die als zwei dunkle Punkte imponieren. Viele Patienten berichten über ein „Krabbelgefühl" innerhalb des Knotens.

Diagnostik. Anamnestische und klinische Kriterien, die an eine furunkuloide Myiasis denken lassen sollten, sind 1. Reisen in einem der Endemiegebiete (Mittel- und Südamerika, Afrika) innerhalb der vorangegangenen 3 Monate, 2. auf Antibiotikagabe nicht abheilende furunkelartige Hautläsionen an exponierten Hautstellen, vor allem wenn vom Patienten ein „Krabbelgefühl" unter der Haut angegeben wird, 3. serös, serosanguinolent oder seropurulent sezernierender zentraler Porus, durch den eventuell das zur Atmung intermittierend hervortretende Ende der Larve knapp zu erkennen ist.

Differenzialdiagnose. Furunkulose (Gewirtzman u. Rabinovitz 1999), am Skalp auch infiziertes Atherom (Schembre et al. 1990).

Verlauf und Prognose. Selbstlimitierend. Die Angaben über den Entwicklungszeitraum im Wirt variieren beträchtlich, nämlich zwischen 3 und 15 Wochen. Nach dieser Zeit verlässt die reife Larve den Wirt spontan und schmerzlos, um sich im Boden zu vergraben und zu verpuppen. Wegen der teilweise starken Beschwerden, die

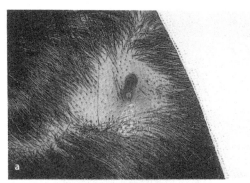

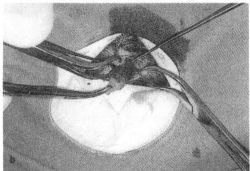

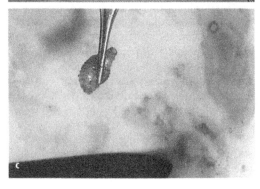

Abb. 5.214. Furunkuloide Myiasis. **a** Klinisches Bild. **b, c** Extraktion (Dermatobia hominis)

sich meist nach der vierten Infestationswoche einstellen, und möglicher Komplikationen wird die Entfernung im Allgemeinen angestrebt. Zu den beschriebenen lokalen Beschwerden können Muskelschmerzen und -steifigkeit, Lymphadenopathie, Kopfschmerzen, Abgeschlagenheit und Fieber hinzukommen. Die Immunantwort des Wirts fällt stark aus. Wie sich die Larve aber der Immunabwehr entzieht, ist nicht geklärt.

Prophylaxe und Therapie. Extraktion der Larve. Die zu diesem Zweck beschriebenen nicht chirurgischen Vorgehensweisen sind mannigfaltig. Unter anderem wird das Auftragen okkludierender Substanzen wie Vaseline, Bienenwachs oder Schweinefett auf den zentralen Porus zur Erzeugung einer Asphyxie empfohlen. Um dieser zu entgehen, bewegt sich die Larve nach einigen Stunden ein Stück weit über das Hautniveau hinaus, was die Extraktion durch seitlichen Druck oder durch Herausziehen mittels Pinzette ermöglicht. Erschwert wird dieses Manöver allerdings durch mehrere Dornenreihen am Körper der Larve, mit denen sie sich im umliegenden Gewebe verankert. Deshalb ergänzen ein vorausgehendes heißes Bad und eine kleine Inzision zur Erweiterung des Porus die Methode. Eine andere Möglichkeit, die Larve durch teilweise Migration greifbar zu machen, ist die Unterspritzung mit einem Lokalanästhetikum. Dazu wird zunächst mit einer feinen Sonde der Grund der Gewebehöhle gesucht, in den Lidocain instilliert wird. Die hervortretende Larve wird exprimiert oder mittels Pinzette oder Péan-Klemme herausgezogen. Zur chirurgischen Entfernung der Larve wird nach kreuzförmigem Schnitt im Bereich des Porus (Abb. 5.214b) die Larve unter seitlichem Druck mit Pinzette oder Péan-Klemme extrahiert (Abb. 5.214c). Systemische Antibiotika sind in der Regel nicht notwendig. Zur Prophylaxe ist in endemischen Gebieten auf die Anwendung von Repellents (N,N-Diethyl-m-Toluamid), Bedeckung freier Körperstellen und Moskitonetzen zu achten.

▪ Literatur

Bardach H, Aspock H (1981) Furunkuloide Myiasis durch Cordylobia anthropophaga – Fallbeobachtung bei einem Afrikaurlauber und Überblick der Literatur. Z Hautkr 56:216–220

Frieling U, Nahsan D, Metze D (1999) Kutane Myiasis – ein Urlaubssouvenir. Hautarzt 50:203–207

Gewirtzman A, Rabinovitz H (1999) Botfly infestation (myiasis) masquerading as furunculosis. Cutis 63:71–72

Gotz M (1995) Tropenaufenthalt und furunkuloide Myiasis. Dasselfliegenlarve bei einem Kind. Pathologe 16:285–286

Jacobi CA, Bruns C, Keller HW (1994) Myiasis der Kopfhaut – ein Zufallsbefund in der ambulanten Chirurgie. Zentralbl Chir 119:733–735

Jelinek T, Nothdruft HD, Rieder N, Loscher T (1995) Cutaneous myiasis: review of 13 cases in travelers returning from tropical countries. Int J Dermatol 34:624–626

Loong PT, Lui H, Buck HW (1992) Cutaneous myiasis: a simple and effective technique for extraction of Dermatobia hominis larvae. Int J Dermatol 31:657–659

Olumide YM (1994) Cutaneous myiasis: a simple and effective technique for extraction of Dermatobia hominis larvae. Int J Dermatol 33:148–149

Schembre DB, Spillert CR, Khan MY, Lazaro EJ (1990) Dermatobia hominis myiasis masquerading as an infected sebaceous cyst. Can J Surg 33:145–146

Szczurko C, Dompmartin A, Moreau A et al. (1994) Ultrasonography of furuncular myiasis: detection of Dermatobia hominis larvae and treatment. Int J Dermatol 33:282–283

Veraldi S, Gorani A, Suss L, Tadini G (1998) Cutaneous myiasis caused by Dermatobia hominis. Pediat Dermatol 15:116–118

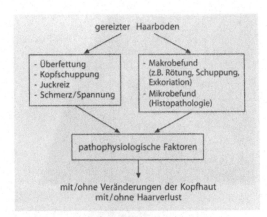

Abb. 5.215. Nosologische Klassifikation des „gereizten Haarbodens"

Gereizter Haarboden

Darum sorge der Edle, dass er seine Begriffe unter allen Umständen zu Worte bringen kann und seine Worte unter allen Umständen zu Taten machen kann.
Der Edle duldet nicht, dass in seinen Worten irgend etwas in Unordnung ist.
Das ist es, worauf alles ankommt.
KUNGFUTSE

Grundlagen

Die Definition von Gesundheit der WHO (World Health Organisation) lautet „Zustand völligen körperlichen, seelischen und sozialen Wohlbefindens", und dementsprechend ist jeder Zustand als krankhaft aufzufassen, der mit einer „über das Normalmaß" hinausgehenden Abweichung von diesem einhergeht. Bei einer durch ein Marktforschungsinstitut in Frankreich erhobenen Häufigkeit von 58% bzw. 62% subjektiver Reizerscheinungen des Haarbodens bei Männern und Frauen stellt sich die Frage nach dem Normalmaß bzw. der Krankheitsbedeutung eines gereizten Haarbodens. Der trendige Begriff von „Wellness" hat den WHO-Begriff der Gesundheit um diese Grauzone der kollektiven Normalität in Bezug auf die Behandlungsnotwendigkeit einer Reihe nicht eigentlich krankhafter Zustände zugunsten des individuellen Wohlbefindens erweitert.

Grundsätzlich ist das Symptom „gereizter Haarboden", gekennzeichnet durch Juckreiz (Pruritus), brennenden Schmerz (Trichodynie),

Überempfindlichkeit (Dysästhesie) sowie Rötung, Trockenheit (Sebostase), Überfettung (Seborrhö) und Schuppung (Pityriasis) der Kopfhaut, nicht als diagnostischer Endpunkt aufzufassen, sondern als Ausgangspunkt zu differenzialdiagnostischen Überlegungen, um letztlich zu einer dem Individualfall gerecht werdenden Interpretation der Symptomatologie mit ihren Implikationen für die Behandlung zu gelangen. Dabei bewährt sich eine nosologische Klassifikation der Zustände, die mit einem gereizten Haarboden einhergehen, in solche mit und solche ohne sichtbare Veränderungen der Kopfhaut mit oder ohne Haarausfall (Abb. 5.215) bzw. Angst vor Haarverlust.

Für weitere Ausführungen zu den im Folgenden übersichtsmäßig aufgeführten Krankheitsbildern sei auf die entsprechenden Buchkapitel verwiesen.

▪ Gereizter Haarboden mit Veränderungen der Kopfhaut

In jedem Behandlungsplan eines gereizten Haarbodens müssen zunächst zugrunde liegende dermatologische Erkrankungen (Dermatosen) mit ihren krankheitstypischen Veränderungen der Kopfhaut erkannt und einer spezifischen Behandlung zugeführt werden. Die am Haarboden sichtbaren Hautveränderungen können dabei den primären Ausdruck einer dermatologischen Erkrankung darstellen, z.B. Ekzemkrankheiten, Psoriasis, Lichen ruber follicularis, chronische pustulofolliculäre Dermatosen und infektiös bedingte Haarbodenkrankungen (Staphylodermien und Tinea capitis), oder sie können sekundär durch physikalisch-chemisch bedingte Schäden an der Kopfhaut (Kratzen, Überbehandlung) und Sekundärinfektion (Impetiginisation) entstehen.

Gereizter Haarboden
mit primären Veränderungen der Kopfhaut

Ekzemkrankheiten und Psoriasis stellen wohl die häufigsten dermatologischen Ursachen eines juckenden Haarbodens dar. Während unter der Bezeichnung „Ekzem" eine Gruppe ätiologisch wiederum heterogener Zustandsbilder zusammengefasst wird, deren Gemeinsamkeit die nicht infektiös bedingte entzündliche Reaktion der Haut auf exogene Noxen (Irritanzien, Allergene) mit Hauptsitz in der Epidermis ist, liegt bei der Psoriasis eine morphologisch durch charakteristische Schuppung gekennzeichnete, chronisch entzündliche Dermatose mit genetischer Prädisposition und wahrscheinlich autoimmunologisch bedingter, massiver epidermaler Hyperproliferation vor. Weil bei der ekzematösen Reaktion weniger die Noxe selbst, als die Reaktion der Haut auf sie die klinische Symptomatologie bestimmt, können neben Anamnese und Befunderhebung weiterführende allergologische Untersuchungen (Epikutantestung, Pricktest) angezeigt sein, um eine genaue Diagnose zu stellen. Ein ätiologisch unklarer Ekzemtyp mit Bevorzugung der behaarten Kopfhaut neben anderen talgdrüsenreichen Arealen (Gesicht, vordere und hintere Schweißrinne) ist das seborrhoische Ekzem, bei dem vermehrtes Schwitzen, Besiedelung Talgdrüsen tragender Hautareale mit saprophytären Keimen (Pityrosporum ovale) und eine Dysseborrhö von Bedeutung sind. Ein ebenfalls zu Chronizität neigender Ekzemtyp, der aus einem Zusammenspiel verschiedener, im Einzelfall schwer abwägbarer pathogenetischer Faktoren resultiert, wie Milieufaktoren (schlechte Hygiene), Irritation, mikrobielle Autosensibilisierung bei hoher Keimdichte u.a., ist das dysregulativ-mikrobielle Ekzem.

Weniger häufige Dermatosen, die Juckreiz der Kopfhaut verursachen können, sind unten aufgeführt und zum Teil nur bioptisch (inkl. direkter Immunfluoreszenzuntersuchung) mit Sicherheit zu diagnostizieren (Autoimmundermatosen und sterile pustulofollikuläre Erkrankungen). Infektiös bedingte Haarbodenerkrankungen, und dies gilt insbesondere für die Kopfhautmykosen, sind aufgrund ihrer klinischen Formenvielfalt und weil häufig verkannt, mikrobiologisch stets auszuschließen. Schließlich sei auf das Angiosarkom der Kopfhaut und die Arteriitis temporalis hingewiesen, die selten einmal beim älteren Patienten Juckreiz bzw. Schmerzen an der befallenen Kopfhautregion auslösen können, bei denen aber die Frühdiagnose vordringlich ist.

Für nähere Ausführungen zu diesen dermatologischen Krankheitsbildern sei auf Tab. 5.51 und die entsprechenden Kapitel verwiesen.

Tabelle 5.51. Mögliche dermatologische Krankheitsbilder bei gereiztem Haarboden

Ekzemkrankheiten
- Kontaktdermatitis (toxisch, allergisch)
- atopisches Ekzem
- Lichen simplex chronicus
- seborrhoisches Ekzem
- dysregulativ-mikrobielles Ekzem

Chronisch entzündliche Dermatosen unbekannter Ätiologie mit vermuteter oder gesicherter Autoimmunpathogenese
- Psoriasis capillitii
- Lichen ruber follicularis/planopilaris
- Lupus erythematodes discoides
- Dermatomyositis
- Pemphiguserkrankungen (P. vulgaris, P. foliaceus)
- vernarbendes Pemphigoid (Brunsting-Perry-Variante)

Chronisch entzündliche, nicht infektiös bedingte, pustulofollikuläre Erkrankungen
- Perifolliculitis capitis abscedens et suffodiens (follikuläres Okklusionssyndrom)
- Acne keloidalis nuchae
- Acne miliaris necrotica
- zentrale zentrifugale zikatrisierende Alopezien
- erosive pustulöse Dermatose des Kapillitiums

Infektionskrankheiten
Bakteriell
- oberflächliche Follikulitis (Ostiofollikulitis Bockhart)
- tiefe Follikulitis (Folliculitis decalvans Quinquaud)

Mykotisch
- Tinea capitis (Mikrosporie, Trichophytie, Favus)

Viral
- Varicella-Zoster/postherpetische Neuralgie

Varia
- lipödematöse Alopezie/lipödematöser Skalp
- Angiosarkom
- Arteriitis temporalis

**Gereizter Haarboden
mit sekundären Veränderungen der Kopfhaut**

Die Kopfschuppung bei einer zugrunde liegenden spezifischen dermatologischen Erkrankung ausgenommen, werden Kopfschuppen ohne weitere klinische Veränderungen der Kopfhaut als Ausdruck eines gereizten Haarbodens mit fokalen, mikroskopischen Entzündungsherden aufgefasst. Infolge physikalisch-chemischer Stimuli, mikrobieller Besiedelung und/oder abnormer Talgproduktion und -zusammensetzung kommt es zu fokaler epidermaler Hyperproliferation in Verbindung mit einer abnormen Keratinisierung (Parakeratose) und erhöhter Bildung von Zellaggregaten. Dieser Prozess führt zur gestörten Abschilferung und verändertem Lichtbrechungsindex der verhornten Zellen. Die Kopfhautschuppung kann mit Juckreizempfindung unterschiedlicher Ausprägung einhergehen („juckende Schuppen"), wobei psychische Stressfaktoren erfahrungsgemäß einen Einfluss auf die Juckreizempfindungsschwelle und möglicherweise auch auf die fokalen Entzündungsprozesse (neurogene Entzündung?) haben können. Größe, Haft- und Lichtbrechungseigenschaften dieser Zellen bzw. Zellaggregate sowie die Talgproduktion und -zusammensetzung bestimmen das klinische Erscheinungsbild der Kopfhautschuppung.

Juckreiz und Kratzexkoriationen können ferner Ausdruck eines allgemeinen Pruritus sein, bei dem weiterführende internmedizinische Untersuchungen angezeigt sind, Symptom einer parasitären Infestation oder psychogen bedingt. Während es bei Kopflausbefall (Pediculosis capitis) meistens zur Ekzematisation und Impetiginisation mit besonderer Prädilektion für den Nacken- und Retroaurikulärbereich kommt, sind die selbst zugefügten Hautdefekte infolge neurotischer Exkoriation oder Akarophobie häufig tiefer und stehen isoliert. Im Unterschied zum neurotrophischen Ulkus im Bereich eines geschädigten sensorischen Nervs zeigen sie zudem kein besonderes Lokalisationsprinzip (Tab. 5.52).

**▨ Gereizter Haarboden
    ohne Veränderungen der Kopfhaut**

Bei fehlenden objektivierbaren Kopfhautveränderungen, aber sehr starken Beschwerden, oft verbunden mit Schmerzempfindung und Angst vor Verlust der Haare, sind psychische Störungen in Erwägung zu ziehen, bei denen der be-

Tabelle 5.52. Gereizter Haarboden mit sekundären Veränderungen der Kopfhaut

Im Rahmen eines allgemeinen Pruritus
▨ Diabetes mellitus (Scribner 1977)
▨ Eisenmangel
▨ urämischer Pruritus
▨ cholostatischer Pruritus
▨ paraneoplastischer Pruritus
▨ unerwünschte Medikamentenwirkung
Parasitosen
▨ Pediculosis capitis
▨ Liposcelis mendax (Burgess et al. 1991)
Neurotrophische Dysästhesien
▨ Hirnstammläsionen
▨ periphere sensorische Nervenläsion
Psychogene Exkoriationen
▨ „Thinker's itch" (Bernhard 1985)
▨ psychogener Pruritus (Calnan u. O'Neill 1952)
▨ neurotische Exkoriationen/Artefaktkrankheit
▨ Akarophobie/Epizoonosenwahn

haarte Kopf zum somatischen Ausdrucksorgan einer psychischen Dauerspannung wird.

Gereizter Haarboden ohne Veränderungen der Kopfhaut in Verbindung mit Haarausfall

Eine Studie von Rebora et al. (1996) zeigt, dass 34,2% von 222 Frauen, die ihre Haarsprechstunde wegen Haarausfalls aufsuchten, gleichzeitig über Schmerzempfindungen der Kopfhaut klagten, sog. Trichodynie. Die Ursache dieser Missempfindung ist noch unklar, aber es wird zur Zeit über die vermehrte Expression von Neuropeptiden (Substanz P) in der Kopfhaut dieser Patienten diskutiert (Hordinsky 1997). Dadurch dass die Neuropeptide immunregulierende, nozizeptive und proinflammatorische Eigenschaften aufweisen und sowohl das Immunsystem der Haut als auch das Nervensystem bidirektional beeinflussen können, stellt sich die Frage nach deren Rolle als neurohumorales Zwischenglied (Abb. 5.216).

Missempfindungen der Kopfhaut in Verbindung mit Haarausfall werden bei folgenden Zuständen beobachtet.

Androgenetische Alopezie und *chronisches diffuses Telogeneffluvium.* Im Verlauf einer androgenetischen Alopezie finden sich Reizerschei-

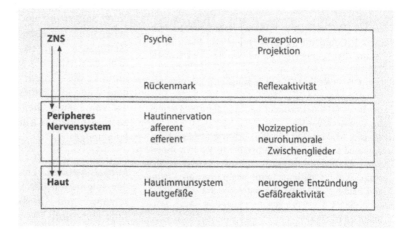

Abb. 5.216. Querverbindung zwischen Nervensystem und Kopfhaut

nungen der Kopfhaut, die in Form von Juckreiz, Überfettung und Kopfschuppen am häufigsten Ausdruck eines seborrhoischen Ekzems sind. Es kann aber genauso wie beim chronischen diffusen Telogeneffluvium auch eine schmerzhafte Überempfindlichkeit der Haare bestehen, vor allem auf Berührung und ohne sichtbare entzündliche Veränderungen der Kopfhaut, sog. Trichodynie. Nicht selten findet sich eine Rötung des Skalps ohne weitere nosologische Zuordnungsmöglichkeit, „red scalp" (Thestrup-Pedersen u. Hjorth 1987).

Alopecia areata. Während die Alopecia areata häufiger ohne weitere Symptome und scheinbar unvermittelt auftritt, geben einige Patienten in aktiven Phasen des Alopecia-areata-bedingten Haarausfalls Missempfindungen der betroffenen Kopfhaut an. Der Verlauf einer Alopecia areata ist unberechenbar, mit hoher Spontanremissionsrate, aber auch großer Rezidivfreudigkeit. Gehäuft kommt die Alopecia areata bei Atopie vor, die für den Verlauf der Alopecia areata einen ungünstigen Prognosefaktor darstellt. Nicht selten besteht deshalb gleichzeitig eine atopische Diathese der Kopfhaut.

Gereizter Haarboden ohne Veränderungen der Kopfhaut und ohne Haarausfall

Für ein Spektrum psychischer Störungen mit vielfältiger, somatisch nicht erklärbarer Symptomatologie, welche für die körperliche Erscheinung wichtige anatomische Strukturen wie das Kapillitium betrifft, prägte Cotterill (1996) den Begriff „dermatologic nondisease".

Bei diesen Patienten handelt es sich häufiger um Frauen, gelegentlich auch um Männer, mit überbewerteten (Neurosen), seltener wahnhaften Ideen (Psychosen) in Bezug auf ihre Haare. Es wird in der Regel über persistierendes Kopfhautbrennen berichtet, sog. Skalpdysästhesie (Hoss u. Siegel 1998). Bei den Betroffenen finden sich

- depressive Störungen, häufiger Frauen mit Eheproblemen;
- generalisierte Angststörungen, auch bei Männern;
- somatoforme psychische Störungen:
  - Konversionsstörung (Klavusgefühl),
  - Schmerzstörung;
- Psychosen:
  - monosymptomatische hypochondrische Psychose.

Differenzialdiagnose. *Migräneäquivalent.* Differenzialdiagnostisch sind Schmerzempfindungen der Kopfhaut als Migräneäquivalent bzw. Erythroprosopalgie/Horton-Neuralgie abzugrenzen: Bei letzterer handelt es sich um Schmerzattacken im Augen-Stirn-Schläfen-Bereich, die meist zu bestimmten Tageszeiten, vor allem nachts, gehäuft auftreten, streng halbseitig sind und mit Tränenfluss, konjunktivaler Injektion, Schwellung der Nasenschleimhaut und vermehrtem Pulsieren der A. temporalis einhergehen. In diesen Fällen treten die Schmerzen anfallsweise auf.

Verletzungen des Atlas. Es wurde auch über Schmerzempfindungen des Skalps bei einem signifikanten Anteil (56%) von Patienten mit C1 (Atlas-)Frakturen berichtet (Landells u. van Petegehem 1988). Die Schmerzen lassen sich durch eine entsprechende osteoplastische Korrektur (Orthese) beheben (Rogers et al. 1992).

■ Literatur

Bernhard JD (1985) Does thinking itch? Lancet 1:589

Burgess I, Coulthard M, Heaney J (1991) Scalp infestation by Liposcelis mendax. Br J Dermatol 125:400–401

Calnan CD, O'Neill D (1952) Itching in tension states. Br J Dermatol 64:274–280

Cotterill JA (1996) Dermatologic nondisease. Dermatol Clin 14:439–445

Hordinsky M, Worel S, Lee WS, Ericson M (1997) Endothelial localization of substance P (SP) in innervated and non-innervated blood vessels in the scalp skin of patients with scalp burning, pain, and hair loss. J Invest Dermatol 108:655

Hoss D, Segal S (1998) Scalp dysesthesia. Arch Dermatol 134:327–330

Landells CD, van Petegehem PK (1988) Fractures of the atlas: classification, treatment and morbidity. Spine 13:450–452

Rebora A, Semino MT, Guarrera M (1996) Trichodynia. Dermatology 192:292–293

Rogers MA, Ransford AO, Crockard HA (1992) Osteoplastic repair of the atlas. J Bone Joint Surg Br 74:880–882

Scribner M (1977) Diabetes and pruritus of the scalp. JAMA 237:1559

Thestrup-Pedersen K, Hjorth N (1987) Rod skalp. En ikke tidligere beskrevet harbundssygdom? Ugeskr Laeger 149:2141-2142

Symptomatologie

■ Seborrhoea oleosa

Definition. Über die Norm gesteigerte Talgproduktion der Kopfhaut, vor allem am Vorderkopf, als Symptom einer besonderen Hautkonstitution. Bei starker Seborrhö werden die Haare bereits kurz nach der Haarwäsche fettig, strähnig und verlieren die Form.

Vorkommen. Die Talgsekretionsaktivität ist bei beiden Geschlechtern bei Geburt hoch und fällt innerhalb des 1. Lebenshalbjahrs rasch auf ein sehr tiefes Niveau ab, das bis zum 8. Lebensjahr besteht. Mit der Pubertät kommt es zu einer Steigerung der Talgproduktion, und fettige Haare sind eines der ersten Zeichen der Adoleszenz, das beim weiblichen Geschlecht früher auftritt als beim männlichen. Das männliche Geschlecht holt bis zum 16. Lebensjahr auf, um von diesem Zeitpunkt an zeitlebens eine gegenüber dem weiblichen Geschlecht höhere Sekretionsleistung der Talgdrüsen zu bewahren. Bei menstruieren-den Frauen kommt es jeweils prämenstruell zu einer Steigerung der Talgsekretion, ab dem 30. Lebensjahr zu einer allmählichen und in der Menopause starken Verminderung der Talgdrüsenaktivität bis zur Sebostase. Bei Männern nimmt die Talgdrüsensekretionsleistung mit dem Alter langsamer ab, bleibt aber stets über der von Frauen. Bei Parkinsonismus besteht oft auch in höherem Alter eine starke Seborrhö fort („Salbengesicht").

Ätiopathogenese. Lipidsynthese und Entleerung der Talgdrüsen der Kopfhaut sowie Zusammensetzung und Ausbreitungseigenschaften der Kopfhaut- und Haarlipide sind alle von pathophysiologischer Bedeutung. Vor dem Hintergrund genetischer Faktoren, von Androgenwirkung und Umwelteinflüssen ist die Sekretionsleistung der Talgdrüsen gegenüber der Norm erhöht (Hyperseborrhö), und die Lipidzusammensetzung durch mikrobielle Lipolyse zugunsten des freien Fettsäureanteils verändert. Die öl- und wachsartigen Inhaltsstoffe des Hautfetts beschweren das Haar und mindern die Reibung von Haar zu Haar und damit den Frisurenhalt. Die Akkumulation von Staub und Schmutz auf fettigem Haar sowie die peroxidative Transformation des Talgs führen zu vorzeitig schmutzig erscheinendem und bei ungenügender Hygiene schlecht riechendem Haar.

Klinik. Die Talgproduktion im Individualfall als zu stark zu bezeichnen, hängt wesentlich vom subjektiven Empfinden des Betroffenen ab, der deswegen ärztlichen Rat sucht. Erfahrungsgemäß zeichnet sich die als störend empfundene Seborrhö durch schmutzig erscheinende Haare mit vermindertem Frisurenhalt bereits innerhalb 24 Stunden nach der Haarwäsche aus (Abb. 5.217). Durch die vorzeitige Akkumulation von Schmutz im Talg kommt es zusammen mit der mikrobiell bedingten peroxidativen Transformation des Talgs bei verhältnismäßig ungenügender Hygiene (weniger als tägliche Haarwäsche) auch zu schlechtem Geruch.

Diagnostik. Andere Zeichen der Androgenisierung (Akne, Hirsutismus, Alopezie) bzw. Virilisierung sollten gesucht bzw. ausgeschlossen werden. Haarpflegeanamnese: Häufigkeit der Haarwäsche, Produktauswahl. Medikamentenanamnese: Androgene bzw. Gestagene mit androgener Partialwirkung.

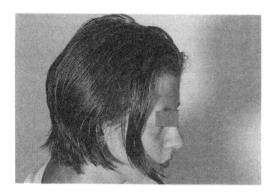

Abb. 5.217. Seborrhoea oleosa

Verlauf und Prognose. Geschlechts- und altersabhängig über kurz oder lang selbstlimitierend. Auch wenn eine Seborrhö häufig Begleitsymptom der androgenetischen Alopezie ist und bei fortgeschrittener Alopezie oft ausgeprägter erscheint, weil der Talg sich auf weniger Haare verteilt, leistet sie nicht der Entwicklung einer androgenetischen Alopezie Vorschub. Jedoch begünstigt eine Seborrhö die Entwicklung von Haarbodenerkrankungen wie seborrhoisches Ekzem, Acne miliaris necrotica und Pyodermien.

Prophylaxe und Therapie. Während für trockene Haare und Kopfschuppen eine Vielzahl von Pflege- bzw. Wirkstoffen in Shampoos zur Verfügung steht, bedeutet die Behandlung fettiger Haare nach wie vor eine der größten Herausforderungen, weil es nicht möglich ist, signifikante Verbesserungen des Haarzustands mit kosmetischen Wirkstoffen zu erzielen. Aus diesem Grund stellt die häufige, im Bedarfsfall auch tägliche Haarwäsche eine Alternative dar. Zur Haarwäsche sollten Shampoos mit einer milden anionischen und antimikrobiell wirksamen Tensidgrundlage und wenig Substantivität zum Haar gewählt werden. Es sollte auf die Anwendung von Pflegeshampoos oder -spülungen verzichtet werden, die kationische Polymere zur Haarpflege enthalten, da diese eine hohe Substantivität zum Haar aufweisen und sich bei wiederholter Shampooanwendung auf dem Haarschaft aufbauen können. Eine derartige „Überpflege" kann eine zusätzliche Beschwerung der Frisur und damit das Erscheinungsbild fettiger Haare zur Folge haben. Um das vorzeitige Zusammenfallen voluminöser Frisuren zu vermeiden, muss viel eher verhindert werden, dass die Haaroberfläche zu glatt und geschmeidig wird. Der Zusatz gerbstoffhaltiger Pflanzenextrakte, z. B. Eichen-

rindenextrakt, kann durch eine Aufrauung der Haaroberfläche den Frisurhalt günstig beeinflussen, ebenso die Durchführung einer Dauerwelle. Als nachweislich sebosuppressiver Wirkstoff in Medizinalshampoos zur Behandlung der Kopfhautseborrhö, wenn auch in begrenztem Ausmaß, kommt praktisch nur Steinkohleteerdestillat in Betracht. Andere Medizinalshampoos zur Behandlung des oft mit der Seborrhö irrtümlich gleichgesetzten seborrhoischen Ekzems haben keine Wirkung auf die Hyperseborrhö, speziell Selendisulfid ist beim Seborrhoiker wegen einer Talgdrüsensekretion steigernden Wirkung kontraindiziert (Goldschmidt et al. 1968). Ferner sind der Gebrauch des Heißluftföns, Kopfhautmassagen und starkes Schwitzen (Ausbreitungseffekt) zu meiden. Fettige Haare werden mit Vorteil kurz getragen (Tab. 5.53).

Tabelle 5.53. Maßnahmen bei Kopfhautseborrhö

Allgemeinmaßnahmen
▓ häufige Haarwäsche
▓ Verzicht auf Pflegespülungen
▓ Verzicht auf Kopfhautmassagen
▓ Verzicht auf Heißluftfön
▓ Kurzhaarschnitt
▓ Verwendung von Haarfestigern
▓ Dauerwelle
▓ zu starkes Schwitzen der Kopfhaut sollte vermieden werden (körperliche Anstrengung, Hitze, Genuss- und Reizmittel)

Shampoobehandlung
▓ milde anionische und antimikrobiell wirksame Tensidgrundlage
▓ Verzicht auf Pflegeshampoos und 2-in-1-Shampoos
▓ gerbstoffhaltige Pflanzenextrakte, z. B. Eichenrinde
▓ Steinkohleteerdestillat
▓ Verzicht auf selendisulfidhaltige Shampoos

Lokale Pharmakotherapie
▓ alkoholische Haarwasser
▓ Steinkohleteerdestillat
▓ Östrogen
▓ Progesteron

Systemische Pharmakotherapie
▓ Cyproteronacetat (2–10 mg in Verbindung mit einem Östrogen)
▓ Isotretinoin (0,1 mg/kg Körpergewicht)

Lokale Therapien. 70%iger Isopropylalkohol als Haarwasser im Anschluss an die Haarwäsche hat einen günstigen Einfluss auf den Nachfettvorgang der Haare. Mit Vorteil werden in ein solches Haarwasser sebosuppressive Substanzen eingearbeitet. Steinkohleteerdestillat führt zu einer Verlangsamung der Nachsekretion der Talgdrüsen, während dieser Effekt bei Ichthyolnatrium nicht nachgewiesen werden konnte. Nachteil einer solchen Therapie ist der störende Teergeruch. Topische Östrogene und/oder Progesteron führen zu einer Verminderung der erhöhten Talgsekretion, wenn auch in begrenztem Umfang, und eignen sich in erster Linie zur Behandlung der Hyperseborrhö bei Frauen. Bei Männern sind sie entweder nicht wirksam oder kontraindiziert. Dagegen haben sich Antiandrogene in topischer Anwendung als unwirksam erwiesen.

Systemische Therapien. Während sich bei Männern die systemische Behandlung der Hyperseborrhö auf Isotretinoin (Roaccutan) beschränkt und eher schweren Ausnahmefällen vorbehalten ist, hat sich bei Frauen die hormonale Behandlung bewährt, die weit häufiger zum Einsatz kommt. Östrogene allein sind nur in hoher Dosierung (ab 80 µg Ethynylöstradiol) wirksam und deshalb wegen des ungünstigen Nutzen-Risiko-Verhältnisses nicht vertretbar; doch hat sich die Behandlung der Seborrhö der Frau mit Cyproteronacetat in einer Dosierung von 2 mg in Verbindung mit 35 µg Ethinylöstradiol (Diane 35), in schweren Fällen auch in höherer Dosierung (Androcur), in der täglichen Praxis durchgesetzt. Isotretinoin (Roaccutan) hat bereits in niedriger Dosierung (0,1 mg/kg Körpergewicht pro Tag) einen ausgeprägten und nachhaltigen sebosuppressiven Effekt (Tab. 5.53).

■ Literatur

Gloor M, Breitinger J, Friederich HC (1973) Über die Zusammensetzung der Hautoberflächenlipide bei Seborrhoea oleosa und Seborrhoea sicca. Arch Dermatol Forsch 247:59–64

Gloor M, Mattern E, Friedrich HC (1976) Über die Wirkung eines Steinkohleteerzusatzes zu Kopfwaschmitteln auf Menge und Zusammensetzung der Kopf- und Haarlipide. Dermatol Monatsschr 162:678–683

Gloor M, Jager B, Baldes G (1977) Wirkungseffekt waschaktiver Substanzen in Kopfwaschmitteln. Hautarzt 28:404–406

Gloor M, Kohler H (1977) On the physiology and biochemistry of the scalp and hair lipids. Arch Dermatol Res 257:273–279

Gloor M (1979) Aspekte zur Therapie der Seborrhoea oleosa und der Pityriasis simplex capillitii. Hautarzt 30:236–241

Goldschmidt JA, Kligman AM (1968) Increased sebum secretion following selenium sulfide shampoos. Acta Dermatol Venereol 48:489–491

Pierard-Franchimont G, Pierard GE (1988) Approche physiopathologique de la seborrhee du curi chevelu. Ann Dermatol Venereol 115:451–453

■ Kopfschuppen

Definition. Vermehrte Desquamation unterschiedlich großer Verbände abnorm keratinisierter Epidermiszellen der Kopfhaut. Aufgrund des klinischen Erscheinungsbilds werden einfache Schuppen (Pityriasis simplex), fettige Schuppen (Pityriasis steatoides) sowie die Asbestflechte (Pityriasis amiantacea) unterschieden.

Ätiopathogenese. Vermehrte Kopfhautschuppung ist Folge einer beschleunigten Proliferation der Epidermiszellen mit daraus resultierender Auflösung der im Normalfall auf der Kopfhaut vorhandenen Kolumnärstruktur des Stratum corneum und erhöhter Bildung von Zellaggregaten, die letztlich die Schuppengröße bestimmen. Der Prozess ist Folge fokaler Entzündungsherde der Kopfhaut, die mit einer abnormen parakeratotischen Verhornung einhergeht, welche ihrerseits zur gestörten Abschilferung und zum veränderten Lichtbrechungsindex der keratinisierten Zellen bzw. Zellaggregate führt. Größe, Haft- und Lichtbrechungseigenschaften dieser Zellen bzw. Zellaggregate bestimmen das klinische Erscheinungsbild der Kopfhautschuppung. Zu den Faktoren, die zu fokalen Entzündungsherden der Kopfhaut führen, zählen physikalisch-chemische Stimuli (haarkosmetisch und umweltbedingt), mikrobielle Besiedelung (Pityrosporum ovale), Talgproduktion (Sebostase oder Seborrhö) und Talgzusammensetzung (mikrobielle Abbauprodukte mit Irritationspotenzial).

Vorkommen. Pityriasis simplex kommt bei Sebostase im Rahmen etwa einer atopischen Dermatitis oder Alterssebostase vor und kann durch die zu häufige Haarwäsche oder bereits durch wenige Haarwäschen mit entfettenden Shampoos bedingt sein. Dagegen geht die Pityriasis steatoides mit einer Kopfhautseborrhö

einher, mit der sie die Alters- und Geschlechts-
prädilektion gemeinsam hat. Sie tritt häufiger
bei mangelhafter Reinlichkeit auf und steht
nachgewiesenermaßen in pathogenetischem Zusammenhang mit Pityrosporum ovale. Pityriasis
amiantacea tritt häufiger idiopathisch bei Mädchen, aber auch bei mangelhafter Reinlichkeit
auf.

Klinik. *Pityriasis simplex* (Abb. 5.218 a). Trockene, kleieförmige Schuppung über weite Areale
des Kapillitiums, das manchmal wie mit Mehl
bestäubt erscheint. Diese Form der Kopfhaut-
schuppen ist häufig mit zeitweise starkem Juckreiz verbunden.

Pityriasis steatoides (Abb. 5.218 b). Auf seborrhoische Areale des Kapillitiums (frontales und
zentroparietales Kapillitium sowie Vertexregion)
beschränkte, häufig aber auch an der Stirn-
Haar-Grenze, in den äußeren Gehörgängen,
präaurikulär und im Augenbrauenbereich vorkommende, fester haftende, fettige, kleieförmige
Schuppung. Bei mangelhafter Reinlichkeit häufig mit schlechtem Geruch (ranzig) verbunden.
Juckreiz tritt bei dieser Form der Kopfschuppen
in der Regel nur bei gleichzeitig bestehendem
seborrhoischen Ekzem auf.

Pityriasis amiantacea (Abb. 5.218 c). In umschriebenen Herden vorkommende, asbestartig
dicke und festhaftende Schuppen mit fokalem
Haarverlust, ohne Juckreiz. Das gleichzeitige Bestehen retroaurikulärer Rhagaden ist eine typische Assoziation.

Diagnostik. Das Symptom „Kopfschuppen" ist
grundsätzlich nicht als diagnostischer Endpunkt
aufzufassen, sondern als Ausgangspunkt zu differenzialdiagnostischen Überlegungen, um dem
Individualfall therapeutisch gerecht zu werden.
Nach Ausschluss zugrunde liegender spezifischer dermatologischer Erkrankungen mit ihren typischen Veränderungen der Kopfhaut sind
gezielt beeinflussbare pathogenetische Faktoren
wie physikalisch-chemische Einwirkungen der
Umwelt, Abweichungen der Talgproduktion,
mikrobielle Besiedelung der Haarbodens und
psychische Konfliktspannung mit erniedrigter
Reizempfindungsschwelle in Betracht zu ziehen.

Familien- und persönliche Anamnese hinsichtlich Atopie und Psoriasis. Haarpflegeanamnese:
Häufigkeit der Haarwäsche und Produktauswahl.
Haarkosmetikanamnese: Art und Häufigkeit chemisch-kosmetischer Prozeduren (Dauerwellenverformung, Haarglättung, Blondierung, Haar-

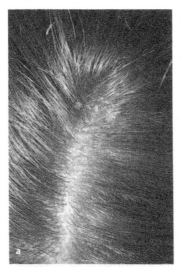
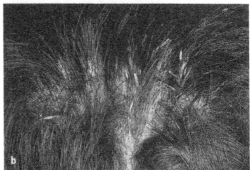
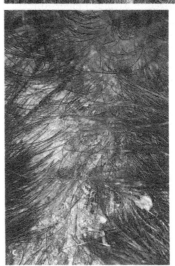

Abb. 5.218. Kopfschuppen (Pityriasis capitis).
a Pityriasis simplex.
b Pityriasis steatoides.
c Pityriasis amiantacea

färbung). Sozialanamnese hinsichtlich psychischer Konflikt- oder Dauerspannung („Stress"). Untersuchung des übrigen Integuments hinsichtlich Atopiestigmata bzw. minimaler psoriatischer Veränderungen an den entsprechenden Prädilektionsstellen.

Die Histopathologie zeigt oberflächlich dermale Entzündungsfoci mit Dilatation kleiner dermaler Gefäße, Diapedese von Leukozyten in die dermalen Papillen (Abb. 5.219a), Exozytose von Entzündungszellen in die Epidermis, Entwicklung fokaler Spongioseherde, Schwund des Stratum granulosum und Ausbildung einer Parakeratose mit fibrinoleukozytären Exsudateinschlüssen (Abb. 5.219b), und in der Abheilungsphase Aggregate parakeratotischer Zellen, die kappenartig einem darunter regenerierten Stratum corneum aufsitzen und desquamiert werden (Abb. 5.219c). Die Histologie ist nicht spezifisch für die Pityriasis capitis, sondern findet sich in unterschiedlicher Ausprägung auch beim seborrhoischen Kopfhautekzem und der Psoriasis capitis, zu denen fließende Übergänge bestehen. Gelegentlich zeigen sich auch kleinherdige Nekrosen innerhalb der oberen Epidermis, die durch Kratzen verursacht werden.

Stets sollte eine mykologische Ausschlussdiagnostik am Direktpräparat (Sensitivität ca. 60%) und in der Kultur (Sensitivität >90%) erfolgen.

Epikutantestungen hinsichtlich einer Kontaktallergie sind in Abhängigkeit einer entsprechenden Expositionsanamnese angezeigt.

Differenzialdiagnose. Ekzemkrankheiten des Haarbodens (allergische und kumulativ-toxische Kontaktekzeme, seborrhoisches Ekzem und Neurodermitis), Psoriasis, Tinea capitis.

Pemphigus foliaceus. Chronische, autoimmunbedingte Dermatose mit subkornealer Akantholyse und zirkulierenden Autoantikörpern gegen Antigene der Desmosomen (Desmoglein 1). Klinisch krustöse, schuppige Erosionen mit Prädilektion für seborrhoische Areale (Kapillitium! Abb. 5.220).

Verlauf und Prognose. Bei hoher Rezidivhäufigkeit geschlechts- und altersabhängig über kurz oder lang selbstlimitierend. In den meisten Fällen ist im Anschluss an eine im Schnitt 2-wöchige intensive Lokaltherapie durch eine regelmäßige, einfache Erhaltungstherapie (z.B. Anwendung eines Antischuppenshampoos 2-mal wöchentlich) die Remission langfristig zu erhalten.

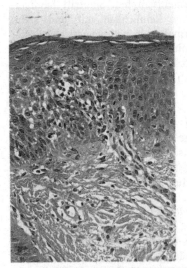
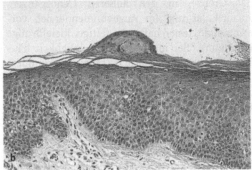
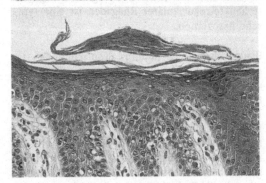

Abb. 5.219. Kopfschuppen (Histologie). **a** „Spritzende Kapillaren". **b** Parakeratose mit fibrinoleukozytären Exsudateinschlüssen. **c** Desquamation von Aggregaten parakeratotischer Zellen

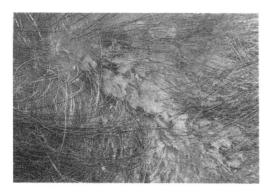

Abb. 5.220. Pemphigus foliaceus (Kopfhaut)

Prophylaxe und Therapie. *Shampoobehandlung.*
Die Shampoobehandlung stellt die häufigste
Form der Therapie von Kopfschuppen dar. Die
Anforderungen an eine solche Shampoobehand-
lung übertreffen die Funktion der bloßen
Reinigung und umfassen neben einer guten
Reinigungskraft und Milde die gleichzeitige
pharmakologische Behandlung der vermehrten
Kopfschuppenbildung. Die Wahl und Häufigkeit
der Shampoobehandlung richtet sich nach einer
zugrunde liegenden Sebostase oder Seborrhö.
Während bei der Sebostase auf eine weniger fre-
quente Haarwäsche unter Meidung entfettender
Shampoos zu achten ist, führt bei der Pityriasis
steatoides bereits die tägliche Haarwäsche zu einer deutlichen Besserung des Zustandsbildes.
Als Wirkstoffe zur Behandlung der Kopfschuppen kommen je nach Differenzialindikation keratostatische Wirkstoffe in Betracht, die über eine Hemmung der gesteigerten Produktion ver-
hornender Zellen wirken, z.B. Steinkohleteer;
keratolytische Wirkstoffe, die über eine Auflösung der Zellaggregate ihre Wirkung entfalten,
z.B. kolloidaler Schwefel; antimikrobielle Wirkstoffe, die über eine Hemmung von Pityrosporum ovale wirken, z.B. Selendisulfid, Zinkpyrithion, Piroctonolamin und Ketoconazol. Einige
dieser Stoffe entfalten ihre Wirksamkeit über
zwei, z.B. Selendisulfid, oder über alle drei dieser Mechanismen, z.B. Zinkpyrithion und Dipyrithion. Auch stehen Antischuppenshampoos
mit kombinierten Wirkstoffen zur Verfügung.
Eine medizinische Haarwäsche wird in der Regel 2-mal wöchentlich unter Beachtung hinrei-
chender Kontaktzeiten (für Zinkpyrithion z.B.
5–10 Minuten) durchgeführt.
Lokale Therapien. Zur Entschuppung bewährt
sich 10%ige Salicylsäure je nach Zustand der
Kopfhaut wahlweise in Lotionen, einer Ölgrund-

lage oder Carbowax. Im Anschluss an die medizinische Haarwäsche können steinkohleteerhal-
tige (Lithantracis pix extr. 5%) Lotionen mehrmals täglich eingesetzt werden. In ausgeprägteren Fällen kommen topische Corticosteroide
zum Einsatz, deren Hauptanwendungsgebiet
generell nicht infektiöse, entzündliche Hauterkrankungen aus dem Formenkreis der Ekzeme bzw. Psoriasis sind und die über eine Ent-
zündungs- (Klassen I, II) bzw. Proliferations-
hemmung (Klassen III, IV) wirken. Auch hier
ist die Grundlage je nach Zustand des Haarbodens mit Sorgfalt auszuwählen, bei Sebostase
eher Cremes, bei Seborrhö eher alkoholische
Lotionen, sog. Skalpapplikationen. Zur Rezidivprophylaxe eignet sich die Fortführung der
Shampoobehandlung mit/ohne Anwendung
steinkohleteerhaltiger Lotionen in reduzierter
Applikationsfrequenz. Medizinalshampoos werden mit Vorteil alle 3–6 Monate gewechselt
(Tab. 5.54).

Die Patienten sind darauf aufmerksam zu
machen, dass die bei der Entschuppung aus-
gehenden Haare in der abgelösten Schuppen-
kruste haftende Telogenhaare sind (Abb. 5.221),
und es sich damit nicht um einen pathologisch
übersteigerten Haarausfall handelt, der durch
die Therapie bedingt ist.

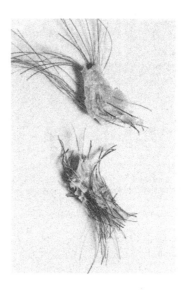

Abb. 5.221. Kompakte Schuppenkrusten
mit eingeschlossenen Telogenhaaren

Tabelle 5.54. Maßnahmen bei Kopfschuppenbildung

Allgemeinmaßnahmen

■ Haare im Schnitt 3-mal wöchentlich waschen; je nach Zustand der Kopfhaut (Sebostase oder Seborrhö) Frequenz anpassen
■ Verzicht auf Kopfhautmassagen
■ Verzicht auf Heißluftfön
■ Effekt diätetischer Resktriktionen (Käse, Schokolade) nicht belegt

Shampoobehandlung

■ Grundlage von Antischuppenshampoos entspricht der Formulierung für normales Haar
■ Antischuppenwirkstoffe in der Shampoogrundlage mit breiter antimikrobieller Wirkung, Fungistase als Wirkprinzip der Antischuppenwirkung
■ Empfehlung, erst nach einigen Minuten Einwirkzeit zu spülen (z. B. Ketoconazol: 2 Minuten; Zinkpyrithion: mindestens 5 Minuten)

Lokale Pharmakotherapie

■ Shampoobehandlung (Wirkstoffe):
 – keratostatische Wirkstoffe: Teerdestillate (1,5%), Ichthyolnatrium (2%)
 – keratolytische Wirkstoffe: kolloidaler Schwefel (10%)
 – antimikrobielle Wirkstoffe (einige dieser Stoffe mit keratostatischen bzw. keratolytischen Eigenschaften): quarternäre Ammoniumverbindungen, z. B. Cetylpyridiniumchlorid; Phenole, z. B. Thymol; Pyridine: Dipyrithion (1%), Zinkpyrithion (1,5%), Piroctonolamin (0,5–1,0%); Selendisulfid (2,5%); Polyvidonjod (4%); Imidazole: Ketoconazol (2%), Econazol (1%)
 – kombinierte Wirkstoffe
■ 5% Lithantracis pix extr.
■ 5–10% Salicylsäure in Lotionen, Ölgrundlage oder Carbowax
■ Corticosteroide in alkoholischen Lotionen oder Cremegrundlage

Systemische Pharmakotherapie

■ Itraconazol
■ Retinoide (Isotretinoin, Acitretin) nur für ausgeprägte Hyperkeratosen bei hereditären Ichthyosen (Tretinoin wegen zu starken Irritationspotenzials für topische Behandlung ungeeignet)

■ Literatur

Baroni A, de Rosa R, de Rosa A et al. (2000) New strategies in dandruff treatment: growth control of Malassezia ovalis. Dermatology 201:332–336

Bettencourt MS, Olsen EA (1999) Pityriasis amiantacea: a report of two cases in adults. Cutis 64:187–189

Braun-Falco O, Heilgemeir GP (1978) Zur Kopfschuppung (Pityriasis simplex capillitii). Hautarzt 29: 245–250

Brown M, Evans T, Poyner T, Tooley P (1990) The role of ketoconazole 2% shampoo in the treatment and prophylactic management of dandruff. J Dermatol Treatm 1:177–179

Danby FW, Maddin WS, Margesson LJ, Rosenthal D (1993) A ranomized, double-blind, placebo-controlled trial of ketoconazole 2% shampoo versus selenium disulfide 2.5% shampoo in the treatment of moderate to severe dandruff. J Am Acad Dermatol 29:1008–1012

Futterer E (1974) Antidandruff hair tonic containing piroctone olamine. Cosmet Toiletries 103:49–52 (1988)

Gschwandtner WR (1974) Porrigo amiantacea (Pityriasis amiantacea). Hautarzt 25:134–139

Langtry JA, Ive FA (1991) Pityriasis amiantacea, an unrecognized cause of scarring alopecia described in four patients. Acta Dermatol Venereol 71:352–353

Leyden JJ, McGinley KJ, Kligman AM (1976) Role of microorganisms in dandruff. Arch Dermatol 112: 333–338

Leyden JJ, Mc Ginley KJ, Mills OH et al. (1987) Effects of sulfur and salicylic acid in a shampoo base in the treatment of dandruff: double-blind study using corneocyte counts and clinical grading. Cutis 39:557–561

Marks R, Pearse AD, Walker AP (1985) The effects of a shampoo containing zinc pyrithione on the control of dandruff. Br J Dermatol 112:415–422

Pierard-Franchimont D, Pierard GE, Vroome V et al. (2000) Comparative anti-dandruff efficacy between a tar and a non-tar shampoo. Dermatology 200: 181–184

Pierard-Franchimont C, Hermanns JF, Degreef H, Pierard GE (2000) From axioms to new insights into dandruff. Dermatology 200:93–98

Plewig G, Kligman AM (1970) Zellkinetische Untersuchungen bei Kopfschuppenerkrankung (Pityriasis simplex capillitii). Eine radioautographische Untersuchung. Arch Klin Exp Dermatol 236:406–421

Ring DS, Kaplan DL (1993) Pityriasis amiantacea: a report of 10 cases. Arch Dermatol 129:913–914

Saint-Leger D (1990) Histoire des pellicules et pellicules de l'histoire. Un hommage a Raymond Sabouraud. Ann Dermatol Venereol 117:23–27

Schuster S (1984) The aetiology of dandruff and the mode of action of therapeutic agents. Br J Dermatol 111:235–242

Wirth H (1980) Pityriasis simplex capillitii. Ther Umsch 37:555–558

Pruritus capillitii (sine materia)

Definition. Subjektiv empfundener Juckreiz der Kopfhaut ohne objektiv fassbare Hauterkrankung.

Vorkommen. Nicht selten.

Ätiopathogenese. Individuelle Reaktionsbereitschaft der Haut bzw. ihrer Nozizeption auf eine Reihe exogener Faktoren wie physikalisch-chemische Stimuli, Klimaallergene und mikrobielle Besiedelung. Dabei spielt vermutlich die Expression verschiedener Mediatoren in der Haut, wie biogene Amine (Histamin), Neuropeptide (Substanz P), Opioide, Eicosanoide, Zytokine (?) und Eosinophilenproteine (?) für die Juckreizentstehung eine genauso wichtige Rolle wie die periphere Innervation (Nozizeptoren, Axonreflex, neurogene Entzündung) und das zentrale Nervensystem (Zentren der Juckreizverarbeitung, psychische Konfliktspannung) für die individuelle Juckreizempfindung. Nicht selten bestehen psychoneurotische Auffälligkeiten mit Neigung zu artifizieller Überreaktion auf den Juckreiz.

Klinik. Charakteristisch ist die Juckreizanamnese. Im Vordergrund steht der bisweilen intensive Juckreiz, der sich krisenhaft bis zur Unerträglichkeit steigern kann. Manche Patienten klagen beim Schwitzen über verstärkten Juckreiz. Andere reagieren bereits auf geringste, auch physiologische Unebenheiten der Kopfhaut mit Kratzen. Starkes Kratzen bedingt Exkoriationen, gelegentlich hämorrhagische Krusten, seltener Prurigoknoten, entzündlich gerötete, flach kalottenförmige, etwas keratotische Knoten (Kratzakanthome) von 0,4 bis 1,0 cm Durchmesser, die häufig sekundär durch Kratzen zentral eine in die Haut eingelassene Blutkruste von Stecknadelkopf- bis Linsengröße aufweisen (Abb. 5.222). Nicht selten findet sich eine Rötung des Skalps ohne weitere nosologische Zuordnungsmöglichkeit, „red scalp" (Thestrup-Pedersen u. Hjorth 1987), die mit Juckreiz oder schmerzhafter Brennempfindung der Kopfhaut einhergehen kann.

Diagnostik. Erst wenn weder eine spezifische dermatologische Erkrankung noch eine Minimaldermatose oder Epizoonose aufgedeckt werden können, ist die Diagnose eines Pruritus capillitii (sine materia) berechtigt. Nicht zuletzt ist auch an die Möglichkeit internmedizinischer,

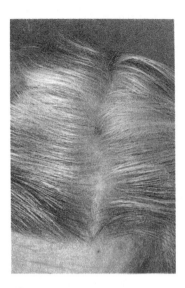

Abb. 5.222. Exkoriierter Prurigoknoten bei Pruritus capillitii

neurologischer oder psychiatrischer Störungen zu denken sowie an Juckreiz infolge unerwünschter Arzneimittelwirkung, was die entsprechenden Untersuchungen erforderlich macht. Auf Atopie sollte stets geachtet und nach Klimaallergenen selbst unter Einschluss von Intra- und Epikutantestung gefahndet werden.

Histopathologie der Prurigoknoten: fokale Hyperparakeratose, häufig mit fibrinoleukozytären Exsudateinschlüssen, unregelmäßige Akanthose und Papillomatose mit perivaskulär orientierter, unspezifischer, lymphohistiozytärer Reaktion im oberen Korium. Einzelne Eosinophile finden sich nicht selten. Auf den follikulären Sitz möglicherweise primärer pathologischer Veränderungen mit Spongiose des Haarfollikelepithels und intra- und perifollikulärem mononukleären Infiltrat wurde hingewiesen.

Differenzialdiagnose. Siehe Tab. 5.55

Verlauf und Prognose. Hohe Rezidivneigung mit individuell unterschiedlicher Gewichtung des Juckreizes als Symptom.

Prophylaxe und Therapie. Gezielt beeinflussbare pathogenetische Faktoren sind die physikalisch-chemischen Einwirkungen der Umwelt, Abweichungen der Talgproduktion und -zusammensetzung, die mikrobielle Besiedelung des Haarbodens und evtl. vorhandene psychische Konfliktspannungen mit erniedrigter Juckreizempfindungsschwelle.

Tabelle 5.55. Differenzialdiagnose des Pruritus capillitii

Spezifische dermatologische Erkrankungen
■ Psoriasis capitis
■ Ekzemkrankheiten
– Kontaktekzem (allergisch, irritativ-toxisch)
– atopisches Ekzem
– seborrhoisches Ekzem
■ Urtikaria
■ bakterielle Follikulitiden
– Ostiofollikulitis Bockhart
– Folliculitis decalvans
■ Pityrosporumfollikulitis
■ Tinea capitis
■ sterile Follikulitiden/Pustulosen
– Folliculitis miliaris necrotica
– eosinophile Pustulose
– erosive pustulöse Dermatose
■ Perifolliculitis capitis abscedens et suffodiens
■ Folliculitis keloidalis nuchae
■ Dermatitis herpetiformis Duhring
■ Lichen ruber follicularis
■ chronischer kutaner Lupus erythematodes
■ Angiosarkom

Minimaldermatosen
■ Xerosis cutis
■ Pityriasis simplex capillitii
■ Seborrhoea oleosa
■ einzeln stehende oberflächliche Follikulitiden/Pusteln

Epizoonosen
■ Pediculosis capitis

Internmedizinische Erkrankungen
■ Eisenmangel
■ Diabetes mellitus
■ Arzneimittel

Neurologische Erkrankungen
■ dissoziierte Sensibilitätsstörung
■ postzosterische Neuralgie

Psychiatrische Störungen
■ Depression
■ generalisiertes Angstsyndrom

Äußerlich. Topische Corticosteroide und übliche Lokaltherapien des seborrhoischen Haarbodenekzems sind typischerweise unwirksam. Häufig führen sie sogar zu einer Verstärkung der Juckreizsymptomatik, was insbesondere für alkohol- und propylenglykolhaltige Externa zutrifft. Viel eher sollte auf die Vermeidung einer Überbehandlung durch unterschiedliche Lokaltherapeutika Gewicht gelegt und eine individuell angepasste, reizarme Haar- und Kopfhautpflege gewählt werden. Lokal den Juckreiz mildernde Maßnahmen können versucht werden. In Betracht kommen in erster Linie Oberflächenanästhetika (3–5% Thesit), versuchsweise auch Waschungen mit verdünntem Weinessigwasser oder Spirituslösungen mit Menthol (2%). Im Bereich von Prurigoknoten kann die intraläsionale Injektion mit Triamcinolonacetonid, 10 mg verdünnt 1:1 mit Lidocainlösung (2%), eingesetzt werden.

Innerlich. Anwendung von Corticosteroiden sollte nur systemisch versucht werden und in jedem Fall nur kurzfristig (50 mg Prednisolonäquivalent während maximal 14 Tagen). Viel eher sind Antihistaminika, vorzugsweise mit sedativem Effekt, einzusetzen, z.B. Hydroxyzin, 12,5–25 mg morgens und 25–50 mg abends, oder Psychopharmaka mit antipruriginöser Qualität, z.B. Doxepinhydrochlorid (Doxepin wird initial in einer Abenddosis von 25 mg verordnet, diese wird alle 7 Tage um 25 mg gesteigert bis zu einer erfahrungsgemäß wirksamen Zieldosis um 100 mg vor dem Schlafengehen). Zusammenarbeit mit einem Psychotherapeuten kann in ausgewählten Fällen hilfreich sein (Tab. 5.56).

Tabelle 5.56. Maßnahmen bei Kopfhautpruritus

Allgemeinmaßnahmen
■ Ausschluss einer spezifischen dermatologischen oder Allgemeinerkrankung
■ Stressabbau und entspannende Maßnahmen
■ Vermeidung einer Überbehandlung
■ Patientenführung (Aufbau eines Vertrauensverhältnisses)

Shampoobehandlung
■ individuell angepasste, reizarme Haar- und Kopfhautpflege

Lokale Pharmakotherapie
■ unterstützend Juckreiz lindernde Lokaltherapeutika: Menthol (2%), Polidocanol (3–5%)

Systemische Pharmakotherapie
■ Antihistaminika, z.B. Hydroxyzin
■ Psychopharmaka, z.B. Doxepin

Literatur

Bernhard JD (1995) The itchy scalp and other pruritic curiosities. Semin Dermatol 14:326–329

Rees JL, Laidlaw A (1999) Pruritus: more scratch than itch. Clin Exp Dermatol 24:490–493

Thestrup-Pedersen K, Hjorth N (1987) Rod skalp. En ikke tidligere beskrevet harbundssygdom? Ugeskr Laeger 149:2141–2142

Trichodynie

Definition. Schmerzhafte Missempfindung der Kopfhaut, vor allem beim Berühren der Haare.

Vorkommen. In einer Serie von 222 Frauen, die ihre Klinik wegen Haarausfall aufsuchten, fanden Rebora et al. (1996), dass 34,2% über Schmerzempfindungen der Kopfhaut klagten. Grimalt et al. (1998) fanden in 578 Patienten (58% Frauen, 42% Männer) eine Häufigkeit von 14,3%, wobei das weibliche gegenüber dem männlichen Geschlecht mit 89% deutlich höher vertreten war, was einer Häufigkeit bei Frauen von 22,1% bzw. von 4% bei Männern entspricht.

Ätiopathogenese. Während nach dem Diagnostischen und Statistischen Manual Psychischer Störungen DSM-IV für die Diagnose somatoformer psychischer Störungen das Fehlen eines Organbefunds oder eines pathophysiologischen Mechanismus gefordert wird, die für die Schmerzempfindung verantwortlich zu machen sind, muss die Auffassung der Trichodynie als rein psychischer Störung mit dem Nachweis einer vermehrten Expression von Substanz P in der Kopfhaut von Trichodyniepatienten (Hordinsky 1997) in Frage gestellt werden, weil mit diesen Befunden vielleicht pathophysiologische Mechanismen aufgedeckt worden sind, welche die Trichodynie als von der Skalpdysästhesie abzugrenzendes Phänomen zum Teil erklären. Bei Substanz P handelt es sich um einen wichtigen Mediator der Nozizeption und neurogenen Entzündung. Substanz P ist ein potenter Vasodilatator, induziert die Expression von Adhäsionsmolekülen, die die Akkumulation von Leukozyten im Gewebe fördern, steigert die phagozytische Aktivität der Makrophagen, induziert die Degranulation von Mastzellen, steigert die Mitogenese von T-Lymphozyten und ist gleichzeitig potenter pharmakologischer Mediator von Pruritus und Schmerzempfindung.

Klinik. Charakteristisch ist die Schmerzanamnese. Im Vordergrund steht Schmerzhaftigkeit der Haarfollikel, die besonders beim Kämmen oder Legen von Locken empfunden wird („Haarwurzelkatarrh" der Friseure). Die Ausprägung ist sehr unterschiedlich. Dementsprechend klagen die Patienten entweder spontan oder erst auf Befragung hin über derartige Missempfindungen der Kopfhaut. Betroffen sein kann die gesamte Kopfhaut mit einer Prädilektion für das zentroparietale Kapillitium oder ein umschriebenes Areal, am häufigsten der okzipitale Vertexbereich. Seltener besteht ein quälender, brennend-schmerzhafter Juckreiz der Kopfhaut. In einigen Fällen bestehen auffallende Teleangiektasien der Kopfhaut (Abb. 5.223), die bei dermatoskopischer Betrachtung besonders gut als solche erkannt werden können. Ihre Bedeutung und insbesondere ihre Beziehung zu Substanz P bleibt vorerst noch unklar. Differenzialdiagnostisch abzugrenzen sind sekundäre Teleangiektasien infolge einer prolongierten topischen Corticosteroidbehandlung oder chronischem UV-Schaden bei gleichzeitig bestehender Alopezie. Es besteht keine Korrelation zwischen Trichodynie und Effluviumaktivität.

Diagnostik. Die Diagnose wird aufgrund der typischen Schmerzanamnese in Verbindung mit der Klage, Haare zu verlieren, und fehlenden spezifischen Kopfhautveränderungen gestellt. In einem Teil der Patienten finden sich eine unspe-

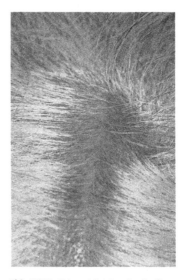

Abb. 5.223. Teleangiektasien der Kopfhaut bei Trichodynie (Patient von M. Wyss)

zifische, diffuse Rötung bzw. dermatoskopisch auffallende Teleangiektasien der Kopfhaut. Auch an die Möglichkeit internmedizinischer (z. B. Arteriitis temporalis, Schädelmetastasen), neurologischer (z. B. Migräneäquivalent) oder psychiatrischer Störungen (z. B. Involutionsdepression) ist zu denken, was in ausgewählten Fällen entsprechende weiterführende Untersuchungen im Sinne einer sorgfältigen Ausschlussdiagnostik erforderlich machen kann.

Differenzialdiagnose. Herpes zoster bzw. postherpetische Neuralgie, Arteriitis temporalis, Migräneäquivalent und Erythroprosopalgie, Angiosarkom, psychogener Schmerz (Skalpdysästhesie).

Clavus hystericus: Sensorisch-sensible Konversionsstörung mit umschriebenem Kopfschmerz, als ob ein Nagel eingeschlagen worden wäre. Differenzialdiagnose Schädelmetastase.

Verlauf und Prognose. Chronizitätsneigung mit zeitweiser Spontanremissionsneigung und individuell unterschiedlicher Gewichtung des Schmerzes als Symptom. Trotz der Entdeckung immer neuer Schmerz vermittelnder Botenstoffe wie Substanz P erstaunt, dass in der Pharmakotherapie derartiger Schmersyndrome weniger Fortschritte erzielt worden sind. Besser ist der Schmerz vor dem Hintergrund seiner psychosomatischen Korrelation zu verstehen und zu behandeln, wobei Neuropeptide wie Substanz P das neurohumorale Bindeglied zwischen Psyche und Hautreaktivität darstellen können. Dabei spielt für die psychosomatische Organwahl neben einer vorgegebenen Vulnerabilität des Zielorgans, z. B. im Rahmen einer androgenetischen Alopezie, die spezifische Korrelation zwischen bestimmten Antriebsbereichen und einzelnen Organsystemen eine wichtige Rolle. Der Patient gewinnt durch seine Schmerzempfindung oder Schmerzangst eine Möglichkeit des Ausdrucks (z. B. Protest oder Hilfeappell), der unter ungünstigen Bedingungen die Beharrlichkeit eines Zwangssymptoms und die affektive Färbung einer Dauerangst annehmen kann. Früher angenehm empfundene (auch intime) Berührungen wie das Streichen durch die Haare bekommen eine vorherrschende Schmerzqualität, und das chronische Schmerzsyndrom droht in eine eigentliche Schmerzkrankheit überzugehen, bei der die Wirksamkeit der Pharmakotherapie abnimmt und die Bedeutung des Schmerzerlebens zunimmt. Zu diesem Zeitpunkt besteht die Ge-

fahr, in eine therapeutische Polypragmasie zu verfallen, die fast immer enttäuscht und den Abzug der Aufmerksamkeit vom Schmerzinhalt nur noch weiter erschwert und dadurch dem Schmerzsyndrom eine von der Person abgespaltene Eigendynamik zubilligt.

Prophylaxe und Therapie. *Äußerlich.* Vermeidung einer Überbehandlung durch unterschiedliche Lokaltherapeutika. Individuell angepasste, reizarme Haar- und Kopfhautpflege in Verbindung mit Oberflächenanästhetika (3–5% Thesit). Versuchsweise Lokaltherapie mittels 0,025–0,075%iger Capsaicintinktur 4-mal täglich über mehrere Wochen.

Innerlich. Antiinflammatorisch können kurzfristig systemische Corticosteroide (50 mg Prednisolonäquivalent während maximal 14 Tagen) versucht werden. Wegen der möglichen Rolle von essenziellen Fettsäuren bei Entzündungszuständen der Haut kann eine Ernährungsergänzung mit γ-Linolensäure-haltigem Nachtkerzen- oder Borretschöl eventuell Besserung bringen. Bei Nichtansprechen kommen zur chronischen Schmerzbehandlung schließlich trizyklische Antidepressiva vorzugsweise in niedriger Dosierung in Betracht, z. B. Amitryptilin 25–75 mg abends; bei unerwünschter zu starker Sedierung alternativ Imipramin 10–75 mg oder die neueren Serotonin-Wiederaufnahmehemmer Fluoxetin und Fluvoxamin (Dosierung 40–60 mg bzw. 50–100 mg Tagesdosis – cave bei Agitiertheit). Das Antiepileptikum Gabapentin, das sich mittlerweile in der Behandlung der Erythromelalgie bewährt hat, befindet sich derzeit in Erprobung (Anfangsdosis 400 mg/Tag; die Wirkung ist erfahrungsgemäß bei einer Erhaltungsdosis von 1.200 mg zu erwarten, sie kann schon innerhalb von 3 Tagen erreicht werden. Weitere Dosissteigerung bis maximal 2.400 mg/Tag). Substanz-P-Antagonisten (MK-869) sind derzeit in Entwicklung (Kramer et al. 1998) (Tab. 5.57).

Ein evtl. gleichzeitig bestehendes Effluvium sollte im Behandlungsplan mit berücksichtigt werden.

Kommentar. Während derartige Schmerzzustände früher entweder als Ausdruck einer psychischen Störung oder als Begleiterscheinung funktioneller Störungen interpretiert wurden, wird heute den Schmerzsyndromen zunehmend nosologische Eigenständigkeit mit ihren eigenen Bezeichnungen eingeräumt, z. B. „Trichodynie". So tendiert der Schmerz dazu, sich einerseits vom organischen Substrat und ande-

Tabelle 5.57. Maßnahmen bei Trichodynie

Allgemeinmaßnahmen

▦ Ausschluss einer spezifischen dermatologischen oder Allgemeinerkrankung
▦ Behandlung einer eventuellen Haarausfallerkrankung
▦ Stressabbau und entspannende Maßnahmen
▦ Vermeidung einer Überbehandlung
▦ Patientenführung (Aufbau eines Vertrauensverhältnisses)

Shampoobehandlung

▦ individuell angepasste, reizarme Haar- und Kopfhautpflege

Lokale Pharmakotherapie

▦ Lokalanästhetika/Antipruriginosa: Polidocanol (3–5%)
▦ antiinflammatorisch: topische Corticosteroide
▦ Capsaicin (0,025–0,075%)

Systemische Pharmakotherapie

▦ Nachtkerzen-/Borretschöl (2-mal 1000 mg/Tag)
▦ systemische Corticosteroide
▦ trizyklische Antidepressiva: Amitryptilin, Imipramin
▦ Serotonin-Wiederaufnahmehemmer: Fluoxetin, Fluvoxamin
▦ Antiepileptikum: Gabapentin? (in Erprobung)
▦ Substanz-P-Antagonist?: MK-869 (in Entwicklung)

rerseits von der Persönlichkeit der Betroffenen zu verselbstständigen, um gewissermaßen eine eigene Existenz anzunehmen, die für den Außenstehenden trotz aller Empathie schwierig nachzuvollziehen ist. Dabei stellt der Schmerz für den Betroffenen aber ein eminent subjektives Symptom dar, das konkret und absolut gegenwärtig ist. Chronischer Schmerz ist für Betroffene gleichzeitig in wechselndem Ausmaß mit reaktiver Angst und Depression verbunden, die nicht zu verwechseln sind mit Angst oder Depression als Ursache gleichartiger Schmerzempfindungen (Skalpdysästhesie).

▦ Literatur

Grimalt R, Ferrando J, Grimalt F (1998) Trichodynia. Dermatology 196:374
Hordinsky M, Worel S, Lee WS, Ericson M (1997) Endothelial localization of substance P (SP) in innervated and non-innervated blood vessels in the scalp skin of patients with scalp burning, pain, and hair loss. J Invest Dermatol 108:655
Kramer MS, Cutler N, Feighner J et al. (1998) Distinct mechanism for antidepressant activity by blockade of central substance P receptors. Science 281:1640–1645
Rebora A, Semino MT, Guarrera M (1996) Trichodynia. Dermatology 192:292–293
Rebora A (1997) Telogen effluvium. Dermatology 195:209–212
Trüeb RM (1997) Trichodynie. Hautarzt 48:877–880
Trüeb RM (1998) Telogenefluvium and trichodynia. Dermatology 196:374–375

Acne miliaris necrotica

Definition. Stark juckende, chronisch rezidivierende, papulonekrotische Erkrankung der Kopfhaut auf dem Boden einer lymphozytären Follikulitis. Je nach Ausprägung und Lokalisation der Effloreszenzen sind verschiedene synonyme Begriffe im Gebrauch: Acne frontalis sive varioliformis, Acne necrotica, Acne miliaris necrotica, Acne necrotica miliaris.

Vorkommen. Männer sind häufiger als Frauen betroffen. Prädilektions- bzw. Exazerbationsfaktoren sind eine Seborrhö und psychische Anspannung („Stress") mit Neigung zur manipulativen Exkoriation der Primäreffloreszenzen.

Ätiopathogenese. Nekrotisierende lymphozytäre Follikulitis vermutlich auf der Basis einer hyperergischen Reaktion auf mikrobielle Antigene (Staphylokokken, Propionibakterien). Seborrhö, Pruritus und Kratzexkoriation mit Sekundärinfektion sind in ihrer pathogenetischen Rolle nicht zu unterschätzen, weil sie in Zeiten psychischer Anspannung ausgeprägter sind und zur Exazerbation des Krankheitsbilds führen können. Trotz Nomenklatur besteht keine nosologische Verwandtschaft zur Acne vulgaris und ihren Varianten (Perifolliculitis capitis abscedens et suffodiens), sodass die Bezeichnung „Folliculitis miliaris necrotica" wahrscheinlich treffender wäre.

Klinik. Isoliert stehende papulonekrotische Effloreszenzen des behaarten Kopfes mit Prädilektion für die Stirn-Haar-Grenze und die parietalen Kopfhautregionen bzw. bei androgenetischer Alopezie für die Zirkumferenz der männlichen Glatze. Auch das Gesicht (Schläfen und Wangen), der Nacken und die Brust (seborrhoische Areale) können befallen sein. Primäreffloreszenz ist eine stark juckende, follikulär gebundene, erythematöse Papel, die bald in eine Papulovesi-

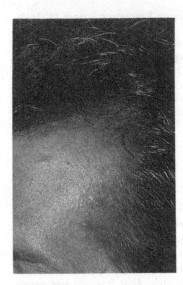

Abb. 5.224. Acne miliaris necrotica

kel oder Papulopustel übergeht und typischerweise zentral exkoriiert wird (Abb. 5.224). Zu diesem Zeitpunkt wird neben der spontanen Juckreizempfindung oft Schmerzhaftigkeit beim Kratzen der Läsionen angegeben. Trotzdem bleibt die Neigung groß, sowohl frische als auch ältere, krustöse Läsionen weiter zu manipulieren. Nach Abstoßung des zentralen Schorfs kann eine varioliforme Narbe zurückbleiben.

Diagnostik. Typische Effloreszenzen in charakteristischer Lokalisation mit stressabhängigem, chronisch rezidivierendem Verlauf. Häufig Diskrepanz zwischen subjektiv ausgeprägtem Juckreiz und oft diskreter Primäreffloreszenz (stecknadelkopfgroße Papulovesikel), die übermäßig zerkratzt wird.

Eine diagnostische Kopfhautbiopsie ist selten indiziert, da das klinische Bild typisch, und die Histologie unspezifisch sind. Frühläsionen zeigen ein perifolliküläres lymphozytäres Entzündungsinfiltrat; Spätläsionen eine gemischtzellige, destruierende Follikulitis mit Nekrose des Infundibulumepithels.

Mikrobiologische Diagnostik: gelegentlich Nachweis von Staphylococcus aureus, häufiger Keime der normalen Hautflora. Mykologische Ausschlussdiagnostik.

Differenzialdiagnose. Staphylogene Follikulitiden (Ostiofollikulitis Bockhart, Folliculitis decalvans capillitii), Tinea capitis, andere pustulöse Follikulitiden der Kopfhaut (Pityrosporumfollikulitis,

eosinophile Follikulitis), follikuläres seborrhoisches Ekzem, neurotische Exkoriationen.

Verlauf und Prognose. Chronisch rezidivierend mit stressabhängiger Neigung zu Exazerbationen. Persistierende varioliforme Narben sind möglich.

Prophylaxe und Therapie. Mittel der Wahl sind systemische Tetracycline: Minocyclin 2-mal 50 mg oder Tetracyclinhydrochlorid 2-mal 250 mg täglich in Kombination mit einer antimikrobiell wirksamen Shampoobehandlung, z.B. Ketoconazol, im Wechsel mit Jodpovidon (je 2-mal wöchentlich). Während die Tetracyclinbehandlung in der Regel während 4–6 Wochen bis zur Abheilung der Hautveränderungen durchgeführt werden muss, kann sie später anlässlich von Rezidiven bedarfsweise auch kürzerfristig (7–14 Tage) mit befriedigendem Effekt wiederholt werden. Topische Corticosteroide mit antiseptischen Zusätzen (z.B. Triclosan) in einer Cremegrundlage oder topische Antibiotika, vorzugsweise 4%iges Erythromycin in einer Gelgrundlage (bessere Hafteigenschaften) oder eine alkoholische 1%ige Clindamycinlösung 2-mal täglich können unterstützend oder bei gering ausgeprägten Hautveränderungen zunächst versuchsweise auch allein eingesetzt werden. Eine solche topische Behandlung kann auch im Anschluss an die Tetracyclinbehandlung anstelle einer wiederholten systemischen Therapie zur frühzeitigen Rezidivbehandlung probiert werden. Alternativ zur systemischen Tetrazyklinbehandlung kann Isotretinoin in einer niedrigeren Dosierung als bei Akne (ca. 20 mg Tagesdosis) mit gutem Effekt verordnet und langfristig auf eine minimale Erhaltungsdosis zwischen 5 und 10 mg täglich reduziert werden. Bei stark angespannten Patienten mit Neigung zur übermäßigen Reaktion auf den Juckreiz, kann sich die zusätzliche Gabe von Doxepin in einer Tagesdosierung zwischen 10 und 50 mg abends bewähren.

■ **Literatur**

Frank SB, Minkin W (1969) Folliculitis with scarring simulating acne varioliformis. Arch Dermatol 100:518

Kossard S, Collins A, McCrossin I (1987) Necrotizing lymphocytic folliculitis: the early lesion of acne necrotica (varioliformis). J Am Acad Dermatol 16: 1007–1014

Maibach HI (1988) Acne necrotica (varioliformis) versus Propionibacterium acnes folliculitis. J Am Acad Dermatol 18:1136–1138

Milde P. Goerz G, Plewig G (1993) Acne necrotica (varioliformis). Nekrotisierende lymphozytäre Folikulitis. Hautarzt 44:34–36

Zirn JR, Scott RAN, Hambrick GW (1996) Chronic acneiform eruption with crateriform scars. Acne necrotica (varioliformis) (necrotizing lymphocytic folliculitis). Arch Dermatol 132:1367–1370

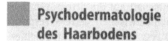

Psychodermatologie des Haarbodens

Die Gebildeten unter den Ärzten bemühen sich jedenfalls sehr um die Kenntnis der Seele.
ARISTOTELES

Grundlagen

Bei einer Reihe von Symptomen, die im Zusammenhang mit dem Kapillitium hervorgebracht werden, wie Juckreiz, Schmerzen, Dysästhesien der Kopfhaut, Entstellungsgefühl, nicht objektivierbarer Haarverlust und artifiziell zugefügte Schäden liegen psychische Probleme vor. Kenntnisse der Grundlagen psychischer Störungen

mit Ausdruck am Kapillitium (Abb. 5.225) sowie ihre Klassifikation und Differenzialdiagnose sind eine Voraussetzung, um den Betroffenen und ihren anspruchsvollen Problemen gerecht werden, d. h. ein angemessenes Arzt-Patient-Verhältnis aufbauen und die eigenen Grenzen erkennen zu können. Die sorgfältige Abklärung, ob beispielsweise lediglich eine übersteigerte Annahme einer körperlichen Störung im Sinne eines neurotischen Angstkonflikts vorliegt oder eine psychotische Störung mit fehlender Einsichtsfähigkeit, hat therapeutische Konsequenzen. Die für eine erfolgversprechende Therapie eminent wichtige Vertrauensbasis ist letztlich nur kraft einer medizinischen und emotionalen Kompetenz herzustellen.

Koo (1995) schlägt folgende Einteilung psychodermatologische Erkrankungen vor:
▓ psychische Faktoren mit Einfluss auf den körperliche Zustand,
▓ primäre psychischer Störungen,
▓ chronische kutane sensorische Störungen,
▓ somatopsychische Beziehungen.

Nachfolgend wird die Klassifikation der psychischen Erkrankungen mit Ausdruck am Kapillitium in Anlehnung an das Diagnostische und Statistische Manual Psychischer Störungen DSM-IV unter Angabe der jeweiligen DSM-IV- und ICD-10-Kodierungen (International Statistical Classification of Diseases and Health-related Problems, 10th revision) verwendet (Tab. 5.58).

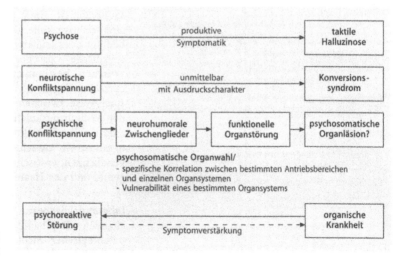

Abb. 5.225. Querverbindungen zwischen Psyche und Kapillitium

Tabelle 5.58. Psychodermatologie des Kapillitiums (inkl. DSM-IV- bzw. ICD-10-Ziffern)

Dermatosen, die durch psychisch bedeutsame Umweltreize (Stressoren) exazerbiert werden können
- Hyperhidrosis capitis
- Lichen simplex chronicus
- atopische Dermatitis
- Psoriasis
- seborrhoische Dermatitis

Simulation, DSM-IV V65.2 (Z76.5)

Vorgetäuschte Störung mit vorwiegend körperlichen Zeichen und Symptomen, DSM-IV 300.19 (F68.1)
- Dermatitis artefacta
- Trichotemnomanie

Generalisierte Angststörung, DSM-IV 300.02 (F41.1)
- neurotische Exkoriationen
- Skalpdysästhesie

Depressive Störung, DSM-IV 300.4 (F34.1)
- neurotische Exkoriationen
- Skalpdysästhesie
- psychogenes Pseudoeffluvium

Zwangsstörung, DSM-IV 300.3 (F42.x)
- neurotische Exkoriationen

Störung der Impulskontrolle, nicht anderswo klassifiziert
- Trichotillomanie, DSM IV 312.39 (F63.3)

Wahnhafte Störung (Typus mit körperbezogenem Wahn), DSM-IV 297 (F22.0)
- Epizoonosenwahn
- Bromophobie
- psychogenes Pseudoeffluvium

Somatoforme Störungen
- Konversionsstörung, DSM-IV 300.11 (F44.xx): Klavusgefühl
- Schmerzstörung, DSM-IV 307.xx (F45.4): Skalpdysästhesie
- Hypochondrie, DSM-IV 300.7 (F45.2): psychogenes Pseudoeffluvium
- körperdysmorphe Störung, DSM-IV 300.7 (F45.2): psychogenes Pseudoeffluvium

Somatopsychische Störungen infolge Haarverlusts (z. B. infolge androgenetischer Alopezie, Alopecia areata)
- Anpassungsstörung mit depressiver Verstimmung, DSM-IV 309.0 (F43.20)
- Anpassungsstörung mit ängstlicher Gestimmtheit, DSM-IV 309.24 (F43.28)
- Anpassungsstörung mit Verhaltensbeeinträchtigung, DSM-IV 309.3 (F43.24)

■ Psychische Faktoren mit Einfluss auf den körperlichen Zustand

Eine Reihe von Dermatosen mit nachweisbarem pathologischen Organbefund oder bekanntem pathophysiologischen Prozess kann durch psychisch bedeutsame Umweltreize („Stress"ereignisse oder „Stressoren") ausgelöst oder exazerbiert werden. Beispiele für Zustände, welche die Kopfhaut betreffen, sind Hyperhidrose, Lichen simplex chronicus, atopische Dermatitis, Psoriasis und seborrhoische Dermatitis.

Es besteht eine interindividuell unterschiedliche Reaktionsbereitschaft auf die Stressoren, bei der dementsprechend zwischen „stress responders" und „non-stress responders" unterschieden werden kann. Bei Ersteren stehen die Stressoren in deutlichem zeitlichen Zusammenhang (zwischen Sekunden und Tagen) mit der Auslösung und Exazerbation des krankhaften körperlichen Zustands, während dies bei Letzteren nicht der Fall ist. Die einzelnen Erkrankungen zeigen dabei eine unterschiedliche Häufigkeit von Stress responders: Hyperhidrose 100%, Lichen simplex chronicus 98%, atopische Dermatitis 70%, Psoriasis 62%, seborrhoische Dermatitis 42% (Griesemer 1978).

Diese Kategorie umfasst die psychosomatischen Störungen, bei denen definitionsgemäß eine psychische Konflikt- oder Dauerspannung über vegetative und (neuro)humorale Zwischenglieder zunächst zu funktionellen Organstörungen und dann zur psychosomatischen Organläsion führen. Wahrscheinlich spielt dabei für die psychosomatische Organwahl die vorgegebene Vulnerabilität eines bestimmten Organsystems eine wichtige Rolle. Diese Anfälligkeit kann erbbedingt oder früherworben sein. Dazu kommen spezifische psychosomatische Korrelationen zwischen bestimmten Antriebsbereichen und einzelnen Organsystemen, so die Beziehung beispielsweise zwischen aggressiven Impulsen und der Willkürmuskulatur; zwischen körpernahen emotionalen Kontaktwünschen und dem Hautorgan sowie zwischen dem Wunsch nach Jugendlichkeit, erotischer Attraktivität, Selbstwertgefühl und den Haaren.

Differenzialdiagnose. Umfasst die der entsprechenden Kopfhautdermatosen. Aus psychopathologischer Sicht sind differenzialdiagnostisch abzugrenzen:

Vorgetäuschte Störung (mit vorwiegend körperlichen Zeichen und Symptomen), DSM-IV

300.19 (F68.1). Diese Störung ist charakterisiert durch Symptome, die absichtlich erzeugt oder vorgetäuscht werden, um eine Krankenrolle einzunehmen. Sie können ganz erfunden und selbst erzeugt sein, oder es kann sich um eine Übertreibung einer bestehenden medizinischen Krankheit handeln. Es fehlen äußere Anreize für das Verhalten, wie z.B. ökonomischer Gewinn. Dermatologisch äußert sich die vorgetäuschte Störung als Dermatitis artefacta.

Simulation, DSM-IV V65.2 (Z76.5). Willkürliche Erzeugung stark übertriebener körperlicher Symptome, um ein Ziel zu verfolgen, das eher aus der Kenntnis der äußeren Umstände des Betroffenen klar verständlich ist als aus der individuellen psychischen Verfassung, z.B. der Militärdienstpflicht zu entgehen (Kopfhautpsoriasis).

■ Primäre psychische Störungen

Diese Kategorie umfasst zunächst Haut- und Haarveränderungen, denen keine eigentliche Dermatose zugrunde liegt, sondern die sich Betroffene vor dem Hintergrund einer psychischen Störung selbst zufügen (Beispiele: Trichotillomanie, neurotische Exkoriationen, Dermatitis artefacta).

Während die dermatologischen Präsentationen dieser Erkrankungen relativ stereotypisch erscheinen, muss im Individualfall unter folgenden zugrunde liegenden psychopathologischen Störungen unterschieden werden, was letztlich therapeutische Konsequenzen hat (Koo 1995):
- generalisierte Angststörung, DSM-IV 300.02 (F41.1),
- depressive Störung, DSM-IV 300.4 (F34.1),
- Zwangsstörung, DSM-IV 300.3 (F42.x),
- wahnhafte Störung (Typus mit körperbezogenem Wahn), DSM-IV 297.1 (F22.0).

■ Generalisierte Angststörung. Für die generalisierte Angststörung ist eine anhaltende, gesteigerte freiflottierende Angst kennzeichnend, die sich auf kein bestimmtes Objekt und keine bestimmte Situation richtet, sondern ungerichtet ist. Sie drückt sich in der Form der Erwartungsangst und Überwachheit mit motorischer Spannung und den physiologischen Angstkorrelaten in Form einer vegetativen Hyperreaktivität aus. Typische Symptome sind Ängstlichkeit, Unruhe, Reizbarkeit, das Gefühl, „ständig auf dem Sprung zu sein", Anspannung, Benommenheit, Aufgeregtheit, Unfähigkeit, sich zu entspannen,

Muskelspannung, Schwitzen, Kurzatmigkeit, Mundtrockenheit, erhöhter Ruhepuls, Herzklopfen, empfindlicher Magen, Diarrhö, häufige Miktion. Der ungehemmte Durchbruch starker Angst zeigt, dass bei den Betroffenen die Angstabwehr versagt. Angstanlässe werden zwar verdrängt, der weiter bestehenden Erregung und Angst sind sie aber hilflos ausgeliefert. Der Kranke tritt anklammernd-hilflos auf und lässt sich lieber führen und helfen mit einem hohen Aufforderungscharakter an die Umwelt, sich ihm zuzuwenden. Die Fixierung auf Angst vor Liebesverlust führt auch dazu, dass er immer wieder Anlehnung bei starken „Schutzfiguren", wie auch dem Arzt, sucht und eine hohe Trennungsempfindlichkeit zeigt; Arztwechsel kann starke Trennungsangst hervorrufen und deshalb unerträglich sein.

Symptomatologie. Am Kapillitium kann sich die generalisierte Angststörung, DSM-IV 300.02 (F41.1), als neurotische Exkoriationen oder Skalpdysästhesie äußern.

■ Depressive Störung. Bei der depressiven Störung leidet der Betroffene unter Symptomen eines depressiven Syndroms, die relativ beständig oder von kürzeren Perioden mit normaler Stimmung unterbrochen sein können. Während depressiver Perioden besteht eine deutlich ausgeprägte traurige Grundstimmung und/oder ein Verlust von Interesse und Freude an üblichen Aktivitäten. Typische Symptome sind depressive Verstimmung, Energielosigkeit und Interesseverlust, Agitation oder Gehemmtheit, frühmorgendliches Erwachen und abendliche Besserung, sozialer Rückzug und suizidale Gedankeninhalte. Bei der depressiven Charakterstörung zeigt sich der Betroffene als überbescheiden, anspruchslos und aufopfernd. An sich selbst stellt er dabei hohe Ansprüche, ohne anderen nahe treten zu wollen. Lieber gibt er seine Eigenständigkeit auf und ist unselbstständig. Auf der anderen Seite bestehen ausgeprägte Abhängigkeitswünsche: Andere sollen ihn lieben, sein Opfer anerkennen und ihm Zuwendung geben, wodurch es beim Gegenüber leicht zu einem feindseligen Sichabgrenzen in Form einer aggressiven Abwehr kommt. Besonders wirken sich die Fehlererwartungen des Betroffenen an seine Umwelt in einer Partnerschaft aus, wenn Sichaufopfern und gleichzeitiger fordernder Liebesanspruch den Partner überfordern. Tiefgehende Enttäuschungen bleiben deshalb nicht aus.

Symptomatologie. Am Kapillitium kann sich die depressive Störung DSM-IV 300.4 (F34.1) als Skalpdysästhesie, psychogenes Pseudoeffluvium oder neurotische Exkoriationen äußern.

■ **Zwangsstörung.** Bei der Zwangsstörung liegen entweder wiederholte, länger andauernde Gedanken (Zwangsgedanken) vor, die nicht als freiwillig produziert erlebt werden, sondern als Gedanken, die in das Bewusstsein eindringen und als sinnlos und störend empfunden werden, oder wiederholte und scheinbar zweckmäßige Verhaltensweisen (Zwangshandlungen), die stereotyp ausgeführt werden. Die Handlung wird dabei mit einem Gefühl des subjektiven Zwangs ausgeübt, verbunden mit dem Wunsch, ihm zu widerstehen, da der Betroffene im Allgemeinen die Sinnlosigkeit seines Verhaltens erkennt. Aus der Ausführung der Tätigkeit wird kein Lustempfinden gewonnen, obwohl sie zu einer Spannungsminderung führt. Der Zwanghafte erscheint meist fügsam und überangepasst, wirkt in seinem ganzen Äußeren willentlich beherrscht und kontrolliert, in der Körperhaltung oft unfrei. Untergründig machen sich jedoch immer wieder eine aggressive Haltung, rächende Genugtuung und Neigung zu Willkür und Eigensinn bemerkbar. Diese zwanghafte Charakterstörung ist allerdings bei der Zwangsneurose sehr unterschiedlich ausgeprägt. Es gibt Kranke, bei denen das Zwangssymptom überwiegt, und andere, wo der Zwangscharakter beherrschend ist.

Symptomatologie. Am Kapillitium kann sich die Zwangsstörung, DSM-IV 300.3 (F42.x), als neurotische Exkoriationen oder Trichotillomanie (separate DSM-IV 312.39 [F63.3], Störung der Impulskontrolle, nicht andernorts klassifiziert) äußern.

■ **Wahn.** Der Wahn gilt als psychotisches Grundphänomen, bei dem die objektive Falschheit und die Unmöglichkeit des Wahninhalts meist leicht erkennbar sind. Wahnhafte Überzeugungen sind kein bloßer Irrglaube, sondern es handelt sich um ein eigenständiges abnormes Erleben, das sich auf die kognitive Erfahrung der Umwelt bzw. der Ich-Umwelt-Beziehung bezieht. Der Wahn ist nichts vom Kranken Ausgedachtes, sondern beruht vielmehr auf primär psychotischen Erlebnissen. Psychodynamisch betrachtet ist er als eine besondere Konsequenz einer abnormen Persönlichkeitsentwicklung zu verstehen. Das Wahnbedürfnis geht dabei aus der psychotischen Spannung mit ihrer extremen Brüchigkeit und Widersprochenheit der Umwelt- und Ich-Erfahrung hervor, in der der Kranke mittels Wahngedanken nach neuer Sicherheit sucht. Die subjektive Gewissheit des Wahninhalts zieht eine Unkorrigierbarkeit des Wahns nach sich. Der Kranke hält an seinem Wahn unbeirrbar fest, trotz der Unvereinbarkeit mit der Realität, und lässt sich weder durch gegenteilige Erfahrung noch durch rationale Argumentation beeinflussen.

Symptomatologie. Am Kapillitium kann sich die wahnhafte Störung (Typus mit körperbezogenem Wahn), DSM-IV 297.1 (F22.0), äußern als Epizoonosenwahn, psychogenes Pseudoeffluvium oder Bromophobie (Eigengeruchswahn: wahnhafte Vorstellung, einen schlechten Geruch auszuströmen, nicht selten vom behaarten Kopf; gelegentlich wird diese Überzeugung in Form einer „folie à deux" von oft älteren Ehepartnern geteilt).

■ **Chronische kutane sensorische Störungen**

Es bleibt eine Kategorie übrig mit vielfältigen subjektiv empfundenen Symptomen, die somatisch nicht objektivierbar sind (z. B. Skalpdysästhesie), sich auch nicht durch eine der oben aufgeführten affektiven, Angst- oder psychotischen Störungen (wahnhafte Störung, Schizophrenie) erklären lassen und als somatoforme Störungen bezeichnet werden. In einer Studie wurde gezeigt, dass in der Hautarztpraxis somatoforme Störungen bei bis 40% der Patienten vorkommen (Stangier u. Gieler 1997). Aus dermatologischer Sicht wurden sie eingeteilt in somatoformen Juckreiz, somatoformes Brennen, somatoforme Schmerzsyndrome der Haut, körperdysmorphe Störungen und hautbezogene Hypochondrien (inkl. Haarverlust).

Gemäß DSM-IV-Klassifikation umfassen die somatoformen Störungen mit Relevanz für das Kapillitium:

■ Konversionsstörung, DSM-IV 300.11 (F44.xx),
■ Schmerzstörung, DSM-IV 307.xx (F45.4),
■ Hypochondrie, DSM-IV 300.7 (F45.2),
■ körperdysmorphe Störung, DSM-IV 300.7 (F45.2).

■ **Konversionsstörung.** Die vorherrschende Beeinträchtigung besteht in der Veränderung einer körperlichen Funktion, was eine körperliche Erkrankung vermuten lässt. Es gibt auch einen zeitlichen Zusammenhang zwischen einem äußeren Reiz und einem psychischen Konflikt, aber im Unterschied zur psychosomatischen Störung ohne Organläsion. Das Konversionssymptom, z. B. psychogene Sensibilitätsstörungen, hat unmittelbaren Ausdruckscharakter und verschafft dem Betroffenen eine Unterstützung von der Umgebung, die er andernfalls nicht erhielte. Das Symptom steht allerdings nicht unter der willkürlichen Kontrolle des Patienten. Konversionssymptome betreffen die willkürlichen motorischen oder sensorischen Funktionen und werden daher als „pseudoneurologisch" bezeichnet.

Symptomatologie. Am Kapillitium kann sich die (sensorisch-sensible) Konversionsstörung, DSM-IV 300.11 (F44.xx), als sog. Klavusgefühl äußern, ein umschriebener Kopfschmerz, als ob ein Nagel eingeschlagen worden wäre.

▓ **Schmerzstörung.** Der Schmerz steht im Vordergrund des klinischen Bildes und ist schwer genug, um bedeutsame soziale Beeinträchtigungen zu verursachen und klinische Beachtung zu rechtfertigen. Er ist weder vorgetäuscht noch lässt er sich besser durch eine anderweitige affektive, Angst- oder psychotische Störung erklären. Bei den chronischen kutanen sensorischen Störungen liegen starke, anhaltende kutane Dysästhesien in Form brennender oder stechender Schmerzen oder von Juckreiz vor, bei denen nach gründlicher Untersuchung kein Organbefund oder pathophysiologischer Mechanismus gefunden werden kann, die für die Missempfindungen verantwortlich wären. Je nach betroffenem Organ werden sie als Glossodynie, Vulvodynie usw. bezeichnet. Für schmerzhafte Empfindungen der Kopfhaut wurde von Rebora die Bezeichnung Trichodynie geprägt, in der zu den vorgenannten Störungen immerhin eine bemerkenswerte Analogie anklingt, da diesen Schmerzsyndromen ein fehlendes morphologisches Substrat sowie Chronizitätsneigung und notorische Therapieresistenz gemeinsam sind.

Symptomatologie. Am Kapillitium kann sich die somatoforme Schmerzstörung, DSM-IV 307.xx (F45.4), als Skalpdysästhesie äußern (Trichodynie, S. 391).

▓ **Hypochondrie.** Hauptmerkmal ist die übermäßige Beschäftigung mit der Angst oder die Überzeugung, eine ernsthafte Krankheit zu haben, was auf einer Fehlinterpretation von körperlichen Zeichen basiert. Durch eine gründliche körperliche Untersuchung kann kein

medizinischer Krankheitsfaktor identifiziert werden, der die Sorgen der Betroffenen stützen würde. Die Überzeugung nimmt jedoch kein wahnhaftes Ausmaß an (wie bei der wahnhaften Störung) und beschränkt sich auch nicht auf eine umschriebene Sorge über das äußere Erscheinungsbild (wie bei der körperdysmorphen Störung).

Symptomatologie. Am Kapillitium kann sich die Hypochondrie, DSM-IV 300.7 (F45.2), als psychogenes Pseudoeffluvium äußern.

▓ **Körperdysmorphe Störung.** Hauptmerkmal ist die übermäßige Beschäftigung mit einem Defizit oder einer Entstellung im körperlichen Aussehen. Dieses Defizit ist entweder eingebildet oder, wenn eine geringfügige Auffälligkeit vorhanden ist, ist die Sorge darum deutlich übertrieben. Die häufigsten Klagen beziehen sich auf Schönheitsfehler von Gesicht oder Kopf, wie z. B. Haarausfall oder starke Gesichtsbehaarung

Symptomatologie. Am Kapillitium kann sich die körperdysmorphe Störung, DSM-IV 300.7 (F45.2), als psychogenes Pseudoeffluvium äußern.

▓ **Somatopsychische Beziehungen**

Dadurch dass die psychologischen Auswirkungen des Haarverlusts unlängst die Aufmerksamkeit der medizinischen Literatur gewonnen haben, ergeben sich für die Betreuung trichologischer Patienten neue Aufgaben. Das subjektive Erleben des Haarverlustes beispielsweise im Rahmen einer Alopecia areata oder atrophisierenden Alopezie, aber auch in gewissen Fällen einer androgenetischen Alopezie, hat vielfältige Auswirkungen auf die Befindlichkeit und Lebensqualität des Betroffenen, auf sein Krankheitsverhalten, speziell seine Mitwirkung in der Diagnostik und Therapie, und auf seine psychosoziale Anpassung. Ein einschneidender Verlust der körperlichen Kompetenz durch äußerlich sichtbare Entstellung ist meist emotional außerordentlich belastend und erschüttert das Selbstwerterleben. Die dadurch bedingte Beeinträchtigung der normalen Lebensqualität, aber auch unangepasste Reaktionen auf die psychosoziale Belastung können zu Defiziten der sozialen oder beruflichen Leistungen Betroffener führen. Es kann zu Anpassungsstörungen mit depressiver Verstimmung, DSM-IV 309.0 (F43.20), mit ängstlicher Gestimmtheit, DSM-IV 309.24 (F43.28), oder mit sozialer Verhaltensbeeinträchtigung, DSM-IV 309.3 (F43.24), kommen. Mit dem Rückzug von der Alltagsaktivität und den normalen Umweltbezügen kann eine egozentrische Einengung des Betroffenen verbunden sein, oft mit einer passiven Resignation, wenn die Erfahrung der Nichtkontrolle gemacht wird, oder Reaktanz als Abwehrverhalten, wenn der Versuch unternommen wird, eigene Kontrolle und Entscheidungsfreiheit wiederherzustellen durch aggressives Aufbegehren, Unterlaufen der Therapie und/oder Zuwendung zu irrationalen Praktiken.

Literatur

Cash TF (1992) The psychological effects of androgenetic alopecia in men. J Am Acad Dermatol 26:926–931

Cash TF, Price VH, Savin RC (1993) Psychological effects of androgenetic alopecia on women: comparisons with balding men and with female control subjects. J Am Acad Dermatol 29:569–575

Griesemer RD (1978) Emotionally triggered disease in a dermatology practice. Psychiat Ann 8:49–56

Koblenzer CS (1993) Psychiatric syndromes of interest to dermatologists. Int J Dermatol 32:82–88

Koblenzer CS (1993) Pharmacology of psychotropic drugs useful in dermatologic practice. Int J Dermatol 32:162–168

Panconesi E, Hautmann G (1996) Psychophysiology of stress in dermatology: the psychobiologic pattern of psychosomatics. Dermatol Clin 14:399–422

Koo J (1995) Psychodermatology: a practical manual for clinicians. Curr Problems Dermatol VII (6):199–234

Maffei C, Fossatti A, Rinaldi F, Riva E (1994) Personality disorders and psychopathologic symptoms in patients with androgenetic alopecia. Arch Dermatol 130:868–872

Sass H, Wittchen H-U, Zaudig M (1996) (Deutsche Bearbeitung und Einleitung) Diagnostisches und Statistisches Manual Psychischer Störungen MSD-IV. Hogrefe, Göttingen

Stangier U, Gieler U (1997) Somatoforme Störungen in der Dermatologie. Psychotherapie 2:91–101

Symptomatologie am Kapillitium

Trichotillomanie

Definition. Zwanghafte Eigenmanipulation am Haar durch Ziehen, Drehen, Zupfen usw., wodurch es in den betroffenen Arealen durch Epilation und/oder Haarbruch zu einer umschriebenen, inkompletten Alopezie kommt. Werden die Haare des zentroparietalen Kapillitiums unter Aussparung der lateralen Anteile und des Nackens epiliert, so spricht man von einer Tonsurtrichotillomanie (Sanderson 1970).

Vorkommen. Nicht selten. Kinder sind 6-mal häufiger betroffen als Erwachsene. Vor dem 6. Lebensjahr überwiegt das männliche Geschlecht in einem Verhältnis von 3:2 gegenüber dem weiblichen mit einem Häufigkeitsgipfel zwischen 2 und 6 Jahren. Später (11 bis 40 Jahre) ist das weibliche Geschlecht deutlich stärker vertreten mit einem Häufigkeitsgipfel zwischen 11 und 17 Jahren. Die Tonsurtrichotillomanie betrifft überwiegend weibliche Adoleszenten und erwachsene Frauen.

Ätiopathogenese. Gemäß Diagnostischem und Statistischem Manual Psychischer Störungen DSM-IV klassifiziert als Störung der Impulskontrolle, DSM-IV 312.39 (F63.3). Die Trichotillomanie kann altersbezogen in drei Gruppen sowie „Varianten" unterteilt werden:
1. Eine im Kindesalter auftretende, prognostisch günstige Form, die als Frustrations- oder psychosoziale Stresshandlung, z.B. bei Hospitalismus, Geschwisterrivalität, schulischer Überforderung, interpretiert werden kann und bei der die Eigenmanipulation bei längerem Bestehen zunehmend den Charakter der Gewohnheit annimmt. Für diese Form der Trichotillomanie wurde auch die Bezeichnung Epilationstic geprägt. Ausnahmsweise kann eine Trichotillomanie im Kindesalter in Verbindung mit Trichophagie – Aufessen der Haare – im Rahmen eines Pica-Syndroms oder Pikazismus (=pathologische Essgelüste) – und Eisenmangel auftreten (McGehee u. Buchanan 1980).

Bemerkenswerterweise ist nicht nur beim Menschen die Trichotillomanie als Verhaltensstörung bekannt. Untersuchungen an eingesperrten Rhesusaffen zeigen, dass diese sich selbst oder untergeordneten Artgenossen in einer Form von Aggressionsabbau bei Adaptationsschwierigkeiten an Stresssituationen die Haare ausreißen und zum Teil auffressen (Reinhardt et al. 1986).

2. Eine prognostisch weniger günstige, häufiger bei weiblichen Adoleszenten anzutreffende Form, die aus psychoanalytischer Sicht als Ausdruck der Ablehnung der beginnenden Identitätsfindung als Frau gedeutet wurde und oftmals mit einer gestörten Mutter-Tochter-Beziehung assoziiert ist. Im späteren Kindes- und im Adoleszentenalter nimmt die Trichotillomanie zunehmend die Bedeutung unterdrückter Aggression gegenüber einem idealisierten Beziehungsobjekt (meist Mutter) an, wobei sich die gegenüber dieser Bezugsperson gehemmte Aggression gegen die eigene Person richtet. Darüber hinaus wurde bei adoleszenten Mädchen das Ausreißen der Haare als eine Abwehr beginnender weiblicher Sexualität und erotischer Attraktivität interpretiert, die durch die Haare inkl. Pubesbehaarung symbolisiert werden (Davis-Daneschfar u. Trüeb 1995). Auf der anderen Seite wurde dieses Verhalten auch als sexuelle Konfliktbewältigung mit Haareausreißen als Masturbationsäquivalent gedeutet. Die Prädilektion der Tonsurtrichotillomanie (Abb. 5.226) für das zentroparietale Kapillitium ist wahrscheinlich durch die höhere Schmerzempfindungsschwelle im zentroparietalen Anteil des Skalps im Vergleich zu den lateralen Anteilen zu erklären.

Eine soziokulturell begründete Form der Trichotillomanie kommt in Indien vor, wo Anhänger der Jain-Sekte bei zeremoniellen Anlässen den Akt des Haareausreißens am Kopf als Zeichen der Losgelöstheit vom physischen Schmerz durchführen. Bei diesem Ritual werden sämtliche Haare des Kapillitiums ausgerissen (Shome et al. 1993).

3. Eine im Erwachsenenalter auftretende, prognostisch ungünstige Form, die häufiger Symptom einer schwerer wiegenden psychischen Störung ist. Hierzu kann die Trichotemnomanie, das vorsätzliche Abschneiden der Haare in bestimmten Arealen, gezählt werden, das häufiger als Artefaktkrankheit, aber auch als Symptom bei hirnorganischem Psychosyndrom auftritt (Braun-Falco u. Vogel 1968). Den besonderen Symbolgehalt der Haare unterstreicht auch die Fallbeschreibung eines Mannes, der sich im religiösen Wahn eine Tonsur geschnitten hat – Tonsurtrichotemnomanie.

4. Varianten
Trichoteiromanie (Freyschmidt-Paul et al. 2001): krankhafte Eigenmanipulation am Haar durch Reiben und Scheuern, wodurch es in den betroffenen Arealen durch Haarbruch (Trichoptilose) zu einer der Trichotillomanie analogen lokalisierten, umschriebenen und inkompletten Alopezie kommt (Abb. 5.227). Im Unterschied zur Trichotillomanie finden sich histopathologisch keine diagnostisch wegweisenden Veränderungen am Haarfollikel (Trichomalazie).

Telogenmanie (Kligman 1961): zwanghaft ausgeführtes, gewaltsames Ausbürsten der Haare bei Frauen, stellt möglicherweise eine modifizierte Form der Trichotillomanie dar.

Trichophobie (Koo 1995): durch die wahnhafte Vorstellung „etwas aus den Haarwurzeln aus-

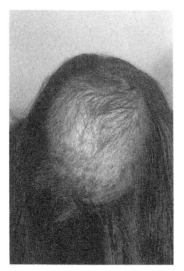

Abb. 5.226. Tonsurtrichotillomanie

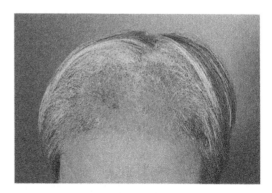

Abb. 5.227. Trichoteiromanie

ziehen zu müssen, damit Haare normal nachwachsen können" motiviertes Bestreben, sich
die Haare zu epilieren. Diese Störung ist psychopathologisch eher den wahnhaften Störungen als den Zwangsstörungen zuzuordnen.

Eine Trichotillomanie im Sinn eines Epilations-
tics kann auch infolge pruriginöser Haarbodenerkrankungen, in erster Linie Neurodermitis,
auftreten, oder bei Alopecia areata. Bei Trichotillomanie in Verbindung mit Alopecia areata
kann eine symptomatische Alopecia areata
einerseits durch Manipulation im Bereich der
Alopezie zum gewohnheitsmäßigen Verhalten
mit konsekutivem traumatischen Haarverlust
führen (Cavegn u. Trüeb 1996), andererseits
können Patienten mit einer besonderen psychischen Prädisposition die Alopezie im Sinne
einer „Krankheitsveranstaltung" mit sekundär
neurotischem Krankheitsgewinn artifiziell verlängern (Pericin et al. 1996).
Das klinisch-pathologische Erscheinungsbild
der Trichotillomanie ergibt sich aus der sauberen Epilation der Telogenhaare, während die
Anagenhaare intra- und extrafollikulär (Trichomalazie bzw. Spliss und Haarschaftfrakturen)
unterschiedlich traumatisiert werden.

Klinik. Verteilung, Form und Zahl der mehrheitlich am Kapillitium lokalisierten Trichotilloma-
nie-Herde sind variabel. Häufiger ist das frontotemporale oder frontoparietale Kapillitium in
der Form solitärer oder multipler (hierbei häufiger zweier) umschriebener Areale betroffen.
Bei weiblichen Adoleszenten und erwachsenen
Frauen ist das zentroparietale Kapillitium öfter
tonsurähnlich großflächig betroffen (Tonsurtrichotillomanie). Auch kommen bei Erwachsenen
scharf begrenzte, bizarr oder streifenförmig
konfigurierte Alopezieherde vor, die nicht durch
Ausziehen, sondern durch Abschneiden der
Haare entstehen (Trichotemnomanie). Eine Beteiligung der Brauen und Wimpern sieht man
bei bis 25% der Patienten, wobei die Wimpern
der Unterlider nicht betroffen sind, weil sie zu
kurz sind zum Ausziehen. Eine Alopezie der
Stammbehaarung, einschließlich Pubesregion,
kommt in weniger als 10% vor. Die Alopezieherde sind unterschiedlich groß und inkomplett.
Man findet kurze, jedoch unterschiedlich lange
Haare, die erst dann ausgezogen werden
können, wenn sie eine bestimmte Länge erreicht
haben (3 mm). Ihre Farbe unterscheidet sich
nicht vom übrigen Haar. Häufiger zeigen die

Haarschäfte ungleichmäßige distale Aufsplei-
ßungen und ausgefranste Bruchenden. Dagegen
finden sich seltener frische Hämorrhagien im
Bereich der Follikelöffnungen. Obwohl Pruritus
ungewöhnlich ist, können einzelne Patienten
Exkoriationen aufweisen. Die Kopfhaut ist im
Übrigen unauffällig, Zeichen der Entzündung
oder Vernarbung fehlen. Gelegentlich reißen betroffene Kinder auch ihren Puppen oder
Plüschtieren (Abb. 5.228a), ausnahmsweise auch
Haustieren (Abb. 5.228b) Haare aus. Ähnlich
wie bei den Rhesusaffen, die sich selbst oder
untergeordneten Artgenossen als eine Form von
Aggressionsabbau im Rahmen des Adaptations-
syndroms die Haare ausreißen und auffressen,
kommt es vor, dass Trichotillomanie mit Trichophagie verbunden ist. Eine seltene, schwerwiegende Komplikation, die vor allem bei Frauen
im Alter unter 30 Jahren gefunden wurde, ist

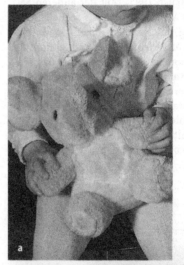

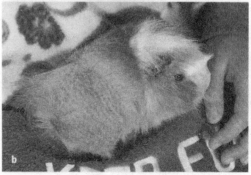

Abb. 5.228. „Epilation" von **a** Plüschtier bzw. **b** Haustier bei
Trichotillomanie

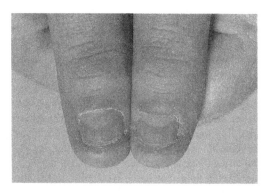

Abb. 5.229. Onychophagie

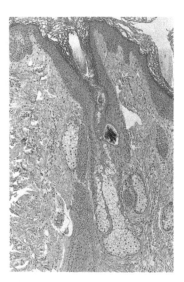

Abb. 5.230. Trichotillomanie (Histologie). Trichomalazie

die Ausbildung eines Trichobezoars, eines Haar-balls im oberen Gastrointestinaltrakt, der zur gastrointestinalen Obstruktion Anlass geben kann (Rapunzelsyndrom). Kombination mit Onychophagie (Abb. 5.229) ist möglich, wenn auch nicht häufig.

Diagnostik. Klinisch besteht der Verdacht auf eine Trichotillomanie, wenn herdförmige oder flächige, keiner spezifischen Haarerkrankung zuzuordnende Areale einer inkompletten, nicht entzündlichen und nicht atrophisierenden Alopezie vorliegen. Der Haarzugtest am Herdrand ist nicht pathologisch.

Die lichtmikroskopische Untersuchung der Haarschäfte zeigt ein exogenes Schädigungsmuster mit pinselförmig aufgespleißten distalen Haarenden (Trichoptilose) und glatt durchbrochenen (Trichoklasie) oder longitudinal-faserig aufgesplitterten (Trichorrhexis nodosa) Haarschäften.

Da die Patienten und/oder ihre Eltern Eigenmanipulation als Ursache der Alopezie meist negieren, kann sich die Durchführung eines Trichogramms zur Diagnosesicherung bewähren. Im Vergleich zum Haarwurzelmuster unauffälliger Areale des Kapillitiums finden sich im Trichotillomanieherd entweder keine oder nur vereinzelt Telogenhaare. Bei einem telogenen Haarwurzelmuster (>15% Telogenwurzeln) kann eine Trichotillomanie praktisch als ausgeschlossen betrachtet werden, ebenso wenn fast ausschließlich Anagenwurzeln ohne Haarwurzelscheide (>80%) vorliegen.

Die Durchführung einer Kopfhautbiopsie zur Diagnose einer Trichotillomanie ist eher ausnahmsweise indiziert, aber zur Diagnose der Trichotillomanie in Verbindung mit Alopecia areata notwendig, denn das Trichogramm als diagnostisches Mittel versagt, da die Telogen- und dystrophischen Haare im Bereich der Alopecia-areata-Herde autoepiliert werden. Histologische Merkmale der Trichotillomanie sind in 74% eine Vermehrung des Anteils Katagenhaare; in 73% erweiterte, mit Keratinmassen gefüllte Follikelostien; in 61% Pigmentschollen; in 21% traumatisierte Haarbulbi; in 12% der hochcharakteristische Befund der Schaftverdrehung komplett entwickelter Terminalhaare innerhalb der Haarfollikel, sog. Trichomalazie (Abb. 5.230). Die Überlagerung eines Lichen simplex chronicus in Form einer kompakten Hyperorthokeratose kann vorkommen. Im Unterschied zur Alopecia areata fehlt ein signifikantes perifolikuläres Entzündungsinfiltrat (außer gelegentlich einer fokalen granulomatösen Reaktion bei Follikelruptur).

Mykologische Ausschlussdiagnostik (Woodlichtuntersuchung, Direktpräparat, mykologische Kultur). Bei gastrointestinaler Symptomatik Ausschluss eines Eisenmangels, Röntgenkontrastaufnahmen des oberen Gastrointestinaltrakts, Untersuchung des Stuhls auf Haarfragmente. Interdisziplinäre Zusammenarbeit mit einem mit dem Krankheitsbild der Trichotillomanie vertrauten Psychiaters.

Differenzialdiagnose. Tinea capitis, Alopecia areata, loses Anagenhaar, primäre Haarschaftanomalien mit erhöhter Brüchigkeit (z.B. Monilethrix).

Traumatische Alopezie durch Fremdeinwirkung (Kindsmisshandlung). Eine traumatische Alopezie, die klinisch zunächst als Trichotillomanie imponiert, kann auch durch Fremdeinwirkung im Rahmen einer aktiven Kindsmisshandlung bedingt sein (Trüeb 1993). Die körperliche Misshandlung ist ein durch eine Pflegeperson verursachtes, nicht unfallbedingtes Trauma, die von kleineren Quetschungen bis zu lebensgefährlichen Verletzungen wie subdurale Hämatome und intraabdominelle Verletzungen reichen kann. Während die traumatische Alopezie eher ausnahmsweise das Symptom einer aktiven Kindsmisshandlung darstellt, sollten gleichzeitig bestehende Hämatome, Striemen, Narben, Verbrennungen, Kopfverletzungen und/oder die typischen „rezidivierenden" Knochenfrakturen an das Vorliegen einer körperlichen Misshandlung denken lassen. Blaue Flecken oder Suffusionen beweisen, dass ungehemmt und ohne Maß geschlagen wurde (Abb. 5.231). Der Verdacht auf eine Kindsmisshandlung erhärtet sich insbesondere dann, wenn der Unfallhergang wenig plausibel dargestellt wird: ungenaue oder Widersprüche in den Angaben der Eltern zum Unfallhergang, angeblich selbstverschuldete Verletzungen, verzögerte Inanspruchnahme ärztlicher Hilfe. Ein Drittel der Kindsmisshandlungen erfolgt vor dem 6. Lebensmonat, ein weiteres Drittel zwischen 6 Monaten und 3 Jahren, das letzte Drittel nach dem 3. Lebensjahr. Während die überwiegende Zahl der Eltern, die ihre Kinder körperlich misshandeln, weder psychisch noch sozial je auffällig geworden sind, handelt es sich häufiger um einsame, unglückliche und jähzornige Erwachsene, die unter starkem psychosozialen Druck stehen. Bei Verdacht auf Kindsmisshandlung muss das Kind zunächst dadurch vor weiteren Misshandlungen bewahrt werden, dass es stationär aufgenommen wird, bis seine Sicherheit zu Hause gewährleistet ist. Werden Kinder ohne Mitbehandlung der Familie nach Hause entlassen, sterben 5% der Kinder an den Folgen weiterer Misshandlungen, und 35% werden erneut ernsthaft verletzt.

Verlauf und Prognose. Die Trichotillomanie des jüngeren Kindesalters weist quoad remissionem eine gute Prognose auf, insbesondere wenn sie als Frustrations- oder psychosoziale Stresshandlung erkannt wird bzw. der Charakter der Gewohnheitsbildung eingesehen wird und für eine entsprechende Entspannung der Situation gesorgt werden kann oder entsprechende verhaltenstherapeutische Maßnahmen eingeleitet werden. Dagegen ist die Prognose bei weiblichen Adoleszenten mit Tonsurtrichotillomanie und bei Erwachsenen mit schwerer wiegenden zugrunde liegenden psychopathologischen Störungen die Prognose mit Vorsicht zu stellen.

Prophylaxe und Therapie. Die Therapie der Trichotillomanie richtet sich nach dem Schweregrad der zugrunde liegenden psychischen Problematik, die eine deutliche Alters- und Geschlechtsabhängigkeit aufweist.

Wo gewohnheitsmäßige Manipulation, ein Tic d'épilation, vorliegt, kann diese dadurch günstig beeinflusst werden, dass der Patient seine Eltern darauf hingewiesen werden und eventuell durch unterstützende kognitive Verhaltenstherapie das Fehlverhalten zu korrigieren lernen. Bei fehlender Einsicht können Videoaufnahmen zu Demonstrationszwecken des Fehlverhaltens eingesetzt werden. Eine einfache Form der Biofeedback-Therapie ist die Chromotherapie. Durch eine Farbstoffbehandlung des Alopezieherds (z. B. mittels Pyoctanin) fällt dem Patienten und seiner Umgebung die Automanipulation an der Verfärbung der Fingerspitzen auf. Wenn in den Alopezieherden juckreizähnliche Missempfindungen bestehen, kann die topische Anwendung von Corticosteroiden von Nutzen sein.

Wo psychoneurotische Momente eine Rolle spielen bzw. eine Zwangsneurose vorliegt, vor allem bei weiblichen Adoleszenten und Erwach-

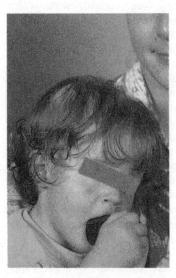

Abb. 5.231. Traumatische Alopezie durch Fremdeinwirkung (beachte Hämatom der Wange)

senen mit Tonsurtrichotillomanie, sind neben kognitiv verhaltenstherapeutischen Maßnahmen, mit Vorteil in Zusammenarbeit mit dem Psychiater, eine Psychotherapie (Familientherapie mit Behandlung einer evtl. vorhandenen gestörten Mutter-Tochter-Beziehung) und der Einsatz ausgewählter Psychopharmaka indiziert. Eine einfache verhaltenstherapeutische Technik ist die „5-Minuten-Regel", bei der zwischen Impuls und Zwangshandlung bewusst ein Intervall von 5 Minuten eingelegt wird, das sukzessive verlängert wird. Zur pharmakologischen Behandlung dieser Formen der Trichotillomanie eignen sich Psychopharmaka mit der Differenzialindikation von Zwangskrankheiten: Clomipramin, Fluoxetin und Fluvoxamin. Clomipramin wird für Erwachsene mit einer Initialdosis von 25 mg vor dem Schlafengehen allmählich gegen oben titriert bis zu einer Dosis zwischen 100 mg und (maximal) 250 mg. Die Maximaldosis Clomipramin für Kinder beträgt 3 mg/kg Körpergewicht pro Tag. Fluoxetin ist in einer Tagesdosierung zwischen 40 und 60 mg meistens wirksam (Erwachsene). Fluvoxamin wird mit einer initialen Tagesdosis von 50 mg eingeschlichen (cave Nausea), die 50-mg-weise allmählich gegen oben titriert wird bis zu einer erfahrungsgemäß wirksamen Tagesdosis zwischen 100 und (maximal) 300 mg auf zwei Dosen verteilt (Erwachsene).

Da es sich bei der Trichophobie psychopathologisch nicht um eine Zwangsneurose, sondern um eine Wahnkrankheit handelt, ist hier pharmakologisch ein Antipsychotikum einzusetzen: Pimozid in einer initialen Tagesdosis von 1 mg. Diese Dosis wird wöchentlich um 1 mg gesteigert bis zu einer erfahrungsgemäß wirksamen Tagesdosis zwischen 4 und 6 mg.

▨ Literatur

Blum NJ, Barone VJ, Friman PC (1993) A simplified behavioral treatment of trichotillomania: report of two cases. Pediatrics 91:993–995

Braun-Falco O, Vogel PG (1968) Trichotemnomanie. Eine besondere Manifestation eines hirnorganischen Psychosyndroms. Hautarzt 19:551–553

Davis-Daneshfar A, Trüeb RM (1995) Tonsur-Trichotillomanie. Hautarzt 46:804–807

Delsmann BM, Nikolaidis N, Schomacher PH (1993) Trichobezoar als seltene Ursache eines Dünndarmileus. Dtsch Med Wochenschr 118:1361–1364

Freyschmidt-Paul P, Hoffmann R, Happle R (2001) Trichoteiromanie. Eur J Dermatol 11:369–371

Kligman AM (1961) Pathologic dynamics of hair loss. Arch Dermatol 83:175–198

Koo J (1995) Psychodermatology: a practical manual for clinicians. Curr Problems Dermatol VII (6): 199–234

McGehee FT, Buchanan GR (1980) Trichophagia and trichobezoar: etiologic role of iron deficiency. J Pediat 97:946–948

Meiers HG, Rechenberger HG, Rechenberger I (1973) Trichotillomanie. Untersuchungen zur Ätiologie, Diagnostik und Therapie. Hautarzt 24:248–252

Muller SA (1990) Trichotillomania: a histopathologic study in sixty-six patients. J Am Acad Dermatol 23:56–62

Oranje AP, Peereboom-Wynia JDR, de Raeymaecker DMJ (1986) Trichotillomania in childhood. J Am Acad Dermatol 15:614–619

Pericin M, Kündig TM, Trüeb RM (1996) Trichotillomanie in Verbindung mit Alopecia areata. Z Hautkrankh 12:921–924

Reinhardt V, Reinhardt A, Houser D (1986) Hair pulling and eating in captive rhesus monkey troops. Folia Primatol (Basel) 47:158–164

Sanderson KV (1970) Tonsure trichotillomania. Br J Dermatol 82:343–350

Sheikha SH, Wagner KD, Wagner RF (1993) Fluoxetine treatment of trichotillomania and depression in a prepubertal child. Cutis 51:50–52

Shome S, Bhatia MS, Gautam RK (1993) Culture-bound trichotillomania. Am J Psychiat 150:674

Swed SE, Lenane MC, Leonard HL (1993) Long-term treatment of trichotillomania (hair pulling). N Engl J Med 329:141–142

Trüeb RM (1993) Differential diagnosis in pediatric dermatology: trichotillomania/battered child syndrome. Eur J Pediat Dermatol 3:134–139

Trüeb RM, Cavegn B (1996) Trichotillomania in connection with alopecia areata. Cutis 58:67–70

Weller EB, Weller RA, Carr S (1989) Imipramine treatment of trichotillomania and co-existing depression in a seven-year-old. J Acad Child Adolescent Psychiat 28:952–953

▨ Neurotische Exkoriationen der Kopfhaut

Definition. Ohne primäre Hautveränderung fügen sich Betroffene vor dem Hintergrund eines psychischen Spannungszustands Kratzexkoriationen der Kopfhaut zu.

Vorkommen. Nicht selten. Häufiger adoleszente Mädchen und junge Frauen. Männer sind dagegen häufiger jenseits des 50. Lebensjahrs betroffen. Regelmäßig bestehen psychische Auffälligkeiten mit Neigung zu artifizieller Überreaktion auf den Juckreiz.

Ätiopathogenese. Definitionsgemäß bestehen keine primären Hautveränderungen, aber eine erniedrigte Juckreizempfindungsschwelle mit Tendenz zu gewohnheitsmäßigem Kratzen oder zwangsneurotischer Handlung. Auch geringste (physiologische) Unebenheiten der Haut werden zerkratzt. Die Neigung zur bakteriellen Sekundärinfektion ist groß. Häufig besteht eine Assoziation zu Atopie mit verminderter Juckreizempfindungsschwelle. Zugrunde liegende psychopathologische Störungen umfassen die generalisierte Angststörung (DSM-IV 300.02 [F41.1]), die depressive Störung (DSM-IV 300.4 [F34.1]) und die Zwangsstörung (DSM-IV 300.3 [F42.x]).

Klinik. Scharf begrenzte, öfter unter das Niveau der Kopfhaut eingelassene krustöse Läsionen (Abb. 5.232a) mit Neigung zur Sekundärinfektion und regionärer Lymphadenopathie (Abb. 5.232b) neben älteren, zentral depigmentierten, randwärts hyperpigmentierten, häufiger atrophischen Narben.

Diagnostik. Neben einer sorgfältigen Ausschlussdiagnostik somatischer Ursachen ist die nosologische Einordnung der zugrunde liegenden psychopathologischen Störung anzustreben.

Die Erkrankung bevorzugt den behaarten Kopfbereich und steht nosologisch der Acne urticata des Gesichtsbereichs bzw. der Prurigo simplex subacuta am Stamm nahe. Während Beteiligung des behaarten Kopfes im Rahmen einer Acne urticata nicht selten vorkommt, stellt sie bei der Prurigo simplex subacuta eher die Ausnahme dar. Umgekehrt treten neurotische Exkoriationen der Kopfhaut hauptsächlich isoliert auf. Für alle drei Zustände charakteristisch sind ein deutlicher Juckreiz, eine in der Umgebung der Exkoriationen klinisch gesund erscheinende Kopfhaut und eine Chronizitätsneigung mit Exazerbationen in Zeiten erhöhter psychischer Anspannung. Der Patient ist auf die Möglichkeit einer zugrunde liegenden depressiven Störung direkt anzusprechen, bzw. es ist auf weitere Symptome einer Depression oder eines generalisierten Angstsyndroms zu achten (s. oben).

Die Durchführung einer periläsionalen Kopfhautbiopsie dient in erster Linie dem differenzialdiagnostischen Ausschluss einer chronisch entzündlichen Dermatose mit Autoimmunpathogenese, die sich in ähnlicher Weise an der Kopfhaut manifestieren kann: chronischer kutaner Lupus erythematodes, Pemphigus vulgaris (Abb. 5.233) und Pemphigoid (Abb. 5.234).

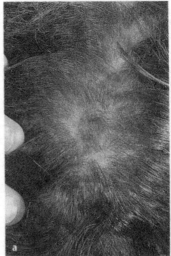

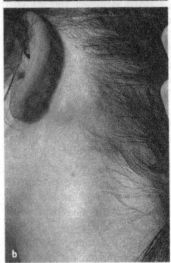

Abb. 5.232. Neurotische Exkoriationen.
a Kopfhaut. **b** Lokoregionäre Begleitlymphadenopathie

Dementsprechend sollte immer auch eine direkte Immunfluoreszenzuntersuchung durchgeführt werden, um die entsprechenden Immunablagerungen zu erkennen. Zum Nachweis einer Pemphiguserkrankung kann eine direkte Immunfluoreszenzuntersuchung an der äußeren Haarwurzelscheide epilierter Haare durchgeführt werden.

Zur Abgrenzung somatischer Störungen muss in Analogie zur Abklärung bei Prurigo simplex subacuta eine gründliche äußerliche und innerliche Durchuntersuchung erfolgen. Falls erforderlich, ist ein Psychiater zuzuziehen.

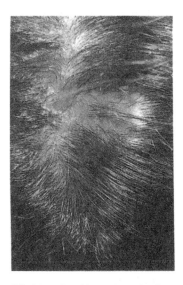

Abb. 5.233. Pemphigus vulgaris (Kopfhaut)

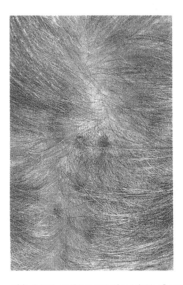

Abb. 5.234. Bullöses Pemphigoid (Kopfhaut)

Differenzialdiagnose. Somatische Störungen wie pruriginöse Dermatosen (atopische Dermatitis, Acne miliaris necroticans), chronisch entzündliche Dermatosen mit Autoimmunpathogenese (chronischer kutaner Lupus erythematodes, autoimmun-bullöse Dermatosen), neurologische Störungen (neurotrophische Ulzera, dissoziierte Sensibilitätsstörungen, z. B. bei Hirnstammläsionen) und Allgemeinkrankheiten (Hyperthyreose, Diabetes mellitus, Eisenmangel), Parasitosen, organisch bedingte psychische Störungen wie Cocainintoxikation, Epizoonosenwahn, Dermatitis artefacta.

Thinker's itch. Meist lokalisierte Kratzexkoriation, häufiger der frontalen Kopfhaut, bei der gegenüber dem zwangsneurotischen Verhaltensmuster eher die Gewohnheitsbildung pathogenetisch im Vordergrund steht. Häufig bei Studenten in Examensvorbereitung und daher meist selbstlimitierend.

Verlauf und Prognose. Abhängig von der zugrunde liegenden psychopathologischen Störung, aber meist besser als bei den neurotischen Exkoriationen des Gesichts- und Stammbereichs.

Prophylaxe und Therapie. Individuell angepasste, reizarme Haar- und Haarbodenpflege. Kurzhalten der Fingernägel. Bei Sekundärinfektion lokale (in Haftgel- oder Cremegrundlage), bedarfsweise auch systemische Therapie mit staphylokokkenwirksamen Antibiotika (z. B. Fusidinsäure, Clindamycin) bzw. gemäß Antibiogramm. Stressabbau. Kognitive verhaltenstherapeutische Maßnahmen (z. B. „5-Minuten-Regel"). Einsatz spezifischer Psychopharmaka entsprechend der zugrunde liegenden psychopathologischen Störung:

Bei *generalisierter Angststörung* Einsatz von Tranquilizern wie Alprazolam oder Buspiron. Alprazolam wird zunächst in einer niedrigen Dosis gegeben, z. B. 0,125 mg 4-mal täglich, die jeweils um 0,125 mg bis zur optimalen Dosis gesteigert wird (eine übliche Zieldosierung für Erwachsene beträgt zwischen 4-mal 0,25 mg bis maximal 0,5 mg/Tag). Sollte eine solche Therapie länger als 2–3 Wochen durchgeführt werden, ist wegen des Risikos der Abhängigkeit Buspiron vorzuziehen. Buspiron wird zwischen 3-mal 5 mg und 3-mal 10 mg täglich dosiert (Erwachsene).

Bei *depressiver Störung* Einsatz von Antidepressiva wie Doxepin oder Desipramin. Doxepin wird initial in einer Abenddosis von 25 mg verordnet, diese wird alle 7 Tage um 25 mg gesteigert bis zu einer erfahrungsgemäß wirksamen Zieldosis zwischen 100 und 300 mg vor dem Schlafengehen (Erwachsene). Falls die Sedation durch Doxepin als störend empfunden wird, kann alternativ Desipramin eingesetzt werden. Die Initialdosis beträgt 25 mg, die alle 7 Tage um weitere 25 mg gesteigert werden kann bis zu einer Tagesdosis von 100 mg bis maximal 150 mg in einer Dosis vor dem Schlafengehen (Erwachsene). Da es sich bei Depressionen mit neurotischen Exkoriationen häufiger um agitierte Depressionen handelt, ist vom Einsatz von Fluoxetin eher abzuraten, da unter einer solchen Therapie Zunahme der Agitiertheit vorkommen kann.

Bei *Zwangsstörung* eignen sich Psychopharmaka mit der Differenzialindikation von Zwangskrankheiten: Clomipramin, Fluoxetin und Fluvoxamin. Clomipramin wird mit einer Initialdosis von 25 mg vor dem Schlafengehen allmählich gegen oben titriert bis zu einer Dosis zwischen 100 mg und (maximal) 250 mg. Fluoxetin ist in einer Tagesdosierung zwischen 40 und 60 mg meistens wirksam. Fluvoxamin wird mit einer initialen Tagesdosis von 50 mg eingeschlichen (cave Nausea), die 50-mg-weise allmählich gegen oben titriert wird bis zu einer erfahrungsgemäß wirksamen Tagesdosis zwischen 100 mg und (maximal) 300 mg auf zwei Dosen verteilt.

▪ Literatur

Fruensgaaard K (1986) Neurotic excoriations: a controlled psychiatric examination. Act Psychiat Scand 69 (Suppl):1–52

Fruensgaaard K (1991) Psychotherapeutic strategy and neurotic excoriations. Int J Dermatol 30:198–203

Fruensgaaard K (1991) Psychotherapy and neurotic excoriations. Int J Dermatol 30:262–265

Harris BA, Sherertz EF, Flowers FP (1987) Improvement of chronic neurotic excoriations with oral doxepin therapy. Int J Dermatol 26:541–543

▪ Dermatitis artefacta

Definition. Hautveränderungen durch Selbstschädigung, die unter der willentlichen Kontrolle des Betroffenen steht, wobei das Ziel solcher Handlungen offensichtlich darin besteht, eine „Patientenrolle" zu erlangen. Im Gegensatz zur Simulation ist diese nicht im Licht der persönlichen Lebensumstände des Betroffenen zu verstehen (z.B. Rentenbegehren, Arbeitsbefreiung).

Vorkommen. Am häufigsten findet man Artefakte handgerecht an den Gliedern, im Gesicht oder an der Brust. Befall der Kopfhaut kommt nicht häufig vor, wobei hier die differenzialdiagnostische Abgrenzung somatischer Störungen umso anspruchsvoller sein kann (Kopfhautulzeration bei Arteriitis temporalis, neurotrophische Ulzera). Die Intelligenz des Patienten spielt bei der Realisation eines Artfakts eine wichtige Rolle.

Ätiopathogenese. Gemäß Diagnostischem und Statistischem Manual Psychischer Störungen DSM-IV klassifiziert als vorgetäuschte Störung mit vorwiegend körperlichen Zeichen und Symptomen, DSM-IV 300.19 (F68.1). Im Unterschied zum „Münchhausen-Syndrom" (Laparotomophilia migrans) verlangt der Patient mit Dermatitis artefacta gewöhnlich keine Klinikbehandlung. Die Beweggründe einer solchen Störung sind schwierig zu erfassen. Die psychisch abnorme Haltung verleitet offensichtlich dazu, durch willentliche Selbstschädigung, aufgrund unterschiedlicher Motive (Protest gegen die Umwelt, Wunsch nach Außerordentlichkeit, Selbstbestrafung etc.) Aufmerksamkeit auf die eigene Person zu lenken.

Klinik. Die Dermatitis artefacta präsentiert sich als uncharakteristische Hautläsionen, deren Abklärung oft lange Zeit und multiple Arztbesuche in Anspruch nimmt. An der Kopfhaut nimmt sie am häufigsten die Gestalt erosiv-ulzeröser Hautveränderungen an (Abb. 5.235). Auch kann sie als Trichotemnomanie imponieren.

Diagnostik. Artefakte werden allgemein sehr verschiedenartig ausgelöst, obwohl an der Kopfhaut das klinische Erscheinungsbild relativ monomorph erscheint. Die Diagnose kann zu-

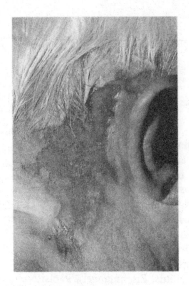

Abb. 5.235. Dermatitis artefacta

nächst schwierig sein, weil man einerseits geneigt ist, an schwerwiegende erosiv-ulzeröse Kopfhauterkrankungen zu denken (Arteriitis temporalis, Angiosarkom, neurotrophische Ulzera), und andererseits der Patient auf eine direkte Konfrontation mit der Verdachtsdiagnose gewöhnlich verstockt reagiert und einen anderen Arzt aufsucht. Dagegen ist die Trichotemnomanie einfacher als solche zu erkennen.

Die Durchführung einer Kopfhautbiopsie dient in erster Linie dem sicheren Ausschluss einer dermatologischen Ursache der Hautläsion (z. B. Angiosarkom).

Zur weiteren Abgrenzung somatischer Störungen muss vorallem eine neurologische Abklärung erfolgen. In der Regel ist ein Psychiater beizuziehen.

Differenzialdiagnose. Wirkliche somatische Störungen wie Kopfhautulzeration bei Angiosarkom, Arteriitis temporalis, nekrotisierender Herpes zoster oder neurologische Störungen: neurotrophische Ulzera, dissoziierte Sensibilitätsstörungen bei Hirnstammläsionen, Simulation, neurotische Exkoriationen, Schizophrenie.

Verlauf und Prognose. Abhängig von der zugrunde liegenden psychopathologischen Störung, aber in der Regel hoch chronisch, weil sich die Therapie gewöhnlich sehr schwierig gestaltet.

Prophylaxe und Therapie. Artefakte heilen fast ausnahmslos unter Okklusivtherapien ab (Abb. 5.236). Der Erfolg derartiger Maßnahmen ist diagnostisch relevant, aber therapeutisch von nur vorübergehender Natur. Nach Aufklärung des Kausalzusammenhangs ist eine psychotherapeutische Betreuung erforderlich.

Für die Behandlung von Artefakten, die zwangsneurotisch bedingt sind, eignen sich neben verhaltenstherapeutischen Maßnahmen („5-Minuten-Regel") die entsprechenden Psychopharmaka: Clomipramin, Fluoxetin und Fluvoxamin. Clomipramin wird mit einer Initialdosis von 25 mg vor dem Schlafengehen allmählich gegen oben titriert bis zu einer Dosis zwischen 100 mg und (maximal) 250 mg. Fluoxetin ist in einer Tagesdosierung zwischen 40 und 60 mg meistens wirksam. Fluvoxamin wird mit einer initialen Tagesdosis von 50 mg eingeschlichen (cave Nausea), die 50-mg-weise allmählich gegen oben titriert wird bis zu einer erfahrungsgemäß wirksamen Tagesdosis zwischen 100 mg und (maximal) 300 mg in zwei Dosen verteilt.

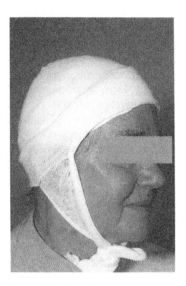

Abb. 5.236. Okklusivbehandlung bei Artefaktkrankheit

■ Literatur

Fabisch W (1980) Psychiatric aspects of dermatitis artefacta. Br J Dermatol 102:29–34

Gandy DT (1953) The concept and clinical aspects of factitious dermatitis. South Med J 46:551–555

Hollender MH, Abram HS (1973) Dermatitis factitia. South Med J 66:1279–1285

Lyell A (1979) Cutaneous artifactual disease. A review amplified by personal experience. J Am Acad Dermatol 1:391–407

Sneddon I, Sneddon J (1975) Self-inflicted injury: a follow-up study of 43 patients. Br Med J 2:527–530

Taylor S, Hyler SE (1993) Update on factitious disorders. Int J Psychiat Med 23:81–94

Van Moffaert M (1991) Localization of self-inflicted dermatological lesions: what do they tell the dermatologist. Acta Dermatol Venereol (Stockh) 156 (Suppl):23–27

■ Epizoonosenwahn (Morbus Ekbom)

Definition. Wahnhafte Überzeugung, mit Ungeziefer befallen zu sein, die im Rahmen unterschiedlicher psychiatrischer Erkrankungen auftreten kann und zu sekundär artifiziellen Hautschädigungen führt.

Vorkommen. Jenseits des 6. Lebensjahrzehnts sind vorwiegend Frauen betroffen, während unter den jungen Erwachsenen das Verhältnis von Frauen zu Männern in etwa ausgeglichen ist.

Ätiopathogenese. Der Wahn ist keine Krankheitsentität, sondern Symptom verschiedener Arten psychotischen Erlebens, wie z.B. im Rahmen einer (monosymptomatischen) hypochondrischen Psychose, Schizophrenie, psychotischen Depression, und kann auch Symptom eines hirnorganischen Psychosyndroms (Delir, Demenz) infolge Intoxikation (Cocain, Alkohol) oder Zerebralsklerose sein (Marneros et al. 1987). Im Übrigen Klassifikation gemäß Diagnostischem und Statistischem Manual Psychischer Störungen DSM-IV als wahnhafte Störung (Typus mit körperbezogenem Wahn), DSM-IV 297.1 (F22.0).

Klinik. Von den Patienten werden Kribbelparästhesien mit subjektiver Gewissheit auf Befall mit Parasiten zurückgeführt, die sich unter der Haut fortbewegen. Die Betroffenen versuchen die „Parasiten" durch Kratzen oder mittels scharfer Gegenstände aus der Haut zu entfernen. Hauptorte derartiger Manipulationen sind neben dem behaarten Kopf auch Gesicht, Arme, Brüste oder Oberschenkel. Vielfach werden vermeintliche „Parasiten" zur Identifizierung mitgebracht (Abb. 5.237), wobei es sich hierbei meist um Krusten, Textilfasern, Detritus oder Ähnliches handelt.

Diagnostik. Nachdem eine Parasitose sicher ausgeschlossen worden ist (Reiseanamnese, z.B. Myiasis der Kopfhaut, sorgfältige klinische Untersuchung der Haut und Haare auf Nissen!), müssen nicht wahnhafte Fehlinterpretationen von Reizerscheinungen im Rahmen pruriginöser Kopfhauterkrankungen bzw. Dysästhesien im Rahmen neurologischer Erkrankungen durch entsprechende Untersuchungen abgegrenzt werden. Da selbst die wahnhafte Vorstellung, mit

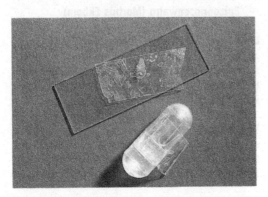

Abb. 5.237. Mitgebrachte „Parasiten" bei Epizoonosenwahn

Parasiten befallen zu sein, keine Krankheitsentität, sondern ein Symptom verschiedener Arten psychotischen Erlebens darstellt, wie z.B. im Rahmen einer hypochondrischen Psychose, Schizophrenie, psychotischen Depression oder eines hirnorganischen Psychosyndroms (Zerebralsklerose, Cocainintoxikation) ist eine psychiatrische Abklärung angezeigt. Die Vorstellung beim Psychiater ist oft problematisch, weil sich der Patient gewöhnlich erst nach Aufbau eines engen Vertrauensverhältnisses – ohne dass der Arzt im Wahnsystem des Patienten mitmacht – bereit erklärt, psychiatrisch untersucht zu werden.

Die Durchführung einer Kopfhautbiopsie dient in erster Linie dem Ausschluss einer dermatologischen Ursache der Hautmissempfindungen. Da der Kranke unbeirrbar an seinem Wahn festhält, trotz der Unvereinbarkeit mit der Realität, lässt er sich auch nicht durch einen normalen Biopsiebefund von seiner Wahnvorstellung abbringen.

Differenzialdiagnose. Parasitosen, Parästhesien im Rahmen neurologischer Erkrankungen wie multipler Sklerose (Pavlou u. Stefski 1983) und Vitamin-B_{12}-Mangel (Pope 1970).

Verlauf und Prognose. Wohl frustrierendste psychodermatologische Krankheit, da Diagnostik und Therapie einerseits die Grenzen der Dermatologie übersteigen, und andererseits die Patienten eine psychiatrische Behandlung entschieden verweigern. Die subjektive Gewissheit des Wahninhalts zieht eine Unkorrigierbarkeit des Wahns nach sich. Der Kranke hält an seinem Wahn unbeirrbar fest und lässt sich weder durch gegenteilige Erfahrung noch durch rationale Argumentation beeinflussen. Dementsprechend besteht eine ausgesprochene Chronizitätsneigung über Jahre, wenn nicht Jahrzehnte.

Prophylaxe und Therapie. Zur pharmakologischen Therapie des Epizoonosenwahns als Ausdruck einer monosymptomatischen hypochondrischen Psychose hat sich das Neuroleptikum Pimozid bewährt. Die Behandlung mit Pimozid wird zunächst in einer Tagesdosierung von 1 mg eingeleitet und die Dosis wöchentlich um 1 mg erhöht bis zu einer erfahrungsgemäß wirksamen Tagesdosis von 4-6 mg. Bei Stabilisierung der Symptomatologie wird diese Dosierung während mindestens 1 Monat beibehalten, ehe sie anschließend alle 2 Wochen um 1 mg reduziert werden kann. Eine solche Behandlung kann bedarfsweise in Episoden von jeweils ca. 3 Monaten Behandlungsdauer erfolgreich durchgeführt werden, bei einem minimalen Risiko der Entwicklung tardiver Dyskinesien als unerwünschte Medikamentenwirkung. Einer unter einer solchen Behandlung mit Pimozid nicht selten auftretenden Akathisie kann durch die gleichzeitige Gabe von 25 mg Diphenhydramin täglich entgegengewirkt werden.

▓ Literatur

Damiani JT, Flowers FP, Pierce DK (1990) Pimozide in delusions of parasitosis. J Am Acad Dermatol 22:312–313

Ekbom KA (1938) Der präsenile Dermatozoenwahn. Acta Psychiat Neurol 13:227–259

Gould WM, Gragg TM (1976) Delusions of parasitosis. An approach to the problem. Arch Dermatol 112:1745–1748

Lyell A (1983) Delusions of parasitosis. Br J Dermatol 108:485–499

Marneros A, Rohde A, Deister A (1987) Most delusional parasitosis organic mental disease. Clin Psych News 15:23

Pavlou M, Stefoski D (1983) Development of somatizing responses in multiple sclerosis. Psychother Psychosom 39:236–243

Pope FM (1970) Parasitophobia as the presenting symptom of vitamin B_{12} deficiency. Practitioner 204:421–422

Reilly TM, Batchelor DH (1986) The presentation and treatment of delusional parasitosis. Int Clin Psychopharm 1:340–353

Wykoff RF (1987) Delusions of parasitosis: a review. Rev Infect Dis 9:433–437

▓ Skalpdysästhesie

Definition. Subjektiv empfundene Dysästhesien der Kopfhaut wie starker, anhaltender Juckreiz oder brennende oder stechende Schmerzen, bei denen nach gründlicher Untersuchung kein objektivierbarer somatischer Befund vorliegt, der die Missempfindungen hinreichend erklären könnte.

Vorkommen. In der Mehrzahl der Fälle sind Frauen zwischen 35 und 70 Jahren betroffen.

Ätiopathogenese. Psychische Faktoren gelten als ätiologisch an den Dysästhesien beteiligt, nachgewiesen durch einen zeitlichen Zusammenhang zwischen einem äußeren Reiz, der eine offensichtliche Beziehung zu einem psychischen Kon-

flikt hat, und dem Beginn oder der Intensivierung der Schmerzen. Der Schmerz hilft dem Betroffenen dazu, von seiner Umgebung Unterstützung zu bekommen, die er sonst nicht erwarten dürfte. Häufiger liegt den Skalpdysästhesien eine depressive Störung, DSM-IV 300.4 (F34.1), oder generalisierte Angststörung, DSM-IV 300.02 (F41.1) zugrunde (Hoss u. Segal 1998). Im Übrigen nosologische Einordnung als somatoforme Schmerzstörung, DSM-IV 307.xx (F45.4), sofern der Schmerz nicht durch eine affektive, Angst- oder psychotische Störung (taktile Halluzinose) erklärt werden kann.

Klinik. Betroffene klagen über persistierenden Juckreiz oder Schmerzempfindungen der Kopfhaut, oft mit brennendem oder stechendem Charakter, und bringen ihre Beschwerden mit einer oft depressiven oder aggressiv-vorwurfsvollen Haltung hervor. Häufig weisen sie überdurchschnittlich lange Zuweisungsschreiben vor, aus denen hervorgeht, dass bereits mehrere Ärzte aufgesucht und zahlreiche Untersuchungen ohne Hinweis auf eine somatische Störung durchgeführt wurden. Nicht selten haben die Patienten Schwierigkeiten, einen Konsultationstermin zu vereinbaren und/oder einzuhalten, und wenn sie einmal vorsprechen, so dauert die Konsultation gewöhnlich unverhältnismäßig lang, und der Patient ist bisweilen nur mit Mühe zu verabschieden.

Diagnostik. Die Diagnose einer Skalpdysästhesie erfolgt nach sorgfältigem Ausschluss einer zugrunde liegenden somatischen Störung und erfordert eine psychosomatische Exploration.

Ein Trichogramm gibt Auskunft über ein eventuell gleichzeitig bestehendes aktives Effluvium, bei dem allerdings (außer bei Alopecia areata) keine Korrelation zwischen Effluviumaktivität und Missempfindungen der Kopfhaut besteht.

Die Durchführung einer Kopfhautbiopsie dient in erster Linie dem Ausschluss einer dermatologischen Ursache der Beschwerden.

Bei begründetem Verdacht (Familienanamnese, anfallsweises Auftreten, evtl. Flimmerskotome) ist eine neurologische Abklärung hinsichtlich Migräneäquivalent angezeigt.

Differenzialdiagnose. Entzündliche Dermatosen des Skalps wie atopische Dermatitis, allergische Kontaktdermatitis, seborrhoisches Ekzem, Psoriasis, Dermatitis herpetiformis Duhring, Missempfindungen der Kopfhaut im Rahmen eines objektiven oder subjektiv empfundenen Effluviums ohne Nachweis einer psychopathologischen Störung, sog. Trichodynie, Arteriitis temporalis, Spannungskopfschmerzen, Migräneäquivalent.

Verlauf und Prognose. Die Patienten sprechen auf eine ganze Reihe topischer und/oder systemischer Dermatotherapeutika schlecht an. Plazebo ruft sogar häufig Unverträglichkeitsreaktionen hervor, „Nozebo"effekt, welche das oft fragile Vertrauensverhältnis zum Arzt zusätzlich belasten können, umso mehr als unter diesen Patienten immer wieder solche mit einer aggressiven Haltung gegenüber sich selbst (bis hin zum Suizid) und dem Arzt (bis hin zu konkreten Androhungen) anzutreffen sind. Während man bei Frauen mit Skalpdysästhesie häufiger Depressionen im Zusammenhang mit Eheproblemen findet, bringen Männer mit psychogenen Schmerzen (die im Übrigen häufiger das Genitale als den Skalp betreffen) die Beschwerden mit Problemen im sozialen Umgang mit dem weiblichen Geschlecht in Verbindung. Unter den Voraussetzungen, dass die zugrunde liegende psychosoziale Problematik angesprochen wird und für diese gemeinsam mit dem Patienten eine Lösung erarbeitet werden kann sowie dass die zugrunde liegende Psychopathologie (depressive vs. generalisierte Angststörung) richtig erkannt und einer entsprechenden spezifischen psychopharmakologischen Behandlung zugeführt wird, kann von einer guten Prognose ausgegangen wird.

Prophylaxe und Therapie. Neben einer reizarmen Shampoobehandlung, unter unbedingter Vermeidung jeder Art der „Überbehandlung" der Kopfhaut, insbesondere mit alkoholischen Skalppapplikationen, hat sich die psychopharmakologische Behandlung mit Doxepin, Amitryptilin oder Fluoxetin als wirksam erwiesen. Gabapentin steht zur Zeit in Erprobung. Während Doxepin in erster Linie bei Skalpdysästhesien mit juckendem Charakter eingesetzt wird, eignet sich Amitryptilin für Skalpdysästhesien mit Schmerzcharakter. Doxepin wird initial in einer Abenddosis von 25 mg verordnet, diese wird alle 7 Tage um 25 mg gesteigert bis zu einer erfahrungsgemäß wirksamen Zieldosis um 100 mg vor dem Schlafengehen. Amitryptilin wird mit einer Initialdosis von 25 mg vor dem Schlafengehen begonnen und nach Bedarf bis 75 mg gesteigert. Häufig genügt diese Dosis für eine analgetische Wirkung, für eine antidepressive Wirkung ist eine Tagesdosierung vom mindestens 100 mg notwendig. Fluoxetin wird in einer Tagesdosierung zwischen 40 und 60 mg gegeben.

■ Literatur

Cotterill JA (1996) Dermatologic nondisease. Dermatol Clin 14:439–445

Hoss D, Segal S (1998) Scalp dysesthesia. Arch Dermatol 134:327–330

Koblenzer CS, Bostrom P (1994) Chronic cutaneous dysesthesia syndrome: a psychotic phenomenon or a depressive syndrome? J Am Acad Dermatol 30:370–374

Koo J, Gambla C (1996) Cutaneous sensory disorder. Dermatol Clin 14:497–502

■ Psychogenes Pseudoeffluvium

Definition. Bei fehlendem Objektivbefund vom Betroffenen subjektiv als krankhaft verstärkt empfundener Haarausfall und/oder Minderung des Haarwachstums.

Vorkommen. Von einem psychogenen Pseudoeffluvium sind häufiger mode- und kosmetikbewusste Frauen betroffen, bei denen eine Diskrepanz zwischen dem Ist-Zustand des Kopfhaars und einer Idealvorstellung besteht und die später oft auch das altersbedingte Dünnerwerden des Kapillitiums dazu benutzen, sich mit dem allgemeineren Problem des Älterwerdens anderweitig auseinanderzusetzen.

Ätiopathogenese. Spektrum abnormer psychischer Reaktionsmuster, die von einer psychischen Fixierung auf tatsächliche dermatologische Symptome wie den normalen täglichen Haarausfall bis zur eigentlichen Hypochondrie, DSM-IV 300.7 (F45.2), depressiven Störung, DSM-IV 300.4 (F34.1), körperdysmorphen Störung, DSM-IV 300.7 (F45.2), oder wahnhaften Störung (mit körperbezogenem Wahn), DSM-IV 297.1 (F22.0), reicht. Die herausragende Beeinträchtigung liegt in einer unrealistischen Interpretation von körperlichen Zeichen als abnormal, sodass es zu einer intensiven Beschäftigung mit der Furcht oder der Überzeugung kommt, eine schwere Alopezie zu entwickeln.

Klinik. Die unrealistische Furcht oder Überzeugung, an einem krankhaften Haarverlust zu leiden, dauert trotz ärztlicher Verneinung an. Trotz altersentsprechenden Normalbefunds ist die von Betroffenen empfundene Diskrepanz zwischen dem Ist-Zustand der Kopfhaare und einer von den Medien und vom öffentlichen Leben geprägten Idealvorstellung (Film, Modewelt, Showbusiness, Reklame) nicht selten nachzuvollziehen.

Diagnostik. Die Diagnosestellung eines psychogenen Pseudoeffluviums setzt voraus, dass keine auf eine Haarkrankheit hinweisende Haarlichtung vorliegt, im Haarsammeltest kein über die Norm erhöhter durchschnittlicher Haarverlust nachweisbar ist und das Trichogramm ein normales Haarwurzelmuster aufweist. Da die Patienten oft über die Ursachen von Haarausfall gut informiert sind und deshalb Zusammenhänge zwischen Haarwachstumsstörung und Normabweichungen von Laborparametern kennen, sollten über die vorgenannten Untersuchungen hinaus dieselben Laborparameter bestimmt werden wie beim diffusen bzw. androgenetisch bedingten Effluvium (Blutbild, CRP, Serumferritin, basales TSH, Prolactin, Testosteron, DHEAS).

Differenzialdiagnose. Echte Störungen des zyklischen Haarwachstums mit vermehrtem Haarausfall (androgenetische Alopezie, diffuses Telogeneffluvium).

Verlauf und Prognose. Abhängig von der zugrunde liegenden Psychopathologie und der Fähigkeit des Arztes, den Patienten mit Bestimmtheit und Einfühlsamkeit zu führen.

Prophylaxe und Therapie. Um den Patienten die unrealistische Furcht vor einer Alopezie zu nehmen, aber auch um sie von der auf das Alter und Geschlecht bezogenen Normalität ihres Haarzustands zu überzeugen, ist nach Vorliegen der Ergebnisse aller Abklärungsuntersuchungen ein ausführliches und einfühlsames Gespräch erforderlich. Dieses schafft erst die Vertrauensbasis, um überbewertete Ideen und Fehlauffassungen in Bezug auf die Haare zu relativieren oder zu korrigieren. Therapeutisch schwieriger zu beeinflussen ist das psychogene Pseudoeffluvium als Ausdruck einer hypochondrischen Neurose. Sinnvoll sind hier analytische Gespräche bei einem entsprechend geschulten Psychotherapeuten, die sich auf interpersonelle Probleme des Kranken konzentrieren und ihn die

tieferliegende Bedeutung seiner Ängste erkennen lassen. Bei gleichzeitig bestehenden Angstsymptomen kann sich der zeitweise Einsatz von Tranquilizern wie Alprazolam oder Buspiron als nützlich erweisen. Alprazolam wird zunächst in einer niedrigen Dosis gegeben, z.B. 0,125 mg 4-mal täglich, die jeweils um 0,125 mg bis zur optimalen Dosis gesteigert wird (eine übliche Zieldosierung für Erwachsene beträgt zwischen 4-mal 0,25 mg bis maximal 0,5 mg/Tag). Sollte eine solche Therapie länger als 2–3 Wochen durchgeführt werden, ist wegen des Risikos der Abhängigkeit Buspiron vorzuziehen. Buspiron wird zwischen 3-mal 5 mg und 3-mal 10 mg täglich dosiert.

▓ Literatur

Eckert G (1975) Diffuse hair loss and psychiatric disturbance. Acta Dermatol Venereol (Stockh) 55:147–149
Trüeb RM (2000) Das chronische diffuse Telogeneffluvium der Frau. Hautarzt 51:899–905

▓ Körperdysmorphe Störung

Definition. Beeinträchtigung aufgrund eingebildeter Mängel der körperlichen Erscheinung, die durch irgendwelche eventuell tatsächlich vorhandenen körperlichen Fehlbildungen in keiner Weise gerechtfertigt ist.

Vorkommen. Häufiger sind Jugendliche im Rahmen einer „Reifungskrise" betroffen, d.h. einer konflikthaften Zuspitzung des Erlebens und Verhaltens, wenn neue Lebensanforderungen bewältigt werden müssen, oder Frauen mittleren Alters mit Partnerschaftsproblemen.

Ätiopathogenese. Die frühere Bezeichnung „Dysmorphophobie" ist insofern nicht treffend, als die Störung (zusammen mit dem Epizoonosenwahn, der unzutreffenderweise oft auch als „Akarophobie" bezeichnet wird) nicht den phobischen Störungen zuzuordnen ist. In diesem Syndrom widerspiegeln sich viel eher tief liegende Verunsicherungen und Diskrepanzen zwischen dem Ideal- und Realbild des eigenen Körpers, letztlich aber zwischen dem Ideal-Ich und realen Selbst. Gemäß Diagnostischem und Statistischem Manual Psychischer Störungen DSM-IV Klassifikation unter den somatoformen Störungen, DSM-IV 300.7 (F45.2). Personen mit körperdysmorphen Störungen können zusätzlich die Diagnose einer wahnhaften Störung mit körperbezogenem Wahn, DSM-IV 297.1 (F22.0), entwickeln, wenn ihre Beschäftigung mit einem vermeintlichen Defekt im Aussehen wahnhaftes Ausmaß annimmt.

Klinik. Hauptmerkmale sind die übermäßige Beschäftigung mit einem eingebildeten Haarverlust oder, wenn eine leichte Alopezie vorhanden ist, die deutlich übertriebene Sorge um eine dadurch bedingte Entstellung im körperlichen Aussehen (sog. Hässlichkeitskümmerer). Die übermäßige Beschäftigung mit dem Mangel verursacht deutliches Leiden oder Beeinträchtigungen in sozialen, beruflichen oder anderen wichtigen Funktionsbereichen. Die Betroffenen haben Schwierigkeiten damit, ihre Befürchtungen zu kontrollieren, und versuchen nicht, ihnen zu widerstehen. Als Folge verbringen sie häufig mehrere Stunden am Tag mit Gedanken über ihre „Entstellung", was so weit führen kann, dass diese Gedanken das Alltagsleben beherrschen.

Diagnostik. Neben einer sorgfältigen trichologischen Abklärung inkl. Trichogramm und Laborparameter wie beim diffusen Effluvium ist auch eine psychiatrische Exploration angezeigt.

Differenzialdiagnose. Generalisierte Angststörung, depressive Störung, typische Depression, Schizophrenie mit somatischen Wahnphänomenen.

Verlauf und Prognose. Wenn die Problematik nicht als solche erkannt und der Betroffene sich nicht als ernst genommen fühlt, besteht Gefahr der Suizidalität.

Prophylaxe und Therapie. Aus dermatologischer Sicht ist bei einer objektivierbaren Haarausfallstörung wie initialer androgenetischer Alopezie bereits bei einem Minimalbefund entsprechend dem unbedingten Behandlungswunsch des Patienten, die Indikation zu einer spezifischen Therapie zu stellen. In der Regel ist darüber hinaus eine Psychotherapie erforderlich.

■ Literatur

Cotterill JA (1996) Body dysmorphic disorder. Dermatol Clin 14:457–463

■ Pigmentstörungen der Haare

Your hair is white
My hair is white
Come let us talk of love
What other theme do we know.
When we were young
We were in love with one another
And therefore ignorant.
WILLIAM BUTLER YEATS

Grundlagen

Die natürliche Farbe des menschlichen Haares wird hauptsächlich durch den Melaninpigmentgehalt des Haarschafts bestimmt, wobei die tatsächlich wahrgenommene Haarfarbe durch zusätzliche physikalische Faktoren wie Reflexion und Refraktion des Lichts infolge Besonderheiten der Haarstruktur beeinflusst wird. Während das Wort Melanin in seiner ursprünglichen Bedeutung die Farbe Schwarz bezeichnet, wird heute der Begriff für ein Spektrum an Farbvarianten von schwarzer bis gelber Farbe verwendet, das auf das schwarzbraune Eumelanin und das gelbrote Phäomelanin bzw. eine Mischung von beiden zurückzuführen ist. Die Qualität und Quantität der Melaninpigmente sind die Grundeigenschaften, auf denen Lichtabsorption und -reflexion des Haars beruhen. Dabei basiert die Farbwahrnehmung auf den Parametern Farbton, -sättigung und -helligkeit. Während die Farbe Weiß durch Reflexion von Licht entsteht, in dem die Wellenlängen aller Bereiche des sichtbaren Spektrums zu gleichen Teilen vorhanden sind, erscheint ein Objekt schwarz, wenn ein großer Teil des Spektrums absorbiert wird. Eine Farbe ist „gesättigt", wenn alle anderen Wellenlängen des Spektrums vollständig absorbiert sind, und „Helligkeit" hängt von der Menge des von einer Fläche reflektierten auffallenden Lichts ab.

Biologisch gesehen ist Melanin das Pigment, das den Melanosomen der Melanozyten entstammt, wobei das Melaninpigment mit den benachbarten Keratinozyten bzw. Follikelkeratinozyten in Verbindung treten muss, um jede Einzelzelle der Haut bzw. den Haarschaft färben zu können. Auf der Grundlage dieser funktionellen Assoziation des Melanozyten mit seinen Nachbarkeratinozyten beruht die Definition der epidermalen Melanineinheit. Die Intensität der Melaninsynthese im Melanozyten wird dabei vom Ausmaß des Melaninübergangs in die Keratinozyten bestimmt. Dementsprechend regt eine gesteigerte Keratinozytenproliferation die Melaninproduktion an. Im Haarfollikel liegen die aktiven Melanozyten in der Basalschicht der Haarmatrix; dort bilden sie eine funktionelle Einheit mit den unreifen Follikelkeratinozyten, wobei die Melanozyten in der Anagenphase des Haarzyklus aktiv Melanin synthetisieren.

Melaninsynthese. Die genaue Charakterisierung der molekularen Struktur natürlich vorkommender Melanine ist dadurch eingeschränkt, dass die Melanine meistens an Proteine gebunden sind und nicht ohne Degradation in Lösung gebracht werden können. Aufgrund einer hohen Bindungsaffinität zu anderen Substanzen ist die Reinigung und exakte chemische Analyse schwierig. Auch die Röntgendifraktionsradiographie liefert keine Beugungsspektren, wovon abgeleitet werden kann, dass die Melanine keine kristallinen Strukturen bilden. Es handelt sich eher um Gemische verwandter, aber nicht identischer Moleküle, die zum Teil durch chemische Kondensation und nicht allein durch eine enzymkatalysierte Reaktion entstehen. Nach gemeinsamen ersten Syntheseschritten, nämlich der Oxidation der Aminosäure Tyrosin durch das Schlüsselenzym Tyrosinase zu Dopa und dann zu Dopachinon, verlaufen die weiteren Polymerisationsreaktionen zu Eumelanin oder Phäomelanin getrennt. Intrazelluläre biochemische Faktoren bestimmen dabei die Richtung. Eumelanine weisen ein hohes Molekulargewicht und eine monomorphe Struktur auf und sind in fast allen Lösungsmitteln unlöslich. Da sie viele Chinongruppen enthalten, stellen sie sog. Polychinone dar, die aus der Polymerisation von 5,6-Dihydroxyindol entstehen. Dieses ist wiederum ein Dekarboxylierungsprodukt der Dopachrome, die ihrerseits als Intermediärprodukte aus dem Umbau des Dopachinons entstanden sind. Phäomelanine erscheinen ultrastrukturell als lamellierte Granula, die kleiner sind als die Eumelaningranula. Sie sind in verdünnten Alkalilösungen löslich. Wie die Eumaline leiten sie sich vom Tyrosin ab. Die Phäomelaninsynthese durchläuft aber einen wichtigen nichtenzymatischen Schritt weg von der Eumelaninsynthese, nämlich die Addition von Cystein zu Dopachinon, die zur Bildung von 5-S- und 2-S-Cysteinyldopa führt. Durch Oxidierung dieser Intermediärprodukte entstehen Phäomelanine.

Der von der Molekülsynthese des Melaninpigments bis zur Pigmentierung des Haars ablaufende Prozess wird an vier Stellen reguliert:

▓ Zahl und Anordnung der Melanozyten in den Haaren,
▓ Tyrosinaseaktivität und Melaninsynthese,
▓ Morphologie und Verteilung der Melanosomen innerhalb der Melanozyten,
▓ Transfer der Melanosomen von Melanozyten zu Follikelkeratinozyten und Verteilung der Melanosomen in den letzteren.

Außer auf genetisch und hormonell (MSH, ACTH, Sexualhormone) bedingte quantitative und qualitative Unterschiede in der Melaninbildung können viele Störungen der Haarpigmentierung auf spezifische Defekte in diesen Reaktionsabläufen zurückgeführt werden.

▓ Literatur

Boissy RE (1988) The melanocyte. Its structure, function, and subpopulations in skin, eyes, and hair. Dermatol Clin 6:161–173

Castanet J, Ortonne JP (1997) Hair melanin and hair color. EXS 78:209–225

Cline DJ (1988) Changes in hair color. Dermatol Clin 6:295–303

Ito S (1993) High-performance liquid chromatography (HPLC) analysis of eumelanin and pheomelanin in melanogenesis control. J Invest Dermatol 100 (Suppl):166S–171S

Jimbow K, Quevedo WC Jr, Fitzpatrick TB, Szabo G (1976) Some aspects of melanin biology: 1950–1975. J Invest Dermatol 67:72–89

Mishima Y (1994) Molecular and biological control of melanogenesis through tyrosinase genes and intrinsic and extrinsic regulatory factors. Pigment Cell Res 7:376–387

Ortonne JP, Prota G (1993) Hair melanins and hair color: ultrastructural and biochemical aspects. J Invest Dermatol 101 (Suppl):82S–89S

Park HY, Gilchrest BA (1999) Signaling pathways mediating melanogenesis. Cell Mol Biol 45:919–930

Riley PA (1997) Melanin. Int J Biochem Cell Biol 29:1235–1239

Physiologische Variationen der Haarfarbe

Genetische und ethnische Variationen

Ethnische Unterschiede der Haarfarbe und der Haarform sind augenfällig, wobei Farbe und Form der Haare unabhängig voneinander vererbt werden. Weltweit herrscht dunkles Haar vor, während blondes Haar am häufigsten in Nordeuropa vorkommt, aber auch in Nordafrika, im Mittleren Osten und in Australien anzutreffen ist. Die verschiedenen Farbschattierungen des Haars hängen von der Gesamtzahl der Pigmentgranula und dem Verhältnis von Phäo- zu Eumelaningranula je Haar ab. Das Haar dunkelt in der Regel zwischen dem 13. und 20. Lebensjahr nach, vor allem bei Blonden, Rothaarigen und Menschen mit hellbraunem Haar.

Rutilismus (rotes Haar)

Rothaarigkeit hat seit jeher große Aufmerksamkeit erregt, weil diese Haarfarbe relativ selten und gleichzeitig auffällig ist. Die Inzidenz schwankt je nach geographischer Region von 0,3% in Norddeutschland über 1,6% in Paris und 3,7% in England bis zu 11% in gewissen Regionen Schottlands. Während früher für Rutilismus eine rezessive Vererbung angenommen wurde, scheint rotes Haar im Erbgang über helle Haarfarbtöne zu dominieren, während es durch braunes oder schwarzes Haar unterdrückt wird. Rothaarige haben allgemein eine blasse Haut, die zum Sonnenbrand neigt und auch nach lang dauernder und häufiger Sonnenexposition nur wenig Pigment bildet (Hauttyp I). Zusätzlich bestehen eine erniedrigte Toleranz der Haut gegenüber Irritanzien sowie Keloidneigung.

Heterochromie

Auftreten zweier verschiedener Haarfarben bei demselben Individuum. Während Farbunterschiede zwischen dem Kopfhaar und der Oberlippen-, Genital- und Axillarbehaarung sowie Augenbrauen und Wimpern nicht ungewöhnlich sind, sieht man seltener, dass in einem umschriebenen Areal die Haare eine andere Farbe aufweisen als die Umgebung. Derartige herdförmige Muster unterschiedlicher Haarfarben kommen vor

- als Büschel sehr dunkler Haare, die aus einem melanozytären Nävus hervorgehen;
- als erbliche, meistens autosomal dominante Heterochromie, die z.B. als Büschel roter Haare an den Schläfen schwarzhaariger Personen oder als einzelne schwarze Haarsträhnen bei blonden Personen auftritt;
- als sporadisch auftretende Asymmetrie der Haar- und Augenfarbe, die vermutlich Ausdruck eines somatischen Mosaizismus ist;
- als weiße Stirnlocke, z.B. bei Piebaldismus.

Canities (Ergrauen der Haare)

Das Ergrauen der Haare stellt einen physiologischen Alterungsprozess dar und beruht auf einer Abnahme der Melanozytenaktivität, die mit einem fortschreitenden Verlust der Tyrosinaseaktivität in den Melanozyten der Haarbulbi einhergeht. Das Manifestationsalter der Canities hängt zur Hauptsache von genetischen Faktoren ab und zeigt deutliche ethnische Unterschiede. Bei weißhäutigen Rassen treten weiße Haare ab einem Alter von $34,2 \pm 9,6$ Jahren auf, während bei Dunkelhäutigen das Manifestationsalter bei $43,9 \pm 10,3$ Jahren liegt. Der optische Eindruck grauer Haare ist bei blonden Individuen deutlicher und wird deshalb früher festgestellt. Der Bart ergraut meistens vor der Kopfbehaarung. Am Kapillitium ergraut im Allgemeinen zuerst die Temporalregion, anschließend die Scheitel- und später die Okzipitalregion. Generell stellt das Ergrauen der Haare einen altersabhängig fortschreitenden Prozess dar, bei dem es nur ausnahmsweise zu einer Repigmentierung kommt, über die wiederholt anekdotenhaft berichtet wird. Repigmentierung senil ergrauter Haare wurde sowohl als spontanes Phänomen als auch bei Hypothyreose, Porphyria cutanea tarda oder nach Behandlung mit Elektronenstrahlen beobachtet. Über Dunkelwerden grauer Haare wurde auch nach hohen Dosen Paraaminobenzoesäure (3-mal täglich 100 mg) berichtet (Sieve 1941, Zarafonetis 1950). Die Ursache des Pigmentverlusts ist unklar. Teilweise werden Immunprozesse diskutiert. So ergrauen Patienten mit perniziöser Anämie in 55% vor dem 50. Lebensjahr im Vergleich zu 30% in entsprechenden Kontrollgruppen. Das plötzliche, „über Nacht" einsetzende Weißwerden der Haare (Canities subita), das in Literatur und Geschichte (Beispiel: Marie Antoinette in der Nacht vor ihrer Hinrichtung) immer wieder Erwähnung findet, wird heute als ein selektiver Ausfall pigmentierter Haare bei diffuser Alopecia areata interpretiert. Umgekehrt sind auch die meisten Fälle von Wiederkehr der normalen Haarfarbe nach zwischenzeitlichem Ergrauen auf Neuwachstum pigmentierter Haare nach Alopecia areata zurückzuführen. Der Repigmentierung ergrauter Haare bei Morbus Addison könnte ein ähnlicher Mechanismus wie bei der Alopecia areata zugrunde liegen

▓ Literatur

Babu KG, Rasheshyam D, Lalitha N (1995) Canities – reversal with chemotherapy. J Assoc Physicians India 43:577

Barsh GS (1996) The genetics of pigmentation: from fancy genes to complex traits. Trends Genet 12:299–305

Carmel R (1985) Hair and fingernail changes in acquired and congenital pernicious anemia. Arch Intern Med 145:484–485

Comaish S (1972) White scalp hairs truning black – an unusual reversal of the ageing process. Br J Dermatol 86:513–514

Eckes LK (1980) Ethnische Variation der kongenitalen Pigmentationsanomalien. Hautarzt 31:531–539

Helm F, Milgrom H (1970) Can scalp hair suddenly turn white? A case of canities subita. Arch Dermatol 102:102–103

Lee WS, Lee IW, Ahn SK (1996) Diffuse heterochromia of scalp hair. J Am Acad Dermatol 35:823–825

Noppakun N, Swasdikul D (1986) Reversible hyperpigmentation of skin and nails with white hair due to vitamin B12 deficiency. Arch Dermatol 122:896–899

Restano L, Barbareschi M, Cambiaghi S et al. (2001) Heterochromia of the scalp hair: a result of pigmentary mosaicism? J Am Acad Dermatol 45:136–139

Sieve B (1941) Darkening of gray hair following para-aminobenzoic acid. Science 94:257–258

Sturm RA, Box NF, Ramsay M (1998) Human pigmentation genetics: the difference is only skin deep. Bioessays 20:712–721

Tobin DJ, Cargenello JA (1993) Partial reversal of canities in a 22-year-old normal Chinese man. Arch Dermatol 129:789–791

Tobin DJ, Paus R (2001) Graying: gerontobiology of the hair follicle pigmentary unit. Exp Gerontol 36:29–54

Zarafonetis C (1950) Darkening of gray hair during para-aminobenzoic acid therapy. J Invest Dermatol 15:399–491

Hereditäre hypomelanotische Haaranomalien

▓ Albinismus

Definition. Verringerung oder Fehlen der Haut-, Haar- und Augenpigmentierung (okulokutaner Albinismus) aufgrund einer erblichen Störung des Melaninstoffwechsels.

Vorkommen. Selten (Inzidenz 1:20.000).

Ätiopathogenese. Ursache ist eine Unfähigkeit melaninbildender Zellen (Melanozyten der Haut, pigmentierte Netzhautepithelien), normale Melaninmengen zu erzeugen. Aufgrund der Fähigkeit der Haarwurzeln bei Inkubation mit L-Dopa Pigment zu bilden, wurde ein tyrosinasepositiver bzw. ein tyrosinasenegativer okulokutaner Albinismus unterschieden. Die Störung wird autosomal rezessiv vererbt.

Dem (tyrosinasenegativen) okulokutanen Albinismus OCA Typ I (MIM 203100) liegt eine Vielzahl von unterschiedlichen Mutationen (Deletionen, Nonsense- oder Missensemutationen) des Tyrosinasegens auf dem langen Arm des Chromosoms 11 zugrunde. Einige Patienten sind homozygot für die Mutation, häufiger besteht Compound-Heterozygotie. Verschiedene Allele des Tyrosinasegens (T^+, t^-, y, ts) weisen unterschiedliche Enzymaktivitäten des Genprodukts Tyrosinase auf: OCA Typ IA, OCA Typ IB (gelbe Mutante). Auch wurde ein temperatursensitiver Albinismus beschrieben, bei dem die Tyrosinase bei tieferer Temperatur Restaktivität aufwies. Dementsprechend zeigten die Haare im Bereich der distalen Extremitäten Pigmentation, während die Haare in warmen Körperbereichen unpigmentiert waren (King et al. 1991).

Der (tyrosinasepositive) okulokutane Albinismus OCA Typ II (MIM 203200) ist auf eine Mutation des humanen P-Gens auf Chromosom 15q11-q13 zurückzuführen. Deletionen auf Chromosom 15q11-q13 liegen auch beim Prader-Willi-Syndrom (MIM 176270, wenn die Deletion das väterliche Chromosom betrifft) und Angelman-Syndrom (MIM 105830, wenn die Deletion das mütterliche Chromosom betrifft) vor. Bei diesen klinisch verschiedenen, von auffälligem Verhalten begleiteten Erbsyndromen mit schweren Entwicklungsstörungen besteht dementsprechend auch eine Hypopigmentierung.

Klinik. Patienten mit Albinismus zeichnen sich durch Hypopigmentierung der Haut und der Haare, ausgeprägte Lichtempfindlichkeit, Nystagmus und Sehschwäche aus. Bei OCA Typ I ist die Haarfarbe während des ganzen Lebens schneeweiß und die Hautfarbe rötlich weiß (OCA Typ IA). Bei der als „gelbe Mutante" bezeichneten Form (OCA Typ IB) finden sich mit 6 Monaten gelbrote Haare und eine cremefarbene Haut mit leichter Bräunung in lichtexponierter Haut. Bei OCA Typ II ist das Haar weiß, gelb oder rot und wird im Lauf des Lebens dunkler. Nach der Pubertät kann ebenfalls eine leichte cremefarbene Pigmentierung der Haut auftreten, auch entwickeln sich zahlreiche sommersprossenartige Lentigines, Café-au-lait-Flecken und Pigmentnävi.

Diagnostik. Fehlendes oder vermindertes Pigment in Haut, Haaren und Augen mit entsprechender Photosensitivität, Photophobie und ophthalmologischen Auffälligkeiten (Nystagmus, Sehschwäche) legen die Diagnose eines okulokutanen Albinismus nahe. Die Unterscheidung zwischen tyrosinasepositivem und -negativem okulokutanen Albinismus gelingt durch Inkubation des Haarbulbus in einer Lösung von Dopa (Haarbulbustest). Kommt es zur Schwärzung der Flüssigkeit durch Melanin, ist das Vorhandensein von Tyrosinase in den Haarbulbi nachgewiesen (tyrosinasepositiver okulokutaner Albinismus). Die Zuordnung zu einem der zahlreichen verschiedenen Typen von okulokutanem Albinismus oder Syndromen erfolgt aus der Zusammenschau aller klinischen, morphologischen und biochemischen Charakteristika (Haarfarbe, Hautfarbe, Vorhandensein von Pigmentnävi und Lentigines, Augenfarbe, Transillumination der Iris, roter Augenreflex, Funduspigment, Nystagmus, Photophobie, Sehschärfe, Melanosomen im Haarbulbus, Haarbulbustest). Die Diagnosestellung ist dementsprechend in Zusammenarbeit mit dem Ophthalmologen und Humangenetiker zu stellen.

Differenzialdiagnose. Hermansky-Pudlak-Syndrom, Chediak-Higashi-Syndrom, Griscelli-Pruniéras-Syndrom, Elejalde-Syndrom, Hypopigmentierung bei Stoffwechselerkrankungen (Phenylketonurie), universelle Vitiligo.
Albinismus-Taubheit-Syndrom, Tietz-Syndrom (MIM 103500). Autosomal dominant erblicher totaler Albinismus mit hellblauen Irides, Hypo-

plasie der weißen Augenbrauen und Taubheit bzw. Taubstummheit.
Okulozerebrales Syndrom mit Hypopigmentation, Cross-Syndrom (MIM 257800). Autosomal rezessiv erbliche Kombination von allgemeiner Hypopigmentation der Haut und der Haare, Augenfehlbildungen (Mikrophthalmie, Korneatrübung, Ektropion), Spastizität und schwerem Entwicklungsrückstand.

Verlauf und Prognose. Bereits geringe Sonnenexposition kann zu einer akuten Dermatitis solaris führen, während die Folgen der chronischen Sonnenexposition, aktinische Elastose, aktinische Keratosen (Präkanzerosen) und spinozelluläre Karzinome, die sich speziell in sonnenreichen Klimazonen bereits in jungen Jahren einstellen können.

Prophylaxe und Therapie. Im Vordergrund steht die Prophylaxe von Sonnenschäden durch konsequenten UV-Schutz für das Auge (Sonnenbrille) und für die Haut durch entsprechende Kleidung und hochfaktorige, breit wirksame Sonnenschutzmittel. Regelmäßige dermatologische Kontrollen im Hinblick auf UV-induzierte Hautschäden, speziell Präkanzerosen, sind angezeigt, ebenso genetische Beratung.

█ Literatur

Boissy RE, Nordlund JJ (1997) Molecular basis of congenital hypopigmentary disorders in humans: a review. Pigment Cell Res 10:12–24

Bolognia JL, Pawelek JM (1988) Biology of hypopigmentation. J Am Acad Dermatol 19:217–255

Cross HE, McKusick VA, Breen W (1967) A new oculocerebral syndrome with hypopigmentation J Pediat 70:398–406

King RA, Townsend D, Oetting W et al. (1991) Temperature-sensitive tyrosinase with peripheral pigmentation in oculocutaneous albinism. J Clin Invest 87:1046–1053

Lee ST, Nicholils RD, Bundey S et al. (1994) Mutations of the P gene in oculocutaneous albinism, ocular albinism, and Prader-Willi syndrome plus albinism. N Engl J Med 330:529–534

Oetting WS, King RA (1993) Molecular basis of type I (tyrosinase-related) oculocutaneous albinism: mutations and polymorphisms of the human trosinase gene. Hum Mutat 2:1–6

Oetting WS, Brilliant MH, King RA (1996) The clinical spectrum of albinism in humans. Mol Med Today 2:330–335

Oetting WS (1999) Albinism. Curr Opin Pediat 11: 565–571

Oetting WS, King RA (1999) Molecular basis of albinism: mutations and polymorphisms of pigmentation genes associated with albinism. Hum Mutat 13:99–115

Orlow SJ (1997) Albinism: an update. Semin Cutan Med Surg 16:24–29

Rinchik E, Bultman SJ, Hosthemke B et al. (1993) A gene for the mouse pink-eyed dilution locus and for human type II oculocutaneous albinism. Nature 361:72–76

Smith SD, Kenyon JB, Kelley PM et al. (1997) Tietz syndrome (hypopigmentation/deafness) caused by mutation of MITF. Am J Hum Genet 61 (Suppl.): 347

Spritz RA (1994) Molecular genetics of oculocutaneous albinism. Hum Mol Genet 3:1469–1475

▨ Piebaldismus

Definition. Partieller Albinismus mit von Geburt an unverändert bestehen bleibenden pigmentfreien Hautarealen an Stamm, Extremitäten und oft Stirnmitte mit weißer Stirnlocke (MIM 172800).

Vorkommen. Selten. Schätzungsweise 1:20.000.

Ätiopathogenese. Autosomal dominant vererbte Störung der Pigmentierung aufgrund eines Defekts im c-kit-Gen auf Chromosom 4 (4q12). Dieses ist in der Embryonalentwicklung für die zielgerichtete Migration der Melanozyten aus der Neuralleiste in die Epidermis verantwortlich. In den befallenen, pigmentfreien Hautarealen sind keine Melanozyten nachweisbar.

Klinik. Bereits bei Geburt vorhandene, gelegentlich erst nach Bräunung erkennbare, umschriebene, oft bizarr konfigurierte, scharf begrenzte, pigmentfreie Flecken, die während des ganzen Lebens unverändert fortbestehen. Innerhalb der Herde finden sich oft hyperpigmentierte Flecken bis 1 cm. Prädilektionsstellen sind der Bauch, der seitliche Rumpf, die Mitte der Extremitäten und die Stirnmitte, wo typischerweise eine weiße Stirnlocke auffällt (Abb. 5.238 a, b).

Diagnostik. Aufgrund der charakteristischen großfleckigen Herde ohne Pigment, die von Geburt an lebenslang in dieser Form bestehen bleiben, gelingt die Diagnose in der Regel leicht. Weiterhin typisch und diagnostisch oft wegweisend sind die weiße Stirnlocke (in ca. 90%) und die Familienanamnese (autosomal dominanter Erbgang).

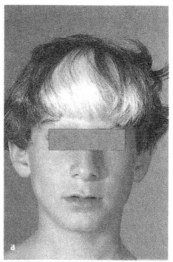
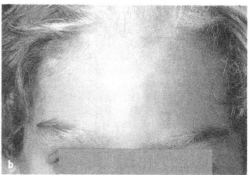

Abb. 5.238. Piebaldismus. **a** Weiße Stirnlocke. **b** Pigmentfreier Fleck in der Stirnmitte

Differenzialdiagnose. Naevus achromicus, Hypomelanosis Ito, Naevus anaemicus, Vitiligo, Waardenburg-Klein-Syndrom.

Hypopigmentierung-/Piebaldismus-Taubheit-Syndrom, Woolf-Dolowitz-Aldous-Syndrom, Ziprkowski-Margolis-Syndrom (MIM 300700). X-chromosomal rezessiv erbliche generalisierte Hypopigmentierung, mit zunehmendem Alter Auftreten von fleckigen Hyperpigmentierungen (leopardenartiges Bild), Weißverfärbung von Kopfhaar, Augenbrauen und Wimpern oder von Haarsträhnen (ähnlich wie bei Piebaldismus), in Verbindung mit angeborener beidseitiger Innenohrschwerhörigkeit oder Taubheit.

Verlauf und Prognose. Die pigmentfreien Flecken bestehen zeitlebens fort.

Prophylaxe und Therapie. Lichtschutz in den Herden. Bedarfsweise Camouflage bzw. Kolorierung der weißen Stirnlocke.

■ Literatur

Grabbe J, Welker P, Dippel E, Czarnetzki BM (1994) Stem cell factor, a novel cutaneous growth factor for mast cells and melanocytes. Arch Dermatol Res 287:78–84

Morrison-Graham K, Takahashi Y (1993) Steel factor and c-kit receptor: from mutants to a growth factor system. Bioessays 15:77–83

Reed WB, Stone VM, boder E, Ziprkowski L (1967) Pigmentary disorders in association with congenital deafness. Arch Derm 95:176–186

Shiloh Y, Litvak G, Ziv Y et al. (1990) Genetic mapping of X-linked albinism-deafness syndrome (ADFN) to Xq26.3-q27.1. Am J Hum Genet 47:20–27

Spritz RA (1994) Molecular basis of human piebaldism. J Invest Dermatol 103 (Suppl):137S–140S

Tomita Y (1994) The molecular genetics of albinism and piebaldism. Arch Dermatol 130:355–358

Woolf CM, Dolowitz DA, Aldous HE (1965) Congenital deafness associated with piebaldism. Arch Otolaryng 82:244–250

Ziprkowski L, Krakowski A, Adam A et al. (1962) Patial albinism and deaf-mutism due to a recessive sex-linked gene. Arch Dermatol 86:530–539

■ Waardenburg-Syndrom

Definition. Gruppe klinisch ähnlicher, kongenitaler, multipler Fehlbildungssyndrome infolge genabhängiger, frühembryonaler Entwicklungsstörung der Neuralleistenderivate mit variabler Expressivität und inkompletter Penetranz von Fehlbildungen im Augenbereich, sensoneuraler Taubheit, Piebaldismus, neuronalen Embryonaldefekten an verschiedenen Organen und typischen Gesichtsdysmorphien.

Vorkommen. Selten.

Ätiopathogenese. Autosomal dominant erbliche Mutation der HuP2-Gens auf Chromosom 2q35-37 (Waardenburg-Syndrom I), MITF-(microphthalmia associated transcription factor-)Gens auf Chromosom 3p12.3-p. 14.1 (Waardenburg-Syndrom II) oder Endothelin-B-Rezeptor-Gens (Waardenburg-Syndrom und Morbus Hirschsprung). In der Folge Störung der Regulation anderer Gene, sodass die Entwicklung und räumliche Orientierung von Derivaten der Neuralleiste gestört ist. Die defekte Migration der embryonalen Neuralleistenzellen führt zu Anomalien der Pigmentbildung an Haut, Haaren, Iris und Retina sowie im Innenohr und zu diversen Fehlbildungen an verschiedenen Organen, z. B. Agangliosis.

Klinik. Entsprechend unterschiedlicher zugrunde liegender Mutationen werden derzeit vier Phänotypen des Waardenburg-Syndroms unterschieden:

Waardenburg-Syndrom I (MIM 193500). Weiße Stirnlocke, medial weiße Augenbrauenanteile, gelegentlich weitere umschriebene amelanotische Bezirke (Piebaldismus) und Pigmentanomalien des Barthaars und Schnurrbarts, vorzeitiges Ergrauen der Haare um das 20. Lebensjahr, Heterochromie der Iris (>20%), Taubheit (10–40%), Dysplasie des Interokularbereichs mit Pseudohypertelorismus durch Lateralverlagerung der medialen Augenwinkel und Tränenpunkte (Dystopia canthorum) und Hyperplasie des knöchernen Anteils der Nase mit breiter, hoher Nasenwurzel (20–60%), oft in Verbindung mit Hyperplasie der medialen Augenbrauenpartien bis Synophrys (20–70%).

Waardenburg-Syndrom II (MIM 193510). Beim Waardenburg-Syndrom II fehlt die Dystopia canthorum, während Taubheit häufiger vorkommt.

Waardenburg-Syndrom III, Klein-Waardenburg-Syndrom (MIM 148820). Das Waardenburg-Syndrom III weist zusätzlich zum Waardenburg-Syndrom I muskuloskeletale Fehlbildungen der oberen Extremitäten auf: multiple oder umschriebene Hypo- oder Aplasien von Knochen, Gelenken, Muskeln und Hautabschnitten, Flexionskontrakturen, Fusion von Karpalknochen und Syndaktylie. Die Erkrankung tritt in unterschiedlich starker Ausprägung auf, und wird in leichterer Ausprägung auch als Mende-Syndrom bezeichnet.

Waardenburg-Syndrom IV, Shah-Waardenburg-Syndrom (MIM 277580). Das Waardenburg-Syndrom IV weist zusätzlich zum Waardenburg-Syndrom I eine Agangliose des Ileums, Jejunums und Kolons (Morbus Hirschsprung) auf.

Diagnostik. Diagnostisch wegweisend ist die Kombination von Pigmentstörungen, Augensymptomen und Taubstummheit.

Differenzialdiagnose. Schätzungsweise 2% der Patienten mit kongenitaler Taubheit leiden an diesem Syndrom. Übrige Differenzialdiagnosen:

Piebaldismus, Piebaldismus-Taubheit-Syndrom (Woolf-Dolowitz-Aldous-Syndrom), Hypopigmentierung-Taubheit-Syndrom (Ziprkowski-Margolis-Syndrom).

Verlauf und Prognose. Die Prognose des Waardenburg-Syndroms wird bestimmt durch die assoziierten extrakutanen Anomalien (Taubheit, Agangliosis, Atresien, Organagenesien und -aplasien), ist gewöhnlich aber günstig.

Prophylaxe und Therapie. Betroffene Kinder müssen frühzeitig auf Hörstörungen untersucht werden. Bedarfsweise Camouflage bzw. Kolorierung der weißen Stirnlocke. Prävention ist durch genetische Beratung möglich (50% Erkrankungsrisiko bei jedem Kind), wobei Verzicht auf eigene Kinder nicht generell anzuraten ist, weil nur bei einem geringen Teil der Merkmalsträger ein behindertes Leben auftritt. Es ist jedoch bei >10% der Nachkommen mit Innenohrschwerhörigkeit bzw. Sprachtaubheit zu rechnen.

▦ Literatur

Baldwin CT, Hoth CF, Amos JA et al. (1992) An exonic mutation in the HuP2 paired domain gene causes Waardenburg's syndrome. Nature 355:637–638

Beighton P, Ramesar R, Winship I et al. (1991) Hearing impairment and pigmentary disturbance. Ann N Y Acad Sci 630:152–166

Hofstra RM, Osinga J, Tan-Sindhunata G et al. (1996) A homozygous mutation in the endothellin-3 gene associated with a combined Waardenburg type 2 and Hirschsprung phenotype (Shah-Waardenburg syndrome). Nat Genet 12:445–447

Hoth CF, Milunsky A, Lipsky N et al. (1993) Mutations in the paired domain of the human PAX3 gene cause Klein-Waardenburg syndrome (WS-III) as well as Waardenburg syndrome type I (WS-I). Am J Hum Genet 52:455–462

Kuhlbrodt K, Schmidt C, Sock E et al. (1998) Functional analysis of Sox10 mutations found in human Waardenburg-Hirschsprung patients. J Biol Chem 273:23033–23038

Morell R, Friedman TB, Moeljopawiro S et al. (1992) A frameshift mutation in the HuP2 paired domain of the probable human homolog of murine Pax-3 is responsible for Waardenburg syndrome type 1 in an Indonesian family. Hum Mol Genet 1:243–247

Ortonne JP (1988) Piebaldism, Waardenburg's syndrome, and related disorders: „Neural crest depigmentation syndromes"? Dermatol Clin 6:205–216

Spritz RA (1997) Piebaldism, Waardenburg syndrome, and related disorders of melanocyte development. Semin Cutan Med Surg 16:15–23

Tassabehji M, Read AP, Newton VE et al. (1992) Waardenburg's syndrome patients have mutations in the human homologue of the Pax-3 paired box gene. Nature 355:635–636

Tassabehji M, Newton VE, Read AP (1994) Waardenburg syndrome type 2 caused by mutations in the human microphthalmia (MITF) gene. Nat Genet 8:251–255

▦ Hermansky-Pudlak-Syndrom

Definition. Kombination eines tyrosinasepositiven okulokutanen Albinismus mit Blutungsneigung aufgrund eines Thrombozytendefekts sowie charakteristischen Ceroidablagerungen in Hautmakrophagen, Lunge und Darm (MIM 214500).

Vorkommen. In Puerto Rico mit einer Prävalenz von 1:1000 besonders häufig. Im Übrigen sehr selten.

Ätiopathogenese. Autosomal rezessive Erbkrankheit mit Ceroidablagerungen im retikulohistiozytären System. Die charakteristischen Ceroidablagerungen in Lunge und Darm sind möglicherweise Ursache der Lungenfibrose und granulomatösen Kolitis. Die Krankheit wird auf eine Mutation des HPS1-Gens zurückgeführt, welches für ein zytosolisches Protein HPS1p (MG ca. 79 kD) kodiert, das die Fähigkeit zur Assoziation mit Membranen besitzt: Hermansky-Pudlak-Syndrom Typ 1. Das orthologe Mausmodell der Erkrankung ist die Pale-ear-Mutante. Andere Patienten weisen eine Mutation des ADTB3A-Gens auf, welches für ein Protein kodiert (β3A-Untereinheit des heterotetramerischen Proteinkomplexes AP-3), das im intrazellulären Transport von Proteinen in Lysosomen bzw. lysosomenverwandten Organellen (Melanosomen, Thrombozytengranula) involviert ist: Hermansky-Pudlak-Syndrom Typ 2. Das orthologe Mausmodell ist die Pearl-Mutante.

Klinik. Tyrosinasepositiver okulokutaner Albinismus mit Hypopigmentierung der Haut und der Haare (Abb. 5.239 a), Nystagmus und Lichtscheu in Verbindung mit Blutungsneigung (Abb. 5.239 b), Epistaxis, verstärkte Menstruationsblutungen, restriktiven Lungenveränderungen ab dem 20. Lebensjahr, beginnend mit Hus-

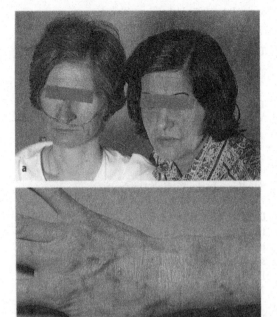

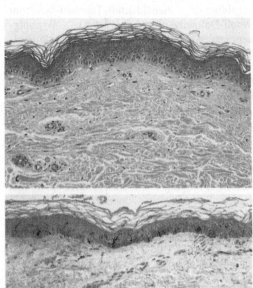

Abb. 5.239a, b. Hermansky-Pudlak-Syndrom. **a** Links Patientin, rechts gesunde Schwester. **b** Hypopigmentierung der Haut und Ekchymosen

ten und Bronchitis, und selten granulomatöser Kolitis und Niereninsuffizienz. Die Ausprägung des Albinismus ist abhängig von der ethnischen Zugehörigkeit. Das Haar kann weiß, gelb oder rot sein und wird im Lauf des Lebens dunkler. Unter Sonnenexposition ist eine leichte Pigmentierung möglich. Auch können sich zahlreiche sommersprossenartige Lentigines und Pigmentnävi entwickeln.

Diagnostik. Diagnostisch wegweisend ist der Nachweis eines Albinismus (Fehlen von Melaninpigment in der Epidermis, Abb. 5.239c), bei normaler Melanozytenzahl (Abb. 5.239d) in Verbindung mit ceroidartigem Material in Hautmakrophagen (Abb. 5.239e). Diese pathologischen Ablagerungen wurden 1959 erstmals von Hermansky und Pudlak im Knochemark beschrieben und finden sich im gesamten retikuloendothelialen System (Leber, Milz, Lunge und gastrointestinaler Schleimhaut).

Differenzialdiagnose. Tyrosinasepositiver Albinismus, Chediak-Higashi-Syndrom.

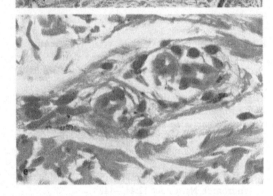

Abb. 5.239c–e. Histologie: **c** Fehlen von Melaninpigment in der Epidermis (HE-Färbung); **d** normale Melanozytenzahl (S-100 Färbung; **e** Hautmakrophagen mit zeroidhaltigem Material

Verlauf und Prognose. Prognosebestimmend sind eine progrediente und therapierefraktäre respiratorische Insuffizienz sowie die hämorrhagische Diathese. Letale Zwischenfälle mit Acetylsalicylsäure nach Magenulzera, Zahnextraktion und Geburten wurden beschrieben.

Prophylaxe und Therapie. Konsequenter UV-Schutz, Vitamin E (Wirksamkeit in Frage gestellt), supportive Maßnahmen (Sauerstoff-Heimgerät), genetische Beratung. Acetylsalicylsäure ist wegen Verstärkung der thrombozytären Blutungsneigung absolut kontraindiziert.

▓ Literatur

Dell'Angelica EC, Shotelersuk V, Aguilar RC et al. (1999) Altered trafficking of lysosomal proteins in Hermansky-Pudlak syndrome due to mutations in the beta 3A subunit of the AP-3 adaptor. Molecular Cell 3:11–21

Dell'Angelica EX, Mullins C, Caplan S, Bonifacino JS (2000) Lysosome-related organelles. FASEB J 14: 1265–1278

DePinho RA, Karen KL (1985) The Hermansky-Pudlak syndrome: report of three cases and review of pathophysiology and management considerations. Medicine 64:192–202

Schachne JP, Glaser N, Lee S et al. (1990) Hermansky-Pudlak syndrome: case report and clinicopathologic review. J Am Acad Dermatol 22:926–932

Toro J, Turner M, Gahl WA (1999) Dermatologic manifestations of Hermansky-Pudlak syndrome in patients with and without a 16-base pair duplication in the HPS1 gene. Arch Dermatol 135:774–780

▓ Syndrome mit silbergrauen Haaren – melanolysosomale Syndrome

Definition. Gruppe kongenitaler Erkrankungen mit Hypopigmentierung infolge Störung des Melanosomentransfers und Infektabwehrstörung mit Neigung zur diffusen histiozytären Proliferation, Panzytopenie und Hämophagozytose im Terminalstadium, sog. akzelerierte Phase.

Vorkommen. Sehr selten.

Ätiopathogenese. Genetische Funktionsstörungen der Lysosomen bzw. lysosomenverwandter Organellen (Melanosomen, lytische Granula, MHC-Klasse-II-Kompartimente, Thrombozytengranula, basophile Granula, azurophile Granula). Beim Chediak-Higashi-Syndrom Mutation des LYST-(lysosomal trafficking regulator-)Gens auf Chromosom 1q43, beim Griscelli-Pruniéras-Syndrom Mutation des MYO5a-(Myosin-Va-)Gens auf Chromosom 15q21. Das LYST-Protein spielt eine Rolle in der Fusion/Fission von Lysosomen bzw. lysosomenverwandter Organellen, Myosin Va im zellulären Transport von Proteinen der Lysosomen- bzw. lysosomenverwandter Organellen. Bei der neuroektodermalen melanolysosomalen Krankheit und beim partiellen Albinismus mit Immundefizienzsyndrom werden allelische Mutationen von MYO5a vermutet. Die entsprechenden orthologen Mausmodelle sind für das Chediak-Higashi-Syndrom die beige Mutante bzw. für das Griscelli-Pruniéras-Syndrom die dilute Mutante (Tab. 5.59).

Klinik. Inzwischen gut definierte genetische Störungen der Lysosomen bzw. lysosomenverwandter Organellen sind die im Folgenden beschriebenen klinischen „Syndrome mit silbergrauen Haaren".

Chediak-Higashi-Syndrom (MIM 214500). Autosomal rezessiv erbliches Syndrom mit okulokutanem Albinismus (helle, durchsichtige Haut, silbriger Haarglanz, helle Iris, Photophobie) in Verbindung mit rezidivierenden bakteriellen Infekten vor allem der Luftwege, der Haut und des Zahnhalteapparats (schwere posteruptive Parodontitis und Zahnlockerung), Riesengranula in allen granulahaltigen Zellen (insbesondere Granulozyten und Melanozyten) sowie diffuser histiozytärer Proliferation (Hepatosplenomegalie, Lymphadenopathie und Meningeosis) und Panzytopenie infolge virus-assoziierter (vor allem Epstein-Barr-Virus-Infektionen) Makrophagenaktivierung und Hämophagozytose im Terminalstadium der Erkrankung. Todesursachen sind Blutungen oder Infekte.

Griscelli-Pruniéras-Syndrom (MIM 214450). Autosomal rezessiv erbliches Syndrom mit partiellem Albinismus: helle, durchsichtige Haut,

Tabelle 5.59. Syndrome mit silbergrauen Haaren

Syndrom	Chromosom	Mutation	Mausmodell
Chediak-Higashi-Syndrom	1q43	LYST	beige Mutante
Griscelli-Pruniéras-Syndrom	15q21	MYO5a	dilute Mutante d^V
Neuroektodermales melanolysosomales Syndrom (Elejalde et al. 1979)	allelische Variante?	allelische Variante?	dilute Mutante d (dilute lethal)
Partieller Albinismus mit Immundefizienzsyndrom	allelische Variante?	allelische Variante?	?

silbriger Haarglanz (Abb. 5.240 a) infolge Akkumulation von Melanosomen in Melanozyten und großen Pigmentklumpen in den Haarschäften (Abb. 5.240 b) in Verbindung mit rezidivierenden bakteriellen und viralen Infekten der Luftwege und des zentralen Nervensystems infolge kombinierten Immundefekts mit Antikörpermangel, kutaner Anergie und defekter T-Zell-Zytotoxizität sowie einer diffusen histiozytären Proliferation (Hepatosplenomegalie, Lymphadenopathie und Meningeosis) und Panzytopenie durch Makrophagenaktivierung mit virusassoziierter (vor allem Epstein-Barr-Virus-Infektionen) Hämophagozytose im Terminalstadium. Todesursachen sind Blutungen oder Infekte. Im Unterschied zum Chediak-Higashi-Syndrom finden sich keine Riesengranula in den Granulozyten und Melanozyten.

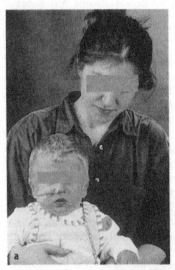

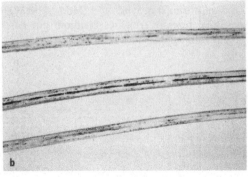

Abb. 5.240. Griscelli-Pruniéras-Syndrom. **a** Silbergraue Haare (Patient von R. Seger). **b** Pigmentklumpen in den Haarschäften. (LM)

Neuroektodermales melanolysosomales Syndrom, Elejalde-Syndrom (MIM 256710). Autosomal rezessiv erbliches Syndrom mit partiellem Albinismus (helle, durchsichtige Haut und silbriger Haarglanz infolge Akkumulation von Melanosomen in Melanozyten und großen Pigmentklumpen in den Haarschäften wie beim Griscelli-Pruniéras-Syndrom) in Verbindung mit schweren zentralnervösen Störungen (generalisierte muskuläre Hypotonie, Krampfanfälle und schwerer psychomotorischer Entwicklungsrückstand).

Partieller Albinismus mit Immundefizienz (MIM 604228). Autosomal rezessiv erbliches Syndrom mit partiellem Albinismus (helle, durchsichtige Haut und silbriger Haarglanz) in Verbindung mit zellulärer Immundefizienz (wie beim Griscelli-Pruniéras-Syndrom) und progressiver Dysfunktion des zentralen Nervensystems (wie bei der neuroektodermalen melanolysosomalen Krankheit).

Diagnostik. Die differenzialdiagnostische Abgrenzung der einzelnen Syndrome mit silbergrauen Haaren ergibt sich aus den assoziierten Anomalien sowie den Besonderheiten der Zellmorphologie (Leukozyten, Melanozyten) und Haarschaftpigmentierung (Tab. 5.60).

Differenzialdiagnose. Okulokutaner Albinismus, Cross-Syndrom, Hermansky-Pudlak-Syndrom.

Infantile Sialsäurespeicherkrankheit (MIM 269920). Hydrops-fetalis-ähnliches Bild mit Hurler-ähnlicher Gesichtsdysmorphie, Hepatosplenomagalie, schwerer neurodegenerativer Symptomatik und Hypopigmentation der Haut und der Haare. Tod im frühen Kindesalter ist die Regel.

Verlauf und Prognose. Todesursache sind früh auftretende schwere Blutungen und Infekte bzw. die akzelerierte Phase.

Prophylaxe und Therapie. Die einzige erfolgreiche Therapie ist die frühzeitige Knochenmarktransplantation. Die akzelerierte Phase kann durch Zytostatika vorübergehend beherrscht werden. Pränatale Diagnose durch fetale Blutentnahme (Chediak-Higashi-Syndrom) sowie mittels kombinierter Haar- und Hautbiopsie (Chediak-Higashi-, Griscelli-Pruniéras-Syndrom) in der 20. Schwangerschaftswoche.

Tabelle 5.60. Differenzialdiagnose der Syndrome mit silbergrauen Haaren

Syndrom	Assoziation	Zellmorphologie	Haarschaftpigmentierung
Chediak-Higashi-Syndrom	Immundefizienz	Riesengranula in Leukozyten und Melanozyten	homogen über den Haarschaft verteiltes feingranuläres Melanin
Griscelli-Pruniéras-Syndrom	Immundefizienz	mit normalen Melaningranula „vollgestopfte" Melanozyten	verklumptes Melanin in zentralen Haarschaftanteilen
Neuroektodermales melanolysosomales Syndrom (Elejalde et al. 1979)	zentralnervöse Störung	abnorme Melanosomen in normaler Zahl und Größe	verklumptes Melanin in zentralen Haarschaftanteilen
Partieller Albinismus mit Immundefizienz	Immundefizienz zentralnervöse Störung	abnorme Melanosomen in normaler Zahl und Größe	verklumptes Melanin in zentralen Haarschaftanteilen

Literatur

Barak Y, Nir E (1987) Chediak-Higashi syndrome. Am J Pediat Hematol Oncol 9:42–55

Barbosa MDFS, Nguyen QA, Tchernev VT et al. (1996) Identification of the homologous beige and Chediak-Higashi syndrome genes. Nature 382:262–265

Durandy A, Breton-Gorius J, Guy-Grand D et al. (1993) Prenatal diagnosis of syndromes associating albinism and immune deficiencies (Chediak-Higashi syndrome and variant). Prenat Diagnosis 13: 13–20

Duran-McKinster C, Rodriguez-Jurado R, Ridaura C et al. (1999) Elejalde syndrome – a melanolysosomal neurocutaneous syndrome: clinical and morphological findings in 7 patients. Arch Dermatol 135:182–186

Elejalde BR, Holguin J, Valencia A et al. (1979) Mutations affecting pigmentation in man: I. Neuroectodermal melanolysosomal disease. Am J Med Genet 3:65–80

Kanitakis J, Cambazard F, Roca-Miralles M et al. (1991) Griscelli-Pruniéras disease (partial albinism with immunodeficiency). Report of a new case with light and electron-microscopic study of the skin. Eur J Dermatol 1:206–213

Klein C, Philippe N, Le Deist F et al. (1994) Partial albinism with immunodeficiency (Griscelli syndrome). J Pediat 125:886–895

Larrègue M, Buriot D, Prigent F et al. (1981) Les cheveux argentés chez l'enfant. Symptome d'appel des maladies leucogranulocytaires et mélanocytores. Ann Dermatol Venereol (Paris) 108:329–340

Mancini AJ, Chan LS, Paller AS (1998) Partial albinism with immunodeficiency: Griscelli syndrome: report of a case and review of the literature. J Am Acad Dermatol 38:295–300

Mermall V, Post PL, Mooseker MS (1998) Unconventional myosins in cell movement, membrane traffic, and signal transduction. Science 279:527–533

Nagle DL, Karim MA, Woolf EA et al. (1996) Identification and mutation analysis of the complete gene for Chediak-Higashi syndrome. Nature Genet 14: 307–311

Pastural E, Barrat FJ, Dufourcq-Lagelouse R et al. (1997) Griscelli disease maps to chromosome 15q21 and is associated with mutations in the myosin-Va gene. Nature Genet 16:289–292

Spritz RA (1998) Genetic defects in Chediak-Higashi syndrome and the beige mouse. J Clin Immunol 18:97–105

Haarfarbe bei Stoffwechselerkrankungen

Definition. Pigmentarmut des Haars als Begleitsymptom meist autosomal rezessiv erblicher Defekte in erster Linie des Aminosäurenstoffwechsels (Tyrosin, Methionin) mit zentralnervöser Beteiligung und anderen Symptomen der generalisierten metabolischen Störung.

Vorkommen. Selten. Die Phenylketonurie stellt dabei mit einer Häufigkeit von ca. 1:7.000 Geburten eine relativ häufige angeborene Stoffwechselstörung dar.

Ätiopathogenese. Bei der Phenylketonurie führt ein autosomal rezessiv vererbter Defekt des Enzyms Phenylalaninhydroxylase dazu, dass Phenylalanin nicht in Tyrosin umgewandelt werden kann. Folge der Blockierung der Tyrosinsynthese ist eine verminderte Melaninbildung mit entsprechender Hypopigmentierung von Haut und Haaren.

Bei der Trichopoliodystrophie (polio [griech.] = grau) handelt es sich um ein X-chromosomal rezessives Erbleiden mit Defekt einer Kupfer transportierenden ATPase. Die klinische Symptomatologie ist auf die Funktionsbeeinträchtigung zahlreicher kupferabhängiger Enzymsysteme und einer Kupferverteilungsstörung im Organismus zurückzuführen. Sowohl an der Bildung von Disulfidbrücken in den Keratinfasern des Haars als auch an der Melaninsynthese beteiligte Enzyme (Tyrosinase) sind kupferabhängig, weshalb das Haar neben einer abnormen Struktur (Pili torti: Menkes' Kinky-hair-Syndrom) auch eine Pigmentarmut aufweist.

Bei der Homozystinurie führt der autosomal rezessiv erbliche Mangel an Cystathioninsynthetase zu einer Störung im Metabolismus der schwefelhaltigen Aminosäuren. Beim Methionin-Malabsorptionssyndrom liegt eine autosomal rezessiv erbliche, selektive Störung der Methioninabsorption im Dünndarm vor. Hellerwerden der Haare kommt bei der Homozystinurie und beim Methionin-Malabsorptionssyndrom vermutlich durch Veränderungen der Keratinisierung im Rahmen des Methioninstoffwechseldefekts zustande.

Klinik. *Phenylketonurie, Fölling-Krankheit* (MIM 261600). Im späten Säuglingsalter fallen betroffene Kinder zunächst durch eine statomotorische Retardierung auf, unbehandelt besteht später eine ausgeprägte geistige Retardierung, Mikrozephalie und Krampfleiden in Verbindung mit verminderter Pigmentierung von Haut, Augen und Haaren, Neigung zu Ekzemen und gelegentlich typischem Geruch (Phenylbrenztraubensäure). Schwarzes Haar kann zuerst braun und bei länger bestehender, manifester Phenylketonurie hellblond werden. Durch eine phenylalaninarme Diät oder Behandlung mit Tyrosin (1,0 g/kg Körpergewicht pro Tag) kommt es zu einer Dunkelung der Haarfarbe.

Trichopoliodystrophie, Menkes-Syndrom (MIM 309400). Der Kupferstoffwechseldefekt führt bei männlichen Kindern zu schwerem körperlichen und psychomotorischen Entwicklungsrückstand, Krampfleiden, Hypothermieepisoden, Groß- und Kleinhirndegeneration, skorbutähnlichen ossären Veränderungen (diaphysäre periostale Auflagerungen), vaskulären Veränderungen (Erweiterung und korkenzieherartige Verwindungen vor allem der intrakraniellen und viszeralen Arterien) und Tod im frühen Kindesalter. Dermatologisches Leitsymptom sind spärlich wachsende, hypopigmentierte (stahlgraue Farbe) und drahtige Haare (auch „steely-hair syndrome").

Homozystinurie (MIM 236200). Dem Marfan-Syndrom ähnlicher Phänotyp mit Hochwuchs, Langgliedrigkeit, Trichterbrust, Kyphoskoliose, hohem Gaumen, Zahnstellungsanomalien und Augenanomalien (Linsenluxation, Irisschlottern, Kugellinse, Myopie, Sekundärglaukom und Netzhautablösung) in Verbindung mit psychomotori-

scher und geistiger Entwicklungsverzögerung, Krampfanfällen, Elastosis perforans serpiginosa, Pigmentdilution der Haut und der Haare, feiner und spärlicher Kopfbehaarung, Fettleber, rezidivierenden Thromboembolien und juveniler Arteriosklerose mit Myokardinfarktneigung.

Methionin-Malabsorptionssyndrom, Oasthouse-Erkrankung (MIM 250900). Das Syndrom ist charakterisiert durch Pigmentarmut mit weißem Haar, chronische Diarrhö und zentralnervöse Störungen (Oligophrenie, Epilepsie). Durch den Abbau des nicht resorbierten Methionins entsteht im Darm α-Hydroxybuttersäure, die absorbiert wird und durch Ausscheidung im Urin den charakteristischen Uringeruch nach getrocknetem Hopfen (oasthouse) oder Sellerie hervorruft.

Diagnostik. Die Diagnose einer Phenylketonurie erfolgt im Rahmen des Neugeborenenscreenings am 4./5. Lebenstag durch Bestimmung der Phenylalaninkonzentration im Blut (Guthrie-Test).

Diagnostische Leitlinien der Trichopoliodystrophie sind die charakteristischen Haarveränderungen in Verbindung mit einer progressiven körperlichen und psychomotorischen Retardierung und zahlreichen Fehlbildungen bei laborchemisch erniedrigten Werten von Kupfer und Caeruloplasmin im Serum. Pränatale Diagnostik ist möglich. Die Chorionzotten zeigen einen um ein Mehrfaches der Norm erhöhten Gehalt an Kupfer. Elektronenmikroskopisch ist an Trophoblast-Zellmembran gebundenes Kupfer nachweisbar.

Nachweis der Homozystinurie mittels positiver Legal-Probe (Nitroprussidnatrium). Screening zur Erfassung der Hypermethioninämie im Neugeborenenalter und pränatale Diagnostik sind möglich.

Differenzialdiagnose. Cross-Syndrom, neuroektodermales melanolysosomales Syndrom.

Verlauf und Prognose. Abhängig von der zugrunde liegenden Störung. Während bei der Trichopoliodystrophie der Tod meistens im Säuglings- oder Kleinkindalter eintritt, hängt die Prognose der Phenylketonurie von einer frühzeitigen und konsequent durchgeführten Diät ab.

Prophylaxe und Therapie. *Phenylketonurie.* Die Behandlungsbedürftigkeit richtet sich nach den Phenylalaninblutspiegeln, wobei fassbare Intelligenzdefekte bei Phenylalaninkonzentrationen

>8 mg/dl auftreten. Die Therapie besteht in einer lebenslänglichen Reduzierung der alimentären Zufuhr von Phenylalanin auf das für eine anabole Stoffwechselsituation gerade ausreichende Maß bei zusätzlicher Gabe aller anderen Aminosäuren in Form von Spezialpräparaten (phenylalaninarme Eiweißhydrolysate bzw. Aminosäurengemische). Bei optimaler Therapie sollten die Phenylalaninspiegel zwischen 2 und 4 mg/dl liegen. Die Gentherapie des Phenylalaninhydroxylase-Mangels ist mittels durch Retroviren vermittelten Gentransfers bei Mäusen gelungen.

Trichopoliodystrophie. Bei pränatal diagnostiziertem Menkes-Syndrom ist eine Geburtseinleitung in der 32. Schwangerschaftswoche anzustreben, um möglichst frühzeitig mit einer intramuskulären Kupferhistidinat-Substitutionstherapie zu beginnen. Nach Verabreichung von Kupferhistidinat wurde Haarpigmentierung beobachtet.

Homozystinurie: Therapie mit Pyridoxingabe (250–1200 mg/Tag) und methioninreduzierter Diät, die mit Cystin ergänzt wird.

Methionin-Malabsorptionssyndrom: methioninreduzierte Diät.

▦ Literatur

Irons M, Levy HL (1986) Metabolic syndromes with dermatologic manifestations. Clin Rev Allergy 4: 101–124

Newbold PC (1973) The skin in genetically-controlled metabolic disorders. J Med Genet 10:101–111

Erworbene hypomelanotische Haaranomalien

▦ Poliosis

Definition. Lokalisiertes Auftreten hypopigmentierter oder pigmentloser Haare in umschriebener fleckförmiger Anordung.

Vorkommen. Nicht selten.

Ätiopathogenese. Der Begriff Poliosis (circumscripta) bezeichnet kein eigenständiges Krankheitsbild, sondern einen polyätiologisch bedingten, fokalen Mangel an Melaninpigment in benachbarten Haarfollikeln. Neben seltenen, hereditären Defekten der Pigmentierung (Poliosis circumscripta congenita), z.B. bei Piebaldismus

und verwandten Syndromen (S. 419), ist eine Poliosis häufiger Folge erworbener Störungen überwiegend immunologischer Genese, z.B. Alopecia areata, Halonävus (Sutton), Vitiligo und verwandte Syndrome (Vogt-Koyanagi-Harada- und Alezzandrini-Syndrom). Über Poliosis im Bereich von Skalpnävi, Melanomen und Neurofibromen sowie postläsionär nach Herpes zoster und Radiotherapie wurde ebenfalls berichtet.

Klinik. Uni- oder multilokuläre umschriebene, fokale Weißfärbung der Haare.

Alopecia areata. Die bei der Alopecia areata bemerkenswerte und diagnostisch oft wegweisende Persistenz oder das fokale Nachwachsen von unpigmentierten Haaren innerhalb von Alopecia-areata-Herden ist wahrscheinlich auf eine Alteration der follikulären Melanozyten durch den peribulbären Entzündungsprozess zurückzuführen. Wandernde Polioseherde wurden als Forme fruste einer Alopecia areata interpretiert, sog. Poliosis migrans (Elston et al. 2000).

Vitiligo (Abb. 5.241). Relativ häufig vorkommende, familiär gehäuft auftretende, erworbene, klinisch charakteristische fleckförmige Depigmentierung der Haut als Folge eines vermutlich immunologisch bedingten Untergangs der Melanozyten mit Neigung zu schubartigem Fortschreiten. Hinweis auf eine Autoimmunpathogenese ist die häufige Assoziation mit anderen Autoimmunphänomenen (zirkulierende Autoantikörper, in 5% meist stumme Uveitis) bzw.

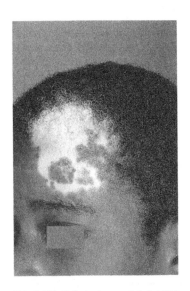

Abb. 5.241. Poliosis circumscripta bei Vitiligo

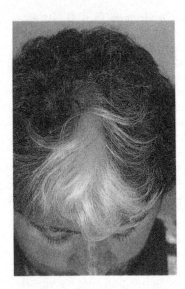

Abb. 5.242. Koinzidenz von Vitiligo und Alopecia areata

Autoimmunkrankheiten (Autoimmunthyreoiditis, perniziöse Anämie, Autoimmunadrenalitis, Diabetes mellitus, multiglanduläre hormonelle Insuffizienz). Auch kommt Koinzidenz von Vitiligo und Alopecia areata vor (Abb. 5.242). Im Bereich vitiliginöser Haare ist die Haarpigmentierung unterschiedlich. Die Haare können normal pigmentiert sein oder auch pigmentfrei werden. Am Kapillitium fallen umschriebene Herde von weißen Haaren dann als Poliosis circumscripta auf.

Für vitiligoverwandte Syndrome s. Vogt-Koyanagi-Harada-Syndrom.

Halonävus (perinävische Vitiligo). Meist bei Jugendlichen mit multiplen Nävuszellnävi entwickelt sich scheinbar unvermittelt ein depigmentierter Hof um einen oder mehrere Pigmentnävi. Während am Anfang der zentrale Nävuszellnävus selbst noch gut erkennbar ist, kann sich dieser später ebenfalls depigmentieren oder sogar vollständig verschwinden. Halonävi bilden sich bevorzugt am Rumpf. Bei Befall von Nävuszellnävi am Kapillitium kann es zur Poliosis circumscripta kommen. Auftreten im Rahmen einer systemischen Reaktion bei Vitiligo oder immunologisch vermitteltes paraneoplastisches Phänomen beim malignen Melanom wird (selten) beobachtet.

Akzidentelle chemische Depigmentierung. In Japan wurde eine vitiligoartige Depigmentierung der Haut und der Haare (Brauen und Wimpern) nach Lokalanwendung von Guanonitrofurazin zur Behandlung von Konjunktivitis und Blepharitis beobachtet. Die örtliche Anwendung von Benzoylperoxid (z.B. zur Aknebehandlung) kann zur Bleichung der Haare führen.

Diagnostik. Die weitere nosologische Einordnung fokal hypo- oder depigmentierter Haare hängt ab vom Zeitpunkt des Auftretens, der Lokalisation und Verteilung der Störung sowie eventuell assoziierter Anomalien der Haut bzw. anderer Organe.

Differenzialdiagnose. Von den häufigen erworbenen Störungen sind seltene kongenitale Ursachen einer Poliose (Poliosis cicumscripta congenita) abzugrenzen (Tab. 5.61).

Piebaldismus und *verwandte Syndrome (Waardenburg-* und *Woolf-Dolowitz-Aldous-/Ziprkowski-Margolis-Syndrom).* Häufiger findet sich eine weiße Stirnlocke von gewöhnlich dreieckiger Form auf einem weißen Hautareal der

Tabelle 5.61. Differenzialdiagnose der Poliosis

Kongenitale Defekte
Piebaldismus und verwandte Syndrome
▧ Piebaldismus
▧ Waardenburg-Syndrom I–IV
▧ Piebaldismus/Hypopigmentierung-Taubheit-Syndrom (Woolf-Dolowitz-Aldous-/Ziprkowski-Margolis-Syndrom)
Naevus achromicus und Hypomelanosis Ito (Incontinentia pigmenti achromians)
Phakomatosen
▧ tuberöse Sklerose (Bourneville)
▧ Neurofibromatose Recklinghausen

Erworbene Störungen
Immunologisch
▧ Alopecia areata bzw. Poliosis migrans
▧ Vitiligo
▧ Halo- oder Sutton-Nävus (perinävische Vitiligo)
▧ Vogt-Koyanagi-Harada-Syndrom
▧ Alezzandrini-Syndrom
Postläsionär
▧ Herpes zoster
▧ Radiotherapie
▧ andere
Akzidentelle chemische Depigmentierung
▧ Guanonitrofurazin
▧ Benzoylperoxid

Frontalregion, das sich bis zur Nasenwurzel hin erstreckt und auch das mittlere Brauendrittel einbeziehen kann.

Naevus achromicus und *Hypomelanosis Ito, Incontinentia pigmenti achromians.* Kongenitales, nicht hereditäres, zeitlebens unverändert fortbestehendes, scharf begrenztes, unilateral lokalisiertes, pigmentfreies Hautareal, in dem auch die Haare weiß sind. Haarschaftveränderungen ähnlich wie bei den Ektodermaldysplasien (Selvaag et al. 2000) und eine Hypertrichose (Ballmer-Weber et al. 1996) innerhalb der Herde wurden ebenfalls nachgewiesen. In den Läsionen wurde ein Transferdefekt der Melanozyten ebenso beschrieben wie eine Verminderung der Melanozytenzahl. In letzterem Fall ist nicht auszuschließen, dass es sich bei einem Teil um Einzelherde von Piebaldismus handelt. Bei systematisierten Formen pigmentfreier Areale mit bizarren, oft den Blaschko-Linien entsprechenden Hautveränderungen spricht man von einer Hypomelanosis Ito. Im Unterschied zum Naevus achromicus wurde Progredienz ebenso wie Rückbildung beobachtet und kommen assoziierte Anomalien des ZNS, der Augen und des muskuloskeletalen Systems gehäuft vor. Die streifenförmige oder systematisierte Anordnung der Hautveränderungen wird als Ausdruck eines genetischen Mosaiks bei (heterogenen) postzygotischen Mutationen aufgefasst. Länger und als Modellkrankheit bekannt ist die oft nur in Fibroblasten und als Mosaik nachweisbare Tetrasomie 12p beim Pallister-Mosaiksyndrom mit klinisch fokalen Pigmentanomalien, kraniofazialen Fehlbildungen und schwerer geistiger Behinderung. Unter anderem wurden bei Fällen von Hypomelanosis Ito auch Deletionen auf Chromosom 15q nachgewiesen (Turleau et al. 1986, Pellegrino et al. 1995). Bemerkenswerterweise liegen dem (tyrosinasepositiven) okulokutanen Albinismus Typ II, dem Prader-Willi-Syndrom und dem Angelman-Syndrom ebenfalls Mutationen auf 15q zugrunde.

Hypomelanotische Maculae bei tuberöser Hirnsklerose, Morbus Bourneville (MIM 191100). Bei der tuberösen Sklerose kommt neben den charakteristischen eschenblattförmigen, hypomelanotischen Maculae (in 98% der Fälle, mittels Wood-Lichtuntersuchung besser erkennbar) in 60% auch eine Poliosis vor. Zum klinischen Vollbild der autosomal dominant vererbten Erkrankung gehören ferner epileptiforme Krampfanfälle, intellektuelle Retardierung, multiple periventrikuläre Verkalkungen im ZNS, Angiofibrome im zentralen Gesichtsbereich (Adenoma sebaceum), subunguale Fibrome (Koenen-Tumoren), Bindegewebsnävi (chagrinlederartig), angeborene Tumoren der Retina, Stauungspapille, depigmentierte Aderhautherde und verschiedenartige Tumoren innerer Organe (Angiomyolipome der Niere, Rhabdomyome des Herzens).

Neurofibromatose von Recklinghausen, Nf-1 (MIM 162200). Neurofibrome der Kopfhaut werden häufig von einem Poliosisherd bedeckt. Zur Diagnose müssen mindestens 2 aus folgenden 7 Kriterien erfüllt sein: >6 Café-au-lait-Flecken (Durchmesser präpubertal >5 cm, postpubertal >15 cm); >2 kutane Neurofibrome oder ein plexiformes Neurofibrom; kleinfleckige Hyperpigmentierung („Freckling") axillär und inguinal; Optikusgliom; >2 Irishamartome (Lisch-Knötchen); charakteristische skelettale Fehlbildungen; Verwandter ersten Grades mit gesicherter Nf-1 gemäß obigen Kriterien.

Verlauf und Prognose. Abhängig von der zugrunde liegenden Störung. Häufiger permanent. Spontane Repigmentierung kommt bei Alopecia areata vor.

Prophylaxe und Therapie. Falls gewünscht Kolorierung der betroffenen Haare. Oft wird eine weiße Stirnlocke ästhetisch ansprechend in das Haarstyling integriert.

Literatur

Ballmer-Weber BK, Inaebnit D, Brand ChU, Braathen LR (1996) Sporadic hypomelanosis of Ito with focal hypertrichosis in a 16-month-old girl. Dermatology 193:63–64

Dunn CL, Harrington A, Benson PM et al. (1995) Melanoma of the scalp presenting as poliosis circumscripta. Arch Dermatol 131:618–619

Elston DM, Clayton AS, Meffert JJ, McCollough ML (2000) Migratory poliosis: a forme fruste of alopecia areata? J Am Acad Dermatol 42:1076–1077

Fellman AC, Mehregan AH (1976) Halo nevi of scalp with poliosis. Arch Dermatol 112:559

Happle R (1998) Incontinentia pigmenti versus hypomelanosis of Ito: the whys and wherefores of a confusing issue. Am J Med Genet 79:64–65

Koplon BS, Shapiro L (1968) Poliosis overlying a neurofibroma. Arch Dermatol 98:631–633

Küster W, König A (1999) Hypomelanosis of Ito: no entity, but a cutaneous sign of mosaicism. Am J Med Genet 85:346–350

Lestringant GG, Topley J, Sztriha L, Frossard PM (1997) Hypomelanosis of Ito may or may not involve hair growth. Dermatology 195:71–72

Pellegrinos JE, Schnur RE, Kline R et al. (1995) Mosaic loss of 15q11q13 in a patient with hypomelanosis of Ito: is there a role for the P gene? Hum Genet 96:485–489

Ritter CL, Steele MW, Wenger SL, Cohen BA (1990) Chromosome mosaicism in hypomelanosis of Ito. Am J Med Genet 35:14–17

Ruiz-Maldonado R, Toussaint S, Tamyo L et al. (1992) Hypomelanosis of Ito: diagnostic criteria and report of 41 cases. Pediat Dermatol 9:1–10

Selvaag E, Asa AM, Heide S (2000) Structural hair shaft abnormalities in hypomelanosis of Ito and other ectodermal dysplasias. Acta Paediat 89:610–612

Walker S, Lucke TW, Burden AD, Thomson J (1999) Poliosis circumscripta associated with scalp naevi: a report of four cases. Br J Dermatol 140:1182–1184

▧ Canities praecox

Definition. Ergrauen der Haare vor dem 20. Lebensjahr bei Weißen bzw. vor dem 30. Lebensjahr bei Schwarzen.

Vorkommen. Nicht selten.

Ätiopathogenese. Das Manifestationsalter der Canities hängt zur Hauptsache von genetischen Faktoren ab, wobei das Ergrauen der Haare normalerweise einen altersabhängig fortschreitenden Prozess darstellt. Dementsprechend kommt vorzeitiges Ergrauen der Haare familiär als isolierte Störung mit autosomal dominanter Vererbung und unterschiedlicher Expressivität vor (MIM 139100) oder tritt im Rahmen seltener Syndrome mit vorzeitiger Alterung (Progerien) auf, z. B. Werner-Syndrom. Störungen der Melanozytenfunktion bzw. Verlust der Tyrosinaseaktivität führen zum Pigmentverlust des Haarschafts. Beim Waardenburg-Syndrom kommt es z. B. außer zur Poliose auch zum vorzeitigen Ergrauen der Haare. Teilweise wird die Beteiligung immunologischer Vorgänge diskutiert, speziell im Rahmen von Autoimmunerkrankungen, etwa bei perniziöser Anämie und Alopecia areata, aber auch bei HIV-Infektion (AIDS). Schließlich können systemische Medikamente durch Interferenz mit der Melaninsynthese die Haarfarbe ändern. Chloroquin z. B. führt dadurch, dass es in die Phäomelaninsynthese eingreift, nur bei blonden oder rothaarigen Personen zur Silberweißverfärbung der Haare (Tab. 5.62). Der weiße Farbeindruck von melaninfreiem Haar beruht auf der Reflektion und Brechung des einfallenden Lichts an verschiedenen Grenzflächen der Haarschaftstruktur, in der optische Medien mit unterschiedlichen Brechungsindizes zusammentreffen. Die verschiedenen Schattierungen von Grau sind wiederum optisch durch die Mischung pigmentierter und depigmentierter Haare bedingt.

Klinik. Auf das Alter und die ethnische Zugehörigkeit bezogen vorzeitiges und beschleunigtes Ergrauen der Haare in allen Schattierungen bis hin zu vollständig weißen Haaren (Abb. 5.243). Abgesehen von der autosomal dominanten familiären Canities praecox (MIM 139100), die als isolierte Störung in der Jugend (vor dem 20. Lebensjahr) einsetzt, werden der Zeitpunkt des Ergrauens und das klinische Vollbild durch die zugrunde liegende Krankheit (Autoimmun-

Tabelle 5.62. Canities praecox

▧ Autosomal dominante isolierte Störung (familiäre Canities praecox)

▧ Seltene Syndrome
- Progerien (Hutchinson-Gilford-Syndrom, Werner-Syndrom)
- Rothmund-Thompson-Syndrom
- myotone Muskeldystrophie Curschmann-Steinert
- Seckel-Syndrom (Vogelkopf-Zwergwuchs)
- Branchiookulofaziales Syndrom (BOFS)
- Dysodontie-Leucotrichosis-capitis-Sanguinatio-(DLS-)Syndrom
- Böök-Syndrom (Ektodermaldysplasie mit Prämolaren-aplasie, Hyperhidrose und Canities praecox)
- Waardenburg-Syndrom
- Louis-Bar-Syndrom (Ataxia teleangiectatica)
- Cri-du-chat-Syndrom (Chromosom-5p-Syndrom)

▧ Immunologisch
- perniziöse Anämie (Vitamin-B$_{12}$-Mangel)
- Autoimmunthyreoiditis
- Addison-Syndrom
- Alopecia areata diffusa („Weißwerden der Haare über Nacht")
- Vogt-Koyanagi-Harada-Syndrom

▧ HIV-Infektion (AIDS)

▧ Andere Canities symptomatica
- schwere Fieberzustände
- Vitamin-A-Mangel
- Eisenmangelanämie
- Malignome

▧ Medikamente
- Antimalarika (Chloroquin, Hydroxychloroquin)
- Neuroleptika (Butyrophenon, Haloperidol)
- andere (Bleomycin, Mephenesin, Triparanol)

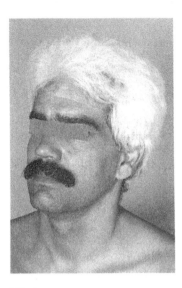

Abb. 5.243. Canities

krankheit, schwere Allgemeinkrankheit) oder durch die assoziierten Anomalien im Rahmen eines der seltenen Syndrome mit Canities praecox geprägt (s. Differenzialdiagnose).

„Weißwerden der Haare über Nacht" (Canities subita). Plötzliches und innerhalb kurzer Zeit beobachtetes Weißwerden der Haare ist wahrscheinlich auf den selektiven Ausfall pigmentierter Haare Grauhaariger bei einem akuten Schub einer diffusen Alopecia areata zurückzuführen. Immer wieder diskutiert werden Zusammenhänge mit plötzlich eintretenden schweren emotionalen Stresssituationen, obwohl der Praxisalltag zeigt, dass derartige Ereignisse häufiger unvermittelt auftreten.

Diagnostik. Die weitere nosologische Einordnung des vorzeitigen bzw. raschen Ergrauens der Haare hängt ab von der Familienamnese, dem Zeitpunkt des Auftretens, dem Zusammenhang mit einer zugrunde liegenden Autoimmun- oder Allgemeinerkrankung und eventuellen assoziierten Anomalien im Sinne einer Progerie, Ektodermaldysplasie oder eines multiplen Fehlbildungssyndroms. Eine sorgfältige Medikamentenanamnese (insbesondere Antimalarika, Psychopharmaka) sollte erhoben werden.

Differenzialdiagnose. Von der familiären Canities praecox sind rasches Ergrauen infolge Allgemeinerkrankungen und selten Syndrome mit Canities praecox abzugrenzen.

Canities bei HIV-Infektion (AIDS). Über plötzliches Grauwerden der Haare bei HIV-Infektion wurde berichtet. Diskutiert werden immunologische Vorgänge wie bei der HIV-assoziierten Alopecia areata und Vitiligo. Auch können nach einem HIV-assoziierten Alopecia-areata-Schub die Haare weiß nachwachsen.

Canities bei perniziöser Anämie. Patienten mit perniziöser Anämie ergrauen in 11% vorzeitig bzw. in 55% im Vergleich zu 30% in entsprechenden Kontrollgruppen vor dem 50. Lebensjahr.

Andere Canities symptomatica. Rasches Ergrauen wurde ferner nach akuten fieberhaften Zuständen, bei Thyreotoxikose, schwerer Eisenmangelanämie und malignen Tumoren beobachtet.

Seltene Syndrome mit Canities praecox:

Progerien (Hutchinson-Gilford-Syndrom, Werner-Syndrom) und Rothmund-Thompson-Syndrom s. Syndrome mit vorzeitiger Alterung (Progerien) bzw. kongenitale Poikilodermien (S. 110 und S. 114).

Myotone Muskeldystrophie Curschmann-Steinert (MIM 160900). Das Ergrauen der Haare kann der Myotonie und dem Muskelschwund vorausgehen.

Seckel-Syndrom (MIM 210600). Autosomal rezessiv erblicher proportionierter primordialer Zwergwuchs mit typischen kraniofazialen Dysmorphien wie Mikrozephalie, großer Nase und fliehendem Kinn (sog. Vogelkopf-Zwergwuchs), hohem Gaumen/Gaumenspalte, geistiger Retardierung und Schmelzdefekten. Auch eine prämature Alopezie und Canities praecox wurden bei diesem Syndrom beschrieben (Fitch 1970).

Branchiookulofaziales Syndrom, BOFS (MIM 113620). Autosomal dominant vererbtes Fehlbildungssyndrom mit Minderwuchs, inkomplettem Verschluss der zweiten Kiemenbögen mit atrophischen oder hämangiomatösen Hautveränderungen der seitlichen Halspartien, bilateral verschlossenen Tränen-Nasen-Gängen (mit chronisch rezidivierenden Dakryozystitiden), Gesichtsdysmorphien, Augenanomalien und im Erwachsenenalter frühzeitiger Hautfaltenbildung und Grauwerden der Haare bei im Übrigen normaler Lebenserwartung und Intelligenz.

Dysodontie-Leucotrichosis-capitis-Sanguinatio-(DLS-)Syndrom. Wahrscheinlich autosomal dominant vererbte hypohidrotische Ektodermaldysplasie mit Zahnanomalien (Hyperdontie im Eckzahnbereich, Schmelzdefekte und Stellungsanomalien), im Jugendalter beginnendes vorzeitiges Ergrauen des Kopfhaars (Leucotrichosis capitis) bei normaler Pigmentierung der Augenbehaarung und der Sekundärbehaarung inkl. Bart bei Männern, Schleimhautblutungen (orointestinal und Epistaxis), Hypohidrose und abnormer Brüchigkeit im Übrigen normal gestalteter Finger- und Zehennägel.

Böök-Syndrom (MIM 112300). Autosomal dominant erbliche Ektodermaldysplasie mit Aplasie der Prämolaren, Hyperhidrose und Canities praematura bis zum 20. oder 30. Lebensjahr, typischerweise erst nach der Pubertät. Fakultatives Auftreten von Trigeminusneuralgien. Das Syndrom wird häufiger in nordeuropäischen Ländern angetroffen, wobei in betroffenen Familien Einzelsymptome auch isoliert auftreten können. Die Diagnose der vollen Symptomatik erfolgt meist erst im fortgeschrittenen Alter, während die charakteristischen Zahnbefunde bereits im Kindesalter eine Verdachtsdiagnose erlauben.

Waardenburg-Syndrom s. hereditäre hypomelanotische Haaranomalien S. 420.

Louis-Bar-Syndrom, Ataxia teleangiectatica (MIM 208900). Autosomal rezessiv vererbtes Chromosomenbruchsyndrom mit zerebellärer Ataxie, okulärer Teleangiektasie, IgA-Mangel, gesteigerter Infektneigung und Neoplasierisiko (vor allem Lymphome und Leukämien). Die Patienten weisen auch vorzeitiges Ergrauen und einen Hirsutismus auf.

Cri-du-chat-Syndrom, Chromosom-5p-Syndrom. Durch Deletion des terminalen Segments des kurzen Arms von Chromosom 5 bedingtes deutliches Dysmorphiesyndrom mit charakteristischem, an das Miauen junger Katzen erinnerndem Schrei, besonders in den ersten Lebensjahren. Es besteht ein erheblicher Intelligenzdefekt, im Allgemeinen ohne Sprachentwicklung, oft zeitlebens Inkontinenz. Im Erwachsenenalter schmales, oft asymmetrisches Gesicht, irreguläre Zahnstellung und frühzeitiger Verlust der Zähne, prominentes Kinn und bei einem Drittel der Patienten vorzeitiges Ergrauen der Haare.

Verlauf und Prognose. Abhängig von der zugrunde liegenden Störung. Häufiger permanent. Spontane Repigmentierung kommt bei Alopecia areata und bei Morbus Addison vor.

Prophylaxe und Therapie. Falls gewünscht Kolorierung der Haare.

Literatur

Book JA (1950) Clinical and genetical studies of hypodontia. I. Premolar aplasia, hyperhidrosis, and canities prematura. A new hereditary syndrome in man. Am J Hum Genet 2:240–263

Hare HJH (1929) Premature whitening of hair. J Hered 20:31–32

Lin AE, Gorlin RJ, Lurie IW et al. (1995) Further delineation of the branchio-oculo-facial syndrome. Am J Med Genet 56:42–59

Salinas CF, Sahn EE, Richards MA, Hutchins HS Jr. (1992) Congenitally missing teeth and severe hyperhidrosis: Book syndrome or a new ectodermal dysplasia syndrome? Dysmorph Clin Genet 6:59–63

Vogt-Koyanagi-Harada-Syndrom

Definition. Entzündung der Uvea, der retinalen Pigmentschicht und der Meningen, manchmal kombiniert mit Enzephalitis, Hirnnervenausfällen, Vitiligo, Poliosis circumscripta an Augenbrauen, Augenwimpern oder am behaarten Kopf und Alopecia areata.

Vorkommen. Selten. Die Krankheit tritt bei Asiaten, dunkelhäutigen Eurasiern und schwarzen Völkern häufiger auf. Bevorzugt sind Erwachsene vom 30. bis 50. Lebensjahr betroffen mit leichtem Überwiegen der Frauen.

Ätiopathogenese. Vermutet wird eine Virusinfektion oder Autoimmunpathogenese mit lymphoplasmozellulärer Entzündung der Uvea, des retinalen Pigmentepithels und der Meningen sowie Melaninverlust in den basalen Schichten der Epidermis.

Klinik. Nach einem zunächst unspezifischen, febrilen Prodromalstadium, oft im Gefolge eines Infekts des oberen Respirationstrakts, kommt es in zwei Drittel der Fälle zu beidseitiger Uveitis mit Lichtscheu, Augenschmerzen und rascher Abnahme der Sehschärfe; sehr variablen neuropsychiatrischen Zeichen in einem Viertel der Fälle mit Kopfschmerzen, Meningismus, psychischen Auffälligkeiten, epileptiformen Anfällen und häufig (50–60%) doppelseitiger flüchtiger, selten bleibender Schädigung des N. vestibulocochlearis mit Schwerhörigkeit, Schwindel und Nystagmus. Die relativ lange anhaltenden dermatologischen Zeichen umfassen in 80% eine Poliosis mit Bevorzugung der Augenbrauen und Wimpern, eventuell auch mit Befall der Kopf- und Körperhaare, in 60% eine symmetrische Vitiligo und in >50% eine Alopecia areata, die gewöhnlich fleckförmig auftritt, gelegentlich auch diffus.

Diagnostik. Die Diagnose stützt sich auf den Nachweis der krankheitstypischen okulären (Hornhautpräzipitate, Koeppe-Knötchen am Pupillenrand, Fundusveränderungen) und neurologischen Veränderungen (lymphozytäre Pleozytose im Liquor cerebrospinalis, pathologisches Elektroenzephalogramm), während die otologischen Veränderungen subtiler sein können.

Differenzialdiagnose. Vitiligo.
Alezzandrini-Syndrom. Unilaterale Vitiligo des Gesichts mit Poliosis der Augenbrauen und Wimpern sowie Retinitis.

Verlauf und Prognose. Die Prognose ist günstig bis auf die Folgen an Augen (Netzhautablösung) und Gehör (Schwerhörigkeit, Taubheit).

Prophylaxe und Therapie. Es gibt keine spezifische Therapie, weshalb diese symptomatisch zu gestalten ist. Die Uveitis wird frühzeitig mit Corticosteroiden behandelt.

▓ Literatur

Barnes L (1988) Vitiligo and the Vogt-Koyanagi-Harada syndrome. Dermatol Clin 6:229–239

Hoffman MD, Dudley C (1992) Suspected Alezzandrini's syndrome in a diabetic patient with unilateral retinal detachment and ipsilateral vitiligo and poliosis. J Am Acad Dermatol 26:496–497

Park S, Albert DM, Bolognia JL (1992) Ocular manifestations of pigmentary disorders. Dermatol Clin 10:609–622

Read RW, Rao NA, Cunningham ET (2000) Vogt-Koyanagi-Harada disease. Curr Opin Ophthalmol 11:437–442

Shamsadini S, Meshkat MR, Mozzafarinia K (1994) Bilateral retinal detachment in Alezzandrini's syndrome. Int J Dermatol 33:885–886

▓ Flaggenzeichen (Farbänderung durch Proteinunterernährung)

Definition. Im Verlauf eines einzelnen Haarschafts sich abwechselnde abnorme weiße und dunklere Zonen infolge intermittierenden Proteinmangels.

Vorkommen. Typische Haarveränderung bei Kwashiorkor infolge Mangels an qualitativ hochwertigem Protein. Vor allem in tropischen Entwicklungsländern befällt die Erkrankung ältere Säuglinge und Kleinkinder nach dem Abstillen (Kwashiorkor wird von einigen Autoren aus dem westafrikanischen als „Krankheit des Abgestillten" übersetzt). Proteinmangelernährung ist aber auch in Ländern mit hohem Lebensstandard nicht unbekannt, meist auf der Grundlage einer unzureichenden Nährstoffzufuhr infolge Drogenabusus, chronischem Alkoholismus, Depression und Isolation bei älteren Menschen oder Anorexie, Malabsorption und Hypermetabolismus bei hospitalisierten Patienten. Analoge Haarveränderungen wurden bei schwerer Colitis ulcerosa, nach Gastrektomie mit schwerer Diarrhö und nach ausgedehnten Darmresektionen beschrieben.

Ätiopathogenese. Schwerer Protein-, Vitamin- und oft auch Kalorienmangelzustand (Protein-/Energieunterernährung). In dem Maße, wie die Aminosäuren für den oxidativen Metabolismus und die Glukoneognese abgezweigt werden, wird die Proteinsynthese gedrosselt. Die Dyschromasie der Haut und der Haare wird vermutlich durch den Mangel an Phenylalanin in der Nahrung verursacht.

Klinik. Kwashiorkor bevorzugt Kinder ab dem 6. Lebensmonat in den ersten 5 Lebensjahren nach dem Abstillen. Das klinische Vollbild ist gekennzeichnet durch Wachstumsstillstand, Ödeme besonders an Händen und Füßen, Diarrhö und Erbrechen, Irritabilität, Apathie, Cheilosis, Dermatitis und reduzierte Pigmentbildung der Haut mit qualitativer Veränderung des Pigments. Bei Erwachsenen kommt es zu Gewichtsverlust, Unlustgefühl, gesteigerter Ermüdbarkeit, Kältegefühl, geschwollenen Knöcheln und trockener, rissiger Haut. Die Haare sind glanzlos. Schwarzes Haar nimmt einen rotbräunlichen Farbton an (Kwashiorkor – westafrikanisch – wird von anderen Autoren auch als „roter Knabe" übersetzt; kwashi = Knabe; orkor = rot). Charakteristisch ist ein bandartiger Wechsel von normaler und hypopigmentierter Haarfarbe, das Flaggenzeichen, wobei die Hypopigmentierung Phasen ausgeprägten Proteinmangels kennzeichnet.

Diagnostik. Die primäre Ätiologie des Mangelzustands lässt sich durch die Ernährungsanamnese sichern, während das Vorliegen einer chronischen Krankheit, Anorexie oder anderer gastrointestinaler Symptome (inkl. lückenhaftem

Gebiss) für eine sekundäre Ätiologie sprechen. Frühsymptom bei Kindern sind Wachstumshemmung und Gewichtsstagnation, bei Erwachsenen Gewichtsverlust. Pigmentstörungen der Haare (Flaggenzeichen) kommen zusammen mit solchen der Haut und einer charakteristischen Hautschuppung häufig vor und können diagnostisch wegweisend sein. Ein empfindlicher und leicht bestimmbarer Indikator des Proteinmangels ist der Kreatinin-/Körpergröße-Quotient, der unter dem Normbereich liegt, während niedrige Serumalbumin-, Serumtransferrin- und Hämatokritwerte weniger spezifisch sind. Eine beeinträchtigte Funktion der T-Lymphozyten (sekundäre Immundefizienz) gibt sich durch eine kutane Anergie (Multitest Mérieux) zu erkennen.

Differenzialdiagnose. Farbänderungen des Haars, meist in Form einer Hypomelanose, können auch bei anderen nutritiven Störungen vorkommen: schwere Eisenmangelanämie (Hellerwerden der Haarfarbe von Schwarz zu Braun), Vitamin-B_{12}-Mangel (Weißfärbung der Haare), ferner Mangel an Kupfer, Selen oder Mangan. Auch Pigmentdilution aufgrund angeborener metabolischer Störungen kommen differenzialdiagnostisch in Betracht: Phenylketonurie (Phenylalanin), Trichopoliodystrophie (Kupfer), Homozystinurie und Methionin-Malabsorptionssyndrom (Methionin); Canities bei HIV-Infektion (multifaktoriell).

Verlauf und Prognose. In leichten Fällen ist die Prognose günstig, wenn rechtzeitig eine altersentsprechende adäquate Ernährung eingeleitet wird. Gewöhnlich liegt gleichzeitig ein Mangel auch an anderen Nährstoffen vor, die entsprechend substituiert werden müssen, insbesondere Folsäure, Thiamin, Riboflavin, Nicotinsäure, Pyridoxin, Ascorbinsäure und Vitamin A. Der Bestand des Körpers an Mineralstoffen, speziell Kalium, Phosphor und Magnesium, ist ebenfalls reduziert, Ähnliches gilt für die essenziellen Fettsäuren. Mit ausreichender Nahrungs- und Proteinzufuhr sind die Erscheinungen rückbildungsfähig mit Normalisierung des Haarwachstums und der Haarfarbe. In schweren Fällen ist die Letalität hoch. Hypermetabolismus und Anorexie im Verlauf interkurrenter Infektionen bei ohnehin geschwächter zellulärer Immunität beschleunigen das Fortschreiten der Kachexie. Bei fortgeschrittener Unterernährung sind Dekubitus, Hypothermie und schließlich eine zum Tod führende Infektion die Regel.

Prophylaxe und Therapie. Ausreichende Zufuhr von Proteinen tierischen Ursprungs (Fleisch, entrahmte Milch) unter Beachtung der notwendigen Vitamine und Mineralien.

▓ Literatur

Ahmed HM, Lombeck I, El-karib AO et al. (1989) Selenium status in Sudanese children with protein-calorie malnutrition. J Trace Elem Electrolytes Health Dis 3:171–174

Bradfield RB, Jelliffe DB (1974) Hair-colour changes in kwashiorkor. Lancet 1:461–462

Esca SA, Brenner W, Mach K, Gschnait F (1979) Kwashiorkor-like zinc deficiency syndrome in anorexia nervosa. Acta Dermatol Venereol 59:361–364

Gummer CL, Dawber RP, Harman RR, King IS (1982) Kwashiorkor: an electron histochemical study of hair shafts. Br J Dermatol 106:407–410

Lea CM, Luttrell VA (1965) Copper content of hair in kwashiorkor. Nature 24:206–413

MacNamara H, Paver K, Chapman RE (1981) The flag sign in the hair of an alcoholic. Australas J Dermatol 22:68–70

McLaren DS (1987) Skin in protein energy malnutrition. Arch Dermatol 123:1674–1676

Pearson CA (1974) Hair-colour changes in kwashiorkor. Lancet 2:47–48

Poskitt EM, Taylor CJ, Arnold R (1986) A kwashiorkor-like syndrome in a Caucasian with enteropathy. Ann Trop Paediatr 6:275–277

Shulman RJ, DeStefano-Laine L, Petitt R et al. (1986) Protein deficiency in premature infants receiving parenteral nutrition. Am J Clin Nutr 44:610–613

Exogene Farbänderungen der Haare

Umwelteinflüsse, der intensive Kontakt des Haars mit organischen und anorganischen chemischen Verbindungen sowie einige systemische Medikamente können zu Farbänderungen des Haars Anlass geben.

Gut bekannt ist die witterungsbedingte, vornehmlich durch starke Sonneneinwirkung verursachte Bleichung der Haare („coup de soleil"). Auch bei der natürlichen Abnutzung des Haars führen Spaltbildungen innerhalb der Kutikula und im Kortex zu zahlreichen Grenzflächen, an denen das Licht gebrochen und reflektiert wird, sodass das Haar zur Spitze hin heller erscheint. Das häufige Schwimmen in chloriertem Schwimmbadwasser kann ebenfalls zur Aufhellung dunkel pigmentierter Haare führen, wie bei japanischen Eliteschwimmern beschrieben worden ist (Nanko et al. 2000). Die Farbänderung exponierter Haare von Schwarz zu „goldfarben" wurde aufgrund ultrastruktureller Untersuchungen auf eine weitgehende Abnutzung der Haarkutikula zurückgeführt in Verbindung mit einem oxidativen Schaden der Haarschaftmelanosomen durch das in den Haarkortex eindringende Chlor.

▦ Farbänderungen durch Chemikalien

Zu den Externa, die zu einer reversiblen Farbänderung des Haars führen können, zählen Dithranol und Chrysarobin, die helles oder graues Haar mahagonibraun verfärben; Resorzin, das bei schwarzem oder weißem Haar einen gelben oder gelbbräunlichen Farbton hervorruft; Benzoylperoxid, das die Haarfarbe bleichen kann; Tetracyclin, welches das Haar gelb verfärbt.

Vitiligoartige Depigmentierungen von Augenbrauen und Wimpern wurden nach Anwendung von Guanonitrofurazin beschrieben.

▦ Farbänderungen durch Medikamente

Einige systemische Medikamente können über eine Beeinflussung der Melaninsynthese zu einer Änderung der Haarfarbe führen, bei anderen ist der Mechanismus nicht bekannt.

Zu den Medikamenten, die über eine Beeinflussung der Melaninsynthese zu Farbänderungen des Haars führen, zählen die Antimalarika Chloroquin und Hydroxychloroquin, die über eine Interferenz mit der Phäomelaninsynthese nach 3- bis 4-monatiger Anwendung zu einer Silberweißverfärbung bei blonden oder rothaarigen Personen führen. Die reversible Farbänderung tritt zunächst im Schläfenbereich und an den Augenbrauen auf und betrifft später das gesamte Kopf- und Körperhaar. Bei einem Patienten mit Morbus Parkinson wurde weißes Haar nach einer Behandlung mit Carbidopa und Bromocryptin dunkler (Reynolds et al. 1989).

Farbänderungen der Haare durch reversiblen Pigmentverlust (Ergrauen) wurden auch unter Mephenesin, Butyrophenone, Haloperidol, Triparonol und Bleomycin beschrieben; ferner unter Tamoxifen, Verapamil und Valproat. Auch wurde vereinzelt über eine reversible Aufhellung der Haarfarbe durch Etretinat berichtet. Butyrophenone, Triparonol und Etretinat, beeinflussen die Keratinisierung und führen dadurch zu schütteren und hypopigmentierten Haaren.

Die potenten Antihypertensiva Minoxidil und Diazoxid führen außer zu einer medikamentös bedingten Hypertrichose zu einer Dunkelfärbung der Haare. Während Diazoxid eine rötliche Haarfarbe verursacht, lässt Minoxidil durch eine Umwandlung von Vellus- in Terminalhaare den Eindruck dunklerer Haare entstehen.

▦ Akzidentelle Haarverfärbung

Die akzidentelle Exposition gegenüber diversen chemischen Substanzen, vornehmlich beruflich bedingt, kann ebenfalls zu deutlichen Farbveränderungen des Haars führen. Zu ihnen zählen Kupfer (Grünverfärbung), Cobalt (Hellblauverfärbung), Indigo (Dunkelblauverfärbung) und Trinitrotoluol (Rotbraunverfärbung) bei Industriearbeitern.

Auch kann der Kontakt mit Schwimmbad- oder Leitungswasser mit hohem Kupfergehalt eine kosmetisch störende Grünfärbung von blondem oder weißem Haar, sog. Chlorotrichosis (Abb. 5.244), zur Folge haben. Zu diesem Phänomen trägt einerseits die Verwendung kupferhaltiger Algizide in Schwimmbädern bzw. das Wasser korrodierter, kupferner Warmwasserleitungen bei, andererseits begünstigen physikalisch-chemisch strapazierte Haare die Adsorption von Kupfer am Haar. Auch wurde Grünverfärbung der Haare nach Anwendung kupferhaltiger kosmetischer Pflanzenextrakte beschrieben (Tosti et al. 1991). Zur Entfärbung grün ver-

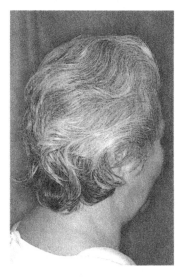

Abb. 5.244. Chlorotrichosis

färbter Haare wird 3%iges Wasserstoffperoxid oder 1,5%ige 1-Hydroxyethyldiphosphorsäure empfohlen. Auch wurde die Anwendung eines selbst herzustellenden Penicillamin enthaltenden Shampoos (250-mg-Kapsel, aufgelöst in 5 ml Wasser und 5 ml Shampoo) angeraten. Alkalische Shampoos sollten durch Syndets ersetzt werden, die Komplexbildner (EDTA) enthalten. Zur Haarpflege eignen sich quartäre Ammoniumverbindungen enthaltende Konditionierungsmittel.

Bei starken Tabakrauchern kommt es nicht selten zu einer Gelbverfärbung weißer oder grauer Haare aufgrund des Teergehalts von Zigarettenrauch.

▓ Literatur

Bleiberg J, Brodkin RH, Abbey AA (1973) Bleaching of hair after use of benzoyl peroxide acne lotions. Arch Dermatol 108:583

Bublin JG, Thompson DF (1992) Drug-induced hair colour changes. J Clin Pharm Ther 17:297–302

Goette DK (1977) Swimmers' green hair. Arch Dermatol 114:127–128

Goldschmnidt H (1979) Green hair. Arch Dermatol 115:1288

Hampson JP, Donnelly A, Lewis-Jones MS, Pye JK (1995) Tamoxifen-induced hair colour change. Br J Dermatol 132:483–484

Herranz JL, Arteaga R, Armijo JA (1981) Change in hair colour induced by valproic acid. Dev Med Child Neurol 23:386–387

Jimbow K, Obata H, Pathak MA, Fitzpatrick TB (1974) Mechanism of depigmentation by hydroquinone. J Invest Dermatol 62:436–449

Levantine A, Almeyda J (1973) Drug induced changes in pigmentation. Br J Dermatol 89:105–112

Melnik BC, Olewig G, Dalldrup T et al. (1986) Green hair: guidelines for diagnosis and therapy. J Am Acad Dermatol 15:1065–1068

Nanda A, Alsaleh Q (1994) Hair discoloration caused by etretinate. Dermatol 188:172

Nanko H, Mutoh Y, Atsumi R et al. (2000) Hair-discoloration of Japanese elite swimmers. J Dermatol 27:625–634

Person JR (1985) Green hair: treatment with penicillamin shampoo. Arch Dermatol 121:717–718

Petzoldt D, Braun-Falco M (1995) Grüne Haare. Hautarzt 46:276

Read GM (1991) Verapamil and hair colour change. Lancet 338:1520

Reynolds NJ, Crossleey J, Ferguson I, Peachey RD (1989) Darkening of white hair in Parkinson's disease. Clin Exp Dermatol 14:317–318

Tosti A, Mattioli D, Misciali C (1991) Green hair caused by copper present in cosmetic plant extracts. Dermatologica 182:204–205

▓ Vermehrte Behaarung

Von der sprichwörtlich schönen und reichen Königin von Saba heißt es, dass sie im Schloss des Königs Salomon auf einem spiegelnden Boden das Kleid hochhob, weil sie den Boden für Wasser hielt: Sie (Königin von Saba) entblößte ihre Beine, um hindurchzugehen und er (König Salomon) sah, dass sie behaart waren. Da sprach der König: „Deine Schönheit ist wie der Frauen Schönheit, deine Behaarung wie die des Mannes. Dem Mann ist die Behaarung eine Zierde, der Frau gereicht sie jedoch zur Schande".
MIDRASCH-SAMMLUNG

Grundlagen

Beim Fetus ist die Körperoberfläche mit feinen, weichen, nicht pigmentierten, marklosen Lanugohaaren bedeckt, die im 7.–8. Intrauterinmonat ausgestoßen werden. Es wachsen kurze Lanugohaare nach, die bis zum 3. Lebensmonat durch kurze (< 2 cm), dünne (< 30 µm), spärlich pigmentierte, marklose Vellushaare ersetzt werden. Während das Haarwachstum intrauterin synchronisiert abläuft, kommt es zwischen dem 6. und 12. Lebensmonat zum Verlust der Synchronisierung des zyklischen Haarwachstums. Das Haar wächst nun zeitlebens asynchron. Neben den fast das gesamte Integument bedeckenden Vellushaaren weisen Neugeborene vom 3. Lebensmonat bis zum 2. Lebensjahr am Kopf Intermediärhaare auf. Diese haben einen gegenüber den Vellushaaren größeren Durchmesser, sind schwach pigmentiert und weisen eine noch unvollständig ausgebildete Medulla auf. Allmählich werden sie durch die länger wachsenden (bis 100 cm), dickeren (ca. 60 µm), pigmentierten und markhaltigen Terminalhaare ersetzt. Präpuberal finden sich normalerweise nur im Bereich des Kapillitiums, der Augenbrauen und der Wimpern Terminalhaare. Unter dem Einfluss von Androgenen in der Pubertät kommt es zusätzlich in den androgenabhängigen Körperregionen zur Transformation von Vellus- in Terminalhaare, speziell in der Pubes-, Axillar- und Bartregion des Erwachsenen. Haarwuchsanomalien können bei Geburt vorhanden sein, nach der Haarabstoßung zwischen dem 6. und 12. Lebensmonat auftreten oder erst später im Kindes- (präpuberal) oder Erwachsenenalter manifest werden. Die Haare können fehlen, vermindert oder vermehrt sein. Hypertrichose bezeichnet jede Form des auf Lokalisation, Alter, Geschlecht und ethnische Provenienz bezogen übermäßigen, diffusen oder umschriebenen Haarwachstums, das nicht dem Verteilungsmuster der sekundären männlichen Geschlechtsbehaarung entspricht. Als Hirsutismus wird demgegenüber vermehrte Behaarung vom männlichen Behaarungstyp bei der Frau bezeichnet. Während die Ätiopathogenese der Hypertrichosen weitgehend unbekannt ist, wird Hirsutismus als Androgenisierungserscheinung der Frau aufgefasst, bei der entweder eine Vermehrung zirkulierender Androgene vorliegt oder die in normaler Serumkonzentration zirkulierenden männlichen Sexualhormone im Gewebe zu potenteren Androgenmetaboliten umgewandelt werden (periphere Androgenisierung). Dementsprechend kann Hirsutismus zusammen mit weiteren klinischen Auffälligkeiten als Symptom der Virilisierung auftreten: Androgene Alopezie, Tieferwerden der Stimme, Klitorishypertrophie, allgemeine Muskelhypertrophie.

Schwierigkeiten in der Klassifikation pathologischer Zustände mit vermehrter Behaarung haben sich aus dem früher zum Teil synonymen Gebrauch der Begriffe Hirsutismus und Hypertrichose und unpräzisen klinischen Fallbeschreibungen ergeben und sind heute im Wesentlichen auf ungenügende Kenntnisse über die Kontrollmechanismen des Haarwachstums zurückzuführen. Insbesondere was die kongenitalen Formen der diffusen Hypertrichose anbetrifft, liegt eine erhebliche nomenklatorische Begriffsverwirrung vor, die leicht eine unpräzise nosologische Einordnung hypertrichotischer Krankheitszustände zur Folge hat. In einer Durchsicht der medizinischen Fachliteratur fand Felgenhauer 1969 nicht weniger als 29 Bezeichnungen für die kongenitale Hypertrichose, wie z. B. Affen-, Bären-, Hundemensch u. Ä., aus denen eine mangelnde Achtung für die menschliche Würde einzelner Betroffener anklingt, die an die Tragik eines Schaubudendaseins grenzt. Inwieweit die kongenitale universale Hypertrichose auch zur Entstehung von Dichtungen und Berichten über Lykanthropie (Werwolf) beigetragen haben mag wie die Porphyrie (speziell die kongenitale erythropoetische Porphyrie Günther) auch zur Legende vom Vampirismus (Photosensitivität, Hypertrichose, Erythrodontie), sei dahingestellt.

Zur Beurteilung einer Hypertrichose sind zu fordern:

- Charakterisierung der Haarart: Lanugo-, Vellus- oder Terminalhaare?
- Beschreibung des Behaarungsmusters: umschrieben oder diffus? Hirsutismus oder Hypertrichose?
- Angaben über das Manifestationsalter: kongenital oder erworben?
- Begleitkrankheiten und deren medikamentöse Therapie (trichogene Medikamente).
- Befunderhebung evtl. assoziierter Anomalien.
- Familienanamnese inkl. ethnischer Herkunft.

Erst durch die Berücksichtigung dieser Punkte gelingt die Zuordnung vieler, vormals teilweise mit zoologischen Epitheta versehener hypertrichotischer Zustände zu heute definierten Entitäten, wie z. B. Hypertrichosis lanuginosa congenita, Hypertrichosis universalis congenita (Ambras-Syndrom), Hypertrichose mit Gingivafibromatose, Hypertrichose mit Osteochondrodysplasie, Hypertrichose mit kongenitaler Amaurose oder die Herausarbeitung weiterer Syndrome, deren eigenständige Entität durch ergänzende Fallbeobachtungen und genetische Untersuchungen zu erhärten ist.

Wenngleich vermehrtes Haarwachstum in der Mehrzahl der Fälle eine untergeordnete medizinische Bedeutung hat, kann es syndromatisch auftreten, mit weiteren kongenitalen Anomalien assoziiert sein oder auf eine innere Krankheit hinweisen. Nicht zuletzt ist die individuelle psychosoziale Tragweite einer Hypertrichose für Betroffene zu berücksichtigen, die den Krankheitswert im Individualfall bestimmt. Dementsprechend sind aktive Therapiemaßnahmen nicht nur von einer zugrunde liegenden Krankheit, sondern auch vom subjektiven Leidensdruck und Behandlungswunsch des Betroffenen abhängig zu machen. Dawber ist dementsprechend der Ansicht, dass im Einzelfall die Definition von Hypertrichose die Vorstellung des Betroffenen von „zu viele Haare" zu berücksichtigen hat.

■ Literatur

Felgenhauer WR (1969) Hypertrichoris lanuginosa universalis. J Genet Hum 17:1–44

Fenton DA (1985) Hypertrichosis. Sem Dermatol 4: 58–67

Vashi RA, Mancini AJ, Paller AS (2001) Primary generalized and localized hypertrichosis in children. Arch Dermatol 137:877–884

Androgen induzierte Hypertrichose (Hirsutismus)

Die sexualhormonabhängige Behaarung der Frau entsteht durch Transformation von Vellushaaren zu sichtbaren Terminalhaaren unter dem Einfluss von Androgenen. Die Lokalisation entspricht den Regionen androgensensitiver Haarwurzeln und umfasst Oberlippen- und Kinnbereich, Intermammärregion und Mamillen, Schulterregionen, Linea alba und die Extremitäten, speziell die Innenseiten der Oberschenkel (Abb. 5.245 a–f). Ein Hirsutismus kann von einer diskreten Überbehaarung in diesen Bereichen bis zu einer ausgeprägten männlichen Haarverteilung reichen, wobei je nach Schweregrad nur einige oder alle angeführten Lokalisationen betroffen sind. Das Ausmaß des Hirsutismus wird mit Hilfe des Hirsutismus-Scores nach Ferriman und Gallway (Abb. 5.246) semiquantitativ objektiviert. Dieser kann sehr nützlich sein, eine subjektiv als störend empfundene Körperbehaarung richtig einzuschätzen, bei der nach objektiven Kriterien nicht von Hirsutismus gesprochen werden kann. Als Hirsutismus gilt ein Gesamtscore von mindestens 8.

So wie das für den Mann typische Körper- und Sexualbehaarungsmuster durch Androgene bedingt ist, steht auch bei der Frau das Auftreten eines Hirsutismus in enger Beziehung zum Androgenmetabolismus. Dieser hängt ab von
- der glandulären Produktion (Ovar, Nebennierenrinde),
- dem Transport (Steroidhormone bindende Proteine),
- der extraglandulären Produktion bzw. peripheren enzymatischen Aktivität (Aromatase, $5a$-Reduktase) und
- der zellulären Antwort auf die androgene Stimulation (Rezeptorempfindlichkeit).

Die wichtigsten Androgene, geordnet nach abnehmender Potenz, sind Dihydrotestosteron (DHT), Testosteron, Androstendion und Dehydroepiandrosteron (DHEA). Beim Mann stellt testikuläres Testosteron das wichtigste zirkulierende Androgen dar; bei der Frau ist es das ovarielle Androstendion, das wiederum mit Testosteron unter enzymatischer Kontrolle reversibel interkonvertierbar ist und somit den Zielorganen ermöglicht, die aktuelle Androgenaktivität in situ zu verändern. Die ovarielle Androgenproduktion unterliegt der Kontrolle durch die hypophysären Gonadotropine. Während LH in den Thekazellen des reifenden ovariellen Follikels die Bildung von Testosteron und Androstendion stimuliert, werden sie in den Granulosazellen des wachsenden Follikels unter Kontrolle des FSH vorzugsweise zu Östradiol (E2) aromatisiert. Bei ovarieller oder adrenaler Überproduktion von Androgenen entsteht auf einem anderen Stoffwechselweg vermehrt Östron (E1). Die Veränderung der E2-E1-Ratio führt wiederum zu einer vermehrten Sekretion von LH. Erhöhte LH-Konzentrationen stimulieren die Androgenproduktion der Thekazellen weiter, während der relative Mangel an FSH eine ungenügende Stimulation der Aromatase und damit eine verminderte Produktion von E2 und eine Follikelatresie zur Folge hat.

Zirkulierende Androgene werden beim Gesunden zu 95% an sexualhormonbindendes Globulin (SHBG) und Serumalbumin gebunden. Der Anteil an freiem Testosteron beträgt normalerweise < 1%. Quantitative Veränderungen zwischen freier, SHBG- und albumingebundener Androgenfraktion spielen für Transport, Utilisation und biologische Wirkung der Androgene eine wichtige Rolle. Maßgeblich ist die Plasmakonzentration von SHBG, dessen Synthese in der Leber durch Östrogene gesteigert bzw. durch Testosteron gesenkt wird. Da proteingebundene zirkulierende Steroidhormone nur unter der Voraussetzung niedriger Bindungskräfte freigesetzt werden können, um als freie Intermediate die Zellmembran zu durchqueren, stellt an Albumin gebundenes Testosteron, das leicht diffundieren kann, die Hauptquelle für die unmittelbar verfügbare androgene Aktivität dar, während die SHBG-gebundenen Androgene höhere Bindungskräfte aufweisen.

Die extraglanduläre Steroidsynthese umfasst die Konversion der Androgene in Östrogene durch die Aromatase in Haut, Muskulatur und Fettgewebe und die Konversion von schwächeren in stärker wirksame Androgene wie DHT durch die $5a$-Reductase auf der Ebene von Zielgeweben wie Haut, Haarfollikel (Isotyp II) und Talgdrüsen (Isotyp I). Intrazellulär geht Testosteron nach Reduktion zu DHT eine Bindung mit dem Androgenrezeptor ein. Der DHT-Rezeptor-Komplex kann nun die DNA des Zellkerns binden und dort die Transkriptionsrate spezifischer Gene beeinflussen. Die intrazelluläre Androgenutilisation der Zielzellen erfordert ein ausreichendes Angebot von Testosteron, das bei jungen Frauen zu 50–70% der peripheren Konver-

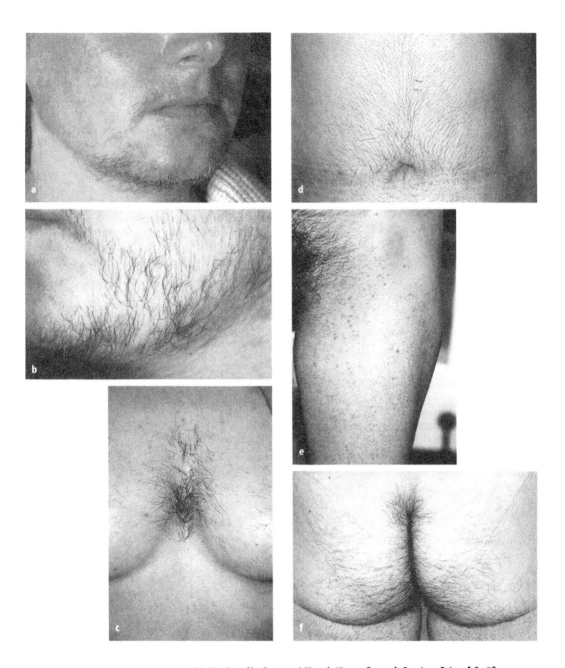

Abb. 5.245. Hirsutismus (Patientinnen von M. Wyss). **a** Oberlippe und Kinn. **b** Kinn. **c** Brust. **d.** Bauch. **e** Beine. **f** Gesäß

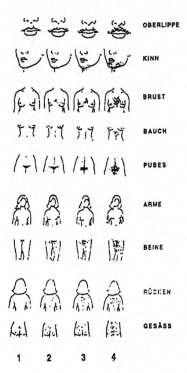

Abb. 5.246. Hirsutismus-Score nach Ferriman und Gallway

Tabelle 5.63. Ursachen von Hirsutismus

Endokriner Hirsutismus
Ovarialer Hirsutismus
■ polyzystisches Ovarsyndrom (Stein-Leventhal)
■ Androgen produzierende Ovarialtumoren
– Sertoli-Leydig-Zellen-Tumor (Androblastom, Arrheno-blastom)
– Hiluszelltumor
– Gonadoblastom
■ Luteoma gravidarum
Adrenaler Hirsutismus
■ kongenitale Nebennierenrindenhyperplasie (adrenogenitales Syndrom)
– 21-Hydroxylase-Defizienz
– 3β-Steroiddehydrogenase-Defizienz
– 11β-Hydroxylase-Defizienz
■ Nebennierenrindentumoren
– Androgen produzierendes Nebennierenrindenadenom
– Androgen produzierendes Nebennierenrindenkarzinom
– primär adrenales Cushing-Syndrom
Hypophysärer Hirsutismus
■ hypothalamisch-hypophysäres Cushing-Syndrom (ACTH-Zellhyperplasie)
■ Morbus Cushing (Hypophysenadenom)

sion von Androstendion und zu 5–35% der ovariellen und adrenalen Sekretion entstammt.

Je nach Ursache lassen sich endokrine von nicht endokrinen Formen des Hirsutismus unterscheiden (Tab. 5.63). Erstere umfassen neben den funktionellen Störungen benigne und maligne Hormon produzierende Tumoren von Nebennierenrinde, Ovarien oder Hypophyse, letztere den idiopathischen Hirsutismus und den medikamentösen Hirsutismus. Nicht selten sind Pharmaka die Ursache von Androgenisierungen, so beispielsweise Anabolika und Gestagene mit androgener Partialwirkung (19-Nortestosteron-Derivate).

Entsprechend den vielfältigen Ursachen ist auch die Pathogenese des Hirsutismus sehr unterschiedlich. Allen Formen von androgen-

Tabelle 5.63 (Fortsetzung)

■ Hyperprolaktinämie
– Prolaktinom (Forbes-Albright-Syndrom)
– Chiari-Frommel-Syndrom (postpartal)
– idiopathisch (Argonz-Ahumada-del-Castillo-Syndrom)
– sekundäre Hyperprolaktinämien (Neuroleptika, Hypothyreose)
■ Akromegalie
Mit Insulinresistenz
■ HAIR-AN-Syndrom
Postmenopausaler Hirsutismus
Adipositas (?)
Stress (?)
Nicht endokriner Hirsutismus
Idiopathischer Hirsutismus
■ familiär
■ ethnisch
■ sporadisch
■ SAHA-Syndrom (periphere Androgenisierung)
■ seltene Syndrome
– Morgagni-Morel-Syndrom
– Achard-Thiers-Syndrom
Medikamentöser Hirsutismus
■ Androgene (auch topische Anwendung)
■ Danazol
■ Anabolika
■ Gestagene mit androgener Wirkung (19-Nortestosteron-Derivate)
■ Gonadotropine
■ Corticosteroide
■ ACTH

abhängigen Haarproblemen gemeinsam ist aber eine gesteigerte 5α-Reductase-Aktivität in den Zellen der Haarfollikel, die Testosteron in DHT umwandelt. Da für die androgene Wirkung die intrazelluläre Reduktion von Testosteron zu DHT entscheidend ist und die Enzymaktivität der 5α-Reductase wiederum substratabhängig durch Testosteron stimuliert wird, kommt es bei erhöhten Testosteronspiegeln zu Hirsutismus. Sowohl das DHT als auch dessen Metabolit Androstandiolglucuronid lassen sich im Serum nachweisen und sind wichtige Marker der 5α-Reductase-Aktivität. So besteht eine Korrelation zwischen dem Serumspiegel von Androstandiolglucuronid und dem klinischen Ausmaß des Hirsutismus. Die Aktivität der 5α-Reductase ist nicht immer durch ein vermehrtes Angebot an Testosteron verstärkt. Sie kann auch per se erhöht sein. Da sich in diesen Fällen im Serum ebenfalls erhöhte DHT- und Androstandiolglucoronidspiegel nachweisen lassen, spricht man hier auch von Hirsutismus peripherer Genese. Neben der Hypothese der gesteigerten 5α-Reductase-Aktivität werden auch andere Theorien diskutiert, wie eine individuell unterschiedliche Rezeptorempfindlichkeit der Haarfollikel auf die biologische Wirkung von Androgenen. Diese scheint genetisch determiniert zu sein und zeigt oft eine positive Familienanamnese (familiärer Hirsutismus) und deutliche ethnische Einflüsse. So kommt ein Hirsutismus bedeutend häufiger im mediterranen Becken vor („rassischer" Hirsutismus), während fernöstliche Völker (Chinesen, Koreaner, Japaner) selten betroffen sind.

▦ Literatur

Bergfeld W, Redmond G (1987) Hirsutism. Dermatol Clin 5:501–507

Burke CW, Anderson DC (1972) Sex-hormone-binding globulin is an oestrogen amplifier. Nature 240:38–40

Ferriman DM, Galway JD (1961) Clinical assessment of body hair growth in women. J Clin Endocrin Metab 21:1440–1447

Sperling LC, Heimer WL (1993) Androgen biology as a basis for the diagnosis and treatment of androgenic disorders in women. I. J Am Acad Dermatol 28:669–683

Sperling LC, Heimer WL (1993) Androgen biology as a basis for the diagnosis and treatment of androgenic disorders in women. II. J Am Acad Dermatol 28:901–916

Endokriner Hirsutismus

Definition. Dem männlichen Behaarungstyp entsprechende Körper- und Sexualbehaarung bei der Frau, die ovariell, adrenal oder hypophysär bedingt ist.

Virilisierung bedeutet Hirsutismus in Verbindung mit weiteren klinischen Auffälligkeiten im Sinne der allgemeinen Differenzierung des weiblichen Körpers in die männliche Richtung.

Vorkommen. Nicht selten.

Ätiopathogenese. Im Gegensatz zum klinisch einheitlichen Bild sind die Ursachen einer verstärkten Androgenwirkung wegen der komplexen Regulation des Androgenmetabolismus vielfältig. Mit differenzierten und mitunter subtilen Untersuchungstechniken sind meistens mehr oder weniger ausgeprägte Hyperandrogenämien nachweisbar, wobei im Allgemeinen zwischen der Konzentration zirkulierender Androgene und den klinischen Androgenisierungserscheinungen keine feste Korrelation zu bestehen braucht, was unterstreicht, dass für die Androgenwirkung neben dem Angebot bioverfügbarer Androgene auch die Utilisationsrate in den Zielorganen eine Rolle spielt. Ätiopathogenetisch kommen als Ursachen des endokrinen Hirsutismus neben funktionellen Hyperandrogenämien, z.B. im Rahmen des polyzystischen Ovarsyndroms oder von Defekten der Steroidbiosynthese (adrenogenitales Syndrom), Hormon produzierende Tumoren der Hypophyse, Nebennierenrinde oder des Ovars in Betracht. Von den seltenen Androgen produzierenden Tumoren der Nebennierenrinde (Adenome, Karzinome) werden große Mengen an DHEA gebildet, oft sind aber auch die Testosteronkonzentrationen im Serum stark erhöht. Beim adrenalen Cushing-Syndrom kann neben der vermehrten Produktion von Cortisol (Hyperkortizismus) auch ein Androgenexzess vorliegen. Eine Androgenisierung kann durch eine Nebennierenrindenhyperplasie im Rahmen des adrenogenitalen Syndroms bedingt sein, dem angeborene Defekte der Steroidbiosynthese zugrunde liegen (21-Hydroxylase-, 3β-Steroiddehydrogenase- oder 11β-Hydroxylase-Mangel), die dazu führen, dass bestimmte Nebennierenrindensteroide nicht, andere (mit androgener Wirkung) dafür kompensatorisch im Übermaß synthetisiert werden. Im Unterschied zu den Nebennierenrindentumoren findet sich bei Androgen produzierenden Ovarialtumoren (Sertoli-Leydig-Zellen-Tumoren, Hiluszelltumoren, Gonadoblastome) eine ausgeprägtere Erhöhung von Testosteron bei meist nur mäßiger Erhöhung von DHEA-Sulfat (DHEA-S). Viel häufiger als Androgen produzierende Ovarialtumoren ist das polyzystische Ovarsyndrom, das ätiopathogenetisch wahrscheinlich uneinheitlich ist. Familiäres Vorkommen wurde beobachtet (autosomal dominanter und autosomal rezessiver Erbgang sind möglich), in einigen Fällen wurde eine Enzymopathie nachgewiesen (Fehlen der 3β-ol-Steroiddehydrogenase), in anderen verschiedene Chromosomenbefunde (XX/XY-Mosaik, XXX). Pathogenetisch führen erhöhte Androgenspiegel zu starrer, azyklischer Erhöhung der LH-Freisetzung mit weiterer Stimulation der Androgenbiosynthese durch die Thekazellen und Unterdrückung der FSH-Freisetzung mit Hypoöstrogenismus und Anovulation. Hyperinsulinismus scheint ebenfallls zur klinischen Symptomatologie beizutragen. Schließlich können eine Hyperprolaktinämie oder, seltener, eine Akromegalie Ursachen eines Hirsutismus sein. Es wird vermutet, dass Prolactin die Produktion von Androgenen in der Nebennierenrinde stimulieren kann, mit Erhöhung insbesondere des DHEA-S. Darüber hinaus besteht eine Assoziation von Hyperprolaktinämie mit dem polyzystischen Ovarsyndrom. Bei der Akromegalie werden eine direkte Wirkung des somatotropen Hormons auf den Haarfollikel, eine Wirkung auf die Nebennierenrinde oder vermehrte Ausschüttung von Gonadotropinen durch Druck des Hypophysenadenoms diskutiert.

Klinik. Wachstum von Terminalhaaren bei der Frau an Oberlippen- und Kinnbereich, Intermammärregion und Mamillen, Schulterregionen, Linea alba und Extremitäten, speziell an den Innenseiten der Oberschenkel. Dies kann von einer diskreten Überbehaarung bis zu einer ausgeprägten männlichen Haarverteilung reichen, wobei je nach Schweregrad nur einige oder alle angeführten Lokalisationen betroffen sind. Bei innerhalb kurzer Zeit einsetzendem Hirsutismus in Verbindung mit sonstigen Zeichen der Virilisierung (androgene Alopezie, Tieferwerden der Stimme, Klitorishypertrophie, allgemeine Muskelhypertrophie) ist an Androgen produzierende Tumoren zu denken.

Klinische Syndrome

Polyzystisches Ovarsyndrom, PCO, Stein-Leventhal-Syndrom (MIM 184700). Häufigste ovarielle Ursache des Hirsutismus. Das Syndrom ist definiert als nicht tumorbedingter, dysfunktioneller Zustand des Ovars, bei dem es zu einer LH-abhängigen Hypersekretion von Androgenen durch hyperplastische Theka- und Stromazellen und Unterdrückung der FSH-Freisetzung mit Stillstand des Follikelwachstums, Hypoöstrogenismus und Sterilität kommt. Das klinische Vollbild des Syndroms umfasst Regelstörungen in Form von primärer oder sekundärer Oligo-/Amenorrhö bei Anovulation, Sterilität, Hirsutismus (bei 70%), Akne, Adipositas und bilaterale polyzystische Ovarien. Die Krankheit tritt vor allem bei jüngeren Frauen im 2. und 3. Lebensjahrzehnt auf. Das klinische Vollbild des Stein-Leventhal-Syndroms ist relativ selten. Gewöhnlich besteht eine mäßige Vermehrung der Testosteron- und Androstendionspiegel, eine erhöhte LH-FSH-Ratio und evtl. pathologische Lipid-, Glucose- und HbA_{1c}-Werte.

Spätmanifestes adrenogenitales Syndrom. Erst jenseits des Säuglingsalters manifest werdendes adrenogenitales Syndrom, das auf einen angeborenen Enzymdefekt in der Steroidbiosynthese (21-Hydroxylase-Mangel MIM 201910; seltener 3β-Steroiddehydrogenase- oder 11β-Hydroxylase-Mangel) zurückzuführen ist. Die Synthesedefekte sind in ihrer Stärke unterschiedlich, sodass sich auch unterschiedlich ausgeprägte Krankheitsbilder entwickeln. Durch die Cortisolsyntheseblockade wird das ACTH-Zellsystem aktiviert. Das erhöhte ACTH führt wiederum zur Nebennierenrindenhyperplasie und zur Sekretionssteigerung von Cortisolvorstufen und Androgenen. Während die klassischen Formen des kongenitalen adrenogenitalen Syndroms bereits im Säuglingsalter manifest werden, führt die geringere Ausprägung des Enzymdefekts zum spät auftretenden adrenogenitalen Syndrom, das nicht selten unerkannt bleibt. Klinisch bestehen bei beiden Geschlechtern ein unauffälliges äußeres Genitale bei Geburt und ein vorzeitiger Epiphysenschluss; bei Jungen frühzeitige Axillar- und Pubesbehaarung (prämature Pubarche) und Infertilität; bei Mädchen Hirsutismus, zunehmende Klitorishypertrophie und primäre oder sekundäre Amenorrhö.

▨ Beim 21-Hydroxylase-Mangel, der ca. 90% der Fälle ausmacht (Inzidenz in der Schweiz: 1:5000), staut sich 17-OH-Progesteron an, das zu Androstendion und Testosteron umgebaut wird.

■ Beim 11β-Hydroxylase-Mangel ist der Schritt vom 11-Desoxycortisol zum Cortisol blockiert, und es reichert sich das Mineralocorticoid Desoxycortisol an.

■ Beim 3β-Steroiddehydrogenase-Mangel ist die Stufe vom 17-Hydroxypregnenolon zum 17-OH-Progesteron blockiert. DHEA wird im Überschuss synthetisiert.

■ Differenzialdiagnostisch abzugrenzen ist das erworbene adrenogenitale Syndrom bei Androgen produzierenden Nebennierenrindentumoren (s. unten). Nebennierenrindentumoren mit Androgenbildung sind zu etwa gleichen Teilen Adenome und Karzinome. Adenome sezernieren meist Androstendion und Testosteron, Karzinome können auch biologisch schwach aktive Androgene produzieren. Sie treten gehäuft im Kindesalter auf und fallen bei Mädchen vor der Pubertät durch Virilismus und beschleunigte Knochenreifung auf, bei Knaben durch eine Pseudopubertas praecox ohne Hodenreifung. Bei erwachsenen Frauen stehen Amenorrhö, Hirsutismus und weitere Zeichen der Virilisierung im Vordergrund, beim erwachsenen Mann ist eine Androgenüberproduktion dagegen meistens nicht auffällig.

Hyperprolaktinämie (Galaktorrhö-Amenorrhö-Symptomenkomplex). Definiert als Galaktorrhö und (Oligo-)Amenorrhö mit Hypogonadotropinämie bei erhöhtem Prolactin-Spiegel. Die Bezeichnung Galaktorrhö-Amenorrhö-Syndrom ist unangemessen, da nur 30–60% eine Galaktorrhö aufweisen. Diagnostische Kriterien sind eine primäre oder sekundäre Amenorrhö, Galaktorrhö, meist ohne vorausgehende Schwangerschaft, Hypogonadotropinämie, normale Genitalorgane (meist aber relativ kleiner Uterus) und Sterilität. Die Ätiologie der Hyperprolaktinämie ist heterogen und umfasst neben einer Vermehrung der Prolactin produzierenden Zellen der Hypophyse (Prolaktinom: Forbes-Albright-Syndrom), medikamentöse Hemmung des Prolactin inhibierenden Faktors (PIF) durch Neuroleptika (Phenothiazine, Butyrophenone) und andere Medikamente (Methyldopa, Reserpin, gewisse Antihistaminika, Östrogen) bzw. Erhöhung der endogenen Prolactinstimulation durch TRH bei Hypothyreose oder durch Stress. Auch kommt eine Hyperprolaktinämie als Folge von Störungen der Bildung bzw. des Transports von PIF bei Läsionen im Hypothalamus und Hypophysenstiel bzw. suprasellären Tumoren (Kraniopharyngeom) vor. Als Ahumada-del-Castillo-Argonz-Syndrom wird Hyperprolaktinämie bei Nullipara ohne Nachweis eines Prolaktinoms bezeichnet, während das Chiari-Frommel-Syndrom die klinische Bezeichnung für die persistierende Galaktorrhö und Amenorrhö nach Gravidität ist.

Cushing-Syndrom (Hyperkortisolismus). Charakteristischer Symptomenkomplex, bestehend aus Stammfettsucht (mit „Vollmondgesicht" und „Büffelnacken", dabei schlanke, zierliche, muskelschwache Extremitäten und oft nicht wesentlich erhöhtes Gesamtkörpergewicht), Striae distensae rubrae, Plethora, arterieller Hypertonie, Ekchymosen, insulinresistentem Diabetes mellitus, Osteoporose, allgemeiner Leistungsschwäche, Impotenz, Oligo- bis Amenorrhö, oft Hypertrichose bis Hirsutismus (Abb. 5.247), Persönlichkeitsveränderung (endokrines Psychosyndrom), bei Kindern Wachstumsverzögerung infolge eines Überangebots an Corticosteroiden. Die Corticosteroide im Plasma sind erhöht und ihr physiologischer Tagesrhythmus fehlt. Die gesteigerte Cortisolproduktion lässt sich, wie im Dexamethason-Hemmtest nachweisbar, nicht hemmen. Die Ursachen des Cushing-Syndroms sind heterogen. Unterschieden werden (mit Häufigkeitsangabe):

■ Primäres hypophysäres Cushing-Syndrom oder Morbus Cushing (72%). In 60% bedingt durch ein Hypophysenadenom, in 29% durch ACTH-Zellhyperplasien.

■ Primär adrenales Cushing-Syndrom (20%). In 50% Nebennierenrindenadenom, in 50% Nebennierenrindenkarzinom. In sehr seltenen Fällen einer Nebennierenrinden-Adenomatose (<1%) sind auch multiple kleine Adenome nachweisbar. 80% der Fälle betreffen Frauen.

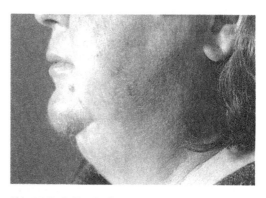

Abb. 5.247. Cushing-Syndrom

■ Ektopisches paraneoplastisches ACTH-Syndrom (8%). Es handelt sich in etwa 50% aller Fälle um Bronchuskarzinome.

■ Iatrogenes Cushing-Syndrom. Infolge lang dauernder Therapie mit ACTH oder Corticosteroiden.

Androgen produzierende Tumoren. Nebenniere: Epitheliale Tumoren der Nebennierenrinde werden vorwiegend nach ihrer Funktion klassifiziert. Da aus der Morphologie nur sehr bedingt auf die Funktion geschlossen werden kann, ist eine exakte Klassifikation ohne Kenntnis der Hormondaten nicht möglich. Aldosteron bildende Tumoren führen zum Conn-Syndrom, Corticosteroide bildende Tumoren zum Cushing-Syndrom (s. oben) und Androgen sezernierende Tumoren zum erworbenen adrenogenitalen Syndrom (bei Frauen). Auch die Dignitätsbeurteilung gestaltet sich oft schwierig.

■ Nebennierenrindenadenom. Unter den endokrin aktiven Adenomen führen die Aldosteron bildenden Adenome mit 77%, es folgen die Glucocorticoide bildenden Adenome mit 15% und die Androgen sezernierenden Adenome mit 8%.

■ Nebennierenrindenkarzinom. Die relative Häufigkeit endokrin aktiver Karzinome ist deutlich anders als bei den Adenomen. Bei den Karzinomen führen die Glukokortikoid-produzierenden Karzinome mit 56%, es folgen die Androgene bildenden mit 29% und die Aldosteron produzierenden mit 7%.

Ovar: Hirsutismus in Verbindung mit einer Oligo-/Amenorrhö (prämenopausal) tritt in praktisch allen Fällen virilisierender Ovarialtumoren auf (Abb. 5.248), während weitere Zeichen der Virilisierung (androgene Alopezie, Tieferwerden der Stimme, Klitorishypertrophie, allgemeine Muskelhypertrophie) bei ca. der Hälfte vorkommt. Nur ca. 1% der Ovarialtumoren verursacht eine Virilisierung. Dabei handelt es sich um Tumoren, die von der Keimleiste (Follikelzellen) und dem endokrin aktiven Stroma (Thekazellen) ausgehen. Etwa 5% aller Ovartumoren gehören in diese Gruppe. Da Follikel- und Thekazellen sowohl im reifen Ovar als auch in den Testes (Sertoli-Zellen und Leydig-Zellen) eine funktionelle Einheit bilden, gehen auch eng verwandte und oft miteinander kombinierte Tumoren von diesen Strukturen aus. Unterschieden werden zwei Differenzierungsrichtungen: die für das Ovar spezifischen follikulären Tumoren

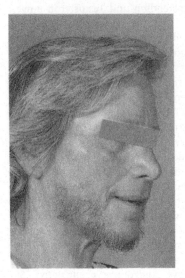

Abb. 5.248. Hirsutismus bei virilisierendem Ovarialtumor

(Granulosa-Thekazellen-Tumoren) und die für das Ovar heterotopen testikulären Tumoren (Sertoli-Leydig-Zellen-Tumoren, auch als Androblastom bezeichnet, vormals Arrhenoblastom), bei denen allerdings auf einer frühen Entwicklungsstufe diese Unterscheidung noch nicht möglich ist. Beim Hiluszelltumor handelt es sich um einen reinen Leydig-Zellen-Tumor, der als einseitige Differenzierung eines Androblastoms oder direkt aus den Stromazelllen entsteht und von embryonalen Resten im Hilusbereich ausgeht. Hiluszelltumoren können sehr kleine, endokrin aktive Ovarialtumoren darstellen. Beim Gonadoblastom handelt es sich um einen seltenen, bisher nur < 30 Jahren, meist im 2. Lebensjahrzehnt beobachteten Keimzellen-Keimleisten-Mischtumor, der doppelseitig auftreten und mit abnormer Geschlechtsentwicklung (Gonadendysgenesie) und ebenfalls Virilisierung einhergehen kann.

Beim *Luteoma gravidarum* liegt eine während der Gravidität (Häufigkeit 1 : 400) auftretende gutartige, tumorartige Proliferation von Thekazellen vor, die sich nach Schwangerschaftsende meist spontan zurückbildet. Sie geht mit einem Hirsutismus während der Schwangerschaft einher.

HAIR-AN-Syndrom. Akronym für *H*yper*a*ndrogenismus, *I*nsulin-*R*esistenz und *A*cantho*s*is *n*igricans (Abb. 5.249a,b). Bei schätzungsweise 7% hirsuter Frauen, vornehmlich adipöser Frauen, liegt ein HAIR-AN-Syndrom vor. Ihm

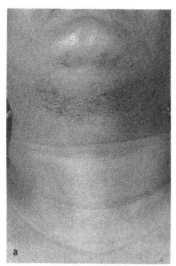

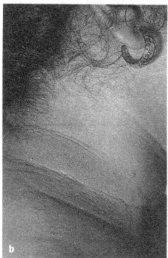

Abb. 5.249. HAIR-AN-Syndrom.
a Hirsutismus. **b** Acanthosis nigricans

liegt eine verminderte Aktivität der Insulin-rezeptoren zugrunde, die zu Hyperinsulinämie führt. Diese bewirkt eine vermehrte Androgen-produktion durch Interaktion mit den Insulin-like-growth-factor-(IGF-)1-Rezeptoren im Ovar. Die Acanthosis nigricans erklärt sich ebenfalls aus einer Stimulation der Keratinozytenprolife-ration über IGF-Rezeptoren. Zusätzlich be-schrieben wurden hirnorganische Psychosyn-drome mit affektiven Störungen.

Postmenopausaler Hirsutismus. Viele Frauen entwickeln im höheren Lebensalter einen Da-menbart bzw. Damenschnurrbart, da nach der Menopause die Produktion von Östrogenen ab-nimmt und es dadurch gleichzeitig zu einer Ab-senkung von SHBG mit Anstieg des Anteils an freiem Testosteron kommt. Paradoxerweise wei-sen postmenopausale Frauen jedoch oft eine Ausdünnung der Axillar- und Pubesbehaarung auf.

Diagnostik. Die Abklärung gliedert sich in Anamnese, klinische Untersuchung, endokrine Basisdiagnostik und weitergehende Diagnostik bei nachgewiesener Hyperandrogenämie.
Anamnese s. Tab. 5.64.
Klinische Befunderhebung s. Tab. 5.65.
Endokrine Basisdiagnostik. Das Hauptziel der endokrinen Diagnostik ist die Differenzierung von funktionellen Störungen, die üblicherweise medikamentös behandelt werden können, von Androgen produzierenden Tumoren, welche chi-rurgisch angegangen werden müssen.

Wichtige Hinweise liefern die Familienanam-nese und der Zeitraum des Auftretens des Hir-sutismus bzw. der Androgenisierungserschei-nungen. Besteht eine bezüglich Hirsutismus po-sitive Familienanamnese, handelt es sich häufig um einen konstitutionellen Hirsutismus peri-pherer Genese (idiopathischer Hirsutismus). Ist andererseits der Hirsutismus erst vor kurzer Zeit und mit weiteren Virilisierungszeichen

Tabelle 5.64. Anamnese bei Hirsutismus

▓ Familiärer bzw. ethnischer Hintergrund
▓ Erstmanifestationsalter
▓ Dauer und Progredienzgeschwindigkeit der Erkrankung
▓ Einnahme von Medikamenten
▓ Regelanomalien des Menstruationszyklus
▓ Libido
▓ Infertilität
▓ Weitere Kutanmanifestationen der Androgenisierung
– Seborrhö
– Akne
– Alopezie
▓ Virilisierungserscheinungen
– Veränderung der Stimmlage
– allgemeine Muskelhypertrophie
– Mammaatrophie
▓ Weitere assoziierte Symptome
– Adipositas
– Diabetes mellitus
▓ Bisherige therapeutische Maßnahmen
– medikamentös
– kosmetisch

Tabelle 5.65. Klinische Befunderhebung bei Hirsutismus

▨ Verteilung und Ausdehnung des Hirsutismus
 (Ferriman-Gallway-Score)
▨ Haartyp
▨ Kutanmanifestationen der Androgenisierung
 – Seborrhö
 – Akne
 – Alopezie
▨ Virilisierungserscheinungen
 – Klitorishypertrophie
 – allgemeine Muskelhypertrophie
 – Mammaatrophie
▨ Andere assoziierte Anomalien
 – Adipositas
 – cushingoider Habitus
▨ Fotodokumentation mit Datum und Art der letzten Haar-
 entfernung

kombiniert aufgetreten, muss an einen Androgen produzierenden Tumor gedacht werden.

Hormonell sollte frühzyklisch (1.–5. Zyklustag) wenigstens das Gesamttestosteron und das fast ausschließlich aus der Nebennierenrinde stammende DHEA-Sulfat (DHEA-S) bestimmt werden. Besteht gleichzeitig eine Amenorrhö, ist vor weiteren Abklärungen eine Schwangerschaft auszuschließen. Ist diese ausgeschlossen, umfasst die weitere hormonale Diagnostik die Ermittlung von FSH, Prolactin und TSH.

Zur Diagnose oder zum Ausschluss eines polyzystischen Ovarsyndroms muss eine vaginalsonographische Untersuchung der Ovarien erfolgen.

Sind die Screening-Androgene nicht erhöht, kann mit großer Wahrscheinlichkeit ein Androgen produzierender Tumor ausgeschlossen werden. Es folgt eine Bestimmung des freien Testosterons, von DHT, Androstandiolglucuronid und des Östrons. Im Vergleich zum Gesamttestosteron lassen sich mit der Bestimmung des freien Testosterons auch diskrete Hyperandrogenämien diagnostizieren. DHT und Androstandiolglucuronid sind die Parameter der erhöhten peripheren Konversion von Testosteron in das wesentlich stärker androgen wirksame DHT. Erhöhte Östronspiegel sind dagegen Hinweise auf eine im Fettgewebe erhöhte periphere Konversion von Androstendion in Östron, aber auch in das stärker androgen wirkende Testosteron.

Weitergehende Diagnostik bei nachgewiesener Hyperandrogenämie. Sind das Gesamttestosteron oder das DHEA-S erhöht, müssen zusätzlich das Androstandion und zur weiteren Abklärung von

Erkrankungen der Nebennierenrinde Cortisol sowie 17α-OH-Progesteron bestimmt werden.

Erhöhte 17α-OH-Progesteron-Werte lassen an ein adrenogenitales Syndrom denken, bei dem die Cortisolsynthese gestört ist. Das vermehrt anfallende 17α-OH-Progesteron wird hier, mindestens zum Teil, nicht zu Cortisol, sondern zu Androgenen metabolisiert. Erhärtet werden kann der Verdacht auf ein adrenogenitales Syndrom mit dem ACTH-Stimulationstest.

Mit einer vaginalsonographischen Untersuchung der Ovarien können neben dem weit verbreiteten polyzystischen Ovarsyndrom (s. oben) auch Ovarialtumoren diagnostiziert werden. Bei Verdacht auf ein polyzystisches Ovarsyndrom und nur geringfügig erhöhten Androgenen kann die Einleitung einer antiandrogenen Therapie mit dem das Ovar supprimierenden Diane 35 oder mit Neo-Eunomin ebenfalls diagnostische Hinweise geben. So werden unter einer derartigen Behandlung die beim polyzystischen Ovarsyndrom vorwiegend ovariell erhöhten Androgene supprimiert, und das Gesamttestosteron sowie das Androstendion kehren in den Normbereich zurück (sog. Ovarsuppressionstest). Liegt jedoch eine extraovarielle Störung oder ein autonomer Prozess vor, bleiben die Androgenspiegel trotz der ovariellen Suppression unverändert oder steigen sogar noch weiter an.

Übersteigen das Gesamttestosteron oder das DHEA-S den obersten Normwert um mehr als das Doppelte, ist die Durchführung eines Dexamethason-Hemmtests angezeigt, mit dem funktionelle von autonomen Nebennierenrindenprozessen abgegrenzt werden können. Zusätzliche Informationen liefert das Nebennieren-CT oder das MRIT. Besteht ein erheblicher Verdacht auf einen autonomen, Androgen bildenden Prozess und kann der Tumor mittels bildgebender Verfahren nicht nachgewiesen werden, muss eine selektive Katheterisierung der ovariellen und adrenalen Venen in Betracht gezogen werden, bei der aus den einzelnen ovariellen bzw. adrenalen Venen getrennt Blutproben gewonnen werden, um das fragliche Hormon zu bestimmen. Wenn bei nachgewiesener Hyperandrogenämie kein Tumor gefunden werden kann, sollte die Patientin in regelmäßigen, zumindest jährlichen Abständen nachkontrolliert werden. Dabei sollten Androgenbestimmungen durchgeführt werden, um die Entwicklung eines diagnostizierbaren autonomen Prozesses rechtzeitig zu erfassen.

Grundsätzlich sind die Hormonanalysen und bildgebende Verfahren in Zusammenarbeit mit dem endokrinologisch orientierten Gynäkologen bzw. Endokrinologen durchzuführen (Tab. 5.66).

Differenzialdiagnose. Hypertrichose und nicht endokrine Formen des Hirsutismus.
Idiopathischer Hirsutismus s. S. 449.
Medikamentöser Hirsutismus. Dem männlichen Behaarungstyp entsprechende pathologisch vermehrte Körperbehaarung, die in einem Kausalzusammenhang mit einer medikamentösen Therapie steht. Dabei besteht eine Abhängigkeit von der Dosierung des Medikaments und der individuellen Empfindlichkeit der Haarfollikel. Die Medikamentenanamnese ist nicht zuletzt deshalb wichtig, weil eine Vielzahl von Medikamenten (Tab. 5.63) zu entsprechenden Erscheinungen führen können. Nach Absetzen der Therapie ist der medikamentöse Hirsutismus meist reversibel, während medikamentös induzierte sonstige Zeichen der Virilisierung oft permanent sind.

Verlauf und Prognose. Abhängig von der zugrunde liegenden Störung und ihrer Behandelbarkeit. Bei Androgen produzierenden Tumoren besteht eine Tendenz zur raschen Progredienz.

Prophylaxe und Therapie. Das therapeutische Vorgehen richtet sich nach der zugrunde liegenden endokrinen Störung. Eine exakte Diagnosestellung ist daher für den Therapieerfolg entscheidend, wobei Abklärung und Behandlung des endokrinen Hirsutismus interdisziplinär in Zusammenarbeit mit dem Gynäkologen bzw. Endokrinologen zu erfolgen haben. Gleichzeitig hat die Therapie die kosmetische Beeinträchtigung durch entsprechende Maßnahmen zu berücksichtigen.

Bei *Androgen produzierenden Tumoren* (Ovarial-, Nebennierenrindtumoren) steht deren chirurgische Entfernung im Vordergrund.

Beim nicht tumorbedingten *adrenalen Hirsutismus* (erhöhte DHEA-S-Spiegel) wird die Androgenproduktion der Nebennierenrinde durch systemische Corticosteroide (0,5 mg Dexamethason oder 2,5–7,5 mg Prednison pro Tag) supprimiert. Beim adrenogenitalen Syndrom muss genügend Cortison substituiert werden, um die ACTH-Produktion vollständig zu unterdrücken.

Beim *polyzystischen Ovarsyndrom* führt der Einsatz eines Ovulationshemmers, vorzugsweise mit antiandrogener Partialwirkung wie Diane

Tabelle 5.66. Endokrinologische Diagnostik

Endokrinologische Basisdiagnostik
- Gesamttestosteron (1.–5. Zyklustag)
- DHEA-S (1.–5. Zyklustag)
- bei Amenorrhö
  - Schwangerschaftsausschluss
- bei ausgeschlossener Schwangerschaft
  - FSH
  - Prolactin
  - TSH

Weiterführende Diagnostik bei nachgewiesener Hyperandrogenämie
- Androstendion
- Cortisol
- 17α-OH-Progesteron (erhöht bei adrenogenitalem Syndrom)
- Dexamethason-Hemmtest (Differenzierung funktioneller von autonomen Nebennierenrindenprozessen)

Weiterführende Diagnostik bei Verdacht auf spezifische Zustände mit Hyperandrogenämie
- polyzystisches Ovarsyndrom
  - vaginalsonographische Untersuchung der Ovarien
  - Ovarsuppressionstest (Differenzierung einer extraovariellen Störung oder eines autonomen Prozesses)
  - HbA1c
- adrenogenitales Syndrom
  - ACTH-Stimulationstest
- Androgen produzierender Ovarialtumor
  - vaginalsonographische Untersuchung der Ovarien
- Nebennierenrindentumor
  - Dexamethason-Hemmtest
  - Nebennieren-CT oder -MRIT
- bei nicht nachgewiesenem, vermutetem Tumor
  - selektive Katheterisierung der ovariellen und adrenalen Venen

Weiterführende Diagnostik bei fehlender Hyperandrogenämie
- freies Testosteron/SHBG (Nachweis subtiler Veränderungen des Testosteronspiegels)
- DHT (Nachweis der erhöhten peripheren Konversion von Testosteron in DHT)
- Androstandiolglucuronid (Nachweis der erhöhten peripheren Konversion von Testosteron in DHT)
- Östron (erhöhte periphere Konversion von Androstendion im Fettgewebe)

35, durch die exogenen Östrogene und Gestagene über eine negative Rückkoppelung zur Unterdrückung der hypophysären Gonadotropinsekretion. Dadurch kommt es sekundär zu einer ovariellen Suppression. Damit kehren die erhöhten Androgenspiegel in den Normbereich zurück. Regelmäßige Abbruchblutungen sind ebenfalls gewährleistet, was zur Prophylaxe des Endometriumkarzioms und dysfunktioneller Blutungen wichtig ist. Auch das beim polyzystischen Ovarsyndrom leicht erhöhte Risiko für die Entwicklung eines Ovarialkarzinoms wird dadurch korrigiert. Bei gleichzeitiger Adipositas und diabetischer Stoffwechsellage (Hyperinsulinismus, peripherer Androgenmetabolismus) sollte auch auf Gewichtsreduktion geachtet und ggf. der Einsatz des oralen Antidiabetikums Metformin in Betracht gezogen werden.

Beim *postmenopausalen Hirsutismus* kommt eine hormonale Substitutionsbehandlung in Betracht, wobei die Gestagene keine androgene Partialwirkung haben dürfen.

Haarentfernungstechniken. Hierzu stehen verschiedene Möglichkeiten zur Verfügung. Gängig sind das Rasieren, die Wachsentfernung und die Anwendung von Epilationscremes. Der Nachteil dieser Methoden liegt darin, dass sie nicht dauerhaft sind und eine irritatitve Wirkung haben können.

Die *Elektro-* und *Diathermiekoagulation* bringen zwar ein dauerhaftes Resultat, sind jedoch schmerzhaft und aufwendig, weil jedes Haar einzeln behandelt werden muss.

Selektive Photothermolyse. In den letzten Jahren wurden auf dem Gebiet der Epilation durch die Entwicklung von medizinischen Lasergeräten große Fortschritte erzielt. Das Prinzip der selektiven Photothermolyse beruht auf der selektiven Schädigung des Haarfollikels, während die umgebende Haut unversehrt bleibt. Die erste kontrollierte Studie über die Wirksamkeit der Laserepilation wurde am 694-nm-Ruby-Laser durchgeführt. Zur Zeit werden Blitzlampengeräte, 755-nm-Alexandrit-, 800-nm-Dioden- sowie 1064-nm-Nd:YAG-Laser zur Epilation verwendet. Durch die hohen Apparatekosten sind diese Behandlungen aber entsprechend kostspieliger. Aktuell liegen noch nicht genug Langzeitstudien zur Dauerhaftigkeit der Epilationsresultate vor, obwohl die bisherigen klinischen Ergebnisse ermutigend sind. Grundsätzlich kann davon ausgegangen werden, dass mittels Laserepilation temporär (3 Monate) eine komplette Haarentfernung und in 80% permanent (definiert als über 2 Jahre dauernd) eine signifikante Haarreduktion zu erzielen ist, während es in 20% zu keiner permanenten Haarreduktion kommt. Für die Behandlung sind je nach Körperregion zwischen 2 und 6 Sitzungen pro Lokalisation nötig.

▓ Literatur

Azziz R, Zacur HA (1989) 21-Hydroxylase deficiency in female hyperandrogenism: screening and diagnosis J Clin Endorcinol Metab 69:577–584

Baiocchi, G, Manci N, Angeletti G et al. (1997) Pure Leydig cell tumour (hilus cell) of the ovary: a rare cause of virilization after menopause. Gynecol Obstet Invest 44:141–144

Barth JH (2001) Rational investigations in the diagnosis and management of women with hirsutism and androgenetic alopecia. Clin Dermatol 19:155–160

Bracero N, Zacur HA (2001) Polycystic ovary syndrome and hyperprolactinemia. Obstet Gynecol Clin North Am 28:77–84

Conn JJ, Jacobs HS (1997) The clinical management of hirsutism. Eur J Endocrinol 136:339–348

Esperanza LE, Fenske NA (1996) Hyperandrogenism, insulin resistance, and acanthosis nigricans (HAIR-AN) syndrome: spontaneous remission in a 15-year-old. J Am Acad Dermatol 34:892–897

Faber K, Hughes CL (1991) Laboratory evaluation of hyperandrogenic conditions. Infert Reprod Med Clin North Am 2:495–509

Futterweit W (1999) Polycystic ovary syndrome: clinical perspectives and management. Obstet Genecol Surv 54:403–413

Imthurn B (1997) Pathogenese und Diagnostik von Androgenisierungserscheinungen. Schweiz Rundsch Med Prax 86:993–995

Kvedar JC, Gibson M, Krusinski PA (1985) Hirsutism: evaluation and treatment. J Am Acad Dermatol 12:215–225

Laatikainen TH, Apter DL, Paavonen JA, Wahlstrom TR (1980) Steroids in ovarian and peripheral venous blood in polycystic ovarian disease. Clin Endocrinol Oxf 13:125–134

Levin TR, Terrell TR, Stoudemire A (1992) Organic mood disorder associated with the HAIR-AN syndrome. J Neuropsychiat Clin Neurosci 4:51–54

Moltz L, Schwartz U, Sörensen R et al. (1984) Ovarian and adrenal vein steroids in seven patients with androgensecreting ovarian neoplasms: selective catheterization findings. Fertil Steril 42:69–75

Morales-Rosello J (1995) HAIR-AN syndrome and mental disorders. J Neuropsychiat Clin Neurosci 7:538–539

Moses R, Theile H, Coagiuri S (1994) Postmenopausal hirsutism: the forgotten face. Aust N Z J Obstet Gynaecol 34:500–501

New MI, Speiser PW (1986) Genetics of adrenal steroid 21-hydroxylase deficiency. Endocrinol Rev 7:331–335

Ober WB (1984) Androgen-secreting ovarian tumors in postmenopausal women. J Med Soc N J 81:878–883

Orfanos CE, Hertel H (1988) Haarwachstumsstörungen bei Hyperprolaktinämie. Z Hautkr 63:23–26

Pittaway DE (1991) Neoplastic causes of hyperandrogenism. Infert Reprod Med Clin North Am 2:531–545

Pucci E, Petraglia F (1997) Treatment of androgen excess in females: yesterday, today and tomorrow. Gynecol Endocrinol 11:411–433

Rittmaster RS (1991) Evaluation and treatment of hirsutism. Infert Reprod Med Clin North Am 2:511–530

Rosenfield RL (2001) Polycystic ovary syndrome and insulin-resistant hyperinsulinemia. J Am Acad Dermatol 45 (Suppl):S95–S104

Scherzer WJ, Adashi EV (1991) Adrenal hyperandrogenism. Infert Reprod Med Clin North Am 2:479–494

Taylor HC, Pillay I, Setrakian S (2000) Diffuse stromal Leydig cell hyperplasia: a unique cause of postmenopausal hyperandrogenism and virilization. Mayo Clin Proc 75:288–292

Watson RE, Bouknight R, Alguire PC (1995) Hirsutism: evaluation and management. J Gen Intern Med 10:283–292

White FE, White MC, Drury PL et al. (1982) Value of computed tomography of the abdomen and chest in investigation of Cushing's syndrome. Br Med J Clin Res Ed 284:771–774

Zemtsov A, Wilson L (1997) Successful treatment of hirsutism in HAIR-Ansyndrome using flutamide, spironolactone, and birth control therapy. Arch Dermatol 133:431–433

Idiopathischer Hirsutismus

Definition. Dem männlichen Behaarungstyp entsprechende pathologisch vermehrte Körperbehaarung bei der Frau ohne sonstige Zeichen der Virilisierung und mit normalen Serumwerten von Androgenen.

Vorkommen. Häufig. Es bestehen deutliche genetische (familiäre und ethnische) Einflüsse mit einer besonderen Prädilektion für mediterrane Völker.

Ätiopathogenese. Ein Hirsutismus bei intakter Hypophysen-Nebennierenrinden- und Hypophysen-Ovar-Achse ist auf Abnormitäten des Zielzellmetabolismus zurückzuführen, z. B. der peripheren enzymatischen Aktivitäten (5α-Reductase, Aromatase) oder der zellulären Antwort auf die androgene Stimulation (Androgenrezeptorempfindlichkeit).

Klinik. Wachstum von Terminalhaaren bei der Frau an Oberlippen- und Kinnbereich, Intermammärregion und Mamillen, Schulterregionen, Linea alba und Extremitäten, speziell Innenseiten der Oberschenkel. Dies kann von einer nur diskreten Überbehaarung bis zu einer ausgeprägten männlichen Haarverteilung reichen. Je nach Schweregrad sind nur einige oder alle angeführten Lokalisationen betroffen, evtl. in Verbindung mit weiteren Kutanmanifestationen der peripheren Androgenisierung, die unter dem Akronym SAHA-Syndrom für *S*eborrhö, *A*kne, *H*irsutismus und *A*lopezie zusammengefasst wurden (Abb. 5.250). Das SAHA-Syndrom wurde von Camacho (1999) weiter in eine familiäre, ovarielle, adrenale und hyperprolaktinämische Form unterteilt, die sich durch subtile Sexualhormonabweichungen, Zyklusunregelmäßigkeiten und den Habitus voneinander unterscheiden.

Diagnostik. Siehe unter endokrinem Hirsutismus.

Differenzialdiagnose. Die Diagnose eines idiopathischen Hirsutismus wurde früher in >90% der Fälle von Hirsutismus gestellt, während durch die heute subtilere Hormondiagnostik der Anteil als idiopathisch angesehener Fälle abgenommen hat (20–40%). Abzugrenzen sind Hirsutismus durch endokrine Störungen, die heute zunehmend diagnostiziert werden, wie das polyzystische Ovarsyndrom (50–70%), das spät-

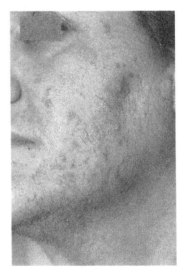

Abb. 5.250. SAHA-Syndrom. Seborrhö, Akne, Hirsutismus

manifeste adrenogenitale Syndrom (1–30%), Ovarialtumoren (< 1%), Nebennierenrindentumoren (< 1%) und das Cushing-Syndrom (< 1%), sowie der medikamentöse Hirsutismus und Hirsutismus bei seltenen Syndromen.

Morgagni-Stewart-Morel-Syndrom (MIM 144800). Symptomenkomplex mit Hirsutismus, Adipositas und Hyperostosis frontalis interna. Begleitende, teilweise stark ausgeprägte frontale Kopfschmerzen sind häufig. Ein ursächlicher Zusammenhang zwischen den einzelnen Symptomen konnte bislang nicht nachgewiesen werden, sodass heute bei der Häufigkeit der einzelnen Veränderungen (die Häufigkeit der Hyperostosis frontalis interna wird mit 12–37% bei Frauen angegeben) eher ein zufälliges Zusammentreffen angenommen wird. Die Beobachtung von Frauen mit Hyperostosis frontalis interna erbrachte keinen Hinweis für eine endokrine Störung oder sonstige typische Komorbiditäten.

Achard-Thiers-Syndrom. Syndrom des „Diabetes bärtiger Frauen" mit Adipositas, Hirsutismus (besonders im Bartbereich), Diabetes mellitus und arterieller Hypertonie, evtl. auch Amenorrhö. Betroffen sind überwiegend Frauen über 30 Jahre. Die Abgrenzung vom Cushing-Syndrom (infolge eines basophilen Hypophysenadenoms oder Nebennierenrindentumors) kann mitunter Schwierigkeiten bereiten.

Über komplexe Veränderungen im Sexualhormonmetabolismus scheint Hirsutismus ebenfalls bei Adipositas (Androgenmetabolismus im Fettgewebe, Insulinresistenz: Abb. 5.251) oder chronischem Stress (Stimulation der Produktion adrenaler Hormone, Hyperprolaktinämie) vermehrt vorzukommen. In psychiatrischen Kliniken finden sich mehr Frauen mit Hirsutismus als durchschnittlich in der Normalbevölkerung.

Verlauf und Prognose. Mit einer kombinierten hormonellen Basistherapie und physikalischer Haarentfernung sind kosmetisch meist befriedigende Resultate zu erzielen. Unbehandelt besteht Tendenz zur langsamen Progredienz.

Prophylaxe und Therapie. Aktive therapeutische Maßnahmen haben sich nach dem individuell empfundenen Leidensdruck bzw. dem Behandlungswunsch der Betroffenen zu richten. Fortschritte der pharmakologischen und physikalischen Behandlung haben das therapeutische Spektrum wirkungsvoll erweitert.

Medikamentöse Behandlung. Ziel einer medikamentösen Behandlung des idiopathischen Hir

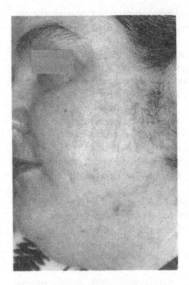

Abb. 5.251. Hirsutismus bei Adipositas

sustismus ist die Hemmung der verstärkten Androgenwirkung auf den Haarfollikel und damit des kosmetisch störenden Haarwachstums.

Cyproteronacetat. Cyproteronacetat (CPA) ist ein antiandrogen wirksames Gestagen aus der Reihe der 17α-Hydroxyprogesteron-Derivate, das die Bindung von Dihydrotestosteron an den Androgenrezeptor kompetitiv inhibiert und über eine Gonadotropinsuppression zusätzlich zur Reduktion der ovariellen Androgenproduktion führt. Wegen dessen antigonadotroper Wirkung muss CPA zur Aufrechterhaltung regelrechter Menstruationsblutungen zyklusgerecht zusammen mit einem Östrogen verabreicht werden. Da ein männlicher Fetus bei CPA-Einnahme der Mutter feminisiert würde, darf eine CPA-Behandlung bei gebärfähigen Frauen nur nach sicherem Ausschluss einer Schwangerschaft und in Form eines oralen Ovulationshemmers (z. B. Diane 35) durchgeführt werden. CPA akkumuliert in höheren Dosen (> 5 mg/ Tag) im Fettgewebe, deshalb wird die CPA-Gabe auf die erste Zyklushälfte (5.–15. Zyklustag) limitiert, während das Östrogen (Ethinylöstradiol 20–50 μg) über 21 Tage gegeben wird (umgekehrte 2-Phasen-Therapie). Nach dem klassischen Hammerstein-Schema wurden 50 mg CPA von Tag 5 bis 15 in Kombination mit 50 μg Ethinylöstradiol von Tag 5 bis 25 gegeben, doch haben sich aufgrund weniger unerwünschter Medikamentenwirkungen und Risiken (vor allem Thrombosen) bei gleicher Wirksamkeit inzwischen niedrige Östrogendosen (20 μg Ethinylöstradiol) durchgesetzt. Ein bewährtes Protokoll ist die Gabe von Ethinylöstradiol 20 µg/Tag von Tag 5 bis 25 in Kombination mit CPA 50 mg/Tag von Tag 5 bis 15. Bei fehlendem Uterus kann auf die Östrogenkomponente verzichtet und CPA kontinuierlich verabreicht werden. Höhere CPA-Dosen bringen erfahrungsgemäß keinen therapeutischen Vorteil, jedoch nehmen die unerwünschten Wirkungen zu (Müdigkeit, Leistungsabfall, Libidoverlust, Mastodynie). Bereits CPA-Dosen ab 12,5 mg/Tag können zu einer Hyperlipidämie führen (vor allem einer Reduktion des HDL-Cholesterins), die insbesondere bei adipösen Frauen mit Insulinresistenz relevant ist. Deshalb sollte unter einer hoch dosierten CPA-Behandlung (>12,5 mg/Tag) das Lipidprofil überwacht und langfristig (Dauertherapie) einer CPA-Therapie in einer Dosierung von 2–12,5 mg/Tag der Vorzug gegeben werden. Die in Ratten erhöhte Inzidenz von Lebertumoren unter CPA konnte beim Menschen epidemiologisch (Krebsregister) nicht nachgewiesen werden.

Flutamid. Bei Flutamid handelt es sich um ein orales nicht steroidales Antiandrogen, das zur Behandlung des Prostatakarzinoms eingesetzt wird. Die antiandrogene Wirkung ist sowohl auf eine Androgenblockade als auch auf eine Hemmung der Androgenbildung zurückzuführen. Zur Behandlung des Hirsutismus wird Flutamid in einer Tagedosis von 250–375 mg eingesetzt. Im Vordergrund der unerwünschten Wirkungen steht die Lebertoxizität mit Transaminasenerhöhung bzw. toxischer Hepatitis, die vor allem bei höheren Dosen (ab 750 mg/Tag), aber auch bereits unter 250 mg/Tag beobachtet wurden, weshalb unter einer Flutamidbehandlung die Leberenzyme monatlich überwacht werden müssen. Gemäß Indikation ist Flutamid offiziell nicht zur Anwendung bei Frauen bestimmt.

Spironolacton. Die in den USA (CPA nicht zugelassen) übliche Behandlung des Hirsutismus erfolgt mit Spironolacton, einem Aldosteronantagonisten mit antiandrogenem Nebeneffekt. Die Wirkung wird auf eine kompetitive Blockierung des Androgenrezeptors, auf eine Hemmung Cytochrom-P450-abhängiger Enzyme der ovariellen und adrenalen Steroidbiosynthese sowie eine schwache Hemmung der 5a-Reductase-Aktivität zurückgeführt. Die Dosierung beträgt 100 mg/Tag. Wegen des diuretischen Effekts sind 2 Wochen nach Therapiebeginn die Serumelektrolyte und der Blutdruck zu kontrollieren. Von einer gleichzeitigen Einnahme von Kalium-

supplementen, kaliumreicher Diät oder anderer kaliumsparender Diuretika ist abzusehen, insbesondere bei Niereninsuffizienz, da damit eine Hyperkaliämie induziert werden kann. Besondere Vorsicht ist bei gleichzeitiger Gabe von ACE-Hemmern geboten. Die häufigste unerwünschte Wirkung ist eine Metrorrhagie/Polymenorrhö, deren Häufigkeit durch die gleichzeitige Gabe eines oralen Ovulationshemmers minimiert werden kann. Spironolacton wird auch topisch auf Bezirke mit kosmetisch störendem Haarwuchs (vor allem im Gesicht) appliziert, wobei noch nicht genug Erfahrungen mit dieser Behandlungsform vorliegen, um zu ihrer Wirksamkeit eine verbindliche Aussage machen zu können.

Finasterid. Der 5a-Reductase-Hemmer Finasterid, der in einer Dosierung von 1 und 5 mg/Tag zur Behandlung der androgenetischen Alopezie des Mannes bzw. der Prostatahyperplasie eingesetzt wird, hat sich in einer Tagedosierung von 5 mg auch in der Behandlung des Hirsutismus als wirksam erwiesen. Die Wirksamkeit bei idiopathischem Hirsutismus ist der einer niedrig dosierten Antiandrogenbehandlung mit CPA vergleichbar. Wie bei den antiandrogen wirksamen Behandlungen sind wegen der Gefahr intersexueller Fehlbildungen bei männlichen Feten auch unter Finasterid der Ausschluss einer Schwangerschaft und eine zuverlässige Antikonzeption wichtig. Gemäß Indikation ist Finasterid offiziell nicht zur Anwendung bei Frauen bestimmt.

Dexamethason. Der Einsatz von systemischen Corticosteroiden, in erster Linie Dexamethason, in einer Dosierung von 0,3–0,375 mg/Tag beschränkt sich auf refraktäre Fälle mit nachgewiesener Hyperandrogenämie und „Dexamethasonsensitivität". Nach Gabe von 2 mg/Tag über 3 Tage werden die Testosteronspiegel (Gesamttestosteron und freies Testosteron) gemessen. Im Fall der Normalisierung erhöhter Ausgangswerte ist eine Behandlung mit 0,375 mg/Tag Dexamethason in Kombination mit Spironolacton 100 mg/Tag über 1–2 Jahre angezeigt. Im Unterschied zur Behandlung mit Antiandrogenen können mit diesem Behandlungsprotokoll bei richtiger Indikationsstellung auch anhaltende Remissionen erzielt werden.

Haarentfernungstechniken. Mit der medikamentösen Behandlung lässt sich keine komplette Haarlosigkeit erzielen, sondern eine auf die Behandlungsdauer beschränkte (wenn auch oft kosmetisch akzeptable) Abnahme der Dicke, Länge und Pigmentierung des Haars. Auch sprechen nicht alle Areale gleich gut auf die Behandlung an, am geringsten der Kinnbereich, so dass auch physikalische Haarentfernungstechniken in Betracht zu ziehen sind. Zu diesen gehören neben dem Rasieren, der Wachsentfernung und der chemischen Epilation die Elektroepilation sowie die Photo- und Laserepilation.

■ Literatur

Board JA, Rosenberg SM, Smeltzer JS (1987) Spironolactone and estrogen-progestin therapy for hirsutism. South Med J 80:483–486

Camacho FM (1999) SAHA syndrome: female androgenetic alopecia and hirsutism. Exp Dermatol 8:304–305

Carmina E, Lobo RA (1998) The addition of dexamethasone to antiandrogen therapy for hirsutism prolongs the duration of remission. Fertil Steril 69:1075–1079

Castello R, Tosi F, Perrone F et al. (1996) Outcome of long-term treatment with the 5-alpha-reductase inhibitor finasteride in idiopathic hirsutism: clinical and hormonal effects during a 1-year course of therapy and 1-year follow-up. Fertil Steril 66:734–740

Chapman MG, Sowsett M, Dewhurst CJ et al. (1984) Spironolactone in combination with an oral contraceptive: an alternative treatment for hirsutism. Br J Obstet Gynecol 92:983–985

Erenus M, Yücelten D, Durmusoglu F, Gürbüz O (1997) Comparison of finasteride versus spironolactone in the treatment of idiopathic hirsutism. Fertil Steril 68:1000–1003

Givens JR, Andersen RN, Wiser WL et al. (1975) The effectiveness of two oral contraceptives in suppressing plasma androstendione, testosterone, LH and FSH and in stimulating plasma testosterone binding capacity in hirsute women. Am J Obstet Gynecol 124:333–339

Hammerstein J, Cupceancu B (1969) Behandlung des Hirsutismus mit Cyproteronacetat. Dtsch Med Wochenschr 94:829–834

Hammerstein J, Meckies J, Leo-Rossberg I et al. (1975) Use of cyproterone acetate (CPA) in the treatment of acne, hirsutism and virilism. J Steroid Biochem 6:827–836

Hauner H, Ditschuneit HH, Bals SB et al. (1988) Fat distribution, endocrine and metabolic profile in obese women with and without hirsutism. Metabolism 37:281–285

Kelestimur F, Sahin Y (1998) Comparison of Diane 35 and Diane 35 plus spironolactone in the treatment of hirsutism. Fertil Steril 69:66–69

Labhart A (1990) 3000 Jahre Therapie des Hirsutismus. Zu W. Daums „Die Königin von Saba". Schweiz Med Wochenschr 120:83–84

Lobo RA (1986) „Idiopathic hirsutism" – fact or fiction. Sem Reprod Endocrinol 4:179–184

Lubowe I (1971) Achard-Thiers syndrome. Arch Dermatol 103:544–545

Moghetti P, Castello R, Negri C et al. (1995) Flutamide in the treatment of hirsutism: long-term clinical effects, endocrine changes, and androgen receptor blockade. Fertil Steril 64:511–517

Muderris II, Bayram F, Sahin Y et al. (1996) The efficacy of 250 mg/day flutamide in the treatment of patients with hirsutism. Fertil Steril 66:220–222

Muller SA (1973) Hirsutism: a review of the genetic and experimental aspects. J Invest Dermatol 60:457–471

Pawlikowski M, Komorowski J (1983) Hyperostosis frontalis, galactorrhoea/hyperprolactinaemia, and Morgagni-Stewart-Morel syndrome. Lancet I:474

Tolino A, Petrone A, Sarnacchiario F et al. (1996) Finasteride in the treatment of hirsutism: new therapeutic perspectives. Fertil Steril 66:61–65

Venturoli S, Marescalchis O, Colombo FM et al. (1999) A prospective randomized trial comparing low dose flutamide, finasteride, ketoconazole and cyproterone acetate-estrogen regimens in the treatment of hirsutism. J Clin Endocrinol Metab 84: 1304–1310

Vexiau P, Bourdou P, Fiet J et al. (1995) 17β-estradiol: oral or parenteral administration in hyperandrogenic women? Metabolic tolerance in association with cyproterone acetate. Fertil Steril 63:508–515

Wang IL, Morris RS, Chang L et al. (1995) A prospective randomized trial comparing finasteride to spironolactone in the treatment of hirsute women. J Clin Endocrinol Metab 80:233–238

Watson RE, Bouknight R, Alguire PC (1995) Hirsutism: evaluation and management. J Gen Intern Med 10:283–292

Nicht androgen induzierte generalisierte Hypertrichose

■ Präpuberale Hypertrichose (konstitutionelle generalisierte Hypertrichose)

Definition. Bei sonst gesunden Kindern vorkommende verstärkte Terminalbehaarung in diffuser, von Androgenen unabhängiger Verteilung.

Vorkommen. Wahrscheinlich nicht selten. Über die Inzidenz der präpuberalen Hypertrichose liegen keine zuverlässigen Angaben vor, weil zum einen Hirsutismus und Hypertrichose, zum anderen präpuberale Hypertrichose und Hypertrichosis lanuginosa congenita in der Literatur nicht exakt auseinander gehalten werden. Danach Transplantation stärker behaarter Haut in ein weniger stark behaartes Areal. Infolge Dorüber hinaus ist aufgrund der ethnischen Variabilität der Körperbehaarung und deren Akzeptanz auch anzunehmen, dass die Häufigkeit des Arztbesuchs deswegen unter den Völkern sehr unterschiedlich ist.

Ätiopathogenese. Konstitutionell. Während die präpuberale Hypertrichose zu einer inzwischen gut definierten klinischen Entität geworden ist, bleibt ihre Ätiologie ungeklärt. Eckes (1987) stellt fest, dass die Reduktion der Körperbehaarung zwar einen evolutiven Trend darstellt, dass aber mit dessen Kontinuität nicht zu rechnen ist, da der Selektionsdruck gering geworden ist und dadurch vermehrte Körperbehaarung als Atavismus aufgefasst werden könnte. Dagegen wenden Barth et al. (1988) ein, dass die Haare bei Vierbeinern im Sinne einer Wasserscheide von der Mittellinie des Rückens nach ventral wachsen, während die Haarwachstumsrichtung bei der konstitutionellen Hypertrichose entgegengesetzt verläuft. Familiäre Häufung kommt vor, scheint aber (im Unterschied zum idiopathischen Hirsutismus) so wenig wie ethnische Faktoren die Regel zu sein.

Klinik. Auffallend dichte und dunkle Behaarung im Bereich von Stirn, Augenbrauen, Rücken, Schultern und oberen Extremitätenstreckseiten (Abb. 5.252 a). Typisch sind ferner ein tiefer Haaransatz im Schläfenbereich, der interskapuläre Haarwirbel und die starke Behaarung der Ellenbogen (Abb. 5.252 b).

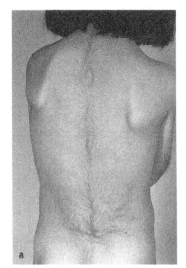

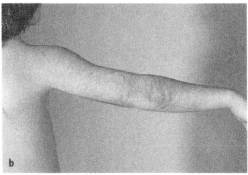

Abb. 5.252. Präpuberale Hypertrichose. **a** Rücken. **b** Starke Behaarung des Ellenbogens

Diagnostik. Die Diagnose erfolgt klinisch aufgrund des typischen von Androgenen unabhängigen Verteilungsmusters der Vermehrung von Terminalhaaren.

Differenzialdiagnose. Hirsutismus, syndromatische Hypertrichosen mit assoziierten Anomalien (z.B. Hypertrichose mit Gingivafibromatose) und symptomatische Hypertrichosen (z.B. bei Anorexia mentalis, Hypothyreose, Hyperkortizismus, Akromegalie, Porphyrie oder infolge zentralnervöser Störungen).
Medikamentös induzierte Hypertrichosen. Verstärktes Wachstum pigmentierter Terminalhaare im Bereich von Stirn und Schläfen (Abb. 5.253 a), seitlichen Wangenregionen, Unterarmen, Brust und Rücken (Abb. 5.253 b–d), das in einem Kausalzusammenhang mit einer medikamentösen Therapie steht. Nach Absetzen der Therapie ist die medikamentös induzierte Hy-

pertrichose reversibel. Bei Ciclosporin A kann die Hypertrichose noch bis über ein halbes Jahr nach Absetzen des Medikaments persistieren. Je nach Körperregion (mit unterschiedlichem Andauern der Telogenphasen) trifft dies auch für Minoxidil zu, bei dem eine Hypertrichose an den Armen (Telogenphase >12 Monate) bis über ein Jahr anhalten kann. Andererseits kann es unter einer fortgesetzten (12 Monate) topischen Minoxidilbehandlung einer androgenetischen Alopezie zu einer spontanen Besserung der unerwünschten Hypertrichose kommen (Tab. 5.67).

Verlauf und Prognose. Die Hypertrichose persistiert zeitlebens. Mit einer Zunahme der Behaarung ist im Lauf des Lebens zu rechnen, besonders bei Männern mit dunklem Hauttyp, und es ist anzunehmen, dass zahlreichen Fällen ver-

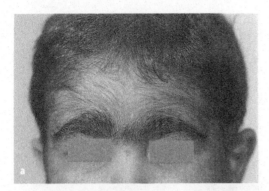

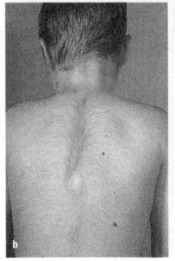
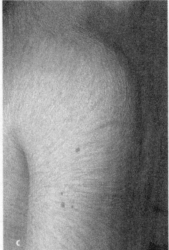
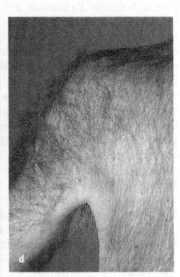

Abb. 5.253. Ciclosporin-A-induzierte Hypertrichose. **a** Gesicht. **b** Rücken. **c** Oberarm eines Kindes. **d** Oberarm eines Erwachsenen

mehrter Behaarung erwachsener Frauen, die speziell im Bereich der Extremitäten auf eine systemische antiandrogene Therapie nicht ansprechen, diese Form der nicht androgen induzierten Haarvermehrung zugrunde liegt. Dieser Behaarungstyp wird vor allem bei Männern als Normvariante angesehen. Die psychosozialen Folgen starker Formen der Hypertrichose und die lokalen Probleme im Sommer, wie mikrobielle Besiedelung mit Neigung zu Bromhidrosis und Follikulitiden, sind aber nicht zu unterschätzen.

Prophylaxe und Therapie. Aktive therapeutische Maßnahmen haben sich nach dem individuell empfundenen Leidensdruck bzw. dem Behandlungswunsch der Betroffenen zu richten. Bei in der Regel erst im jüngeren Erwachsenenalter auftretendem Behandlungswunsch gängige Maßnahmen sind die einfache Rasur und vor allem

Tabelle 5.67. Medikamente, die eine Hypertrichose induzieren können

▧ Phenytoin
▧ Ciclosporin A
▧ Minoxidil (auch topische Anwendung)
▧ Corticosteroide
▧ Diazoxid
▧ Streptomycin
▧ D-Penicillamin
▧ α-Inferferon (speziell Trichomegalie)
▧ Zidovudin? (DD HIV-induzierte Hypertrichose)

bei Frauen Bleichung der Haare mittels Wasserstoffperoxid. Entgegen einer weit verbreiteten Irrmeinung führt die Rasur nicht zum verstärkten Haarwuchs. Mädchen und Frauen, die den Rasierapparat als männliches Requisit scheuen, führen die Wachsentfernung unerwünschter Haare durch. Im Unterschied zur Rasur ist aber nicht auszuschließen, dass bei dieser Form der mechanischen Epilation Vellus- in Terminalhaare transformiert werden können. Bei der chemischen Epilation mit thioglykolathaltigen Epilationscremes ist das Risiko irritativer, weniger häufig auch kontaktallergischer Dermatitiden zu berücksichtigen. Die definitive Epilation mittels Elektro- und Diathermiekoagulation (Elektroepilation) ist aufwendig und schmerzhaft, da jedes Haar einzeln behandelt werden muss. Dagegen setzt sich zunehmend die Haarentfernung mittels Photothermolyse bzw. Laserepilation durch. Gegenüber der Elektroepilation ermöglicht sie die Haarentfernung größerer Flächen in kürzerer Zeit. Für ein gutes Resultat sind immer mehrere Sitzungen (2–6) notwendig, da sich zum Zeitpunkt der Behandlung nur ein Teil der Haare in der empfindlichen Anagenphase befindet. Nur dann liegt der Haarbulbus mit Melanozyten und Melaninpigment, das die Licht- bzw. Laserenergie absorbiert, direkt an der Haarpapille, die vermutlich ebenfalls zerstört wird, was eine Voraussetzung für die Effektivität der Behandlung ist. Welche Rolle die Schädigung der höher liegenden Stammzellregion zukommt bzw. der Ausbildung einer perifollikulären Fibrose, ist noch ungeklärt.

■ Literatur

Barth JH (1987) Normal hair growth in children. Pediat Dermatol 4:173–184

Barth JH, Wilkinson JD, Dawber RPR (1988) Prepubertal hypertrichosis: normal or abnormal? Arch Dis Child 63:666–668

Eckes LK (1987) Körperbehaarung: ein atavistisches Relikt? Hautarzt 38:125–130

Hall BK (1995) Atavisms and atavistic mutations. Nature Genet 10:126–127

Miwa LJ, Shaefer MS, Stratta RJ et al. (1990) Drug-induced hypertrichosis: case report and review of the literature. DICP 24:365–368

Trüeb RM, Borelli S, Gloor M, Wüthrich B (1994) Präpuberale Hypertrichose. Schweiz Med Wochenschr 124:595–600

■ Hypertrichosis universalis congenita (Ambras-Syndrom)

Definition. Sehr seltene, familiär vorkommende generalisierte Hypertrichose aufgrund eines abnormen Wachstums der Vellusbehaarung (MIM 145701).

Vorkommen. Sehr selten. Seit dem Mittelalter gibt es ungefähr 50 dokumentierte Fälle von Menschen mit einer generalisierten Hypertrichose, die mitunter auf Jahrmärkten als Sensation gezeigt wurden („Haar-, Affen-, Hundemenschen" oder „homo silvestris"). Die Bezeichnung „Ambras-Syndrom" ist auf Betroffene der Familie des Petrus Gonzales aus dem 16. Jahrhundert zurückzuführen, die auf Gemälden im Schloss Ambras (bei Innsbruck, Österreich) abgebildet sind (Abb. 5.254).

Ätiopathogenese. Autosomal dominant erbliche Störung, bei der in einem Fall eine perizentrische Inversion auf Chromosom 8 mit Bruchstellen auf p11.2 und q22 nachgewiesen wurde. Pathogenetisch wird Persistenz und exzessives Wachstum von Vellushaaren (nicht Lanugohaaren) des gesamten Haarfollikel tragenden Integuments angenommen.

Klinik. Das gesamte Integument mit Ausnahme von Handtellern, Fußsohlen, distalen Phalangen, Lippen und Glans penis sind von seidigen, bis 25 cm langen, silbriggrauen bis blonden Vellushaaren bedeckt. Betont behaart sind Schultern, Ohren und Gesicht. Die Ohren sind oft bereits bei Geburt stark behaart. Typischerweise wachsen ungeschnitten lange Haare aus den äußeren Gehörgängen. Die Augenbrauen können dicht und buschig sein, manchmal sind zusätzlich die Wimpern auffallend lang. Auch die Axillar-, Pubes- und Bartbehaarung sind betroffen. Einzig die Skalphaare, Augenbrauen, Wimpern und Axillarhaare weisen eine dunklere Pigmentierung auf. Die Hypertrichose kann bereits bei der Geburt vorhanden sein, oder sie tritt während der frühen Kindheit auf. Während die Haare aufgrund der Persistenz und des exzessiven Wachstums von Vellushaaren in den meisten Körperregionen nicht durch Terminalhaare ersetzt werden, kommt es in der Pubertät zur Terminalhaartransformation der Axillar- und Pubesbehaarung, bei Männern auch im Gesicht und auf der Brust. Assoziierte Anomalien können sein Gesichtsdysmorphien, die wenig

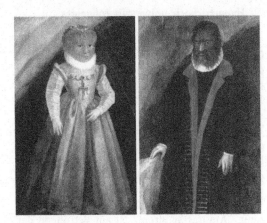

Abb. 5.254. X-chromosomal dominante Hypertrichose

Beachtung gefunden haben, weil sie von der Hypertrichose überdeckt sind (dreieckförmiges Gesicht mit vergröberten Gesichtszügen, Hypertelorismus, breite Lidspalten, langer prominenter Nasenrücken, abgerundete Nasenspitze mit verbreiterter Distanz zwischen den Nasenflügeln und antevertierten Nasenlöchern, verkürzte Unterlippe mit abgeflachtem Sulcus mentolabialis) und Zahnanomalien (retinierte Zähne, Fehlen von Zähnen, speziell von Molaren und Prämolaren).

Diagnostik. Die Diagnosestellung erfolgt klinisch. Es finden sich keine metabolischen oder endokrinen Störungen, aber manchmal assoziierte Anomalien, vor allem der Zähne (Oligodontie). Die Ergebnisse von Chromosomenuntersuchungen waren bisher inkonstant, aber der Nachweis von Brüchen in den Regionen 8p11.2 und 8q22 kann für die Lokalisation des für das Ambras-Syndrom relevanten Gens bedeutsam sein.

Differenzialdiagnose. Die Unterscheidung von der präpuberalen Hypertrichose und den syndromatischen Hypertrichosen mit assoziierten Anomalien gelingt aufgrund des Behaarungstyps (Terminalhaare) und des unterschiedlichen Behaarungsmusters (Bevorzugung von Stirn und Schläfen, Aussparung der Ohren, interskapulärer Haarwirbel) relativ leicht.

X-chromosomal dominante Hypertrichose (MIM 307150). Von Macias-Flores (1984) in Mexico beschriebene kongenitale generalisierte Hypertrichose mit X-chromosomal dominantem Erbgang.

Hypertrichosis lanuginosa congenita (MIM 145700). Sehr seltene, kongenitale diffuse Hypertrichose, bei der bei Geburt das gesamte Integument (außer Handteller und Fußsohlen) mit langen, feinen Lanugohaaren bedeckt ist. Pathogenetisch wird ein abnormes Persistieren von Lanugohaaren angenommen. Statt dass bis zum 8. Intrauterinmonat die Lanugohaare abgestoßen und bis zum 3. Lebensmonat durch kurze Lanugo-, später Vellushaare ersetzt werden, wachsen Lanugohaare bis zum 1. Lebensjahr, um dann am Stamm beginnend allmählich auszufallen. In einem Fall wurden in Assoziation überzählige Zähne gefunden (im Unterschied zum Ambras-Syndrom, bei dem eine Oligodontie vorkommt), in einem anderen Fall Glaukom.

Verlauf und Prognose. Die Hypertrichose besteht zeitlebens. Früher wurden die Betroffenen als Kuriosität vorgestellt.

Prophylaxe und Therapie. Eine spezifische Therapie ist nicht bekannt. Es kommt einzig die Rasur in Betracht. Genetische Beratung ist angezeigt.

■ Literatur

Balducci R, Toscana V, Tedeschi B et al. (1998) A new case of Ambras syndrome associated with a paracentric inversion (8)(q12;q22). Clin Genet 53:466–468

Baumeister FAM, Eger J, Schildhauer MT, Stengel-Rutkowski S (1993) Ambras syndrome: delineation of a unique hypertrichosis universalis congenita and association with a balanced pericentric inversion (8)(p11.2;q22). Clin Genet 44:121–128

Baumeister FAM (2000) Differentation of Ambras syndrome from hypertrichosis universalis. Clin Genet 57:157–158

Beighton P (1970) Congenital hypertrichosis lanuginosa. Arch Dermatol 101:669–672

Felgenhauer WR (1969) Hypertrichosis lanuginosa universalis. J Genet Hum 17:1–44

Judge MR, Khaw PT, Rice NSC et al. (1991) Congenital hypertrichosis lanuginosa and congenital glaucoma. Br J Dermatol 124:49–497

Kint AH, Vermander FR, Decroix JM (1985) Kongenitale Hypertrichosis lanuginosa. Hautarzt 36:423–424

Macias-Flores MA, Garcia-Gruz D, Rivera H et al. (1984) A new form of hypertrichosis inherited as an X-linked dominant trait. Hum Genet 66:66–70

Partridge JW (1987) Congenital hypertrichosis lanuginosa: neonatal shaving. Arch Dis Child 62:623–625

Sigalas J, Tabakis T, Skordala M, Nouri M (1990) Congenital hypertrichosis universalis. Pediat Chron 17:181–185

▪ Syndromatische Hypertrichosen mit assoziierten Anomalien

Definition. Angeborene, progrediente, generalisierte Terminalhaarhypertrichose in Kombination mit weiteren syndromdefinierenden Anomalien.

Vorkommen. Selten.

Ätiopathogenese. Weitgehend ungeklärt.

Klinik. Verstärktes Wachstum pigmentierter Terminalhaare im Bereich von Schläfen, seitlichen Wangenregionen, Armen, Beinen, Schultern und Rücken. Je nach assoziierten Anomalien werden verschiedene Krankheitsentitäten unterschieden.

Gingivafibromatose mit Hypertrichose (MIM 135400). Autosomal dominante erbliche Gingivafibromatose mit Überwucherung der Zähne unter dem Bild einer Pseudozahnhypoplasie (bis zur Pseudoadontie) in Verbindung mit einer meist diffusen, dunkel pigmentierten Hypertrichose ab dem Kleinkindalter. Die Gingivafibromatose (Abb. 5.255) bildet sich zum Zeitpunkt des Durchbruchs der Milchzähne (erste Zahnung) aus und kann bei Hochgradigkeit zu Kau-, Sprach- und Atemstörungen führen. Zusätzliche Oligophrenie und Epilepsie kommen vor.

Osteochondrodysplasie mit Hypertrichose (MIM 239850). Autosomal rezessive erbliche Skelettdysplasie und Hypertrichose bei makrosomen Neugeborenen. Es besteht eine angeborene, diffus und stark vermehrte Körperbehaarung in Verbindung mit dysplastischen Skelettveränderungen (schmaler Thorax, breite Rippen, Platyspondylie, hypoplastische Pubes und Ischium, Coxa valga, dünner Kortex und submetaphysäre

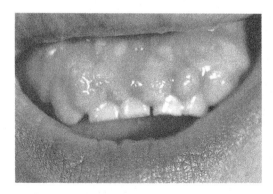

Abb. 5.255. Gingivafibromatose

Erweiterung der Röhrenknochen, Osteopenie), groben Gesichtszügen und Kardiomegalie, teils persistierender Ductus arteriosus und Aortenklappenstenose.

Kongenitale Amaurose mit Hypertrichose (MIM 204110). Autosomal rezessiv erbliche kongenitale Amaurose in Verbindung mit einer generalisierten Hypertrichose.

Hypertrichose-Skelettdysplasie-Retardierung-Syndrom mit Hyperurikämie. Angeborene und progrediente Hypertrichose an Gesicht, Rumpf und Gliedmaßen mit frühzeitigem Ergrauen in Verbindung mit Skelettanomalien (Hohlfüße, abnorme Stellung der Daumen, Brachyzephalie, zunehmende Ausprägung eines langen Halses und schmal-langen Brustkorbs, hängende Schultern, Coxae valgae mit Subluxation der Hüftgelenke), leichter geistiger Entwicklungsbehinderung und Hyperurikämie mit Gichtbeschwerden ab Mitte des 2. Lebensjahrzehnts infolge verminderter renaler Ausscheidung von Harnsäure.

Im Rahmen einer Reihe weiterer hereditärer und kongenitaler Fehlbildungssyndrome (Tab. 5.68) kommt ebenfalls eine bei der Geburt vorhandene oder während der frühen Kindheit auftretende, sehr unterschiedlich ausgeprägte Hypertrichose vor, die allerdings gegenüber den assoziierten, z. T. schweren Defektfehlbildungen klinisch in den Hintergrund tritt.

Einzig beim *Cornelia-de-Lange-Syndrom* (Synonym *Brachmann-de-Lange-Syndrom*, MIM 122470, Erstbeschreibung 1916 durch W. Brachmann, deutscher Arzt, und 1933 durch Cornelia de Lange, niederländische Kinderärztin) ist die Hypertrichose in ihrer Verteilung und Ausprägung so konstant, dass sie klinisch-diagnostische Bedeutung erlangt hat.

Diagnostik. Die Diagnose ergibt sich aus dem typischen, nicht androgenabhängigen Verteilungsmuster der vermehrten (Terminal-)Behaarung und den assoziierten Anomalien.

Differenzialdiagnose. Präpuberale Hypertrichose, medikamentös induzierte Hypertrichose, Hirsutismus.

Verlauf und Prognose. Die Hypertrichose persistiert zeitlebens. Bei den Fehlbildungssyndromen tritt die sehr unterschiedlich ausgeprägte Hypertrichose gegenüber den assoziierten, z. T. schweren Defektfehlbildungen klinisch meist in den Hintergrund.

Tabelle 5.68. Kongenitale/hereditäre diffuse Hypertrichosen

Isolierte Hypertrichosen

▨ präpuberale Hypertrichose (konstitutionelle generalisierte Hypertrichose)
▨ Hypertrichosis universalis congenita, Ambras-Syndrom
▨ Hypertrichosis universalis lanuginosa

Hypertrichose als syndromdefinierendes Symptom

▨ Gingivahyperplasie mit Hypertrichose
▨ Osteochondrodysplasie mit Hypertrichose (Cantú 1982)
▨ Hypertrichose-Skelettdysplasie-Retardierung-Syndrom mit Hyperurikämie
▨ kongenitale Amaurose mit Hypertrichose (Jalili 1989)

Hypertrichose als Symptom komplexer Fehlbildungssyndrome

▨ **(Brachmann-)Cornelia-de-Lange-Syndrom (MIM 122470).** Klinisch ausgeprägt variables Fehlbildung-Retardierungs-Syndrom, das durch eine charakteristische Fazies und Hypertrichose auffällt
▨ **Haydu-Cheney-Syndrom (MIM 102500).** Autosomal dominant erbliches Dysplasiesyndrom mit kraniofazialen Anomalien, Dentitionsstörungen, Akroosteolysen und hochgewölbten, dichten Augenbrauen.
▨ **Rubinstein-Taybi-Syndrom (MIM 180849).** Dysmorphiesyndrom mit charakteristischer Hakennase und langem Septum, breiten, abstehenden Daumen und Großzehen, Kleinwuchs, Mikrozephalie, Oligophrenie und fakultativen Organfehlbildungen, insbesondere des Herzens und der Niere. Typisch sind buschige Brauen. Selten besteht auch eine generalisierte Hypertrichose
▨ **Progressive Lipodystrophie, Berardinelli/Lawrence-Seip-Syndrom (MIM 269700).** Autosomal rezessiv erbliches Krankheitsbild mit generalisierter, progressiver Lipatrophie, Makrosomie des Säuglings und Kleinkinds, Muskelhypertrophien mit athletischem Aspekt bereits im Säuglingsalter, Hypertrichose des Gesichts und der Extremitäten, lockigen Haaren, Makrogenitosomie, akromegaloidem Hochwuchs, insulinresistenter, nicht ketotischer Hyperglykämie (lipatrophischer Diabetes mellitus), Acanthosis nigricans
▨ **Coffin-Siris-Syndrom (MIM 135900).** Dysmorphiesyndrom mit Kleinwuchs und Entwicklungsrückstand in Verbindung mit schütterem Haar, besonders im Säuglingsalter, Hypertrichose im Bereich von Rücken, Oberarmen und Oberschenkeln, buschigen Brauen und charakteristischer Phalangenhypoplasie (fifth digit syndrome)
▨ **Gorlin-(Chaudhry-Moss-)Syndrom (MIM 233500).** Kraniofaziale Dysostose mit eigenartigem konkavem Gesichtsprofil, Augenanomalien, offenem Ductus arteriosus Botalli, Hypoplasie der Labia majora, allgemeiner Hypertrichose, speziell an Armen, Beinen und Rücken, tiefem Stirn- und Nackenhaaransatz, Minderwuchs
▨ **Schinzel-Giedion-Syndrom (MIM 269150).** Wahrscheinlich autosomal rezessiv erbliches Fehlbildungssyndrom mit charakteristischen Gesichtsdysmorphien wie prominenter Stirn, Hypertelorismus, kleiner Nase mit eingesunkener Wurzel und nach vorne gerichteten Öffnungen (deshalb auch midface retraction syndrome), Hypertrichose, vor allem über den Schultern und Oberarmen, Extremitätenfehlbildungen, Nagelhypoplasie, Hydronephrose, schwerem Entwicklungsrückstand und schlechten Lebensaussichten
▨ **Winchester-Syndrom (MIM 277950).** Autosomal rezessiv erbliche Skelettdysplasie mit progredienter multifokaler Osteolyse, Kleinwuchs, Hornhauttrübungen, Hautverdickung, Hypertrichose und Gingivahyperplasie
▨ **Seckel-Syndrom (MIM 210600).** Autosomal rezessiv erblicher proportionierter primordialer Zwergwuchs mit typischen kraniofazialen Dysmorphien wie Mikrozephalie, großer Nase und fliehendem Kinn („Vogelkopf-Zwergwuchs"), hohem Gaumen/Gaumenspalte, geistiger Retardierung und Schmelzdefekten. Als weiteres Symptom wurde in 3 von 10 Fällen „Hirsutismus" angegeben.
▨ **Leprechaunismus (MIM 246200).** Autosomal rezessiv erbliche Erkrankung aufgrund eines Insulinrezeptordefekts mit Hyperinsulinämie, Minderwuchs, Hypertrichose, großen Händen, Füßen und äußeren Genitalien, reduziertem subkutanen Fett, Elfengesicht und Ovarialzysten
▨ **Pfaundler-Hurler-Syndrom (MIM 252800).** Durch mangelnde Aktivität des Enzyms α-Iduronidase bedingte lysosomale Speicherkrankheit (Mukopolysaccharidose), die mit groben Gesichtszügen (Gargoylismus), Makroglossie, grobem Kopfhaar, generalisierter Hypertrichose (Lanugo), Hornhauttrübungen, Hepatosplenomegalie, kurzrumpfigem Minderwuchs und Demenz einhergeht
▨ **Porphyrien.** Angeborene oder erworbene Störungen spezifischer Enzyme der Hämbiosynthese mit Photosensitivität und akuten, kolikartigen Schmerzen, kombiniert mit neurologischen und kardiovaskulären Symptomen. Typisch ist eine Hypertrichose an Augenbrauen, Schläfen und Wangen

Tabelle 5.68 (Fortsetzung)

▓ **Embryofetales Alkoholsyndrom.** Bei Kindern chronisch alkoholkranker Frauen teratogen verursachte Entwicklungsstörung mit Minderwuchs, Mikrozephalie, typischer Fazies (kurze Lidspalten, schmales Oberlippenrot, hypoplastisches Philtrum, antevertierte Nase, Mikrogenie, Ohrmuscheldysplasie), fazialer Hypertrichose, postpartaler Irritabilität, langwieriger Ernährungsstörung, statomotorischer Entwicklungsverzögerung, mentaler Retardierung und fakultativ weiterer Anomalien (Herzfehler in 30%, Nierenfehlbildungen in 10%)

▓ **Antiepileptika-Embryofetopathie.** Bei Einnahme von Antiepileptika während der Schwangerschaft auftretende Kombination akrofazialer Anomalien, Wachstumsstörungen und mentaler Defizite bei ca. 10% der exponierten Kinder. Unter Hydantoinen typisch sind Hypertelorismus, Sattelnase, unvollständig modellierte Ohrmuscheln, Nagel- und Endphalanxhypoplasien und Hypertrichose, auch Lippen-Kiefer-Gaumen-Spalten. Pathogenese vermutlich über Epoxidbildung und Folsäuremangel

---

Prophylaxe und Therapie. Eine spezifische Therapie ist nicht bekannt. Es kommt einzig die Rasur in Betracht. Wo angezeigt, ist eine genetische Beratung zu veranlassen.

▓ Literatur

Al-Gazali LI, Farndon P, Burn J et al. (1990) The Schinzel-Giedion syndrome. J Med Genet 27:42–47

Anavi Y, Lerman P, Mintz S, Kiviti S (1989) Idiopathic familial gingival fibromatosis associated with mental retardation, epilepsy and hypertrichosis. Dev Med Child Neurol 31:538–542

Boles DJ, Bordurtha J, Nance WE (1987) Goldenhar complex in disordant monzygotic twins: a case report and review of the literature. Am J Med Genet 28:103–109

Brennan AM, Pauli RM (2001) Haydu-Cheney syndrome: evolution of phenotype and clinical problems. Am J Med Genet 100:292–310

Buehler BA, Rao V, Finnell RH (1994) Biochemical and molecular teratology of fetal hydantoin syndrome. Neurol Clin 12:741–748

Cantani A, Ziruolo MG, Tacconi ML (1987) A rare polydysmorphic syndrome: leprechaunism – review of forty-nine cases reported in the literature. Ann Genet 30:221–227

Cantu JM, Garcia-Cruz D, Sanchez-Corona J et al. (1982) A distinct osteochondrodysplasia with hypertrichosis: individualization of a probably autosomal recessive entity. Hum Genet 60:36–41

Elsas LJ, Endo F, Strumlauf E et al. (1985) Leprechaunism: an inherited defect in a high-affinity insulin receptor. Am J Hum Genet 37:73–88

Ippel PF, Gorlin RJ, Lenz W et al. (1992) Craniofacial dysostosis, hypertrichosis, genital hypoplasia, ocular, dental, and digital defects: confirmation of the Gorlin-Chaudhry-Moss syndrome. Am J Med Genet 44:518–52

Jalili IK (1989) Cone-rod congenital amaurosis associated with congenital hypertrichosis: an autosomal recessive condition. J Med Genet 26:504–510

Kousseff BG, Newkirk P, Root AW (1994) Brachmann-de Lange syndrome. 1994 update. Arch Pediat Adolesc Med 148:749–755

Lee IJ, Im SB, Kim DK (1993) Hypertrichosis universalis congenita: a separate entity, or the same disease as gingival fibromatosis? Pediat Dermatol 10:263–266

Rollnick BR, Kaye CI, Nagatoshi K et al. (1987) Oculoauriculovertebral dysplasia and variants: phenotypic characteristics of 294 patients. Am J Med Genet 26:361–375

Rosser EM, Kaarinainen H, Hurst JA et al. (1998) Three patients with the osteochondrodysplasia and hypertrichosis syndrome – Cantu syndrome. Clin Dysmorphol 7:79–85

Schinzel A (1982) A syndrome of midface retraction, multiple radiological anomalies, renal malformations and hypertrichosis. Hum Genet 62:382

Seip M, Trygstad O (1996) Generalized lipodystrophy, congenital and acquired (lipoatrophy). Acta Paediat (Suppl) 413:2–28

Winter GB, Simpkiss MJ (1974) Hypertrichosis with hereditary gingival hyperplasia. Arch Dis Child 49:394–399

Winter RM (1989) Winchester's syndrome. J Med Genet 26:772–775

▓ Symptomatische Hypertrichosen

Definition. Verstärkte Körperbehaarung, die nicht dem männlichen Behaarungstyp entspricht und einen Kausalzusammenhang mit einer zugrunde liegenden metabolischen Störung oder systemischen Erkrankung aufweist.

Vorkommen. Nicht selten.

Ätiopathogenese. Heterogen, wobei die auslösenden Mechanismen im Einzelfall weitgehend unbekannt sind.

Klinik. Verstärkte Stamm- und Extremitätenbehaarung ohne das für die männliche Sexualbehaarung typische Verteilungsmuster. Oft auch dunkel pigmentierte Haare im Gesicht, hier besonders im Temporal- und seitlichen Wangenbereich. Weitere, mitunter zur Diagnose weisende Symptome in Abhängigkeit der zugrunde liegenden Krankheit.

Porphyrien. Angeborene, seltener erworbene Störungen (Bleiintoxikation, terminale Niereninsuffizienz unter Hämodialyse) spezifischer Enzyme der Hämbiosynthese mit Akkumulation mitunter photosensibilisierender Metaboliten des Porphyrinstoffwechsels. Eine Besonderheit gewisser Porphyrien, z. B. der Porphyria cutanea tarda (MIM 176100) und der Porphyria variegata (MIM 176200) besteht darin, dass der zugrunde liegende Enzymdefekt noch nicht für die Krankheitsmanifestation ausreicht, sondern dass erst eine zusätzliche Belastung der Hämbiosynthese oder eine verstärkte Hemmung der bereits eingeschränkten Enzymfunktion zu klinischen Manifestationen führt. Häufig handelt es sich um Arzneimittel, die durch das Cytochrom-P450-Isoenzym-System metabolisiert werden. Eine Porphyrie kann vorliegen bei akuten, meist kolikartig auftretenden Schmerzen, kombiniert mit neurologischen (Parästhesien, periphere Lähmungen) und kardiovaskulären (Tachykardie, Hypertonie) Auffälligkeiten sowie Photosensitivität mit lichtinduzierten Hautsymptomen wie brennende Schmerzempfindung, Verletzlichkeit, Erythem- und Blasenbildung (Abb. 5.256). Eine Hypertrichose kann neben der Porphyria cutanea tarda und Porphyria variegata auch auffälliges Symptom der kongenitalen erythropoetischen Porphyrie oder des Morbus Günther (MIM 263700) sein, seltener der erythropoetischen Protoporphyrie (MIM 177000). Sie kann mit einer Prädilektion für lichtexponierte Hautareale im Gesicht auftreten, bei Frauen besonders im Schläfen- und seitlichen Wangenbereich (Abb. 5.257a), bei Männern häufig als laterale, um die Augen verlaufende Verbreiterung oft auffällig buschiger Augenbrauen (Abb. 5.257b), aber auch die Stamm- und Extremitätenbehaarung betreffen. Eine epidemieartig auftretende diffuse reversible Hypertrichose wurde 1954 in der Türkei bei Kindern („Affenkinder") mit toxogenetischer Porphyria cutanea tarda nach Genuss von mit Hexachlorbenzol versetztem Saatweizen beschrieben (Hexachlorbenzolporphyrie). Generell sollte in jedem Fall der Kombination von Hypertrichose und Photosensitivität speziell im Kindesalter an das Vorliegen einer Porphyrie gedacht werden. Die Diagnose wird durch Bestimmung der Porphyrine in Urin, Erythrozyten und Stuhl gestellt.

Hypothyreose. Eine Hypothyreose im Kindesalter kann mit einer unter Thyroxinsubstitution reversiblen generalisierten Hypertrichose ein-

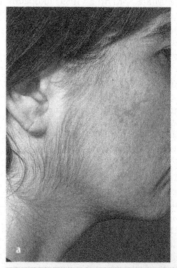

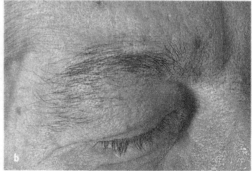

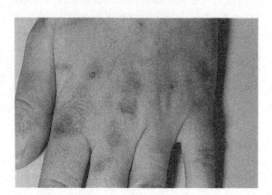

Abb. 5.256. Porphyria cutanea tarda

Abb. 5.257. Porphyria variegata. Hypertrichose, **a** der seitlichen Wangen, **b** der Schläfe

hergehen. Betont betroffen sind die Schläfen, der Rücken, die Schultern und die Extremitäten. In der Regel bestehen gleichzeitig andere klinische Zeichen der Hypothyreose (trockene Haut, Obstipation, Minderwuchs, Apathie).

Dermatomyositis. Autoimmunerkrankung mit entzündlichen Veränderungen hauptsächlich im Bereich der Haut (Gottron-Papeln, bläulich violette Erytheme, Kalzinose) und quergestreiften Muskulatur. Häufiger bei der juvenilen Form kommt eine symptomatische Hypertrichose des Gesichts oder der Extremitäten vor. Ein Teil der Fälle von Dermatomyositis im Erwachsenenalter zeigt eine Korrelation mit malignen Tumoren innerer Organe (paraneoplastische Dermatomyositis).

AIDS. Neben der HIV-assoziierten erworbenen Trichomegalie kommt bei fortgeschrittener HIV-Infektion (AIDS) auch eine generalisierte Hypertrichose vor. Ätiopathogenetisch diskutiert werden die Kachexie, metabolische Einflüsse (HIV-assoziierte Porphyria cutanea tarda), trichogene Medikamente (Interferone in der Behandlung des Kaposi-Sarkoms) und immunologische Faktoren (Immunsuppression und speziell virusinduzierte Erhöhung des Plasmainterferonspiegels).

Auch Störungen des zentralen Nervensystems werden nicht selten mit einer erworbenen generalisierten Hypertrichose in Zusammenhang gebracht, z. B. nach Schädel-Hirn-Trauma oder Virusenzephalitis. Häufiger bei Kindern als bei Erwachsenen kommt es 1–4 Monate nach dem Ereignis zu einer relativ akut einsetzenden und innerhalb 6–15 Monaten reversiblen generalisierten Hypertrichose in Form feiner unpigmentierter Haare (Lanugohaare) vor allem an Stirn, Wangen, Stamm und Extremitäten. Bei Mädchen wird zum Teil auch über eine verstärkte androgene Behaarung berichtet. Als Pathomechanismen werden dienzephale, hypothalamische oder hypophysäre Funktionsstörungen diskutiert. Ebenfalls wurde bei Encephalomyelitis disseminata (multipler Sklerose) über Hypertrichosen berichtet.

Paraneoplasien:
Hypertrichosis lanuginosa acquisita. Seltene obligate Paraneoplasie mit plötzlich einsetzendem, erheblich verstärktem Wachstum von Lanugohaaren, zunächst im Gesicht, auf der Nase, der Stirn und im Bereich des Nackens und oberen Rückens. Das Einzelhaar kann bis zu 4 cm lang werden. In der Folge entwickelt sich eine beson-

ders stark ausgeprägte Hypertrichose der Axillar- und Pubesregion, wo bis zu 15 cm lang wachsende Haare das äußere Genitale fast verdecken können. Die maligne Grundkrankheit wird oft erst durch die richtige Interpretation der außergewöhnlichen und rasch einsetzenden Behaarung erkannt, gelegentlich aber erst bei der Autopsie. Die Prognose ist im Allgemeinen schlecht, da zum Zeitpunkt der Diagnose der Tumor meist metastasiert hat. Selten können die Hauterscheinungen dem Auftreten des Tumors um Jahre vorausgehen. Ursächlich sind Karzinome im Brust- und Bauchraum. Auch maligne lymphoproliferative Erkrankungen können gelegentlich zu dieser Paraneoplasie Anlass geben (Abb. 5.258). Als Besonderheit wird bei der Hypertrichosis lanuginosa acquisita auch eine rote, papulöse Glossitis mit Befall der vorderen zwei Drittel der Zunge beschrieben sowie gelegentlich Störungen der Geruchswahrnehmung und eine erworbene Ichthyose.

POEMS-Komplex, Crow-Fukase-Syndrom. Akronym für *Polyneuropathie, Organomegalie, Endokrinopathie, M-Gradient,* und Hautveränderungen (Skin changes). Meist paraneoplastischer Symptomenkomplex mit progressiver, peripherer Polyneuropathie (100%) mit distalen sensomotorischen Symptomen und Muskelschwäche, Hepatosplenomegalie und Lymphknotenvergrößerung (83%), Gynäkomastie (68%), Impotenz (63%), Amenorrhö, Glucoseintoleranz, Hypothyreose, Hyperprolaktinämie, Dysglobulin-

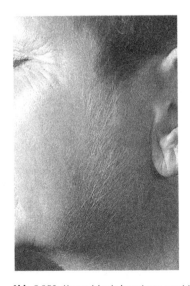

Abb. 5.258. Hypertrichosis lanuginosa acquisita

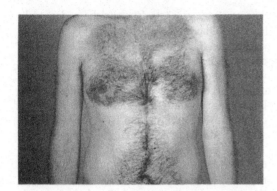

Abb. 5.259. POEMS-Komplex. Gynäkomastie und Hypertrichose

ämie (80% monoklonale Gammopathie) und Hautveränderungen mit diffuser Hyperpigmentierung (93%), generalisierter Hypertrichose (81%) (Abb. 5.259), sklerodermiformer Verdickung und Verhärtung der Haut (77%), Hyperhidrose (66%) und eruptiven Angiomen. Ferner bestehen periphere Ödeme (91%), Aszites (62%) und Pleuraerguss (40%) sowie leichtes Fieber (70%). Behandlung des Plasmozytoms führt zur Besserung von Neuropathie, Hyperpigmentierung, Ödemen und anderen Symptomen. Auch wurde über Befall des Skalps mit Ausbildung einer narbigen Alopezie berichtet (Weichenthal et al. 1999).

Bemerkenswerterweise können Mangel- oder Unterernährung eine generalisierte Hypertrichose erzeugen. Sie wurde beschrieben bei Anorexia mentalis, Malabsorptionssyndromen wie Zöliakie und konsumierenden Erkrankungen mit Marasmus wie Miliartuberkulose und tuberkulöser Meningitis bei Kindern.

Diagnostik. Die Diagnose ergibt sich aus dem typischen, nicht von Androgenen abhängigen Verteilungsmuster der erworbenen vermehrten Terminal- bzw. Lanugobehaarung, die in einem zeitlichen Zusammenhang mit der zugrunde liegenden Allgemeinerkrankung steht.

Differenzialdiagnose. Medikamentös induzierte Hypertrichose, Hirsutismus (endokrin, medikamentös oder idiopathisch).

Verlauf und Prognose. Abhängig von der zugrunde liegenden Erkrankung und ihrer Behandlung. Oft tritt die Hypertrichose gegenüber der Symptomatologie der zugrunde liegenden Krankheit in den Hintergrund.

Prophylaxe und Therapie. Bleichung, Rasur, Epilation. Wo angezeigt, Behandlung der zugrunde liegenden Erkrankung.

▓ Literatur

Boffa MJ, Reed P, Weinkove C, Ead RD (1995) Hypertrichosis as the presenting feature of porphyria cutanea tarda. Clin Exp Dermatol 20:62–64

Elder GH (1990) The cutaneous porphyrias. Semin Dermatol 9:63–69

Farina MC, Tarin N, Grilli R et al. (1998) Acquired hypertrichosis lanuginosa: case report and review of the literature. J Surg Oncol 68:199–203

Goodfellow A, Calvert H, Bohn G (1980) Hypertrichosis lanuginosa acquisita. Br J Dermatol 103:431–433

Hoveden AL (1993) Hypertrichosis lanuginosa acquisita associated with malignancy. Clin Dermatol 11:99–106

Jemec GBE (1986) Hypertrichosis lanuginosa acquisita. Arch Dermatol 122:805–808

Pope DN, Strimling RB, Mallory SB (1994) Hypertrichosis in juvenile dermatomyositis. J Am Acad Dermatol 31:383–387

Price ML, Hall-Smith SP (1985) Hypertrichosis lanuginosa acquisita. Clin Exp Dermatol 10:255–257

Soubrier MJ, Dubost JJ, Sauvezie BJ (1994) POEMS syndrome: a study of 25 cases and a review of the literature. French Study Group on POEMS syndrome. Am J Med 97:543–553

Weichenthal M. Stemm AV, Ramsauer J et al. (1999) POEMS syndrome: cicatricial alopecia as an unusual cutaneous manifestation associated with an underlying plasmacytoma. J Am Acad Dermatol 40:808–812

Umschriebene Hypertrichosen

▓ Kongenitale und hereditäre umschriebene Hypertrichosen

Definition. Anlagebedingte umschriebene Vermehrung von Haaren mit oder ohne assoziierte kutane oder andere Fehlbildungen.

Vorkommen. Einzelne Entitäten häufig (kongenitale melanozytäre Nävi, Melanosis naeviformis Becker, Hypertrichosis pinnae auris), andere selten.

Ätiopathogenese. Nävoide Entwicklungsstörung mit umschriebener Vermehrung von Haarfollikeln im Sinne eines Hamartoms bzw. organoiden Nävus oder mit umschriebener Anagenphasenverlängerung.

Klinik (Tab. 5.69). *Naevus pigmentosus et pilosus.*
Kongenitale pigmentierte Nävuszellnävi weisen
häufig eine vermehrte, meist stark pigmentierte,
derbe Behaarung auf. Entsprechend ihrer
Größenausdehnung werden kleine (< 1,5 cm),
mittelgroße (1,5–20 cm) und große (> 20 cm) Nävi unterschieden, die sich in ihrer Prognose hinsichtlich Melanomentwicklung unterscheiden. So
wie für die generalisierte Hypertrichose zoologi-
sche Epitheta obsolet sind, ist aus Respekt für die
menschliche Würde der Betroffenen auch für die
kongenitalen Riesenpigmentnävi (Abb. 5.260) die
Bezeichnung „Tierfellnävus" unangebracht.
Melanosis neurocutanea (Touraine-Syndrom).
Neurokutane Phakomatose mit ausgedehnten
(bei Neugeborenen > 9 cm am Kopf und > 6 cm
am Körper), kongenitalen, behaarten Nävuszellnävi der Haut und gleichartiger Ansammlung
von Pigment bildenden Nävuszellen in den Leptomeningen von Gehirn und Rückenmark. In
64% entwickelt sich ein okklusiver Hydrocephalus internus mit schweren zerebralen Störungen,
in 62% ein malignes Melanom (sog. neurokutane Melanoblastose) im frühen Lebensalter.
Melanosis naeviformis Becker. Meist in der
Adoleszenz unilateral vorwiegend im Schulter-,
oberen Rumpf- oder Oberarmbereich auftreten-

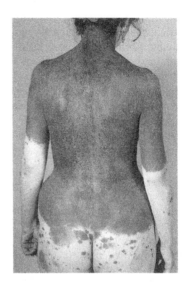

Abb. 5.260. Kongenitaler Riesenpigmentnävus

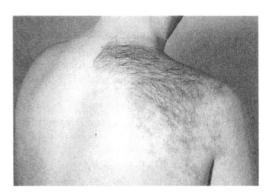

Abb. 5.261. Melanosis naeviformis Becker

Tabelle 5.69. Kongenitale und hereditäre umschriebene Hypertrichosen

- ▓ Kongenitale Nävuszellnävi (Naevus pigmentosus et pilosus)
  - – klein (< 1,5 cm)
  - – mittelgroß (1,5–20 cm)
  - – Riesenpigmentnävus (> 20 cm)
  - – Melanosis neurocutanea (Touraine-Syndrom)
- ▓ Melanosis naeviformis Becker
- ▓ Naevus musculi arrector pili
- ▓ Haarige Polythelie
- ▓ Familiäre umschriebene Hypertrichosen
  - – familiäre Hypertrichosis cubiti
  - – Hypertrichosis pinnae auris
  - – haarige Handteller und Fußsohlen (zirkumskripte piläre
    Dysembryoplasie der Handteller)
- ▓ Nävoide Hypertrichosen
  - – nävoide Hypertrichose
  - – anteriore zervikale Hypertrichose
  - – kongenitale Hemihypertrophie mit Hypertrichose
  - – andere sekundäre nävoide Hypertrichosen
- ▓ Hypertrichose bei Dysrhaphie
- ▓ Haarkragenzeichen
- ▓ Hypertrichose der Wimpern bzw. Brauen
  - – Trichomegaliesyndrom Oliver-McFarlane
  - – Synophrys

de umschriebene Hyperpigmentierung mit Hypertrichose. Die Veränderung tritt meist sporadisch auf, ca. 4-mal häufiger beim männlichen
Geschlecht, zunächst als hell- bis dunkelbraune,
oft bizarr konfigurierte Hyperpigmentierung, in
der später in ca. 80% der Fälle kräftige dunkel
pigmentierte Haare entstehen (Abb. 5.261). Ein
Auftreten nach dem 3. Lebensjahrzehnt ist selten, die Hypertrichose ist progredient und
bleibt bei der Hälfte der Patienten ab dem 30.
Lebensjahr unverändert bestehen.
Naevus musculi arrector pili. Klinisch und
histologisch mit der Melanosis naeviformis Becker Ähnlichkeiten aufweisende, seltene, kongenitale hamartomöse Fehlbildung mit fokaler
Vermehrung von Mm. arrectores pilorum entsprechenden glatten Muskelfaserbündeln. Meist
handelt es sich um einen am Stamm lokalisier-

ten unilokulär flächigen Bezirk mit Pigmentierung und Hypertrichose und meist auch Hyperpigmentierung. Reibung führt zu einer erkennbaren Piloarrektion.

Haarige Polythelie. Eine oder mehrere akzessorische Mamillen, ein- oder beidseitig, in Verbindung mit einem Haarbüschel im Bereich der gedachten Milchleiste (häufiger abdominal gelegen). Die Assoziation mit Urogenitalfehlbildungen wurde als mammorenales Syndrom bezeichnet.

Familiäre umschriebene Hypertrichosen:
◼ *Hypertrichosis pinnae auris* (MIM 139500; Y-chromosomal vererbte Form MIM 425500). Nur beim männlichen Geschlecht mit einer besonderen Prädilektion für Inder (in Madras sind bis zu 70% der Männer bis zum 70. Lebensjahr betroffen) vorkommende, ab ca. dem 20. Lebensjahr sich verstärkende, umschriebene Hypertrichose an beiden Ohren mit pigmentierten Terminalhaaren an Helix und Anthelix (Abb. 5.262). Abzugrenzen ist die viel häufiger anzutreffende Barbula tragica in Form pigmentierter Terminalhaare, die altersabhängig mitunter büschelartig hinter dem Tragus aus dem äußeren Gehörgang wachsen.
◼ *Hypertrichosis nasi* (MIM 139630). Ebenfalls nur beim männlichen Geschlecht anzutreffende Terminalhaarhypertrichose der Nasenspitze (Abb. 5.263).
◼ *Familiäre Hypertrichosis cubiti* (MIM 139600) Bei Geburt bereits vorhandene dichte Vellus-

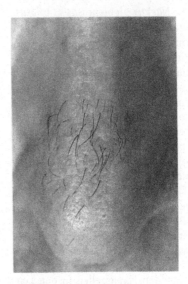

Abb. 5.263. Hypertrichosis nasi

behaarung symmetrisch im seitlichen Ellenbogenbereich und an den Streckseiten der Unterarme, die bis etwa zum 5. Lebensjahr an Intensität zunimmt, um bis zur Pubertät eine dem Geschlecht, dem Alter und der Lokalisation entsprechende Normalisierung zu erfahren.
◼ *Haarige Handteller und Fußsohlen, zirkumskripte piläre Dysembryoplasie der Handteller* (MIM 139650). Über ein familiäres Vorkommen von symmetrisch an Handtellern und Fußsohlen lokalisierte Bezirke mit Haarfollikeln wurde vereinzelt berichet (Jackson et al. 1975, Camacho u. Campora 1991).

Nävoide Hypertrichosen:
◼ *Nävoide Hypertrichose.* Meist bei Geburt vorhandene oder sich kurz danach entwickelnde, umschriebene fleckförmige Vermehrung pigmentierter Terminalhaare ohne assoziierte kutane oder andere Fehlbidlungen. Auch fehlt die für eine Melanosis naeviformis Becker typische Hyperpigmentierung. Überwiegend handelt es sich um einen solitären Herd, seltener um multifokale Bezirke, die sich dann nach den Blaschko-Linien orientieren können (Mosaizismus).
◼ *Anteriore zervikale Hypertrichose.* Umschriebene fleckförmige Vermehrung pigmentierter Terminalhaare auf dem Ventralaspekt des Halses. Familiäres Vorkommen in Verbindung mit einer peripheren sensomotorischen Neu-

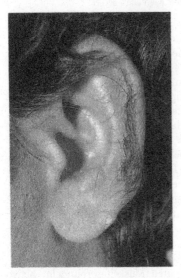

Abb. 5.262. Hypertrichosis pinnae auris

ropathie wurde beschrieben (familiäre anteriore zervikale Hypertrichose MIM 239840).

▨ *Kongenitale Hemihypertrophie mit Hypertrichose.* Kongenitale Hypertrophie einer Körperhälfte, auch partiell vorkommend (Gesicht, obere oder untere Extremitäten), die zusammen mit Beteiligung der paarigen inneren Organe (Urogenitaltrakt) und auf der betroffenen Seite mit Hypertrichose auftreten kann. Eine assoziierte geistige Retardierung kommt in 10–20% vor. Es besteht ein erhöhtes Risiko für die Entwicklung von Wilms-Tumoren (3%), Nebennierenrindentumoren und Hepatoblastomen.

▨ Eine umschriebene Hypertrichose kann auch mit einer zirkumskripten Lipatrophie, Skoliose (familiäre zervikale Hypertrichose mit Skoliose MIM 117850) oder vaskulären Fehlbildung vorkommen. Diese Formen der nävoiden Hypertrichose wurden als sekundäre nävoide Hypertrichose (Camacho) bezeichnet und unterscheiden sich von der (primären) nävoiden Hypertrichose durch das Vorhandensein von weiteren kutanen oder anderen Fehlbildungen. Auch kommt eine umschriebene Hypertrichose im Zusammenhang mit plexiformen Neurofibromen bei der Neurofibromatose Recklinghausen vor.

Hypertrichose bei Dysrhaphie. Umschrieben verstärkte Terminalbehaarung in Form eines Büschels median über der Wirbelsäule (Abb. 5.264) in Assoziation mit einer spinalen Dysrhaphie (Spina bifida, Diastematomyelie, Meningozele, Meningomyelozele). Die am häufigsten lumbosakral lokalisierte Hypertrichose wird auch als „Faunschwanz" bezeichnet.

Haarkragenzeichen. Kragenartig angeordnete Haarbüschel in der Zirkumferenz einer Der-

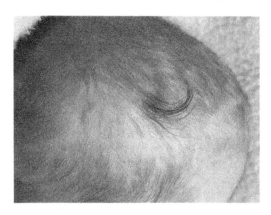

Abb. 5.265. Haarkragenzeichen

moidzyste, Aplasia cutis congenita (im Rahmen einer kranialen Dysrhaphie) oder heterotopen Hirngewebes am Skalp (Abb. 5.265).

Diagnostik. Die Diagnose ergibt sich aus dem Befund einer umschriebenen Hypertrichose und ihrer besonderen Lokalisation sowie eventuell assoziierter Anomalien. Bei den umschriebenen Hypertrichosen median über der dorsalen Wirbelsäule sind sorgfältige pädiatrisch-neurologische Abklärung und Verlaufsbeobachtung betroffener Kinder hinsichtlich vorhandener oder während des Wachstums möglicher neurologischer Komplikationen angezeigt. Dasselbe gilt vor chirurgischen Eingriffen (z.B. Exzision der Hypertrichose) in diesem Bereich. Ebenfalls ist beim Haarkragenzeichen vor operativen Eingriffen eine sorgfältige Abklärung mittels bildgebender Verfahren (evtl. CT, MRT) angezeigt, um die Tiefenausdehnung abzuschätzen bzw. eine Verbindung mit dem Intrakranium auszuschließen oder nachzuweisen.

Differenzialdiagnose. Erworbene umschriebene Hypertrichosen.

Verlauf und Prognose. Die nävoide Hypertrichose ist in der Regel permanent, während die familiäre Hypertrichosis cubiti bis zur Pubertät eine dem Geschlecht, dem Alter und der Lokalisation entsprechende Normalisierung erfährt bzw. die Hypertrichosis pinnae auris mit dem Alter zunimmt. Bei den umschriebenen Hypertrichosen mit assoziierten Anomalien, z.B. Hypertrichose bei Dysrhaphie, hängt die Prognose der Komplikationen von der Ausprägung der assoziierten Anomalie ab.

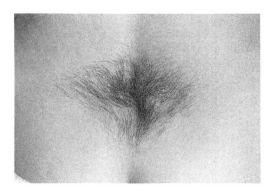

Abb. 5.264. Hypertrichosis bei Dysraphismus (Faunschwanz)

Prophylaxe und Therapie. Bleichung, Rasur, Epilation (mechanisch, Elektroepilation, Photo-/Laserepilation) bzw. Exzision. Wo angezeigt, Behandlung der assoziierten Anomalie. Bei den kongenitalen Nävuszellnävi können je nach Größe und Lokalisation die ästhetische Beeinträchtigung und die lokalen Komplikationen (Follikulitis z.B. nach Epilation, evtl. mit Ausbildung von Haargranulomen und metaplastischer Ossifikation – sog. Nanta-Nävus) sowie das maligne Entartungspotenzial eine Exzision notwendig machen. Insbesondere bei den Riesenpigmentnävi (> 20 cm Durchmesser) ist das Risiko (5–10%) für ein malignes Melanom bereits in der Kindheit und Adoleszenz gegeben, sodass in diesen Fällen eine Dermabrasion in den ersten Lebenstagen oder eine frühzeitige prophylaktische Exzision mit plastisch-chirurgischer Defektdeckung anzustreben ist. Engmaschige Kontrollen unter Zuhilfenahme bildgebender Dokumentationsverfahren sind angezeigt.

▧ Literatur

Ardinger HH (1993) Anterior cervical hypertrichosis versus hairy throat. Clin Dysmorphol 2:186–187

Braddock SR, Jones KL, Bird LM et al. (1995) Anterior cervical hypertrichosis: a dominantly inherited isolated defect. Am J Med Genet 55:498–499

Camacho F, Campora RG (1991) Circumscribed pilary dysembryoplasia of the palms. Dermatologica 182:63–64

Chang SN, Hong CE, Kim DK, Park WH (1997) A case of multiple nevoid hypertrichosis. J Dermatol 24:337–341

Commens C, Rogers M, Kan A (1989) Heterotopic brain tissue presenting as bald cysts with a collar of hypertrophic hair. The 'hair collar' sign. Arch Dermatol 125:1253–1256

Drolet B, Prendiville J, Golden J et al. (1995) 'Membranous aplasia cutis' with hair collars. Congenital absence of skin or neurectodermal defect? Arch Dermatol 131:1427–1431

Drolet BA, Clowry L Jr, Mc Tigue MK, Esterly NB (1995) The hair collar sign: marker for cranial dysraphism. Pediatrics 96:309–313

Dudding TE, Rogers M, Roddick LG et al. (1998) Nevoid hypertrichosis with multiple patches of hair that underwent almost complete spontaneous resolution. Am J Med Genet 79:195–196

Escaloneilla P, Aguilar A, Gallego M et al. (1996) A new case of hairy elbows syndrome (hypertrichosis cubiti). Pediat Dermatol 13:303–305

Flannery DB, Fink SM, Francis G, Gilamn PA (1989) Hypertrichosis cubitis. Am J Med Genet 32:482–483

Garty BZ, Snnir M, Kremer I et al. (1997) Retinal changes in familial peripheral sensory and motor neuropathy associated with anterior cervical hypertrichosis. J Pediat Ophthalmol Strabismus 34:309–312

Hurwitz S, Klaus SN (1971) Congenital hemihypertrophy with hypertrichosis. Arch Dermatol 103:98–100

Illig L, Weidner F, Hundeiker M et al. (1985) Congenital nevi less than or equal to 10 cm as precursors to melanoma. 52 cases, a review, and a new conception. Arch Dermatol 121:1274–1281

Jackson CE, Callies QC, Krull EA, Mehregan A (1975) Hairy cutaneous malformations of palm and soles. A hereditary condition. Arch Dermatol 111:1146–1149

McAtee-Smith J, Hebert AA, Rapini RP, Goldberg NS (1994) Skin lesions of the spinal axis and spinal dysraphism. Fifteen cases and a review of the literature. Arch Pediat Adolesc Med 148:740–748

Miller ML, Yeager JK (1995) Hairy elbows. Arch Dermatol 131:858–859

Panizzon R, Brüngger H, Vogel A (1984) Zur Problematik des Becker-Nävus. Eine klinisch-histologisch-elektronenmikroskopische Untersuchung an 39 Patienten. Hautarzt 35:578–584

Reed OM, Mellette JR, Fitzpatrick JE (1989) Familial cervical hypertrichosis with underlying kyphoscoliosis. J Am Acad Dermatol 20:1069–1072

Rupert LS, Bechtel M, Pellegrini A (1994) Nevoid hypertrichosis: multiple patches associated with premature graying of lesional hair. Pediat Dermatol 11:49–51

Slifman NR, Harrist TJ, Rhodes AR (1985) Congenital arrector pili hamartoma. A case report and review of the spectrum of Becker's melanosis and pilar smooth-muscle hamartoma. Arch Dermatol 121:1034–1037

Thursfield WRR, Ross AA (1961) Faun tail (sacral hirsuties) and diastematomyelia. Br J Dermatol 73:328–336

Trattner A, Hodak E, Sagie-Lerman T et al. (1991) Familial congenital anterior cervical hypertrichosis associated with peripheral sensory and motor neuropathy – a new syndrome? J Am Acad Dermatol 25:767–770

▓ Erworbene umschriebene Hypertrichosen

Definition. Erworbene und (meist) reversible zirkumskripte Transformation in normaler Zahl und Verteilung vorhandener Vellushaare in Terminalhaare.

Vorkommen. Nicht selten.

Ätiopathogenese. Im Einzelnen unbekannt. Vermutet werden u.a. umschriebene Veränderungen der Hautdurchblutung und -temperatur infolge chronischer kutaner Entzündungen oder einer lokalen neurovaskulären Dysregulation sowie Änderungen innerhalb der kutanen extrazellulären Matrix.

Klinik. Die verschiedenen Störungen, die mit einer sekundären oder symptomatischen, umschriebenen Hypertrichose einhergehen können, sind in Tab. 5.70 aufgeführt. Oft steht klinisch zunächst die Grundkrankheit im Vordergrund. Die umschriebene Hypertrichose bei prätibialem Myxödem (Abb. 5.266) ist wahrscheinlich auf eine veränderte Zusammensetzung der extrazellulären Matrix (Mucopolysaccharide) zurückzuführen.

Tabelle 5.70. Erworbene umschriebene Hypertrichosen

▓ Wiederholte exogene Traumatisierung
- längere Hautokklusion durch Verbände (z.B. Gipsimmobilisation)
- anhaltender berufsbedingter Druck auf die Haut
- exkoriierte Insektenstiche

▓ Chronische kutane Entzündung
- Lichen simplex chronicus
- Randbereich von Narben
- entzündlich irritierte Impfnarben (Diphtherie, Tetanus, BCG)
- nach rezidivierenden Thrombophlebitiden
- nach Sklerotherapie
- über chronischen Osteomyelitisherden

▓ Neurovaskuläre Dysregulation
- Sudeck-Dystrophie
- periphere Neuropathie
- chronische venöse Insuffizienz

▓ Veränderung der extrazellulären Matrix
- prätibiales Myxödem

▓ Erworbene Trichomegalie
- Trachom
- Kala-Azar
- Interferontherapie (B-Zell-Lymphom, Kaposi-Sarkom)
- Ciclosporin-A-Therapie (Immunsuppression)
- topische Latanoprost-Therapie (bei Glaukom)
- AIDS

Diagnostik. Die Diagnose ergibt sich aus dem Befund einer umschriebenen Hypertrichose und ihrer besonderen Lokalisation, wobei sich die Hypertrichose oft zeitlich und lokalisationsabhängig in einen kausalen Zusammenhang mit einem umschriebenen pathologischen Befund der Haut bringen lässt (Abb. 5.267).

Differenzialdiagnose. Kongenitale und hereditäre Hypertrichosen, speziell nävoide Hypertrichosen und Melanosis naeviformis Becker.
Donordominanz. Eine unerwünschte umschriebene Mehrbehaarung kommt auch vor nach Transplantation stärker behaarter Haut in ein weniger stark behaartes Areal. Infolge Donor-

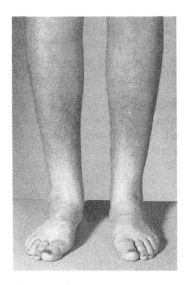

Abb. 5.266. Erworbene umschriebene Hypertrichose bei prätibialem Myxödem

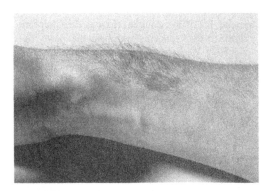

Abb. 5.267. Erworbene umschriebene Hypertrichose durch chronischen Scheuerreiz

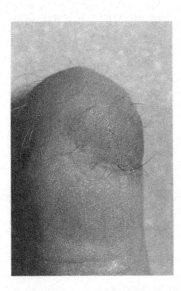

Abb. 5.268. Donordominanz nach Transplantation

dominanz besteht die vermehrte Behaarung fort (Abb. 5.268).

Verlauf und Prognose. Abhängig von der zugrunde liegenden Störung. Die häufiger bei Kindern beobachtete umschriebene Hypertrichose z. B. am Bein nach länger dauernder Okklusion im Gipsverband bildet sich wenige Wochen nach Beendigung der Okklusion zurück. Die Hypertrichose im Bereich von Impfnarben oder Wunden wird oft kaum bemerkt, weil häufig nur wenige Follikel betroffen sind.

Prophylaxe und Therapie. Richtet sich nach der zugrunde liegenden Störung, wobei diese klinisch gegenüber der Hypertrichose oft im Vordergrund steht.

Literatur

Camacho F (1995) Acquired circumsribed hypertrichosis in the 'costaleros' who bear the 'pasos' during Holy Week in Seville, Spain. Arch Dermatol 131:361–363

Friederich HC, Gloor M (1970) Postoperative „irritative" Hypertrichose. Z Haut Geschlechtskr 45:419–426

Kara A, Kanra G, Alanay Y (2001) Localized acquired hypertrichosis following cast application. Pediat Dermatol 18:57–59

Naveh Y, Friedman A (1972) Transient circumscribed hypertrichosis following chickenpox. Pediatrics 50: 487-488

Soyuer U, Aktas E, Ozesmi M (1988) Postphlebitic localized hypertrichosis. Arch Dermatol 124:30

Trichomegalie

Definition. Zustand des aborm kräftigen und langen Wachstums der Wimpern.

Trichomegaliesyndrom Oliver-McFarlane (MIM 275400). Kongenitale Assoziation von langen Wimpern (bis 4 cm lang) und Augenbrauen, Pigmentdegeneration der Retina, proportioniertem Minderwuchs, okzipital akzentuierter Hypotrichose und fraglicher geistiger Retardierung.

Vorkommen. Kommt als isolierte Störung familiär mit autosomal dominantem Erbgang vor (MIM 190330). Trichomegaliesyndrom Oliver-McFarlane (MIM 275400) sehr selten. Die erworbene Form der langen Wimpern (erworbene Trichomegalie), bei Trachom und Kala-Azar bekannt geworden, ist in jüngerer Zeit als unerwünschte Medikamentenwirkung von α-Interferon (B-Zell-Lymphom, Kaposi-Sarkom bei AIDS) und Latanoprost in der topischen Glaukombehandlung beschrieben worden und wird heute nicht selten unter Immunsuppression mit Ciclosporin A oder im Zusammenhang mit einer HIV-Infektion gesehen – HIV-assoziierte erworbene Trichomegalie.

Ätiopathogenese. Die Ätiopathogenese des Trichomegaliesyndroms ist unbekannt. Autosomal rezessiver Erbgang wird vermutet. Chromosomale Veränderungen konnten in den entsprechend untersuchten Fällen nicht festgestellt werden. Auch bestanden keine Hinweise auf Medikamenteneinnahme der Mütter während der Schwangerschaft, noch ließen von den Müttern während der Schwangerschaft durchgemachte Erkrankungen eine einheitliche Schädigungsmöglichkeit erkennen. Generell handelt es sich bei den Wimpern um Terminalhaare, deren Wachstum nicht von steroidalen Hormonen abhängt. Diskutiert wird viel eher der Einfluss von Somatotropin, Prolactin und lokaler Durchblutungsverhältnisse. In ihrer erworbenen Form ist die Trichomegalie als umschriebene Terminalhaarhypertrichose aufzufassen. Trichomegalie bei Trachom wird als Folge der lokalen chronischen Entzündung interpretiert. Die Pathogenese der HIV-assoziierten erworbenen Trichomegalie ist Gegenstand der Spekulation. Diskutiert werden metabolische Einflüsse (HIV-assoziierte Porphyria cutanea tarda), trichogene Medikamente, Immunsuppression (in Analogie zur Trichomegalie unter Ciclosporin A) sowie Kachexie (in Analogie zur Trichomegalie bei

Kala-Azar). Speziell wurde auf die Möglichkeit einer virusinduzierten Erhöhung des Plasmainterferonspiegels hingewiesen. Die Beobachtung einer Trichomegalie unter Behandlung mit α-Interferon sowie erhöhter Serum-α-Interferon-Spiegel bei HIV-assoziierter Hypertrichose zusammen mit der Feststellung einer Rückbildung der Trichomegalie unter Dideoxyinosinebehandlung weisen auf immunologische Pathomechanismen hin. Generell wird eine virusinduzierte Erhöhung nicht näher charakterisierter Immunmediatoren, die zur Stimulation des Haarwachstums führen, postuliert. Jedoch steht auch die direkte Einwirkung des Virus auf den Haarfollikel zur Diskussion. Da zentralnervöse Störungen wie Schädel-Hirn-Trauma oder Enzephalitis zu einer Hypertrichose führen, sei es aufgrund der Sekretion von Neuropeptiden oder erhöhter Plasmainterferonspiegel, die ihrerseits die Sekretion von Neuropeptiden stimulieren können, werden auch ZNS-Störungen diskutiert. In Analogie zur Wirkung von Somatotropin und Prolactin auf das Wachstum der Wimpern wäre somit ein selektiv trichogener Effekt auf die Wimpern vorstellbar. Gerade bei fortgeschrittener HIV-Infektion (AIDS) kommen ZNS-Störungen durch das Virus selbst (HIV-Enzephalopathie) bedingt, durch opportunistische Infekte oder Lymphome gehäuft vor. In einer Mehrzahl publizierter Fälle HIV-induzierter Trichomegalie lagen solche Störungen vor.

Klinik. Während beim Trichomegaliesyndrom Oliver-McFarlane neben langen und kräftigen Wimpern, die regelmäßig geschnitten werden müssen, auch buschige Augenbrauen vorliegen, finden sich bei den erworbenen Formen der Trichomegalie häufiger isoliert überlange Wimpern (Abb. 5.269).

Diagnostik. Bei der HIV-assoziierten erworbenen Trichomegalie kann kein einzelner Faktor wie Medikamente, Malnutrition, Sekundärinfektion und ZNS-Störung als alleinige Ursache des Wimpernwachstums hinreichend ausgemacht werden; sie tritt in der Regel erst bei fortgeschrittener Infektion (AIDS) auf. Auf jeden Fall sollte bei HIV-positiven Patienten mit Trichomegalie der Immunstatus evaluiert und nach Sekundärerkrankungen gefahndet werden.

Differenzialdiagnose. Im Kindesalter ist zu beachten, dass die Wimpern natürlicherweise länger und stärker gebogen sind als bei Erwachsenen. Im Lauf des Lebens werden sie dunkler, gerader und kürzer. Allgemein sind die mittelständigen Wimpern länger als die lateralen und medialen, und die unteren Wimpern sind stets kürzer als die oberen. Die Lebensdauer eines normalen Wimpernhaars beträgt 3–5 Monate.

Demgegenüber erfolgt die volle Ausbildung der Brauen erst in der Pubertät. Die Brauenhaare sind meist dünner als die Kopfhaare. Die Lebensdauer des Brauenhaars beträgt 4 Monate. In der 5.–6. Dekade kann es zu lateralem Haarverlust kommen oder bei Männern zu einer Zunahme der Augenbrauenbuschigkeit bis zu Büschelbildung, vorallem im lateralen Drittel. Ethnisch variierende Besonderheiten der Brauenform sind die Rätzelbildung, eine persistierende Brauenhaarbrücke zwischen beiden Brauen, wie man sie bei Indern, Persern, Armeniern und auf Kreta beobachtet, sowie die Schläfenhaarbrücke zu den lateralen Brauenanteilen.

▓ **Synophrys.** Zusammengewachsene Augenbrauen (Abb. 5.270). Häufig konstitutionell, ohne assoziierte Anomalien (s. Rätzelbildung). Selten im Rahmen kongenitaler Syndrome:

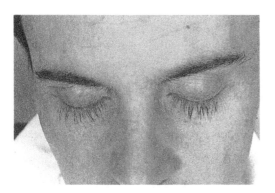

Abb. 5.269. HIV-assoziierte erworbene Trichomegalie

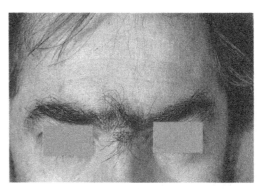

Abb. 5.270. Synophrys

Waardenburg-Syndrom, s. S. 420.

Cornelia-de-Lange-Syndrom (MIM 122470). Überwiegend sporadisch auftretendes Fehlbildung-Retardierungs-Syndrom mit Mikrozephalie, dichten Augenbrauen, Synophrys, langen, kräftigen Wimpern, Epikanthus, kurzer Nase, flachen, breitem Nasenrücken, prominenter Nasenspitze, dreieckförmigem antevertierten Nasenboden, retrahiertem Nasenseptum, wenig strukturiertem, vorstehendem Philtrum, schmaler, konvex gebogener Oberlippe und herabgezogenen Mundwinkeln, Retrogenie, oft tief angesetzten, nach hinten rotierten Ohrmuscheln, Minderwuchs, Extremitätenanomalien, Hypertrichose des Gesichts, des Rückens und der Extremitätenstreckseiten, Genitalanomalien; nicht selten Herzfehlern, häufig auch gastrointestinalen und Nierenanomalien, Fütterungsschwierigkeiten, verzögerter statomotorischer und Sprachentwicklung, dysphoner, eher tiefer, heiserer Stimme und geistiger Behinderung unterschiedlicher Ausprägung.

Haydu-Cheney-Syndrom (MIM 102500). Autosomal-dominant vererbtes Dysplasiesyndrom mit kraniofazialen Anomalien in der Form einer Dolichozephalie mit stark betontem Hinterkopf, flacher Nasenwurzel, hochgewölbten, dichten Augenbrauen, evtl. Synophrys, und Mikrogenie sowie Dentitionsstörungen, Verkürzung der Endphalangen mit Nagelhypoplasie und radiologisch Akroosteolysen. Weniger konstant auch ophthalmologische Störungen und Schwerhörigkeit.

Syndrom der akromegaloiden Fazies (MIM 102150). Autosomal dominant vererbte Erkrankung, die fortschreitend zu einem akromegaloiden Gesichtsausdruck führt mit Verdickung der Lippen- und Mundschleimhaut. Diagnostische Kriterien: im Lauf des 1. Lebensjahrs sich entwickelndes akromegaloides Aussehen des Gesichts mit progredienter Dickenzunahme der Nase, der Lippen, Verdickung der Haut um die Lidspalten, dadurch Verengung der Lidspalten, Synophrys, verdickter Mundschleimhaut mit Betonung von Rugä, Frenula und Zungenfurchung, großen Händen mit teigiger Konsistenz der Haut sowie überstreckbaren Metakarpophalangeal- und Interphalangealgelenken. Differenzialdiagnose Akromegalie.

Chromosom-9$_p$-Syndrom. Dysmorphiesyndrom bedingt durch terminale Deletion des kurzen Arms von Chromosom 9 mit Bruchpunkt in p22 oder p21, überwiegend Neumutation. Diagnostische Kriterien: Trigonobrachyzephalie mit prominenter schmaler Stirn, prominenter Metopika sowie engem bitemporalem Durchmesser, Synophrys, buschige Brauen, mongoloide Lidachsenstellung, Hypertelorismus, Pseudoexophthalmus, Epikanthus, breite eingesunkene Nasenwurzel, kleine Nase mit nach vorne weisenden Öffnungen, langes Philtrum, kleines Kinn, hoher Gaumen, kleine dysplastische Ohrmuscheln mit prominenter Anthelix und angewachsenen Ohrläppchen, kurzer breiter Hals, weit auseinander stehende Mamillen, Genitalhypoplasie, überproportional lange Mittelphalangen mit zusätzlichen Beugefalten, Positionsanomalien der Füße, Herzfehler und schwerer psychomotorischer Entwicklungsrückstand.

Buschige Brauen sind ferner Symptom des Coffin-Siris-Syndroms und Rubinstein-Taybi-Syndroms (S. 458).

▧ **Distichiasis.** Zweireihig in den vier Augenlidern angeordnete Wimpern. Leitsymptom des hereditären Distichiasis-Lymphödem-Syndroms (MIM 153400) in Assoziation mit chronischem Lymphödem der unteren Extremitäten, Pterygium colli, partiellem lateralem Ektropium der Unterlider, Ptosis und Wirbeldeformitäten. Dem Syndrom liegt eine Mutation des FOXC2-Gens (eines Transkriptionsfaktors) auf Chromosom 16q24.3 zugrunde.

Verlauf und Prognose. Unter einer retroviralen Therapie kann sich die HIV-assoziierte erworbenen Trichomegalie zurückbilden. Die Prognose ist im Übrigen von der Grunderkrankung abhängig.

Prophylaxe und Therapie. Die Therapie der erworbenen Trichomegalie richtet sich nach der Grunderkrankung. Das Wachstum der Wimpern kann so stark sein, dass diese regelmäßig geschnitten werden müssen.

▧ **Literatur**

Fang J, Dagenais SL, Erickson RP et al. (2000) Mutations in FOXC2 (MFH-1), a forkhead family transcription factor, are responsible for the hereditary lymphedema-distichiasis syndrome. Am J Hum Genet 67:1382–1388

Hughes HE, McAlpine PJ, Cox DW, Philipps S (1985) An autosomal dominant syndrome with 'acromegaloid' features and thickened oral mucosa. J Med Genet 22:119–125

Johnson SM, Kincannon JM, Horn TD (1999) Lymph-edema-distichiasis syndrome: report of a case and review. Arch Dermatol 135:347–348

Mangion J, Rahman N, Mansour S et al. (1999) A gene for lymphedema-distichiasis maps to 16q24.3. Am J Hum Genet 65:427–432

Oliver GL, Mc Farlane DC (1965) Congenital tricho-megaly with associated pigmentary degeneration of the retina, dwarfism and mental retardation. Arch Ophthal 74:169–171

Sampson JR, Tolmie JL, Cant JS (1989) Oliver-McFar-lane syndrome: a 25-year follow-up. Am J Med Genet 34:199–201

Zaun H, Stenger D, Zabransky S, Zankl M (1984) Das Syndrom der langen Wimpern („Trichomegaliesyn-drom", Oliver-McFarlane). Hautarzt 35:162–165

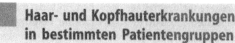

Haar- und Kopfhauterkrankungen in bestimmten Patientengruppen

> Ein Menschenleben – ach, es ist so wenig
> ein Menschenschicksal aber ist so viel!
> FRANZ GRILLPARZER

Haar- und Kopfhauterkrankungen im Kindesalter

Der Anteil Kinder unter 10 Jahren beträgt 5% der trichologischen Patienten in einer all-gemeindermatologischen Praxis. Während Alo-pecia areata, Tinea capitis und Trichotillomanie die häufigsten Ursachen von Haarverlust im Kindesalter darstellen, gibt es eine Reihe selte-ner, aber nicht weniger bedeutsamer kongenita-ler und hereditärer Störungen, die zu einer ver-minderten Haarproduktion (Hypotrichose, Atri-chie) oder zur Produktion eines abnormalen Haarschafts führen. Diese Störungen treten häu-figer als isolierte Anomalie auf, können aber auch Symptome einer allgemeinen Dysmorpho-genese im Rahmen komplexer Syndrome, z.B. Ektodermaldysplasien, oder kongenitaler meta-bolischer Störungen sein (Abb. 5.271).

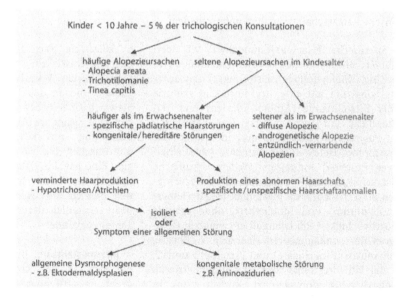

Abb. 5.271. Ursachen von Alopezien im Kindesalter

▓ **Ektodermaldysplasien.** Bei den ektodermalen Dysplasien handelt es sich um eine heterogene Krankheitsgruppe, bei der Störungen in der frühembryonalen Entwicklung von Derivaten des Ektoderms zu klinisch vielgestaltigen Krankheitsbildern führen, die definitionsgemäß kongenital und nicht progressiv sind. Sie wurden von Freire-Maia u. Pinheiro (1984) willkürlich entsprechend der Kombination von mindestens zwei von vier der betroffenen Strukturen – Haare, Zähne, Nägel und Schweißdrüsen – klassifiziert. Für die präzise diagnostische Einordnung sind eine sorgfältige Bestandsaufnahme assoziierter Anomalien und eine genetische Familienanalyse in Zusammenarbeit mit dem Humangenetiker erforderlich.

▓ **Kongenitale metabolische Störungen.** Bei Kindern mit psychomotorischen oder neurologischen Auffälligkeiten und abnormen Haaren empfiehlt sich die Durchführung einer licht- und polarisationsmikroskopischen Haarschaftuntersuchung, Gesamtschwefelbestimmung des Haars, elektrophoretischer Aminosäurenanalysen von Blut und Urin sowie Zink-, Kupfer- und Caeruloplasminbestimmungen im Serum.

Gegenüber den im Erwachsenenalter mehrheitlich haarkosmetisch verursachten Haarschaftschäden treten im Kindesalter kongenitale Haarschaftanomalien in den Vordergrund. Aufgrund der mikroskopischen Haarschaftuntersuchung wird zwischen spezifischen und unspezifischen Haarschaftanomalien unterschieden:

▓ **Spezifische Haarschaftanomalien.** Pili torti können auf das Vorliegen einer Trichopoliodystrophie (Kupferstoffwechselstörung), Trichorrhexis congenita auf eine Argininsuccinylazidurie oder Zitrullinämie (Aminoazidurien) und Trichoschisis mit tigerschwanzartiger Bänderung im Polarisationsmikroskop auf eine Trichothiodystrophie (Defekt in der Synthese schwefelhaltiger Proteine) hinweisen. Weitere spezifische Haarschaftanomalien mit erhöhter Haarbrüchigkeit sind Trichorrhexis invaginata (beim Netherton-Syndrom) und Monilethrix, ohne erhöhte Haarbrüchigkeit Pili trianguli et canaliculi (Syndrom der „unkämmbaren Haaren"), Wollhaare, Pili anulati (Ringelhaare) und Pseudopili anulati.

Bei Pili torti sollte stets eine audiometrische Untersuchung durchgeführt werden, um im Rahmen eines Björnstad- oder Crandall-Syndroms eine assoziierte Innenohrschwerhörigkeit frühzeitig zu erfassen.

▓ **Unspezifische Haarschaftanomalien.** Andere gegenüber den oben genannten Haarschaftanomalien unspezifische Schaftveränderungen sind Pili torti et canaliculi (twisting dystrophy), die bei Hypotrichosis hereditaria Marie Unna, einer Reihe Ektodermaldysplasien (u. a. EEC-, AEC- und Rapp-Hodgkin-Syndrom) sowie sekundär im Randbereich narbiger Alopezien (erworbene Pili torti) angetroffen werden, sowie sekundäre Haarschaftveränderungen als Ausdruck einer erhöhten Haarfragilität infolge anderer Schaftanomalien oder exogen traumatisierender Einflüsse, wie Pseudomonilethrix (Quetschartefakt), sekundäre Trichorrhexis nodosa, Trichoklasie, Trichoptilosis, Trichonodosis und Blasenhaare.

▓ Physiologie des Haarwachstums im Kindesalter

▓ **Lanugohaare.** Während der Fetalentwicklung ist der gesamte Körper des Fetus mit feinen, unpigmentierten und marklosen Haaren, den Lanugohaaren bedeckt. Das Wachstum der Lanugohaare weist zwei Phasen auf: Die erste Lanugobehaarung wird im 7.–8. Schwangerschaftsmonat in utero abgestoßen, die zweite bis spätestens zum 3. Lebensmonat. Eine starke Lanugobehaarung, vor allem im Bereich von Gesicht, Skalp und Augenbrauen, findet sich nur nach der Geburt unreifer Neugeborener. Eine Persistenz der Lanugobehaarung liegt dem sehr seltenen Krankheitsbild der Hypertrichosis lanuginosa congenita zugrunde.

▓ **Vellushaare.** Nach dem Verlust der Lanugobehaarung entwickeln sich die feinen und gering pigmentierten Vellushaare, die am besten im Gesicht und an den Unterarmen sichtbar sind. Sie wachsen zeitlebens, auch in Regionen, in denen sich später im Allgemeinen eine Terminalbehaarung entwickelt, inkl. behaartem Kopf, und machen bis zu 25% der Haarpopulation aus. Eine nävoide Entwicklungsstörung mit Persistenz von Vellushaaren in einem umschriebenen Bereich mit frontotemporaler Lokalisation liegt vermutlich der Alopecia triangularis congenita zugrunde.

▓ **Intermediärhaare.** Bis zum 2. Lebensjahr findet sich an der Kopfhaut ein Haartyp, der gröber ist als Lanugo- und Vellushaar, ebenfalls wenig pigmentiert und eine deutliche, jedoch unvollständig ausgebildete Medulla aufweist. Dieser erscheint im 7.–9. Lebensmonat und wird ab dem 2. Lebensjahr durch das dickere und stärker pigmentierte Terminalhaar ersetzt. Offensichtlich ist der einzelne Haarfollikel in der Lage, zu verschiedenen Zeiten Lanugo-, Vellus-, Intermediär- und Terminalhaaren zu bilden. Eine Umkehr des Prozesses mit Transformation von Terminalhaaren zu Intermediär- bzw. Vellushaaren liegt später der androgenetischen Alopezie zugrunde. Ausnahmsweise kann diese sich bereits im Kindesalter ausbilden – Alopecia androgenetica praecox.

▓ **Terminalhaare.** Das dicke und häufig pigmentierte Terminalhaar findet sich bis zur Pubertät an der Kopfhaut, den Augenbrauen und Wimpern sowie anschließend als charakteristisches sekundäres Geschlechtsmerkmal in den von Sexualhormonen abhängigen Körperregionen. Eine bei sonst gesunden Kindern nicht selten vorkommende verstärkte Terminalbehaarung in diffuser, von Androgenen unabhängiger Verteilung liegt der präpuberalen Hypertrichose zugrunde.

▓ **Okzipitale Säuglingsalopezie** (Abb. 5.272). Zum Zeitpunkt der Geburt wächst das Haar synchronisiert in Form zweier aufeinander folgenden Wellen von frontal Richtung okzipital über die Kopfhaut, danach entwicklt sich ein asynchrones Haarwachstum (Mosaikmuster). In der 20. Woche der Fetalentwicklung finden sich im Bereich der gesamten Kopfhaut gut ausgebildete Haarfollikel in Anagenphase. Bis zur 28. Woche gehen die Haarfollikel in einer Welle, die in zephalokaudaler Richtung fortschreitet, in die Katagen- und schließlich in die Telogenphase über. Während die meisten Telogenhaare der Frontal- und Parietalregion bereits in utero abgestoßen werden, befinden sich die Haare in der Okzipi-

talregion bis kurz vor dem Geburtstermin weiterhin in der Anagenphase, ehe sie in die Telogenphase eintreten. Zu diesem Zeitpunkt folgt in der Frontoparietalregion erneut eine Anagenphase, die wiederum wellenförmig fortschreitet. Da kurz nach der Geburt in der Okzipitalregion die telogenen Haare vorherrschen, kommt es nach 8–12 Wochen zur Ausbildung einer physiologischen okzipitalen Alopezie des Neugeborenen. Gegen Ende des 1. Lebensjahrs geht die bisherige Synchronisierung des zyklischen Haarwachstums verloren, und jeder Haarfollikel durchläuft nun unter normalen Bedingungen unabhängig von seinem Nachbarfollikel den Haarwachstumszyklus. Die Gesamtlänge des Haars ist dabei in Abhängigkeit von der Länge der Anagenphase zwischen Individuen einer großen Variationsbreite unterworfen. Eine stark verkürzte Anagenphase liegt der Hypotrichosis hereditaria simplex infolge kurzer Anagenphase (Barraud-Klenovsek u. Trüeb 2000) zugrunde.

Haarfarbe

Die Physiologie der normalen Haarpigmentierung sowie die Veränderungen der Haarfarbe werden auf S. 414 ff. ausführlich erörtert. Besonders blondes, rotes und hellbraunes Kopfhaar hat im Kindesalter oft einen helleren Farbton, der meist zwischen dem 13. und 20. Lebensjahr nachdunkelt. Veränderungen der Haarfarbe sind in Tab. 5.71 aufgeführt.

▓ Trichoglyphen (Muster der Haarwachstumsrichtung)

Haare treten nicht vertikal zur Hautoberfläche heraus, sondern geneigt. Der Winkel zur Hautoberfläche ergibt Ströme bzw. Muster der Haarwachstumsrichtung. Von Haarwirbeln ausgehend breiten sich diese Muster spiralig aus. Das Zentrum des Wirbels ist durch das divergierende Wachstum einer kleinen Gruppe von Haarfollikeln charakterisiert. Dagegen entstehen Haarscheitel, wenn das Wachstum benachbarter Haarfollikel in einer Linie entgegengesetzt verläuft. Häufiger ist der Scheitel ein frisurtechnisches Produkt. Die Muster der Haarwachstumsrichtung werden als Trichoglyphen bezeichnet. Sie werden in der Embryonalentwicklung zwischen der 10. und 18. Woche angelegt.

Zur Erklärung des Mechanismus, der für die Entstehung der Neigungswinkel der Haare und

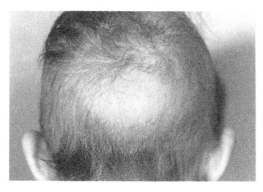

Abb. 5.272. Okzipitale Säuglingsalopezie

Tabelle 5.71. Störungen der Haarpigmentierung im Kindesalter

Physiologische Variationen der Haarfarbe
▧ Rutilismus
▧ Heterochromie
Hereditäre hypomelanotische Haaranomalien
▧ okulokutaner Albinismus
▧ Piebaldismus
▧ piebeladismusverwandte Syndrome: Waardenburg-, Woolf-Dolowitz-Aldous-, Ziprkowski-Margolis-Syndrom
▧ Hermansky-Pudlak-Syndrom
▧ Phakomatosen: tuberöse Sklerose, Neurofibromatosis Recklinghausen
Naevus achromicus bzw. Hypomelanosis Ito
Syndrome mit silbergrauen Haaren
▧ Chediak-Higashi-Syndrom
▧ Griscellil-Pruniéras-Syndrom
▧ neuroektodermales melanolysosomales Syndrom
▧ partieller Albinismus mit Immundefizienz
Haarfarbänderungen bei Stoffwechselstörungen (Pigmentdilution)
▧ Trichopoliodystrophie
▧ Aminosäurenstoffwechselkrankheiten: Phenylketonurie, Homozystinurie, Methionin-Malabsorptionssyndrom
▧ Proteinunterernährung (Flaggenzeichen)
Canities praecox
▧ familiär
▧ Canities symptomatica
▧ syndromatisch: z. B. Progerien (Werner-, Hutchinson-Syndrom)
Erworbene lokalisierte hypomelanotische Störungen (Poliosis circumscripta)
▧ Alopecia areata (migratorische Poliose)
▧ Vitiligo
▧ Halonävus
Exogene Haarfarbänderungen
▧ medikamentös bedingte Farbänderungen: z. B. Chloroquin, Hydroxychloroquin
▧ akzidentelle chemische Depigmentierung
▧ Chlorotrichose

damit das Muster der Haarströme (Trichoglyphen) verantwortlich ist, wurden verschiedene Theorien aufgestellt, wobei die Hypothese, dass die Trichoglyphen durch unterschiedliche Scherkräfte in der Haut während der Fetalentwicklung zustande kommen, am meisten Beachtung gefunden hat. Für das Kapillitium würde damit die Entwicklung der Trichoglyphen eng mit dem Wachstum des fetalen Gehirns zusammenhängen. Auf diese Weise bilden die Haarfollikel einen Winkel mit der Hautoberfläche mit dem tiefsten Punkt in Richtung des größten Wachstums des Gehirns. Entsprechend findet sich bei mindestens 95% der Kinder im Bereich der Kopfhaut ein einziger Wirbel in der Parietalregion, der zeitlebens unverändert bestehen bleibt. Bei minimalem zerebralen Wachstum (Mikrozephalie) treten keine Scherkräfte auf und entsprechend entwickeln sich keine Wirbel. Beim anschließenden Wachstum des Gesichtsschädels werden die Haarschäfte von der Stirn zur Scheitelregion hin abgewinkelt. Entsprechend lassen sich auffällige Abweichungen des Behaarungsmusters der Kopfhaut bei Kindern mit zerebralen Entwicklungsstörungen beobachten. Typisch ist die Aufrichtung der Haare in der Frontalregion bei abnormen oder fehlenden parietalen Wirbeln. Sie werden auch bei Dysmorphiesyndromen wie Prader-Willi- und Rubinstein-Taybi-Syndrom beobachtet. Andererseits liegen zunehmend Hinweise vor, dass die Morphologie der Haarfollikel und ihre Beziehung untereinander (Haarfollikelheterogenität und Regionalisierung) durch den Einfluss von „Morphogenen" zustande kommt. Diese sind im Wesentlichen Gene für Adhäsionsrezeptoren, deren spezifische lokale Expression zu einer selektiven Zellaggregation und über intrazelluläre Signaltransduktionprozesse zur Beeinflussung des Genexpressionsmusters betroffener Zellen führt und damit – vereinfachend gesagt – einer Art von „Gruppendynamik".

Die Beziehung zwischen kongenitalen Entwicklungsdefekten der Hirnschädels und den Trichoglyphen wurde schon erwähnt. Eine vergleichende Analyse geistig behinderter Kinder im Vergleich zu normalen Kontrollen deckte eine erhöhte Rate von mehrfachen Wirbelbildungen im Bereich der Kopfhaut auf (Abb. 5.273 a), sodass diese als Dysmorphiezeichen angesehen werden.

Eine Aufrichtung der Haare in der Frontalregion, sog. Cowlick, bedingt durch einen von der Stirn kommenden, entgegengerichteten

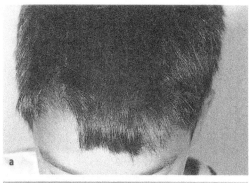

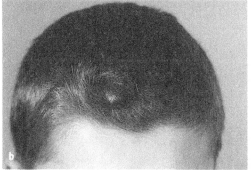

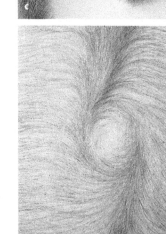

Abb. 5.273. Trichoglyphen. **a** Doppelter frontaler Haarwirbel.
b Cowlick. **c** Ridgeback-Anomalie. **d** Interskapulärer Haarwirbel

Haarstrom (Abb. 5.273 b), findet sich bei 7% der Bevölkerung.

Bei der sog. Ridgeback-Anomalie wächst das Haupthaar von allen Richtungen auf den Vertex zu (Abb. 5.273 c).

Angehörige negroider Rassen mit kurzen, gekräuselten Haaren weisen üblicherweise im Bereich der Kopfhaut keine Trichoglyphen auf, nur 10% haben einen Wirbel in der Parietalregion.

Da die Vellushaare anderer Körperregionen kurz, fein und nur wenig pigmentiert sind, werden Trichoglyphen außerhalb des behaarten Kopfes nur bei genauer Untersuchung erkannt. Sie sind im Rahmen von Terminalhaarhypertrichosen offensichtlicher, wie am Beispiel des Haarwirbels am Rücken bei Kindern mit präpuberaler Hypertrichose (Abb. 5.273 d).

▨ Haarverlust im Kindesalter

Eine vor allem für differenzialdiagnostische Überlegungen nützliche nosologische Klassifikation von Haarverlust im Kindesalter zeigt Tab. 5.72.

▨ **Atrichien und Hypotrichosen** infolge einer primären Follikelanlagestörung. Diese können diffus (Atrichia congenita universalis, Hypotrichosis hereditaria simplex) oder lokalisiert (Alopecia congenita circumscripta, speziell Alopecia triangularis congenita) vorkommen, isoliert oder mit assoziierten Anomalien.

▨ **Aplasien.** Kongenitale Hautdefekte, die nach der Geburt unter Hinterlassung einer narbigen Alopezie epithelisieren (Aplasia cutis congenita). Auch hier handelt es sich um eine heterogene Gruppe von Entwicklungsstörungen, die mit an-

Tabelle 5.72. Differenzialdiagnose von Störungen des Haarwachstums im Kindesalter

Atrichien und Hypotrichosen infolge einer primären Follikelanlagestörung

▨ generalisiert
- Atrichia congenita universalis
- Hypotrichosis hereditaria simplex

▨ lokalisiert
- Alopecia triangularis congenita
- andere Formen der Alopecia congenita circumscripta

▨ mit assoziierten Anomalien
- geistige Retardierung mit/ohne Epilepsie
- Skelettanomalien
- Bazex-Dupré-Christol-Syndrom
- Mendes-da-Costa-van-der Valk-Syndrom
- Hallermann-Streiff-Syndrom
- Ektodermaldysplasien
- kongenitale metabolische Störungen
- Progerien
- kongenitale Poikilodermien

Aplasia cutis congenita

▨ ohne assoziierte Fehlbildungen
▨ mit assoziierten Fehlbildungen
- Fehlbildungen der Gliedmaßen
- organoide Nävi
- über embryonale Verschlussdefekte
- Fetus papyraceus und Plazentarinfarkte
- Epidermolysis bullosa (Bart-Syndrom)
- Teratogene während der Schwangerschaft
- polymalformative Syndrome

Nävoide bzw. hamartomatöse Veränderungen

▨ organoide Nävi (epidermaler Nävus, Naevus sebaceus)
- isoliert
- Epidermalnävus-Syndrom (Schimmelpenning-Feuerstein-Mims-Syndrom)
▨ Wollhaarnävus
▨ generalisiertes Haarfollikelhamartom

Effluvium und Alopezien

▨ okzipitale Säuglingsalopezie (physiologisch)
▨ Störung des zyklischen Haarwachstums
ohne Synchronisation
- Hypotrichosis hereditaria simplex infolge kurzer Anagenphase (Barraud-Klenovsek u. Trüeb 2000)
- Alopecia androgenetica praecox
mit Synchronisation
- diffuses Telogeneffluvium
- anagen-dystrophisches Effluvium
▨ Alopecia areata
- leichte Form mit hoher Spontanremissionsrate (lokalisierte Alopecia areata)
- schwere Form mit geringer Spontanremissionsrate (Alopecia totalis, universalis)
▨ irreversible Schädigung des Haarfollikels (atrophisierende Alopezien)
- Genodermatosen: Incontinentia pigmenti, Epidermolysis bullosa hereditaria, Alopecia ichthyotica, Kopfhaut-

dermatitis bei Ektodermaldysplasien mit Lippen-Kiefer-Gaumen-Spalte, Keratotis-pilaris-atrophicans-Gruppe
- geburtstraumatische Alopezie
- Traktionsalopezie
- andere traumatisch oder physikalisch-chemisch bedingte Alopezien (Trichotillomanie ausgenommen)
- lymphozytenassoziierte primäre fibrosierende Alopezien: Lichen ruber follicularis, chronischer diskoider Lupus erythematodes, Alopecia mucinosa
- neutrophile granulozytenassoziierte primäre fibrosierende Alopezien: Tinea capitis, Folliculitis decalvans, Perifollicultis abscedens et suffodiens, Folliculitis keloidalis nuchae
- sekundäre atrophisierende Alopezien: Sclerodermia circumscripta en coup de sabre, autoimmunbullöse Dermatosen, granulomatöse Infiltrationen, neoplastische Infiltrationen
- Alopecia parvimaculata Dreuw

Trichotillomanie

▨ Epilationstic
- Frustrations- oder psychosoziale Stresshandlung (Kleinkind)
- bei pruriginösen Dermatosen
- in Verbindung mit Trichophagie, Eisenmangel und Pikazismus
▨ Trichotillomanie in Verbindung mit Alopecia areata (fortgesetzte Krankheitsveranstaltung)
▨ Tonsurtrichotillomanie (zwangsneurotische Handlung)
▨ traumatische Alopezie durch Fremdeinwirkung (Kindsmisshandlung)

Pseudoalopezien infolge Haarabbrüchen

▨ kongenitale Haarschaftanomalien mit erhöhter Haarfragilität
- Pili torti
- Trichorrhexis invaginata (Netherton-Syndrom)
- Monilethrix
- Trichorrhexis congenita
- Pseudomonilethrix
▨ erworbene Haarbrüchigkeit
- Tinea capitis (Black-dot-Alopezie)
- Haarabnutzung: sekundäre Trichorrhexis nodosa, Trichoklasie, Trichoptilosis

Loses Anagenhaar

Hypertrichosen und Hirsutismus

▨ Hypertrichose
- Hypertrichosis lanuginosa congenita
- kongenitale universale Hypertrichose (Ambras-Syndrom)
- syndromatische Hypertrichosen
- präpuberale Hypertrichose
- medikamentös induzierte Hypertrichosen
▨ Hirsutismus
- endokriner Hirsutismus
- idiopathischer Hirsutismus
- medikamentös induzierter Hirsutismus

deren, teils schwer wiegenden Fehlbildungen assoziiert sein können.

Nävoide, z. B. hamartomatöse Veränderungen. Nävuszellnävi, organoide Nävi (epidermale Nävi, Naevus sebaceus), Wollhaarnävus, Haarfollikelhamartom. Vor allem große organoide Nävi können ebenfalls mit weiteren Fehlbildungen, insbesondere des ZNS, der Augen und des Skeletts einhergehen (Epidermalnävus-Syndrom oder Schimmelpenning-Feuerstein-Mims-Syndrom).

Effluvien und Alopezien im engeren Sinn (androgenetische Alopezie ausgenommen), erworben durch einen Schaden entzündlicher, toxischer, traumatischer (Trichotillomanie ausgenommen) oder neoplastischer Art am primär gesunden Haarfollikel. Effluvium bezeichnet den Vorgang des vermehrten Haarausfalls, während Alopezie den erworbenen Zustand der sichtbaren Haarverminderung an Stellen, die normalerweise behaart sind, darstellt. Die Alopezie kann erworben sein durch eine Störung des Haarwachstumszyklus (Telogeneffluvium, anagendystrophisches Effluvium), eine anhaltende Störung des zyklischen Haarwachstums (Alopecia areata) oder durch eine irreversible Schädigung des Haarfollikels (atrophisierende Alopezien, z. B. Sclerodermia circumscripta en coup de sabre).

Androgenetische Alopezie (<16. Lebensjahr Alopecia androgenetica praecox) infolge einer genetisch geprägten, androgen- und altersabhängigen progressiven Haarfollikelminiaturisierung. Es gibt zunehmend Hinweise darauf, dass sich eine androgenetische Alopezie auch ohne Androgene manifestieren kann, d. h. vor der Adrenarche (auch wurden Fälle bei Panhypopituitarismus und hypogonadotropem Hypogonadismus beschrieben). In diesen Fällen weist sie fast ausschließlich ein feminines Ausprägungsmuster auf.

Trichotillomanie infolge zwanghaften ausreißens der eigenen Haare vor dem Hintergrund psychopathologischer Momente, meist im Zusammenhang mit Interaktionsstörungen zwischen Familienangehörigen (emotionale Deprivation, Geschwisterrivalität, schulische Überforderung). Wichtige Elemente sind gehemmte und gegen sich selbst fehlgeleitete Aggressionen oft gegenüber einer idealisierten Bezugsperson, Gewohnheitsbildung des Fehlverhaltens und Symbolgehalt der Haare (Individualität, Stärke, Selbstbewusstsein, Unabhängigkeit, Sexualität).

Pseudoalopezie infolge Haarabbrüchen bei kongenitalen Haarschaftanomalien mit erhöhter Haarfragilität oder exogen erworbener Schäden am Haarschaft (Haarabnutzung, Tinea capitis).

Loses Anagenhaar. Zustand der vermehrten Epilierbarkeit der Kopfhaare infolge einer gestörten Verhaftung des Haarschafts in der Haarwurzelscheide. Weil die Haare mechanisch vorzeitig epiliert werden, entsteht der Eindruck, dass die Haare nicht über eine bestimmte Länge hinaus wachsen, und dementsprechend ist der Friseurbesuch selten. Aufgrund der schmerzlosen Epilierbarkeit der Haare kommt es nicht selten akzidentell durch spielerisches „Ausreißen" der Haare, z. B. auf dem Schulhof, zu einer umschriebenen Alopezie, vor allem am Hinterkopf.

Diagnostik von Haarverlust im Kindesalter

Die Ursache der Mehrzahl von Alopezien im Kindesalter lässt sich bereits aufgrund einer strukturierten Anamnese und klinischen Befunderhebung eruieren. Hilfreich ist es, sich bei der klinischen Untersuchung über folgende Fragen systematisch Rechenschaft abzulegen. Sie liefern gleichzeitig die Indikation für weiterführende Untersuchungen bei spezifischen Fragestellungen:

1. Feststellung, ob es sich um einen kongenitalen Zustand oder um eine erworbene Störung handelt. Angeborener oder früh aufgetretener Haarmangel muss an eine hereditäre Störung denken lassen, bei der eine positive Familienanamnese und weitere, assoziierte Fehlbildungen vorliegen können.
2. Unterscheidung herdförmig umschriebener Formen des Haarverlusts von einem generalisierten Befall. Dabei kann eine besondere Konfiguration umschriebener Alopezien diagnostisch hilfreich sein. Charakteristisch sind beispielsweise die dreieckförmige Begrenzung der frontotemporal gelegenen Alopecia triangularis congenita; die scharf begrenzte, oft runden, multilokulären oder polyzyklisch konfluierenden Herde der Alopecia areata; die vergleichbar scharfe, aber typischerweise nicht runde Konfiguration der Trichotillomanie; die säbelhiebartig bandförmige Alopezie

der Sclerodermia circumscripta en coup de sabre.

3. Beurteilung der aktuellen Aktivität des Effluviums mittels des orientierenden Haarzugtests. Das hauptsächliche Anwendungsgebiet des Trichogramms bei Kindern ist die Unterscheidung von Alopecia areata (gemischt telogen und anagen-dystrophisches Haarwurzelmuster), Trichotillomanie (erniedrigte Telogenrate) und losem Anagenhaar (fast ausschließlich Anagenwurzeln ohne Wurzelscheide). Auch kann sich die Durchführung eines Trichogramms zur Diagnose einer initialen Alopecia androgenetica praecox (frontal erhöhte Telogenrate bei normaler okzipitaler Telogenrate) bzw. ihre Abgrenzung gegenüber einer Hypotrichosis hereditaria simplex (normale Telogenrate), Hypotrichosis hereditaria simplex infolge kurzer Anagenphase (frontal und okzipital erhöhte Telogenraten) und anderer Ursachen eines persistierenden diffusen Telogeneffluviums eignen.

4. Feststellung, ob Veränderungen der Kopfhaut bestehen, insbesondere ob die Haarfollikelöffnungen innerhalb der Alopezie erhalten sind. In allen Fällen umschriebener, schuppiger Alopezien sowie bei entzündlichen, knotig-abszedierenden oder pustulös-krustösen Veränderungen der Kopfhaut muss eine mykosische Untersuchung (Woodlicht, Direktpräparat, Kultur) erfolgen. Bei narbigen Alopezien mit Schwund von Follikelöffnungen, insbesondere wenn Progredienz des Krankheitsprozesses oder ein entzündlicher Randsaum besteht, ist die Durchführung einer Kopfhautbiopsie indiziert. Nicht immer gelingt allein klinisch die Unterscheidung entzündlicher Alopezien von hamartomatösen oder neoplastischen Prozessen der Kopfhaut. Ebenfalls ist eine Kombination von Alopecia areata und Trichotillomanie (im Sinn einer fortgesetzten „Krankheitsveranstaltung") oft nur mittels Kopfhautbiopsie nachzuweisen. Bei der histologischen Untersuchung atrophisierender Alopezien mit Schwund von Follikelöffnungen ist die Unterscheidung zwischen follikulärer und diffuser Fibrose differenzialdiagnostisch oft hilfreich. Bei den follikulär vernarbenden Prozessen im Kindesalter denkt man an den Formenkreis der Keratosis pilaris atrophicans, während die zirkumskripte Sklerodermie mit einer diffusen Sklerose einhergeht. Bei der Alopecia parvimaculata Dreuw liegt ein unspezifischer gemeinsamer Endzustand verschiedener entzündlicher Haarbodenerkrankungen (z.B. Follikulitis, Impetigo, Tinea capitis), ähnlich dem Pseudopeladezustand Degos bei Erwachsenen vor.

5. Feststellung von Auffälligkeiten der Haarstruktur und mittels des Haarreibetests, ob diese auch mit einer erhöhten Haarbrüchigkeit vergesellschaftet ist. „Widerspenstige" Haare (unruly hair) stellen ein heterogenes klinisches Phänomen dar, bei dem eine mikroskopische Haarschaftuntersuchung notwendig ist, um eine exakte Diagnose zu stellen. Beispiele für Zustände, die zum Phänomen der widerspenstigen Haare führen, sind Pili trianguli et canaliculi (Synonym „unkämmbare Haare"), bei denen Längsfurchen über die ganze Länge des Haarschafts ziehen und diesem im Querschnitt eine Dreieckform verleihen (Schrumpfschlauchtechnik); Pili torti, die eng stehende, 180°-Verdrehungen um die Längsachse des Haarschafts zeigen; Pili torti et canaliculi (twisting dystrophy), die ähnlich den Pili torti Verdrehungen des Haarschafts ($<180°$) in Verbindung mit Längsfurchung aufweisen (oft nur im Rasterelektronenmikroskop erkennbar); Wollhaare, bei denen ein abgeflachter, elliptischer Haarquerschnitt besteht.

6. Befunderhebung eventuell assoziierter Anomalien der Haut, anderer Organsysteme, speziell ektodermalen Ursprungs (s. Tab. 5.2, s. 91).

▪ Hypertrichose und Hirsutismus

Pathophysiologie und Differenzialdiagnose von Hypertrichose und Hirsutismus werden auf S. 436 ausführlich erörtert. Wenngleich die präpuberal auftretende Hypertrichose in der Mehrzahl der Fälle ein isoliertes Phänomen mit untergeordneter medizinischer Bedeutung darstellt (präpuberale Hypertrichose), kann sie auch mit weiteren Fehlbildungen oder im Rahmen seltener kongenitaler Syndrome auftreten oder Symptom einer inneren Krankheit sein. Auch medikamentös induzierte Hypertrichosen (Phenytoin, Ciclosporin A, Streptomycin, Corticosteroide) sind differenzialdiagnostisch in Betracht zu ziehen.

Die Differenzialdiagnose von Hirsutismus hat im Kindesalter in erster Linie die kongenitale Hyperplasie der Nebennieren (adrenogenitales Syndrom) und hormonaktive Tumoren zu berücksichtigen.

Die Entwicklung von Genital- und Axillarbehaarung bei Mädchen <8 Jahren und bei Jungen <9 Jahren kann durch eine vorzeitige Adrenarche oder eine Pubertas praecox bedingt sein. Während bei der vorzeitigen Adrenarche andere sekundäre Geschlechtsmerkmale bzw. ein Virilismus (speziell Klitorishypertrophie bei Mädchen) fehlen, ist die Pubertas praecox charakterisiert durch die vorzeitige Entwicklung der sekundären Geschlechtsmerkmale und erfordert immer eine endokrinologische Abklärung.

▪ Haarpflege im Kindesalter

Besonders im Säuglingsalter besteht eine erhöhte Empfindlichkeit der Haut für Irritation und Infektion, bedingt durch eine hohe Follikeldichte, leichte Verletzlichkeit und mangelnde Festigkeit des dermoepidermalen Verbunds sowie einer alterstypischen immunologischen Inkompetenz.

Babyshampoos stellen die äußerste Entwicklung eines milden Shampoos dar, das speziell für die empfindliche Haut und Schleimhaut von Babys entwickelt worden ist. Die Grundlage dieser Shampoos bilden Kombinationen von Waschrohstoffen mit hohem Mildegrad, typischerweise ein mildes anionisches Tensid in Verbindung mit amphoterischen und nichtionischen Tensiden, die zusätzliche reizmindernde Eigenschaften aufweisen. Die in den Shampoos Erwachsener enthaltenen Imidazolinderivate und Sulphosuccinate werden wegen ihres Irritationspotenzials für die Augen durch Sulphobetaine ersetzt, welche die Augen nicht reizen. In der Regel werden zusätzlich Pflegestoffe zur weiteren Verbesserung der Haut- und Schleimhautverträglichkeit sowie der Pflegeeigenschaften zugefügt, wie Proteinhydrolysate, die das Irritationspotenzial ionischer Tenside durch Komplexbildung mit diesen weiter herabsetzen. Duftstoffe werden in niedrigeren Mengen dazugegeben.

Die in der Adoleszenz zunehmende psychosoziale Bedeutung der Haare führt zu einer intensiveren Beschäftigung der Jugendlichen mit der Haarpflege und Frisurgestaltung. Gleichzeitig steigen die Risiken traumatischer bzw. chemisch-kosmetischer Schäden an den Haaren. Typische Beispiele sind Haarzylinder und Traktionsalopezien infolge anhaltenden Zugs an den Haaren (Pferdeschwanzfrisur, ethnische Frisuren), Blasenhaare durch starke Hitzeeinwirkung (Heißluftfön), Haarabnutzung infolge exogen

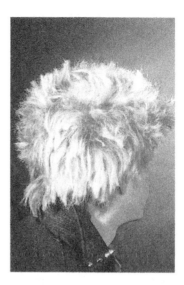

Abb. 5.274. Punkfrisur

traumatisierender Einflüsse (Kolorierung, Blondierung, Formveränderungen; Abb. 5.274) und die akute Haarverfilzung durch unsachgemäße Shampoobehandlung.

▪ Therapie im Kindesalter

Die Therapie der Alopezien im Kindesalter hat sich soweit möglich nach der Ursache zu richten, z. B. eine frühzeitige, systemische antimykotische Therapie bei Tinea capitis (S. 296), eine Ursachenabklärung und Substitutionstherapie bei Eisen- oder Zinkmangel, das Unterlassen straffer Pferdeschwanzfrisuren bei Mädchen mit Haarzylinder oder traumatischer frontomarginaler Alopezie.

Kleine narbige Defekte infolge Geburtstraumen, Aplasia cutis congenita oder kongenitaler umschriebener Hypotrichosen können meist durch die Haare der Umgebung kosmetisch befriedigend gedeckt werden. Andernfalls kommen eine chirurgische Exzision, Reduktionsplastik oder autologe Haartransplantation in Betracht. Wegen der Möglichkeit der Tumorentwicklung (5–10% überwiegend gutartige Tumoren, in 0,5% Basaliome) im Naevus sebaceus (meist im 4. Dezennium) ist die chirurgische Exzision im jüngeren Erwachsenenalter anzustreben.

Bei den kongenitalen Haarstrukturanomalien mit erhöhter Brüchigkeit ist auf einen möglichst schonenden Umgang mit den Haaren zu achten: Kissenüberzug aus Seide, Kamm mit großen stumpfen Zähnen, Bürste mit weichen Borsten. Die Haare sollten nicht häufiger als einmal wöchentlich gewaschen werden und stets unter Verwendung einer Pflegespülung, die im Anschluss an das Shampoonieren während mindestens fünf Minuten auf dem Haar belassen wird. Bei nicht stark verschmutzten Haaren kann auch nur eine Pflegespülung verwendet werden. Die Haare sollten mit dem Frottiertuch nur sanft trocken getupft und nicht gerieben werden. Auf chemisch-kosmetische Einwirkungen (Kolorierung, Blondierung, Formveränderung) ist ganz zu verzichten. In einigen Fällen besteht spontane Besserung in der Pubertät. Dies gilt speziell für die klassischen Pili torti vom Ronchese-Typ und für Pili trianguli et canaliculi, im Übrigen auch für andere, alterstypische Haarwuchsstörungen wie loses Anagenhaar und Hypotrichosis hereditaria simplex infolge kurzer Anagenphase (Barraud-Klenovsek u. Trüeb 2000). Über eine günstige Wirkung von Biotin in der Behandlung von Pili trianguli et canaliculi wurde berichtet, ebenso in Einzelfällen loser Anagenhaare.

Bei den hereditären Atrichien und Hypotrichosen und bei ausgedehnten Fällen von Alopecia areata mit langem Bestehen sind die Patienten auf das Tragen einer Perücke vorzubereiten und die Eltern auf Selbsthilfegruppen aufmerksam zu machen, wo durch Erfahrungsaustausch mit anderen Betroffenen mehr Sicherheit im Umgang mit der Krankheit gewonnen werden kann. Viele Jugendliche, überwiegend männlichen Geschlechts, ziehen es vor, ihre Haarlosigkeit in ihr Styling zu integrieren, und klagen viel mehr über die Probleme im Zusammenhang mit dem Fehlen der Augenbrauen und Wimpern (rezidivierende Konjunktivitiden).

In der Behandlung der Alopecia areata scheint lediglich die topische Immuntherapie mittels DCP oder SADBE eine gegenüber dem Spontanverlauf höhere Remissionsrate aufzuweisen. Da bei ausgedehnten Formen der Alopecia areata (Alopecia totalis, universalis) mit langer Dauer (>1 Jahr) und oft Assoziation mit Atopie eine Spontanremissionsrate von <1% besteht, während kleinherdige Alopezien innerhalb 3 Jahren eine Spontanremissionsrate von >80% aufweisen, ist die topische Immuntherapie nur schweren Formen der Alopecia areata ab dem 10. Lebensjahr vorbehalten. Im jüngeren Alter ist das Verhältnis vom Nutzen zum Aufwand einer solchen Therapie jedoch suboptimal. Im Übrigen genügen bei fortbestehendem Behandlungswunsch trotz entsprechender Aufklärung „Plazebobehandlungen", z.B. Hydrocortison, Mometason, Minoxidil, Anthralin und Zink.

Zur Behandlung der Alopecia androgenetica praecox kommt lediglich 2%ige Minoxidil-Lösung in Betracht, solange zu Finasterid in der Behandlung der androgenetischen Alopezie des männlichen Jugendlichen <18 Jahren keine Daten zur Wirksamkeit und Sicherheit (Pubertätsentwicklung) vorliegen.

Während die Trichotillomanie im Kleinkindalter als Frustrations- oder psychosoziale Stresshandlung eine gute Prognose aufweist, wenn die Eltern über die Hintergründe und die oft habituelle Natur der Störung aufgeklärt werden, ist die Prognose bei weiblichen Adoleszenten auftretender Trichotillomanieformen mit bevorzugtem Befall des zentroparietalen Kapillitiums (Tonsurtrichotillomanie) mit Vorsicht zu stellen. In diesen Fällen, die mit tiefer greifenden psychoneurotischen Störungen und Zwangshandlungen zusammenhängen, sind verhaltenstherapeutische Maßnahmen, Psychotherapie unter Einbezug der Familie (Familientherapie) und der Einsatz ausgewählter Psychopharmaka aus der Gruppe der Serotonin-Wiederaufnahmehemmer angezeigt.

Pharmakotherapie. Die medikamentöse Behandlung im Kindesalter hat die Tatsache zu berücksichtigen, dass viele Medikamente bei Kindern eine andere therapeutische Breite haben als bei Erwachsenen. Bei Neugeborenen treten häufiger toxische Nebenwirkungen auf, weshalb gewisse Mittel in der Neugeborenenperiode überhaupt nicht oder nur in reduzierter Dosis verabreicht werden dürfen. Altersabhängige Unterschiede in der Wirksamkeit und im Profil unerwünschter Medikamentenwirkungen beruhen u.a. auf einer verschiedengradigen Metabolisierung, Resorption über die Haut, Verteilung im Körper und Ausscheidungsgeschwindigkeit der Medikamente. Die mit dem Wachstum des Kindes zunehmende Tagesdosierung eines Medikaments wird meist mit Bezug auf das Lebensalter angeben. Als Bezugsstandard dienen häufig auch die Körperoberfläche und das Körpergewicht, welche den biologischen Reifevorgängen ungefähr parallel verlaufen. Die Körperoberfläche von Kindern kann aus einem Nomogramm mittels der gemessenen Körperlänge und des Körpergewichts ermittelt werden. Im Säuglings- und Kleinkindalter richtet man sich bei der Dosierung meistens nach dem Körpergewicht. Bei älteren Kindern aber würden sich bei starrer Anwendung der Körpergewichtsregel zu hohe

Dosen ergeben, die teilweise über der Erwachsenendosis liegen. Daher sollte man sich in diesem Alter nach der Körperoberfläche richten. Dementsprechend erhalten 6- bis 9-jährige Kinder etwa die Hälfte, 10- bis 12-jährige Kinder etwa zwei Drittel der Erwachsenendosis. Auch die individuelle Reaktionsweise des erkrankten Organismus unterliegt beträchtlichen Schwankungen, sodass die in verfügbaren Tabellen angegebenen Dosierungen für die verschiedenen Altersstufen nur als allgemeine Richtlinien gelten können.

▪ Genetische Beratung

Einen besonderen Stellenwert nehmen die Genotrichosen ein, bei denen die diagnostische Klärung, nosologische Einordnung und Dokumentation zu den Aufgaben der medizinischen Trichologie gehören. Nach der Diagnostik stehen Beratung, Kontrolluntersuchungen und eventuelle Weiterleitung zur genetischen Beratung im Vordergrund. Nicht selten sind in der Abklärung der Einsatz von Spezialuntersuchungen (Elektronenmikroskopie, biochemische Untersuchungen, Immunhistologie und molekulargenetische Untersuchungen) und die Zusammenarbeit mit anderen Kliniken notwendig. Darüber hinaus ist die genetische Beratung ein wichtiger Aspekt der Präventivmedizin. Sie findet in Form eines Gesprächs mit dem Humangenetiker statt und setzt neben der allgemeinen ärztlichen Kompetenz Erfahrungen in der klinischen Genetik und spezielle Vorarbeiten (unter Berücksichtigung der dermatologisch erhobenen Befunde) voraus. Ziel des Gesprächs ist letztlich die gründliche und umfassende Aufklärung des Ratsuchenden über die Prognose, das genetische Risiko und über die Möglichkeiten der Prävention (z. B. pränatale Diagnostik). Eine genetische Beratung ist indiziert, wenn

▪ in der Familie eine oder mehrere Genotrichosen bekannt sind (Abb. 5.275);
▪ Eltern bereits ein Kind mit einer Genotrichose haben;
▪ Blutsverwandtschaft zwischen den Partnern besteht, insbesondere dann, wenn in der Familie Genotrichosen bekannt sind;
▪ ein Schwangerschaftsabbruch wegen einer genetischen Belastung in Erwägung gezogen wird.

Liegt keine exakte Diagnose vor, sondern besteht lediglich der Verdacht auf eine erbliche Er-

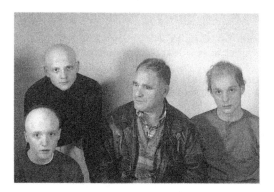

Abb. 5.275. Genotrichose

krankung, ist es die Aufgabe des beratenden Arztes, zunächst eine diagnostische Klärung herbeizuführen. Für den praktischen Ablauf empfiehlt sich folgende Vorgehensweise:
1. Abklärung der speziellen Fragestellung,
2. Erhebung der Anamnese (Stammbaum),
3. Auswertung vorhandener Befundunterlagen,
4. ergänzende klinische Diagnostik (soweit erforderlich),
5. schriftlicher Arztbericht,
6. spezielle genetische Diagnostik (durch die Humangenetik),
7. abschließendes Gespräch mit den Ratsuchenden (durch den Humangenetiker).

▪ Literatur

Al-Fouzan AS, Nanda A (2000) Alopecia in children. Clin Dermatol 18:735–743

Atton AV, Tunessen WW Jr (1990) Alopecia in children: the most common causes. Pediat Rev 12:25–30

Barraud-Klenovsek MM, Trüeb RM (2000) Congenital hypotrichosis due to short anagen. Br J Dermatol 143:612–617

Baumeister FA, Schwarz HP, Stengel-Rutkowski S (1995) Childhood hypertrichosis: diagnosis and management. Arch Dis Child 72:457–459

Freire-Maia N, Pinheiro M (1984) Ectodermal Dysplasias: A Clinical and Genetic Study. Liss, New York, pp 1–208

Janniger CK, Bryngil JM (1993) Hair in infancy and childhood. Cutis 51:336–338

Levy ML (1991) Disorders of the hair and scalp in children. Pediat Clin North Am 38:905–919

Price VH (1978) Disorders of the hair in children. Pediat Clin North Am 25:305–320

Samlaska CP, James WD, Sperling LC (1989) Scalp whorls. J Am Acad Dermatol 21:553–556

Samlaska CP, Benson PM, James WD (1989) The ridgeback anomaly: a new follicular pattern on the scalp. Arch Dermatol 125:98–102

Skelsey MA, Price VH (1995) Noninfectious hair disorder in children. Curr Opin Dermatol 14:9–14

Smith DW, Gong NG (1973) Scalp hair patterning as a clue to early fetal brain development. J Pediat 83: 374–380

Stroud JD (1983) Hair loss in children. Pediat Clin North Am 30:641–657

Trüeb RM (1993) Alopezie im Kindesalter. Therapiewoche Schweiz 9:558–564

Diffuser Haarausfall bei Frauen

Den diffusen Haarausfall bei Frauen wurde in den 60er-Jahren unter der Bezeichnung Alopecia diffusa (Sulzberger et al. 1960) ein gesonderter Status als eigenständige Entität eingeräumt. Seit der Charakterisierung der androgenetischen Alopezie vom femininen Typ durch Ludwig in den 70er-Jahren stellte sich heraus, dass es sich in der Mehrzahl der Fälle um eine androgenetische Alopezie handelt, oft während Lebensphasen mit größeren Sexualhormonschwankungen (Postpartum, Klimakterium) oder unter Hormonpräparaten (Ovulationshemmer, Substitutionsbehandlung) mit androgener Partialwirkung wie Norethisteron.

Differenzialdiagnostisch auszuschließen sind andere hormonal bedingte Effluvien, z.B. bei Schilddrüsenstörungen oder Hyperprolaktinämie, nutritiv bedingte Effluvien bei einseitiger, hypokalorischer Ernährung, und symptomatische diffuse Effluvien, z.B. bei Eisenmangel, als Folge vorausgehender oder gleichzeitig bestehender Allgemeinkrankheiten oder als unerwünschte Wirkung zahlreicher Medikamente. Selten tritt eine Alopecia areata nicht in der Form typischer scharf begrenzter, multilokulärer Areale auf, sondern als ein das gesamte Kapillitium gleichmäßig betreffender diffuser Haarverlust.

In schätzungsweise 30% der Fälle von persistierendem diffusem Haarausfall, vornehmlich bei erwachsenen Frauen, ist keine Ursache zu fassen. Einerseits wurde vermutet, dass diesen Fällen eine komplexe Ätiopathogenese zugrunde liegt, bei der nicht ein einzelner, sondern mehrere Faktoren erst durch ihr Zusammenwirken für den verstärkten Haarausfall relevant werden. Andererseits wurde dieses Krankheitsbild von Whiting (1996) wieder als eigene idiopathische Entität neu definiert.

Während bei den anagen-dystrophischen Effluvien die auslösende Noxe anamnestisch in den meisten Fällen klar eruierbar ist und bei den atrophisierenden Alopezien die Inspektion des Haarbodens eindeutige Zeichen des Follikelschwunds zeigt, gestaltet sich die Differenzialdiagnose des Telogeneffluviums oft anspruchsvoller. Die Klage „Herr Doktor, mir fallen die Haare aus" stellt eine besondere Herausforderung an den Arzt, die mit einer spezifischen Diagnose, angemessenen Therapie und einfühlsamen Patientenführung zu beantworten ist.

Eine sorgfältige, 3–6 Monate zurückreichende Anamnese deckt bei den akuten diffusen Telogeneffluvien in aller Regel die Ursache auf, z.B. postfebriles Effluvium, postpartales Effluvium usw. Dagegen müssen die chronischen Telogeneffluvien, die >6 Monate bestehen, stets einer systematischen Abklärung unterzogen werden. Nach Ausschluss zugrunde liegender internmedizinischer Störungen und differenzialdiagnostischer Abgrenzung einer androgenetischen Alopezie vom femininen Typ bleibt eine Gruppe fast ausschließlich weiblicher Patienten mit persistierendem, diffusem Effluvium ohne fassbare Ursache übrig.

Erstmals charakterisierten Guy u. Edmundson (1960) das klinische Bild des idiopathischen chronischen Telogeneffluviums unter der Bezeichnung „diffuse cyclic hair loss in women". Sie wiesen darauf hin, dass es sich um ein nicht seltenes Zustandsbild handelt, das ausschließlich Frauen betrifft, die im Übrigen gesund sind. Es liegt ein das gesamte Kapillitium gleichmäßig betreffender diffuser Haarverlust milder Ausprägung mit einem in der Größenordnung von 5–6 Haaren pathologischen Haarzugtest vor. Er tritt „zyklisch", jeweils in mehrwöchigen Schüben auf, wobei der Haarverlust zwischen den Schüben reversibel ist. Definitionsgemäß findet sich keine Ursache des vermehrten Haarausfalls. Die Autoren führten das Effluvium auf Synchronisationsphänomene des zyklischen Haarwachstums zurück (Bosse 1966, 1967). Auch stellen sie psychisch-emotionale Auslöser des Haarausfalls in Abrede. Umgekehrt bringen betroffenen Frauen typischerweise unverhältnismäßig große Sorgen und Ängste um ihre Haare zum Ausdruck. Aufgrund eines nicht zu befriedigenden Kausalitätsbedürfnisses werden oft mit Schuldgefühlen und Selbstvorwürfen Zusammenhänge mit vorausgegangenen haarkosmetischen Prozeduren hergestellt (Kaltwelle, Haarspray, Kolorierung), die gelegentlich ungerechtfertigterweise durch Ärzte unterstützt werden.

Kligman erkannte 1961, dass es sich bei diesem Haarausfalltyp um ein Telogeneffluvium handelt, und prägte die Bezeichnung des „idiopathischen Telogeneffluviums (idiopathic telogen effluvium)". Er diskutierte die Schwierigkeit, bei derartigen Haarausfällen zwischen psychischen Ursachen und psychoreaktiven Auffälligkeiten zu unterscheiden.

Während darauf folgend der diffuse Haarausfall bei Frauen lange eher als polyätiologisch aufgefasst wurde (Postmenopause, Haartraumen, Postpartum, Medikamente, Systemkrankheiten, Endokrinopathien, chirurgische Eingriffe, Infektionen und Fieber, Kreislaufschock) oder als androgenetisch (1990 schlugen Rushton et al. entsprechend die Bezeichnung „diffuse androgenabhängige Alopezie" vor), sind sich die Autoren inzwischen darüber einig, dass in ca. einem Drittel keine Ursache zu eruieren ist und mittels auch subtiler endokrinologischer Diagnostik keine hormonale Abweichung und sowie Trichogramm keine miniaturisierten Haare als Marker für eine androgenetische Alopezie vorliegen.

Whiting (1996) definierte das Krankheitsbild des sog. chronischen Telogeneffluviums erstmals unter Einbezug auch histopathologischer Befunde neu. In Ergänzung zur klinischen Charakterisierung von Guy u. Edmundson (1960) machte Whiting darauf aufmerksam, dass neben der diffusen Lichtung des Kapillitiums (die meist für den Untersucher weniger augenfällig ist als für die Betroffenen) typischerweise eine bitemporale Lichtung der Stirn-Haar-Grenze auffällt, die nicht mit den Geheimratsecken einer androgenetischen Alopezie (Hamilton-Norwood II) zu verwechseln ist. Histopathologisch zeichnete sich das chronische Telogeneffluvim gegenüber Normalkontrollen durch einen erhöhten Anteil Telogenfollikeln aus (11% versus 6,5%). Dagegen zeigte die androgenetische Alopezie gegenüber dem chronischen Telogeneffluvium und den Normalkontrollen einen höheren Anteil Vellushaarfollikel (Terminal-/Vellushaar-Ratio bei androgenetischer Alopezie 1,9:1 versus 9:1 bei chronischem Telogeneffluvim bzw. 7:1 in den Normalkontrollen), einen höheren Anteil Telogenfollikel (16,8%) und mehr Zeichen von Entzündung und Fibrose (37% versus 10–12% bei chronischem Telogeneffluvium und den Normalkontrollen).

Schließlich schlug Rebora (1997) vor, das chronische Telogeneffluvium von der androgenetischen Alopezie unter Zuhilfenahme des Phänomens der Trichodynie abzugrenzen. Er stellte im eigenen Patientenkollektiv fest, dass

schmerzhafte Missempfindungen der Kopfhaut in ca. einem Drittel der Fälle von chronischem Telogeneffluvium, nicht aber bei androgenetischer Alopezie vorkommen soll. Diese Feststellung wurde unlängst in Zweifel gezogen (Trüeb 1998).

Zusammenfassend liegt beim chronischen Telogeneffluvium ein fast ausschließlich bei Frauen vorkommender, relativ plötzlich, ohne erkennbare Ursache einsetzender, das gesamte Kapillitium gleichmäßig betreffender, vermehrter Ausfall von Telogenhaaren mit mindestens 6 Monaten Dauer und fluktuierendem („zyklischem") Verlauf vor. Abgesehen von einer oft augenfälligen bitemporalen Haarlichtung fällt weniger eine Alopezie als die oft große Angst Betroffener vor einem weiteren Haarverlust. Aufgrund zugrunde liegender Synchronisationsphänomene des zyklischen Haarwachstums kommt es zum Ausfall von Haaren in einer höheren Größenordnung als bei der androgenetischen Alopezie (mehrere hundert bis tausend Haare pro Woche versus um hundert Haare bei androgenetischer Alopezie) und ohne Anteil miniaturisierter Haare. In 20–30% werden schmerzhafte Dysästhesien der Kopfhaut (Trichodynie) angegeben, die weniger mit Phasen aktiven Haarausfalls korrelieren als mit einer reaktiv-depressiven Stimmungslage der Patientinnen.

▓ Diagnostik

Die Diagnose basiert auf dem Nachweis eines über die Norm erhöhten Verlusts von Telogenhaaren im Haarsammeltest bzw. beim Durchstreifen der Haare, eines im Trichogramm frontal und okzipital erhöhten Anteils Telogenwurzeln (>20%) und einer sorgfältigen Ausschlussdiagnostik. Dazu gehören eine eingehende Anamnese und klinische Untersuchung hinsichtlich Beginn, Dauer und Menge des Haarausfalls bzw. der momentanen Aktivität (Haarzugtest) des Haarausfalls und dessen Muster. Wichtig sind die Familienanamnese über Haarausfall und die Eigenanamnese hinsichtlich Krankheiten, Operationen, Medikamenteneinnahme inkl. Hormonpräparate (Einnahme und Absetzen), Reduktionsdiäten sowie die biochemischen und endokrinologischen Laboruntersuchungen (CRP, Ferritin, Vitamin B_{12}, Folsäure, basales TSH, Östradiol, Progesteron, Testosteron, Dihydrotestosteron und Prolactin), die bei auffälligen anamnestischen und/oder klinischen Hinweisen auf spezielle Erkrankungen gezielt zu erweitern sind (z.B. Lues-Serologie, ANAK, Schilddrüsen-AK, HIV-Status).

Eine Kopfhautbiopsie kann bei diagnostisch nicht einzuordnenden diffusen Effluvien erforderlich werden, bei denen differenzialdiagnostisch eine Alopecia areata diffusa oder eine diffuse Alopezie bei Stammzellfollikulitis (Kossard 1999) zur Diskussion stehen, ferner bei jeder Form der atrophisierenden Alopezie mit Schwund von Haarfollikelöffnungen bei der Untersuchung der Kopfhaut, z.B. die nicht selten bei Frauen in dieser Altersgruppe anzutreffende fibrosierende Alopezie mit androgenetischer Verteilung (Zinkernagel u. Trüeb 2000).

■ Differenzialdiagnose

Die zwei wohl schwierigsten Differenzialdiagnosen sind die androgenetische Alopezie und das psychogene Pseudoeffluvium, umso mehr als Kombinationsbilder bzw. Überlappungen häufig sind (Tab. 5.73).

Androgenetische Alopezie. Bei der androgenetischen Alopezie vom femininen Typ kommt es aufgrund einer androgen induzierten, nicht synchronisierten progressiven Verkürzung der Anagenphase zu einer Verschiebung der Anagenrate zugunsten der Telogenrate mit gleichzeitiger sukzessiver Vellushaartransformation (Minia-

Tabelle 5.73. Differenzialdiagnose des diffusen Haarausfalls bei Frauen (ohne Kopfhautveränderungen)

■ Synchronisationsphänomene des zyklischen Haarwachstums
  – symptomatisches diffuses Telogeneffluvium
  – medikamentös induziertes diffuses Telogeneffluvium
  – toxische Alopezien
  – andere physiologische Synchronisationsphänomene des zyklischen Haarwachstums (z.B. jahreszeitlich gebundene Effluvien, bei Langstreckenreisen)
  – Idiopathisches chronisches diffuses Telogeneffluvium

■ Regressive Alopezien
  – Alopecia androgenetica
  – senile Involutionsalopezie

■ Psychogenes Pseudoeffluvium (Alopeziephobie)

■ Kombinationsbilder

■ immunologisch bedingte Alopezien
  – Alopecia areata diffusa
  – diffuse Alopezie bei Stammzellfollikulitis (Kossard 1999)

turisierung) betroffener Haare. Die Folge ist eine progrediente Alopezie des zentroparietalen Kapillitiums. Dementsprechend zeigt die androgenetische Alopezie im Unterschied zum chronischen Telogeneffluvium eine Ausdünnung des zentroparietalen Kapillitiums mit zeitweise frontoparietal erhöhter Epilierbarkeit von Telogenhaaren und vermehrt kurzen und dünnen Haaren bei okzipitalem Normalbefund. Auch außerhalb einer „Schubsituation" mit normaler Telogenrate lässt sich eine androgenetische Alopezie im Trichogramm aufgrund einer Vermehrung miniaturisierter Haare erkennen. Ein Phänomen, das im konventionellen Trichogramm nicht erfasst wird und mittels Phototrichogramm beobachtet wurde, ist das Phänomen des leeren Haarfollikels (Guarrera et al. 1996). Das Intervall zwischen Verlust des Telogenhaars und Nachwachsen eines Anagenhaars ist bei der androgenetischen Alopezie verlängert und scheint bisweilen auch im Bereich der Epilationsstelle für ein Trichogramm augenfällig verlängert. Da im Rahmen der androgenetischen Alopezie infolge verkürzter Anagenphase interkurrente, vor allem saisonale (besonders im Spätsommer/Herbst, weniger ausgeprägt auch im Frühjahr) Synchronisationsphänomene des Haarwachstums mehr ins Gewicht fallen (Randall et al. 1991, Courtois et al. 1996), sind Kombinationsbilder mit chronischem Telogeneffluvium nicht selten. Diese erschweren auch die Beurteilung der Wirksamkeit von Haarwuchsmitteln in der Behandlung der androgenetischen Alopezie (Rand 1997). Nicht zuletzt wurde deshalb die Haarbodenbiopsie mit morphometrischer Untersuchung in der Horizontalebene für die Diagnostik von androgenetischer Alopezie versus chronischem Telogeneffluvium eingeführt (Whiting 1996). Das Phänomen der Trichodynie kommt nicht nur beim chronischen Telogeneffluvium vor, es werden bei der androgenetischen Alopezie analoge Beschwerden angegeben, allerdings häufiger erst auf gezielte Befragung hin (Trüeb 1998).

Psychogenes Pseudoeffluvium. Die Diagnosestellung eines psychogenen Pseudoeffluviums setzt voraus, dass keine auf eine Haarkrankheit hinweisende Haarlichtung vorliegt, im Haarsammeltest kein über die Norm erhöhter durchschnittlicher Haarverlust nachweisbar ist und das Trichogramm ein normales Haarwurzelmuster aufweist (der populäre Begriff Nihilopezie ist etymologisch inkorrekt, weil sich Alopezie von griech. alopix = Fuchs ableitet und nicht von „pezie"). Je nach individueller Perzeption von Synchronisationsphänomenen des zyklischen Haarwachstums können die Grenzen des chronischen Telogeneffluviums zum psychogenen Pseudoeffluvium unscharf sein. Möglicherweise wird das chronische Telogeneffluvium fast ausschließlich bei Frauen beobachtet, weil Frauen gegenüber Männern eine höhere Sensibilität für den Zustand ihrer Haare aufweisen. Von einem psychogenen Pseudoeffluvium sind dementsprechend häufiger mode- und kosmetikbewusste Frauen betroffen, bei denen eine Diskrepanz zwischen dem Ist-Zustand des Kopfhaars und einer Idealvorstellung besteht und die später oft auch das altersbedingte Dünnerwerden des Kapillitiums dazu benutzen, sich mit dem allgemeineren Problem des Älterwerdens anderweitig auseinanderzusetzen. Weniger häufig ist das psychogene Pseudoeffluvium Teilsymptom einer Dysmorphophobie, „Alopeziephobie".

Da die ätiopathogenetische Abklärung des idiopathischen chronischen Telogeneffluviums bei Fehlen offensichtlicher Ursachen oft als unbefriedigend empfunden wird, werden von den betroffenen Frauen nicht selten Spekulationen über umstrittene ätiopathogenetische Vorstellungen angestellt, die unter anderem von angeblichen „Haarspezialisten" in Laienkreisen unterstützt werden, z. B. Haarausfall im Rahmen eines „Ökosyndroms" oder infolge „psychischen Stresses". Wegen Fehlens einer sonst plausiblen schulmedizinischen Erklärung können diese als Grund für den Haarausfall in den Vordergrund treten, weshalb für die Führung der verunsicherten, manchmal wegen der als enttäuschend empfundenen früheren Konsultationen misstrauischen Patientinnen ein ausführliches und vertrauensvolles Gespräch erforderlich ist. Dieses sollte erfolgen, wenn die Ergebnisse aller Untersuchungen vorliegen. Den Patientinnen ist nur geholfen, wenn der Arzt kraft seiner medizinischen und emotionalen Kompetenz eine Vertrauensbasis schafft, auf der es möglich wird, das überbewertete Haarproblem zu relativieren und aus einer anderen Sicht als bisher zu zeigen, nämlich als „verstärkten Haarwechsel" und nicht als „Haarverlust". Dabei ist der Patientin Zuversicht zu vermitteln, indem ihr klar gemacht wird, dass aus haarphysiologischer Sicht der Ausfall des Telogenhaars gleichzeitig das Nachwachsen eines neuen (im Unterschied zur androgenetischen Alopezie auch gleichwertigen) Anagenhaars einleitet.

Toxische Alopezien. Im Rahmen der Diskussion über Gesundheitsrisiken durch Umwelteinflüsse stellt sich bei der ätiologischen Abklärung des chronischen Telogeneffluviums nicht selten auch die Frage nach der chemischen Belastung durch die Umwelt. Während sporadisch auftretende expositionelle toxische Alopezien eher Ausnahmefälle darstellen, z. B. Haarausfall durch exzessiven Gebrauch von borsäurehaltigen Präparaten zur Mundspülung (Stein et al. 1973), wird der ursächliche Zusammenhang mit dem in Amalgamfüllungen enthaltenen Quecksilber immer wieder diskutiert. Fest steht, dass die aus Quecksilberamalgam von Zahnfüllungen freigesetzten Quecksilbermengen nicht ausreichen, um Haarausfall herbeizuführen (Zaun 1993). Daher ist die routinemäßige Durchführung von Quecksilberbestimmungen in Blut, Urin oder Haar bei der ätiopathogenetischen Abklärung und die Entfernung von Amalgamfüllungen medizinisch nicht indiziert. Überhaupt hat die kommerzielle Haaranalyse auf Umweltgifte in diesem Zusammenhang keinen brauchbaren Aussagewert und verursacht lediglich eine unnötige Verunsicherung von Arzt und Patient.

▓ Therapie

Die Empfehlungen zur Behandlung des idiopathischen chronischen Telogeneffluviums bewegen sich überwiegend in einer Domäne der pragmatischen Medizin, die sich einerseits auf klinische Erfahrung abstützt und sich andererseits an die Ergebnisse tierexperimenteller Untersuchungen anlehnt (Wollwachstum bei Schafen). Selbstverständlich sind fassbare Kofaktoren, die zum Haarausfall bzw. zu einer mit Untertönen von Angst oder Depression gefärbten gesteigerten Sensibilität für die Haare beitragen können, im Behandlungsplan mit einzubeziehen, z. B. hormonale Substitution und anxiolytische Behandlung.

Substitutionstherapien. Rushton (1993) schlägt vor, folgende biochemische Parameter zu optimieren:

- ▓ Serumferritin >40 µg/l (evtl. >70 µg/l),
- ▓ Vitamin B_{12} 300–1.000 ng/l,
- ▓ Serumfolsäure 5–40 nmol/l,
- ▓ Folsäure in Erythrozyten 400–1.600 nmol/l,
- ▓ Östradiol (Tag 21) >300 pmol/l,
- ▓ Progesteron (Tag 21) >30 nmol/l.

Roboranzien. Bei den Überlegungen, welche Wirkstoffe für eine Verbesserung des Haarwachstums eingesetzt werden können, stehen Zink, die B-Komplex-Vitamine Biotin und Pantothensäure sowie die schwefelhaltige Aminosäure L-Cystin im Vordergrund. Während die medikamentöse Behandlung des CTE mit parenteral verabreichtem Biotin und Panthenol vor allem in Frankreich üblich ist (Dupré et al. 1977), obwohl zu dieser von Patientin und Arzt gleichermaßen gern praktizierten Behandlungsart keine kontrollierten Wirksamkeitsstudien vorliegen, steht bei uns die orale Behandlung mittels unterschiedlicher L-Cystin-haltiger Kombinationspräparate mit Thiaminmononitrat, Calcium-D-Pantothenat, Medizinalhefe, Keratin und p-Aminobenzoesäure oder mit Medizinalgelatine und niedrig dosiertem Retinol im Mittelpunkt. Dazu liegen vergleichende Doppelblindstudien mit gegenüber Plazebo signifikanter Verbesserung der Trichogrammbefunde nach oraler Langzeitapplikation vor, wenn auch in begrenztem Umfang (Hertel et al. 1989, Petri et al. 1990, Budde et al. 1993, Ahrens 1994).

Minoxidil. Die topische Anwendung von 2%iger Minoxidil-Lösung erweist sich nicht nur meist als unbefriedigend, sondern kann über eine Synchronisation des zyklischen Haarwachstums während der ersten 6 Behandlungswochen den Haarausfall sogar verstärken.

Corticosteroide. Guy u. Edmundson (1960) stellten fest, dass das chronische Telogeneffluvium auf systemische Corticosteroide in pharmakologischen Dosen über zunächst 2–3 Wochen mit darauf folgender langsamer Dosisreduktion anspricht. Rebora (1997) empfiehlt den Versuch, Corticosteroide zunächst topisch einzusetzen und systemische Corticosteroide in einer Tagesdosis von nicht mehr als 0,25 mg/kg Körpergewicht Prednison zu geben. Die Wirkung von Corticosteroiden ist vermutlich auf eine unspezifische Hemmung der Transkription von Zytokinen und Wachstumsfaktoren zurückzuführen, die an der Katageninduktion beteiligt sind. Jedoch bleibt zu wünschen, dass durch die weitere Erforschung der molekularen Grundlagen des zyklischen Haarwachstums, spezifischere Therapieansätze entwickelt werden können, für die der Aufwand und das Nutzen-Risiko-Verhältnis im Vergleich zur Indikation vertretbar erscheinen.

Ein wichtiges Problem in der Wirksamkeitsbewertung der Substitutions- und medikamentösen Therapien stellen die zeitweisen Spontanremissionen solcher Effluvien dar (Guy u. Edmundson 1960). Aus diesem Grund sollte die Objektivierung der Wirkung einer medikamentösen Therapie des chronischen Telogeneffluviums einzig anhand vergleichender Doppelblindstudien mit reproduzierbaren Wirksamkeitsparametern erfolgen (z.B. Phototrichogramm).

▓ Literatur

Ahrens J (1994) Systemische Behandlung des diffusen Haarausfalls. Therapiewoche Schweiz 10:551–554

Bosse K (1966) Vergleichende Untersuchungen zur Physiologie und Pathologie des Haarwechsels unter besonderer Berücksichtigung seiner Synchronisation. I. Einführung und Problemstellung. Hautarzt 17:541–546

Bosse K (1967) Vergleichende Untersuchungen zur Physiologie und Pathologie des Haarwechsels unter besonderer Berücksichtigung seiner Synchronisation. VII. Besprechung der eigenen Versuchsergebnisse. Hautarzt 18:274–283

Braun-Falco O, Zaun H (1962) Über die Beteiligung des gesameten Capillitiums bei Alopecia areata. Hautarzt 13:342–348

Budde J, Tronnier H, Rahlfs VW, Frei-Kleiner S (1993) Systemische Therapie von diffusem Effluvium und Haarstrukturschäden. Hautarzt 44:380–384

Courtois M, Loussouarn G, Hourseau C, Grollier JF (1996) Periodicity in the growth and shedding of hair. Br J Dermatol 134:47–54

Dupré A, Lassère J, Christol B et al. (1977) Traitement des alopécies diffuses chroniques par le panthénol et la D-biotine injectables. Rev Med Toulouse 13:675–677

Garcia-Hernandez MJ, Camacho FM (1999) Chronic telogen effluvium: incidence, clinical and biochemical features, and treatment. Arch Dermatol 135:1123–1124

Guarrera M, Rebora A (1996) Anagen hairs may fail to replace telogen hairs in early androgenetic female alopecia. Dermatology 192:28–31

Guarrera M, Semino MT, Rebora A (1997) Quantiting hair loss in women: a critical approach. Dermatology 194:12–16

Guy WB, Edmundson WF (1960) Diffuse cyclic hair loss in women. Arch Dermatol 81:205–27

Kligman AM (1961) Pathologic dynamics of human hair loss. Arch Dermatol 83:175–198

Kossard S (1999) Diffuse alopecia with stem cell folliculitis. Chronic diffuse alopecia areata or a distinct entity? Am J Dermatopath 21:46–50

Ludwig E (1977) Classification of the types of androgenetic alopecia (common baldness) occurring in the female sex. Br J Dermatol 97:247–254

Petri H, Perchalla P, Tronnier H (1990) Die Wirksamkeit einer medikamentösen Therapie bei Haarstrukturschäden und diffusen Effluvien – vergleichende Doppelblindstudie. Schweiz Rundsch Med Prax 79:1457–1462

Rand S (1997) Chronic telogen effluvium: potential complication for clinical trials in female androgenetic alopecia? J Am Acad Dermatol 37:1021

Randall VA, Ebling FJG (1991) Seasonal changes in human hair growth. Br J Dermatol 124:146–151

Rebora A (1997) Telogen effluvium. Dermatology 195:209–212

Rushton DH, Ramsay ID, James KC et al. (1990) Biochemical and trichological characterization of diffuse alopecia in women. Br J Dermatol 123:187–197

Rushton DH, Ramsaz ID (1992) The importance of adequate ferritin levels during oral cyproterone acetate and ethinyl oestradiol treatment of diffuse androgen-dependent alopecia in women. Clin Endocrinol 36:421–427

Rushton DH (1993) Investigating and managing hair loss in apparently healthy women. Canad J Dermatol 5:455–46

Stein KM, Odon RB, Justice GR, Martin GS (1973) Toxic alopecia from ingestion of boric acid. Arch Dermatol 108:95

Sulzberger MB, Witten VH, Kopf AW (1960) Diffuse alopecia in women. Its unexplained apparent increase in incidence. Arch Dermatol 81:556–560

Trüeb RM (1998) Telogen effluvium and trichodynia. Dermatology 196:374–375

Trüeb RM (2000) Das idiopathische chronische Telogeneffluvium der Frau. Hautarzt 51:899–905

Van Neste DJ, Rushton DH (1997) Hair problems in women. Clin Dermatol 15:113–125

Whiting DA (1996) Chronic telogen effluvium: increased scalp hair shedding in middle-aged women. J Am Acad Dermatol 35:899–906

Whiting DA (1996) Chronic telogen effluvium. Dermatol Clin 14:723–731

Whiting DA (1999) Update on chronic telogen effluvium. Exp Dermatol 8:305–306

Zaun H (1993) Amalgam und Effluvium bei Frauen. Hautarzt 44:602–603

Zinkernagel MS, Trüeb RM (2000) Fibrosing alopecia in a pattern distribution. Arch Dermatol 136:205–211

Haar- und Kopfhauterkrankungen im Senium

Trichologische Probleme im höheren Lebensalter gewinnen infolge der erhöhten Lebenserwartung des Einzelnen und des damit veränderten Altersaufbaus der Bevölkerung mehr Bedeutung (Tab. 5.74).

■ Physiologische Alterungsvorgänge

Der physiologische Alterungsprozess der Haut und ihrer Anhanggebilde setzt mit etwa 30 Jahren ein und schreitet individuell sehr unterschiedlich fort. Von den Hautanhangsgebilden zeigen die Haare die auffälligsten Veränderun-

Tabelle 5.74. Haar- und Kopfhauterkrankungen im Senium

Physiologische Alterungsvorgänge
■ Canities
■ senile Involutionsalopezie

Allgemeine Probleme des Seniums
■ Multimorbidität
■ unerwünschte Arzneimittelwirkungen am Haar
■ Malalimentation
■ psychisches Befinden

Im Senium typische Kopfhautdermatosen
■ Kopfhautekzeme: chronisch irritative Ekzeme, asteatotisches Ekzem, allergisches Kontaktekzem, Lichen simplex chronicus, seborrhoisches Ekzem
■ frontale fibrosierende Alopezie
■ erosive pustulöse Dermatose des Kapillitiums
■ Arteriitis temporalis
■ Pemphigoid (bullöses Pemphigoid, zikatrisierendes Pemphigoid)
■ nekrotisierender Herpes zoster
■ seborrhoische Keratosen
■ aktinische Keratosen (Präkanzerose)
■ Morbus Bowen und spinozelluläres Karzinom
■ basozelluläres Karzinom
■ Angiosarkom

„Altersbeschwerden" ohne fassbares Korrelat
■ chronische kutane Dysästhesien
■ neurotische Exkoriationen
■ Epizoonosenwahn
■ Trichotemnomanie

gen, die sowohl die Pigmentierung als auch das Wachstum der Haare betreffen.

Canities. Das Ergrauen der Haare stellt einen physiologischen Alterungsprozess dar und beruht auf einer Abnahme der Melanozytenaktivität, die mit einem fortschreitenden Verlust der Tyrosinaseaktivität in den Melanozyten der Haarbulbi einhergeht. Das Manifestationsalter der Canities hängt zur Hauptsache von genetischen Faktoren ab und zeigt deutliche ethnische Unterschiede. Bei Weißhäutigen treten weiße Haare ab einem Alter von 34,2 ± 9,6 Jahren auf, während bei Dunkelhäutigen das Manifestationsalter bei 43,9 ± 10,3 Jahren liegt. Die Bartregion ergraut meistens vor der Kopf- und Körperbehaarung. Am Kapillitium ergraut zuerst die Temporalregion, um anschließend die Scheitel- und später die Okzipitalregion mit einzubeziehen. Das Ergrauen der Haare stellt einen altersabhängig fortschreitenden Prozess dar.

Senile Involutionsalopezie (Abb. 5.276). Altersbedingte (Altersgruppe >60 Jahre) Verdünnung und Rarefizierung der Kopf- und Körperhaare, während es umgekehrt in speziellen anderen Regionen zu einem verstärkten Haarwachstum kommt (Augenbrauen, Haare der Ohrmuschel). Gleichzeitig weist die Pubes- und Axillarbehaarung einen Verlust der Kräuselung auf. Die Ursachen sind nicht geklärt. Während einige Autoren diese als Fortsetzung der androgenetischen

Alopezie auffassen, sind andere der Meinung, dass es sich um einen von Hormonen unabhängigen Prozess handelt. Dafür spricht, dass diese Form des Haarverlusts auf die Therapie der androgenetischen Alopezie ungenügend anspricht. Neuere Untersuchungen zeigen bei der senilen Involutionsalopezie – im Unterschied zur androgenetischen Alopezie – eine verminderte Enzymaktivität der 5α-Reductase (Price et al. 2001). Diskutiert wird ferner die Bedeutung der „programmierten Organdeletion" für die Rarefizierung der Haarfollikel, während Price et al. (2001) in ihren histologischen Untersuchungen mittels Elastinfärbung keinen „Ausfall" von Haarfollikeln fanden. Kligman (1988) beobachtete eine Verminderung der Haardichte und Erhöhung des Telogenhaaranteils. Die morphologischen und strukturellen Veränderungen bestehen in einer Verkleinerung der Haarfollikel und Hypertrophie der Talgdrüsen. Die Veränderungen sind alterstypisch.

Postmenopausaler Hirsutismus. Frauen entwickeln im höheren Lebensalter oft einen Damenbart bzw. Damenschnurrbart, da nach der Menopause die Produktion von Östrogenen abnimmt und es dadurch gleichzeitig zu einer Absenkung von SHBG mit Anstieg des Anteils an freiem Testosteron kommt. Paradoxerweise weisen postmenopausale Frauen gleichzeitig eine Ausdünnung der Axillar- und Pubesbehaarung auf.

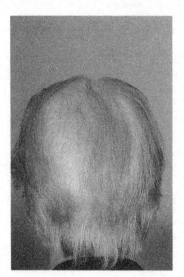

Abb. 5.276. Senile Involutionsalopezie

■ Allgemeine Probleme im Senium

Multimorbidität. Medizinisch sehr wichtig ist die häufige Multimorbidität im Alter, die vielfach auch ein Risiko für den allgemeinen Zustand des Kapillitiums darstellt. Im Kontrast dazu ist die Gesundheitsversorgung im Alter häufig unzureichend, weil Arzt und Patient krankhafte Veränderungen oft für „normale" Alterserscheinungen und damit für nicht weiter behandlungsbedürftig halten.

Unerwünschte Arzneimittelwirkungen am Haar. Diese sind häufig toxisch bedingt und entsprechen einer dosisabhängigen, substanzspezifischen direkten Wirkung eines Arzneimittels auf den Haarfollikel. Entsprechend der höheren Medikamentenexposition im Alter sowie häufig gleichzeitig vorhandener Grundkrankheiten, Mehrfachmedikation und eingeschränkter Nierenfunktion kommen unerwünschte Arzneimittelwirkungen am Haar oft vor.

▓ **Malalimentation.** Unzureichende Nährstoffzufuhr (Protein, Eisen, Vitamine) ist bei älteren Menschen infolge von schlechtem Kauapparat, Depression und Isolation, bei hospitalisierten Patienten infolge Anorexie, Hypermetabolismus oder Malabsorption häufig. Sie führt zu einer Verzögerung des Haarwachstums mit langsam einsetzendem verstärkten Effluvium und zu Veränderungen der Haarfarbe.

▓ **Psychisches Befinden.** Die psychische Befindlichkeit des alten Menschen und subjektiv empfundene Symptome des Alterns (u. a. Haarverlust) stehen in engem Zusammenhang mit dem in der Gesellschaft vorherrschenden negativen Bild vom Alter. Dies kann sich ebenfalls negativ auf die Selbsteinschätzung des alten Menschen und auf seine Erwartungen auswirken. Viele alte Menschen gelangen so zu einer Verleugnung und Abwehr natürlicher Alterungsvorgänge, andere zu resigniert-apathischem Hinnehmen mit Vernachlässigung der Körper- und Haarpflege oder zu erbittert-zornigen Reaktionen. Zu erwähnen ist auch die „Altershypochondrie", die besonders bei Frauen einem vermehrten Klagen entspricht und der Kontaktsuche mit dem Arzt dient.

▓ Für das Alter typische Kopfhautdermatosen

▓ **Kopfhautekzeme.** Die Schweiß- und Talgdrüsen sind einer progredienten Funktionseinschränkung unterworfen (Alterssebostase). Zusammen mit der Verdünnung der Epidermis mit Abflachung der Reteleisten infolge Verringerung des epidermalen Turnover und dadurch gesteigerter mechanischer Verletzlichkeit gegenüber Schertraumen, Verlangsamung der Reepithelisation sowie Rarefikation aller Bestandteile der Dermis (senile Altersatrophie der Haut) mit Degeneration des elastischen Fasergerüsts (senile Elastose) weist die Altershaut auch am Kapillitium eine erheblich veränderte Reaktionsweise auf. Die Haut ist verletzlicher, die Wundheilung verzögert. Hinzu kommt, dass entzündliche Reaktionen schwächer ablaufen (ältere Personen neigen weniger zu Sonnenbrand) und die Schmerzempfindlichkeit abnimmt (physikalisch-chemische Traumatisierungen verlaufen häufiger schwerer). Beides erklärt die Neigung der Kopfhaut zu chronischen irritativen Ekzemen. Das asteatotische Ekzem ist eine häufige Komplikation der Exsikkation. Meist handelt es sich um ein chronisch irritatives Ekzem bei gesenkter Irritationsschwelle. Nicht selten treten jedoch allergische Kontaktekzeme hinzu, da zur Stillung des Juckreizes oft ungeeignete Hausmittel verwendet werden, z. B. Tinkturen (Alkohol trocknet noch mehr aus, Inhaltsstoffe können sensibilisieren; Abb. 5.277). Beim Lichen simplex chronicus liegen stark juckende, umschriebene, stark lichenifizierte Ekzemherde meist okzipital und am Nacken vor. Seborrhoische Kopfhautekzeme treten bei Frauen im Klimakterium, oft in Verbindung mit einer Alopecia climacterica, sowie bei alten Menschen mit der Parkinson-Krankheit gehäuft auf.

▓ **Frontale fibrosierende Alopezie.** Entlang der Stirn-Haar-Grenze lokalisierte lymphozytäre fibrosierende Alopezie mit einer Prädilektion für postmenopausale Frauen.

▓ **Erosive pustulöse Dermatose des Kapillitiums.** Chronisches, erosives und pustulöses Krankheitsbild des behaarten Kopfes, das bevorzugt ältere Patienten befällt und zu einer vernarbenden Alopezie führt. Als Ursache wird eine lokalisierter hyperergischer Prozess auf dem Boden einer meist chronisch UV-geschädigten, atrophischen Kopfhaut vermutet, der oft im Anschluss an ein lokales Trauma auftritt.

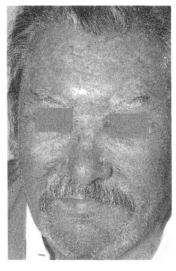

Abb. 5.277. Akute Kontaktdermatitis auf Brennesselhaarwasser

▣ **Weitere Erkrankungen im Senium.** Weitere typischerweise im höheren Lebensalter auftretende Erkrankungen, die mit erosiv-ulzerösen Veränderungen der Kopfhaut einhergehen können sind Arteriitis temporalis, Pemphigoid (bullöses Pemphigoid, zikatrizierendes Pemphigoid), nekrotisierender Herpes zoster. Das Risiko einer postzosterischen Neuralgie steigt mit dem Lebensalter (>55 Jahre 27%, >60 Jahre 47%, >70 Jahre 73%). Auch wurde über eine erosive pustulöse Dermatose des Kapillitiums nach Zoster ophthalmicus berichtet (Wollenberg et al. 1992).

Die meisten Tumoren treten im Alter gehäuft auf. Die folgenden Läsionen sind typisch für das Alter: seborrhoische Keratosen, aktinische Keratosen (Präkanzerose), basozelluläres Karzinom, Morbus Bowen, spinozelluläres Karzinom, Angiosarkom.

▣ „Altersbeschwerden" ohne fassbares morphologisches Korrelat

Im Rahmen der senilen Involution können charakteristische Beschwerden ohne fassbares klinisches Korrelat auftreten. Sie können Äquivalente einer senilen Involutionsdepression darstellen oder sind Symptom eines hirnorganischen Psychosyndroms infolge Zerebralsklerose. Typisch ist im Alter auch die Neigung zur Somatisierung psychischer Probleme. Depressiv-ängstliche Erscheinungen werden oft durch Körperbeschwerden ersetzt.

▣ **Chronische kutane Dysästhesien.** Gekennzeichnet durch quälenden Juckreiz, Brennen und „Organgefühl" der Kopfhaut. Typisches klinisches Zeichen ist eine charakteristische Schmerzhaftigkeit der Haarfollikel, die besonders beim Kämmen und Umlegen von Locken empfunden wird („Haarwurzelkatarrh"). Die Betroffenen sind häufig durch einen langen Leidensweg über mehrere Ärzte verunsichert und kommen oft mit sehr fragwürdigen rationalen Erklärungsversuchen und vielen Vorbehalten zum Arzt.

Differenzialdiagnostisch abzugrenzen sind neurotrophische Dysästhesien bei Hirnstammläsionen.

▣ **Neurotische Kopfhautexkoriationen.** Ohne primäre Hautveränderung fügen sich Betroffene vor dem Hintergrund eines psychischen Spannungszustands Kratzexkoriationen der Kopfhaut zu. Während das weibliche Geschlecht überwiegend im jüngeren Alter betroffen ist, finden sich neurotische Kopfhautexkoriationen bei Männern häufig jenseits des 50. Lebensjahrs. Regelmäßig bestehen psychische Auffälligkeiten mit Neigung zur artifiziellen Überreaktion auf den Juckreiz. Zugrunde liegende psychopathologische Störungen sind generalisiertes Angstsyndrom, neurotische Depression und Zwangssyndrom.

▣ **Epizoonosenwahn.** Betroffene sind der wahnhaften Überzeugung, von Parasiten befallen zu sein, die in oder unter der Haut kriechen, häufig verbunden mit einer halluzinatorischen Empfindung des Krabbelns und Kriechens unter der Haut (taktile Halluzinose). In ihrem Bemühen, sich davon zu befreien, fügen sie sich oft traumatische Dermatitiden der Kopfhaut mit Kratzeffekten zu. Häufige Waschungen des Kopfhaars und lokale Applikation von Desinfektionsmitteln und Akariziden können zu entsprechenden Schäden der Kopfhaut und der Haare führen mit daraus resultierender exogener Alopezie, verbunden mit Narben. Von anderen Kranken werden die Haare stellenweise abgeschnitten (Trichotemnomanie). Das Syndrom ist trotz seiner symptomatologischen Einheitlichkeit nosologisch heterogen. Es kann hirnorganisch bedingt sein (z. B. im Rahmen einer Hirnarteriosklerose), im Rahmen einer Schizophrenie (im Alter selten) auftreten oder Ausdruck einer Depression mit hypochondrischer Entwicklung sein.

▣ **Trichotemnomanie.** Im Unterschied zur Trichotillomanie im Kindes- und jüngeren Erwachsenenalter kommt das zwanghafte Abschneiden von Kopfhaaren im mittleren und älteren Erwachsenenalter vor. Im Senium kann es Symptom einer organischen Psychose sein.

▣ Literatur

Braun-Falco O, Vogel PG (1968) Trichotemnomanie. Eine besondere Manifestation eines hirnorganischen Psychosyndroms. Hautarzt 19:551–553

Courtois M, Loussouarn G, Hourseau C, Grollier JF (1995) Ageing and hair cycles. Br J Dermatol 132:86–93

Häfner H, Heimann H (1981) Gerontopsychiatrie. Aktuelle Psychiatrie Band 3, Fischer, Stuttgart

Jones WE (1990) Some special skin tumours in the elderly. Br J Dermatol 122:71–75

Kligman AM (1979) Perspectives and problems in cutaneous gerontology. J Invest Dermatol 73:39–46

Kligman AM (1988) The comparative histopathology of male-pattern baldness and senescent baldness. Clin Dermatol 6:108–118

Kossard S (1994) Postmenopausal frontal fibrosing alopecia. Arch Dermatol 130:770–774

Kost RG, Straus SE (1996) Postherpetic neuralgia – pathogenesis, treatment, and prevention. N Engl J Med 335:32–42

Lanigan SW, Cotterill JA (1987) Erosive pustular dermatosis – a common development in atrophic skin. Br J Dermatol 117 (Suppl 32):15

Lehr U (1977) Psychologie des Alterns. Quelle & Meyer, Heidelberg, 3. Auflage

Moses R, Theile H, Coagiuri S (1994) Postmenopausal hirsutism: the forgotten face. Aust N Z J Obstet Gyenaecol 34:500–501

Price V, Sawaya M, Headington J, Kibarian M (2001) Histology and hormonal activity in senescent thinning in males (abstract 266). J Invest Dermatol 117:434

Reimann R, Reimann H (1983) Das Alter. Einführung in die Gerontologie. Enke, Stuttgart, 2. Aufl

Schmidt K, Medinica M (1992) Pruritic ulcerating bruise in an elderly Hispanic man. Angiocarcoma. Arch Dermatol 128:1116–1117, 1119–1120

Tindall JP, Smith JG (1963) Skin lesions in the aged. JAMA 186:1039–1042

Tobin DJ, Paus R (2001) Graying: Gerontobiology of the hair follicle pigmentary unit. Exp Gerontol 36: 29–54

Wollenberg A, Heckmann M, Braun-Falco O (1992) Erosive pustulöse Dermatose des Kapillitiums nach Zoster ophthalmicus und nach Trauma. Hautarzt 43:576–579

Tabelle 5.75. Haar- und Kopfhauterkrankungen bei Schwarzafrikanern

■ Besonderheiten der Haaranatomie (Männer)
 – Perifolliculitis abscedens et suffodiens (Hoffmann)
 – Folliculitis keloidalis nuchae
 – Pseudofolliculitis barbae (Pili recurvati)
■ Besonderheiten der Haarpflege und Frisurgestaltung (Frauen)
 – Traktionsalopezie
 – proximale Trichorrhexis nodosa
 – Hot-comb-Alopezie (LoPresti 1968)
■ Follikuläres Degenerationssyndrom (Sperling 1992): wahrscheinlich gemeinsamer narbiger Endzustand verschiedener chronisch entzündlicher Kopfhauterkrankungen (Perifolliculitis abscedens et suffodiens bei Männern, Hot-comb-Alopezie bei Frauen)
■ Unklassifizierbare Alopezie schwarzafrikanischer Frauen
■ Dermatosen, die bei Schwarzafrikanern häufiger vorkommen
 – Tinea capitis
 – seborrhoisches Ekzem
 – lipödematöse Alopezie/lipödematöser Skalp
 – Sarkoidose
 – Lupus erythematodes

Haar- und Kopfhauterkrankungen bei Schwarzafrikanern

Haar- und Kopfhauterkrankungen, die bevorzugt bei Schwarzafrikanern vorkommen, treten entweder im Zusammenhang mit der besonderen Anatomie des gekräuselten Haars auf oder mit Besonderheiten der Haarpflege und der Frisurgestaltung (Tab. 5.75).

■ Besondere Anatomie des gekräuselten Haars

Überwiegend bei kraushaarigen, schwarzafrikanischen Männern auftretende, chronisch entzündliche Dermatosen des Kopf- und Bartbereichs.

■ Perifolliculitis capitis abscedens et suffodiens (Hoffmann).
Tiefe Follikulitis und Perifollikulitis mit Tendenz zur Ausbildung fistulierender Abszessgänge als Manifestationsform einer Acne inversa am Kapillitium. Sie bevorzugt dunkelhäutige Rassen. Bei rassetypischer Neigung zu keloidiformer Narbenbildung kann die Krankheit im Nacken das klinische Bild einer Folliculitis (sive Acne) keloidalis nuchae annehmen. Neben mechanischen Faktoren (Rasur im Nacken, Kraushaarigkeit mit Neigung zu Pili recurvati) und der sekundären mikrobiellen Besiedelung, meist mit Staphylokokken, spielen die sekundäre Büschelhaarbildung und granulomatöse Fremdkörperreaktion auf Haarschaftmaterial, das in die Dermis dringt, eine wichtige Rolle in der Unterhaltung des hoch chronisch fibrosierenden Prozesses.

■ Follikuläres Degenerationssyndrom des Mannes
(Sperling, 1994). Langsam progrediente, atrophisierende Alopezie der Vertexkrone, oft in Verbindung mit Missempfindungen der betroffenen Kopfhaut. Die Alopezie ist nicht komplett, es bleiben im alopezischen Bereich einzelne Haare stehen. Diskutiert wird, ob es sich um eine eigenständige Entität handelt oder um den Endzustand einer Perifolliculitis abscedens et suffodiens (Gibbons u. Ackerman 1995).

■ Pseudofolliculitis barbae (Pili recurvati).
Bei gekräuseltem Haar bohren sich die durch feuchte

Rasur erzeugten scharfen Spitzen der starren, sichelförmig gebogenen Haare wieder in die Haut ein, wo es zu einer entzündlichen Fremdkörperreaktion nach Art eines „Haargranuloms" kommt. Sekundäre bakterielle Infektionen und kosmetisch störende, postinflammatorische Hyperpigmentierungen sind häufige Komplikationen.

▩ Besonderheiten der Haarpflege und Frisurgestaltung

Überwiegend bei schwarzafrikanischen Frauen im Zusammenhang mit ethnischen Frisurgestaltungen und Haareglätten auftretende Haar- und Kopfhautschäden.

▩ Traktionsalopezie.
Je nach Frisurgestaltung entweder an den Rändern (traumatische marginale Alopezie) oder auch an jeder anderen Stelle des Kapillitiums lokalisierter (nicht marginale traumatische Alopezie), zunächst temporärer, später permanenter umschriebenen Haarverlust. Die Traktionsalopezie tritt häufig in Verbindung mit Follikulitiden und kurzen, abgebrochenen Haaren auf.

▩ Proximale Trichorrhexis nodosa.
Innerhalb der proximalen 2–5 cm des Haarschafts auftretende Brüche. Häufig, aber nicht immer geht eine Anamnese des Haarglättens oder exzessiver Anwendung harter Bürsten oder scharfer Metallkämme voraus. Das Zustandsbild findet sich in allen Lebensaltern und bei beiden Geschlechtern, wobei oft eine Familienanamnese von „kurzem Haar" besteht. Warum sich eine proximale Trichorrhexis nodosa bei den einen entwickelt und bei den anderen nicht, ist ungeklärt. Vermutet wird eine genetisch determinierte Prädisposition zur Haarfragilität, die sich darin äußert, dass einzelne Individuen eher lang-, andere kurzhaarige, afrikanische Vorfahren haben. Im Vordergrund der klinischen Symptomatik stehen die proximalen Haarabbrüche, die dadurch wie bis auf die Kopfhaut kurzgeschnitten erscheinen, dass die Haare in umschriebenen Arealen, meist über Scheitel (häufiger durch Kratzen und Scheuern) und Hinterkopf (häufiger durch Haareglätten) spontan abbrechen.

▩ Follikuläres Degenerationssyndrom der Frau
(Sperling 1992). Vernarbende Alopezie im Bereich des zentroparietalen Kapillitiums afrikanischer Frauen, die im Wesentlichen identisch ist mit der Hot-comb-Alopezie (LoPresti et al. 1968) von Frauen, die einen geheizten Metallkamm und flüssiges Parafin zum Glätten der Kräuselhaare verwenden. Das erhitzte Öl dringt beim Glätten der Haare entlang des Haarschafts in das Follikelinfundibulum ein und verursacht dort einen thermischen Schaden, in dessen Folge der gekräuselte Haarschaft aufgrund seiner Spannkraft transfollikulär in die perifollikuläre Dermis einbricht und dort eine entzündlich-fibrosierende Fremdkörperabwehrreaktion auslöst.

▩ Unklassifizierbare Alopezie schwarzafrikanischer Frauen.
Restgruppe atrophisierender Alopezien des zentroparietalen Kapillitiums ohne Anamnese für Haarglätten, bei denen weder die klinischen noch die histopathologischen Befunde eine weitere nosologische Einordnung ermöglichen.

▩ Gehäuft vorkommende Dermatosen

▩ Tinea capitis.
In den USA wurde asymptomatisches Trägertum von Trichophyton tonsurans bei 30% adulter Kontakte zu Kindern mit Tinea capitis gefunden. Meist handelte es sich um afrikanisch-amerikanische Frauen. Je nach Region und entsprechenden Reisebewegungen herrschen andere Dermatophyten vor, z.B. Trichophyton violaceum (Afrika). Als mögliche Ursachen dieser höheren Prävalenz schwarzer Frauen für eine Tinea capitis werden unterschiedliche Hygienegewohnheiten und Anwendung von Haarpomaden im Zusammenhang mit ethnischen Frisurgestaltungen oder evtl. biochemische Besonderheiten der Zusammensetzung des Talgs und/oder des Haars vermutet.

▩ Seborrhoisches Kopfhautekzem.
Als Ursachen einer höheren Prävalenz des seborrhoischen Kopfhautekzems bei Schwarzafrikanern werden ebenfalls Besonderheiten der Hygienegewohnheiten und Anwendung von Haarpomaden und Ölen (Lanolin, Sojaöl, Weizenkeimöl, Lecithin, Squalen) angenommen. Wichtigste Differenzialdiagnose ist die Tinea capitis, die im Erwachsenenalter oft wie ein seborrhoisches Ekzem aussehen kann.

▩ Lipödematöse Alopezie/lipödematöser Skalp.
Mit Juckreiz und erhöhter Empfindlichkeit der Kopfhaut einhergehende, tastbare Verdickung

des subkutanen Fettgewebes des Skalps mit/ohne Haarverlust (Lee et al. 1994, Fair et al. 2000).

■ **Sarkoidose und Lupus erythematodes.** Im Übrigen erkranken bevorzugt schwarzafrikanische Frauen an Sarkoidose und Lupus erythematodes (Abb. 5.278 a) und zeigen dabei oft auch schwerere Krankheitsverläufe (Abb. 5.278 b).

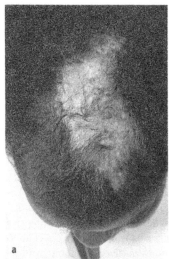

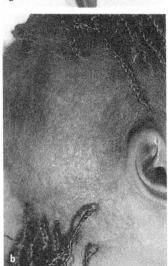

Abb. 5.278. Lupus erythematodes bei schwarzafrikanischen Frauen. **a** Chronischer kutaner Lupus erythematodes mit Dyspigmentation. **b** Diffuse Alopezie bei systemischem Lupus erythematodes mit Lupushaaren

■ **Literatur**

Costa OC (1946) Traumatic negroid alopecia. Br J Dermatol 58:280–282

Fair KP, Knoelle KA, Patterson JW et al. (2000) Lipedematous alopecia: a clinicopathologic, histologic and ultrastructural study. J Cutan Pathol 27:49–53

George AO, Akanji AO, Nduka EU et al. (1993) Clinical, biochemical and morphologic features of acne keloidalis in a black population. Int J Dermatol 32:714–716

Gibbons G, Ackerman AB (1995) Resolving quandaries: follicular degeneration syndrome? Dermatol Dermatopathol Pathol Pract Concept 1:197–200

Grimes PE, Davis LT (1991) Cosmetics in blacks. Clin Dermatol 1:63–65

Halder RM (1983) Hair and scalp disorders in blacks. Cutis 32:378–380

Kamath YK, Hornby SB, Weigmann HD (1984) Mechanical and fractographic behaviour of Negroid hair. J Soc Cosmet Chem 5:21–43

Khumalo NP, Doe PT, Dawber RP, Ferguson DJ (2000) What is normal black African hair? A light and scanning electron-microscopic study. J Am Acad Dermatol 43:814–820

Laude TA (1995) Approach to dermatologic disorders in black children. Semin Dermatol 14:15–20

Lee JM, Sung YM, Oon JS, Park JK (1994) Lipedermatous scalp. Arch Dermatol 130:802–803

LoPresti P, Papa CM, Kligman AM (1968) Hot comb alopecia. Arch Dermatol 98:234–238

Scott DA (1988) Disorders of the hair and scalp in blacks. Dermatol Clin 6:387–395

Sperling LC, Sau P (1992) The follicular degeneration syndrome in black patients. Arch Dermatol 128:68–74

Sperling LC, Skelton HG, Smith JK et al. (1994) Follicular degeneration syndrome in men. Arch Dermatol 130:763–769

Taylor SC (1999) Cosmetic problems in skin of color. Skin Pharmacol Appl Skin Physiol 12:139–143

Erkrankungen des Haars, der Haarfollikel und behaarten Hautregionen bei HIV-Infektion

Von zahlreichen, teils charakteristischen dermatologischen Veränderungen, die vielfach den ersten klinischen Hinweis auf das Vorliegen einer HIV-Infektion geben können und zum Teil eine klare Abhängigkeit vom Ausmaß des Immundefekts aufweisen, betreffen einige auch die Haare, die Haarfollikel und die behaarten Hautregionen (Tab. 5.76). Bei den Störungen des Haarwuchses im engeren Sinn handelt es sich bei der HIV-Erkrankung um solche, die auch

Tabelle 5.76. Erkrankungen des Haars, der Haarfollikel und behaarten Hautregionen bei HIV-Infektion

- ▨ Alopezien
  - – HIV-Trichopathie
  - – HIV-assoziiertes erworbenes loses Anagenhaar
  - – unerwünschte Medikamentenwirkung am Haar, z.B. α-Interferon, Zidovudin, Crixivan, Indinavir
  - – Alopecia areata maligna
  - – Alopecia areolata specifica (Syphilis)
- ▨ Hypertrichosen
  - – HIV-assoziierte erworbene Trichomegalie
  - – HIV-assoziierte Hypertrichosis pinnae auris
  - – HIV-assoziierte diffuse Hypertrichose
- ▨ Canities praecox
- ▨ Dermatosen
  - – seborrhoische Dermatitis
  - – eosinophile pustulöse Follikulitis
  - – Impetigo (vor allem im Bartbereich)
  - – andere Infektionskrankheiten mit z.T. atypischen Erregern

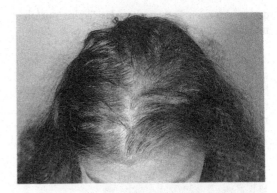

Abb. 5.279. HIV-Trichopathie. Diffuse Alopezie

bei anderen chronisch konsumierenden Erkrankungen beobachtet werden. Sie sind oft multifaktoriell bedingt. Dabei dürften die immunologische Dysregulation, opportunistische Sekundärinfektionen, Stoffwechselveränderungen, Mangelernährung sowie Medikamente (z.B. α-Interferon, Zidovudin, Crixivan, Indinavir) eine Rolle spielen.

▨ **HIV-Trichopathie.** Häufig sind ein Dünnerwerden der Haare und eine diffuse Alopezie. In einem Kollektiv von 196 HIV-positiver Frauen wurden in 47% Haarveränderungen festgestellt, und zwar in der Mehrzahl ein Dünnerwerden der Haare (Abb. 5.279; Mirmirani et al. 2001). Bei dunkelhäutigen AIDS-Patienten kann das üblicherweise gekräuselte Haar allmählich glatter, heller, weicher und manchmal länger werden. Untersuchungen haben gezeigt, dass es zu einer Erhöhung des Anteils von Telogenhaaren bis 50% kommt. Ultrastrukturell zeichnen sich die Haare am häufigsten durch Kaliberschwankungen des Haarschafts aus, auch wurden Längsfurchungen und Verdrehungen sowie Veränderungen der Haarkutikula und Zeichen der erhöhten Brüchigkeit (Trichoschisis), sog. „trockene, brüchige Haare" (dry brittle hair syndrome), beobachtet. Histologisch finden sich oft perifollikuläre, mononukleäre Entzündungsinfiltrate, manchmal mit beigemischten eosinophilen Granulozyten, mit Exozytose von Entzündungszellen in das Follikelepithel und ver-

mehrter Apoptose von Haarfollikelkeratinozyten der äußeren Haarwurzelscheide, gelegentlich Demodex folliculorum im Follikelinfundibulum. Nicht selten kommt es auch zu einer Canities praecox. Ursächlich werden eine Protein-/Kalorienmalnutrition bei erhöhtem Bedarf infolge chronischer Sekundärinfektion diskutiert, oft in Verbindung mit einem Mangel auch an Spurenelementen wie Kupfer, Zink und Selen sowie Veränderungen im cystinabhängigen Aminosäurenmetabolismus mit gleichzeitiger Störung des glutathionabhängigen Detoxifikationsmechanismus. Die Anhäufung reaktiver Metaboliten führt zum oxidativen Stress, auf den die Melanogenese am empfindlichsten reagiert. Auch ist HIV-assoziiertes erworbenes loses Anagenhaar beschrieben worden.

Umschriebene Alopezien treten weniger häufig auf. In erster Linie sind eine Syphilis (Alopecia areolata specifica) und Dermatosen der Kopfhaut differenzialdiagnostisch in Betracht zu ziehen. Die Syphilis bei HIV-Infizierten bedarf eines anderen Behandlungsprotokolls als bei nicht HIV-Infizierten. Schwere Verlaufsformen von Alopecia areata (Alopecia areata maligna), auch in Assoziation mit einer Vitiligo (Abb. 5.280 a) wurden bei HIV-Infektion beschrieben und auf Immunphänomene im Rahmen der AIDS-Erkrankung zurückgeführt. Häufig ist die Entwicklung oder Exazerbation einer seborrhoischen Dermatitis, die manchmal explosionsartig mit starker Rötung und Schuppung auftreten kann. Auch Follikulitiden treten im Rahmen einer HIV-Infektion häufig auf. In der Hälfte der Fälle gelingt in bakteriologischen Kulturen der Nachweis mikrobieller Keime nicht. Einem Teil der Fälle liegt eine eosinophile pustulöse Follikulitis zugrunde, bei der eine Überempfindlichkeit der Haut gegenüber Pityrosporum

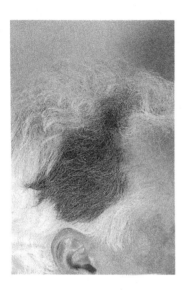

Abb. 5.280. HIV-assoziierte Alopecia areata und Vitiligo

ovale oder Demodex folliculorum bei TH2-gewichteter Immundysregulation als Ursache vermutet wird. Dementsprechend wird zur Therapie dieses Krankheitsbilds Itraconazol systemisch oder 5%iges Permethrin lokal eingesetzt. Häufig findet sich eine Impetigo des Bartbereiches.

▪ **HIV-assoziierte, erworbene Trichomegalie.** In ihrer Pathogenese weniger gut verstanden sind die HIV-assoziierten Hypertrichosen. Sehr charakteristisch ist die erworbene Trichomegalie, ein abnorm überlanges Wachsen der Wimpern. Auch wurden lokalisierte Hypertrichosen im Bereich der Ohrmuscheln und diffuse Terminalhaarhypertrichosen beschrieben.

▪ **Literatur**

Bouscarat F, Prevot MH, Matheron S (1999) Alopecia associated with indinavir therapy. N Engl J Med 341:618

Cho M, Cohen PR, Duvic M (1995) Vitiligo and alopecia areata in patients with human immunodeficiency virus infection. South Med J 88:489–491

Daneshfar A, Davis CP, Trüeb RM (1993) Trichomegalie bei HIV-Infektion. Schweiz Med Wochenschr 123:1941–1944

Fearfield LA, Rowe A, Francis N et al. (1999) Itchy folliculitis and human immunodeficiency virus infection: clinicopathological and immunological features, pathogenesis and treatment. Br J Dermatol 141:3–11

Fisher BK, Warner LC (1987) Cutaneous manifestations of the acquired immunodeficiency syndrome. Update 1987. Int J Dermatol 26:615–630

Flepp M, Schiffer V, Weber R, Hirschel B (2001) Modern anti-HIV therapy. Swiss Med Wkly 131:207–213

Fornataro K, Jefferys R (1999) Crixivan side effect update – hair loss and ingrown toenails. Body Posit 12:12

Friedman-Kien AE, Farthing C (1990) Human immunodeficiency virus infection: a survey with special emphasis on mucocutaneous manifestations. Semin Dermatol 9:167–177

Geletko SM, Segarra M, Mikolich DJ (1996) Alopecia associated with zidovudine therapy. Pharmacotherapy 16:79–81

Goodman DS, Teplitz ED, Wishner A et al. (1987) Prevalence of cutaneous disease in patients with acquired immunodeficiency syndrome (AIDS) or AIDS-related complex. J Am Acad Dermatol 12:210–220

Gottlieb MS (2001) AIDS – past and future. N Engl J Med 344:1788–1791

Kaplan MH, Sadick NS, Talmor M (1991) Acquired trichomegaly of the eyelashes: a cutaneous marker of acquired immunodeficiency syndrome. J Am Acad Dermatol 25:801–804

Lafeuillade A, Dhiver C, Martin I et al. (1990) Porphyria cutanea tarda associated with HIV infection. AIDS 4:924

Leonidas JR (1987) Hair alterations in black patients with the acquired immunodeficiency syndrome. Cutis 39:537–538

Mirmirani P, Hessol N, Maurer T et al. (2001) Prevalence of hair disorders in the women's interagency HIV study (abstract 265). J Invest Dermatol 117:434

Ostlere LS, Langry JA, Staughton RC, Samrasinghe PL (1992) Alopecia universalis in a patient seropositive for the human immuodeficiency virus. J Am Acad Dermatol 27:630–631

Prose NS, Abson KG, Scher RK (1992) Disorder of the nails and hair associated with human immunodeficiency virus infection. Int J Dermatol 31:453–457

Sadick NS (1993) Clinical and laboratory evaluation of AIDS trichopathy. Int J Dermatol 32:33–38

Sepkowitz KA (2001) AIDS – the first 20 years. N Engl J Med 344:1764–1772

Smith KJ, Skelton HG, DeRusso D et al. (1996) Clinical and histopathologic features of hair loss in patients with HIV-1 infection. J Am Acad Dermatol 34:63–68

Steinbrook R, Drazen JM (2001) AIDS – will the next 20 years be different? N Engl J Med 344:1781–1782

Stewart MI, Smoller BR (1993) Alopecia universalis in an HIV-positive patient: possible insight into pathogenesis. J Cutan Pathol 20:180–183

Straka BF, Whitaker DL, Morrison SH et al. (1988) Cutaneous manifestations of the acquired immuno-

deficiency syndrome in children. J Am Acad Dermatol 18:1089–1102
Tosti A, Gaddoni G, Peluso AM et al. (1993) Acquired hairy pinnae in a patient infected with the human immunodeficiency virus. J Am Acad Dermatol 28:513

█ Seltene Erkrankungen mit charakteristischem Kopfhautbefall

Die Ärzte glauben,
ihrem Patienten sehr viel genützt zu haben,
wenn sie seiner Krankheit einen Namen geben.
IMMANUEL KANT

█ Cutis verticis gyrata

Definition. Hirnrindenartige, wulstförmige Auffaltung der Kopfhaut in einem umschriebenen Areal.

Vorkommen. Sehr seltene, kongenitale oder im Erwachsenenalter auftretende Störung. Vorwiegend sind Männer betroffen.

Ätiopathogenese. Unbekannt. Verschiedene Formen der Cutis verticis gyrata sind zu unterscheiden (Tab. 5.77).

Klinik. Bevorzugt auf dem behaarten Kopf langsam progrediente Entwicklung wulstförmiger, an Gehirnwindungen erinnernde Hautfalten ohne subjektive Beschwerden (Abb. 5.281). Das Haarwachstum ist in den Vertiefungen normal, auf den Hautfalten dagegen häufiger vermindert.

Pachydermoperiostose Touraine-Solente-Golé (MIM 167100). Autosomal dominant vererbte, androtrope Erkrankung mit Cutis verticis gyrata, trommelschlegelartig aufgetriebenen Fingern und Zehen, symmetrischen periostalen Hyperostosen, flächenhafter Verdickung der Haut (Pachydermie), besonders der Unterarme, Unterschenkel und des Gesichts, Vergröberung des Gesichtsausdrucks, Talgdrüsenhyperplasie mit Seborrhö und großporiger Gesichtshaut sowie palmoplantarer Hyperhidrose.

Rosenthal-Kloepfer-Syndrom (MIM 102100). Akromegaloide Züge, Leukoma corneae in Verbindung mit einer Cutis verticis gyrata, bei der

Tabelle 5.77. Cutis verticis gyrata

- █ Primäre idiopathische Cutis verticis gyrata
- █ Cutis verticis gyrata im Rahmen eines Syndroms
  - Pachydermoperiostose Touraine-Solente-Golé
  - Rosenthal-Kloepfer-Syndrom
  - Cutis verticis gyrata und geistige Retardierung
  - Cutis verticis gyrata, Thyreoaplasie und geistige Retardierung
  - Cutis verticis gyrata, Retinitis pigmentosa und sensorineurale Taubheit
  - Beare-Stevenson-Syndrom
- █ Cutis verticis gyrata als Symptom bei endokrinen Störungen
  - Akromegalie
  - Kretinismus, Myxödem
- █ Differenzialdiagnose (Pseudocutis verticis gyrata)
  - zerebriformer dermaler Nävuszellnävus
  - Naevus lipomatosus
  - lipödematöse Alopezie/lipödematöser Skalp
  - Neurofibrom

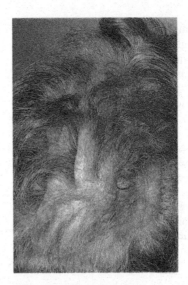

Abb. 5.281. Cutis verticis gyrata

die Hautfalten gegenüber der üblichen transversalen Ausrichtung longitudinal angeordnet sind.

Cutis verticis gyrata und geistige Retardierung (MIM 219300). Die Assoziation von geistiger Retardierung mit Cutis verticis gyrata wurde in 4,5% von 494 psychiatrischen Klinikpatienten gefunden (Schepis et al. 1990). Zytogenetische Studien haben eine hohe Frequenz chromosomaler Fragilität gezeigt.

Cutis verticis gyrata, Thyreoaplasie und geistige Retardierung (MIM 304200). Vermutlich

X-chromosomal erbliche Kombination von Cutis verticis gyrata mit Aplasie der Schilddrüse und geistiger Retardierung (Akesson 1965).

Cutis verticis gyrata, Retinitis pigmentosa und sensorineurale Taubheit (MIM 605685). Kombination von Cutis verticis gyrata mit Mikrozephalie, progressiver Retinitis pigmentosa, Katarakt, sensorineuraler Taubheit und geistiger Retardierung (Megarbane et al. 2001).

Beare-Dodge-Nevin-Syndrom, Beare-Stevenson-Syndrom (MIM 123790). Cutis verticis gyrata in Verbindung mit kraniofazialer Dysostose, okulärem Hypertelorismus, Kieferspalte, Acanthosis nigricans und Genitalanomalien. Gendefekt auf 10q26, vermutlich Mutation des Fibroblast growth factor receptor 2 (FGFR2).

Diagnostik. Die Diagnose wird aufgrund des typischen klinischen Befunds gestellt. Sind die Windungen einer Cutis verticis gyrata bereits bei Geburt vorhanden, liegt meist ein zerebriformer dermaler Nävuszellnävus vor. Assoziierte Symptome oder eine zugrunde liegende Endokrinopathie (Akromegalie, Kretinismus, Myxödem) müssen ausgeschlossen werden.

Differenzialdiagnose. *Zerebriformer dermaler Nävuszellnävus.* Bei manchen Patienten findet sich im Cutis-verticis-gyrata-Bereich ein großer dermaler Nävuszellnävus. Die Nävi wachsen zunächst proportional, dann disproportional mit dem Körperwachstum. Maligne Entartung ist möglich.

Lipödematöse Alopezie. Im Erwachsenenalter (frühestens im 3. Dezennium) auftretende Alopezie in Verbindung mit einer diffusen Verdickung des subkutanen Fettgewebes des Skalps. Es besteht Gynäkotropie mit einer Prädilektion für dunkelhäutige Frauen. Die Patientinnen klagen über Juckreiz und eine erhöhte Empfindlichkeit der Kopfhaut. Die Kopfhaut ist tastbar verdickt und hat eine charakteristische schwammartige Konsistenz. Das Haar ist kurz und schütter. Die Verdickung des subkutanen Fettgewebes (bis auf ein Mehrfaches der normalen Dicke von 6 mm) und die Abgrenzung von Lipomen gelingt mittels MRT.

Lipödematöser Skalp. Verdickung des subkutanen Fettgewebes des Skalps ohne Alopezie.

Verlauf und Prognose. Mazeration mit mikrobieller Besiedelung und fötider Sekretion kommt bei eng stehenden Vertiefungen vor.

Prophylaxe und Therapie. Symptomatische Behandlung bei Mazeration und bakterieller oder mykotischer Sekundärinfektion. Exzision im Bedarfsfall.

Literatur

Akesson HO (1965) Cutis verticis gyrata, thyroaplasia and mental deficiency. Acta Genet Med Gemellol 14:200–204

Bridges AG, von Kuster LC, Estes SA (2000) Lipedematous alopecia. Cutis 65:199–202

Fair KP, Knoelle KA, Patterson JW et al. (2000) Lipedematous alopecia: a clinicopathologic, histologic and ultrastructural study. J Cutan Pathol 27:49–53

Hall BD, Cadle RG, Golabi M et al. (1992) Beare-Stevenson cutis gyrata syndrome. Am J Med Genet 44:82–89

Hambrick GW Jr, Carter DM (1966) Pachydermoperiostosis. Touraine-Solente-Gole syndrome. Arch Dermatol 94:584–608

Lee JH, Sung YH, Oon JS, Park JK (1994) Lipedematous scalp. Arch Dermatol 130:802–803

Megarbane A, Waked N, Chouery E et al. (2001) Microcephaly, cutis verticis gyrata of the scalp, retinitis pigmentosa, cataracts, sensorineural deafness, and mental retardation in two brothers. Am J Med Genet 98:244–249

Przylepa KA, Paznekas W, Zhang M et al. (1996) Fibroblast growth factor receptor 2 mutations in Beare-Stevenson cutis gyrata syndrome. Nature Genet 13:492–494

Rosenthal JW, Kloepfer HW (1962) An acromegaloid, cutis verticis gyrata, corneal leukoma syndrome. Arch Ophthal 68:722–726

Schepis C, Palazzo R, Cannavo SP et al. (1990) Prevalence of primary cutis verticis gyrata in a psychiatric population: association with chromosomal fragile sites. Acta Dermatol Venerol 70:483–486

Enzephalokraniokutane Lipomatose (Fishman-Syndrom)

Definition. Kongenitales neurokutanes Syndrom mit unilateralen zerebralen Malformationen in Verbindung mit ipsilateralen hamartomatösen Fehlbildungen des Kopfes.

Vorkommen. Sehr selten. Sporadisch.

Ätiopathogenese. Wird heute als Teilmanifestation des Proteus-Syndroms aufgefasst (Rizzo et al. 1993). Vermutet wird eine letale dominante somatische Punktmutation mit gesteigertem Wachstum umschriebener Zellbereiche, insbesondere der Haut und des Fettgewebes. Die Mutation ist im Gesamtorganismus nur im Mosaikverband mit Lebensfähigkeit des Patienten vereinbar (Happle u. Steijlen 1993).

Klinik. Von Geburt an finden sich an der Kopfhaut subkutan gelegene, weiche, knotige Tumoren (Lipome) in Verbindung mit einer umschriebenen Alopezie, sog. Naevus psiloliparus (Happle u. Küster 1998). Regelmäßig werden papuläre oder polypoide kutane Läsionen im Gesicht und Anomalien der Augen (Dermoid) beobachtet. Die Haut- und Augenveränderungen sind meistens unilateral gelegen und assoziiert mit ipsilateralen zerebralen Malformationen (Ventrikeldilatation, monolaterale zerebrale Atrophie, pontozerebelläre Lipome, Arachnoidalzysten u. a.). Neurologische Symptome sind nicht immer vorhanden und sehr variabel in ihrer Ausprägung (monolaterale Spastizität, geistige Retardierung, Krampfanfälle).

Diagnostik. Die Diagnose stützt sich auf den typischen klinischen Befund in Verbindung mit dem Nachweis der assoziierten intrakraniellen Fehlbildungen mittels bildgebender Verfahren (CT, MRT).

Histopathologisch liegen bei den Hauttumoren Lipome, Fibrolipome und Angiofibrome vor.

Differenzialdiagnose. Goltz-Gorlin-Syndrom, Schimmelpenning-Feuerstein-Mims-Syndrom.

Okulozerebrokutanes Syndrom, Delleman-(Oorthuys-)Syndrom (MIM 164180). Kongenitales Fehlbildungssyndrom mit Orbita- und Hirnzysten sowie fokalen Hautveränderungen (Hautanhänge oder Fibrome, periorbital; Trichofollikulome; hypoplastische, aplastische oder ausgestanzte Defekte) und Skelettveränderungen im Bereich der Orbita und des Jochbeins.

Okuloaurikulovertebrale Dysplasie, Goldenhar-Syndrom (MIM 164210). Symptomenkomplex von meist unilateralen, sonst asymmetrischen Fehlbildungen im Gesichts- und Halsbereich, betreffend die Derivate des ersten und zweiten Kiemenbogens: Hypoplasie einer Mandibulahälfte, Lippenspalte, Hypoplasie einer Ohrmuschel mit präaurikulären Fisteln oder Anhängseln auf einer Linie vom Ohr zum Mundwinkel und Hals, epibulbäres Dermoid, obere zervikale Wirbelsäulenfehlbildungen.

Verlauf und Prognose. Abhängig von den neurologischen Komplikationen. Die neurologischen Symptome korrelieren schlecht mit der Ausprägung der intrazerebralen Fehlbildungen. Viele Patienten weisen ausgeprägte zerebrale Veränderungen mit minimaler neurologischer Symptomatik auf.

Prophylaxe und Therapie. Multidisziplinär (Neurologie, Neurochirurgie, Ophthalmologie, plastische Chirurgie). Haarersatz im Bedarfsfall.

▪ **Literatur**

Amor DJ, Kronberg AJ, Smith LJ (2000) Encephalocraniocutaneous lipomatosis (Fishman syndrome): neurocutaneous syndrome. J Paediat Child Health 36:603–605

Grimalt R, Ermacora E, Mistura L et al. (1993) Encephalocraniocutaneous lipomatosis: case report and review of the literature. Pediat Dermatol 10:164–168

Happle R, Steijlen PM (1993) Enzephalokraniokutane Lipomatose. Ein nichterblicher Mosaikphänotyp. Hautarzt 44:19–22

Happle R, Küster W (1998) Nevus psilopilarus: a distinct fatty tissue nevus. Dermatology 197:6–10

Loggers HE, Oosterwijk JC, Overweg-Plandsoen WCG et al. (1992) Encephalocraniocutaenous lipomatosis and oculocerebrocutaneous syndrome. Opthalm Paediat Genet 13:171–177

Moog U, de Die-Smulders C, Systermans JMJ, Cobben JM (1997) Oculocerebrocutaneous syndrome: report of three additional cases and aetiological considerations. Clin Genet 52:219–225

Rizzo R, Pavone L, Micale G et al. (1993) Encephalocraniocutaneous lipomatosis, Proteus syndrome, and somatic mosaicism. Am J Med Genet 47:653–655

Romiti R, Rengifo JA, Arnone M et al. (1999) Encephalocraniocutaneous lipomatosis: a new case report and review of the literature. J Dermatol 26:808–812

6 Allgemeine Therapie von Haarkrankheiten

Die Erfahrung ist die Probe des Rationalen –
und so umgekehrt.

NOVALIS

Haarwuchsprobleme sind häufig, Betroffene zeigen einen oft hohen Leidensdruck, und die Behandlungsmöglichkeiten sind beschränkt. Vor diesem Hintergrund hat die Bewältigung von Haarproblemen auf den Ebenen des Informationsverhaltens, der Problemlösekompetenz und der medizinischen Therapie zu erfolgen.

Informationsverhalten

Während einerseits das Idealbild von schönen, gesunden Haaren durch die Trends der Mode- und Kosmetikbranche geprägt wird, beeinflussen Informationsangebote der Medien mit medizinisch-wissenschaftlichem Anspruch die Meinungsbildung der Bevölkerung über Haarprobleme und ihre Behandlung. Dabei wird auch medizinisches Halbwissen verbreitet und beim potenziellen Patienten zwangsläufig eine unrealistische Erwartungshaltung aufgebaut. Um solchen unerwünschten Entwicklungen entgegenzuwirken, ist vom Facharzt eine effektive Kommunikation und aktive Öffentlichkeitsarbeit zu fordern durch

- kommunikative Kompetenz zur Entwicklung einer effektiven patientenbezogenen Beratung und Verhaltensorientierung,
- Abgabe von Informationsmaterial z. B. Broschüren,
- Auftritt im Internet, z. B. Fachforen.

Problemlösekompetenz

Die Problemlösekompetenz stützt sich auf die Kenntnisse der Haarkrankheiten, ihrer Ursachen, Entwicklungen und Behandlungsmöglichkeiten, soweit sie dem aktuellen Wissensstand entsprechen, und auf eine rationale Vorgehensweise.

Diagnosesicherung vor Therapie
Nosologische Einordnung der Haarkrankheit:
- morphologische Kriterien (Klinik, histopathologisches Reaktionsmuster),
- ergänzende Untersuchungen (Labor).

Kollektive und individuelle Therapiekonzepte
Pathophysiologisch orientierte Therapie:
- Haarkrankheit als Störung des zyklischen Haarwachstums,
- Immunpathologie des Haarfollikels.

„Evidenzbasierte" Therapie:
- Welcher Art ist die Evidenz?
- Doppelblind plazebokontrollierter Wirksamkeitsnachweis:
  - Größe des Probandenkollektivs?
  - Dauer der Studie?
  - Messgrößen und ihre statistische Auswertung?
- Klinische Relevanz?

Subjektiver Leidensdruck und Erwartungshaltung:
- Anerkennung des Behandlungswunschs;
- Erkennen evtl. vorhandener Ängste, depressiver Verstimmungen oder sozialer Verhaltensbeeinträchtigungen im Zusammenhang mit dem Haarproblem;
- Klärung der Erwartungshaltung an eine Behandlung;

■ effektive patientenbezogene Beratung und Verhaltensorientierung:
- individuell maßgeschneiderte medizinische Beratung und Therapie,
- Überprüfung der Patienten-Compliance;
■ reproduzierbare Verlaufsdokumentation.

Medizinische Therapie

Ziele der Therapie sind
■ Verhinderung von Haarverlust bzw. Wiederherstellung von Haarwachstum,
■ Behandlung krankhafter Zustände der Kopfhaut,
■ Verschönerung der Haare,
■ Entfernung von unerwünschten Haaren,
■ Verdeckung von Haarverlust.

Die Wege dazu sind in Ergänzung zu den entsprechenden diagnoseorientierten Kapiteln Gegenstand dieses Kapitels und werden in folgender Reihenfolge praxisnah einzeln behandelt:
■ Haarpflege,
■ spezifische Therapien zur Förderung des Haarwachstums,
■ Therapien zur Behandlung spezifischer Zustände des Haarbodens,
■ Haarentfernung,
■ Camouflage und Haararbeiten,
■ operative Behandlungsmethoden.

■ Literatur

Fey MF, Bührer A (2001) Klinische Fachliteratur kritisch lesen. Teil I: Fussangeln in Fallberichten und Fallserien. Schweiz Med Forum 7:161–165
Fey MF, Bührer A (2001) Klinische Fachliteratur kritisch lesen. Teil II: Randomisierte Studien, Meta-Analysen und Publikationsprobleme. Schweiz Med Forum 7:166–171
Grilli R, Freemantle N, Minozzi S et al. (1999) Einfluss von Massenmedien auf die Inanspruchnahme medizinischer Leistungen. Schweiz Rundsch Med Prax 88:1839
Lange S (2000) Statistische Signifikanz und klinische Relevanz. Zeitschr Hautkrankh 4:225–229
Trüeb RM, Schweizerische Arbeitsgruppe für Trichologie (2000) Die Wechselbeziehung zwischen Arzt, Friseur und Medien im Management von Haarverlust. Hautarzt 51:729–732
Trüeb RM, de Viragh P, Schweizerische Arbeitsgruppe für Trichologie (2001) Stellenwert der Kopfhaare und Therapie von Haarausfall bei Männern in der Schweiz. Schweiz Rundsch Med Prax 90:241–248
Trüeb RM, Itin P, Schweizerische Arbeitsgruppe für Trichologie (2001) Fotografische Dokumentation der Wirksamkeit von 1 mg oralem Finasterid in der Behandlung der androgenetischen Alopezie des Mannes im Praxisalltag in der Schweiz. Schweiz Rundsch Med Prax 90:2087–2093

Haarpflege

Haarwäsche und Haarwaschmittel (Shampoos)

Philologisch leitet sich „Shampoo" vom hindischen câpnâ ab, was „kneten" und „formen" bedeutet, und bezeichnet das Mittel, dessen Zweck die Reinigung der Haare und Kopfhaut von Talg, Keratindebris, Schweißrückständen, Staub und Gerüchen aus der Umwelt und von Resten eventueller anderer Haarbehandlungsmittel ist (Haarwaschmittel). Die Haarwäsche stellt die häufigste Form der Haarbehandlung dar. Sie stellt eine Voraussetzung zum Wohlbefinden (Wellness) dar und entspricht damit einem Grundbedürfnis des Menschen.

Shampoos spielen sowohl für die Körperpflege und Verschönerung des äußeren Erscheinungsbildes als auch für die Behandlung pathologischer Zustände der Haare und der Kopfhaut eine wichtige Rolle. Die wechselseitige Beziehung zwischen Kosmetik und Medizin widerspiegelt sich in den Fortschritten der Shampootechnologie, welche Anwendungen ermöglicht hat, die nicht nur alle Vorteile nichtmedizinischer Haarwaschmittel bieten, sondern auch Formulierungen zur effektiven Behandlung häufiger Probleme der Haare und der Kopfhaut.

Dementsprechend übertrifft das Anforderungsprofil, das heute an ein Shampoo gestellt wird, bei weitem die Funktion der bloßen Reinigung von Haaren und Kopfhaut. Von einem Shampoo werden zusätzliche Wirkungen erwartet. Das Shampoo soll die Haare kosmetisch aufbessern, auf die Bedürfnisse verschiedener Haarqualitäten, auf das Alter und auf individuelle Waschgewohnheiten zugeschnitten sein und gleichzeitig spezifische Probleme der Haare und der Kopfhaut günstig beeinflussen.

Das Substrat „Haare", das gereinigt werden muss, beläuft sich auf eine Fläche von durchschnittlich 4–8 m², die sich auf zwischen 85.000

und 150 000 Einzelhaare verteilt und 50- bis 100-mal der Fläche des darunter liegenden Haarbodens entspricht. An den Haaren werden Schmutz, Staub, Rauchpartikel, Hautabschilferungen und Kosmetikproduktreste von den Lipiden des Talgs gebunden, der sich von den Haarfollikel-Talgdrüsen-Einheiten aus relativ rasch über die Haaroberfläche verteilt, um den Haaren als Fettsubstanz und natürlicher Lubrikans Glanz und Geschmeidigkeit zu verleihen.

Von einem Haarwaschmittel wird eine ausreichende Reinigungskraft bei nicht zu starker Entfettung gefordert, Schaumvermögen in hartem und weichem Wasser sowie bei Fettbelastung, gute Haut- und Schleimhautverträglichkeit, chemische und physikalische Stabilität, Konditioniereffekte, biologische Abbaubarkeit und Preiswertigkeit.

Die Reinigungskraft eines Shampoos basiert hauptsächlich auf der Oberflächenaktivität der Waschsubstanz. Die oberflächenaktiven Substanzen oder Tenside erleichtern die Schmutzentfernung durch Verminderung der zwischen Wasser und wasserresistentem Schmutz an der Haaroberfläche bestehenden Oberflächenspannung und suspendieren den Schmutz in der wässrigen Phase unter Verhinderung einer erneuten Schmutzanlagerung auf der Haaroberfläche. Dies wird aufgrund einer besonderen molekularen Struktur bewerkstelligt, die sowohl eine hydrophile (polarer „Kopfbereich") als auch eine lipophile Gruppierung („Schwanzbereich",

bestehend aus einer Kohlenwasserstoffkette) aufweist. Talg und Schmutz werden im Zentrum einer Mizellarstruktur derart von der lipophilen Komponente gebunden und umgeben, dass die hydrophilen Molekülenden nach außen gerichtet sind. Auf diese Weise wird der Schmutz wasserlöslich und vom Haarschaft gelöst. Da sowohl die Reinigungskraft als auch das Ausmaß der Entfettung von der Art und Menge der verwendeten oberflächenaktiven Substanzen abhängen, setzen sich Shampoos aus einer Mischung verschiedener Tenside zusammen, um den Ansprüchen des individuellen Haartyps möglichst zu entsprechen.

Während bis zur Einführung des ersten alkalifreien Shampoos auf dem Markt im Jahre 1933 allein die Seife zur Haarwäsche zur Verfügung stand, haben sich inzwischen die Shampoos zu komplex aufgebauten Hightechprodukten entwickelt, die aus 10–20, in Einzelfällen bis zu 30 Rezepturbestandteilen bestehen, um dem Shampoo die gewünschte Wirkung, das ansprechende Aussehen und die individuelle Duftnote zu geben.

Vom Konzept zum verkaufsfähigen Shampoo braucht es mitunter länger als ein Jahr Entwicklungszeit. Dabei wird in jüngerer Zeit ein Großteil des investierten Geldes für die Erforschung und Entwicklung von Pflegestoffen eingesetzt, die dem Haar seidigen Glanz und ein angenehmes, glattes Gefühl sowie Volumen und Spannkraft (Vitalität) als Merkmale für natürliches,

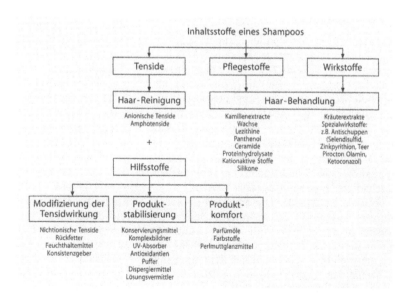

Abb. 6.1. Zusammensetzung von Haarwaschmitteln (Shampoos)

gesundes Haar verleihen sollen. Eine weitere wichtige Voraussetzung hierfür ist eine saubere, schuppenfreie und nicht überfettete Kopfhaut.

Ein Shampoo setzt sich zusammen aus (Abb. 6.1):

▓ waschaktiven Substanzen, sog. Tensiden;
▓ Pflege- und Wirkstoffen zur Haarbehandlung;
▓ Hilfsstoffen zur Modifizierung der Tensidwirkung (Konsistenzgeber, Schaumstabilisatoren), Produktstabilisierung (Konservierungsmittel) und Erhöhung des Produktkomforts (Konsistenzgeber, Parfümöle, Farbstoffe, Perlglanzmittel).

Diese werden in fein abgestimmtem Verhältnis zusammengesetzt, damit das Produkt vom Konsumenten akzeptiert wird.

Die wichtigsten Einwirkungsmöglichkeiten von Shampoos auf das Haar sind

▓ Benetzung,
▓ Adsorption (Anlagerung) und/oder Penetration (Durchdringung) des Haars,
▓ Reinigung, Entfettung, Lipidregeneration.

Daneben ergeben sich folgende Einwirkungen auf den Zustand der Kopfhaut:

▓ Regeneration der Alkalineutralisationsfähigkeit (pH),
▓ Sebostase,
▓ Seborrhö,
▓ Keimflora der Kopfhaut,
▓ Enzymaktivität der Kopfhaut,
▓ Durchblutung der Kopfhaut.

▓ Shampootenside

Je nach Art der hydrophilen Gruppierung werden Tenside in anionische, kationische, amphoterische (zwitterionische) und nichtionische Tenside eingeteilt, wobei die anionischen und amphoterischen Tenside (Amphotenside) heute die Grundlage der meisten Shampoos bilden, die nichtionischen und kationischen Tenside aber je nach Produktanforderung als Hilfsstoff zur Modifizierung der Tensidwirkung bzw. als Wirkstoff zur Konditionierung oberflächengeschädigter Haare hinzugesetzt werden.

Anionische Tenside. Die anionischen waschaktiven Substanzen zeichnen sich durch eine negativ geladene hydrophile Gruppierung aus. Bis in dieses Jahrhundert waren natürliche Seifen die wichtigste anionenaktive Reinigungssubstanz für das Haar. Seifen sind Salze aus tierischen oder pflanzlichen Fetten gewonnener,

natürlicher Fettsäuren. Aufgrund ihrer Empfindlichkeit gegenüber kalkhartem Wasser, mit dem an der Haaroberfläche haftende, unlösliche Kalkseifen gebildet werden, die das Haar stumpf und glanzlos erscheinen lassen, und aufgrund ihres in der wässrigen Phase stark alkalischen pH-Werts mit entsprechender Reizwirkung für Haut- und Schleimhäute, sind Seifen zur Haarwäsche weitgehend durch die synthetischen Tenside ersetzt worden. Die anionischen Tenside besitzen ein hervorragendes Reinigungs- und Schaumvermögen und zeichnen sich durch eine verbesserte Hautverträglichkeit aus. Die bekanntesten anionischen Tenside sind sulfatierte Fettalkohole, Alkylsulfate, und deren polyethoxylierte Analoga, die Alkylethersulfate. Während Alkylsulfate die ersten, 1933 auf den Markt eingeführten, in den USA noch gebräuchlichen synthetischen Shampootenside darstellen, bei denen eine Restempfindlichkeit gegen Wasserhärte und nach derzeitigen Anforderungen ungenügende Hautverträglichkeit nachteilig ist, haben sich heute insbesondere die Natriumalkylethersulfate als die bedeutendsten Tenside für Shampoos durchgesetzt. Diese übertreffen die Alkylsulfate bezüglich Unempfindlichkeit gegen Wasserhärte sowie Haut- und Schleimhautverträglichkeit und stellen praktisch die einzigen Tenside dar, die sich auch allein als Waschrohstoffe für Shampoos eignen. Eine Reihe anionischer Tenside wie Alkylethercarboxylate, Acylpeptide, Alkylsulfosuccinate und Olefinsulfonate, die sich durch hohe Hautverträglichkeit auszeichnen und sich daher besonders für empfindliche Haare und Kopfhaut eignen, werden zwecks Optimierung der kosmetischen Shampooeigenschaften nur in Verbindung mit anderen anionischen und amphoterischen Tensiden eingesetzt.

Amphotenside. Die amphoterischen (zwitterionischen) Tenside weisen im Bereich ihrer hydrophilen Gruppierung sowohl eine negative als auch eine positive Ladung auf. Bei tieferen pH-Werten verhalten sie sich kationenaktiv und bei höheren pH-Werten anionenaktiv, nehmen demnach eine Stellung zwischen den kationischen und den anionischen Tensiden ein. Vertreter dieser Gruppe sind die Betaine, Sulfobetaine, Amphoacetate/Amphodiacetate. Amphotenside bilden Komplexe mit anionischen Tensiden und reduzieren dadurch deren Tendenz, an Proteine zu adsorbieren. In Kombination mit anionischen Tensiden werden Amphotenside überwiegend zur Optimierung anionischer Shampoogrundlagen verwendet. Insbesondere die Amphoacetate/-diacetate sind sehr gute haut- und schleimhautverträglich, wirken haarkonditionierend und eignen sich zur Formulierung milder Shampoos.

Nichtionische Tenside. Im Unterschied zu den übrigen Tensiden weisen die nichtionischen Tenside keine geladene, polare Gruppierung auf und sind daher mit allen übrigen Tensiden kompatibel. Zu den nichtionischen Tensiden zählen ethoxylierte Fettalkohole, Sorbitanetherester und Alkylpolyglykoside. Sie gehören zu den mildesten waschaktiven Substanzen überhaupt, besitzen eine gute Reinigungskraft, Dispergier- und Emulgiereigenschaften, aber nur ungenügendes Schaumvermögen. In Kombination mit Alkylethersulfaten oder Amphotensiden dienen sie der Verbesserung der Hautverträglichkeit in Formulierungen besonders milder Shampoos (z. B. Babyshampoos).

Kationische Tenside. Kationenaktive Substanzen sind charakterisiert durch eine positiv geladene hydrophile Gruppierung in Form einer quartären Ammoniumverbindung. Aufgrund seiner Aminosäurenzusammensetzung enthält menschliches Haarkeratin einen Überschuss an negativ geladenen, sauren Gruppen, welche die positiv geladenen quartären Ammoniumverbindungen kationischer Tenside über Salzbindungen spülfest anlagern. Geschädigte Haare enthalten infolge ihres hohen Cysteinsäuregehalts eine höhere Anzahl negativ geladener Säuregruppen und nehmen deshalb mehr quartäre Ammoniumverbindungen als intakte Haare auf. Aufgrund dieser Eigenschaft stellen quartäre Ammoniumverbindungen eine wichtige Gruppe der speziellen Wirkstoffe zur Behandlung geschädigter Haare dar. Sie tragen wesentlich zur Verbesserung von Kämmbarkeit und Griff sowie Verhinderung statischer Aufladung der Haare bei. Da sie selbst nur ungenügende Reinigungskraft und Schaumvermögen sowie ein höheres Irritationspotenzial für Haut und Schleimhäute aufweisen, finden sie nur in Verbindung mit reizmindernden, nichtionischen Tensiden in Shampoos für chemisch behandelte und sehr trockene Haare Verwendung. Ihre Inkompatibilität mit anionischen Tensiden begrenzt ihre Verwendbarkeit für weitere Shampooformulierungen.

▪ Hilfsstoffe

Neben dem Zweck der Reinigung, den die auf die Anwendungskonzentrationen eingestellten wässrigen Tensidlösungen erfüllen, werden an

ein Shampoo weitere Forderungen wie Produktkomfort und -stabilität gestellt, die in den Produktformulierungen eine Reihe von Hilfsstoffen nötig machen. Dazu gehören Hilfsstoffe zur Modifizierung der Tensidwirkung, zur Produktstabilisierung und solche zur Erhöhung des Produktkomforts.

Hilfsstoffe zur Modifizierung der Tensidwirkung. Neben der Auswahl und Kombination der Tenside können verschiedene zusätzliche Hilfsstoffe zur Verbesserung der Hautverträglichkeit beitragen. Dazu gehören Rückfetter und Feuchthaltemittel, die darüber hinaus die Geschmeidigkeit des Haars günstig beeinflussen. Als Rückfetter werden natürliche Öle, Fettsäureester und Alkanolamide eingesetzt; als Feuchthaltemittel Propylenglykol, Polyethylenglykol, Glycerin, Sorbit oder Lactate. Ethoxylierte Fettalkohole, polymere Verdicker wie Hydrokolloide und Polyacrylate sowie Karaya und Tragant werden als Konsistenzgeber eingesetzt.

Hilfsstoffe zur Produktstabilisierung. Die Sicherung der Stabilität von Shampoos bedingt den Einsatz von Konservierungsstoffen (organische Säuren und ihre Derivate, z. B. Benzoe-, Salicyl- und Sorbinsäure; Methylparaben; organische Halogenverbindungen, z. B. 5-Brom-5-nitro-1,3-dioxan und Bronopol; Formaldehyd und Formaldehydabspalter, z. B. DMDM Hydantoin) zum Schutz vor Verkeimung, von Chelatbildnern (Salze der Ethylendiamintetraessigsäure) zum Schutz vor Spuren an Metallionen aus der Verarbeitung der Shampoorohstoffe in Stahlapparaturen, von UV-Absorbern (Benzophenonderivate) zur Stabilisierung der Shampoofarbstoffe gegenüber Licht, von Antioxidanzien (Ascorbinsäure, α-Tocopherol, Butylhydroxyanisanol) zum Schutz oxidationsempfindlicher Öle; von Puffern (Citrat-, Lactat- und Phosphatpuffer) zur Gewährleistung der pH-Wert-Stabilität des Shampoos, von Lösungsvermittlern, um pflegende Öle und Parfümöle klar in Lösung zu halten, und von Dispergiermitteln (Polyvinylpyrrolidon), um in Shampoos sonst unlösliche Wirkstoffe wie Siliconöle und Antischuppenwirkstoffe auf Dauer in Schwebe zu halten.

Hilfsstoffe zur Erhöhung des Produktkomforts. Duft- und Farbstoffe sowie Perlglanzmittel tragen zur Attraktivität eines Shampoos bei. Parfümöle sollen einerseits den meist fettartigen Eigengeruch der Shampoogrundlage überdecken und andererseits dem Produkt einen individuellen, angenehmen Duft verleihen. Farbstoffe und Perlglanzmittel geben den Shampoos ein brillantes Äußeres und lassen sie als „gehaltvoll" erscheinen. Perlglanzmittel leisten als zusätzliche Wirkung einen Beitrag zur Rückfettung. Bei ihnen handelt es sich um in der Shampooformulierung unlösliche Kristallpartikel bestehend aus Fettsäureestern von Polyolen, Fettsäurealkanolamiddderivaten oder Mischprodukten von beiden, die das Licht reflektieren.

■ Pflegestoffe

Sofern keine pathologischen Veränderungen vorliegen, ist das menschliche Haar gegenüber seinem natürlichen Zustand grundsätzlich nicht besserbar. Der stetig nachwachsende Haarschaft ist nicht für zeitlich unbegrenzte Haltbarkeit vorgesehen und zeigt in Abhängigkeit von der Haarlänge und exogenen Einwirkungen gegen distal zunehmende Abnutzungserscheinungen mit kutikulärem und sekundärem Zerfall der Haarrinde. Wesentliche Ursachen für diesen Qualitätsverlust des Haars sind mechanische Beanspruchungen durch Kämmen, Bürsten und Toupieren, die Einwirkung von UV-Strahlen sowie unvermeidliche strukturelle Veränderungen infolge kosmetisch-chemischer Prozesse im Verlauf von Haarverformungen (Dauerwellen), Haarfärbungen und Blondierungen. Ziel pflegender Zusatzstoffe in Shampoos ist es, den Naturzustand des frisch nachgewachsenen Haars über einen möglichst langen Zeitraum zu erhalten und im Fall seines Verlusts wieder herzustellen. Fast alle Standardshampoos sind heute mit Pflegestoffen angereichert. Geschädigtes Haar kann selbstverständlich nicht mehr in den Zustand des gesunden nachwachsenden Haars zurückgeführt werden – mehr als Reparaturleistungen ist nicht zu erwarten. Dennoch gelingt es, durch Verwendung von Shampoos mit hohen Anteilen an Pflegestoffen sich diesem Idealzustand hinsichtlich Kämmbarkeit, Halt und Glanz anzunähern, sog. Konditioniereffekt.

Shampoos für trockenes Haar. Haar, das aufgrund einer zu geringen Lipidproduktion der Kopfhaut trocken und spröde ist, bedarf gegenüber normalem Haar Shampoos mit höheren Anteilen an Pflegestoffen. Die Formulierung eines derartigen Produkts macht die wenigsten Schwierigkeiten, da genügend konditionierende Substanzen zur Verfügung stehen, mit denen ein kurzfristiger Effekt nach der Haarwäsche erreicht werden kann. Als Pflegestoffe werden Fettsubstanzen wie pflanzliche Öle, Wachse, Lecithin und Lanolinderivate sowie Proteinhydrolysate und Silicone verwendet. Polymere kationaktive Nachbehandlungsmittel auf der Basis von Cellulose, Guar, Chitin und Silicon verbessern die Haarstruktur besonders effektiv und werden auch für geschädigte Haare eingesetzt. Die Mengen insbesondere der kationischen Polymere zur Haarpflege müssen dem jeweiligen Haarzustand angepasst werden, da sie stark auf das Haar einwirken und sich bei wiederholter Shampooanwendung auf dem Haarschaft aufbauen können. Eine derartige „Überpflege" kann eine Beschwerung der Frisur mit dem Erscheinungsbild von schnell fettendem Haar zur Folge haben.

Shampoos für strukturgeschädigtes Haar. Shampoos für geschädigtes Haar beinhalten die gleichen Pflegestoffe wie Shampoos für trockenes Haar, allerdings in höherer Konzentration. In neuerer Zeit werden anstelle monomerer quartärer Ammoniumverbindungen zunehmend kationische Polymere eingesetzt, bei denen kationische Gruppen in eine polymere Struktur integriert sind, z.B. Polyquaternium 10 und 16 sowie Guarhydroxypropyltrimoniumchlorid. Diese haften wesentlich fester auf dem Haar als die monomeren Verbindungen und hinterlassen auf der Haarfaseroberfläche einen kontinuierlichen Film, der das Haar wieder weich und geschmeidig erscheinen lässt und durch Veränderung des Refraktionsindex dem Haar verbesserten Glanz und Farbintensität verleiht. Neben der Anwendung in Pflegespülungen sind diese kationenaktiven polymeren Nachbehandlungsmittel zu einem wichtigen Bestandteil von 2-in-1-Shampoos geworden, besonders stark pflegender Shampoos, die in sich die Reinigungsfunktion eines Shampoos mit der Zusatzfunktion der Konditionierung vereinen („Shampoo und Spülung in einem"). Neben den kationenaktiven polymeren Avivagemitteln kommen Silicone in 2-in-1-Shampoos zum Einsatz, speziell Dimethicon, das unter Verwendung spezieller Dispergiermittel in eine relativ hoch dosierte Tensidgrundlage eingearbeitet wird. Die starke Pflegewirkung wird durch die Niederschlagung des Dimethicons in feinsten Tröpfchen auf dem Haar während des Verdünnens des 2-in-1-Shampoos bei der Haarwäsche erzeugt. Silicone haben eine den Fetten und Ölen vergleichbare Wirkung auf das Haar mit dem Vorteil, dass eine unerwünschte Beschwerung des Haars praktisch ausgeschlossen ist. Als Lubrikans reduzieren sie durch das Kämmen entstehende Reibung, verbessern die Kämm- und Frisierbarkeit und verhindern dadurch weitere Schäden an den Haaren. Ferner vermitteln sie den Haaren antistatische Eigenschaften, durch die das Fliegen des Haars unterbunden wird.

▨ Wirkstoffe

Wirkstoffe sind die Rohstoffe, die zusätzlich zu den oben aufgeführten Inhaltsstoffen eines Shampoos eingesetzt werden, um in der Formulierung eines Spezial- oder Medizinalshampoos auf ein bestimmtes Haar- bzw. Kopfhautproblem eine nachweisbare Wirkung zu erzielen. Die Gruppe der Wirkstoffe ist umfangreich, und die Rohstoffe stammen je nach Anwendungsindikation aus verschiedenen Substanzklassen, wobei neben den neueren, wissenschaftlich gesicherten Wirkstoffen von Medizinalshampoos, wie Zinkpyrithion, Pirocton-Olamin und Ketoconazol, auch diejenigen Rohstoffe – hauptsächlich natürlichen Ursprungs, z.B. Pflanzenextrakte – nicht unerwähnt bleiben dürfen, die traditionellerweise in Spezialshampoos Verwendung finden, ohne dass ihre Wirkung wissenschaftlich gesichert ist.

Shampoos zur Behandlung der Kopfschuppenbildung. Ursache der Kopfschuppenbildung ist eine beschleunigte Proliferation der Epidermiszellen, besonders im Bereich fokaler Entzündungsherde, mit daraus resultierender Auflösung der im Normalfall auf der Kopfhaut vorhandenen Kolumnärstruktur des Stratum corneum. Die Beschleunigung des Keratinisierungsprozesses führt dazu, dass er fehlerhaft abläuft. Die Hornschichtzellen von Schuppen sind parakeratotisch. Durch die Verminderung des Zusammenhalts zwischen den keratinisierten Epidermiszellen kommt es zur Ablösung größerer, mit bloßem Auge als Kopfschuppen sichtbarer Zellkomplexe. Seit der Inkriminierung eines pityrosporumartigen Organismus als Ursache der Kopfschuppenbildung durch Malassez vor mehr als hundert Jahren ist die Bedeutung von Pityrosporum ovale für die Pathogenese der Kopfschuppenbildung hinlänglich anerkannt. Dementsprechend bieten sich zur Behandlung der Kopfschuppen neben den keratostatischen und keratolytischen auch antimikrobielle Wirkstoffe an. Klinisch und dermatologisch gut abgesicherte Antischuppenwirkstoffe sind Steinkohlenteer, Selendisulfid, Zinkpyrithion, Pirocton-Olamin und Ketoconazol. Pirocton-Olamin bewährt sich besonders in der Behandlung von Kopfschuppen in Verbindung mit Juckreiz. Zinkpyrithion stellt die mildeste medizinische Haarwäsche gegen Kopfschuppen dar, bedarf aber einer Kontaktzeit von 5–10 Minuten zur Entfaltung der vollen Wirksamkeit. Selendisulfid ist beim Seborrhoiker wegen seiner die Talgdrüsensekretion steigernden Wirkung kontraindiziert, ferner sollte diese Substanz nur zeitlich beschränkt eingesetzt werden, da ein Haarausfall provozierender Effekt durch Mitosehemmung im Haarfollikel diskutiert wird.

Shampoos zur Behandlung der Kopfhautseborrhö. Die Behandlung fettiger Haare stellt nach wie vor eine der größten Herausforderungen dar, insofern als es nicht möglich ist, signifikante Verbesserungen des Haarzustands mit kosmetischen Wirkstoffen zu erzielen. Die Lipidsynthese und Entleerung der Talgdrüsen der Kopfhaut sowie die Zusammensetzung und Spreiteigenschaften der Kopfhaut- und Haarlipide sind alle von pathophysiologischer Bedeutung für die Kopfhautseborrhö. Diese ist auf eine erhöhte Sekretionsleistung der Talgdrüsen sowie auf eine durch mikrobielle Lipolyse veränderte Lipidzusammensetzung zugunsten des freien Fettsäureanteils zurückzuführen. Die öl- und wachsartigen Inhaltsstoffe des Hautfetts beschweren das Haar und mindern die Reibung von Haar zu Haar und damit den Frisurenhalt. Die Akkumulation von Staub und Schmutz auf fettigem Haar sowie die peroxidative Transformation des Talgs führen zu vorzeitig schmutzig erscheinendem und schlecht riechendem Haar. Therapeutischer Ansatzpunkt in der Behandlung der Kopfhautseborrhö ist demnach die Reduktion der Lipidmenge und der mikrobiellen Lipolyse. Um das vorzeitige Zusammenfallen voluminöser Frisuren zu vermeiden, muss verhindert werden, dass die Haaroberfläche zu glatt und geschmeidig wird. Zur Unterdrückung der lipolytischen bzw. peroxidativen Transformation der Kopfhaut- und Haarlipide werden antimikrobiell wirksame Substanzen eingesetzt. Geeignet ist eine milde, in der Regel anionische Tensidgrundlage aus gut reinigenden Waschrohsubstanzen mit wenig Substantivität zum Haar erreicht. Eine Hemmung der mikrobiellen Lipolyse lässt sich auch durch die Tensidgrundlage des Shampoos erzielen. Der Zusatz gerbstoffhaltiger Pflanzenextrakte (z.B. Eichenrindenextrakt) kann durch eine leichte Aufrauung der Haaroberfläche den Frisurhalt günstig beeinflussen. Zusätzliche Pflegestoffe, die sich auf dem Haar zum Talg addieren, wie Rückfetter und kationische Polymere in Shampoos und Pflegespülungen, sollten bei schnell fettendem Haar nur mit größter Zurückhaltung eingesetzt werden, da sie zu einer zusätzlichen Beschwerung des Haars bzw. der Frisur führen würden. Als nachweislich sebosuppressiver Wirkstoff in Medizinalshampoos zur Behandlung der Kopfhautseborrhö kommt praktisch nur Steinkohlenteerdestillat in Betracht.

Shampoos zur Behandlung bakterieller Haarbodeninfekte. Mit der Beseitigung von Schmutz, Kopfhaut- und Haarlipiden reduziert die Shampoobehandlung zwangsläufig auch die Keimzahl auf der Kopfhaut, da diese Rückstände einen guten Nährboden für Mikroorganismen darstellen. Saprophytäre Hautbakterien gehören zur normalen Residentflora des Haarbodens und haben keine primäre pathogenetische Bedeutung. Durch das Shamponieren werden Bakterien leicht von den Haarschäften entfernt. Die ursprüngliche bakterielle Besiedlungsdichte des Haars ist allerdings innerhalb von 24 Stunden wiederhergestellt. Abgesehen von der Bedeutung der in den Talgdrüseninfundibula befindlichen Proprionibakterien und Micrococcaceae für die Aufspaltung von Triglyceriden in freie Fettsäuren bei der Kopfhautseborrhö, können unter bestimmten Umständen (z. B. auf einem seborrhoischen Haarbodenekzem) pathogene Keime wie Staphylococcus aureus zu pustulofollikulären Erkrankungen des Haarbodens führen. Chlorhexidin, Jodpovidon und Triclosan enthaltende Shampoos sind nur begrenzt wirksam und eignen sich eher als Begleitmaßnahme zu einer resistenzgerechten antibiotischen Therapie und Rezidivprophylaxe.

Vitamine. Erkenntnisse zur Bedeutung der Vitamine für den Haarzustand werden abgeleitet
▓ von den Beobachtungen der Auswirkung gewisser Vitaminmangelzustände auf Haarwuchs und Haarqualität (S. 192 ff.),
▓ von den wissenschaftlichen Kenntnissen zur biochemischen Rolle der Vitamine im Stoffwechsel des Haars.

Gut dokumentiert sind Haarausfall und/oder Veränderung der Haarqualität (Beschaffenheit, Brüchigkeit, Farbe) bei Mangel an Biotin (Vitamin H), Vitamin B_{12}, essenziellen Fettsäuren, essenziellen Aminosäuren (Proteinmangel), Zink und Eisen. Diese Zustände können nur durch eine systemische Zufuhr (oral oder parenteral) der entsprechenden fehlenden Substanz normalisiert werden.

Stoffwechselwirkungen, die für das Haar wichtig sein können, werden für die nachfolgend aufgeführten Vitamine postuliert:
▓ Blut- und Sauerstoffversorgung: Vitamin B_6, B_{12}, Folsäure, Vitamin C;
▓ Versorgung mit Glucose und Glutamin (Keratinsynthese): Vitamin B_6, Niacin, Vitamin D;
▓ zelluläre Proliferation und Differenzierung: Vitamin B_{12}, Folsäure, Vitamin D;
▓ Verlangsamung von Alterungsprozessen: Vitamin C, Vitamin E, Carotinoide.

Die für die genannten Funktionen notwendigen Vitamine können ebenfalls nur über eine genügende systemische Zufuhr (in der Regel mit der Nahrung) wirken.

Äußerlich als Inhaltsstoff eines Shampoos haben nur die folgenden Vitamine eine belegte Wirkung.

Pantothensäure. Panthenol/Pantothensäure in haarkosmetischen Präparaten
▓ verleiht dem Haar lang andauernde Feuchtigkeit (Feuchthaltemittel),
▓ verbessert die Kämmbarkeit der Haare (Konditioniereffekt),
▓ reduziert die Bildung von gespaltenem Haar,
▓ verbessert den Zustand geschädigter Haare (Reparaturwirkung),
▓ verleiht dem Haar Glanz.

Panthenol/Pantothensäure gehört damit zu den Pflegestoffen in Shampoos.

Ascorbinsäure (Vitamin C), Tocopherol (Vitamin E). Die Vitamine C und E werden als Antioxidanzien in haarkosmetischen Präparaten verwendet
▓ um oxidationsempfindliche Öle zu schützen.

Sie gehören damit zu den Hilfsstoffen zur Produktstabilisierung von Shampoos.

Tocopherolacetat wird darüber hinaus folgende Wirkung an der Haut nachgesagt:
▓ entzündungshemmende Wirkung (Radikalfänger),
▓ Beschleunigung der Epithelisierung von oberflächlichen Wunden.

Andere Vitamine. Für andere Vitamine liegen zur Zeit nicht genügend Daten vor, um sie als Shampoowirkstoffe zu bezeichnen; d. h., eine Wirksamkeit auf spezifische Zustände des Haars oder des Haarbodens in der Anwendungsform eines Shampoos ist nicht belegt.

▨ Haarzustand und Wohlbefinden

Der Zustand der Haare ist ein wichtiges Element sowohl des menschlichen Selbsterlebens und der Selbstdarstellung als auch der menschlichen Fremdwahrnehmung und Fremdbeurteilung. In den Haaren kommen seelisches Erleben und Wünschen genauso wie Wohlbefinden, Gesundheit oder Krankheit zum Ausdruck. Es werden sozial wünschenswerte Merkmale der eigenen Persönlichkeit vermittelt, die auf andere einen nachhaltigen Eindruck machen und zu Schlussfolgerungen auf den Charakter, die Befindlichkeit und den Gesundheitszustand führen. Die wechselseitige Beziehung zwischen Körper und Seele macht verständlich, warum das Haar, das mit so vielen Emotionen und einer hohen Selbst- und Fremdaufmerksamkeit verbunden ist, das körperliche Wohlbefinden ganz beträchtlich beeinflussen kann – und umgekehrt.

Marktforschungsanalysen haben ergeben, dass über 70% der Frauen mindestens einmal pro Woche mit ihrem Haar unzufrieden sind. Gemäß psychologischen Untersuchungen können Frauen ihre „Wunschhaare" anschaulich beschreiben, und die Diskrepanz zwischen dem Ist-Zustand der eigenen Haaren und dem gewünschten Idealzustand kann zum Auslöser von Gefühlen der Unzufriedenheit werden. Dies liegt wesentlich darin begründet, dass mit den Wunschhaaren sozialpsychologisch positive Rückwirkungen auf die eigene Persönlichkeit verbunden werden, wie stärkeres Selbstbewusstsein, Steigerung des Wohlbefindens, höhere Zufriedenheit mit sich selbst und stärkere Beachtung durch andere. Die Selbstkritik in Bezug auf die Haare scheint bei Frauen sehr deutlich ausgeprägt zu sein, und je nach Haarzustand kommt es entweder zur Entwicklung einer allgemeinen Unzufriedenheit mit den eigenen Haaren oder zu Schwankungen zwischen Zufriedenheit und Unzufriedenheit.

Gründe für Zufriedenheit mit den Haaren:
- ▨ „… meine Haare lassen sich gut fönen und frisieren …"
- ▨ „… sie liegen ganz gut …"
- ▨ „… sie haben einen schönen Glanz … "
- ▨ „… mir gefallen die leichten Locken …"
- ▨ „… ich mag meine Haarfarbe …".

Gründe für Unzufriedenheit mit den Haaren:
- ▨ „… die Haare sind zu dünn; dadurch haben sie zu wenig Volumen …"
- ▨ „… die Spitzen sind zu trocken; ich habe oft Spliss …".

Gesund erscheinendes Haar ist keine Selbstverständlichkeit, sondern wesentlich eine Frage des Lebensstils und der Art der Haarpflege. Die Haarpflege ist damit auch Ausdruck der Persönlichkeitspflege. Menschen unterscheiden sich nach dem Ausmaß ihrer Körpersensibilität und damit auch der Sensibilität gegenüber ihrem Haarzustand. Dies entspricht wiederum der Bedeutung, die der persönlichen Haarpflege eingeräumt wird. Für die Mehrzahl der Menschen sind Haare ein zentraler Schlüsselreiz der Selbst- und Fremdwahrnehmung, wodurch sie Einfluss auf die eigene Persönlichkeitsentwicklung sowie auf die Qualität der Beziehung zu anderen Menschen haben. Mit der Zunahme der subjektiv wahrgenommenen Ungepflegtheit der Haare eines Menschen nimmt die ganzheitliche Negativbewertung dieses Menschen zu mit Kontaktverweigerung, Abwendung, Verunsicherung, Vereinsamung und Unterentwicklung der kommunikativen Kompetenz.

Trends. Heute muss ein Shampoo nicht nur gut reinigen und/oder krankhafte Zustände des behaarten Kopfes günstig beeinflussen, sondern gleichzeitig kosmetischen Ansprüchen in Verbindung mit Trends im Haarstyling Rechnung tragen. In jüngster Zeit werden in zunehmendem Maß Produkte zur täglichen Haarreinigung angeboten, die gleichzeitig zur Vor- und Hauptwäsche benutzt werden. In derartigen Produkten werden milde waschaktive Substanzen in relativ geringer Dosierung eingesetzt, unter besonderer Berücksichtigung eines guten Schaumvermögens. Dabei wird zunehmend auch Multifunktionalismus von Shampoos erwartet. Ein Shampoo soll z.B. gleichzeitig gut reinigen, schäumen, konditionieren und vor UV-Schäden schützen. Dies wird durch die Entwicklung ausgeklügelter Tensidgemische und neuer Pflegestoffe (z.B. Ceramide) ermöglicht.

Dass trotz des heutigen Angebots an Hightechprodukten 70% der Frauen darüber klagen, dass ihnen die gewünschte Frisur nicht gelingt und 40% mit ihren Haarpflegeprodukten nicht zufrieden sind, liegt daran, dass annähernd die Hälfte der Frauen ihren eigenen Haartyp falsch bestimmen und deshalb ungeeignete Shampoos und Stylingprodukte kaufen. Die Frauen wissen zwar genau, wie ihre Haare aussehen sollen, aber nicht, mit welchen Produktvarianten sie dies erreichen können. So verwenden beispielsweise viele Frauen mit dünnen Haaren, die sich mehr Volumen wünschen, Pflegeshampoos und Spülungen für strukturgeschädigtes Haar, weil sie glauben, damit ihrem Haar etwas Gutes zu tun. Diese Mittel enthalten jedoch häufig intensiv pflegende Inhaltsstoffe, durch die das dünne Haar zusätzlich beschwert wird und glatt herunterhängt. Umgekehrt wählen viele Frauen, die ein natürliches Aussehen anstreben, oftmals Stylingprodukte mit maximalem Halt, weil dies maximale Wirksamkeit suggeriert. Dadurch bekommt die Frisur zu viel Halt, ist wenig flexibel und fühlt sich unnatürlich an. Die „Fehldiagnose" des eigenen Haartyps und verwirrende Bezeichnungen der Produktvarianten sind die entscheidenden Ursachen dafür, dass viele Frauen ihre gewünschte Frisur nicht erreichen.

Um dem Risiko von „Fehldiagnosen" vonseiten des Konsumenten in Bezug auf seinen Haartyp vorzubeugen, rückt deshalb gegenüber der Bezeichnung des Haarzustands (trockenes Haar, strukturgeschädigtes Haar, dünnes und überfettetes Haar) das gewünschte Erscheinungsbild in den Mittelpunkt, z. B. „Shampoo für sauberes, gepflegtes und gesund aussehendes Haar"; „... für mehr Volumen, Fülle und Halt", „... für glattes Haar mit seidigem Glanz", „... für lockiges Haar", „... für leuchtende Farben".

Produktsicherheit

Die Bewertung der Produktsicherheit eines Shampoos erfolgt zunächst über die Bewertung der Daten aller eingesetzten Inhaltsstoffe bezüglich Haut- und Schleimhautverträglichkeit, Sensibilisierungspotenzial, akuter und chronischer Toxizität, Mutagenität/Karzinogenität, Hautpenetration und Akkumulationspotenzial, biologischer Abbaubarkeit sowie Wassertoxizität und -gefährdungsklasse.

Haut- und Schleimhautverträglichkeit

Haut- und Schleimhautverträglichkeit werden immer auch mit dem fertigen Produkt überprüft, während es in der Regel ausreicht, Tests zur Ermittlung des Allergiepotenzials mit den einzelnen Inhaltsstoffen durchzuführen. Konsumentenmeldungen über mutmaßliche allergische Reaktionen sind kaum verwertbar, da diese der Erfahrung nach unter dem Begriff „Allergie" jede Reaktion der Haut verstehen, ohne eine unspezifische Reizwirkung von einer spezifischen Intoleranzreaktion unterscheiden zu

können. Eine kritische Betrachtung gesicherter Daten über die Häufigkeit von Kontaktallergien auf kosmetische Mittel generell lässt erkennen, dass kein außergewöhnliches Risiko für den Konsumenten besteht. Dies trifft insbesondere für Rinse-off-Präparate wie Shampoos zu, bei denen Wasserverdünnungseffekt und kurze Kontaktzeit ein Sensibilisierungsrisiko auf Shampoobestandteile sehr unwahrscheinlich machen. Da dennoch bei bereits Sensibilisierten selbst derartige Expositionen eine Ekzemauslösung nicht auszuschließen ist, bleibt aus dermatologischer Sicht die Forderung nach Deklaration aller Inhaltsstoffe, sodass bei der Suche nach dem auslösenden Agens beim Patienten mit kontaktallergischer Reaktion eine gezielte Diagnostik sichergestellt ist und er künftig den Kontakt mit der für ihn persönlich allergologisch relevanten Substanz vermeiden kann.

Babyshampoos sind die mildesten Shampoos, die durch spezielle Entwicklung für die empfindliche Babyhaut und -schleimhaut auch für die tägliche Anwendung geeignet sind.

Karzinogenität (Teershampoos)

Spätestens seit der Veröffentlichung von Van Schooten et al. (1994) über die perkutane Aufnahme polyzyklischer aromatischer Kohlenwasserstoffe (PAH) mit der Anwendung teerhaltiger Shampoos wurden kritische Stimmen um das Risiko der Karzinogenität von Teerprodukten laut. Tatsächlich traten während etwa hundertjähriger Anwendung von teerhaltigen Produkten aus dermatologischer Indikation nur sehr selten Karzinome der Haut auf, und nach Anwendung von Teershampoos wurden Karzinome bisher nicht beschrieben. Bei einem Benzpyrengehalt als Leitsubstanz der PAH in Steinkohlenteer enthaltenden Shampoos von bis zu 79 µg/g wurde eine Aufnahme von einem Bruchteil von 79 µg PAH pro Haarwäsche berechnet. Im Vergleich dazu beläuft sich der Benzpyrengehalt von 500 g auf dem Kohlengrill gebratenem Hackfleisch auf ca. 10 µg.

Umweltbezogene Produktsicherheit

Gegenwärtige Anforderungen an die umweltbezogene Produktsicherheit kosmetischer Präparate lassen sich aus der Gesetzeslage ableiten. Die Wirkung am Körper steht nicht mehr allein im Vordergrund, sondern auch ob eine Entsorgung ohne Nachteil für die Umwelt erfolgen kann. Unter dem Aspekt des Gewässerschutzes sind vorrangig Mittel in Betracht zu ziehen, die in Gewässer gelangen, nämlich die Rinse-off-Präparate. Die Voraussetzung für den Einsatz eines Inhaltsstoffs ist, dass irreversible Störungen von Gewässern nicht zu erwarten sind. Für die in größeren Mengen verwendeten Tenside wird unter dem Gesichtspunkt eines verlässlichen Gewässerschutzes eine rasche und vollständige biologische Abbaubarkeit gefordert. Diese ist eingehend untersucht und bestätigt worden, wobei die Kenntnisse über die ökologischen Eigenschaften der Tenside weniger aus ihrer Verwendung in Shampoos resultieren, die in ihren eingesetzten Mengen ökologisch nur von nachrangiger Bedeutung sind, als aus Untersuchungen an Wasch- und Reinigungsmitteln, die in weit größeren Mengen eingesetzt werden.

Literatur

Ackerman AB, Kligman AM (1969) Some observations on dandruff. J Soc Cosm Chem 20:81–101

Adams RM, Maibach HI (1985) A five-year study of cosmetic reactions. J Am Acad Dermatol 13:1062–1069

Bouillon C (1996) Shampoos. Clin Dermatol 14:113–121

Christophers E (1995) Mehr Nutzen als Risiken durch Teershampoos. Polyzyklische aromatische Kohlenwasserstoffe in der Diskussion. Forsch Prax 201:28–30

Dawber R (1996) Hair: Its structure and response to cosmetic preparations. Clin Dermatol 14:105–112

Dawber R (1996) Shampoos – scientific basis and clinical aspects. International Congress and Symposium Series 216. The Royal Society of Medicine Press Limited, London

Domsch A, Pospischil H, Schuster G, Tronnier H (1996) Kosmetisch-dermatologische Wirkungen von Eiweisshydrolysaten. Parfüm Kosmet 61:325–330

Fewings J, Menné T (1999) An update of the risk assessment for methylchloroisothiazolinone/methylisothiazolinone (MCI/MI) with focus on rinse-off products. Contact Dermatitis 41:1–13

Fransway AF (1991) The problem of preservation in the 1990s: I. Statement of the problem, solution(s) of the industry, and the current use of formaldehyde and formaldehyde-releasing biocides. Am J Contact Derm 2:6–23

Futterer E (1988) Antidandruff hair tonic containing piroctone olamine. Cosmet Toiletries 103:49–52

Kullavanijaya P, Gritiyarangsan P, Bisalbutra P et al. (1992) Absence of effects of dimethicone- and non-dimethicone-containing shampoos on daily hair loss rates. J Soc Cosm Chem 43:195–206

Merk HF, Mukhtar H, Kaufmann I et al. (1987) Human hair follicle benzo[a]pyrene and benzo[a]pyrene 7,8-diol metabolisme: effect of exposure to a coal tar containing shampoo. J Invest Dermatol 88:71–76

Merk H, Loew D, Lorke D (1990) Topische Anwendung des Steinkohlenteers: Nutzen-Risiko-Abwägung aus klinischer, pharmakologischer und toxikologischer Sicht. Akt Dermatol 16:147–151

Pittelkow MR, Perry HO, Muller SA et al. (1980) Skin cancer in patients with psoriasis treated with coal tar. Arch Dermatol 117:465–468

Price NCP (1995) 50 years of surfactants cosmetic cleansing and emulsions. Cosmet Toiletries 110:49–66

Reng AK (1977) Rezeptierung von Haarreinigungs- und -nachbehandlungspräparaten mit speziellen Eigenschaften. SÖFW 8/9/11:1–9

Rushton H, Gummer CL, Flasch H (1994) 2-in-1 shampoo technology: state of the art shampoo and conditioner in one. Skin Pharmacol 7:78–83

Shapiro J, Maddin S (1996) Medicated shampoos. Clin Dermatol 14:123–128

Spoor HJ (1973) Shampoos. Cutis 12:167–168

Spoor HJ (1977) Shampoos and hair dyes. Cutis 20:189–190

Sugimura T, Sato S, Nagao M et al. (1976) Overlapping of carcinogens and mutagens. In: Magee, Takayana, Sugimura, Matsushima (eds) Fundamentals in Cancer Prevention. University of Tokyo Press, Tokyo, p 191

Swisher RD (1987) Surfactant Biodegradation. Marcel Dekker, New York

Trüeb RM (1998) Haarwaschmittel (Shampoos): Zusammensetzung und klinische Anwendungen. Hautarzt 49:895–901

Urbano CC (1995) 50 years of hair care development. Cosmet Toiletries 110:85–104

Van Schooten FJ, Moonen EJ, Rhynsburger E et al. (1994) Dermal uptake of polycyclic aromatic hydrocarbons after hair wash with coal tar shampoo. Lancet 344:1505–1506

Zviak C, Bouillon C (1986) Hair treatment and hair care products. In: Zviak C (ed) The Science of Hair Care. Marcel Dekker, New York, pp 87–147

Zviak C, Vanlerberghe G (1986) Scalp and hair hygiene. In: Zviak C (ed) The Science of Hair Care. Marcel Dekker, New York, pp 49–86

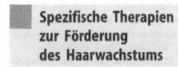

Spezifische Therapien zur Förderung des Haarwachstums

Systemische Therapien zur Förderung des Haarwachstums

■ Finasterid

Mit Finasterid liegt ein kompetitiver Inhibitor der 5α-Reductase Typ II in oraler Form vor, der keine Affinität zum Androgenrezeptor aufweist und deshalb die physiologische Wirkung von Testosteron nicht beeinträchtigt. Erfahrungen mit Finasterid in einer Dosierung von 5 mg/Tag (Proscar) liegen seit 1993 für die Behandlung der benignen Prostatahyperplasie vor, wobei bisher ein sehr gutes Sicherheitsprofil für diese Substanz verzeichnet werden konnte. In den letzten Jahren wurden in den USA und international parallel zwei große Phase-III-Multizenterstudien zur Wirksamkeit von Finasterid in einer Dosis von 1 mg/Tag (Propecia) bei der Behandlung der androgenetischen Alopezie durchgeführt. Das Studiendesign war doppelblind, randomisiert und plazebokontrolliert. Teilnehmer waren 1553 Männer zwischen 18 und 41 Jahren mit aktiver androgenetischer Alopezie in den Hamilton-Norwood-Stadien III vertex, IV und V. Die Studiendauer betrug zunächst 12 Monate und wurde mit 1215 Probanden weitere 12 Monate fortgesetzt. Wichtigste Studienparameter waren Zahl der Haare in einem 1-Inch-Kreisareal (5,1 cm^2) und Erscheinungsbild auf Übersichtsfotografien. Die exakte Wiederfindung des Kreisareals wurde durch Tätowierung gewährleistet, und die Zählung der mit einer Spezialkamera fotografierten Haare im Testareal erfolgte mittels computerisierter Bildverarbeitung. Die Übersichtsfotografien wurden an allen Studienzentren mittels identischer Kamerasysteme durchgeführt und durch eine Expertenkommission beurteilt.

Nach 6 Monaten fand sich eine gegenüber Plazebo hoch signifikante Zunahme der Haarzahl bei den mit Finasterid behandelten Probanden. Nach 12 Monaten hatten die Finasteridprobanden im Mittel 86 Haare mehr im 1-Inch-Kreisareal, während die Plazeboprobanden 12 Haare weniger aufwiesen. Der Unterschied zwischen Finasterid- und Plazebogruppe betrug

nach 12 Monaten total 107 Haare oder 14,0%. Nach 24 Monaten betrug der Unterschied 138 Haare oder 16,0%. Relevanter als die in einem Testareal gezählte Haarzahl ist für die Probanden jedoch das globale Erscheinungsbild. Nach 12 Monaten wurden von der Expertenkommission ohne Kenntnis der Gruppenzugehörigkeit 48% der Finasteridprobanden als gebessert eingestuft, davon 18% als deutlich gebessert; in der Plazebogruppe dagegen nur 7%, davon 0% deutlich; nach 24 Monaten waren sogar 66% der Finasteridprobanden gebessert, davon 36% deutlich, während es in der Plazebogruppe bei 7% bzw. 0% blieb. Die beobachteten Verbesserungen der Haardichte sollen jedoch nicht vom primären Ziel einer Behandlung der androgenetischen Alopezie ablenken, nämlich in erster Linie das Fortschreiten des Haarverlusts zu verhindern. Dieses Ziel, dokumentiert durch Erhalt oder Erhöhung der Haarzahl im Testareal, wurde innerhalb Zweijahresfrist bei 83% der Finasteridprobanden erreicht, während in der Plazebogruppe die Haarzahl nur noch bei 28% stabil geblieben war.

Indikation. Androgenetische Alopezie des Mannes in den Hamilton-Norwood-Stadien III vertex bis V. Finasterid ist ausschließlich der Behandlung der androgenetischen Alopezie des Mannes vorbehalten; es hat sich in einer Studie zur Wirksamkeit in der Behandlung der androgenetischen Alopezie postmenopausaler Frauen als unwirksam erwiesen (Price et al. 2000).

Kontraindikationen. Wegen eines vermutlich teratogenen Effekts auf männliche Feten (Hypospadie) ist die Verwendung bei Frauen, die schwanger sind oder sein können, absolut kontraindiziert. Auch wird Frauen von der Handhabung zerkleinerter oder zerbrochener Finasteridtabletten abgeraten, weil dabei eine Resorption des Wirkstoffs nicht auszuschließen ist. Der Kontakt mit intakten Propecia-Filmtabletten ist hingegen als bedenkenlos einzustufen, da diese mit einem Film versehen sind, der den direkten Hautkontakt mit dem Wirkstoff verhindert. Finasterid kann bei Männern, die es einnehmen, in Nanogrammkonzentrationen im Ejakulat nachgewiesen werden. Diese Spuren von Finasterid reichen aber quantitativ nicht aus, um unerwünschte Konsequenzen im Zusammenhang mit der Zeugung eines Kindes hervorzurufen, weshalb das Tragen eines Kondoms oder der Verzicht auf Propecia bei Paaren mit Kinderwunsch, in denen der Mann Propecia einnimmt, nicht nötig erscheint. Da die Hypospadie spontan relativ häufig auftritt, ist die potenzielle psychologische Dimension eines solchen Ereignisses nicht zu unterschätzen, wenn von Betroffenen trotzdem ein Zusammenhang mit der Einnahme von Propecia kreiert wird.

Bei Jungen vor Abschluss der Pubertät ist Zurückhaltung geboten, weil die Rolle von Dihydrotestosteron in der somatischen und/oder psychischen Pubertätsentwicklung nicht abschließend geklärt ist.

Dosierung. 1 mg täglich oral. Vor dem Zerstückeln von Proscar-Tabletten (Finasterid 5-mg-Tabletten) sei wegen veränderter Pharmakokinetik gegenüber der Einnahme von Finasterid 1-mg-Filmtabletten abgeraten (Navarro Guerrero et al.). In Dosisfindungsstudien haben sich höhere Dosen Finasterid nicht als wirksamer erwiesen. Bisherige Versuche einer topischen Anwendung von Finasterid beim Menschen haben nicht überzeugen können (Mazzarella et al. 1997).

Unerwünschte Wirkungen. Das Sicherheits- bzw. Nebenwirkungsprofil von Finasterid in einer Tagesdosierung von 1 mg ist sehr gut. Nebenwirkungen traten im Rahmen der großen Multizenter-Phase-III-Studien in einer Minderzahl der Probanden (3,8% in der Finasteridgruppe vs. 2,1% in der Plazebogruppe) und meist im ersten Behandlungsmonat auf. Sie verschwanden oft spontan trotz weiterer Tabletteneinnahme. Zwischen der Finasterid- und der Plazebogruppe ergaben sich auf die einzelnen Nebenwirkungen bezogen (verminderte Libido 1,9 vs. 1,3%; erektile Dysfunktion 1,4 vs. 0,9%; vermindertes Ejakulatvolumen 1,0 vs. 0,4%) keine signifikanten Unterschiede. Einzelfälle von Ausfall von Körperhaaren, von Gynäkomastie/Lipomastie und von Harnkontinenzstörungen sind außerhalb der Multizenterstudie beschrieben worden.

Bei der Beurteilung von prostataspezifischen Antigen-(PSA-)Werten ist zu beachten, dass diese unter einer Finasteridbehandlung erniedrigt sind.

▪ Literatur

Brenner S, Matz H (1999) Improvement in androgenetic alopecia in 53-76-year-old men using oral finasteride. Int J Dermatol 38:926–930

Castro-Maganoa M, Angulo M, Fuentes B et al. (1996) Effect of finasteride on human testicular steroidgenesis. J Androl 17:516–521

Chen W, Zouboulis ChC, Orfanos CE (1996) The 5-alpha reductase system and its inhibitors. Recent developments and its perspectives in treating androgen-dependent skin disorders. Dermatol 193:177–184

Dallob AL, Sadick NS, Unger W et al. (1994) The effect of finasteride, a 5 alpha-reductase inhibitor, on scalp skin testosterone and dihydrotestosterone concentrations in patients with male pattern baldness. J Clin Endocrinol Metab 79:703–706

Gormley GJ, Stoner E, Bruskewitz RC et al. (1992) The effect of finasteride in men with benign prostatic hyperplasia. N Engl J Med 327:1185–1191

Gormley GJ (1995) Finasteride: a clinical review. Biomed Pharmacother 49:319–324

Harris GS, Kozarich JW (1997) Steroid 5alpha-reductase inhibitors in androgen-dependent disorders. Curr Opin Chem Biol 1:254–259

Kaufman KD (1996) Clinical studies on the effects of oral finasteride, a type II 5a-reductase inhibitor, on scalp hair in men with male pattern baldness. In: van Neste D, Randall VA (eds) Hair Research for the Next Millenium. Elsevier, Amsterdam, pp 363–365

Kaufman KD, Olsen EA, Whiting D et al. (1998) Finasteride in the treatment of men with androgenetic alopecia (male pattern hair loss). J Am Acad Dermatol 36:578–589

Leyden J, Dunlap F, Miller B et al. (1999) Finasteride in the treatment of men with frontal male pattern hair loss. J Am Acad Dermatol 40:930–937

Mazzarella F, Loconsole F, Cammisa A et al. (1997) Topical finasteride in the treatment of androgenic alopecia. J Dermatol Treatment 8:189–192

Navarro Guerrero J, Lorduy Oses L. Galenic-pharmaceutical study of pieces of Proscar® (finasteride 5 mg) tablets and finasteride 1 mg capsules versus Propecia® in the treatment of androgenetic alopecia (im Druck)

Overstreet JW, Fuh VL, Gould J et al. (1999) Chronic treatment with finasteride daily does not affect spermatogenesis or semen production in young men. J Urol 162:1295–1300

Price VH, Roberts JL, Hordinsky M et al. (2000) Lack of efficacy of finasteride in postmenopausal women with androgenetic alopecia. J Am Acad Dermatol 43:768–776

Rittmaster RS (1994) Finasteride. N Engl J Med 330:120–125

Sudduth SL, Koronkowski MJ (1993) Finasteride: the first 5 alpa-reductase inhibitor. Pharmacotherapy 13:309–325

Trüeb RM, Itin P und Schweizerische Arbeitsgruppe für Trichologie (2002) Fotografische Dokumentation der Wirksamkeit von 1 mg oralem Finasterid in der Behandlung der androgenetischen Alopezie des Mannes im Praxisalltag. Schweiz Rundsch Med Prax 90:2087–2093

Van Neste D, Fuh V, Sanchez-Pedreno P et al. (2000) Finasteride increases anagen hair in men with androgenetic alopecia. Br J Dermatol 143:804–810

Wolff H, Kunte C (1998) Die Behandlung der androgenetischen Alopezie des Mannes mittels systemischer 5-Reduktase-Hemmung. Hautarzt 49:813–817

■ Antiandrogene

Antiandrogene sind synthetische Gestagenderivate, die als kompetitive Antagonisten am Androgenrezeptor wirken. Sie werden in erster Linie systemisch eingesetzt. Von den verschiedenen Substanzen mit antiandrogener Wirkung hat für die Therapie der androgenetischen Alopezie der Frau oder des weiblichen Hirsutismus das Cyproteronacetat (CPA) die größte praktische Bedeutung.

Indikation. Androgenisierungserscheinungen der Frau.

Kontraindikationen. Schwangerschaft, Stillzeit, Leberkrankheiten, schwere chronische Depressionen, vorausgegangene oder bestehende thromboembolische Prozesse, schwerer Diabetes mit Gefäßveränderungen, Sichelzellanämie.

Dosierung. Wegen seiner antigonadotropen Wirkung muss CPA zur Aufrechterhaltung regelrechter Menstruationsblutungen zyklusgerecht zusammen mit einem Östrogen verabreicht werden. Da CPA in höheren Dosen (>5 mg/Tag) im Fettgewebe akkumuliert, wird die CPA-Gabe auf die erste Zyklushälfte (5.–15. Zyklustag) limitiert und das Östrogen (Ethinylöstradiol 20–50 µg) über 21 Tage gegeben (umgekehrte 2-Phasen-Therapie). Während nach dem klassischen Hammerstein-Schema 50 mg CPA von Tag 5 bis 15 in Kombination mit 50 µg Ethinylöstradiol von Tag 5 bis 25 verabreicht wurde, haben sich aufgrund weniger unerwünschter Medikamentenwirkungen und Risiken (vor allem Thrombosen) bei gleicher Wirksamkeit inzwischen niedrige Östrogendosen (20 µg Ethinylöstradiol) durchgesetzt.

Ein bewährtes Protokoll zur Behandlung des weiblichen Hirsutismus ist die Gabe von Ethinylöstradiol 20 µg/Tag von Tag 5 bis 25 in Kombination mit CPA 50 mg/Tag von Tag 5 bis 15. Bei fehlendem Uterus kann auf die Östrogenkomponente verzichtet und CPA kontinuierlich verabreicht werden. Höhere CPA-Dosen bringen erfahrungsgemäß keinen therapeutischen Vorteil, jedoch nehmen die unerwünschten Wirkungen zu (s. unten).

Im Gegensatz zur Hirsutismusbehandlung schwanken die mitgeteilten Erfolgsraten bei der Therapie der androgenetischen Alopezie mit der hoch dosierten oralen CPA-Medikation (100 mg) von Autor zu Autor erheblich. Dies dürfte auf die niedrigen Fallzahlen und auf die Problematik der Objektivierung von Haarausfall zurückzuführen sein. Auch kann die Abnahme der Hyperseborrhö, die mit hohen CPA-Dosen beobachtet wird, durch den dadurch verbesserten Frisurenhalt einen Behandlungserfolg vortäuschen. Entgegen aktuellen Empfehlungen der angloamerikanischen Literatur, die weder auf dieselbe Erfahrung mit CPA zurückschaut noch über Kenntnisse der diesbezüglichen deutschen Publikationen verfügt, führte gemäß Hammerstein et al. eine niedrig dosierte orale CPA-Behandlung (2 mg CPA) zu einer Besserung der androgenetischen Alopezie in 84%, während die Erfolgsrate unter der „klassischen" umgekehrten Sequenztherapie (100 mg CPA vom 5.–14. Zyklustag bei gleichzeitiger Gabe von 40 µg Ethinylöstradiol vom 5.–25. Zyklustag) bei Anwendung identischer Beurteilungskriterien lediglich 40% betrug. Für die Praxis ergibt sich daraus, dass sich zur Behandlung der androgenetischen Alopezie der Frau CPA in niedriger Dosierung (bis maximal 10 mg) eignet. Das Behandlungsprotokoll richtet sich nach der Lebensphase der Patientin.

Unerwünschte Wirkungen. Müdigkeit, Leistungsabfall, Libidoverlust, Mastodynie treten vor allem bei höheren CPA-Dosen auf. CPA-Dosen ab 12,5 mg/Tag können ferner zu einer Hyperlipidämie führen, die insbesondere bei adipösen Frauen mit Insulinresistenz relevant ist, speziell bei polyzystischem Ovarsyndrom, Achard-Thiers-Syndrom und HAIR-AN. Deshalb sollte unter einer hoch dosierten CPA-Behandlung (>12,5 mg/Tag) das Lipidprofil überwacht und langfristig (Dauertherapie) der CPA-Therapie in einer Dosierung von 2–12,5 mg/Tag der Vorzug gegeben werden. Die in Ratten erhöhte Inzidenz von Lebertumoren unter CPA konnte beim Menschen epidemiologisch (Krebsregister) nicht nachgewiesen werden.

■ Literatur

Moltz L, Schwartz U, Hammerstein J (1980) Die klinische Anwendung von Antiandrogenen bei der Frau. Gynäkologe 13:1–17

Sawaya ME, Hordinsky MK (1993) The antiandrogens. When and how they should be used. Dermatol Clin 11:65–72

Topische Therapien zur Förderung des Haarwachstums

▓ Minoxidil

Im Rahmen der systemischen Therapie der arteriellen Hypertonie mit dem Vasodilatator Minoxidil fiel auf, dass Patienten, die über einen längeren Zeitraum behandelt wurden, eine vermehrte Körperbehaarung aufwiesen. Diese trichotrophe Wirkung von Minoxidil wird zur Behandlung der androgenetischen Alopezie genutzt, indem das Medikament topisch in Konzentrationen von 2% (Alopexy, Neocapil, Regaine 2%) und 5% (Regaine 5%) eingesetzt wird. Bei wiederholter topischer Applikation werden nur ca. 3% der bei systemischer Anwendung messbaren Blutspiegel erreicht.

In multizentrisch durchgeführten, doppelblind plazebokontrollierten Studien mit 2294 Männern zwischen 18 und 50 Jahren und mit 256 Frauen zwischen 18 und 45 Jahren hat sich die 2-mal tägliche topische Applikation einer 2%igen Minoxidil-Lösung bei 30–35% bzw. 63% der Probanden/-innen makrofotografisch als wirksam erwiesen (Olsen 1989 bzw. De Villez et al. 1994). Bei Männern lässt sich dabei ein auch kosmetisch zufrieden stellendes Wiederwachstum von Haaren im Parietookzipitalbereich in 10% erzielen. In einer kontrollierten Studie mit Messung der Zunahme der Haarmasse (durch standardisiertes Abschneiden und Wiegen der wachsenden Haare), hat sich Minoxidil gegenüber Plazebo als dosisabhängig signifikant wirksam erwiesen, wobei der Vorteil der 5%igen gegenüber der 2%igen Lösung vor allem während der ersten 24 Anwendungswochen augenfällig war (Price et al. 1999). Eine Abnahme der Wirksamkeit nach längerfristiger Anwendung (>2 Jahre) ist nicht auszuschließen (Olsen et al. 1990).

Indikation. Androgenetische Alopezie des Mannes Hamilton-Norwood III vertex bis V. Androgenetische Alopezie der Frau Ludwig I und II. Alopecia areata (5%ige Lösung in Kombination mit einem topischen Corticosteroid). Der Therapieerfolg hängt von Dauer des Bestehens, Lokali-sation und Ausprägung der Alopezie ab. Die Behandlung eines jüngeren Mannes mit initialer Alopezie der Parietookzipitalregion (Hamilton-Norwood III vertex) gestaltet sich dabei am erfolgversprechendsten. Ein Therapieversuch sollte während mindestens 1 Jahr durchgeführt werden, ehe im Individualfall über die Wirksamkeit entschieden werden kann.

Kontraindikationen. Überempfindlichkeit auf Minoxidil oder eines der Inhaltsstoffe der Minoxidil-Lösung (z.B. Propylenglykol). Herzrhythmusstörungen. Bei labilem Blutdruck und Neigung zu Migräne ist Vorsicht geboten. Schwangerschaft und Stillzeit.

Dosierung. 2-mal täglich 1 ml 2%ige oder 5%ige Lösung.

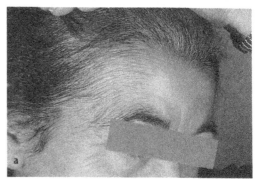

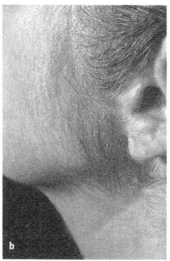

Abb. 6.2. Minoxidil induzierte Hypertrichose. **a** Schläfe. **b** Wange

Unerwünschte Wirkungen. Abgesehen von lokalen Reizerscheinungen, die in bis zu 5% vorkommen und überwiegend durch den Lösungsvermittler Propylenglykol bedingt sind, wird die regelmäßige äußere Anwendung gut vertragen. Echte Kontaktallergien auf Propylenglykol und/oder Minoxidil (auch im Sinne einer sog. vehikelabhängigen Kontaktallergie auf Minoxidil: kontaktallergische Reaktion auf Minoxidil nur in Verbindung mit einem spezifischen Vehikel wie Propylenglykol) sowie systemische Nebenwirkungen (Kopfschmerzen, Herz-Kreislauf-Wirkungen u. a.) kommen selten vor. Bei lokalen Intoleranzreaktionen auf Propylenglykol oder vehikelabhängiger Kontaktallergie auf Minoxidil kann auf eine andere Formulierung ausgewichen werden. Anstelle von Propylenglykol wurde Polyethylenglykol (PEG) 400 vorgeschlagen (wässrige Lösung mit 40% PEG 400, 20% Ethylalkohol, 6% Citronensäure und 5% Minoxidil – Scheman et al. 2000). Vor allem bei der 5%-Lösung kann es bei Frauen mit dunkel pigmentierten Haaren zu unerwünschten Hypertrichosen (Abb.6.2a,b) im Bereich des Gesichts, seltener auch der Extremitäten kommen.

■ Literatur

Buhl AE, Waldon DJ, Kawabe TT, Holland JM (1989) Minoxidil stimulates mouse vibrissae follicles in organ culture. J Invest Dermatol 92:315–320

Buhl AE (1991) Minoxidil's action in hair follicles. J Invest Dermatol 96 (Suppl):73S–74S

Civatte J, Laux B, Simpson NB, Vickers CFH (1987) 2% topical minoxidil solution in male pattern baldness: preliminary European results. Dermatologica 175 (Suppl):42–49

De Groot AC, Nater JP, Herxheimer A (1987) Minoxidil: hope for the bald? Lancet 1:1019–1022

De Villez RL (1990) The therapeutic use of topical minoxidil. Dermatol Clin 8:367–375

De Villez RL, Jacobs JP, Szpunar CA, Varner ML (1994) Androgenetic alopecia in the female. Treatment with 2% topical minoxidil solution. Arch Dermatol 3:303–307

Ebner H, Müller E (1995) Allergic contact dermatitis from minoxidil. Contact Dermatitis 32:316–317

Headington JT, Novak E (1984) Clinical and histologic studies of male pattern baldness treated with topical minoxidil. Curr Ther Res 36:1098–1106

Katz HI, Hien NT, Prawer SE, Goldman SJ (1987) Long-term efficacy of topical minoxidil in male pattern baldness. J Am Acad Dermatol 16:711–718

Katz HI (1988) Topical minoxidil: review of efficacy. Clin Dermatol 6:195–199

Katz HI (1989) Topical minoxidil: review of efficacy and safety. Cutis 43:94–98

Kreindler TG (1987) Topical minoxidil in early androgenetic alopecia. J Am Acad Dermatol 16:718–724

Kubilus J, Kvedar JC, Baden HP (1987) Effect of minoxidil on pre- and postconfluent keratinocytes. J Am Acad Dermatol 16:648–652

Olsen EA (1989) Treatment of androgenetic alopecia with topical minoxidil. Res Staff Phys 35:53–69

Olsen EA, Weiner MS, Amara IA, DeLong ER (1990) Five-year follow-up of men with androgenetic alopecia treated with topical minoxidil. J Am Acad Dermatol 22:643–646

Price VH, Menefee E (1990) Quantitative estimation of hair growth. I. Androgenetic alopecia in women: effect of minoxidil. J Invest Dermatol 95:683–687

Price VH, Menefee E, Strauss PC (1999) Changes in hair weight and hair count in men with androgenetic alopecia, after application of 5% and 2% topical minoxidil, placebo, or no treatment. J Am Acad Dermatol 41:717–721

Rietschel RL, Duncan SH (1987) Safety and efficacy of topical minoxidil in the management of androgenetic alopecia. J Am Acad Dermatol 16:677–685

Savin RC, Atton AV (1993) Minoxidil. Update on its clinical role. Dermatol Clin 11:55–64

Scheman AJ, West DP, Hordinsky MK et al. (2000) Alternative formulation for patients with contact reactions to topical 2% and 5% minoxidil vehicle ingredients. Contact Dermatitis 42:241

Tosti A, Bardazzi F, De Padova MO et al. (1985) Contact dermatitis to minoxidil. Contact Dermatitis 13:275–276

Van der Williigen AH, Dutree-Meulenberg ROGM, Stolz E et al. (1987) Topical minoxidil sensitization in androgenic alopecia. Contact Dermatitis 17:44–45

Whiting DA, Jacobson C (1992) Treatment of female androgenetic alopecia with minoxidil 2%. Int J Dermatol 31:800–804

Whitmore EX (1992) The importance of proper vehicle selection in the detection of minoxidil sensitivity. Arch Dermatol 128:653–656

Wilson C, Walkden V, Powell S et al. (1991) Contact dermatitis in reaction to 2% topical minoxidil solution. J Am Acad Dermatol 24:661–662

Zins GR (1988) The history of the development of minoxidil. Clin Dermatol 6:132–147

■ Topische Östrogene

Östradiol. Östrogene penetrieren die intakte Haut, wobei die anatomische Lokalisation, die Art des Östrogenderivats und die galenische Zubereitung eine entscheidende Rolle spielen. Östradiol ist das einzige Östrogen, das lokal wirksam ist. Der Wirkmechanismus topischer Östrogene besteht einerseits in einem Androgenrezeptor-Antagonismus und einer Hemmung der 5a-Reductase, andererseits im Ausgleich eines Östrogenmangels. Entsprechend ergeben sich als Indikationen für eine topische Östrogentherapie einerseits Erkrankungen, die durch ein Überwiegen der peripheren Androgenwirkung bedingt sind, z.B. Seborrhö, Acne vulgaris, androgenetische Alopezie, und andererseits solche, die durch Östrogenmangel charakterisiert sind, z.B. Vaginalatrophie und Colpitis senilis.

Während von den natürlichen Östrogenen das 17β-Östradiol das hormonell wirksamste ist, handelt es sich beim 17a-Östradiol um ein hormonell nahezu inaktives Stereoisomer des physiologischen 17β-Östradiols. Sowohl das physiologische Östradiol als auch sein Stereoisomer hemmen die 5a-Reductase. 17a-Östradiol hat aber gegenüber 17β-Östradiol eine etwa 2fach verstärkte 5a-Reductase-Hemmwirkung, jedoch wegen seiner geringeren Affinität zum Östrogenrezeptor eine ca. 100fach geringere östrogene Hormonwirkung und demnach nach Resorption praktisch keine hormonelle Potenz. 17a-Östradiol kann deshalb sowohl bei der Frau als auch beim Mann zur Behandlung einer initialen androgenetischen Alopezie eingesetzt werden, während 17β-Östradiol bei Männern zu unerwünschten systemischen Östrogenwirkungen führen kann (Gynäkomastie).

17a-Östradiol. Die Wirksamkeit von 17a-Östradiol in einer Konzentration von 0,025% (Ell-Cranell alpha) wurde von verschiedenen Gruppen in mehreren klinischen Studien mit einer deutlichen Verminderung des androgenetisch bedingten Haarausfalls bei Frauen und Männern belegt. Orfanos u. Vogels untersuchten 1980 in einer plazebokontrollierten Studie Trichogrammergebnisse von 48 Patienten, die über mindestens 6 Monate 1-mal täglich mit 0,025% 17a-Östradiol behandelt wurden, und fanden, dass bei 63% der Patienten aus der Verumgruppe die Telogenrate um >10% gesunken war, gegenüber 37% in der Plazebogruppe. Kiesewetter u. Schell fanden in einer ebenfalls plazebokontrollierten Studie an 96 Patienten mit androgenetischer Alopezie über einen Zeitraum von 12 Monaten, dass im Trichogramm der prozentuale Anteil der Anagenhaare durchschnittlich um >10% zunahm. Bezogen auf den Ausgangswert der Anagenrate vor Therapiebeginn entsprach diese Zunahme ca. 17%, während sich die Telogenhaarrate auf ca. die Hälfte reduzierte. Diese Veränderungen erfolgten wiederum vor allem während der ersten 6 Prüfmonate.

Indikation. Androgenetische Alopezie der Frau. 17a-Östradiol kann auch beim Mann eingesetzt werden.

Kontraindikationen. Kontraindikationen einer längeren lokalen Therapie mit 17β-Östradiol oder Östradiolbenzoat sind prinzipiell die gleichen wie bei systemischer Östrogentherapie: vorausgegangene oder bestehende thromboembolische Prozesse, östrogenabhängige Tumoren, Endometriose, Schwangerschaft. Relative Kontraindikationen sind Lebererkrankungen, Hypertonie, Ödeme, Mastopathie, Migräne, Diabetes, Otosklerose, Epilepsie und Sichelzellanämie. Bei Männern sind 17β-Östradiol und Östradiolbenzoat kontraindiziert.

Dosierung. Die im Handel erhältlichen Externa enthalten Östradiol in 0,005- bis 0,015%iger Konzentration. Es gibt Hinweise, dass für die Behandlung der androgenetischen Alopezie die topische Anwendung von Östrogenen (Östradiolbenzoat oder 17a-Östradiol) in einer Konzentration von 0,025% 1-mal täglich optimal ist.

Unerwünschte Wirkungen. Nebenwirkungen der topischen Östrogentherapie sind prinzipiell die gleichen wie bei systemischer Therapie, jedoch dürfte ihre Häufigkeit und Ausprägung geringer sein und auf einer Überdosierung beruhen. Es handelt sich um Schwindel, Kopfschmerzen, Übelkeit, Ödeme, Gewichtszunahme, verstärkte Pigmentierung, Spannungsgefühl der Brüste, Varikosis, Thrombophlebitis und uterine Blutungen nach der Menopause. Bei Männern kann die Anwendung von 17β-Östradiol oder Östradiolbenzoat zu Gynäkomastie, Libido- und Potenzverminderung führen. Die Verträglichkeit von 17a-Östradiol ist dagegen bei beiden Geschlechtern sehr gut; in <2% kommt es zu lokalen Reizerscheinungen (subtoxisch-kumulatives Kopfhautekzem).

Literatur

Enders HJ (1980) Zur Therapie von Haarausfall unterschiedlichster Genese mit einem östrogen- und kortikoidhaltigen Externum. Z Hautkr 55:14–18

Gottswinter J (1984) Gynäkomastie durch östrogenhaltiges Haarwasser. Med Klein 79:181–183

Hevert F (2000) 17a-Estradiol – ein moderner Inhibitor der 5a-Reductase. In: Plettenberg A, Meigel WN, Mill I (Hrsg) Dermatologie an der Schwelle zum neuen Jahrtausend. Springer, Berlin Heidelberg, S 435–437

Kiesewetter F, Schell H (2002) Wirksamkeit von 17α-Estradiol in der Therapie der Alopecia androgenetica (im Druck)

Orfanos CE, Vogels L (1980) Lokaltherapie der Alopecia androgenetica mit 17-alpha-Östradiol. Dermatologica 161:124–132

Schumacher-Stock U, Winkler K (1977) Die externe Östrogentherapie der androgenetischen Alopezie. Hautarzt 11 (Suppl):336–338

Wozel G (2002) Lokaltherapie der androgenetischen Alopezie mit 17α-Estradiol bei Frauen und Männern (im Druck)

Wüstner H, Orfanos CE (1974) Alopecia androgenetica und ihre Lokalbehandlung mit östrogen- und corticosteroidhaltigen Externa. Z Hautkr 49:879–888

▓ Diphenylcyclopropenon

Die topische Immunotherapie der Alopecia areata stellt die bis heute einzige Behandlungsart dar, mit der bei schweren Formen der Alopecia areata (Kopfhaarverlust >50%) eine gegenüber dem Spontanverlauf höhere Remissionsrate zu erreichen ist. Da es sich bei der Substanz Diphenylcyclopropenon (DCP) nicht um ein Medikament handelt, befindet sich diese Therapie im Status einer Experimentalbehandlung, weshalb vor Beginn einer Therapie eine Zustimmungserklärung der Patienten bzw. bei Minderjährigen der Patienteneltern vorliegen sollte.

Indikation. Persistierende Alopecia areata mit Verlust >30% der Kopfhaare, speziell Ophiasis, Alopecia areata diffusa, Alopecia areata subtotalis, Alopecia areata totalis, Alopecia areata universalis.

Einzig die Ausdehnung der Alopezie scheint einen Einfluss auf die Ansprechrate zu haben. Nach den Erfahrungen der DCP-Sprechstunde der Dermatologischen Klinik am Universitätsspital Zürich ist bei Patienten mit einer multilokulären Alopezie in 40%, bei Patienten mit einer totalen Alopezie in 30% und bei Patienten mit einer universellen Alopezie in 20% eine Totalremission zu erreichen (Pericin u. Trüeb 1998).

Die Alopecia areata im Kindesalter hat sich unlängst auch als eine Indikation zu einer DCP-Behandlung bei vergleichbaren Resultaten wie bei Erwachsenen durchsetzen können. Allerdings muss die psychische Belastung durch die regelmäßigen Krankenhausbesuche in Relation zu dem im Zusammenhang mit der Alopecia areata stehenden psychosozialen Stress gesetzt werden. Generell werden Kinder erst ab dem 10. Lebensjahr behandelt.

Kontraindikationen. Schwangerschaft, Laktation, Vitiligo. Bei Kindern < 10 Jahren (begrenzte Erfahrung), Schwarzen (Risiko der Depigmentierung) und gleichzeitig bestehenden anderen Autoimmunkrankheiten (z. B. Thyreoiditis) und Hautkrankheiten mit isomorphem Reizeffekt (z. B. Psoriasis) ist Vorsicht geboten.

Durchführung der Therapie. *1. Sensibilisierung.* Auf einer Fläche von 5×5 cm Größe am parietalen Kapillitium (Abb. 6.3 a) wird 2%iges DCP, gelöst in Aceton, mittels zwei Wattestäbchen aufgetragen. Die Stelle muss vor Licht geschützt werden, da das DCP lichtempfindlich ist (Abb. 6.3 b, c), und die Kopfhaut darf erst nach 3 Tagen gewaschen werden. Die Patienten sind ferner darauf aufmerksam zu machen, die Stelle nicht zu kratzen (Gefahr der Ekzemstreuung).

Zur Verlaufsdokumentation empfiehlt sich eine fotografische Aufnahme des Status vor der Behandlung.

2. Konzentrationsermittlung. Nach 14 Tagen Beginn der Testbehandlung mit dem Ziel der Ermittlung der individuell optimalen Konzentration zur Auslösung eines „therapeutischen Ekzems".

Üblicherweise findet sich eine nur leichte Lokalreaktion mit vorübergehender Rötung und Juckreiz. In diesem Fall Beginn mit 0,001%igem DCP. Falls nach Ablauf einer Woche keine ekzematöse Reaktion auftritt, Steigerung auf 0,002%, weitere Konzentrationsstufen 0,005%, 0,01% usw. bis maximal 2% (Ausgangskonzentration).

Treten hingegen während der Sensibilisierungsphase ausgeprägte Rötung, Schwellung, Ekzembläschen, Blasen oder eine Ekzemstreuung auf, so muss die Testbehandlung nach Abklingen der ekzematösen Erscheinungen mit weit geringeren Konzentrationen begonnen werden, z. B. mit 0,00001%igem DCP.

Sobald eine milde ekzematöse Reaktion (leichtes Erythem, pityriasiforme Schuppung, vorübergehende Juckreizempfindung) zu verzeichnen ist, wird mit dieser Konzentration halbseitig am Kapillitium weitergefahren mit Applikation in wöchentlichen Abständen.

Wieder Waschen der Kopfhaut erst nach 3 Tagen und lokaler Lichtschutz (Kopfbedeckung). Die Patienten sollten wiederholt darauf aufmerksam gemacht werden, sich nicht zu kratzen.

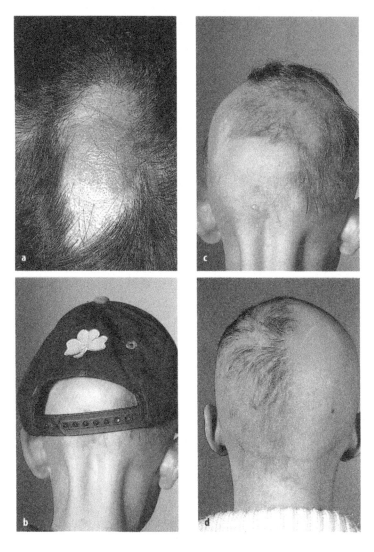

Abb. 6.3. Diphenylcyclopropenon-(DCP-)Therapie. **a** Flare-up im Bereich des Sensibilisierungsfelds. **b, c** Lichtempfindlichkeit von DCP. Im belichteten Bereich fehlendes Haarwachstum. **d** Halbseitentherapie mit DCP

Patienten mit guter Compliance, die nicht wöchentlich zur Behandlung kommen können, kann DCP in dieser Phase der Behandlung jeweils für während 4 Wochen mitgegeben werden, unter dem Verweis, die Lösung lichtgeschützt aufzubewahren. Dann ist die Aceton-DCP-Lösung während 3 Monaten stabil.

Falls ein akutes vesikulobullöses Ekzem auftritt, ist dieses entsprechend mit Umschlägen und topischen Corticosteroiden anzugehen und die Behandlung evtl. 1 Woche auszusetzen. Die Patienten werden deshalb angewiesen, bei derartigen Reaktionen die Klinik bzw. den behan-delnden Arzt aufzusuchen. Bei massiven Ekzemschüben (Ekzemstreuung, evtl. Erythema-multiforme-artig) kann Prednison oral eingesetzt werden, z.B. 4 Tage 60 mg, 4 Tage 40 mg, 4 Tage 20 mg.

Im Übrigen ist eine DCP-Behandlung nicht mit anderen topischen Substanzen zu kombinieren.

3. Wirksamkeitsnachweis. DCP wird in der Ekzemerzeugenden Konzentration halbseitig am Kapillitium aufgetragen, bis halbseitiger Haarwuchs sichtbar wird (Abb. 6.3 d). In der Regel

kommt es innerhalb der ersten 3 Behandlungs-
monate zum Wachstum von zunächst vellusarti-
gen Haaren, die im Idealfall im weiteren Verlauf
in Terminalhaare transformiert werden. Erst bei
objektivierbarem halbseitigen Haarwuchs wird
die Behandlung auf das gesamte Kapillitium
ausgedehnt.

Der Bereich der Augenbrauen kann mit behandelt werden.

Bei halbseitigem Haarwachstum wieder Fotodokumentation.

Kommt es trotz halbseitiger DCP-Applikation
zum beidseitigen Haarwuchs, wird die Therapie
abgebrochen, weil wahrscheinlich eine Spontanremission vorliegt.

Falls nach 6-monatiger Therapie kein Haarwachstum erkennbar ist, muss ein Therapieabbruch mit dem Patienten diskutiert werden,
unter dem Hinweis, dass in Einzelfällen der Erfolg bis zu 12 Monaten auf sich warten lassen
kann (Patientenmotivation?). Ein erfolgloser
Therapieversuch wird in der Regel nicht länger
als 12 Monate durchgeführt werden.

4. *Therapieverlauf.* Ist es im günstigen Fall zu
einer Totalremission gekommen (Abb. 6.4 a, b),
bestehen zwei Möglichkeiten des weiteren Vor-
gehens:
■ Verlängerung des Applikationsintervalls auf 2,
  3, 4 Wochen;
■ Therapieabbruch und Abwarten des Spontan-
  verlaufs; beim Rezidiv kann die Behandlung
  wieder aufgenommen werden.

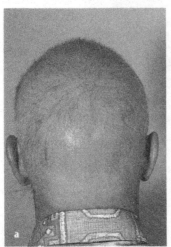

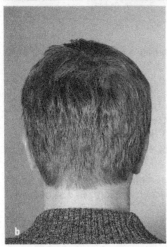

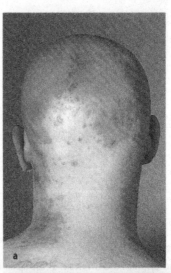

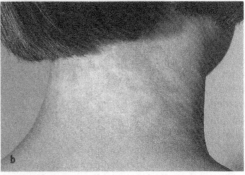

Abb. 6.4. Erfolgreiche DCP-Therapie,
a vor, **b** nach Therapie

Abb. 6.5. Unerwünschte Wirkungen. **a** DCP-induziertes streuen-
des kontaktallergisches Ekzem. **b** DCP-induzierte Dyschromia in
confetti

Wiederum Fotodokumentation des Therapieerfolgs.

Kommt es während der Remission unter aktiver DCP-Behandlung zu einem erneuten Alopecia-areata-Schub, muss zunächst eine interkurrente infektiöse (z. B. Hepatitis), allergische (z. B. Rhinoconjunctivitis pollinosa) oder Autoimmunerkrankung (z. B. Autoimmunthyreoiditis) gesucht und soweit möglich behandelt werden. Zur „Durchbrechung" dieser DCP-Refraktärität wurde empfohlen, während 3 Wochen 3-mal 300 mg Cimetidin zu verordnen. Im Übrigen empfiehlt sich eine Therapiepause von mindestens 3 Monaten.

In Fällen der fehlenden Sensibilisierung auf DCP bzw. einer fehlenden Reaktion auf DCP während der nachfolgenden Behandlung kann alternativ der Kontaktsensibilisator Quadratsäuredibutylester (SADBE) laut gleichem Protokoll versucht werden. Diese Substanz ist weniger stabil als DCP.

Unerwünschte Wirkungen. Eine milde ekzematöse Reaktion ist erwünscht. Deshalb sind die meisten unerwünschten Wirkungen von DCP auf eine zu starke Überempfindlichkeitsreaktion zurückzuführen und stellen deshalb keinen Grund für einen Therapieabbruch dar. Lokale vesikulobullöse Reaktionen, Ekzemstreuung (Abb. 6.5 a), urtikarielle oder schwere Erythema-multiforme-artige Reaktionen treten vor allem zu Beginn der Behandlung auf und zwingen zu einer Dosisreduktion. Eine reaktive nuchale Lymphadenopathie entwickelt sich häufig, und die Patienten sind über die Harmlosigkeit dieses Befunds aufzuklären. Besonders unerwünscht sind Pigmentverschiebungen (Abb. 6.5 b), bis hin zu vitiligoartigen Depigmentierungen, die vor allem bei dunkel pigmentierter Haut auftreten. Sie sind in der Regel innerhalb eines Jahres reversibel.

▪ Literatur

Berth-Jones J, Burney AMC, Hutchinson PE (1994) Diphencyprone is not detectable in serum or urine following topical application. Acta Dermatol Venereol (Stockh) 74:312–313

Cotellessa C, Peris K, Caracciolo E et al. (2001) The use of topical diphenylcyclopropenone for the treatment of extensive alopecia areata. J Am Acad Dermatol 44:73–76

Gianetti A, Orecchia G (1983) Clinical experience on the treatment of alopecia areata with squaric acid dibutylester. Dermatologica 167:280–282

Gordon P, Aldridge G, McVittie E et al. (1996) Topical diphencyprone for alopecia areata: evaluation of 48 cases after 30 months' follow-up. Br J Dermatol 134:869–871

Happle R, Kalveran K, Buchner U et al. (1980) Contact allergy as therapeutic tool for alopecia areata: application of squaric acid dibutylester. Dermatologica 161:289–297

Hatzis J, Gourgiotou K, Tosca A (1988) Vitiligo as a reaction to topical treatment with diphencyprone. Dermatologica 177:146–148

Hoffmann R, Happle R (1996) Topical immunotherapy in alopecia areata: What, how, and why? Dermatol Clin 14:739–744

Micali G, Licastro-Cicero R, Nasca MR (1996) Treatment of alopecia areata with squaric acid dibutylester. Int J Dermatol 35:52–56

Monk B (1989) Induction of hair growth in alopecia totalis with diphencyprone sensitization. Clin Exp Dermatol 14:154–157

Orrechia G, Rabbiosi G (1990) Treatment of alopecia areata with diphencyprone. Dermatologica 171:193–196

Pericin M, Trüeb RM (1998) Topical immunotherapy of severe alopecia areata with diphenylcyclopropenone: evaluation of 68 cases. Dermatology 196:418–421

Perret CM, Steijlen PM, Zaun H, Happle R (1990) Erythema multiforme-like eruptions: a rare side effect of topical immunotherapy with diphenylcyclopropenonen. Dermatologica 180:5–7

Rokhsar CK, Shupack JL, Vafai JJ et al. (1990) Efficacy of topical sensitizers in the treatment of alopecia areata. J Am Acad Dermatol 39:751–761

Shapiro J (1993) Topical immunotherapy in the treatment of chronic severe alopecia areata. Dermatol Clin 11:611–617

Tosti A, Guerra L, Bardazzi F (1989) Contact urticaria during topical immunotherapy. Contact Dermatitis 21:196–197

Tosti A, Guidetti MS, Bardazzi F et al. (1996) Long-term results of topical immunotherapy in children with alopecia totalis or alopecia universalis. J Am Acad Dermatol 35:199–201

Van der Steen P, van Baar H, Perret C (1991) Treatment of alopecia areata with diphenylcyclopropenone. J Am Acad Dermatol 24:227–230

Van der Steen PHM, van Baar HMJ, Happle R et al. (1991) Prognostic factors in the treatment of alopecia areata with diphenylcyclopropenone. J Am Acad Dermatol 24:227–230

Van der Steen P, Boezeman J, Happle R (1992) Topical immunotherapy for alopecia areata: re-evaluation of 139 cases after additional follow-up period of 19 months. Dermatology 184:198–201

Van der Steen P, Happle R (1992) 'Dyschromia in confetti' as a side effect of topical immunotherapy with diphenylcyclopropenone. Arch Dermatol 128:518–520

Weise K, Kretzschmar L, John SM et al. (1996) Topical immunotherapy in alopecia areata: anamnestic and clinical criteria of prognostic significance. Dermatology 192:129–133

Wilkerson MG, Henkin J, Wilkin JK (1984) Diphenyl-cyclopropenone: examination for potential contaminants, mechanisms of sensitization, and photochemical stability. J Am Acad Dermatol 11:802–807

Wilkerson MG, Henkin J, Wilkin JK (1985) Squaric acid and esters: analysis for contaminants and stability in solvents. J Am Acad Dermatol 13:229–234

Therapien zur Behandlung spezifischer Zustände des Haarbodens

Corticosteroide

Indikation. Akute und chronische entzündliche Dermatosen. Topische Corticosteroide sind indiziert bei corticosteroidempfindlichen Dermatosen. Die ursprüngliche Zielerkrankung atopisches Ekzem stellt auch heute noch eine Hauptindikation für topische Corticosteroide dar. Inzwischen ist eine Vielzahl weiterer entzündlicher Dermatosen hinzugekommen, die erfolgreich mit topischen Corticosteroiden behandelt werden können. Dabei sind besonders Ekzeme und Psoriasis herauszustellen. Indikationen zu einer sytemischen Corticosteroidbehandlung stellen dagegen allergische Hauterkrankungen mit systemischer Beteiligung, insbesondere schwere Arzneimittelexantheme, Autoimmunerkrankungen der Pemphigusgruppe, bullöses Pemphigoid, vernarbendes Pemphigoid, systemischer Lupus erythematodes, Dermatomyositis, Arteriitis temporalis sowie akute Dermatiden, Stevens-Johnson-Syndrom, akute bzw. schwere Verlaufsformen des Lichen ruber planus, gewisse granulomatöse Erkrankungen der Haut wie Sarkoidose sowie Pseudolymphome. Der Einsatz von Corticosteroiden in der Behandlung der Alopecia areata wird sehr unterschiedlich bewertet.

Kontraindikationen. Absolute Kontraindikationen für eine Corticosteroidbehandlung stellen die Herpes-simplex-Keratitis, Systemmykosen und die seltene Corticosteroidallergie dar. Die wichtigsten relativen Kontraindikationen für eine systemische Corticosteroidbehandlung ergeben sich aus dem Spektrum unerwünschter Wirkungen (s. unten): arterielle Hypertonie, Diabetes mellitus, Psychosen, florides peptisches Ulkus, aktive Tuberkulose, Glaukom und Schwangerschaft.

Dosierung. *Systemische Corticosteroide.* Bei gegebener Indikation stets rasch und entschlossen behandeln. Typischerweise initial hohe (100 mg/Tag oder 1 mg/kg Prednison bzw. Prednison-Äquivalentdosis Körpergewicht Richtdosis), später – wenn nötig – niedrige Dosierung (maximal 7,5 mg/Tag Prednison = Cushing-Schwelle). Generell Präparate mit kurzer Halbwertszeit bevorzugen und Depotpräparate vermeiden. Möglichst kurzzeitig behandeln (< 14 Tage), längerfristige oder Dauerbehandlungen nur in Einzelfällen, evtl. in Kombination mit steroidsparenden Immunsuppressiva (s. unten), wo angezeigt. Dosis möglichst einmalig morgens. Alternierende Therapie und Stoßtherapie gegenüber verteilten angepassten Dosen sind wahrscheinlich eher von Nachteil. Wo möglich, topische Applikation vorziehen, vor allem bei Erkrankungen der Haut, die eine geringe Corticosteroiddosis brauchen. Grundsätzlich ist bei plötzlichem Absetzen nach längerer, höher dosierter systemischer Corticosteroidtherapie mit den Folgen eines Mangels an Cortisol, der Addison-Krise, zu rechnen. Praktisch bedeutsamer ist das Steroidentzugssyndrom. Bei rascher Dosisreduktion nach wenigstens 14-tägiger Behandlung mit supraphysiologischen Corticosteroiddosen kann es zu Appetitlosigkeit, Nausea, Erbrechen, Arthralgien, Myalgien, Kopfschmerzen, Adynamie und Stimmungslabilität kommen.

Systemische Applikationsformen:
▨ orale Corticosteroidbehandlung,
▨ orale „Minipuls"behandlung,
▨ intravenöse Corticosteroid-Pulsbehandlung,
▨ intramuskuläre Corticosteroid-Depotbehandlung,
▨ ACTH.

Topische Corticosteroide. Eine große Zahl verfügbarer topischer Corticosteroide macht eine Einteilung nach Wirkstärke für die Praxis unverzichtbar. Eine wesentliche Wirkung therapeutisch eingesetzter Corticosteroide wird in ihrer antiinflammatorischen Wirkung gesehen, die eng verbunden ist mit einer vasokonstriktorischen Wir-

Tabelle 6.1. Wichtige zur Behandlung von Hauterkrankungen häufig verwendete topische Corticosteroide

Wirkstoff	Klasse	Konzentration	Darreichungsform
Hydrocortison	I	1,2%	Creme, Salbe
Prednisolon	I	0,4%	Creme, Salbe
Dexamethason	II	0,05%	Lösung, Creme, Salbe
Triamcinolonacetonid	II	0,1%	Lösung, Creme, Salbe
Hydrocortisonbutyrat	II	0,1%	Cremelotion, Creme, Salbe
Methylprednisolon-aceponat	II	0,1%	Lösung, Creme, Salbe
Prednicarbat	II	0,25%	Lösung, Creme, Salbe
Momethasonfuroat	III	0,1%	Lösung, Creme, Salbe
Fluticasonpropionat	III	0,05%	Creme, Salbe
Desoximethason	III	0,25%	Lösung, Creme, Salbe
Betamethasonvalerat	III	0,1%	Lösung, Creme, Salbe
Betamethasondipropionat	III	0,05%	Creme, Salbe
Fluocinonid	III	0,05%	Lösung, Creme, Salbe
Clobetasolpropionat	IV	0,05%	Lösung, Creme, Salbe

kung, die bei der vergleichenden Bewertung der Wirkstärke herangezogen wird. Im Abblassungstest nach McKenzie und Stoughton wird überprüft, in welchem Umfang ein Corticosteroid eine Abblassung der normalen Hautfarbe bedingen kann. In Europa wird eine Viererklassifikation bevorzugt, wobei der Klasse I die schwächsten Corticosteroide (Hydrocortison, Prednisolon) bzw. der Klasse IV die stärksten Vertreter (Clobetasolpropionat) zugeordnet werden (Tab. 6.1). Schließlich beeinflussen die stärkeren Corticosteroide die Zellteilung (antiproliferativer Effekt). Während dieser Effekt an der Epidermis z. B. in der topischen Psoriasisbehandlung ausgenutzt wird, spielt im Korium die Beeinträchtigung der Kollagen- und Glucosaminoglykansynthese im Zusammenhang mit den unerwünschten Wirkungen eine größere Rolle (Atrophie). Herkömmliche Corticosteroide werden in der Regel zweimal täglich appliziert; die neueren Präparate sind aufgrund eines Wirkstoffdepots in der Hornschicht zur Einmalanwendung bestimmt; nach 12 Stunden wird häufig eine korrespondierende Basiszubereitung eingesetzt (sog. Tandemtherapie). Basistherapeutika stellen auch einen wichtigen Bestandteil der sog. Intervalltherapie dar, bei der zunächst für maximal 14 Tage das wirkstoffhaltige Präparat eingesetzt wird, dann für min-

destens 14 Tage das korrespondierende wirkstofffreie Präparat.

Topische Applikationsformen:
▪ Lösung (Tinktur, Scalp application), Cremelotion, Creme, Salbe, Fettsalbe;
▪ Kombinationspräparate: Traditionell werden Corticosteroide häufig zusammen mit anderen Wirkstoffen eingesetzt, insbesondere der Gruppe der Antiinfektiva (Gentamycin-, Neomycinsulfat, Fusidinsäure, Miconazol, Clotrimazol, Clioquinol, Triclosan) und Keratolytika (Salicylsäure). Nicht immer ist dabei klar, ob mit der weiteren Komponente tatsächlich ein zusätzlicher Nutzen verbunden ist;
▪ Okklusivbehandlung;
▪ intraläsional (zwischen 2,5 und 40 mg/ml Triamcinolonacetonid).

Unerwünschte Wirkungen. Bei systemischer Corticosteroidbehandlung Hypertonie, Steroidpsychose (Frauen sind vermehrt gefährdet), Suppression der Hypophysen-Nebennierenrinden-Achse, Wachstumsretardierung bei Kindern, Hyperglykämie, Osteoporose, aseptische Knochennekrose, Katarakt- (bei Anwendung von >10 mg Prednison/Tag über 1 Jahr) und Glaukombegünstigung (bei Prädisponierten), Phlebothrombose, Infektanfälligkeit der Schleimhäute gegenüber Candida, Vollmondgesicht (bei Dosen über der Cushing-Schwelle über einen Monat), seltener Stammfettsucht, Gefahr eines peptischen Ulkus bei gleichzeitiger Anwendung von Acetylsalicylsäure oder anderer nichtsteroidaler Antirheumatika. An der Haut sind Striae distensae, Ekchymosen, Hirsutismus und die Steroidakne typisch. Gelegentlich kommt es zu einem vorübergehenden telogenen Effluvium. Während die örtlichen unerwünschten Wirkungen bei den topischen Corticosteroiden im Vordergrund stehen, können bei langfristiger großflächiger Anwendung hoch potenter (fluorierter) Corticosteroide in Abhängigkeit von der Art der Verbandtechnik (Okklusivbehandlung) besonders bei Kindern und Jugendlichen auch systemische unerwünschte Wirkungen auftreten, die denen der systemischen Corticosteroidbehandlung weitgehend entsprechen. Die wichtigsten örtlichen unerwünschten Wirkungen der topischen Corticosteroidbehandlung sind die epidermale Atrophie mit leichter Verletzlichkeit, Hypertrichose besonders im Gesicht bei Frauen (Abb. 6.6), Steroidakne, Steroidstriae, Teleangiektasien bzw. Rubeosis steroidica, bakterielle und Candidafollikulitis. Allergische Kontaktder-

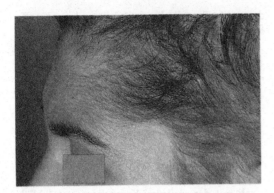

Abb. 6.6. Unerwünschte Coricosteroidwirkung. Hypertrichose

matitiden sind seltener durch das Corticosteroid selbst ausgelöst, sondern häufiger durch Bestandteile in der Grundlage wie Wollwachsalkohole, Konservierungsmittel oder beigefügte antimikrobielle Wirkstoffe wie Neomycin.

Deshalb ist bei topischer Anwendung die Intervalltherapie vorzuziehen bzw. sind bei systemischer Therapie regelmäßige Kontrollen von Stoffwechsel, Blutdruck, Augen, Schleimhäuten nötig. Dagegen ist die ulkogene Wirkung vergleichsweise gering, weshalb eine Ulkusprophylaxe nur bei entsprechender Vorgeschichte und längerer höherer Dosierung angezeigt ist. Das Risiko der aseptischen Hüftkopfnekrose ist vergleichsweise gering und tritt häufiger bei „Schaukeltherapien" mit zwischenzeitlich höheren Corticosteroiddosen auf.

■ Literatur

Cornell RC, Stoughton RB (1987) Review of super-potent topical corticosteroids. Semin Dermatol 6:72–76

DuVivier A, Stoughton RB (1975) Tachyphylaxis to the action of topically applied steroids. Arch Dermatol 111:581–583

Firooz A, Tehranchi-Nia Z, Ahmed AR (1995) Benefits and risks of intralesional corticosteroid injection in the treatment of dermatological diseases. Clin Exp Dermatol 20:363–370

Goldermann R, Teilkemeier P, Lehmann P et al. (1992) Typ-IV-Sensibilisierung gegen Kortikoide. Z Hautkr 67:430–435

Lagos BR, Maibach HI (1998) Frequency of application of topical corticosteroids: an overview. Brit J Dermatol 139:763

Lester RS, Knowles SR, Shear NH (1998) The risks of systemic corticosteroid use. Dermatol Clin 16:277–288

Mori M, Pimpinelli N, Giannotti B (1994) Topical corticosteroids and unwanted local effects. Improving the benefit/risk ratio. Drug Saf 10:406–412

Pflugshaupt C (1983) Diskontinuierliche topische Corticoidtherapie. Z Hautkr 148:1229–1238

Reinhold U, Buttgereit F (2000) Hochdosis-Steroid-Pulstherapie. Gibt es Indikationen in der Dermatologie? Hautarzt 51:738–745

Smith EW (1995) Four decades of topical corticosteroid assessment. Curr Probl Dermatol 22:124–131

Smith JG, Wahr RF, Chalker DK (1976) Corticosteroid induced atrophy and telangiectasia. Arch Dermatol 112:1115–1117

Staughton RCD, August PJ (1975) Cushing's syndrome and pituitary-adrenal suppression due to clobetasol propionate. Br Med J 2:419–421

White KP, Driscoll MS, Rothe MJ, Grant-Kels JM (1994) Severe adverse cardiovascular effects of pulse steroid therapy: is continuous monitoring necessary? J Am Acad Dermatol 30:768–773

Wolverton SE (1992) Monitoring for adverse effects from systemic drugs used in dermatology. J Am Acad Dermatol 26:661–679

Immunsuppressiva

■ Azathioprin

Indikation. Systemischer Lupus erythematodes, Riesenzellarteriitis, Dermatomyositis, ausgewählte Fälle von Lichen ruber follicularis decalvans (rasch progredienter Verlauf), falls Prednisondosisreduktion langfristig nicht möglich.

Kontraindikationen. Knochenmarkerkrankungen (Zytopenien), HIV-Positivität, Schwangerschaft (relative Kontraindikation).

Dosierung. Initiale Dosis 1 mg/kg Körpergewicht pro Tag (50–100 mg/Tag), innerhalb 3–4 Wochen stufenweise Steigerung bis Erhaltungsdosis 1,5–2,5 mg/kg Körpergewicht pro Tag (75–200 mg/Tag). Maximale Dosis 2,5 mg/kg Körpergewicht pro Tag.

Bei Nieren- und Leberinsuffizienz Dosisanpassung.

Unerwünschte Wirkungen. Unerwünschte Medikamentenwirkungen, die mittels Anamnese und klinischer Untersuchung erfasst werden: Nausea, Erbrechen, Myalgien, Arthralgien, Exanthem, Stomatitis, Fieber, Haarausfall (reversibel), Hämatome, Blutungen. Es sind regelmäßige Laborkontrollen zu veranlassen (Tab. 6.2) und evtl.

Tabelle 6.2. Regelmäßige Laboruntersuchungen (Zeitpunkt), um unerwünschte Wirkungen von Azathioprin zu erfassen

Untersuchung	Vor Therapie	1.–2. Monat	Ab 3. Monat
Hämoglobin Leukozyten Thrombozyten	+	Woche 1, 2, 3, 4, 6, 8	monatlich
Kreatinin Transaminasen Alkalische Phosphatase	+	monatlich	monatlich
Thoraxröntgen	+		nach 6 Monaten
Urinstatus	+	monatlich	3-monatlich
Schwangerschafts-ausschluss	+		

Tabelle 6.3. Verhalten bei unerwünschten Azathioprinwirkungen

Nebenwirkung	Dosisreduktion	Unterbrechung	Abbruch
Stomatitis Nausea, Erbrechen Fieber		+	(+)
Exanthem Haarausfall	+	(+)	
Infekt		+	(+)
Leukopenie Thrombopenie	< 3 000 µl < 10 000 µl		(+) (+)
Cholestase Pankreatitis Hepatitis		+	+ +
Pneumonitis			+

Änderungen in der Medikation vorzunehmen (Tab. 6.3).

■ Literatur

Anstey A (1995) Azathioprine in dermatology: a review in the light of advances in understanding methylation pharmacogenetics. J R Soc Med 88:155–160

Tan BB, Lear JT, Gawkrodger DJ et al. (1997) Azathioprine in dermatology: a survey of current practice in the U.K. Br J Dermatol 136:351–355

Younger IR, Harris DW, Colver GB (1991) Azathioprine in dermatology. J Am Acad Dermatol 25: 281–286

Wolverton SE (1992) Monitoring for adverse effects from systemic drugs used in dermatology. J Am Acad Dermatol 26:661–679

■ Methotrexat

Indikation. Systemische Vaskulitiden, Dermatomyositis, falls Prednisonreduktion langfristig nicht möglich, schwere Psoriasis.

Kontraindikationen. Übermäßiger Alkoholkonsum, Lebererkrankungen (Leberzirrhose, Hepatitis, Leberinsuffizienz), Knochenmarkerkrankungen (Zytopenien, Folsäuremangel: vorerst Substitution), Schwangerschaft, HIV-Positivität.

Dosierung. Initiale Dosis 7,5–10 mg einmal pro Woche per os oder i.m./i.v./s.c. (starke interindividuelle Schwankungen in der Bioverfügbarkeit). Erhaltungsdosis 5–15 mg pro Woche. Maximale Dosis 30 mg pro Woche.

Unter gleichzeitiger Substitution von 1 mg Folsäure pro Tag werden weniger orale und gastrointestinale Nebenwirkungen beobachtet.

Tabelle 6.4. Regelmäßige Laboruntersuchungen (Zeitpunkt), um unerwünschte Wirkungen von Methotrexat zu erfassen

Untersuchung	Vor Therapie	1. Monat	2. Monat	ab 3. Monat
Blutbild	+	wöchentlich	2-wöchentlich	1-monatlich
Kreatinin/Transaminasen	+	wöchentlich	2-wöchentlich	2-monatlich
Albumin	+	wöchentlich	2-wöchentlich	2-monatlich
Thoraxröntgen	empfehlenswert			
Lungenfunktion/Diffusionskapazität	empfehlenswert			
Leberbiopsie	bei Hochrisiko	Hochrisiko bei 1 g Kumulativdosis niedriges Risiko bei 2 g Kumulativdosis		
Schwangerschaftsausschluss	empfehlenswert			

Vorsichtsmaßnahmen: Antikonzeption bei Mann und Frau (Teratogenität) bis 6 Monate nach Therapieende. Keine Impfungen mit Lebendimpfstoffen. Bei Niereninsuffizienz Dosisanpassung.

Unerwünschte Wirkungen. Unerwünschte Medikamentenwirkungen, die mittels Anamnese und klinischer Untersuchung erfasst werden: Nausea, Erbrechen, Oberbauchbeschwerden, Diarrhö, Pruritus, Husten, Dyspnoe, ulzeröse Stomatitis, Haarausfall, Exanthem. Es sind regelmäßige Laborkontrollen zu veranlassen (Tab. 6.4) und evtl. Änderungen in der Medikation vorzunehmen (Tab. 6.5).

Medikamenteninteraktionen: Knochenmarkdepression mit Sulfonamiden, Trimethoprim, Sulfonylharnstoffen, Amidopyrinderivaten, Diphenylhydantoin. Mögliche Interaktionen mit Barbituraten, Tranquilizern, Tetracyclinen, p-Aminobenzoesäure, Probenecid und nichtsteroidalen Antirheumatika.

Tabelle 6.5. Verhalten bei unerwünschten Methotrexatwirkungen

Nebenwirkung	Dosisreduktion	Unterbrechung	Abbruch
Stomatitis	+ (Folsäure)		
Nausea	+ (Folsäure)		
Abdominal-beschwerden	+ (Folsäure)		
Diarrhö	+	(+)	(+)
Gastrointestinal-blutung		+	
Haarausfall	+	+	
Infekt		+	
Leukopenie Thrombopenie Megaloblastische Anämie	Erythrozyten-Folsäure-Bestimmung	< 3000 µl < 10000 µl	(+) (+)
Pneumonitis			+
Exanthem		+	(+)
Albumin-erniedrigung		+ (Leber-biopsie)	+
Transaminasen-erhöhung (> 2-facher Normwert)		+ (evtl. Leber-biopsie)	(+)

Literatur

Olsen EA (1991) The pharmacology of methotrexate. J Am Acad Dermatol 25:306–318

Roenigk HH, Auerbach R, Maibach HI, Weinstein GD (1982) Methotrexate guidelines – revised. J Am Acad Dermatol 6:145–155

Wolverton SE (1992) Monitoring for adverse effects from systemic drugs used in dermatology. J Am Acad Dermatol 26:661–679

Zachariae H (1990) Methotrexate side-effects. Br J Dermatol 122 (Suppl):127–133

▦ Ciclosporin A

Indikation. Psoriasis, Pyoderma gangraenosum, atopische Dermatitis, Lichen planus, Epidermolysis bullosa acquisita, invalidisierende Panmorphäa, Dermatomyositis, bullöses Pemphigoid.

Kontraindikationen. Nierenerkrankungen, Hypersensitivität auf Ciclosporin, HIV-Positivität, unkontrollierte Hypertonie, Infekte, Schwangerschaft.

Dosierung. 2,5 mg/kg Körpergewicht pro Tag in 2 Dosen; falls kein Effekt, innerhalb von 4 Wochen Dosissteigerung bis maximal 5 mg/kg Körpergewicht pro Tag. Falls kein Effekt, innerhalb 6 Wochen Maximaldosis absetzen.

Unerwünschte Wirkungen. Unerwünschte Medikamentenwirkungen, die mittels Anamnese und klinischer Untersuchung erfasst werden: Nausea, Erbrechen, Diarrhö, Muskelkrämpfe, Myalgien, Tremor, Parästhesien, Krampfanfälle (Hypomagnesämie), Gingivahyperplasie, Hypertrichose, Akne, Follikulitis, Epidermalzysten, Talgdrüsenhyperplasie, Malignitätsinduktion. Es sind regelmäßige Laborkontrollen zu veranlassen (Tab. 6.6).

Verhalten bei unerwünschten Medikamentenwirkungen: Kreatinin bis maximal 130% Ausgangswert erlaubt; bei 130–200% des Ausgangswerts (innerhalb 14 Tagen 2-mal bestimmen) Dosisreduktion. Bei Kreatinin >200% des Ausgangswerts sofortiger Therapieabbruch. Blutdruck diastolisch >95 mmHg sollte therapiert werden (nicht mit Diuretika).

Medikamenten-Interaktionen: Durch Cytochrom-P450-Induktion Phenytoin, Phenobarbital, Carbamazepin, Valproat, Rifampicin, i.v. Trimethoprim-Sulfomethoxazol. Durch Cytochrom-P450-Inhibition Erythromycin, Ketoconazol, Doxycyclin, Acyclovir, Corticosteroide, Östroge-

Tabelle 6.6. Regelmäßige Laboruntersuchungen (Zeitpunkt), um unerwünschte Wirkungen von Ciclosporin A zu erfassen

Untersuchung	Vor Therapie	1.–3. Monat	Ab 4. Monat
Kreatinin Kalium	+	2-wöchentlich	1-monatlich
Blutdruck Gewicht	+	2-wöchentlich	1-monatlich
Urinstatus	+	2-wöchentlich	1-monatlich
Blutbild	+	6-wöchentlich	2-monatlich
Leberprofil	+	6-wöchentlich	2-monatlich
Magnesium Harnsäure	+	6-wöchentlich	2-monatlich
Kreatinin-clearance	+		3-monatlich
Thoraxröntgen	+		
Schwanger-schaftstest	empfehlenswert		
Cyclosporinspiegel	nicht Routine		

ne, Furosemid, Thiazide, H_2-Blocker. Erhöhung des Nephrotoxizitätspotenzials: Aminoglykoside, Trimethoprim-Sulfomethoxazole, nichtsteroidale Antirheumatika.

▓ Literatur

Ho VC, Gupta AK, Ellis CH et al. (1990) Treatment of severe lichen planus with cyclosporine. J Am Acad Dermatol 22:64–68

Kahan BD (1989) Cyclosporine. N Engl J Med321:1725–1738

Palestine AG, Nussenblatt RB, Chan C-C (1984) Side effects of systemic cyclosporine in patients not undergoing transplantation. Am J Med 77:652–658

Peter RU, Ruzicka T (1992) Cyclosporin A in der Therapie entzündlicher Dermatosen. Hautarzt 43:687–694

Ruzicka T (1995) Cyclosporin in less common immune-mediated skin diseases. Br J Dermatol 48: 40–42

Sönnichsen N (1993) Die Wirksamkeit von Ciclosporin bei Sonderformen der Psoriasis und nichtpsoriatischen Dermatosen. Dermatol Monatsschr 179: 163–168

Wolverton SE (1992) Monitoring for adverse effects from systemic drugs used in dermatology. J Am Acad Dermatol 26:661–679

Andere immunmodulierende Therapeutika

▓ Antimalarika

Indikation. Lupus erythematodes. Versuchsweise auch bei Lichen ruber.

Kontraindikationen. Vorbestehende Retino- oder Myopathie, Knochemarkerkrankungen (Zytopenien), Porphyrie, Glucose-6-Phosphat-Dehydrogenase-Mangel, Schwangerschaft (relative Kontraindikation), Niereninsuffizienz bei Chloroquin.

Tabelle 6.7. Regelmäßige Laboruntersuchungen (Zeitpunkt), um unerwünschte Wirkungen von Antimalarika zu erfassen

Untersuchung	Vor Therapie	1.–3. Monat	Ab 4. Monat
Hämoglobin Leukozyten Thrombozyten	+	monatlich	halbjährlich
Kreatinin Transaminasen	+	monatlich	halbjährlich
Ophthalmologische Untersuchung: Fundus, Perimetrie	+	nach 3 Monaten	halbjährlich
EKG	empfehlenswert		
Schwanger-schaftstest	empfehlenswert		

Tabelle 6.8. Verhalten bei unerwünschten Antimalarikawirkungen

Nebenwirkung	Dosisreduktion	Unterbrechung	Abbruch
Oberbauchbeschwerden Nausea Diarrhö	+	+	(+) evtl. Präparatewechsel
Haarverlust Pigmentverschiebungen Pruritus Exanthem Exfoliative Dermatitis		+	(+)
Myopathie Neuropathie		+	(+)
Sehstörungen Retinopathie		+ (6 Mo.)	+

Dosierung. Hydroxychloroquin: Initial- bzw. Maximaldosis 400 mg/Tag, Erhaltungsdosis 200 mg/Tag.

Chloroquinbiphosphat: Initial- bzw. Maximaldosis 250 mg/Tag, Erhaltungsdosis 250 mg/Tag.

Chloroquinsulfat: Initial- bzw. Maximaldosis 300 mg/Tag, Erhaltungsdosis 150 mg/Tag.

Unerwünschte Wirkungen. Unerwünschte Medikamentenwirkungen, die mittels Anamnese und klinischer Untersuchung erfasst werden: Pruritus, Haarverlust, Oberbauchbeschwerden, Nausea, Schwindel, Seh-, Hörstörungen, Myo-, Neuropathie, Exanthem, Pigmentverschiebungen (Haare, Haut), Herzrhythmusstörungen. Es sind deshalb regelmäßige Laborkontrollen zu veranlassen (Tab. 6.7) und evtl. Änderungen in der Medikation vorzunehmen (Tab. 6.8).

Vorsichtsmaßnahmen. Vermeiden intensiver Sonnen- bzw. UV-Bestrahlung.

Interaktionen: Keine gleichzeitige Verabreichung von MAO-Hemmern. Digoxin, Antiepileptika: wegen Interaktion mit Eiweißbindung evtl. Dosisanpassung notwendig.

▓ Literatur

Ochsendorf FR, Runne U (1991) Chloroquin und Hydroxychloroquin: Nebenwirkungsprofil wichtiger Therapeutika. Hautarzt 42:140–146

Wolverton SE (1992) Monitoring for adverse effects from systemic drugs used in dermatology. J Am Acad Dermatol 26:661–679

▓ Diaminodiphenylsulfon (DDS, Dapson)

Indikation. Dermatitis herpetiformis Duhring, lineäre IgA-Dermatose, bullöses Pemphigoid, vernarbendes Pemphigoid, bullöser systemischer Lupus erythematodes, subkorneale Pustulose, nodulozystische Akne, Acne inversa, Granuloma faciale, Pyoderma gangraenosum, Sweet-Syndrom, Morbus Behçet.

Kontraindikationen. Bekannte Hypersensitivität, Glucose-6-Phosphat-Dehydrogenase-Mangel, Leber- oder Niereninsuffizienz, Stillzeit.

Dosierung. Dosis einschleichen: 3 Tage 25 mg, 3 Tage 50 mg, 3 Tage 75 mg; Zieldosis 100 mg/Tag, nach Bedarf erhöhen bis 200 mg/Tag.

Unerwünschte Wirkungen. Hämolyse, Methämoglobinämie, Agranulozytose (selten). Dapson-

Tabelle 6.9. Regelmäßige Laboruntersuchungen (Zeitpunkt), um unerwünschte Wirkungen von Diaminodiphenylsulfon zu erfassen

Untersuchung	Vor Therapie	1.–3. Monat	Ab 4. Monat
Blutbild	+	2-wöchentlich	3-monatlich
Methämoglobin	+	2-wöchentlich	3-monatlich
Leberprofil Nierenfunktion (Kreatinin, Urinstatus)	+	monatlich	3-monatlich
Glucose-6-Phosphat-Dehydrogenase	+		

Tabelle 6.10. Verhalten bei unerwünschten Wirkungen von Diaminodiphenylsulfon

Nebenwirkung	Dosisreduktion	Unterbrechung	Abbruch
Hb-Abfall > 2 g/dl	+	+	(+)
MetHb > 15 %	+	+	(+)
Agranulozytose			+
Hypersensitivitätssyndrom			+

Hypersensitivitätssyndrom: Fieber, Lymphadenopathie, Exanthem, Hepatomegalie mit Cholestase und Transaminasenerhöhung, Eosinophilie, atypische Lymphozytose. Ferner toxische Hepatitis, periphere Neuropathie, Psychosen. Es sind regelmäßige Laborkontrollen zu veranlassen (Tab. 6.9) und evtl. Änderungen in der Medikation vorzunehmen (Tab. 6.10).

▓ Literatur

Wolverton SE (1992) Monitoring for adverse effects from systemic drugs used in dermatology. J Am Acad Dermatol 26:661–679

Wozel G (1996) Dapson. Pharmakologie, Wirkmechanismus und klinischer Einsatz. Georg Thieme, Stuttgart

▓ Retinoide

Indikation. Indikationen für Isotretinoin (13-cis-Retinsäure) stellen schwere, therapieresistente Formen der Akne und ihrer Varianten dar, insbesondere Acne conglobata, Perifolliculitis abscedens et suffodiens capitis und gramnegative Follikulitis.

Acitretin ist indiziert zur symptomatischen Behandlung schwerer, sonst therapieresistenter Verhornungsstörungen, speziell bei Psoriasis vulgaris, Ichthyosen, Dyskeratosis follicularis Darier, Pityriasis rubra pilaris und Lichen ruber planus. Auch bei malignen Lymphomen wird Acitretin (kombiniert mit Photochemotherapie oder Interferon) eingesetzt, ferner zur Chemoprophylaxe bei Basalzellnävus-Syndrom und Xeroderma pigmentosum.

Retinoide wirken auch einer corticosteroidinduzierten Hautatrophie entgegen (Lesnik et al. 1989, McMichael et al. 1996).

Die verschiedenen Retinoide zur systemischen und/oder topischen Anwendung unterscheiden sich in ihrer Selektivität für die Retinoidrezeptoren (RAR α, β, γ bzw. RXR α, β, γ) und dadurch in ihrer biologischen Wirkung.

Kontraindikationen. Schwangerschaft (Teratogenität), Lebererkrankungen, vorbestehende Hyperlipidämie, Tragen von Kontaktlinsen. Gleichzeitige Gabe von Tetracyclinen (Pseudotumor cerebri) oder Methotrexat (Hepatotoxizität).

Dosierung. Isotretinoin: 0,5–1,0 mg/kg Körpergewicht, auch niedrige Dosis 5–20 mg/Tag, Maximaldosis 75 mg/Tag.

Acitretin: je nach Indikation. Erwachsene erhalten initial 30 mg täglich über 2–4 Wochen, danach ist nach der Wirkung zu dosieren, die Maximaldosis beträgt 75 mg/Tag. Gewöhnlich liegt die Erhaltungsdosis bei 30 mg für weitere 6–8 Wochen. Bei Verhornungsstörungen wird

eine niedrige Dosis angestrebt, weniger als 10 mg/Tag, keinesfalls mehr als 30 mg/Tag.

Antikonzeption bei Frauen (Teratogenität) bis 3 Monate nach Therapieende bei Isotretinoin bzw. 2 Jahre nach Therapieende bei Acitretin.

Unerwünschte Wirkungen. Unerwünschte Medikamentenwirkungen, die mittels Anamnese und klinischer Untersuchung erfasst werden: Cheilitis (obligat), Sicca-Syndrom, Xerosis cutis bis zum Exsikkationsekzematid, Staphylodermie, Onycholyse, Haarausfall, Kopfschmerzen (Pseudotumor cerebri), Knochenschmerz (DISH), verminderte Nachtsicht (okuläre Toxizität). Es sind regelmäßige Laborkontrollen zu veranlassen (Tab. 6.11).

▦ Literatur

Dicken CH (1984) Retinoids: a review. J Am Acad Dermatol 11:541–552

Lesnik RH, Mezick JA, Capetola R, Kligman LH (1989) Topical all-trans-retinoic acid prevents corticosteroid-induced skin atrophy without abrogating the anti-inflammatory effect. J Am Acad Dermatol 21:186–190

McMichael AJ, Griffiths CE, Talwar HS et al. (1996) Concurrent application of tretinoin (retinoic acid) partially protects against corticosteroid-induced epidermal atrophy. Br J Dermatol 135:60–64

Orfanos CE (1989) Retinoide: der neue Stand. Erhaltungstherapie, Resorptionsstörungen bei „non-responders", Interaktionen und Interferenzen mit Medikamenten, Behandlung von Kindern und Knochentoxizität, Acitretin und 13-cis-Acitretin. Hautarzt 40:123–129

Saurat J-H (1998) Systemic retinoids. What's new? Dermatol Clin 16:331–340

Wolverton SE (1992) Monitoring for adverse effects from systemic drugs used in dermatology. J Am Acad Dermatol 26:661–679

▦ Vitamin-D$_3$-Analoga

Indikation. Psoriasis vulgaris.

Die topischen Vitamin-D$_3$-Analoga weisen bezüglich Wirksamkeit, Irritationspotenzial und Anwendungsfrequenz unterschiedliche Profile auf (Tab. 6.12).

Kontraindikationen. Bekannte Überempfindlichkeit.

Dosierung. Calcipotriol: 50 μg pro 1 ml Skalplösung für die topische Behandlung von Psoriasis-

Tabelle 6.11. Regelmäßige Laboruntersuchungen (Zeitpunkt), um unerwünschte Wirkungen von Retinoiden zu erfassen

Untersuchung	Vor Therapie	1.-6. Monat	Ab 7. Monat
Blutbild	+	monatlich	3-monatlich
Leberprofil	+	nach 14 Tagen, dann monatlich	3-monatlich
Serumlipide	+	nach 14 Tagen, dann monatlich	3-monatlich
Schwangerschaftstest	vor Behandlung, periodische Wiederholung soweit angezeigt		
Knochenröntgen	Wirbelsäule, Sprunggelenk bei Symptomen, evtl. 1-mal jährlich		

Tabelle 6.12. Topische Vitamin-D_3-Analoga

	Calcipotriol	Calcitriol	Tacalcitol
Wirksamkeit	++	+	+
Irritationspotenzial	+	+ (3%)	+ (5%)
Maximaldosis/Woche (Erwachsene)	100 g	210 g	35 g
Anwendung	2-mal tgl.	2-mal tgl.	1-mal tgl.

läsionen der Kopfhaut 2-mal täglich (morgens und abends). Die Menge von 60 ml pro Woche sollte nicht überschritten werden (Erwachsene).

Weitere Vitamin-D_3-Analoga, für die derzeit keine Skalp-Applikationen zur Verfügung stehen sind Calcitriol und Tacalcitol.

Unerwünschte Wirkungen. Lokale Irritationen auf der Kopfhaut oder im Gesicht. Seltene Fälle von Photosensibilisierung wurden beobachtet. Starke Überschreitungen der empfohlenen Dosis kann eine Hyperkalzämie verursachen.

▧ Literatur

Barnes L, Altmeyer P, Forstrom L, Stentstrom MH (2000) Long-term treatment of psoriasis with calcipotriol scalp solution and cream. Eur J Dermatol 10:199–204

Czarnetzki BM (1989) Vitamin D$_3$ in Dermatology: a critical appraisal. Dermatologica 178:184–188

Duweb GA, Abuzariba O, Rahim M et al. (2000) Scalp psoriasis: topical calcipotriol 50 microgram/g/ml solution vs. Betamethasone 17-valerate 1% solution. Int J Clin Pharmacol Res 20:65–68

Green C, Gampule M, Harris D et al. (1994) Comparative effects of calcipotriol (MC903) solution and placebo (vehicle MC903) in the treatment of psoriasis of the scalp. Br J Dermatol 130:483–487

Klaber MR, Hutchinson PE, Pedvis-Leftick A et al. (1994) Comparative effects of calcipotriol solution (50 micrograms/ml) and betamethasone 17-valerate solution (1 mg/ml) in the treatment of scalp psoriasis. Br J Dermatol 131:678–683

Van de Kerkhof PCM, van Bokhoven M, Zultak M et al. (1989) A double-blind study of topical 1a,25-dihydroxyvitamin D$_3$ in psoriasis. Br J Dermatol 120:661–664

Capsaicin

In den letzten Jahren wird Capsaicin (trans-8-methyl-N-vanillyl-6-nonedamid), ein Alkaloid aus der Paprikapflanze, als alternative Behand-lungsmöglichkeit von Juckreiz und Schmerzempfindung der Haut empfohlen. Wenn die kausale Behandlung eines nicht histaminabhängigen Juckreizes nicht möglich ist und andere symptomatische Maßnahmen, wie kühlende Agenzien und topische Anästhetika, keine Wirkung zeigen, gewinnt die Therapie mit Capsaicin an Bedeutung. Es wirkt in der Haut selektiv auf peptiderge, markarme Aδ-Nervenfasern und eine Subpopulation unmyelinisierter, polymodaler C-Nervenfasern, die für Juckreiz und dumpfen Schmerz sensibel sind, indem es zu einer Depletion von Neurotransmittern führt. Topisch angewandt, diffundiert Capsaicin schnell zu den Vanilloidrezeptoren auf der Oberfläche der freien Nervenendigungen und öffnet selektiv calciumspezifische Ionenkanäle. Es kommt zu einer Depolarisation der Nervenfaser und Exozytose intrazellulärer sekretorischer Vesikel, die Substanz P und andere Neuropeptide enthalten. Diese werden nach Freisetzung und Abdiffusion enzymatisch gespalten, während Capsaicin gleichzeitig über eine Unterdrückung des Nerve growth factor den axonalen Transport neu gebildeter Neurotransmitter zur Peripherie hin und damit die Wiederauffüllung der Depots verzögert. Die Folge ist nach einer initialen Phase der „neurogenen Entzündung" mit Vasodilation, Erythem, gesteigerter Wärme-, Juckreiz- und Schmerzempfindung nach der Applikation während der ersten 72 Stunden, dass nach kontinuierlicher Capsaicinanwendung die vollständige Depletion der Neurotransmitter eine Unterbrechung der Juckreiz- und Schmerzempfindung bedingt. Der antipruritische Effekt setzt mit einer unterschiedlichen Latenz innerhalb von 6 Tagen ein. Schmerz und Parästhesien sprechen unterschiedlich auf die Lokaltherapie mit Capsaicin an. Ein Wirkeintritt ist erst nach 1–2 Wochen zu verzeichnen. Wird die Capsaicinzufuhr unterbrochen, füllen sich die Neurotransmitterdepots innerhalb 10–18 Tagen wieder auf, alle sensorischen Reize werden allmählich wieder wahrgenommen.

Indikation. Postzosterische Neuralgie, neuralgische Schmerzen im Spenderareal nach autologer Haartransplantation, andere Zustände mit Juckreiz oder Schmerzempfindung auf nicht entzündlicher Haut: Pruritus sine materia, Trichodynie, Migräneäquivalent, Lichen simplex chronicus, stark juckende Psoriasis capitis.

Kontraindikationen. Keine bekannt.

Dosierung. Als Extrakt ist Capsaicin in Form einer 1%igen alkoholischen Lösung (Rp. Extractum Capsici 1%) gut in unterschiedliche Grundlagen einzubringen und somit einfach anzuwenden (Magistralrezepturen S. 536). Zunächst wird mit der niedrigsten Konzentration von 0,025% begonnen und je nach Verträglichkeit und Abklingen der initialen neurogenen Entzündungssymptome alle 3–5 Tage um 0,025% bis zu einer höchsten Endkonzentration von 0,1% gesteigert. Die capsaicinhaltigen Externa werden 4- bis 6-mal täglich appliziert.

Unerwünschte Wirkungen. Während der ersten 5 Behandlungstage kann es nach Auftragen der capsaicinhaltigen Externa für durchschnittlich 20 Minuten zu einer leichten Rötung, zu Brennen, Wärmegefühl, seltener zu einer Juckreizverstärkung (neurogene Entzündung) kommen. Häufig ist zu beobachten, dass bei warmen Außentemperaturen im Sommer erneut neurogene Entzündungszeichen mit Hautbrennen auftreten. Im Übrigen sind keine unerwünschten Wirkungen bekannt, insbesondere auch keine anaphylaktischen Reaktionen oder Kontaktallergien.

▥ Literatur

Reimann S, Luger T, Metze D (2000) Topische Anwendung von Capsaicin in der Dermatologie zur Therapie von Juckreiz und Schmerz. Hautarzt 51:164–172

Antimikrobielle Therapeutika

▥ Antimykotika

Zur oralen Therapie der Pilzerkrankungen der Haut und ihrer Anhangsgebilde stehen derzeit Antimykotika dreier Substanzklassen zur Verfügung:
- Griseofulvin,
- Fluconazol und Itraconazol (Azole),
- Terbinafin (Allylamin).

Griseofulvin wurde ursprünglich aus dem Schimmel Penicillium griseofulvum gewonnen. Therapeutisch kommt vor allem der Anreicherung in der Hornschicht von Haut und Haaren, dem Sitz der Erreger, Bedeutung zu; allerdings wirkt Griseofulvin nur fungistatisch und erfasst nicht die Pilzsporen. Nicht zuletzt wegen der Infektiosität sollte deswegen zusätzlich zu einer oralen Griseofulvinbehandlung eine Lokalbehandlung mit einem fungiziden Antimykotikum durchgeführt werden. Bis vor kurzem war Griseofulvin der „Goldstandard" in der Behandlung der Tinea capitis (Einführung 1958), und echte Griseofulvinresistenzen stellen bis heute eher die Ausnahme dar. Viel eher ist die gegenüber den neueren Antimykotika (80–100%) niedrigere Erfolgsrate (60,7%) von Griseofulvin auf eine Praxis der Unterdosierung (< 15 mg/kg/Tag ultramikronisiertes Griseofulvin), zu kurzer Therapiedauer (< 6 Wochen), ungenügende Patientencompliance (muss zusammen mit einer fettigen Mahlzeit eingenommen werden, hohe Nebenwirkungsrate mit Erbrechen) und Medikamenteninteraktionen (z. B. mit Phenobarbital) zurückzuführen.

Fluconazol und Itraconazol. Die Azole Fluconazol und Itraconazol wirken über eine selektive Hemmung der Cytochrom-P450-abhängigen Ergosterolbiosynthese in der Pilzmembran. Es handelt sich bei beiden um Breitbandantimykotika mit fungistatischer Wirkung. Für ein sofortiges Wirksamwerden der Therapie und eine rasche Reduktion der Ansteckungsgefahr empfiehlt sich wiederum die kombinierte Behandlung mit Lokaltherapeutika mit unterschiedlichem Angriffspunkt der Pilzzelle, z. B. Ciclopiroxolamin oder Terbinafin und Waschungen mit Jodpovidon. Von Vorteil ist, dass für Kinder sowohl Fluconazol als auch Itraconazol in Flüssigform erhältlich sind.

Terbinafin. Das Allylamin Terbinafin greift gegenüber den Azolen in einer früheren Stufe der Ergosterolbiosynthese der Pilze ein, nämlich über eine Hemmung der Squalenepoxidase. Dies führt zu einer intrazellulären Kumulation von Squalen bei gleichzeitigem Ergosterolmangel, was den Tod der Pilzzelle zur Folge hat. Das Enzym Squalenepoxidase ist nicht abhängig vom Cytochrom-P450-System. Terbinafin wirkt fungizid. Auch hier stellt die Kombination mit einer topischen antimykotischen Therapie ein bevorzugtes Therapieprinzip, z. B. mit Ciclopiroxolamin oder Imidazolen (Clotrimazol, Ketoconazol) und Jodpovidon- oder Seleniumdisulfidwaschungen.

Indikation. Tinea capitis, Tinea barbae.

Kontraindikationen. *Griseofulvin:* Schwangerschaft, Stillzeit, Porphyrie, Leberschaden, Lupus erythematodes.

Fluconazol. Bekannte Überempfindlichkeit, Schwangerschaft, Stillzeit, schwere Leberstörungen.

Itraconazol. Schwangerschaft. Sporanox kann mit anderen Medikamenten interagieren, speziell ist die gleichzeitige Gabe mit Terfenadin, Astemizol, Cisaprid, Chinidin, Pimozid, CYP3A4-metabolisierte HMG-CoA-Reductase-Inhibitoren wie Simvastatin, Triazolam und orales Midazolam kontraindiziert.

Terbinafin. Bekannte Überempfindlichkeit auf Terbinafin. Vorsicht ist geboten bei Patienten mit Leberfunktionsstörungen, die nicht stabil sind. Bei Patienten mit eingeschränkter Nierenfunktion ist die Dosis anzupassen. Reproduktionsstudien bei Tieren haben keine Risiken für die Feten gezeigt, aber es gibt keine kontrollierten Studien bei schwangeren Frauen, weshalb Terbinafin während der Schwangerschaft nicht zu verabreichen ist, sofern ein eventueller Nutzen potenzielle Risiken nicht deutlich überwiegt.

Dosierung. *Griseofulvin.* Die orale Griseofulvinbehandlung erfolgt während 8 bis nötigenfalls 16 Wochen (bei Microsporum canis) in einer Einmaldosierung von jeweils 15 mg/kg und Tag ultramikronisiertes Griseofulvin bzw. 15–20 mg/kg und Tag (bei Microsporum canis bis 25 mg/kg und Tag) mikronisiertes Griseofulvin zusammen mit einem Butterbrot eingenommen.

Fluconazol. Fluconazol wird in einer Dosierung von 6 mg/kg und Tag über 6 Wochen gegeben (für Trichophyton tonsurans auch kürzere Behandlungsdauer möglich). Neuerdings hat sich auch die „Pulsbehandlung" mit 8 mg/kg Fluconazol 1-mal wöchentlich während 8 Wochen (für Trichophyton tonsurans) bis 12 Wochen (für Microsporum canis) bewährt.

Itraconazol. Itraconazol wird in einer Dosierung von 5 mg/kg und Tag über 4 (Trichophyton tonsurans) bis 6 (Microsporum canis) Wochen gegeben. Für Kinder bewährt sich auch folgendes Dosierungsschema: 10–20 kg Körpergewicht 100-mg-Kapsel jeden 2. Tag; 20–36 kg 100 mg täglich; 36–50 kg 200 mg täglich; >50 kg 2-mal 200 mg täglich (Erwachsenendosis). Itraconazol muss zusammen mit einem Nahrungsmittel (z. B. Orangensaft) eingenommen werden. Bei Kindern liegen derzeit noch keine hinreichenden Erfahrungen vor, um eine „Pulsbehandlung" der Tinea capitis zu empfehlen.

Terbinafin. Terbinafin wird in einer Dosierung von 6 mg/kg und Tag während 4–6 Wochen gegeben. Kürzere Behandlungsdauer (1

Woche) ist bei Trichophyton tonsurans möglich, längere (8 Wochen) bei Microsporum canis notwendig. Für Kinder kommt auch folgendes Dosierungsschema zum Einsatz: <20 kg 62,5 mg (1/2 Tablette zu 125 mg) täglich; 20–40 kg 125 mg (1 Tablette zu 125 mg) täglich; >40 kg 250 mg (1 Tablette zu 250 mg) täglich.

Unerwünschte Wirkungen. *Griseofulvin.* Gastrointestinaltrakt: Nausea, Erbrechen, Magenschmerzen, Diarrhö, Flatulenz, Stomatitis. Meist verschwinden diese Beschwerden während der Behandlung. Haut: allergische Exantheme, Photosensibilisierung, medikamentös induzierter Lupus erythematodes. Nervensystem: Kopfschmerz, Müdigkeit, Benommenheit, Schlaflosigkeit, Desorientiertheit bei hohen Dosen. Blutbild: selten Leukopenie. Griseofulvin kann die Wirksamkeit von Antikoagulanzien vom Cumarintyp vermindern.

Fluconazol. Gastrointestinaltrakt: Nausea, Abdominalschmerz, Erbrechen, Diarrhö und Flatulenz werden in 5,3% beobachtet. Haut: allergische Exantheme, vor allem bei AIDS-Patienten (in bis zu 5%). Eine kleine Zahl von AIDS-Patienten kann schwere Hautreaktionen bis hin zum Lyell-Syndrom entwickeln. Leber, Niere, Blutbild: Insbesondere bei Patienten, die an schweren Grundkrankheiten wie AIDS leiden, wurden pathologische Nieren- und Leberwerte sowie hämatologische Störungen wie Leukopenie beobachtet.

Medikamenteninteraktionen: Es muss beachtet werden, dass die Wirkung von Cumarinen, oralen Antidiabetika vom Sulfonylharnstofftyp, Phenytoin, Theophyllin und Ciclosporin verstärkt werden kann. Bei den Azolen sind generell Cytochrom-P450-abhängige Medikamenteninteraktionen zu beachten.

Itraconazol. Bei den bekannten unerwünschten Wirkungen (insgesamt 7%) handelt es sich meist um gastrointestinale Störungen wie Nausea, Bauchschmerzen, Dyspepsie und Obstipation. Gelegentlich treten allergische Hautreaktionen (vereinzelte Fälle von Stevens-Johnson-Syndrom), Kopfschmerzen und reversible Transaminasenerhöhungen auf. Speziell bei Patienten, die längere Zeit (>4 Wochen) kontinuierlich behandelt wurden, wurde über Fälle von Hypokaliämie, Ödemen, Hepatitis und Haarausfall berichtet. Das in der Flüssigform von Itraconazol enthaltene Cyclodextrin kann bei Kindern Durchfall auslösen. Bei den Azolen sind generell Cytochrom-P450-abhängige Medikamenteninteraktionen zu beachten.

Terbinafin. Gastrointestinaltrakt (3–5%): Völlegefühl, Appetitverlust, Dyspepsie, Übelkeit, leichte Bauchschmerzen, Diarrhö. Störungen des Geschmacksinns bis zu Verlust der Geschmacksempfindung (0,1–1,0%). Gelegentlich Leberfunktionsstörungen (Cholestase), selten Leberversagen. Haut: allergische Exantheme, selten (<0,1%) Stevens-Johnson-Syndrom oder Lyell-Syndrom. Selten Neutropenie, Agranulozytose, Thrombozytopenie.

■ Literatur

Abdel-Rahman SM, Nahata MC, Powell DA (1997) Response to initial griseofulvin therapy in pediatric patients with tinea capitis. Ann Pharmacother 31:406–410

Abdel-Rahman SM, Nahata MC (1997) Oral terbinafine: a new antifungal agent. Ann Pharmacother 31:445–456

Abdel-Rahman SM, Powell DA, Nahata MC (1998) Efficacy of itraconazole in children with Trichophyton tonsurans tinea capitis. J Am Acad Dermatol 38:443–446

Albengres E, le Louet H, Tillement JP (1998) Systemic antifungal agents. Drug interactions of clinical significance. Drug Saf 18:83–97

Amichai B, Grunwald MH (1998) Adverse drug reactions of the new oral antifungals – terbinafine, fluconazole and itraconazole. Int J Dermatol 37:410–415

Bennett ML, Fleischer AB, Loveless JW, Feldman SR (2000) Oral griseofulvin remains the treatment of choice for tinea capitis in children. Pediat Dermatol 17:304–309

De Beule K, van Gestel J (2001) Pharmacology of itraconazole. Drugs 61 (Suppl):27–37

Dragos V, Lunder M (1997) Lack of efficacy of 6-week treatment with oral terbinafine for tinea capitis due to Microsporum canis in children. Pediat Dermatol 14:46–48

Elewski BE (1999) Treatment of tinea capitis: beyond griseofulvin. J Am Acad Dermatol 40:27–30

Friedlander SF (1999) The evolving role of itraconazole, fluconazole and terbinafine in the treatment of tinea capitis. Pediat Infect Dis J 18:205–210

Goldman L (1970) Griseofulvin. Med Clin North Am 54:1339–1345

Gupta AK, Sauder DN, Shear NH (1994) Antifungal agents: an overview. Part I. J Am Acad Dermatol 30:677–698

Gupta AK, Sauder DN, Shear NH (1994) Antifungal agents: an overview. Part II. J Am Acad Dermatol 30:911–933

Gupta AK, Shear NH (1997) Terbinafine: an update. J Am Acad Dermatol 37:979–988

Gupta AK, Alexis ME, Raboobee N et al. (1997) Itraconazole pulse therapy is effective in the treatment of tinea capitis in children: an open multicentre study. Br J Dermatol 137:251–254

Gupta AK, Adam P, de Doncker P (1998) Itraconazole pulse therapy for tinea capitis: a novel treatment schedule. Pediat Dermatol 15:225–228

Gupta AK, Adam P (1998) Terbinafine pulse therapy is effective in tinea capitis. Pediat Dermatol 15:56–58

Gupta AK, Adam P, Soloman R, Aly R (1999) Itraconazole oral solution for the treatment of tinea capitis using the pulse regimen. Cutis 64:192–194

Gupta AK, Katz HI, Shear NH (1999) Drug interactions with itraconazole, fluconazole, and terbinafine and their management. J Am Acad Dermatol 41:237–249

Gupta AK, Dlova N, Taborda P et al. (2000) Once weekly fluconazole is effective in the treatment of tinea capitis: a prospective, multicentre study. Br J Dermatol 142:965–968

Haroon TS, Hussain I, Aman S et al. (1996) A randomized double-blind comparative study of terbinafine for 1, 2 and 4 weeks in tinea capitis. Br J Dermatol 135:86–88

Hoffman HL, Ernst EJ, Klepser ME (2000) Novel triazole antifungal agents. Expert Opin Invest Drugs 9:593–605

Jones TC (1995) Overview of the use of terbinafine (Lamisil®) in children. Br J Dermatol 132:683–689

Katz HI (1999) Drug interactions of the newer oral antifungal agents. Br J Dermatol 141 (Suppl):26–32

Knasmuller S, Parzefall W, Helma C et al. (1997) Toxic effects of griseofulvin: disease models. Mechanisms, and risk assessment. Crit Rev Toxicol 27:495–537

Korting HC, Schaller M (2001) Neue Entwicklungen in der medizinischen Mykologie. Hautarzt 52:91–97

Leyden J (1998) Pharmacokinetics and pharmacology of terbinafine and itraconazole. J Am Acad Dermatol 38:42–47

Lopez-Gomez S, del Palacia A, van Custem J et al. (1994) Itraconazole versus griseofulvin in the treatment of tinea capitis: a double blind randomized study in children. Int J Dermatol 33:743–747

Moossavi M, Bagheri B, Scher RK (2001) Systemic antifungal therapy. Dermatol Clin 19:35–52

Montero GF (1998) Fluconazole in the treatment of tinea capitis. Int J Dermatol 37:870–871

Nejjam F, Zagula M, Carbiac MD et al. (1995) Pilot study of terbinafine in children suffering from tinea capitis: evalution of efficacy, safety, and pharmacokinetics. Br J Dermatol 132:98–105

Pierard GE, Arrese JE, Pierard-Franchimont C (2000) Itraconazole. Expert Opin Pharmacother 1:287–304

Rand S (2000) Overview. The treatment of dermatophytosis. J Am Acad Dermatol 43 (Suppl):S104–S112

Smith EB (2000) The treatment of dermatophytosis: safety considerations. J Am Acad Dermatol 43 (Suppl 5):S113–S119

Solomon BA, Collins R, Sharma R et al. (1997) Fluconazole for the treatment of tinea capitis in children. J Am Acad Dermatol 37:274–275

Stevens DA (1999) Itraconazole in cyclodectrin solution. Pharmacotherapy 19:603–611

Suarez S, Friedlander SF (1998) Antifungal therapy in children: an update. Pediat Ann 27:177–184

▦ Antibiotika

Indikation. Bakterielle Infektionen der Haut einschließlich ihrer Anhangsgebilde. Antibiotika sind gezielt einzusetzen. Grundsätzlich sollte ein Antibiotikum gewählt werden, das aufgrund seines Wirkungsspektrums den jeweiligen Erreger allen Erfahrungen nach trifft, oder nach der vorher im Antibiogramm bestimmten Empfindlichkeit. Darüber hinaus werden in der Dermatologie Antibiotika auch empirisch bei primär nicht infektiösen Erkrankungen eingesetzt. Bekanntestes Beispiel ist der Einsatz von Tetracyclinen bei Akne und der Akne verwandten Erkrankungen. Bei derartigen Indikationen wird auch eine monatelange niedrig dosierte Therapie angewendet, die in der üblichen antibiotischen Therapie wegen der Resistenzentwicklung pathogener Keime abzulehnen ist.

Kriterien für die Wahl von Antibiotika sind:
▦ optimal aktiv (vor dem Hintergrund der Resistenzlage, bakteriostatisch versus bakterizid),
▦ gut verträglich,
▦ schmal (Behandlung des Patienten = 10^{15} Keime und seine Umgebung!),
▦ niedrige Resistenzproblematik: Prävalenz und Induktion,
▦ kostengünstig,
▦ vor dem Hintergrund der lokalen Resistenzlage.

Kontraindikationen. Bekannte Überempfindlichkeit. Tetracycline sind während der Schwangerschaft, in der Stillzeit und bei Kindern bis zu 8 Jahren kontraindiziert (wegen Einlagerung in wachsende Knochen und Zähne). Quinolone sind bei Kindern und Jugendlichen unter 18 Jahren und ebenfalls in der Schwangerschaft und Stillzeit kontraindiziert, ferner bei zerebralem Anfallsleiden. Auf verschiedenartige Medikamenteninteraktionen ist zu achten. Einzelne Antibiotika können auch die Sicherheit oraler Kontrazeptiva beeinträchtigen, z.B. Rifampicin, Tetracycline.

Dosierung. Auswahl von Antibiotika, die zur Behandlung spezifischer Zustände des Haarbodens häufiger eingesetzt werden (für die Dosierung s. entsprechende Kapitel bzw. Arzneimittelkompendien):
▦ Penicilline:
 – Penicillin G,
 – oral wirksame Penicilline,
 – penizillinasefeste Penicilline,
 – Breitspektrumpenicilline;
▦ Tetracycline:
 – Tetracyclinhydrochlorid,
 – Doxicyclin,
 – Minocyclin;
▦ Quinolone:
 – Ciprofloxacin,
 – Levofloxacin;
▦ sonstige Antibiotika:
 – Fusidinsäure,
 – Clindamycin,
 – Rifampicin.

Unerwünschte Wirkungen. Aufgrund der sehr unterschiedlichen molekularen Struktur der zahlreichen Antibiotika unterscheiden sich ihre unerwünschten Wirkungen im Einzelnen. Generell kommen in Betracht: dosisabhängige toxische Wirkungen auf bestimmte Organe, z.B. Oto- und Nephrotoxizität bei den Aminoglykosiden; dosisunabhängige allergische Reaktionen, z.B. bei Penicillinen; phototoxische Reaktionen, z.B. bei Tetracyclinen; pharmakologische und metabolische Nebenwirkungen; Störungen der physiologischen Flora im Gastrointestinal- und Genitaltrakt mit Überwuchern unphysiologischer Bakterienstämme bzw. von Candida albicans, Verdauungsstörungen und relativem Vitamin-K-Mangel bei Breitbandantibiotika; Entwicklung von resistenten Keimen, insbesondere bei längerer Unterdosierung, z.B. bei Rifampicin. Unverträglichkeitsreaktionen auf Antibiotika umfassen (Auswahl): anaphylaktische Reaktionen, makulopapulöse Exantheme, hämatogenes Kontaktekzem, fixe toxische Exantheme, Stevens-Johnson-Syndrom, toxische epidermale Nekrolyse, phototoxische oder photoallergische Reaktionen, medikamentös ausgelöster Lupus erythematodes, Fieberreaktion (drug fever), Diarrhö, pseudomembranöse Kolitis, Agranulozytose, Thrombozytopenie, hämolytische Anämie, neuropsychische Störungen.

▪ Literatur

Abeck D, Korting HC (1991) Einsatz von Antibiotika bei Hauterkrankungen. Bayer Internist 2:45–53
Feingold DS, Wagner RF (1989) Antibacterial therapy. J Am Acad Dermatol 14:535–548

▪ Virostatika (Acyclovir, Valacyclovir)

Indikation. Durch Herpes simplex- oder Varicella-Zoster-Viren verursachte Infektionen: Herpes folliculitis, Eczema herpeticatum, Herpes zoster.

Kontraindikationen. Schwangerschaft und Stillperiode. Dosisanpassung bei eingeschränkter Nierenfunktion.

Dosierung. *Aciclovir:* bei Herpes zoster 5-mal täglich 800 mg über 7 Tage, als intravenöse Infusion 5 mg/kg Körpergewicht alle 8 Stunden. Bei Immundefizienz ist die i.v. Applikation vorzuziehen und die Dosis zu verdoppeln (10 mg/kg Körpergewicht alle 8 Stunden).
Bei Herpes-simplex-Erstinfektion der Haut sowie bei häufig rezidivierenden Infektionen 5-mal 200 mg alle 4 Stunden (8 Stunden Nachtpause) über 5 Tage, ggf. länger bzw. im Rahmen der Rezidivprophylaxe 4-mal 200 mg oder 2-mal 400 mg täglich. Manchmal kann auch eine Dosis von 3-mal täglich oder sogar 2-mal täglich genügen. Die Rezidivprophylaxe sollte eine Gesamtanwendungsdauer von 12 Monaten nicht überschreiten. Prophylaxe bei Immungeschädigten 4-mal 200 mg täglich, in schweren Fällen oder ungenügender intestinaler Resorption 4-mal 400 mg täglich oder als i.v. Therapie für die Dauer des Infektionsrisikos.
Valacyclovir: bei Herpes zoster 3-mal täglich 1000 mg während 7 Tagen.
Bei Herpes-simplex-Erstinfektion der Haut 2-mal täglich 500 mg über 5–10 Tage. Zur Behandlung des Herpes-simplex-Rezidivs 2-mal täglich 500 mg über 5 Tage. Prävention von Herpes-simplex-Rezidiven: bei immunkompetenten Patienten 500 mg 1-mal täglich, bei sehr häufigen Rezidiven (>10 Jahr) 2-mal 250 mg täglich. Die Therapie sollte spätestens nach 12 Monaten unterbrochen werden. Bei immunsupprimierten Patienten 2-mal 500 mg täglich.

Unerwünschte Wirkungen. Bei längerfristiger Anwendung von niedrigen Dosen kann es zu einer Selektion resistenter Herpesviren kommen, die keine Thymidinkinase bilden. Haut: Kontakt-allergien, Arzneimittelexantheme. Gastrointestinaltrakt: Übelkeit. Zentrales Nervensystem: Schwindel, Schläfrigkeit, bei intravenöser Gabe selten Krampfanfälle und Psychosen.

▪ Literatur

Arndt KA (1988) Adverse reactions to acyclovir: topical, oral and intravenous. J Am Acad Dermatol 18:188–190
Evans TY, Tyring SK (1998) Advances in antiviral therapy in dermatology. Dermatol Clin 16:409–420

▪ Topische Antiseptika

Indikation. Oberflächendesinfektion zur Prophylaxe und Therapie von Infektionen.
Jodpovidon. Wie elementares Jod wirkt Jodpovidon (Iodophor) bakterizid, fungizid und viruzid, darüber hinaus werden Sporen abgetötet.
Chlorhexidingluconat. Chlorhexidin wirkt bakteriostatisch und fungistatisch, in höheren Konzentrationen bakterizid und fungizid. Das Wirkungsspektrum erstreckt sich auf grampositive und gramnegative Keime sowie Hefen. Einige Pseudomonasarten sind bei Konzentrationen von 0,05% allerdings resistent. Indikation ist die Desinfektion, z.B. im Rahmen einer antiseptischen Shampoobehandlung bei Pyodermien des Kapillitiums bzw. als Bestandteil eines desifinzierenden Rasierwasserersatzes (0,5% Chlorhexidingluconat, 2% Salicylsäure in 70% Ethanol) bei Folliculitis barbae.

Kontraindikationen. Bekannte Allergie, Schwangerschaft.

Dosierung. *Jodpovidon.* 10% als Lipogelgrundlage, 7,5% als antiseptische Flüssigseife und desinfizierendes Shampoo oder als 0,1- bis 1%ige Lösung (standardisierte Lösung).
Chlorhexidingluconat. In einer Verdünnung von 1:200 (alkoholisch) oder 1:100 (wässrig) wird Chlorhexidin zu Desinfektionszwecken (z.B. präoperativ) eingesetzt. Es kann auch in höherer Konzentration (z.B. 2% in Excipial Capilla) zur desinfizierenden Shampoobehandlung bei Folliculitis decalvans verwendet werden. Die übliche Konzentration zur Wundbehandlung beträgt dagegen 0,1–0,2%, sollte jedoch möglichst geringer gewählt werden, da Chlorhexidin bereits in dieser Konzentration die Wundgranulation hemmt.

Unerwünschte Wirkungen. *Jodpovidon.* Bei Jod-allergikern kommt es selten zu allergischen Reaktionen, weil nur ein kleiner Anteil des in der Verbindung enthaltenen Jods frei verfügbar (10%), der Rest komplex gebunden ist. Es sind allerdings Kontaktallergien gegenüber Jodpovidon beschrieben. Auch bei Jodpovidon ist nach perkutaner Resorption die Erhöhung des Gesamtjodspiegels und damit die Entwicklung systemischer Effekte möglich. Bei Feten im letzten Schwangerschaftsmonat und bei Säuglingen besteht deshalb die Gefahr der Hyperthyreose nach lokaler Anwendung von Jodpovidon bei der Mutter.

Chlorhexidingluconat. Hautirritation. Es sind wenige Fälle von Photosensibilisierung und Kontakturtikaria, selten schwere anaphylaktische Reaktionen beschrieben (Torricelli u. Wüthrich 1996).

■ Literatur

Eggensperger H (1980) Wirkstoffe zur Hautdesinfektion. Dtsch Apoth Ztg 120:28–30

Kwochka K, Kowalski J (1991) Prophylactic efficacy of four antibacterial shampoos against Staphylococcus intermedius in dogs. Am J Vet Res 52:115–118

Michael J (1977) Klinische Erfahrungen mit Betaisadona-Mikrobiziden in Chirurgie und Orthopädie. Therapiewoche 27:9328–9330

Sebben JE (1983) Surgical antiseptics. J Am Acad Dermatol 9:759–765

Torricelli R, Wüthrich B (1996) Life-threatening anaphylactic shock due to skin application of chlorhexidine. Clin Exp Dermatol 26:112

Antiparasitaria

Wirkstoffe in Medizinalshampoos zur Bekämpfung von Läusen sind im Folgenden beschrieben.

Lindan (γ-Hexachlorcyclohexan) gehört zur Gruppe der chlorierten Kohlenwasserstoffe mit starker Neurotoxizität für Insekten. Die Substanz wird seit den 40er-Jahren zur Behandlung der Pediculosis capitis (und Skabies) eingesetzt. Lindan wird bei topischer Applikation nur langsam und unvollständig durch intakte Haut absorbiert. Die Resorptionsrate ist allerdings stark abhängig vom Hautzustand sowie vom Patientenalter. Ein Risiko der zu hohen perkutanen Resorption mit Gefahr der Toxizität für das zentrale Nervensystem besteht vor allem bei Säuglingen und Kleinkindern. Nach dermaler Appli-

kation steigt die Serumkonzentration innerhalb von 4–6 Stunden zu einem Maximalwert an und fällt innerhalb der darauf folgenden 3–5 Stunden wieder zu einem Minimalwert ab. Seitdem weniger toxische Substanzen zur Behandlung der Pediculosis capitis zur Verfügung stehen, hat der Gebrauch von Lindan für diese Indikation stark abgenommen. Hauptanwendungsgebiet ist heute die Skabiesbehandlung Erwachsener.

Malathion ist ein organischer Phosphorsäureester, der seine insektizide Wirkung durch eine Hemmung der Insekten-Acetylcholinesterase entfaltet. Es wird bis zu 10% der aufgetragenen Dosis perkutan resorbiert, aber durch die Plasmacarboxylesterase rasch detoxifiziert, sodass die Substanz für Menschen wenig toxisch ist. Nachteilig ist der schlechte Geruch dieser Substanz.

Pyrethrin/Piperonylbutoxid. Die aus Pyrethrumblüten (Chrysanthemum) gewonnenen Pyrethrine sind für Menschen wenig toxische, natürlich vorkommende, auf Arthropoden neurotoxisch wirkende Insektizide. Eine Wirksamkeitsverstärkung wird erzielt durch Kombination mit Piperonylbutoxid, das beim Parasiten die zur Eliminierung der Pyrethrine nötigen Enzyme hemmt.

Permethrin. Seit der Einführung des synthetischen Pyrethroids Permethrin in den 80er-Jahren ist dieser Wirkstoff aufgrund seiner Stabilität, niedrigen Toxizität für Mensch und Säugetiere sowie stark insektiziden Wirkung zu einem der inzwischen bedeutendsten Mittel zur Bekämpfung der Pediculosis capitis geworden.

Indikation. Zur Behandlung von Kopf- und Filzläusen.

Kontraindikationen. *γ-Hexachlorcyclohexan (Lindan).* Kontraindiziert bei Säuglingen, Kleinkindern, Schwangerschaft und Stillzeit. Vorsicht bei neurologischen Patienten, spezielle Epilepsieanamnese.

Malathion. Bei Säuglingen und Kleinkindern kleinere Mengen Cremeshampoo anwenden. Lösung bei Säuglingen kontraindiziert.

Pyrethrin/Piperonylbutoxid. Bei Säuglingen < 2 Monate kontraindiziert.

Permethrin. Bei Säuglingen < 2 Monaten kontraindiziert.

Dosierung. *γ-Hexachlorcyclohexan (Lindan).* Wird als 0,3%iges Gel angewendet. Haar mit warmem Wasser annetzen. 2–3 Esslöffel einmassieren, bis reichlich Schaum entsteht. 5 Minuten einwirken lassen. Spülen. Wiederholung nach 10 Tagen.

Malathion. Erhältlich als Cremeshampoo oder Lösung: 5 cm Cremeshampoo (bei langem Haar doppelte Menge) in trockenes Haar einmassieren. Annetzen. 5 Minuten einwirken lassen. Spülen. Wiederholen. Feuchtes Haar mit Nissenkamm durchkämmen. Nicht fönen! Nach 3 und 6 Tagen wiederholen. Lösung abends einreiben, trocknen lassen, nicht fönen! Am Morgen mit normalem Shampoo auswaschen. Feuchtes Haar mit Nissenkamm durchkämmen, nicht fönen! Nach 7–9 Tagen nur bei Bedarf wiederholen. Bei Säuglingen und Kleinkindern kleinere Mengen Cremeshampoo anwenden. Lösung bei Säuglingen kontraindiziert, bei Kleinkindern <4 Jahre maximal 4 Stunden einwirken lassen.

Pyrethrin/Piperonylbutoxid wird als Spray verwendet. Direkt auf die Kopfhaut sprühen. Nach 30 Minuten mit üblichem Shampoo auswaschen. Mit Nissenkamm kämmen. Wiederholung nach 7–10 Tagen. Bei Säuglingen >2 Monaten Lösung mit Wattebausch applizieren. Bei Kleinkindern >2 Jahre Behandlung wie bei Erwachsenen.

Permethrin. 1%ige Lösung auf normal gewaschenes feuchtes Haar auftragen. 10 Minuten einwirken lassen und spülen. Evtl. mit Nissenkamm kämmen. Wiederholung nach 7–14 Tagen nur bei Rezidiv. Bei Säuglingen <2 Monaten kontraindiziert. Bei Kindern <2 Jahren vorsichtige Anwendung. Bei Kindern >2 Jahre Anwendung wie bei Erwachsenen.

Schwangere und stillende Mütter sind mit Pyrethrin/Piperonylbutoxid oder Permethrin zu behandeln.

Unerwünschte Wirkungen. *Lindan (γ-Hexachlorcyclohexan).* Unerwünschte systemische Wirkungen sind bei einer Serumkonzentration von 10 µg/ml zu erwarten. Nach perkutaner Resorption sind Fälle von Intoxikationen in Form von Erbrechen, Diarrhö, Benommenheit, Schwindel, Krämpfen und Koma bekannt. Betroffen waren fast ausschließlich Kinder; die Behandlung wurde in diesen Fällen teilweise zu lange durchgeführt. Kosmetika und fettende Externa fördern die Resorption. Auch auf stark exkoriierter oder superinfizierter Haut kann die Resorption relativ hoch sein.

▪ Literatur

Bowerman J, Gomez M, Austin R, Wold D (1987) Comparative study of permethrin 1% creme rinse and lindane shampoo for the treatment of head lice. Pediat Infect Dis J 6:252–255

Burkhart CG, Burkhart CN, Burkhart KM (1998) An assessment of topical and oral prescription and over-the-counter treatments for head lice. J Am Acad Dermatol 36:979–982

Carson D (1988) Pyrethrins combined with pipetonyl butoxide (RID) vs 1% permethrin (NIX) in the treatment of head lice. Am J Dis Child 142:768–769

Haustein UF (1991) Pyrethrine und Pyrethroide (Permethrin) bei der Behandlung von Skabies und Pediculosis. Hautarzt 42:9–15

Taplin D, Castillero PM, Spiegel J et al. (1982) Malathion for treatment of Pediculus humanus var capitis infestation. JAMA 247:3103–3105

Taplin D, Meinking T, Castillero P, Sanchez R (1986) Permethrin 1% creme rinse for the treatment of Pediculus humanus var capitis infestation. Pediat Dermatol 3:344–348

Magistralrezepturen (Auswahl)

Spiritus crinalis (Haarspiritus mit Teer)

Rp. Acid. salicyl.	1,0 g
Ol. ricini	0,5 g
Lavandulae aetherol.	0,5 g
Liq. carb. deterg.	10,0 g
Ethanol. 96%	ad 100,0 g

Rp. Acid. salicyl.	2,0 g
Liq. carb. deterg.	5,0 g
Resorcin.	2,0 g
Glycerol. 85%	5,0 g
Ethanol. 70%	ad 100,0 g

Indikation: seborrhoische Dermatitis, Kopfschuppen, Pruitus capillitii. Die alkoholische Grundlage wirkt zudem austrocknend und entfettend. Die Salicylsäure und das Resorcinol wirken abschuppend und leicht desinfizierend.

Dosierung: 2- bis 3-mal täglich auf betroffenen Stellen auftragen und eintrocknen lassen.

Cave: Steinkohlenteer wirkt phototoxisch, enthält je nach Herkunft unterschiedliche Mengen an polyzyklischen, aromatischen Kohlenwasserstoffen und ist damit potenziell kanzerogen, wobei dieser Effekt in der Literatur umstritten ist.

Variation: Als Grundlage für

Triamcinolon-Haarspiritus

Rp. Triamcinoloni acetonidum micro.	0,2 g
Acid. salicyl.	1,0 g
Ol. ricini	0,5 g
Lavandulae aetherol.	0,5 g
Liq. carb. deterg.	10,0 g
Ethanol. 96%	ad 100,0 g

Indikation: seborrhoische Dermatitis der Kopfhaut, Kopfschuppen begleitet von starkem Pruritus. Triamcinolonacetonid 0,2% gehört in die Gruppe stark wirksamer Corticosteroide.

Dosierung: 1- bis 2-mal täglich auf die erkrankte Kopfhaut auftragen und leicht einmassieren.

Östradiol-Haarspiritus

Rp. Estradioli benzoas	0,025 g
Acid. salicyl.	1,0 g
Ol. ricini	0,5 g
Lavandulae aetherol.	0,5 g
Liq. carb. deterg.	10,0 g
Ethanol. 96%	ad 100,0 g

Indikation: Alopecia androgenetica der Frau, Alopecia seborrhoica der Frau.

Dosierung: Die Lösung wird 1-mal täglich (abends) appliziert und leicht einmassiert. Nach Besserung 2- bis 3-mal wöchentlich anwenden. Da eine bestimmte Menge des Östradiols resorbiert werden kann, sollten bei männlichen Patienten östradiolhaltige Externa kritisch und nur über eine begrenzte Zeit angewendet werden (Gynäkomastie, Feminisierung).

Kaliumcanrenoat-Haarspiritus

Rp. Kaliumcanrenoat	50,0 g
(Spiroctan Amp.=5 Amp. à 10 ml)	
Ethanolum 96%	ad 100,0 g

Indikation: Hirsutismus und androgenetisch bedingte Alopezie bei Frauen.

Dosierung: 2- bis 3-mal täglich auf der Kopfhaut einreiben.

Minoxidil-Haarspiritus (ohne Propylenglykol)

Rp. Minoxidil	2,0 g
Macrogol 400	40,0 g
Ethanol s. c.	20,0 g
Ac. citricum	6,0 g
Aqua pur.	ad 100,0 g

| Rp. Minoxidil | 2,0 g |
| Glycerin | 10,0 g |

| Wasser | 20,0 g |
| Ethanol 96% | ad 100,0 g |

Rp. Minoxidilsulfatethylat (Interdelta)	3,0 g
Ethanol 96% sine camph.	29,0 g
Aqua demineralisata	118,0 g

Indikation: androgenetische Alopezie der Frau und des Mannes bei Unverträglichkeit des Lösungsmittels Propylenglykol in den konfektionierten Minoxidilpräparaten.

Dosierung: 2-mal täglich auf die Kopfhaut auftragen.

Betnovate-DMSO

| Rp. Betnovate (Creme oder Lotion) | 50,0 g |
| Dimethylsulfoxid (DMSO) | ad 100,0 g |

Indikation: Alopecia areata (kleinere Herde), Lichen simplex chronicus, Lichen ruber planus. Betamethason ist ein stark wirksames Corticosteroid, das entzündungshemmend, antiallergisch und juckreizstillend wirkt. DMSO verstärkt die Penetration des Wirkstoffs und verbessert damit die Tiefenwirkung.

Dosierung: 2-mal täglich auf betroffene Stellen auftragen.

Menthol-Polidocanol-Spiritus

Rp. Levomentholum	1,0 g
Polidocanolum	5,0 g
Ethanolum 96%	65,9 g
Aqua purificata	ad 100,0 g

Indikation: Menthol zeichnet sich durch eine lokal kühlende Wirkung aus, damit wirkt es juckreizstillend und schmerzlindernd. Polidocanol wirkt als Oberflächenanästhetikum und Antipruriginosum. Das Ethanol verstärkt den kühlenden und austrocknenden Effekt. Pruritus capitis, Skalpdysästhesie, Trichodynie.

Dosierung: nach Bedarf mehrmals täglich auftragen.

Capsaicintinktur 0,025%

Rp. Capsaicin (>65% Capsaicin)	0,025 g
Miglyol 812	20,0 g
Ethanol. absolut.	ad 100,0 g

Indikation: Therapie bei Dysästhesien der Kopfhaut (Trichodynie). Die Tinktur ist besonders für die behaarten Stellen geeignet. In der Übergangszone von behaarten/unbehaarten Stellen wendet man mit Vorteil an:

Capsaicin-Carbowax 0,025%

Rp. Capsaicin (>65% Capsaicin)	0,025 g
Macrogolum 400	70,0 g
Macrogolum 1500	30,0 g

Indikation: abwaschbare Capsaicinsalbe zur Therapie bei Dysästhesien auf der Kopfhaut. Anwendung vor allem im Übergangsbereich behaarter/unbehaarter Haut (z. B. Schläfen).

Dosierung: Bis 5-mal täglich lokal auftragen. Mindesttherapiedauer 4 Wochen.

Salicylspiritus 2%, 3%, 10%

Rp. Acid. salicyl.	2,0 bzw. 3,0 bzw. 10,0 g
Ethanolum 70%	ad 100,0 g

Indikation: Die Grundlage wirkt austrocknend und entfettend. Anwendung bei kleinlamellöser Schuppung (vor allem Kopfschuppen) sowie als Adjuvans bei Psoriasis, seborrhoischem Ekzem und oberflächlichen Follikulitiden.

Dosierung: Mehrmals täglich auf betroffene Stellen auftragen und eintrocknen lassen.

Salicylspiritus desinfizierend

Rp. Acid. salicyl.	2,0 g
Chlorhexidini gluconatis sol. 20%	2,5 g
Benzalkonii chloridum	0,10 g
Aqua purificata	31,0 g
Ethanol. 96%	ad 100,0 g

Indikation: Anwendung bei seborrhoischen, infizierten Dermatitiden, bakterieller Follikulitis.

Dosierung: Nach dem Reinigen der Hautoberfläche auf betroffene Stellen auftragen.

Antibiotikum-Spiritus

Rp. Chloramphenicol.	1,0 g
Isopropanol. 70%	ad 100,0 g

Rp. Tetracyclin	0,5–1,0 g
Isopropanol. 70%	ad 100,0 g

Indikation: oberflächliche Pyodermien (Impetigo contagiosa), Follikulitiden in behaarten Körperregionen, auch als Kopfspiritus bei Acne necroticans.

Dosierung: 2-mal täglich auf betroffene Stellen auftragen und eintrocknen lassen.

Salicylöl 3%, 5%, 10%

Rp. Acid. salicyl.	3,0 bzw. 5,0 bzw. 10,0 g
Ol. ricini	45,0 g
Eutanol G	45,0 g
Olivae oleum s. Hinweis	

Hinweis: Salicylsäure ist in Olivenöl zu ca. 2,5% löslich, in Rizinusöl bis ca. 10%. Als Lösungsvermittler kann Eutanol G verwendet werden. Mischungsverhältnis von Rizinusöl und Olivenöl ist bei Salicylöl 3% 2:1, bei Salicylöl 5% und 10% 1:1.

Indikation: Keratolytikum. Das Salicylöl wird zur Ablösung trockener Schuppen und bei starker Verkrustung der Kopfhaut verwendet, z. B. bei hyperkeratotischer Haut, Ichthyosis und chronischem Ekzem.

Dosierung: Das Öl wird 2- bis 3-mal wöchentlich auf die Kopfhaut aufgetragen, einige Stunden belassen (Ölkappe) und danach mit einem milden Shampoo abgewaschen. Bei stark haftenden Schuppen 10%ige, sonst 5%ige Zubereitung verwenden.

Salicyl-Carbowax 5%, 10%

Rp. Acid. salicyl.	5,0 bzw. 10,0 g
Macrogolum 400	70,0 g
Macrogolum 1500	30,0 g

Indikation: Entschuppung bei Psoriasis, Ichthyosis, Lichen etc. Im Gegensatz zu Salicylöl ist diese Formulierung abwaschbar und eignet sich somit speziell für behaarte Stellen (z. B. als Kopfkappe).

Dosierung: 1- bis 2-mal täglich auf den Haarboden auftragen und leicht einreiben. Nach ca. 1–2 Stunden mit warmem Wasser abwaschen.

Duret-Salbe

Rp. Schwefel fein verteilt	5,0 g
Adeps lanae	40,0 g
Camphora racemica pulvis	4,0 g
Vaselinum album	33,0 g
Pix lithantracis	15,0 g
Olivae oleum	3,0 g

Indikation: Psoriasis der Kopfhaut als sog. Duret-Kopfkappe.

▪ Literatur

Deplazes C, Müll F, Panizzon R (1997) Dermatologische Magistralrezepturen der Schweiz, 2. Aufl. Eigenverlag Deplazes

Niedner R, Gloor M (2000) Magistrale Rezeptur. Hautarzt 51:278–295

Haarentfernung

Die Methoden, unerwünschte Körperhaare zu entfernen, sind historisch zahlreich, teilweise waren sie mit gesundheitlichen Gefahren verbunden. Die Folgen der früher praktizierten Röntgenepilation sind vor allem älteren Dermatologen geläufig, auch Thalliumsalze und Mischungen von Arsentrisulfid mit Kalk sind trotz toxikologischer Risiken zur chemischen Epilation verwendet worden. Frauen und Männer aller Kulturen haben aus sozialen, religiösen oder ästhetischen Gründen unerwünschte Haare mit den verschiedensten Methoden entfernt. Insbesondere in den alten Mittelmeerkulturen und im Orient galt ein unbehaarter, glatter Körper als Schönheitsideal. Entsprechend wird über Zubereitungen zur Haarentfernung in alten Schriften berichtet, die bis in die Zeit des 4. Jahrhunderts v. Chr. zurückreichen.

Unter den alten Epilationsverfahren bemerkenswert sind in altägyptischen Gräbern gefundene Abrasiva, und eine althergebrachte, bis heute im Orient praktizierte Technik mittels einer Schnur (threading), die über die Haut gedreht wird und dabei die darin sich verwickelnden Haare auszupft. Diese Methode stellt den Vorläufer heute im Gebrauch stehender elektrischer Epilationsgeräte dar, die mittels geschlitzter rotierender Rollen die Haare ausreißen (Epilady).

Ebenfalls zu den alten und bis heute praktizierten Epilationsmethoden gehören das Abschneiden der Haare mit Hilfe von Scheren, Messern und Rasierapparaten (Rasur) und das Herausreißen der Haare durch die Anwendung von Adhäsivmitteln (Epilierwachsen). Während die Rasur das Problem nur kurzfristig löst und ständig wiederholt werden muss, was von manchen Frauen als ein Attribut des „Männlichen" abgelehnt wird, erfolgt durch das Herausreißen der Haare mittels Epilady oder Epilierwachsen eine länger anhaltende Haarentfernung. Das Herausreißen der Haare ist allerdings schmerzhaft und muss alle 2–6 Wochen wiederholt werden. Eine bemerkenswerte Variante des Herausreißens der Haare mittels Adhäsivmitteln ist eine im Nahen Osten praktizierte Epilationsmethode, bei der eine knetbare Masse verwendet wird, die Citronensäure 8,0, Zucker 65,0, Glucose 15,0 und Aqua purificata ad 100,0 enthält (Gudat u. Hassoun 1992). Nach Weichkneten wird die Masse ca. 0,5 cm dick auf das zu enthaarende Areal aufgedrückt und mit einem Ruck entfernt (sugaring).

Moderne Methoden zur Haarentfernung umfassen die chemischen Enthaarungsmittel (Depilatorien), die Elektroepilation (galvanische Elektrolyse, Thermolyse, Blendmethode) und in den letzten Jahren zunehmend die Laser- und Lichtquellen-assistierten Epilationsmethoden (selektive Photothermolyse). Während die chemischen Depilatorien ebenfalls nur zu einer temporären Haarentfernung führen, stellt die Elektroepilation mit Hilfe von Epilationssonden, die an die Haarpapille gebracht werden, die zur Zeit einzige Methode dar, die zu einer dauerhaften Zerstörung der Haarwurzel führt. Die Dauerhaftigkeit der mittels Laser- und Lichttechnologien erzielten Haarentfernung bleibt noch abzuwarten. Erste Resultate sind ermutigend.

In Tab. 6.13 sind die physikalischen und pharmakologischen Haarentfernungstechniken zusammengefasst.

Tabelle 6.13. Haarentfernungstechniken

Physikalische Haarentfernung
▨ Kosmetische Methoden
temporär
– Bleichen
– Rasur
– Zupfen und Varianten (threading)
– Wachsepilation und Varianten (sugaring)
– chemische Depilation
permanent
– Elektroepilation: galvanische Elektrolyse, Thermolyse, Blendmethode
▨ Laser- und lichtquellenassistierte Haarentfernung
– laserassistierte Haarentfernung: Rubin-, Alexandrit-, Dioden-, Nd:YAG-Laser
– hochenergetische Blitzlampe

Pharmakologische Haarentfernung
▨ Pharmakotherapie des Hirsutismus
– orale Kontrazeptiva
– Antiandrogene: Cyproteronacetat, Spironolacton, Flutamid
– Finasterid
– Corticosteroide
– Kombination
▨ Eflornithin

Physikalische Haarentfernung

Es gibt keine einzelne Methode zur Entfernung unerwünschter Körperhaare, die für alle Patienten und Lokalisationen gleichermaßen geeignet ist. Die Therapiewahl hängt von der Art, Ausdehnung und Stärke des Haarwuchses sowie von den persönlichen Vorstellungen des Patienten ab.

▓ Kosmetische Methoden

Als störend empfundene Körperhaare können durch Bleichung weniger sichtbar gemacht werden oder durch Rasur, Auszupfen, Wachsepilation oder chemische Auflösung temporär entfernt werden. Eine dauerhafte Epilation ist durch die Elektroepilation zu erzielen.

Bleichen

Eine unerwünschte Behaarung fällt nach Bleichung der Haare weniger stark auf. Diese wird mit Hilfe von Wasserstoffperoxid unter Zusatz von Ammoniak erreicht. Bei der Heimanwendung werden als Bleichmittel Wasserstoffperoxid-Zubereitungen in Konzentrationen bis 12% als wässrige Lösungen eingesetzt. Diese werden direkt vor der Applikation mit Ammoniaklösungen oder ammoniakhaltigen cremeförmigen Emulsionen vermischt. Eine einfache Methode besteht in der Anwendung von 6%iger Wasserstoffperoxid-Lösung mit 20 Tropfen Salmiakgeist auf 25 ml. Unmittelbar nach dem Anmischen wird die Lösung aufgetragen. Die Applikationsdauer beträgt etwa 30 Minuten. Bei manchen Patienten kommt es zu einer Hautreizung, weshalb es ratsam ist, die Lösung zuerst in einem kleinen Testareal zu probieren. Die in kommerziellen Produkten zur Intensivierung der Haaraufhellung zugemischten Peroxidsulfate können bei sensibilisierten Patienten schwere anaphylaktische Reaktionen auslösen. Das Bleichverfahren eignet sich für Oberlippe, Kinnlinie und Arme.

Temporäre Haarentfernung

Rasur. Die vermehrte Bildung von Androgenen mit Beginn der Pubertät löst beim Mann Bartwuchs aus, dessen Stärke ethnisch und individuell große Unterschiede aufweist. Die Rasur des Bartes wird, wie Funde von Schabern aus der Steinzeit und von Schabmessern aus Bronze oder Kupfer aus altägyptischen Königsgräbern belegen, schon seit Jahrtausenden ausgeübt.

Die Rasur wird entweder nass oder trocken durchgeführt (Nass- bzw. Trockenrasur). Während die Nassrasur eine glattere Rasur ergibt, können die Haare dabei so kurz abgeschnitten werden, dass sie bei Kraushaarigkeit innerhalb der Follikelostien rekurvieren und eine Pseudofolliculitis barbae verursachen können (Pili recurvati). Die Rasur erfordert neben den rein mechanischen (Rasiermesser und -klingen, elektrische Rasierapparate) auch kosmetische Hilfsmittel (Rasierhilfsmittel) für ein vom Verlauf und Ergebnis her zufrieden stellendes Rasiererlebnis. Zu diesen gehören die Rasiermittel (Rasierseife, -creme, -schaum, -gel) und Behandlungsmittel nach der Rasur (Aftershavelotion, -gel, -balsam).

Rasiermittel bereiten die Haut und das Haar auf die Rasur vor. Sie erweichen und richten die Haare auf und bilden eine Gleitschicht für die Rasierklinge, was für einen leichten und schmerzlosen Rasiervorgang wichtig ist.

Aftershaves haben die Aufgabe, die basische Wirkung der Rasiermittel zu neutralisieren und wirken adstringierend, desinfizierend und erfrischend. Der Alkoholgehalt der Aftershaves kann bei empfindlicher Haut oder kleinen rasurbedingten Verletzungen ein unangenehmes Brennen auf der Haut verursachen. Aftershavebalsame enthalten keinen Alkohol, sind damit milder und wirken rückfettend.

Während viele Frauen die Rasur im Gesicht ablehnen, rasiert sich die Mehrzahl der Frauen im Axillarbereich und an den Beinen. Die Methode gilt als rasch, effektiv, einfach und billig. Entgegen der Laienvorstellung gibt es von wissenschaftlicher Seite keinen Anhaltspunkt dafür, dass nach einer Rasur die Haare kräftiger oder stärker pigmentiert seien, obwohl durch die nachwachsenden „Stoppeln" dieser Eindruck entstehen kann. Nachteilig ist, dass täglich rasiert werden muss und es im Bereich der Medialseiten der Oberschenkel sowie in Teilen der Genitalregion beim erneuten Auswachsen der Haare häufig zu Follikulitiden und Superinfektionen mit Staphylococcus aureus kommt.

Auszupfen. Das Auszupfen eignet sich nur für einzelne oder in kleinen Gruppen stehende Haare, wie etwa im Bereich der Mamille oder des Abdomens. Beim Auszupfen von Haaren aus behaarten Nävuszellnävi können sich Fremdkörpergranulome im Bereich traumatisierter Haarfollikel ausbilden. Gelegentlich können diese metaplastisch ossifizieren (Osteonävus von Nanta). Meistens werden die Haare mittels Pinzette ausgezupft. Auch die im Handel erhältlichen elektrischen Epilationsgeräte, die mittels geschlitzter rotierender Rollen die Haare ausreißen (Epilady), stellen letztlich eine Methode des Auszupfens dar. Sie ist schmerzhaft und muss nach einigen Wochen wiederholt werden.

Wachsepilation. Eine altbewährte Methode zur großflächigen mechanischen Haarentfernung ist die Anwendung von Epilierwachsen. Hierbei handelt es sich um Adhäsivmittel, die nach Aufschmelzen im Wasserbad (Warmwachse) oder kalt (Kaltwachse) auf die zu epilierenden Hautpartien aufgestrichen werden. Die Wachsschicht wird mit Läppchen oder Folien bedeckt, und nach dem Antrocknen der Masse reißt man die Läppchen ruckartig ab, wobei die in der Wachsschicht haftenden Haarschäfte gesamt ausgerissen werden. Kaltwachs wird mit einem Pinsel aufgetragen. Nach Verdunsten des Lösungsmittels wird der Wachsfilm mit den daran haftenden Haaren abgezogen. Nachteile sind die Schmerzhaftigkeit, die ungenügende Entfernung kurzer Haare, Hautirritationen und Follikulitiden. Die Wachsepilation muss alle 2–6 Wochen wiederholt werden.

Sugaring. Die im Orient praktizierte Epilationsmethode mittels einer knetbaren Masse aus Citronensäure, Zucker und Wasser (Gudat u. Hassoun 1992) soll das Neuwachstum von Haaren länger verhindern (einige Monate). Ebenfalls sollen nach ihrer Anwendung Follikulitiden nur selten beobachtet werden. Außer einer kurzen Schmerzempfindung beim ruckartigen Abziehen der Epilationsmasse bestehen keine nachteiligen Nebenwirkungen. Lokale Reizungen sollen vorkommen, doch sind Kontaktdermatitiden aufgrund der Bestandteile der Masse nicht zu erwarten.

Chemische Enthaarung (Depilation). Chemische Depilatorien wirken nach dem gleichen Prinzip wie Haardauerwellenmittel. Mit Reduktionsmitteln werden im alkalischen Milieu Disulfidbrücken und Peptidbindungen des Haarkeratins gespalten, sodass die Haare aufgelöst werden. Die heutigen Epilatorien basieren fast alle auf substituierten Mercaptoverbindungen. Thioglykolate werden in einer Konzentration von 2–4% eingesetzt, Calciumsalze der Thioglykolate werden wegen ihrer geringeren irritierenden Eigenschaften bevorzugt. Sie werden als Cremes, Lotionen und Aerosolschaum angeboten, die etwa messerdick auf die zu epilierenden Hautpartien aufgetragen und nach 5–15 Minuten Einwirkzeit entfernt werden. Da die Wirkstoffe der Depilatorien nicht nur das Keratin der Haarsubstanz angreifen, sondern auch der Epidermis, können dort unerwünschte Wirkungen auftreten, insbesondere wenn die Gebrauchsempfehlung des Herstellers nicht befolgt wird. Es ist ratsam, zuerst eine kleine Testregion probeweise zu behandeln, um eine großflächige Hautirritation zu vermeiden. Nach gründlichem Abwaschen der Depilatorien mit Wasser ist auch eine Nachbehandlung der Hautpartien mit neutralisierenden Präparaten empfehlenswert. Chemische Depilatorien eignen sich am besten zur Haarentfernung an den Beinen. Wegen ihres hohen Irritationspotenzials sollten sie nicht zu häufig angewendet werden. Auch Kontaktallergien auf Thioglykolate sind bekannt.

Permanente Haarentfernung

Elektroepilation. Im Gegensatz zu den oben genannten kosmetischen Verfahren zur Haarentfernung führt die Epilation mit Hilfe von Epilationssonden, die in den Haarfollikel eingeführt werden und diesen entweder mittels Gleichstrom elektrolytisch (galvanische Elektrolyse) oder durch hochfrequenten Wechselstrom thermisch schädigen (Thermolyse), zu einer dauerhaften Zerstörung der Haarwurzel. Bei der *galvanischen Elektrolyse* entsteht elektrochemisch innerhalb des Haarfollikels Natriumhydroxid, das zur Koagulation des Haarfollikels führt. Dagegen wird bei der *Thermolyse* der Haarfollikel durch Hitze zerstört. Die galvanische Elektrolyse wirkt langsamer, es werden aber mehr Follikel in einer Sitzung zerstört, während die Thermolyse rascher wirkt, die Haare aber häufiger wieder nachwachsen. Die *Blendmethode* kombiniert beide Techniken und wird heute als die effektivste Form der dauerhaften Haarentfernung mittels Elektrokaustik aufgefasst.

Die Elektroepilation erfordert besondere Erfahrung und wird deshalb in der Regel von geschulten Kosmetiker(inne)n praktiziert. Hierbei wird eine feine Nadel in den Haarfollikel eingestochen und werden die tieferen Anteile des Follikels mittels eines kurzen Stromflusses kaustisch zerstört. Anschließend wird das gelockerte Haar mittels Pinzette aus dem behandelten Haarfollikel herausgezogen. Selbst für Experten wird die Elektroepilation durch den Zeitaufwand begrenzt. Die Benutzung der Epiliationssonden und das Ausreißen der Haare sind zeitaufwendig und mühsam. Pro Sitzung können deshalb nicht mehr als 100 Haare entfernt werden, die bis zu 40% wieder nachwachsen. Eine Epilationssitzung dauert zwischen 15 Minuten und einer Stunde. Weitere Nachteile sind die Schmerzhaftigkeit der Behandlung und die Möglichkeit perifollikulärer Entzündungen, punktförmiger Hyperpigmentierungen und Vernarbungen sowie selten auch bakterieller Infektionen. Um die Übertragung von Infektionskrankheiten zu vermeiden, werden Einmalnadeln verwendet. Zur Heimbehandlung werden batteriebetriebene Geräte angeboten, die mangelnde Erfahrung des Anwenders stellt aber ein zusätzliches Problem dar. Meistens wird die Elektroepilation zur Entfernung kräftiger Haare in umschriebenen Bereichen des Gesichts eingesetzt, während eine vermehrte Behaarung in anderen Körperregionen besser mit anderen Methoden, vorzugsweise der laser- und lichtquellenassistierten Haarentfernung, behandelt wird.

■ Laser- und lichtquellenassistierte Haarentfernung

In den letzten Jahren sind auf dem Gebiet der Epilation durch die Entwicklung medizinischer Lasergeräte neue therapeutische Optionen entstanden. Eine Reihe von Geräten wurde entwickelt, die auf der Basis der selektiven Photothermolyse eine rasche, nicht invasive Haarentfernung auch großer Flächen ermöglicht. Das Prinzip der selektiven Photothermolyse beruht auf der selektiven Schädigung des pigmentierten Haarfollikels, während die umgebende Haut unbeschädigt bleibt. Dies erfolgt durch Anpassung der Pulszeit an die thermale Relaxationszeit der Zielstruktur und Anpassung der Wellenlänge an das Absorptionsmaximum der Zielstruktur. Das Melanin im Haarfollikel stellt den Chromophor dar, dessen Absorptionsmaximum der Wellenlänge des Lasers entspricht. Die absorbierte Energie wird in Form von Wärme frei, wobei die Impulse so gewählt werden müssen, dass aufgrund unterschiedlicher thermaler Relaxationszeiten von Epidermis und Haarfollikelstrukturen (Tab. 6.14) die Epidermis durch Konduktion Wärme abgeben kann, während im Haarfollikel Wärme akkumuliert wird, die diesen durch Hitzeentwicklung thermisch zerstört. Zusätzlich wird eine oberflächliche Kühlung der Haut durchgeführt. Ob ein permanenter Untergang des Haarfollikels durch eine Schädigung der Haarfollikelstammzellen in der Wulstregion, durch Erzeugung einer perifollikulären Fibrose

Tabelle 6.14. Thermale Relaxationszeiten verschiedener Hautstrukturen (nach Ross et al. 1999)

Epidermis	10 ms
Basalzellschicht der Epidermis	0,1 ms
Individueller Melanozyt	0,001 ms
Haarschaft (mittlere Dermis)	3–5 ms
Haarfollikel (mittlere Dermis)	20–30 ms
Haarbulbus	20–40 ms

oder durch beide verursacht wird, ist derzeit noch ungeklärt. Als weitere Zielstruktur wird die dermale Haarpapille angesehen. Entsprechende histologische Untersuchungen stehen aus.

Wichtige physikalische Eigenschaften eines Epilationslasers sind:

■ Wellenlänge. Da das Melanin im Haarfollikel die Zielstruktur darstellt, werden Laser mit einer Wellenlänge verwendet, die durch Melanin absorbiert werden (694–1064 nm). Dabei gilt, dass kürzere Wellenlängen mit mehr Streuung verbunden sind und damit eine geringere Eindringtiefe aufweisen, während größere Wellenlängen eine geringere Melaninabsorption haben und deshalb mit hohen Energieflüssen bzw. sehr kurzer Impulsdauer appliziert werden müssen, um eine signifikante Erhitzung des Haarfollikels zu erzeugen.
■ Pulsdauer. Die optimale Pulsdauer zur Haarentfernung liegt zwischen 10 und 100 ms.
■ Energiedichte. Je höher die Energiedichte, umso höher die Wirksamkeit, allerdings auch das Risiko unerwünschter Wirkungen. Die Energiedichte wird daher aufgrund des Hauttyps individuell angepasst. Man nimmt an, dass ein Mindestwert von 20 J/cm^2 für eine gute Wirksamkeit Voraussetzung ist.
■ Spotsize. Je größer die Spotsize, desto größer die Eindringtiefe.
■ Kühlsystem. Da die umgebende Epidermis ebenfalls Melanin enthält, muss sie speziell geschützt werden. Es werden dazu verschiedene Kühlsysteme verwendet (Kühlspitze aus Saphirglas, Kühlgel, Kryogenspray). Ein optimales Kühlsystem kühlt die Epidermis nur während 0,2–1 s, damit die Zielstrukturen, die sich mindestens 1 mm unterhalb der Oberfläche befinden, trotzdem genügend erhitzt werden können.

Die verschiedenen zur Verfügung stehenden Geräte unterscheiden sich in diesen Parametern (Tab. 6.15).

Follikelgröße und Follikeltiefe variieren in Abhängigkeit von den verschiedenen Körperregionen, was die Notwendigkeit unterschiedlicher Laserimpulslängen erwarten lässt. Ein weiteres Problem in der Festlegung idealer Laserparameter ist auch, dass der prozentuale Anteil Haarfollikel in der Anagenphase sich in Abhängigkeit von der Körperregion unterscheidet und es eine große Rolle spielt, ob sich der Haarfollikel während der Behandlung in der Anagen- oder Telogenphase befindet. Es gibt tierexperimentelle Hinweise (mit dem Rubinlaser) darauf, dass Anagenhaarfollikel auf eine Laserbehandlung deutlich besser ansprechen im Vergleich zu Follikeln in der Katagen- oder Telogenphase (Tab. 6.16).

Mit allen Systemen kann eine temporäre Haarreduktion erreicht werden. Die Effektivität im Hinblick auf eine lang anhaltende oder permanente Haarreduktion korreliert stark mit der Haarfarbe. Während eine permanente Haarre-

Tabelle 6.15. Laser- und Lichtquellen zur Haarentfernung

Laser-/ Licht-Quelle	Wellenlänge (nm)	Gerätename	Pulsdauer	Energiedichte (J/cm^2)	Spotsize (mm)	Pulsfrequenz
Langgepulster Rubinlaser	694	Epilaser (Palomar)	3 ms	10–40	7, 10	0,5 Hz
		Epitouch (Sharplan)	1,2 ms	10–40	3–6	1,2 Hz
		Chromos 694 (MEHL Biophile)	850 μs	5–20	7	1 Hz
Langgepulster Alexandritlaser	755	PhotoGenica LPIR (Cynosure)	5, 10, 20 ms	40 25 30	7 10 6×10	1 Hz
		Gentlelase (Candela)	3 ms	10–50 10–45	8, 10 12	1 Hz
		Epitouch (Sharplan)	2 ms	10–50 10–25	5 7	1–5 Hz
Q-switched Nd:YAG-Laser	1064	Softlight (Thermolase)	10 ns	2–3	7	10 Hz
Gepulster Diodenlaser	800	LightSheer (Coherent)	5–30 ms	10–40	9	bis 1 Hz
Hochenergetische Blitzlampe	590–1200	EpiLight (ESC)	2,5–7 ms	30–65	8×35 10×45	0,3 Hz

Tabelle 6.16. Regionale Unterschiede in % Anagen bzw. Telogen, Dichte und Tiefe der Haarfollikel

Körperregion	% Anagen	% Telogen	Follikeldichte (cm^{-2})	Tiefe der Follikel (mm)
Haupthaar	85	13	350	3–5
Bart	70	30	500	2–4
Oberlippe	65	35	500	1–2,5
Achsel	30	70	65	3,5–4,5
Rumpf			70	2–4,5
Bikinizone	30	70	70	3,5–4,5
Arme	20	80	80	
Beine	20	80	60	2,5–4
Brust	30	70	65	3–4,5

duktion durch Laserepilation bei blonden, roten oder weißen Haaren kaum gelingt, stellen dunkle Haare auf heller Haut ideale Voraussetzungen dafür dar.

Bisherige Studienergebnisse zeigen, dass generell bei 80% der Patienten eine signifikante Haarreduktion erzielt wird, während mit 20% Therapieversagern zu rechnen ist. Langzeitstudien ergeben zudem, dass pro Sitzung eine Haarreduktion um ca. 20% erreicht werden kann, so dass mehrere Sitzungen für ein zufrieden stellendes Ergebnis notwendig sind. Das bedeutet, dass nach einer Sitzung die Haare zwar ausfallen und die behandelten Stellen während mehrerer Wochen „haarlos" erscheinen, ein großer Teil der Haare aber wieder nachwächst. Mit jeder Sitzung verringert sich jedoch dieser Anteil nachwachsender Haare. Oft sind die nachwachsenden Haare dünner und weniger pigmentiert, was allerdings zum kosmetischen Ergebnis beiträgt. Deshalb ist die umfassende Aufklärung der Patienten wichtig, um zu hohe Erwartungen und eine ungeduldige Haltung zu korrigieren.

Fehlende Vergleichsstudien erschweren für den Therapeuten und Patienten die Wahl des effektivsten Geräts. Grundsätzlich entscheiden sich aber die zu wählenden physikalischen Parameter, speziell das einzustellende Wellenlängenspektrum, am Kontrast zwischen der Pigmentierung des Haars und der Haut. Bei hohem Kontrast (dunkle Haare, helle Haut) können kürzere Wellenlängen (650–700 nm) ohne Risiko für die Epidermis eingesetzt werden, während für hellere Haare bzw. dunkle Haut längere Wellenlängen (800 nm und mehr) zu bevorzugen sind.

In letzter Zeit wurde gezeigt, dass mit der Kombination längerer Impulsdauer (ca. 20 ms) mit höherer Wellenlänge (800 nm) und Energiedichte eine vollständigere Follikelzerstörung erzielt werden kann.

Gerätetypen

Die Entwicklung der Lasertechnologie schreitet rasch voran, sodass ständig neue Geräte bzw. verbesserte Versionen bereits vorliegender Gerätetypen auf den Markt kommen. Zur Zeit werden vorwiegend folgende Gerätetypen verwendet:

Langgepulster Rubinlaser (Epilaser, Epitouch, Chromos 694). Die erste kontrollierte Studie über die Wirksamkeit und Dauerhaftigkeit der Laserepilation wurde am Rubinlaser durchgeführt. Diesem Gerät wurde auch als erstes von der FDA die „permanente Haarreduktion" bestätigt, was als signifikante Reduktion der Anzahl Terminalhaare im behandelten Areal mindestens über den Zeitraum eines kompletten Haarzyklus definiert wurde. Die besten Behandlungsresultate mit dem Rubinlaser werden bei dunkel pigmentierten Haaren gesehen. Dabei sprechen unerwünschte Haare im Gesicht und in den Achselhöhlen besser an als am Rücken und an den Beinen. Der Rubinlaser ist ausschließlich für sehr helle Hauttypen geeignet.

Langgepulster Alexandritlaser (PhotoGenica LPIR, Gentlelase, Epitouch ALEX). Dieser Gerätetyp penetriert aufgrund seiner größeren Wellenlänge tiefer in die Haut und wird dadurch weniger vom epidermalen Melanin absorbiert, sodass er sich besser als der Rubinlaser für weniger helle Hauttypen eignet. Zur Zeit sind nicht genügend Langzeitstudien zur Dauerhaftigkeit der Epilationsresultate nach Alexandritlaser-Behandlung verfügbar, sodass – wie für jedes neue Gerät – die kurzfristig guten Behandlungsresultate kritisch zu werten sind. Die verschiedenen Geräte auf dem Markt unterscheiden sich unter anderem auch in ihrem Kühlsystem (Kryogenspray, Kühlgel).

Gepulster Diodenlaser (Abb. 6.7). Die im Vergleich zu den oben genannten Lasersystemen höhere Wellenlänge erlaubt ein tieferes Eindringen des Laserstrahls in die Haut. Der zuerst entwickelte und am meisten verwendete Diodenlaser (LightSheer) arbeitet mit einer gekühlten Saphirspitze, die während der Behandlung gegen die Haut gedrückt wird. Diese Kompression hat den Zweck, den Abstand zu den Haarwurzeln zu verringern, um auch tiefer gelegene Haarfollikel zu erfassen. Langzeitresultate sind mit denen des langgepulsten Rubinlasers vergleichbar,

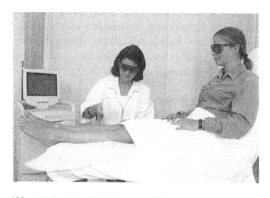

Abb. 6.7. Gepulster Diodenlaser, LigthSheer (Praxis M. Wyss)

wobei gegenüber dem Rubinlaser die längere Wellenlänge, das integrierte aktive Kühlsystem, die tiefere Pulsfrequenz und neuerdings die Möglichkeit, den Laserimpuls bis auf 100 ms auszudehnen, eine Behandlung auch dunkler Hauttypen ermöglicht.

Q-switched Nd:YAG-Laser (Softlight). Dieser Lasertyp erhielt 1995 als erster die FDA-Zulassung zur laserassistierten Haarentfernung. Die ursprüngliche Behandlung erfolgte mit Applikation eines exogenen Chromophors (Carbonlösung) vor der Laserbehandlung. Aufgrund der großen Wellenlänge können alle Hauttypen behandelt werden. Da dieser Lasertyp im Nanosekundenbereich arbeitet, ist nur eine vorübergehende Haarreduktion möglich. Studien haben gezeigt, dass die Haare nach 6 Monaten im gleichen Maß wie vorher nachwachsen, ob die Carbonsuspension aufgetragen wird oder nicht. Zur Zeit ist ein langgepulster Nd:YAG-Laser zur sicheren und effektiveren Epilation dunkelhäutiger Patienten in Erprobung. Es liegen derzeit nicht genügend Langzeitstudien zur Dauerhaftigkeit vor.

Hochenergetische Blitzlampen (EpiLight, PhotoDerm). Der von den Blitzlampen abgegebene Lichtimpuls umfasst im Gegensatz zum monochromatischen Laserstrahl ein Wellenlängenspektrum zwischen 590 und 1200 nm. Unterstützt durch eine entsprechende Computersoftware erfolgt mittels Einschaltung von Vorsetzfiltern die individuelle Anpassung der physikalischen Parameter an Hauttyp und Haarfarbe des Patienten. Nach 3 Monaten fand sich eine Haarreduktion um 60%. Patienten, die in zwei Sitzungen pro Woche je vier Behandlungen erhielten, zeigten in einer Studie 48% Wiederbehaarung. In einer Multizenterstudie von 40 Frauen mit Hirsutismus, die im Oberlippen- und Kinnbereich behandelt wurden, war nach sechs Behandlungen eine Haarreduktion um 76,7% zu verzeichnen. Es bestand eine Korrelation zwischen dem Ausmaß der Haarreduktion und der Anzahl Sitzungen. Multiple Sitzungen verbessern demnach das Behandlungsresultat.

Unerwünschte Wirkungen

Während und unmittelbar nach der Behandlung kommt es gewöhnlich zu einer transienten Rötung und perifollikulären Ödemen, seltener zur Blasen- und Krustenbildung, Hypo- und Hyperpigmentierungen, Petechien oder atrophen Narben. Diese korrelieren direkt mit dem Hauttyp und der von der Jahreszeit abhängigen Sonnenexposition oder einem Solariumbesuch. Bei dunklen Hauttypen wird diese Art von Nebenwirkungen entsprechend häufiger beobachtet. Durch die Anwendung der Kühlsysteme wird das Risiko derartiger unerwünschter Wirkungen bereits merklich reduziert.

Praktische Hinweise

Die Anwendung entsprechender Laser- und Lichtgeräte sollte grundsätzlich nur durch erfahrene Ärzte und nach ausführlicher Aufklärung der Patienten auch über mögliche unerwünschte Wirkungen durchgeführt werden. Vor der Behandlung sollten eventuelle krankhafte Gründe für übermäßiges Haarwachstum ausgeschlossen werden. Für eine Laserepilation eignen sich am besten hellhäutige Personen mit dunkel pigmentierten Haaren. Vor der Behandlung sollte mindestens 2 Monate auf Sonnenexposition und Solariumbesuch verzichtet werden, da bei gebräunter Haut ein erhöhtes Risiko unerwünschter Wirkungen wie vorübergehende Pigmentstörung besteht. Die Laserbehandlung kann nur wirksam sein, wenn sich das Haar in der Haut befindet, d.h., vor der Behandlung sollten die Haare weder mit Wachs epiliert noch ausgezupft werden, sondern dürfen nur rasiert werden. Ergraute Haare lassen sich nicht behandeln, weil sie kein Melanin enthalten. Vor der Behandlung sollten eventuelle Kontraindikationen ausgeschlossen werden, z.B. ein aktiver Herpesinfekt. Man sollte sich auch nach einer erfolgten Goldbehandlung erkundigen, da es in diesen Fällen nach Laserbehandlung zu dunklen Hautverfärbungen kommen kann. Die gleichen Vorsichtsmaßnahmen gelten bei Permanent-Make-up und Tätowierungen. Wegen des erhöhten Risikos der Hyperpigmentierung führt man bei einer bestehenden Schwangerschaft ebenfalls keine Laserepilation durch. Bei Dermatosen mit isomorphem Reizeffekt, z.B. Lichen ruber, ist nicht auszuschließen, dass entsprechende Hautveränderungen durch eine Laserbehandlung provoziert werden. Obwohl von den Vertreiberfirmen immer wieder anders behauptet, ist die Laserepilation nicht schmerzlos, insbesondere bei dicken, stark pigmentierten Haaren, z.B. am Rücken beim Mann. Wenn auch zeitaufwendiger, empfiehlt sich deshalb die Vorbehandlung mit EMLA-Creme, im Anschluss an die Behandlung ferner eine Hautkühlung mittels Coldpack und die Applikation einer Corticosteroidcreme.

Weitere Indikationen für eine laserassistierte Epilation sind Pili incarnati und Pilonidalsinus.

Literatur

Ash K, Lord J, Newman J et al. (1999) Hair removal using a long-pulsed alexandrite laser. Dermatol Clin 17:387–399

Bencini PL, Luci A, Galimberti M et al. (1999) Long-term epilation with long-pulsed neodymium:YAG laser. Dermatol Surg 25:175–178

Bjerring P, Zacharia H, Lybecker H et al. (1998) Evaluation of the free-running ruby laser for hair removal – a retrospective study. Acta Dermatol Venereol (Stockh) 78:48–51

Boss WK Jr, Usal H, Thompson RC et al. (1999) A comparison of the long-pulse and short-pulse alexandrite laser hair removal systems. Ann Plast Surg 42:381–384

Campos VB, Dierickx CC, Farinelli WA et al. (2000) Hair removal with an 800-nm pulsed diode laser. J Am Acad Dermatol 43:442–447

Connolly CS, Paolini L (1997) Study reveals successful removal of unwanted hair with LPIR laser. Cosmet Dermatol 10:38–40

Dierickx CC, Grossman MC, Farinelli WA et al. (1997) Long-pulsed ruby laser hair removal. Lasers Surg Med 9 (Suppl):167

Dierickx CC, Grossman MC, Farinelli WA et al. (1998) Hair removal by a pulsed, infrared laser system. Lasers Surg Med 10 (Suppl):198

Dierickx CC, Grossman MC, Farinelli WA et al. (1998) Permanent hair removal by normal mode ruby laser. Arch Dermatol 134:837–842

Dierickx CC, Grossman MC, Farinelli WA et al. (1998) Comparison between a long-pulsed ruby laser and pulsed, infrared laser system for hair removal. Lasers Surg Med 10 (Suppl):199

Dierickx CC, Alora MB, Dover JS (1999) A clinical overview of hair removal using lasers and light sources. Dermatol Clin 17:357–366

Duque V, Dierickx C, Lin D et al. (1998) Long-pulsed ruby laser for hair removal: comparisons between different spot size, temperatures, and interval between first and second treatment. Lasers Surg Med 10 (Suppl):39

Finkel B, Eliezri YD, Waldman A et al. (1997) Pulsed alexandrite laser technology for noninvasive hair removal. J Clin Laser Med Surg 15:225–229

Garcia C, Alamoudi H, Nakib M et al. (2000) Alexandrite laser hair removal is safe for Fitzpatrick skin types IV–VI. Dermatol Surg 26:130–134

Gold MH, Bell MW, Foster TD et al. (1997) Long-term epilation using the Epilight broad band, intense pulsed light hair removal system. Dermatol Surg 23:909–913

Goldberg DJ, Littler CM, Wheeland RG (1997) Topical suspension-assisted Q-switched Nd:YAG laser hair removal. Dermatol Surg 23:741–745

Goldberg DJ, Samady JA (2000) Evaluation of a long-pulse Q-switched Nd:YAG laser for hair removal. Dermatol Surg 26:109–113

Görcü M, Aslan G, Aköz T et al. (2000) Comparison of alexandrite laser and electrolysis for hair removal. Dermatol Surg 26:37–41

Grossman MC, Dierickx C, Farinelli W et al. (1996) Damage to hair follicles by normal-mode ruby laser irradiation. J Am Acad Dermatol 35:889–894

Gudat W, Hassoun G (1992) Epilation. Deutsche Dermatol 3:354–357

Hobbs ER, Ratz JL, James B (1985) Electrosurgical epilation. Dermatol Clin 5:437–444

Lask G, Elman M, Slatkine M et al. (1997) Laser-assisted hair removal by selective photothermolysis. Preliminary results. Dermatol Surg 23:737–739

Littler CM (1999) Hair removal using a Nd:Yag laser system. Dermatol Clin 17:401–430

Lynfield YL, MacWilliams P (1970) Shaving and hair growth. J Invest Dermatol 55:170–172

McDaniel DH, Lord J, Ash K et al. (1999) Laser hair removal. A review and report on the use of the long-pulsed alexandrite laser for hair reduction of the upper lip, leg, back, and bikini region. Dermatol Surg 25:425–430

Nanni CA, Alster TS (1997) Optimizing treatment parameters for hair removal using a topical carbon-based solution and 1064-nm Q-switched neodymium:YAG laser energy. Arch Dermatol 133:1546–1549

Olsen EA (1999) Methods of hair removal. J Am Acad Dermatol 40:143–155

Richards RN, Meharg G (1995) Electrolysis: observation from 13 years and 140000 hours of experience. J Am Acad Dermatol 33:662–666

Ross EV, Ladin Z, Kreindel M et al. (1999) Theoretical considerations in laser hair removal. Dermatol Clin 17:333–355

Schroeter CA, Raulin C, Thürlimann W et al. (1999) Hair removal in 40 hirsute women with an intense laser-like light source. Eur J Dermatol 9:374–379

Scott MJ, Scott MJ III, Scott HM (1990) Epilation. Cutis 46:216–217

Smith SR, Tse Y, Adit SK et al. (1998) Long-term results of hair photo-epilation. Lasers Surg Med (Suppl) 10:43

Solomon MP (1998) Hair removal using the long-pulsed ruby laser. Ann Plast Surg 41:1–6

Tse Y (1999) Hair removal using a pulsed-intense light source. Dermatol Clin 17:373–385

Wagner RF (1990) Physical methods for the management of hirsutism. Cutis 45:19–26

Williams R, Havoonjian H, Isagholian K et al. (1998) A clinical study of hair removal using the long-pulsed ruby laser. Dermatol Surg 24:837–842

Williams RM, Christian MM, Moy RL (1999) Hair removal using the long-pulsed ruby laser. Dermatol Clin 17:367–372

Medikamentöse Behandlung

■ Pharmakotherapie des Hirsutismus

Die medikamentöse Therapie des Hirsutismus richtet sich nach der Ursache, weshalb eine exakte Diagnosestellung für den Therapieerfolg entscheidend ist.

Bei Androgen bildenden Tumoren steht deren operative Entfernung im Vordergrund. Um die einem Hirsutismus zugrunde liegende verstärkte Androgenwirkung auf den Haarfollikel und das damit zusammenhängende kosmetisch störende Haarwachstum zu hemmen, wird vorzugsweise eine medikamentöse Therapie mit antiandrogenem Wirkprinzip eingesetzt. Dieses beruht entweder auf einer Suppression der Androgenproduktion oder auf einer Blockade der peripheren Androgenwirkung (Tab. 6.17).

Nachteile der medikamentösen Behandlung des Hirsutismus sind,

- ■ dass sich hiermit keine komplette Haarentfernung erreichen lässt, sondern nur eine Abnahme von Dicke, Länge und Pigmentierungsgrad des Haars (wenn auch kosmetisch oft akzeptabel);
- ■ dass sich nach Therapieabbruch die vermehrte Behaarung meist allmählich wieder einstellt, da es sich nicht um eine kausale, sondern um eine symptomatische Therapie handelt.

Ovulationshemmer

Beim ovariellen, nicht tumorbedingten Hirsutismus kann eine Behandlung mit Ovulationshemmern erfolgen. Ovulationshemmer supprimieren die ovarielle und adrenale Androgenproduktion. Während höhere Dosen Ethinylöstradiol (50 µg) zu einer signifikanten Suppression der LH-Produktion und Testosteronsekretion führen, haben niedrigere Östrogendosen kaum Einfluss auf die Serumandrogenspiegel, führen aber über eine

Tabelle 6.17. Pharmakotherapie des Hirsutismus

- ■ Ovulationshemmer
- ■ Antiandrogene
  - – Cyproteronacetat
  - – Spironolacton
  - – Flutamid
- ■ Finasterid
- ■ Corticosteroide
- ■ Kombination

Erhöhung der SHBG-Spiegel zu einer Erniedrigung des zirkulierenden freien Testosteronanteils.

Sinnvoll ist die Kombination des Östrogens mit einem Gestagen mit antiandrogener Wirkung, z.B. 35 µg Ethinylöstradiol und 2 mg Cyproteronacetat (Diane 35), während Kombinationen mit Gestagenen mit androgener Partialwirkung (z.B. Norethisteron, Norgestrel) unbedingt zu meiden sind.

Speziell beim polyzystischen Ovarsyndrom führt der Einsatz eines Ovulationshemmers mit antiandrogener Partialwirkung wie Diane 35 durch die exogenen Östrogene und Gestagene über eine negative Rückkoppelung zur Unterdrückung der hypophysären Gonadotropinsekretion. Dadurch kommt es sekundär zu einer ovariellen Suppression. Damit kehren die erhöhten Androgenspiegel in den Normbereich zurück. Regelmäßige Abbruchblutungen sind ebenfalls gewährleistet, was zur Prophylaxe des Endometriumkarzinoms und dysfunktioneller Blutungen wichtig ist. Auch das beim polyzystischen Ovarsyndrom leicht erhöhte Risiko für die Entwicklung eines Ovarialkarzinoms wird dadurch korrigiert.

Antiandrogene

Antiandrogene werden häufig zur Behandlung von Hirsutismus eingesetzt. Es handelt sich um effektive Medikamente, vorausgesetzt sie werden lange genug verabreicht (mindestens 6 Monate, besser 1 Jahr oder länger). In den meisten Fällen können niedrige Dosen mit guter Wirksamkeit und wenigen unerwünschten Wirkungen gegeben werden. Nur Frauen mit schwerem hyperandrogenämischem Hirsutismus bedürfen höherer Dosen. Da ein männlicher Fetus unter einer Antiandrogentherapie der Mutter feminisiert würde (Teratogenität), werden Antiandrogene bei gebärfähigen Frauen nur nach sicherem Ausschluss einer Schwangerschaft und gesicherter Antikonzeption gegeben, vorzugsweise in Kombination mit Diane 35.

Cyproteronacetat. Cyproteronacetat (CPA) ist ein antiandrogen wirksames Gestagen aus der Reihe der 17a-Hydroxyprogesteron-Derivate, das die Bindung von Dihydrotestosteron an den Androgenrezeptor kompetitiv inhibiert und über eine Gonadotropinsuppression zusätzlich zur Reduktion der ovariellen Androgenproduktion führt.

Wegen dessen antigonadotroper Wirkung muss CPA zur Aufrechterhaltung regelrechter

Menstruationsblutungen zyklusgerecht zusammen mit einem Östrogen verabreicht werden. Da CPA in höheren Dosen (> 5 mg/Tag) im Fettgewebe akkumuliert, wird die CPA-Gabe auf die erste Zyklushälfte (5.-15. Zyklustag) limitiert, während das Östrogen (Ethinylöstradiol 20–50 µg) über 21 Tage gegeben wird (umgekehrte 2-Phasen-Therapie). Nach dem klassischen Hammerstein-Schema wurden 50 mg CPA von Tag 5 bis 15 in Kombination mit 50 µg Ethinylöstradiol von Tag 5 bis 25 gegeben, doch haben sich aufgrund weniger unerwünschter Medikamentenwirkungen und Risiken (vor allem Thrombosen) bei gleicher Wirksamkeit inzwischen niedrige Östrogendosen (20 µg Ethinylöstradiol) durchgesetzt. Ein bewährtes Protokoll ist die Gabe von Ethinylöstradiol 20 µg/Tag von Tag 5 bis 25 in Kombination mit CPA 50 mg/Tag von Tag 5 bis 15. Bei fehlendem Uterus kann auf die Östrogenkomponente verzichtet und CPA kontinuierlich verabreicht werden.

Höhere CPA-Dosen bringen erfahrungsgemäß keinen therapeutischen Vorteil, jedoch nehmen die unerwünschten Wirkungen zu: Müdigkeit, Leistungsabfall, Libidoverlust, Mastodynie. Ferner können bereits CPA-Dosen ab 12,5 mg/Tag zu einer Hyperlipidämie führen (vor allem zu einer Reduktion des HDL-Cholesterins), die insbesondere bei adipösen Frauen mit Insulinresistenz relevant ist, speziell bei polyzystischem Ovarsyndrom, Achard-Thiers-Syndrom und HAIR-AN. Deshalb sollte unter einer hochdosierten CPA-Behandlung (> 12,5 mg/Tag) das Lipidprofil überwacht und langfristig (Dauertherapie) der CPA-Therapie in einer Dosierung von 2–12,5 mg/Tag der Vorzug gegeben werden. Die in Ratten erhöhte Inzidenz von Lebertumoren unter CPA konnte beim Menschen epidemiologisch (Krebsregister) nicht nachgewiesen werden.

Flutamid. Beim Flutamid handelt es sich um ein orales nichtsteroidales Antiandrogen, dass zur Behandlung des Prostatakarzinoms eingesetzt wird. Die antiandrogene Wirkung ist sowohl auf eine Androgenblockade als auch auf eine Hemmung der Androgenbildung zurückzuführen.

Zur Behandlung des Hirsutismus wird Flutamid in einer Tagesdosis von 250–375 mg/Tag eingesetzt. Gemäß Indikation ist Flutamid offiziell nicht zur Anwendung bei Frauen bestimmt.

Im Vordergrund der unerwünschten Wirkungen steht die Lebertoxizität mit Transaminaseerhöhung bzw. toxischer Hepatitis, die vor allem bei höheren Dosen (ab 750 mg/Tag), aber auch bereits unter 250 mg/Tag beobachtet wurde, weshalb unter einer Flutamidbehandlung die Leberenzyme monatlich überwacht werden müssen.

Spironolacton. Die in den USA (CPA nicht zugelassen) übliche Behandlung des Hirsutismus erfolgt mit Spironolacton, einem Aldosteronantagonisten mit antiandrogenem Nebeneffekt. Die Wirkung wird auf eine kompetitive Blockierung des Androgenrezeptors, auf eine Hemmung Cytochrom-P450-abhängiger Enzyme der ovariellen und adrenalen Steroidbiosynthese sowie eine schwache Hemmung der 5a-Reductase-Aktivität zurückgeführt.

Die Dosierung beträgt 100 mg/Tag. Wegen des diuretischen Effekts sind 2 Wochen nach Therapiebeginn die Serumelektrolyte und der Blutdruck zu kontrollieren. Von einer gleichzeitigen Einnahme von Kaliumsupplementen, kaliumreicher Diät oder anderer kaliumsparender Diuretika ist abzusehen, insbesondere bei Niereninsuffizienz, da damit eine Hyperkaliämie induziert werden kann. Vorsicht ist auch bei gleichzeitiger Gabe von ACE-Hemmern geboten.

Die häufigste unerwünschte Wirkung ist eine Metrorrhagie/Polymenorrhö, deren Häufigkeit durch die gleichzeitige Gabe eines oralen Ovulationshemmers minimiert werden kann.

Spironolacton wird auch topisch auf Bezirke mit kosmetisch störendem Haarwuchs (vor allem im Gesicht) appliziert, wobei nicht genügend Erfahrung mit dieser Behandlungsform vorliegt, um zu ihrer Wirksamkeit eine verbindliche Aussage machen zu können.

Finasterid

Der 5a-Reductase-Hemmer Finasterid, der in einer Dosierung von 1 und 5 mg/Tag zur Behandlung der androgenetischen Alopezie des Mannes (1 mg Finasterid MSD = Propecia) bzw. der Prostatahyperplasie (5 mg Finasterid MSD = Proscar) eingesetzt wird, hat sich in einer Tagesdosierung von 5 mg auch in der Behandlung des Hirsutismus als wirksam erwiesen. Die Wirksamkeit bei idiopathischem Hirsutismus ist der einer niedrig dosierten Antiandrogenbehandlung mit CPA vergleichbar.

Wie bei den antiandrogen wirksamen Behandlungen sind wegen der Gefahr intersexueller Fehlbildungen bei männlichen Feten unter Finasterid der Ausschluss einer Schwangerschaft und eine zuverlässige Antikonzeption wichtig.

Gemäß Indikation ist Finasterid offiziell nicht zur Anwendung bei Frauen bestimmt.

Corticosteroide

Beim adrenalen, nicht tumorbedingten Hirsutismus kann die Androgenproduktion der Nebennierenrinde durch systemische Glucocorticoide (0,5 mg Dexamethason oder 2,5–7,5 mg Prednison pro Tag) supprimiert werden.

Beim adrenogenitalen Syndrom muss genügend Cortison substituiert werden, um die ACTH-Produktion vollständig zu unterdrücken.

Der Einsatz von *Dexamethason* in einer Dosierung von 0,3–0,375 mg/Tag beschränkt sich auf refraktäre Fälle von Hirsutismus mit nachgewiesener Hyperandrogenämie und „Dexamethasonsensitivität". Nach Gabe von 2 mg/Tag über 3 Tage werden die Testosteronspiegel (Gesamttestosteron und freies Testosteron) gemessen. Im Fall der Normalisierung erhöhter Ausgangswerte ist eine Behandlung mit 0,375 mg/Tag Dexamethason in Kombination mit Spironolacton 100 mg/Tag über 1–2 Jahre angezeigt. Im Unterschied zur Behandlung mit Antiandrogenen, können mit diesem Behandlungsprotokoll bei richtiger Indikationsstellung auch anhaltende Remissionen erzielt werden.

Unerwünschte Medikamentenwirkung unter systemischen Corticosteroiden (Gewichtszunahme, Striae distensae, Cushingoid, Osteoporose, Glucoseintoleranz) treten bereits ab einer Dosierung von 5 mg/Tag Dexamethason auftreten.

▪ Literatur

Board JA, Rosenberg SM, Smeltzer JS (1987) Spironolactone and estrogen-progestin therapy for hirsutism. South Med J 80:483–486

Camacho FM (1999) SAHA syndrome: female androgenetic alopecia and hirsutism. Exp Dermatol 8:304–305

Carmina E, Lobo RA (1998) The addition of dexamethasone to antiandrogen therapy for hirsutism prolongs the duration of remission. Fertil Steril 69:1075–1079

Castello R, Tosi F, Perrone F et al. (1996) Outcome of long-term treatment with the 5-alpha-reductase inhibitor finasteride in idiopathic hirsutism: clinical and hormonal effects during a 1-year course of therapy and 1-year follow-up. Fertil Steril 66:734–740

Chapman MG, Sowsett M, Dewhurst CJ et al. (1984) Spironolactone in combination with an oral contraceptive: an alternative treatment for hirsutism. Br J Obstet Gynecol 92:983–985

Cusan L, Dupont A, Belanger A et al. (1990) Treatment of hirsutism with the pure antiandrogen flutamide. J Am Acad Dermatol 23:462–469

Erenus M, Yücelten D, Durmusoglu F, Gürbüz O (1997) Comparison of finasteride versus spironolactone in the treatment of idiopathic hirsutism. Fertil Steril 68:1000–1003

Givens JR, Andersen RN, Wiser WL et al. (1975) The effectiveness of two oral contraceptives in suppressing plasma androstendione, testosterone, LH and FSH and in stimulating plasma testosterone binding capacity in hirsute women. Am J Obstet Gynecol 124:333–339

Hammerstein J, Cupceancu B (1969) Behandlung des Hirsutismus mit Cyproteronacetat. Dtsch Med Wschr 94:829–834

Hammerstein J, Meckies J, Leo-Rossberg I et al. (1975) Use of cyproterone acetate (CPA) in the treatment of acne, hirsutism and virilism. J Steroid Biochem 6:827–836

Hauner H, Ditschuneit HH, Bals SB et al. (1988) Fat distribution, endocrine and metabolic profile in obese women with and without hirsutism. Metabolism 37:281–285

Kelestimur F, Sahin Y (1998) Comparison of Diane 35 and Diane 35 plus spironolactone in the treatment of hirsutism. Fertil Steril 69:66–69

Labhart A (1990) 3000 Jahre Therapie des Hirsutismus. Zu W. Daums „Die Königin von Saba". Schweiz Med Wochenschr 120:83–84

Lobo RA (1986) "Idiopathic hirsutism" – fact or fiction. Sem Reprod Endocrinol 4:179–184

Lubowe I (1971) Achard-Thiers syndrome. Arch Dermatol 103:544–545

Moghetti P, Castello R, Negri C et al. (1995) Flutamide in the treatment of hirsutism: long-term clinical effects, endocrine changes, and androgen receptor blockade. Fertil Steril 64:511–517

Muderris II, Bayram F, Sahin Y et al. (1996) The efficacy of 250 mg/day flutamide in the treatment of patients with hirsutism. Fertil Steril 66:220–222

Muller SA (1973) Hirsutism: a review of the genetic and experimental aspects. J Invest Dermatol 60:457–471

Pawlikowski M, Komorowski J (1983) Hyperostosis frontalis, galactorrhoea/hyperprolactinaemia, and Morgagni-Stewart-Morel syndrome. Lancet I:474

Tolino A, Petrone A, Sarnacchiario F et al. (1996) Finasteride in the treatment of hirsutism: new therapeutic perspectives. Fertil Steril 66:61–65

Venturoli S, Marescalchis O, Colombo FM et al. (1999) A prospective randomized trial comparing low dose flutamide, finasteride, ketoconazole and cyproterone acetate-estrogen regimens in the treatment of hirsutism. J Clin Endocrinol Metab 84:1304–1310

Vexiau P, Bourdou P, Fiet J et al. (1995) 17β-estradiol: oral or parenteral administration in hyperandrogenic women? Metabolic tolerance in association with cyproterone acetate. Fertil Steril 63:508–515

Wang IL, Morris RS, Chang L et al. (1995) A prospective randomized trial comparing finasteride to spironolactone in the treatment of hirsute women. J Clin Endocrinol Metab 80:233–238

Watson RE, Bouknight R, Alguire PC (1995) Hirsutism: evaluation and management. J Gen Intern Med 10:283–292

Eflornithin

Indikation. Eflornithin ist ein spezifischer und irreversibler Inhibitor des Enzyms Ornithindecarboxylase. Die Decarboxylierung von Ornithin ist ein wichtiger Schritt in der Biosynthese von Polyaminen, die ihrerseits eine wichtige Rolle spielen in der Zellteilung und -differenzierung. Es wird angenommen, dass Eflornithin durch Hemmung der Ornithindecarboxylase im Haarfollikel zur Reduktion von Haarwachstum führt. Derzeit ist topisches Eflornithin das erste verschreibungspflichtige Medikament (Vaniqa) mit klinisch nachgewiesener Wirksamkeit zur topischen Behandlung unerwünschter Gesichtshaare bei Frauen. Laut Aussagen von Anwenderinnen reduziert die Anwendung von Eflornithin signifikant das Ausmaß der psychischen Beeinträchtigung durch das Sichgestörtfühlen aufgrund unerwünschter Gesichtshaare. Eine weitere Indikation stellen Pili incarnati bei Männern dar.

Kontraindikationen. Endokriner Hirsutismus (hyperandrogenämische Zustände, polyzystisches Ovarsyndrom); dieser sollte entsprechend abgeklärt und behandelt werden, um den damit verbundenen metabolischen, kardiovaskulären und gynäkologischen Risiken vorzubeugen bzw. diese zu erfassen. Schwangerschaft, Überempfindlichkeit gegen irgendeine Komponente des Präparats.

Dosierung. 15% Eflornithin-Hydrochlorid-Monohydrat-Creme (entsprechend 11,5% Eflornithinbase) wird 2-mal täglich auf die betroffenen Gesichtspartien dünn aufgetragen. In einer plazebokontrollierten Studie führte Eflornithin nach 24 Wochen Behandlung bei 58% der Anwenderinnen (versus 34% in der Plazebogruppe) zu einer Verbesserung des Zustands störender Gesichtsbehaarung. Zu diesem Zeitpunkt wurde die Therapie in 32% der Anwenderinnen (versus 8% in der Plazebogruppe) als klinisch erfolgreich eingestuft (deutliche Verbesserung des Erscheinungsbilds oder völliges Verschwinden der Gesichtshaare). Eine Dauerbehandlung ist für den anhaltenden Erfolg erforderlich. Nach Therapiestopp ist der Ausgangszustand in-

nerhalb 8 Wochen wieder erreicht. Bei Eflornithin handelt es sich nicht um eine Enthaarungscreme, sondern um einen Wirkstoff, der das Haarwachstum pharmakologisch hemmt. Je nach Ausprägung der Gesichtsbehaarung können vor allem zu Beginn der Therapie zusätzliche Haarentfernungsmethoden erforderlich sein, die aber im Verlauf der Behandlung deutlich seltener angewendet werden müssen. Falls sich bei sachgerechter Anwendung innerhalb von 6 Monaten keine Verbesserung zeigt, ist die Behandlung abzubrechen. Die Creme ist geruchlos, lässt sich leicht verteilen und erlaubt problemlos Kosmetika (inklusive Sonnenschutzmittel) darüber aufzutragen.

Unerwünschte Wirkungen. Eflornithin wirkt topisch und wird zu <1% perkutan resorbiert. Berichtete unerwünschte Wirkungen sind milde Hautreaktionen (Brennen, Stechen, Erythem, Dermatitis), die in der Regel auch ohne Absetzen der Therapie verschwinden. Schwerwiegende unerwünschte Wirkungen sind bislang nicht bekannt.

Literatur

Malhorta B, Palmisano M, Schrode K et al. (2000) Percutaneous absorption, pharmacokinetics and dermal safety of eflornithine 15% cream in hirsute women (Poster). American Academy of Dermatology 58th Annual Meeting, San Francisco, März 10–15, 2000

Schrode K, Huber F, Stszak J et al. (2000) Randomized, double-blind, vehicle-controlled safety and efficacy evaluation of eflornithine 15% cream in the treatment of women with excessive facial hair (Poster). American Academy of Dermatology 58th Annual Meeting, San Francisco, März 10–15, 2000

Ausblick

Photodynamische Therapie. Im Unterschied zur Laser-assistierten Haarentfernung, deren Wirkprinzip die selektive Photothermolyse des Haarfollikels ist, beruht die photodynamische Therapie auf dem Prinzip, das Zielgewebe durch eine exogen zugeführte und selektiv akkumulierte photosensibilisierende Substanz (Photosensibilisator) unter Einfluss von sichtbarem Licht zu zerstören. Der primär nicht toxische Photosensibilisator, z.B. 5-Aminolävulinsäure (5-ALA), wird durch Bestrahlung mit Licht geeigneter

Wellenlänge wahrscheinlich durch Generierung reaktiver Sauerstoffspezies (Singulett-Sauerstoff) zytotoxisch (photooxidative Reaktion). Weil 5-ALA bevorzugt innerhalb der Haarfollikel-Talgdrüsen-Einheit akkumuliert, ist vorstellbar, dass Haarfollikel unabhängig von der Haarfarbe und der Haarzyklusphase auf diese Weise zerstört werden könnten. Ein weiterer Vorteil ist, dass für die photodynamische Therapie eine einfache Lichtquelle reicht und kein kostspieliges Lasergerät notwendig ist.

Proteolytische Enzyme. Bestimmte proteolytische Enzyme wurden zur Depilation vorgeschlagen (Protopapa et al. 1999). Bisher haben sich allerdings derartige Produkte nicht behaupten können.

Molekulare Epilation. Den Fortschritten der molekularbiologischen Forschung und Technologien sind die Entdeckung potenzieller Angriffspunkte für eine selektive und effektive Therapie (Haarfollikelstammzellen – Cotsarelis et al. 1990), Kenntnisse über Moleküle, die für das zyklische Haarwachstum wichtig sind (humanes hairless-Gen – Ahmad et al, 1998) und die Entwicklung geeigneter Transportsysteme (Liposomen – Li u. Hoffman 1995) zu verdanken, die den Weg zu neuen, potenten therapeutischen Strategien für die nähere Zukunft ebnen werden (Tab. 6.18).

■ Literatur

Ahmad W, Faiyaz ul Haque M, Brancolini V et al. (1998) Alopecia universalis associated with a mutation in the human hairless gene. Science 279:720–724

Cotsarellis G, Sun TT, Lavker RM (1990) Label-retaining cells reside in the bulge area of pilosebaceous unit: implications for follicular stem cells, hair cycle and skin carcinogenesis. Cell 61:1329–1337

Grossman MC, Wimberly J, Dwyer P et al. (1995) PDT for hirsutism. Lasers Surg Med 7 (Suppl):44

Grossman MC (1997) What is new in cutaneous laser research. Dermatol Clin 15:1–8

Li L, Hoffman RM (1995) The feasibility of targeted selective gene therapy of the hair follicle. Nature Med 1:705–706

Protopapa EE, Gaissert H, Xenckis A et al. (1999) The effect of proteolytic enzymes on hair follicles of transgenic mice expressing the lac Z-protein in cells of the bulge region. J Eur Acad Dermatol 13:28–35

Camouflage und Haararbeiten

Bei fortgeschrittener Alopezie, bei der eine pharmakologische Therapie kosmetisch unbefriedigend ist und chirurgische Maßnahmen aus verschiedenen Gründen nicht in Erwägung gezogen werden, sind die Camouflage und Haararbeiten in Betracht zu ziehen (Tab. 6.19).

Camouflage

Zur kosmetischen Abdeckung (Camouflage) der zentroparietalen Ausdünnung des Kapillitiums im Rahmen einer androgenetischen Alopezie der Frau (Abb. 6.8 a, b) bzw. der Ausdünnung im Vertexbereich beim Mann (Abb. 6.9 a, b) kommt die Anwendung eines Abdecksprays in Betracht, der durch Pigmentierung der Kopfhaut diese zwischen den ausgedünnten Haaren weniger auffällig erscheinen lässt, z. B. Top Secret Instant Hair Thickening Spray (Abb. 6.10). Die Methode eignet sich besonders in Kombination mit einer geschickten Frisur, die zusätzlich den Eindruck

Tabelle 6.18. Moderne Entwicklungen und Zukunftsperspektiven der Haarentfernung

- ■ Laser- und Lichttechnologien
  - selektive Photothermolyse
  - photodynamische Therapie
- ■ Pharmakotherapie
  - 5α-Reductase-Hemmer
  - Eflornithin (Ornithin-Decarboxylase-Hemmer)
  - proteolytische Enzyme
- ■ Molekulare Epilation

Tabelle 6.19. Camouflage und Haararbeiten

Camouflage
Haararbeiten
- ■ modische Accessoires
  - Zöpfe
  - Haarteile
  - Strähnen
  - Hair extension
  - Haarintegration (volume maker)
- ■ Haarersatz
  - Perücke
  - Zweithaarteile
  - Haarweben (hair weaving)
  - Micro-Fix

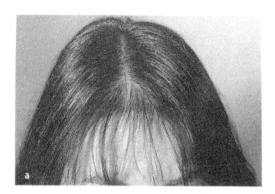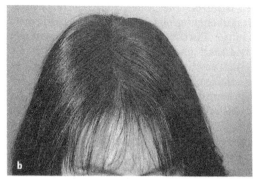

Abb. 6.8. Anwendung eines Abdecksprays bei androgenetischer Alopezie der Frau, **a** vorher, **b** nachher

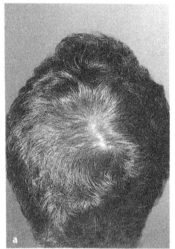

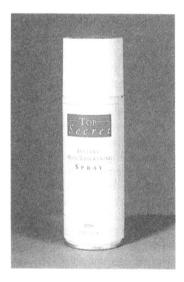

Abb. 6.10. Abdeckspray

von Volumen schafft. Nachteil der Methode ist, dass sie abfärbt und täglich aufgefrischt werden muss.

Haararbeiten

Kunst- und Echthaarprodukte, die das Eigenhaar ergänzen oder ersetzen, werden als Haararbeiten bezeichnet. Dazu werden Perücken, Haarteile und Haarfüller für Damen, Herren und Kinder gezählt. Variationen in der Befestigungsmethode, im Haarmaterial und im Unterbau erlauben heute eine individuelle Auswahl von Zweithaar zur effektvollen Ergänzung des Eigenhaars oder zur Abdeckung von Haarman-

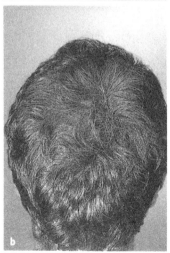

Abb. 6.9. Anwendung eines Abdecksprays bei androgenetischer Alopezie des Mannes im Vertexbereich, **a** vorher, **b** nachher

gelzuständen. Die Anfertigung entsprechender Haararbeiten erfolgt heute durch Spezialfirmen. Häufiger übernimmt der Friseur zwischen der Kundschaft und dem Zweithaarspezialisten die Vermittlerrolle. Um die Kundenwünsche genau zu erfassen, werden den Friseuren von den Firmen entsprechende Bestellformulare für das Maßnehmen des Haarersatzes zur Verfügung gestellt. Das Anpassen und Frisieren der Haararbeit ist anschließend die Aufgabe des Friseurs.

Modische Accessoires dienen dazu, den bestehenden, an sich ausreichenden, aber individuell als unbefriedigend empfundenen Haarwuchs auf effektvolle und modische Weise zu ergänzen. Im Damenbereich stehen Zöpfe, Haarteile und Strähnen zur Verfügung, die eine große Variation der Frisurengestaltung ermöglichen. Strähnen werden auch zur Haarverlängerung, sog. Hair extension, eingesetzt. Bei der Haarintegration (Volume maker, Volumenmacher) handelt es sich dagegen um ein feines Netz mit eingeknüpften Haaren, das dem Eigenhaar zusätzliche Fülle verleiht. Die Haarintegration (Abb. 6.11) ist am Eigenhaar befestigt, anschließend wird das Eigenhaar mit einem Stielkamm durch das feinmaschige Netz gezogen. So entsteht zusätzliches Volumen (Abb. 6.12 a, b).

Haarersatz hat die Aufgabe, schütteres Haar, Kahlstellen oder Glatzen zu verdecken. Er umfasst Perücken und Zweithaarteile (inkl. Haarintegration), die temporär oder permanent befestigt werden. Eine permanente Befestigung wird durch das Haarweben (hair weaving) und den Micro-Fix (feinste Befestigung durch Anknüpfen) erreicht. Haararbeiten werden sowohl fertig (Standardmodelle) als auch als individuelle Maßanfertigungen angeboten. Ihre Qualität ist heute so gut, dass kaum Unterschiede zum Eigenhaar sichtbar sind.

Haarmangelzustände stellen bei auffälliger Lokalisation und/oder großer Ausdehnung oft einen einschneidenden Verlust der körperlichen Kompetenz dar. Diese kann das Selbstwerterleben erschüttern und zur emotionalen Belastung Betroffener mit unangepassten Reaktionen auf die Beeinträchtigung mit Defiziten in den sozialen und/oder beruflichen Leistungen führen. Weil durch einen Haarersatz die nachteiligen psychosozialen Folgen des Haarmangels verringert werden können, ist eine medizinische Indikation zur Verordnung von Haarersatz gegeben. Dabei ist unerheblich, ob es sich um einen grundsätzlich reversiblen (z.B. bei zytostatischer Behandlung, Alopecia areata) oder permanenten (z.B. bei kon-

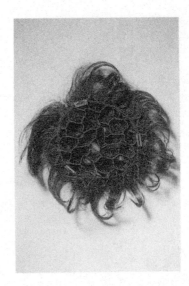

Abb. 6.11. Haarersatzstück

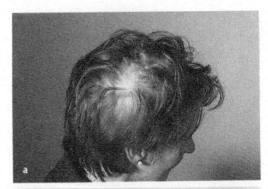

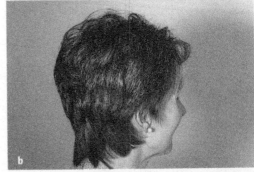

Abb. 6.12. Haarintegration bei Alopezie des Vertexbereichs, **a** ohne, **b** mit Ersatzstück

genitalen Atrichien und Hypotrichosen, bei vernarbenden Kopfhauterkrankungen) Haarmangelzustand handelt und ob Erwachsene oder Kinder betroffen sind. Speziell im Kindesalter kann eine ausgedehnte Alopecia areata durch Beeinträchtigung des Erscheinungsbilds und mangelndem Verständnis der Umgebung zu Störungen der sozialen Anpassung mit Nachteilen für die schulischen und später beruflichen Entwicklungsmöglichkeiten führen.

Perücken
und temporär befestigte Zweithaarteile

Zeugnisse für das Tragen von Perücken reichen bis in das alte Ägyptische Reich (2900–2550 v. Chr.) zurück. Dies galt gleichermaßen für Frauen und für Männer. Die Perücke wurde über dem eigenen Haar getragen, oder aber das eigene Haar wurde abrasiert. Die Perücken waren Bestandteil der Staats- und Festtracht und stellten ein Rangzeichen dar. Zum Teil war das Tragen von Perücken auch auf eine bereits ausgebildete Kahlköpfigkeit zurückzuführen, die schon seinerzeit unerwünscht war. Perücken und Haarteile fanden auch bei den alten Römern Verwendung. Bei den brünetten Römerinnen erfreuten sich die blonden Haare der gefangenen Gallierinnen, die Caesar von den Gallischen Kriegen im Triumph nach Rom brachte, einer großen Popularität, sodass diese aus den Haaren der Gallierinnen entsprechende Perücken anfertigen ließen, noch ehe sie sich daran machten, die eigenen Haare zu bleichen. Aber auch Kahlköpfigkeit bereitete den alten Römern Verdruss. Sueton schreibt in „Leben der Caesaren" in der Biographie des Kaisers Domitian (51–96 n. Chr.):
„Seine Kahlköpfigkeit verdross ihn dermaßen, dass er es als eine persönliche Beleidigung auffasste, wenn dieser Schönheitsfehler einem andern im Scherz oder bei einem Streit vorgehalten wurde. Dennoch schob er in einer von ihm verfassten und einem Freund gewidmeten Schrift über die Haarpflege zu dessen und seiner Tröstung folgende Worte ein: Siehest du nicht, wie ich selber so schön und groß an Gestalt bin? Und doch erwartet dasselbe Schicksal meine Haare, und tapfer trage ich es, dass sie schon in der Jugend alt werden. Wisse, dass es nichts Angenehmeres, aber auch nichts Vergänglicheres gibt als die Schönheit."
Vor allem im Zeitalter des Barock und Rokoko kam es wieder zu einer Blütezeit der Haar-

trachten, deren große Vielfalt in der Herstellung entsprechender Perücken ihren Ausdruck fand. Zu dieser Zeit fand das Tragen von elaborierten Perücken, die ein majestätisches Aussehen verliehen und dadurch zu einem wichtigen Statussymbol wurden, hohe Beachtung. Von dieser Entwicklung waren Männer ebenso wie Frauen betroffen. Die Perücken wurden zunehmend größer und erreichten bisweilen überdimensionale Ausmaße, die schließlich den Spott der Karikaturisten herausforderten.

Die Auffassung, die im folgenden 18. Jahrhundert herrschte, beschrieb Ledermüller (1719–1769) in einer Abhandlung der Menschenhaare wie folgt:
„Der Nutzen der Haare aber bestehet nicht sowohl in der Stärke derselben, als vielmehr darinnen, dass sie den Körper bedecken, beschützen, verwahren und zieren; welches keines weiteren Beweises nöthig haben wird, denn ein jeder kahler Kopff wird am besten wissen, was er für einen Verlust an seinen Haaren erlitten habe."
„Ein schöner Kopff voll Haare, wenn sie zumalen in guter Ordnung und Reinlichkeit erhalten werden, macht gewiss den ganzen Menschen ein prächtiges Aussehen; welches eine von allen Haaren entblößte Platte nicht zu hoffen hat."
An dieser Bedeutung der Haare hat sich nicht viel geändert, und die seither in ihrer Anfertigung verfeinerten Perücken und Zweithaarteile haben heute ihren festen Platz als möglichst natürlich aussehenden Ersatz für jede Form des Haarverlustes. Während die androgenetische Alopezie des Mannes als geschlechtstypisches, normales Behaarungsmuster angesehen wird, liegt bei der androgenetischen Alopezie der Frau eine medizinische Indikation zum Haarersatz vor, wenn die Haarlichtung so erheblich ist, dass sie sich nicht durch eine geschickte Frisur kosmetisch befriedigend verdecken lässt.

Perücken bedecken den ganzen Kopf und ermöglichen es, einerseits rasch seinen Typ zu verändern oder einen bestimmten Modetrend mitzumachen, und werden andererseits bei krankheitsbedingten Haarmangelzuständen (Atrichien, Hypotrichosen, Alopezien) eingesetzt. Sie sind als Standardmodelle und als Maßperücken erhältlich. Individuelle Anfertigungen werden nach den Kopfmaßen der Kunden angefertigt.

Zweithaarteile bedecken im Gegensatz zu den Perücken nur einen Teil des Kopfes und dienen der Abdeckung von Kahlstellen bzw. männlicher Glatzen (Abb. 6.13 a,b).

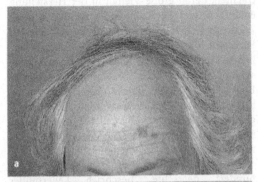

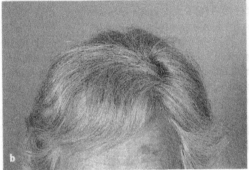

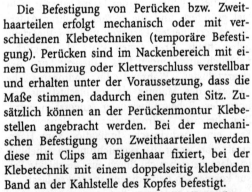

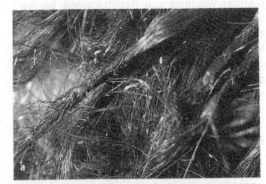

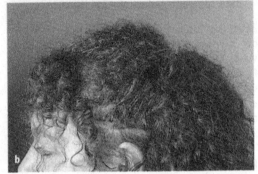

Abb. 6.13. Zweithaarteil bei frontaler Alopezie, **a** ohne, **b** mit Haarteil

Abb. 6.14. Haarweben. **a** Detailaufnahme, **b** Übersicht

Die Befestigung von Perücken bzw. Zweithaarteilen erfolgt mechanisch oder mit verschiedenen Klebetechniken (temporäre Befestigung). Perücken sind im Nackenbereich mit einem Gummizug oder Klettverschluss verstellbar und erhalten unter der Voraussetzung, dass die Maße stimmen, dadurch einen guten Sitz. Zusätzlich können an der Perückenmontur Klebestellen angebracht werden. Bei der mechanischen Befestigung von Zweithaarteilen werden diese mit Clips am Eigenhaar fixiert, bei der Klebetechnik mit einem doppelseitig klebenden Band an der Kahlstelle des Kopfes befestigt.

Zu beachten ist, dass es durch die Reibung schlecht sitzender Perücken oder Zweithaarteile zu einer irritativen Dermatitis umschriebener Regionen der Kopfhaut kommen kann, typischerweise unterhalb des Klebebands. Die Klebstoffe selbst können auch eine allergische Kontaktdermatitis verursachen (z. B. auf Kolophonium – Farm 1998), während vollständig auspolymerisierte Haarfärbemittel in Perückenhaaren keine allergische Reaktion hervorrufen.

▓ Permanente Befestigungssysteme

Haarweben (hair weaving). Die Methode des Haarwebens nimmt eine Stellung zwischen den anderen Haararbeiten (Perücke, Zweithaarteile) und den operativen Therapieformen des Haarverlustes ein. Gegenüber den anderen Haararbeiten stellt sie eine Permanentlösung dar, bei der kein fester Kontakt zwischen der Kopfhaut und dem Zweithaar besteht, sodass entsprechende Reizungen oder allergische Reaktionen vermieden werden können. Gegenüber der Eigenhaartransplantation handelt es sich um eine quantitative Bereicherung an Haaren und nicht um eine Umverteilung der vorhandenen Haarmenge.

Die Methode wurde während der 60er-Jahre in den Vereinigten Staaten eingeführt und unterlag seit dieser Zeit einer kontinuierlichen Weiterentwicklung und Perfektionierung. Beim Haarweben wird die Haararbeit mittels Fäden und Eigenhaar fest angewoben. In den Haarkranz werden mit der Technik des Zopfflechtens Spezialfäden in jeweils kleine Haarbüschel mit ca. 10–15 Haaren eingeflochten. In diese Basis wird daraufhin die Haarwebekreation eingenäht (Abb. 6.14 a, b). Ein Vorteil der Methode besteht darin, dass die Haarwebekreation in einem variabel gestaltbaren Raster an jeder Stelle die Kopfhaut freigibt. Durch dieses Raster lässt sich das verbliebene Resthaar hindurchziehen und in die neuen Haare integrieren (Haarintegration). Damit eignet sich das Hair weaving dazu, das Haargesamtbild wieder aufzufüllen.

Hauptindikationsgebiet für das Haarweben stellt die fortgeschrittene androgenetische Alopezie dar. Bei Unfallfolgen, die zu Skalpierungsverletzungen geführt haben, hat sich das System ebenfalls als echte Alternative etabliert.

Das Zweithaarteil kann vom Träger nicht abgenommen werden. Die eingewobene Haararbeit verbleibt während der Haarwäsche auf dem Kopf. Ist die Kopfhaut durch eine größere Zweithaarfläche abgedeckt, wird eine optimale Kopfhauthygiene erschwert, was zur Entwicklung eines seborrhoischen Kopfhautekzems führen kann. Weil die Eigenhaare nachwachsen und das Zweithaarteil gepflegt werden muss, ist ca. alle 5–7 Wochen ein Besuch im Zweithaarstudio notwendig. Hier wird die Haararbeit entfernt, gereinigt und anschließend wieder neu angewoben. Nachteil des Haarwebesystems ist also der oft kostspielige Unterhalt mit häufig zusätzlichen teuren Haarpflegeprodukten. Zu beachten ist auch, dass über kurz oder lang ein zu starker Zug an den Eigenhaaren durch die Befestigung zu neuem Haarverlust durch Traktion führen kann.

Micro-Fix. Bei dieser Methode wird mit einer Knüpfnadel das Zweithaarteil durch die Montur der Haararbeit Punkt für Punkt mit dem Eigenhaar verknüpft und der Knüpfknoten verleimt. Wie beim Haarweben kann dieses Zweithaarteil nicht abgenommen werden und muss ebenfalls ca. alle 5–7 Wochen im Zweithaarstudio gewartet werden.

Literatur

Casagrande F, Lehner H, Lienhard B, Simmen A (1998) Haare – Cheveux – Capelli. Handbuch für den Coiffeurberuf. Schweizerische Coiffeurfachlehrer-Vereinigung
Dauer H-G (2000) Haarwebesystem („hair weaving"). In: Plettenberg A, Meigel WN, Moll I (Hrsg) Dermatologie an der Schwelle zum neuen Jahrtausend. Aktueller Stand von Klinik und Forschung. Springer, Berlin, S 725–730
Farm G (1998) Contact allergy to colophony. Clinical and experimental studies with emphasis on clinical relevance. Acta Dermatol Venereol Suppl (Stockh) 201:1–42
Rayner VL (1994) Camouflage cosmetics. In: Baran R, Maibach HI (eds) Cosmetic Dermatology. Williams & Wilkins, Baltimore, pp 205–226
Unger WP (1977) Alternatives in hair replacement. Cutis 19:623–628
Van der Velden EM, Drost BH, Ijsselmuiden OE et al. (1998) Dermatography as a new treatment for alopecia areata of the eyebrows. Int J Dermatol 37:617–621

Operative Behandlungsmethoden

Während sich die pharmakologischen Maßnahmen zur Behandlung der androgenetischen Alopezie hauptsächlich auf eine für die Therapiedauer begrenzte Erhaltung der Haare beschränken und bei fortgeschrittenem Haarverlust keinen Nutzen haben, stellt die Haartransplantation die einzige Behandlungsart dar, die zu einem definitiven Resultat führen kann. Da auch die Zweithaarprodukte (Perücke, Zweithaarteile, Haarwebesysteme) von einzelnen Betroffenen in mancher Hinsicht als unbefriedigend empfunden werden können, werden zunehmend operative Wege begangen. Das Spektrum der chirurgischen Methoden der Alopeziekorrektur umfasst

- Reduktionsplastik,
- Skalplappenplastik,
- freie autologe Haartransplantation,
- Kombination der Methoden.

Die Hauptindikationsgebiete der operativen Alopeziebehandlung stellen die Transplantation der androgenetischen Alopezie des Mannes und die plastischen Verfahren zur Reduktion oder Deckung umschriebener narbiger Alopezien nach Traumen oder medizinischen Eingriffen dar, doch findet die Haartransplantation inzwischen auch bei der androgenetischen Alopezie der Frau und ausgewählten Fällen anderweitig bedingter permanenter Alopezien Anwendung. Alopezien aufgrund von chronischen Hauterkrankungen können im Allgemeinen aber nicht durch eine Haartransplantation behandelt werden. Bei der Alopecia areata ist sie kontraindiziert.

Reduktionsplastik

Die Skalpreduktionsplastik stellt eine schnell durchzuführende und mit geringem Risiko behaftete Methode dar, kleinere permanent alopezische Areale in toto zu exzidieren oder größere Alopezien zu verkleinern, in die in einem zweiten Schritt Mini- und Micrografts (s. unten) eingesetzt werden.

Geeignet sind besonders Patienten, deren Skalphaut gut verschieblich ist. Das Prinzip der Methode besteht in der Exzision des Alopeziebereichs mit nachfolgendem primären Wundverschluss. Um möglichst spannungsfreie Wundverhältnisse zu erreichen, müssen die Wundränder ausreichend unterminiert und mobilisiert werden.

Die am häufigsten angewendeten Verfahren in der operativen Behandlung der androgenetischen Alopezie des Mannes sind die

▧ mediale Reduktionsplastik (Abb. 6.15a–c),
▧ paramediale Reduktionsplastik,
▧ Y-förmige Reduktionsplastik.

In den letzten Jahren sind weitere Varianten entwickelt worden. Je nach Ausdehnung der Alopezie wird die Reduktionsplastik ein- oder mehrzeitig (sog. Serienreduktionsplastik), evtl. unter Einsatz eines Frechet-Extenders (Abb. 6.15b) oder eines Expanders, durchgeführt.

Generell eignet sich die Reduktionsplastik am besten für die Exzision umschriebener narbiger Alopezien kleinerer Kopfareale. Alopezien aufgrund abgeklungener chronischer Kopfhauterkrankungen bedürfen dabei einer kritischen Wertung hinsichtlich Infektionsgefahr (Folliculitis decalvans) und chirurgisch induziertem, isomorphem Reizeffekt (Lichen planopilaris, chronischer diskoider Lupus erythematodes). Demgegenüber stellt die Exzision des gesamten betroffenen Areals die einzige definitive Behandlung der Perifolliculitis capitis abscedens et suffodiens mit ausgedehnter Fistulation und Vernarbung dar.

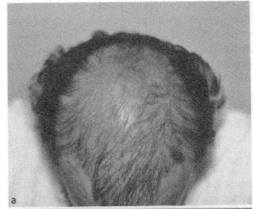
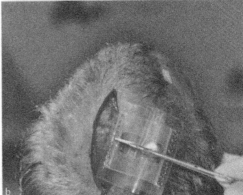
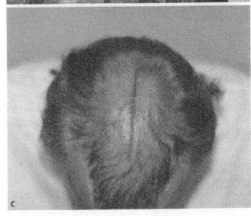

Abb. 6.15 a, b, c. Mediale Reduktionsplastik mit Frechet-Extender. (Patient von P. Nyberg)

Skalplappenplastik

Die Skalplappenplastik und die freie autologe Haartransplantation (s. unten) beruhen auf der Tatsache, dass die übertragenen Haare an der Empfängerstelle die Wachstumseigenschaften der Spendezone beibehalten (Donordominanz).

Neben der Haut müssen die Haarfollikel als unversehrte Einheit übertragen werden. Da sich die Mehrzahl der Haarfollikel in der Anagenphase befindet (80–85%), muss die Transplantation samt der oberen Fettgewebeschicht erfolgen, um möglichst die ganze Haarfollikelpopulation zu übertragen.

Mit der gestielten Skalplappenplastik wird der Forderung, die Haut mit der Fettschicht zu übertragen, am besten entsprochen. Zudem werden die Haare in der normalen Dichte verpflanzt. Die gestielten Lappenplastiken sind aber technisch anspruchsvoll und zeitaufwendig. Die Rotation der Skalplappen, z. B. eines postaurikulären, vertikalen Transpositionslappens zur Wiederherstellung einer horizontalen frontalen Haarlinie, darf 90° nicht überschreiten, damit die Durchblutung nicht gefährdet wird. Ein weiterer Nachteil ist, dass die Haarwachstumsrichtung wegen der eingeschränkten Rotierbarkeit nicht optimal eingestellt werden kann. Als Komplikationen können eine Lappennekrose oder eine narbige Alopezie an der Spendestelle auftreten. Schwenklappentechniken werden deshalb in letzter Zeit weniger häufig durchgeführt, umso mehr als letztendlich das erzielte Ergebnis oft in keinem Verhältnis zum Aufwand und den Risiken des Eingriffs steht.

Freie autologe Haartransplantation

Die 1939 von Okuda und 1959 von Orentreich zur Behandlung der androgenetischen Alopezie des Mannes eingeführte Technik der donordominanten Haartransplantation mit Punch-Graft-Technik (mittels Stanze gewonnene Hautzylinder von 3–5 mm Durchmesser mit jeweils 10–25 Haarfollikel pro Punch-Graft – Okuda-Orentreich-Methode) wurde durch die Weiterentwicklung zu Mini- und Mikrovollhaut-Transplantaten als heutiger Standardmethode stark verfeinert.

Gegenüber den früher mittels Stanze im okzipitalen Spendeareal entnommenen Transplantaten werden heute Streifen von 12–15×0,8 cm in Einzeltransplantate von 1–2 mm zu jeweils 3–5 Haaren (Minigrafts) bzw. 1–2 Haaren (Micrografts) zerteilt (Abb. 6.16a–c). Das Entnahmeareal okzipital wird mit einem primären Wundverschluss versorgt (Abb. 6.16d). Die Minigrafts werden in den Empfängerarealen eingesetzt, nachdem die Kopfhaut mittels Messer oder Laser gelocht wurde, während die Micrografts in kleine Stichinzisionen (incisional slit grafting) implantiert werden. Durch die feinere Verteilung der Grafts lässt sich der Büscheleffekt früherer Transplantate (Abb. 6.17a, b) weitgehend vermieden. Dabei eignen sich die Micrografts besonders zur Verfeinerung des Haaransatzes und zur Rekonstruktion von Augenbrauen.

Vorteile der CO_2-Laser-assistierten Implantationstechnik sind eine ausgezeichnete Blutstillung und kürzere Operationsdauer, Nachteile die verstärkte Verkrustung, das ausgeprägtere Posttransplantationserythem, verzögertes Haarwachstum und ein größeres Risiko des postoperativen Telogeneffluviums. Derzeitig ist ein Erbium-Laser-assistiertes System in Erprobung, bei dem weniger Nekrose, Verkrustung und Erythem auftreten sollen.

Je nach Größe des kahlen Areals und der gewünschten Haardichte sind meist mehrere Sitzungen nötig, um ein kosmetisch zufrieden stellendes Resultat zu erzielen. Erfahrungsgemäß genügen für die meisten Patienten 2–3 Sitzungen zu 800–1400 Transplantaten (Abb. 6.18a–d), wobei die Größe und Dichte des okzipitalen Haarkranzes (Spendeareal) limitierend ist.

Für ein natürliches Erscheinungsbild entscheidend ist neben dem Einsatz kleiner Transplantate auch die exakte Einhaltung der lokalisationstypischen Wachstumsrichtung der Haare, die im Idealfall auch vorhandene Haarwirbel nachzumodellieren hat.

Nach einer Haartransplantation gilt allgemein, dass die Haare nicht unmittelbar postoperativ wachsen oder sogar zunächst ausfallen (dieses postoperative Telogeneffluvium wurde auch als „Operationsschock" bezeichnet). Erst nach 3–6 Monaten setzt bei über 80% der transplantierten Haare wieder normales Wachstum ein (ca. 1 cm pro Monat). Gewöhnlich sind die Haare in der ersten Anagenphase (bis 18 Monate postoperativ) auch dünner und stärker gelockt (Abb. 6.19). Ihr Aussehen lässt sich durch die regelmäßige Anwendung proteinhydrolysathaltiger Pflegespülungen bessern. Am Hinterkopf ergibt sich immer eine lange Narbe, die in der Regel durch die okzipitalen Haare verdeckt wird; postoperative kutane Dysästhesien in diesem Bereich sind relativ häufig und in der Regel vorübergehender Natur.

Voraussetzungen für eine erfolgreiche Haartransplantation. Neben der Einhaltung technisch einwandfreier Standards der modernen Haartransplantationschirurgie ist für den Erfolg

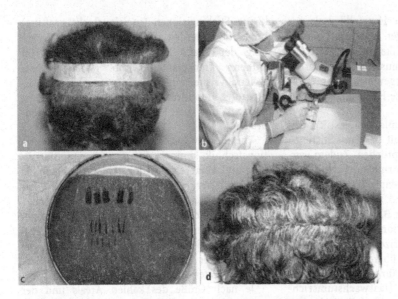

Abb. 6.16 a–d. Freie autologe Haartransplantation (Patient von P. Nyberg). **a** Entnahmestelle. **b** Mikroskopische Präparation der Grafts. **c** Mikro- und Minigrafts. **d** Primärer Wundverschluss des Entnahmeareals

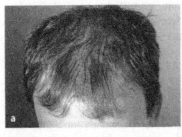
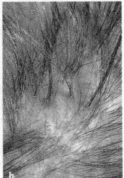

Abb. 6.17 a, b. Bücheleffekt bei der Punch-Graft-Technik

der Transplantation die richtige Auswahl des Patienten wichtig.

Die freie autologe Haartransplantation nützt das Gefälle von dichterem Haarwuchs gegenüber den Kahlflächen durch Umverteilung aus, wobei bis zu 50% der Haarwurzeln aus diesem Bereich verpflanzt werden können. Dabei ist zu beachten, dass das Spendeareal in seiner Größe limitiert sein kann und deshalb Männer mit allzu starker androgenetischer Alopezie oder einer Allotrichia circumscripta symmetrica besser nicht transplantiert werden. Ebenfalls muss die aktuelle Progredienz der Alopezie berücksichtigt werden, da Kahlstellen zwischen dem zurückweichenden Haaransatz und den stehenbleibenden transplantierten Haaren drohen. Die Ausdehnung der Alopezie sollte deshalb möglichst während längerer Zeit konstant sein, weshalb sich fortgeschrittene Alopezien (Hamilton-Norwood V oder mehr) und eine Alopezie des frontalen Skalps, die komplett sind, besser eignen als eine diffuse Ausdünnung der Haare oder eine wenig fortgeschrittene androgenetische Alopezie. Die Haardichte an der Spendestelle muss mindestens 8 Haare pro 4 mm Durchmesser betragen. Je höher die Dichte, desto besser das Resultat, mit den besten Resultaten bei Haardichten >20 Haare pro 4 mm. Obwohl

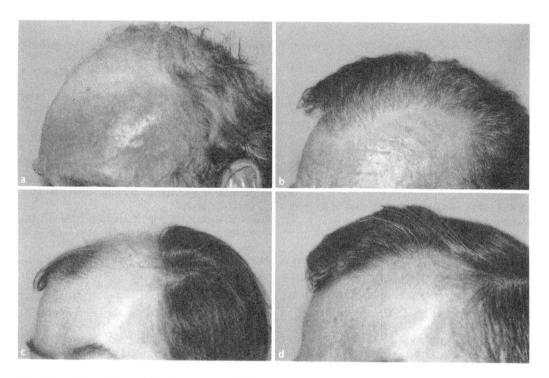

Abb. 6.18. a, b Resultat von 2 Eingriffen mit total 1600 Transplantaten. **c, d** Resultat einer Sitzung mit 1000 Transplantaten. (Patienten von P. Nyberg)

technisch anspruchsvoller, eignet sich die helle Haarfarbe (blond, rötlich, grau, graumeliert) besser, weil sie sich weniger von der darunterliegenden Haut abhebt. Je heller die Kopfhaut, desto exakter muss transplantiert werden. Das Alter spielt ebenfalls eine Rolle, nicht nur im Hinblick auf die Ausprägung und Progredienzneigung der Alopezie, sondern auch aufgrund einer in der Regel höheren Erwartungshaltung jüngerer Patienten. Für ein gutes Transplantationsresultat sollten die Patienten deshalb möglichst über 35 Jahre sein. Über 50 Jahre sind

häufig ausgezeichnete Resultate zu erzielen. Im höheren Alter ist nicht auszuschließen, dass vor allem bei Zigarettenrauchern durch eine gestörte Mikrozirkulation der Transplantationserfolg eingeschränkt ist.

Tabelle 6.20 gibt zusammenfassend Auskunft über das zu erwartende Resultat einer Eigenhaartransplantation in Abhängigkeit von den Parametern Haardichte im Spendeareal (gemessen mittels Trichodensitometer), Ausprägung der Alopezie, Kontrast der Haar- zur Hautfarbe, Patientenalter und Haarvolumen.

Tabelle 6.20. Resultat der Haartransplantation in Abhängigkeit verschiedener Parameter

	Ausgezeichnet	Gut	Mäßig	Schlecht
Haardichte (Spendeareal)	> 25 Haare pro 4 mm (Densitometer)	20–25 Haare pro 4 mm (Densitometer)	16–20 Haare pro 4 mm (Densitometer)	< 16 Haare pro 4 mm (Densitometer)
Alopezie	Hamilton-Norwood V und mehr	frontale Alopezie	diffuse Ausdünnung	Hamilton-Norwood II und weniger
Farbkontrast Haar/Haut	kein Kontrast	geringer Kontrast	mäßiger Kontrast	stark bei schwarzen Haaren und weißer Haut
Alter	> 50 Jahre	> 35 Jahre	> 30 Jahre	< 25 Jahre
Haarvolumen	großes Volumen, dickes Haar	Volumen überdurchschnittlich	dünne Haare	geringes Volumen, dünne Haare

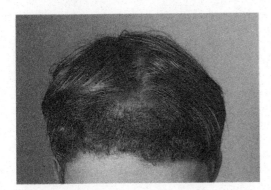

Abb. 6.19. Stärker gelockte transplantierte Haare in der ersten Anagenphase

Weitere Indikationen neben der androgenetischen Alopezie, bei denen sich die freie autologe Haartransplantation ebenfalls bewährt hat, sind die Alopecia triangularis congenita, der außergewöhnlich hohe Stirnansatz („Babystirn") und posttraumatische narbige Alopezien. Sollten bei ausgedehnten Narbengebieten Zweifel hinsichtlich der Wundheilung bestehen, wird eine Probetransplantation empfohlen.

Unbestrittener Vorteil der erfolgreich durchgeführten freien autologen Haartransplantation bei androgenetischer Alopezie ist das dauerhafte Resultat. Ein Nachteil gegenüber einer effektiven medikamentösen Therapie mittels Finasterid besteht darin, dass die transplantierten Haare nie das natürliche Erscheinungsbild erreichen können wie früher bzw. Haare, die pharmakologisch am dauerhaften Ausfall gehindert werden. Zunehmend werden deshalb beide Methoden kombiniert. Schließlich ist für die Zufriedenheit des Patienten eine umfassende Information über das realistisch Erreichbare von großer Bedeutung. Hoffnung, Erwartung und Enttäuschung liegen hier nahe beieinander.

Von der Implantation von Fremdmaterial (z.B. Kunsthaar) ist wegen des Risikos der Infektion und Fremdkörperabstossungsreaktion, die in eine chronische Entzündung und narbige Alopezie mündet, abzuraten (Hanke et al. 1979, 1981; Lepaw 1979; Peluso et al. 1992).

Literatur

Friederich HC, Georg ML (1990) Operative Behandlung der Alopezie. Akt Dermatol 16:7–16

Hanke CW, Bergfeld WF (1979) Fiber implantation for pattern baldness. JAMA 241:146–148

Hanke CW, Norins AL, Pantzer JG, Bennett J (1981) Hair implant complications. JAMA 245:1344–1345

Lepaw MI (1979) Complications of implantation of synthetic fibers into scalp for "hair" replacement. J Dermatol Surg Oncol 5:201–204

Limmer Bl (1995) Elliptical donor stereoscopically assisted micrografting as an approach to further refinement in hair transplantation. J Dermatol Surg Oncol 20:789–793

Lukas M, Halsner U (1990) Haartransplantationen bei Frauen – neue Perspektiven der Mini-Graft-Technik. Akt Dermatol 16:17–20

Marritt M, Konior RJ (1994) Patient selection, candidacy, and treatment plan for hair replacement surgery. Facial Plastic Surg Clin North Am 2:111–131

Mühlbaur W (1970) Haartransplantationen bei posttraumatischer Alopezie. Münch med Wschr 37: 1655–1659

Nelson BR, Stough DB, Stough DB, Johnson T (1991) Hair transplantation in advanced male pattern alopecia. The role of incicional slit grafting. J Dermatol Surg Oncol 17:567–573

Norwood OT (1984) Transplanting temporal points, sideburns and feminine hairline. J Dermatol Surg Oncol 10:958–961

Norwood OT (1992) Patient selection, hair transplant design, and hairstyle. J Dermatol Surg Oncol 18: 386–394

Peluso AM, Fanti PA, Monti M et al. (1992) Cutaneous complications of artificial hair implantation: a pathological study. Dermatology 184:129–132

Rassman WR, Carson S (1995) Micrografting in extensive quantities. Dermatol Surg 21:306–311

Stough DB, Miner JE (1997) Male pattern alopecia. Surgical options. Dermatol Clin 15:609–622

Stough DW, Potter TS (1997) Philosophy and technique in hair restoration surgery. Curr Probl Dermatol 9:113–136

Swinehart JM, Griffin EI (1991) Slit grafting: the use of serrated island grafts in male and female-pattern alopecia. J Dermatol Surg Oncol 17:243–253

Uebel CO (1991) Micrografts and minigrafts: a new approach for baldness surgery. Ann Plast Surg 27:476–487

Unger MG (1992) Scalp reduction. Clin Dermatol 10:345–355

Unger WP, David LM (1994) Laser hair transplantation. J Dermatol Surg Oncol 20:515–521

Unger WP (1996) What's new in hair replacement surgery? Dermatol Clin 14:783–802

Alternative Therapieformen

Naturheilverfahren

Unter Naturheilverfahren versteht man Therapiemethoden, die den Zweck verfolgen, „natürliche Selbstheilungskräfte" im Organismus anzuregen, und sich dabei auf Naturfaktoren wie Luft, Wasser, Sonne, Erde und Pflanzen stützen. Zu ihnen gehören die Klima-, Ernährungs- und Phytotherapie (therapeutische Anwendung von Pflanzen) sowie physikalische Verfahren. Da die therapeutischen Möglichkeiten der modernen pharmazeutischen Wissenschaft und Industrie trotz aller Fortschritte ihre offensichtlichen Grenzen aufweisen und wirksame Arzneimittel oft auch das Risiko unerwünschter Wirkungen bergen, ist die Nachfrage nach empirisch übermittelten Verfahren, die frei von Nebenwirkungen sein sollen, erheblich gestiegen. Zunehmendes Interesse gewinnen die

- Phytotherapie
- Akupunktur
- Ausleitende Verfahren
- Ayurveda (Arzneimittel aus indischer Kultur)
- Traditionelle chinesische Medizin
- Bach-Blütentherapie
- Homöopathie
- Kinesiologie
- Sauerstoff-/Ozontherapien.

Unter diesen Verfahren weist die Phytotherapie eine durch kontrollierte Studien belegte Wirksamkeit bei bestimmten Krankheiten, z.B. chinesische Heilkräuter bei Neurodermitis auf, ist aber keineswegs frei von unerwünschten Wirkungen (Leberschäden) und anderen Risiken (Verunreinigungen mit Pestiziden). Andere stützen sich auf nicht kontrollierte Studien und empirische Übermittlung, z.B. Akupunktur und Ayurveda. Schließlich gibt es eine Reihe von Verfahren ohne Anhaltspunkte für Wirksamkeit, z.B. Bach-Blütentherapie, Homöopathie, Kinesiologie und Sauerstoff-/Ozontherapie.

Phytotherapie. Zur Behandlung der Alopezie stützt sich die Phytotherapie traditionellerweise auf Mittel, die einen Reiz auf den Haarboden ausüben und damit das Haarwachstum anregen sollen. Die Regeneration des Haarwachstums soll unterstützt werden, z.B. nach schwerer fiebriger Krankheit. Die besten Erfolge werden deshalb bei Zuständen angegeben, bei der die Alopezie Symptom einer erschöpfenden Allgemeinkrankheit ist, während sich die androgenetische Alopezie als am hartnäckigsten erweist und die Alopecia areata als unberechenbar. Im Wesentlichen werden anregend wirkende Haarwässer mittels spirituösen Auszügen aus Brennesselkraut, Birkenblätter, Klettenwurzel und ähnlichen Pflanzen hergestellt, mit denen der Kopf kräftig eingerieben wird. Ein Rezepturbeispiel sieht etwa folgendermaßen aus

Rp. Ol. lavendulae
Ol. galami aa 1,0
Tinct. gentianae 10,0
Spirit. rosmarini ad 100,0 ml

Im Übrigen werden kommerziell erhältliche Präparate zum Auftragen oder Einnehmen angeboten. Beispiele sind Adiantum capillus-veneris, Arnika, Equisetum arvense, Tami communis und Fabao 101D, ein chinesisches Kräutergemisch mit dem legendären chinesischen Lebenselixier He Shou Wu.

Aus der Phytotherapie ist ferner bekannt, dass in vielen Pflanzen Substanzen mit hormonartiger Wirkung vorkommen. Aus dem Samen des Granatapfels (Punic granatum) wurde beispielsweise Östron isoliert und in Klee-Arten (Trifolium subterraneum) Stoffe mit Stilbenstruktur, die dem Diäthylstilböstrol ähnlich sind. Noch stärker wirksam ist das Miröstrol aus den Knollen von Pueraria mirifica, einer Leguminose aus Thailand, die im Rufe eines „Verjüngungsmittels" steht. Weitere Beispiele sind das nordamerikanische Wanzenkraut (Cimicifuga racemosa), das bei Östrogenmangelzuständen, speziell klimakterischen Depressionszuständen, eingesetzt wird, und der Sibirische Rhabarber (Rheum rhaponticum), dessen Wirkstoff Rhapontizin sich als ein 3,5,3-Trioxy-4-Methoxystilben mit östrogener Wirkung erwiesen hat und ebenfalls bei klimakterischen Beschwerden Anwendung findet. Pflanzliche Moleküle mit östrogenähnlicher Aktivität werden auch als Phytoöstrogene bezeichnet. Neben den gynäkologischen Indikationen zum Einsatz von Phytoöstrogenen als Alternative zu den synthetischen oder natürlichen Östrogenen zur „sanften" Behandlung von Östrogenmangelzuständen, finden topische Phytoöstrogene zunehmend die Beachtung der kosmetischen Dermatologie zur Hautverjüngung und Faltenbehandlung. Ihre Hauptvertreter sind die Isoflavone (in der Sojabohne) und die Lignane (im Flachs).

Wie topische Östrogene werden Phytoöstrogene bis zu 20% transdermal resorbiert, ihre östrogene Potenz ist aber sehr viel schwächer als die natürlicher Östrogene (für die Soja-Flavonoide Daidzein 0,013 und Genistein 0,084). Eine interessante Substanz stellt ferner der Mönchspfeffer dar, dessen Früchte hauptsächlich verwendet werden. Sein Angriffspunkt liegt im Hypophysen-Hypothalamus-System, wo es zu einer Mehrproduktion von luteinisierendem Hormon und einer Bremsung der Ausschüttung von follikelstimulierendem Hormon führt. Dadurch kommt es zu einer Verschiebung im Verhältnis zwischen Östrogenen und Gestagenen zugunsten der Gestagene.

Schließlich finden sich auch Pflanzenstoffe, die antihormonal wirken. Beispiele sind verschiedene Steinsame-Arten (Lithospermum), die durch Block des Eiersprungs zur Unfruchtbarkeit führen sollen und bereits von Indianerstämmen zur Geburtenregelung benutzt wurden, um einer Überbevölkerung in ihren engen Lebensräumen vorzubeugen. Seitdem die Bedeutung der 5α-Reduktase für die androgenetische Alopezie bekannt ist, werden zunehmend auch pflanzliche Substanzen mit einer 5α-Reduktase-Hemmwirkung untersucht, so z.B. Saw Palmetto (Serenoa repens), Avocado- und Rizinusölextrakte. Ihr derzeitiger Stellenwert in der Behandlung der Alopezie bleibt abzusehen, solange in Ergänzung zu den In vitro-Untersuchungen keine kontrollierten klinischen Untersuchungen zu ihrer Wirksamkeit und Sicherheit vorliegen.

Ayurveda. Eine verbreitete Form der traditionellen Medizin in Indien ist Ayurveda, die Wissenschaft vom gesunden Leben, eigentlich vom „langen Leben". Ayurveda entstammt der alten Indischen Philosophie, die vor über 3000 Jahren das damalige Wissen in den Veden zusammenfasste. Diese gehören zu den ältesten klassischen Schriften der Welt. Wie die meisten anderen traditionellen Formen der Medizin orientiert sich Ayurveda in der Betrachtungsweise von Gesundheit, Krankheit, Diagnose und Behandlung an einer Philosophie. Die vedische Therapie beruhte ihrem Wesen nach zunächst auf heilkräftigen Beschwörungsformeln und magischen Praktiken. Man rezitierte Hymnen, um die Vergebung der Götter zu erreichen, Dämonen zu vertreiben, die Wirkungen eines bösen Vorzeichens abzuwenden, Blutungen zum Stillstand zu bringen, das Gift von Schlangen unwirksam zu

machen, Haarausfall zu beheben usw., und verband dies meist mit Reinigungsriten, die dem Leiden zugrunde liegende Fehler tilgen sollten. Die vedische Therapie benutzte ferner Substanzen mineralischen und tierischen Ursprungs. Da diese, aber auch die Heilpflanzen eher die Rolle einer zauberkräftigen Zutat als die eines eigentlichen Medikaments spielten, entschieden nicht ihre pharmakologischen Wirkungen, sondern die Farben, die Formen und bestimmte natürliche Eigenschaften über ihren Einsatz innerhalb der die Genesung anstrebenden Rituale. Erst gegen Ende der vedischen Zeit flossen allmählich empirische und rationale Elemente in die indische Medizin ein und bildeten die Grundlage zu einer zusammenhängenden Lehre aus, die in die Zeit von 600 v.Chr. bis 400 n.Chr. zu datieren ist. In Anbetracht des Zeitpunktes der Entstehung von Ayurveda ist diesem System eine für die damalige Zeit hohe kulturelle Leistung nicht abzusprechen. Obwohl Ayurveda versäumt hat, sich dem naturwissenschaftlichen Kenntnisstand der Moderne anzupassen, ist der Bezug zur Kultur und Religiosität des indischen Subkontinents nicht zu vernachlässigen. Zudem bieten die zahlreichen pflanzlichen Produkte, die die Ayurveda-Medizin traditionellerweise einsetzt, ungeahnte Möglichkeiten, diese systematisch auf pharmakologisch aktive Substanzen zu untersuchen. Entsprechend werden in Forschungslaboratorien in Indien überlieferte Arzneipflanzen auf ihre pharmakologischen Wirkungen untersucht.

Traditionelle chinesische Medizin. Einen besonderen Stellenwert nimmt ebenfalls die traditionelle chinesische Medizin ein, die sich weltweit zunehmender Popularität erfreut. Sie unterscheidet

▩ Methoden der äußerlichen Therapie (Wai Zhi): Dazu gehören die Akupunktur, Wärmetherapie (Moxibustion) und Bewegungstherapie (z.B. Qi Gong);
▩ Methoden der innerlichen Therapie (Nei Zhi): Diät, Medikamente pflanzlichen und tierischen Ursprungs und meditative Übungen.

Die chinesische Auffassung von Gesundheit und Krankheit beruht wiederum auf über zweitausendjähriger Erfahrung und beansprucht eine ganzheitliche (holistische) Betrachtungsweise. Der Mensch, der seinen Platz zwischen Himmel und Erde hat, muss sich in der äußeren Welt in das Spannungsfeld der gegensätzlichen Kräfte von Yin und Yang einfügen. Dessen Ungleichgewicht bildet die Grundlage für Erkrankung. Aus diesem Grund ist die chinesische Medizin innig mit der Kosmologie verbunden und neigt dazu, das Betätigungsfeld des Praktikers zu erweitern und mit dem Universum zu vereinen. Ihre Physiologie gründet sich auf die Vorstellung vom Kreislauf einer kosmischen Energie, die sich innerhalb des menschlichen Körpers ideeller Meridiane als Wege bedient. Ein therapeutisches Verfahren besteht darin, auf diese Lebensenergie mittels Akupunktur von ausgewählten Punkten aus Einfluss zu nehmen.

Moderne Untersuchungen haben gezeigt, dass die Stimulationen von Akupunkturpunkten dadurch zu Reaktionen im Allgemeinorganismus führen können, dass sie Impulse setzen, die über Hautnerven, Rückenmark und vegetatives Nervensystem Einfluss auf das zentrale Nervensystem haben, nachweisbar an Veränderungen der bioelektrischen Aktivität des Gehirns. Ebenfalls führen sie zu messbaren Veränderungen des Kortisonspiegels, der Katecholamine, von Serotonin und Histamin sowie anderer aktiver Substanzen, welche eine Rolle für die Regulation physiologischer Funktionen und zur Aufrechterhaltung des physiologischen Gleichgewichtes (Homöostase) spielen.

Über positive Erfahrungen mit der Akupunktur als Behandlungsverfahren liegen mitunter Berichte für die Therapie von Hautschmerzzuständen, Alopecia areata und Lichen ruber vor. Ein Hauptanliegen der traditionellen chinesischen Medizin in der Therapie der Alopecia areata ist der Nachweis individueller Krankheitsbedingungen. Dazu wird die Anwendung der Ohrakupunkturdiagnostik eingesetzt: Jeder Körperstruktur und jedem Organ werden auf der Oberfläche des Ohrs unterschiedliche Areale zugeordnet. Ein Schmerzreiz an spezifischen Punkten am Ohr soll auf krankhafte Veränderungen der entsprechenden Organe hinweisen, wobei die Bedeutung der einzelnen Organe nicht mit der Auffassung der physiologischen Funktionen dieser Organe in der westlichen Medizin übereinstimmen.

Die Klinik für Dermatologie und Venerologie der Medizinischen Universität Sofia berichtet über eine mehr als 20-jährige Erfahrung mit über 6000 Alopecia areata-Patienten, die mittels Akupunktur behandelt wurden. Die Behandlungsprotokolle sind allerdings uneinheitlich und schließen neben der Akupunktur andere Techniken der äußeren Irritation und medika-

mentöse Kombinationstherapien mit intramuskulärer Injektion von ACTH sowie Zink-, Eisenund Selen-Substitutionstherapien mit ein. Die Therapieerfolge werden kasuistisch anhand individueller Krankheitsfälle angegeben. Die Klinik für Dermatologie und Venerologie der Medizinischen Universität Sofia berichtet ferner über Behandlungserfolge bei Lichen ruber mittels Laserakupunktur durch direkte Bestrahlung der von der Hautkrankheit befallenen Hautareale mit einem Helium-Neonlaser (Wellenlänge von 632,8 Nanometer).

Die Erfindung der traditionellen chinesischen Arzneimittellehre wird dem legendären Kaiser Schen-nong zugeschrieben. Er soll hundert Pflanzen geprüft haben und die „Klassische Abhandlung über die materia medica" (Pen-ts'ao king) zusammengestellt haben. Das Werk umfasst 347 Produkte tierischen, pflanzlichen und mineralischen Ursprungs und fügt sich in die Kosmologie ein. In Wahrheit wurde das Pents'ao king während der Han-Dynastie 32 v. Chr. und 10 n. Chr. von einer Gruppe unbekannter Mediziner zusammengestellt, die den Namen des Schen-nong für ihre Sache nutzten, denn die sagenhaften Kaiser der Urzeit waren nicht nur Musterbeispiele guter Herrscher, sondern galten auch als Vorbilder auf dem Gebiet der Medizin. Die Vorschriften geben ein Bild der altchinesischen ärztlichen Mentalität. Gegenüber der westlichen Medizin legt die chinesische Medizin viel mehr Wert auf präventive Maßnahmen und liefert eine Anleitung für ein langes Leben durch materielle Erhaltung des Körpers, wenngleich die von diesen Wertvorstellungen durchdrungenen, korrumpierten taoistischen Mediziner und Scharlatane späterer Jahrhunderte auch nach der Unsterblichkeitsdroge geforscht haben. Heute finden sich auf dem westlichen Markt sogar Kräutershampoos (z.B. Té Tao, Kuan Ltd. Holistische Essenz der Schönheit) mit dem Anspruch, sich auf die Erkenntnisse der taoistischen Philosophie abzustützen und das legendäre chinesische Lebenselixier He Shou Wu zu beinhalten.

Der traditionell ausgerichteten chinesischen Medizin können durch den nüchternen westlichen Betrachter aufgrund ihrer Legitimierung durch den Mythos kontroverse Aspekte nicht abgesprochen werden. Selbst Mao Tse-tung bemerkte zur Wissenschaftlichkeit einer solchen Denkart: „Die gesamte Mythologie meistert, ja beherrscht die Naturkräfte im Reich der Einbildungskraft, und durch diese Einbildung gibt sie ihnen Gestalt. Daher verschwindet sie, sobald diese Kräfte tatsächlich beherrscht werden. Dennoch erwecken die unzähligen Berichte über Verwandlungen in den verschiedenen Mythen unser Entzücken. Sie verdeutlichen uns, dass Naturkräfte vom Menschen beherrscht werden. So ist den besten Mythen ein »ewiger Zauber« zu eigen. Diese Mythen sind nicht auf der Basis von Situationen entstanden, die durch konkrete Widersprüche gekennzeichnet waren; sie sind folglich kein wissenschaftliches Abbild der Wirklichkeit".

Andere Verfahren

Andere, in ihrer Wirksamkeit nicht belegte Therapien der Alopezie werden teils über Apotheken, Drogerien, Friseure, den Versandhandel (Internet) und Haarkosmetik-Institute angeboten. Eine Auflistung irrationaler Verfahren bzw. in ihrer Wirksamkeit ungenügend belegter alternativer Therapien findet sich in den Tabellen 6.21 und 6.22. Hauptanwendungsgebiet sind der „erblich bedingte" oder „vorzeitige" Haarausfall, gleichzeitig auch Seborrhö, Pruritus und Kopfschuppen, die in einen ursächlichen Zusammenhang mit dem Haarausfall gebracht werden („Verstopfung der Poren"), ferner eine „Übersäuerung" des Körpers durch eine „säureüberschüssige" Ernährungs- und Lebensweise (siehe unten).

Die Marketingstrategie richtet sich häufig nicht nur auf die Wiedererlangung des verlorenen Haares, sondern auf die Vorsorge. Oft suggerieren die Informationsangebote dem Laien Seriosität, in dem pseudowissenschaftliche Sys-

teme bei der Erklärung des Haarverlustes und des Wirkmechanismus des angebotenen Produktes verwendet werden. Als Beweis für die Wirksamkeit werden in erster Linie Umfragen über die Zufriedenheit mit dem Produkt oder einfach eine vom Anwender selbst angegebene Besserung des Haarausfalls angeführt bzw. bei der Alopecia areata Verlaufsabbildungen, unter Missachtung der Tatsache, dass vor allem während der ersten 6 Wochen einer Haarbehandlung ein hoher Plazebo-Effekt Erfahrungstatsache ist bzw. sich der Verlauf der Alopecia areata durch eine hohe spontane Besserungsrate auszeichnet. All diesen Produkten und Verfahren ist gemeinsam, dass ihr Anspruch auf Wirksamkeit entweder einer kritischen Überprüfung mit aussagekräftigen wissenschaftlichen Methoden nicht standhält oder bisher nicht hinreichend überprüft wurde.

Tabelle 6.22. Alternative und in ihrer Wirksamkeit ungenügend belegte Therapien bei Haarausfall (Auswahl)

Lokalanwendungen

▦ Shampoobehandlungen (inadäquate Galenik) und andere Kosmetika, z.B. 2,4-Diaminopyrimidin-3-oxid
▦ Pflanzenextrakte mit 5α-Reductase-Hemmwirkung in vitro ohne Nachweis einer entsprechenden Wirkung in vivo, z.B. Sägepalmfrucht
▦ andere Pflanzenextrakte, z.B. Aloe, Birke, Brennessel, Eisenhut, Ginseng, Ingwer, Salbei und FABAO 101D (Extraktgemisch aus China)
▦ hyperämisierende Anwendungen, z.B. Nicotinylalkohol
▦ andere ohne Wirksamkeitsnachweis, z.B. Pentadecan, Rhodanid, Thymusextrakt, Coffein

Systemische Therapien

▦ nicht indizierte Substitutionstherapien (kein Mangelzustand), z.B. Zink, Biotin
▦ andere traditionelle Nahrungsergänzungen, z.B. Hirse, Kieselerde, Medizinalgelatine
▦ entsprechende Kombinationsbehandlungen, z.B. ESTA-VITAL
▦ andere: ViviScal (Fischextrakt)
▦ rational unbegründete Entgiftungen, z.B. Quecksilberausleitung mittels Dimeval
▦ Regulierung des Säure-Basen-Haushalts (Supplementierung mit basischen Salzen), z.B. VALERIAS-Programm

Physikalische Maßnahmen

▦ Kopfhautmassage und entsprechende Geräte inkl. computerunterstützte Vakuumtherapie (RIGENERA)
▦ UV-Bestrahlungen und Soft-Laser
▦ gepulste elektrostatische Behandlung (Elektrotrichogenesis)

Tabelle 6.21. Irrationale Therapien von Haarausfall

▦ Therapien ohne rationale Grundlage
  – Therapien, die der Pathophysiologie des Haarausfalls nicht gerecht werden (nicht indikationsgerechte Therapien)
  – Therapien mit inadäquater Galenik
▦ Therapien ohne Wirksamkeitsnachweis in kontrollierten Studien
▦ Therapien, die den Erwartungen des Patienten nicht entsprechen
  – ungenügende Aufklärung über die zu erwartende Wirkung der Therapie
  – der Erwartungshaltung des Patienten nicht angepasste Therapiewahl

Säure-Basen-Haushalt. Das Blut hat einen normalen pH-Wert von 7,4. Die Regulation dieses Wertes innerhalb und außerhalb der Zellen ist eine wesentliche Voraussetzung für die Funktionsfähigkeit der enzymatischen gesteuerten Stoffwechselvorgänge. Das Verhältnis von Säuren zu Basen im Körper hat somit eine wichtige Bedeutung für die Struktur von Proteinen, die Durchlässigkeit von Zellmembranen und die Verteilung von Salzen, weshalb bereits geringe Abweichungen zu Störungen im Stoffwechsel führen können, die unter Umständen sogar lebensbedrohlich sein können.

Der Stoffwechsel bildet kontinuierlich Säuren. Trotz dem täglichen Zustrom von schätzungsweise 20000 mmol CO_2 und 80 mmol nicht flüchtiger Säuren in die Körperflüssigkeiten bleibt die freie H^+-Konzentration dieser Flüssigkeiten innerhalb enger Grenzen zwischen einem pH von 7,35 und 7,45, was 45–35 nmol/Liter H^+-Ionen entspricht. Obwohl die Konzentration an freien H^+-Ionen in den Körperflüssigkeiten extrem tief ist, sind Protonen so stark reaktiv, dass bereits geringe Konzentrationsänderungen enzymatische Reaktionen und physiologische Prozesse stark zu beeinflussen vermögen. Die unmittelbare, physiologische Abwehr derartiger, ungünstiger Veränderungen des pH-Wertes kommt durch Puffersubstanzen zustande, die als augenblickliche Antwort auf Veränderungen der H^+-Konzentration Protonen aufnehmen oder abgeben können. Die pH-Regulation hängt im Endeffekt von den Lungen und den Nieren ab. Das wichtigste Säureprodukt des Stoffwechsels ist CO_2, deren normale Konzentration in den Körperflüssigkeiten durch die Lunge auf 1,2 mmol/Liter, entsprechend einem Dampfdruck von 40 mm Hg fixiert wird. Bei dieser Konzentration entspricht die Ausscheidung über die Lunge der Produktion im Stoffwechsel. Wenn durch Stoffwechselvorgänge nicht flüchtige Säuren gebildet werden, entfernt die Reaktion mit Puffern die überschüssigen Protonen aus den Körperflüssigkeiten: Bicarbonat wird zu Wasser und CO_2, das wiederum durch die Lungen ausgeatmet wird. Obwohl dieser Mechanismus Aziditätsveränderungen wirksam vermindert, verbraucht er Bicarbonat und damit auch Zellpufferkapazität. Quellen nicht flüchtiger Säuren sind der Stoffwechsel der schwefelhaltigen Aminosäuren Methionin und Zystin aus Nahrungseiweißen, in welchen Schwefelsäure gebildet wird; die unvollständige Verbrennung von Kohlenhydraten und Fetten, welche zur Bildung or-

ganischer Säuren führt; der Stoffwechsel von Nukleinsäuren, welcher Harnsäure bildet; der Stoffwechsel organischer Phosphorverbindungen, welcher zur Freisetzung von anorganischem Phosphat und von Protonen führt. Die normale Produktionsrate dieser nicht flüchtigen Säuren würde ausreichen, die Körperpuffer innerhalb 10 bis 20 Tagen völlig aufzubrauchen, bestünde nicht die Fähigkeit der Nieren, zusätzlich Protonen durch Ausscheidung im Urin zu entledigen und im Lauf dieses Vorganges Bicarbonat und Zellpufferkapazität zu regenerieren.

Für die gut definierten Störungen des Säure-Basen-Haushaltes liegen experimentelle und klinisch-wissenschaftliche Untersuchungen vor. Eine metabolische Azidose ist Folge einer vermehrten Produktion nicht flüchtiger Säuren, einer verminderten Säureausscheidung durch die Nieren oder von Alkaliverlust, während die respiratorische Azidose infolge Anstieg der Kohlensäure durch ein Versagen der Lungenventilation entsteht.

Neben diesen klinisch-wissenschaftlich fundierten Entgleisungen im Sinne der manifesten Azidose fassen Ganzheitsmediziner auch eine latente Azidose als einen Risikofaktor für chronische Erkrankungen auf. Sie sehen als Ursache einer solchen „Übersäuerung" die einseitige, säurebildende Ernährung und Stress an, und als Folge eine negative Beeinflussung von Regenerations-, Stoffwechsel- und Wachstumsprozessen an, speziell die Harnsteinbildung, Osteoporose, eingeschränkte Leistungsfähigkeit sowie Elastizitätsverlust und Strukturstarre im Bindegewebe mit daraus folgendem Weichteilrheumatismus und chronischen Rückenschmerzen.

Verfechter des VALERIAS-Programms gegen Haarverlust gehen weiter und führen auch Haarausfall auf eine Übersäuerung des Körpers durch mineralstoffarme und säureüberschüssige Ernährungs- und Lebensweise zurück. Gemäß ihrer Vorstellung, zieht der Körper bei Übersäuerung für die Neutralisation der anfallenden Säuren als Selbsthilfemaßnahme Mineralstoffe und Spurenelemente aus körpereigenen Depots ab. Ein solches Depot, das einen relativ einfachen Zugriff bieten soll, sei der Haarboden, der ein reichhaltiges Basendepot der verschiedensten Mineralien darstellen soll, die schnell zur Verfügung und kompromißlos herangezogen würden. Der „Mineralstoffraub" führe zu Mineralstoffmangel, und mit dem Haarboden soll es sich ähnlich wie mit Ackerboden verhalten: Jeder Landwirt könne bestätigen, dass auf ausgelaugtem Ackerboden die Pflanzen schlechter und mit der Zeit gar nicht mehr wachsen würden! Die pseudowissenschaftliche Argumentation nimmt insbesondere bei den Erklärungsversuchen des Haarausfalls bei Frauen eine absurde Wendung an. Dass manche Frauen im Zusammenhang mit einer Gravidität überdurchschnittlich Haare verlieren, und andere Frauen nach Eintreten der Menopause, wird durch eine eigenwillige Interpretation von Hildegard von Bingens Feststellung: „Die Frau scheidet während ihrer fruchtbaren Zeit einmal im Monat ihre schlechten Säfte aus", so erklärt, dass die „schlechten Säfte" Säuren und verflüssigte Schlacken seien. Die Monatsblutungen der Frauen seien demnach eine natürliche Art der Entschlackung. Bliebe diese aus, müsse die Frau jeden Tropfen Säure neutralisieren. Der Haarboden als Lieferant basischer Mineralien würde geplündert, die Haare ausfallen und nicht mehr oder dünner als vorher wachsen. Die VALERIAS-Forschung bietet als Lösung des Problems das Mineralstoffprodukt „Reine Pflanzenkraft", das einen Komplex „sämtlicher Mikronährstoffe" darstelle, um den Haarboden ausreichend zu remineralisieren.

▓ Literatur

Bleuler E (1975) Das autistisch-undisziplinierte Denken in der Medizin und seine Überwindung. Springer, Berlin

Klobusch J, Mössler K, Rabe T, Runnebaum B (1990) Neue Ansätze in Diagnostik und Therapie der Alopezie in der Gynäkologie. Ther Umsch 47:985–990

Lange S (1999) Statistisch signifikant – auch relevant für den Patienten? Med Klin 94 (Suppl):22–24

Lassus A, Eskelinen E (1992) A comparative study of a new food supplement, ViviScal, with fish extract for the treatment of hereditary androgenetic alopecia in young males. J Int Med Res 20:445–453

Loussouarn G, Courtois M, Horuseau C et al. (1997) A new approach to the prevention and cosmetic treatment of alopecia. Aminexil. BEDC 5:1–5

Maddin WS, Bell PW, James JHM (1990) The biological effects of a pulsed electrostatic field with specific reference to hair. Int J Dermatol 29:446–450

Maddin S (1992) Electrotrichogenesis: further evidence of efficacy and safety on extended use. Int J Dermatol 31:878–880

Mössler K (1991) Thymu-Skin: Neuer Therapieansatz bei der Behandlung der Alopecia androgenetica und der Alopecia areata. Deutsch Dermatol 39: 3–10

Sawaya ME, Shapiro J (2000) Alopecia: unapproved treatments or indications. Clin Dermatol 18:177–186

▓ Ausblick

Erst neuere Erkenntnisse der biologischen Grundlagenforschung haben zu einem vertieften Verständnis der dem Haarwachstum zugrunde liegenden Prozesse geführt und damit zur Entwicklung rationaler therapeutischer Konzepte.

Die Einführung hochwirksamer Medikamente mit niedrigem Nebenwirkungsprofil, z. B. moderner Breitbandantimykotika zur Therapie der Tinea capitis, sowie pathophysiologisch orientierter Therapien und potenter Technologien zur Behandlung häufiger Haarprobleme, z. B. Finasterid in der Behandlung der androgenetischen Alopezie des Mannes bzw. die laserassistierte Haarentfernung sind erste Erfolge in dieser Richtung.

Hand in Hand werden hohe Standards zum Wirksamkeitsnachweis entwickelt wie Phototrichogramm, EDV-gestützte Histomorphometrie (Shum et al. 2001) und Bildanalysen (Tricho Scan; Hoffmann 2001). Auch psychosoziale Aspekte der Haarprobleme finden in der Lebensqualitätsforschung zunehmende Aufmerksamkeit (Finlay u. Khan 1994, Fischer et al. 2001) (Tab. 6.23).

Die Aufklärung der molekularen Regulationsmechanismen der embryonalen Haarfollikelentwicklung ist zu einem zentralen Thema der Haarforschung geworden. Die Haarfollikelentwicklung ist insofern von praktischer Relevanz, als die dem zyklischen Haarwachstum zugrunde

Tabelle 6.23. Fortschritte der modernen Trichologie

▓ Hochwirksame Medikamente mit niedrigem Profil unerwünschter Wirkungen
– moderne Breitbandantimykotika zur Therapie der Tinea capitis
▓ Rationale Medikamente und potente Technologien zur Behandlung häufiger Haarprobleme
– Finasterid
– autologe Haartransplantation
– laserassistierte Haarentfernung
▓ Effektive immunmodulierende Therapien
– topische Immunotherapie der Alopecia areata (DCP, SADBE)
▓ Hoher Standard des Wirksamkeitsnachweises von Haartherapeutika
– Phototrichogramm
– computerassistierte Bildanalysen
▓ Sozialpsychologische Studien zu Haarproblemen
– Lebensqualitätsforschung (Hairdex)

Tabelle 6.24. Aktuelle Themen der trichologischen Forschung

▦ Molekulare Grundlagen des zyklischen Haarwachstums
 – Suche nach der „biologischen Uhr" des zyklischen Haarwachstums
 – Charakterisierung Haarwachstum modulierender Einflüsse von außerhalb des Haarfollikels
▦ Apoptose und Apoptoseregulation
 – Apoptose-Inhibition zur Therapie der Alopezien
 – Apoptose-Induktion zur Therapie der Hypertrichosen
▦ Immunologie des Haarfollikels („Trichoimmunologie")
 – immunologische Besonderheiten des normalen Haarfollikels
 – Immunpathologie des Haarfollikels
 – Immunintervention bei Haarkrankheiten

Tabelle 6.25. Zukunftsperspektiven

▦ Weiterentwicklung immunmodulatorischer Therapien mit erhöhter Selektivtität
 – Zytokintherapie und Zytokinantagonismus (in vitro, tierexperimentell)
▦ Entwicklung Apoptose bzw. Zellteilung modulierender Therapien
 – cyclinabhängige Kinase-2-Hemmer in der Prävention des durch Chemotherapie induzierten Effluviums (tierexperimentell)
▦ Entwicklung effektiver Transportsysteme für eine erhöhte Selektivität topisch zu applizierender Therapieformen („Trichopharmaka")
 – liposomaler Transfer (tierexperimentell)
 – Identifikation der Zielstrukturen für eine anhaltende Wirkung (Stammzellen)
▦ Weiterentwicklung der Haartransplantation
 – Implantation kultivierter Fibroblasten mit Haarwachstum induzierendem Potenzial
▦ Gentherapie

---

liegenden epithelial-mesenchymalen Interaktionen Ähnlichkeiten zur embryonalen Follikelentwicklung aufweisen. Hier scheint es deshalb auch möglich, Schlüsselfaktoren der Haarwuchskontrolle zu identifizieren, die auch neue therapeutische Möglichkeiten eröffnen könnten.

Die meisten Zusammenhänge sind in Studien an Mäusen erkannt worden, und die Erkenntnisse werden zunehmend auf den Menschen übertragen. So konnte eine Reihe für das Haarwachstum relevanter Moleküle (Adhäsionsmoleküle, morphogene Proteine, Wachstumsfaktoren, Zytokine, Hormone, Neuropeptide) identifiziert werden.

Wnt-β-Catenin-LEF1-Signalkaskade. Die biologische Forschung hat längst begonnen, die grundlegenden Schritte bei der Entwicklung von Haarfollikeln in Embryonen zu entschlüsseln. Dabei hat sie entdeckt, dass das Ektoderm von darunter liegenden spezialisierten Zellen des Mesoderms ein Signal erhält, eine Einstülpung zu bilden, deren Ergebnis der Haarkeim ist. Dieser weist wiederum die darunter liegenden Mesodermzellen an, sich zu verdichten und die spätere Haarpapille zu bilden, die ihrerseits die Haarkeimzellen dazu veranlasst, sich durch weitere Teilung schließlich zum vollständigen Haarfollikel zu entwickeln.

Auf der Suche nach Signalmolekülen, welche die Haarfollikelkeratinozyten dazu anregen, den Haarschaft zu bilden, stießen Fuchs et al. auf regulatorische Moleküle, von denen man heute weiß, dass sie eine wichtige Rolle als Signalgeber sowohl bei der Entwicklung des Haarfollikels im Embryo als auch beim zyklischen Haarwachstum im späteren Leben spielen (Fuchs 1998–1999, Fuchs et al. 2001). Zellulären Veränderungen liegt als Prinzip zugrunde, dass sich die Zellen erst zu verändern beginnen, nachdem sich ein Signalmolekül von außen an einen Rezeptor angelagert hat. Dieses Andocken löst eine Kaskade molekularer Interaktionen im Zellinneren aus, einen Signalweg, dessen Folge die Aktivierung bestimmter Gene im Zellkern und damit die Bildung zugehöriger Proteine ist, handle es sich um Struktur- oder weitere biologisch aktive Proteine.

Gemäß jüngsten Untersuchungen sind es vor allem Proteine der Wnt-Familie, ihre Rezeptoren (Frizzled) und die Moleküle ihrer Signalkaskade, z. B. β-Catenin und LEF1 (lymphoid enhancer factor 1), die eine wichtige Rolle für die Haarentwicklung und das Haarwachstum spielen, sowie eine Reihe von weiteren Proteinen, die mit dem Wnt-Signalweg in Hautzellen interagieren können, wie BMP (bone morphogenic protein), FGF (fibroblast growth factor), Noggin, Sonic hedgehog, Sox, TGF-β (transforming growth factor β) und Winged-helix nude.

Wnt veranlasst die Zielzelle, den Abbau von β-Catenin zu stoppen, das sich seinerseits mit LEF1 verbindet und zusammen zum Anschalten bestimmter Gene beiträgt. Ohne Wnt-Signal markiert ein weiteres Protein (GSK3) im Zellinnern im Übrigen das ungenützte β-Catenin als unnütz zum Abbau. In der Gegenwart von Wnt wird GSK3 gebunden, und β-Catenin kann sich in der Zelle anhäufen und sich an LEF1 koppeln. Die durch β-Catenin und LEF1 aktivierten Gene lassen dann weitere Proteine entstehen, die ihrerseits bewirken, dass die Zellen sich spezialisieren und zum Aufbau des Haarfollikels beitragen. Entsprechend wurde LEF1 in der Keimentwicklung bereits sehr früh in den Anhäufungen von Ektodermzellen, die den Haarkeim bilden (Plakode) gefunden. Vermutlich wird LEF1 seinerseits durch ein anderes Signal aktiviert (β-Catenin?) und veranlasst dann Gene anzuschalten, die für die weitere Follikelentwicklung benötigt werden (Millar 2002).

Damit übereinstimmend wiesen Fuchs et al. (2001) nach, dass Mäuse, die durch Genmanipulation übermäßig viel LEF1 bildeten, mehr Haarfollikel als gewöhnlich aufwiesen, während Grosschedl und Mitarbeiter (van Genderen et al. 1994) zeigten, dass Mäusen ohne LEF1 umgekehrt kein Fell wächst.

Die zentrale Rolle des Wnt-β-Catenin-LEF1-Signalwegs wurde ebenfalls deutlich, als Gat et al. (1998) Mäuse genetisch manipulierten, die nach ihrer Geburt kein β-Catenin mehr in ihren Epidermiszellen abbauen konnten. Dies hatte denselben Effekt, als empfingen sie ständig das Wnt-Signal, und die Tiere entwickelten einen besonders üppigen Haarwuchs, da sie auch nach Abschluss der Embryonalentwicklung neue Haarfollikel zwischen den bereits vorhandenen bildeten.

Human-hairless-Gen. Für Aufregung sorgte die Entdeckung des human hairless gene (Ahmad et al. 1998), von dem die Laienpresse weltweit überstürzt behauptete, dass die Entdeckung des „Kahl-Gens" neue Ansätze für eine Gentherapie von Haarausfall eröffne. Nur ist zu bedenken, dass dieses Gen Ursache einer sehr seltenen angeborenen Haarlosigkeit ist (Atrichia universalis congenita mit papulösen Lasionen) und nichts zu tun hat mit den häufigsten Ursachen von Haarverlust, nämlich androgenetischer Alopezie und Alopecia areata (Trüeb 1998).

Liposomaler Gentransfer. Neben der Erforschung der Entwicklungs- und Nekrobiologie des Haarfollikels und deren Beeinflussbarkeit mittels Hormonen, anderer Signalmoleküle und Pharmaka kommt der Entwicklung auch geeigneter Transportsysteme mit ausreichender Selektivität für den Haarfollikel eine ebenso große Bedeutung für den erfolgreichen Einsatz derartiger Wirksubstanzen zu. Versuche mittels Liposomen an Mäusen wurden erfolgreich durchgeführt. Durch die Einschleusung des Lac-Z-

Gens mittels eines liposomalen Trägers gelang es, in der Haarmatrix und in der Stammzellregion der Haarfollikel das Gen-Produkt (Beta-Galaktosidase) zu exprimieren, welches sich im histochemischen Schnitt durch eine Blaufärbung darstellen ließ. Es muss aber einschränkend gesagt werden, dass die Maushaut viel dünner als Menschenhaut ist. Dem Prinzip liegen trotzdem Bestrebungen zugrunde, mittels Liposomen z. B. das Enzym Tyrosinase in den Haarfollikel einzubringen, um das Ergrauen der Haare wieder rückgängig zu machen. Hier stellt sich aber die grundsätzliche Frage, ob sich ein derartiger Aufwand gegenüber dem einfachen, bewährten und billigeren Haarefärben überhaupt lohnt (Li u. Hoffman 1995, Hoffman 1998).

Antisense-Technologie, Gentherapie. Es wurden inzwischen eine Reihe weiterer Gene bzw. „Schalterproteine" (Transkriptionsfaktoren) des Haarwachstums entdeckt und charakterisiert, die von der Sensationspresse zum Teil dermaßen hochgejubelt wurden, dass die Attraktivität derartiger Biotechnologien auf dem Aktienmarkt zunahm. Enttäuscht hat bisher das Konzept der Antisensetechnologie, bei der direkt Gene gehemmt werden sollten, deren Produkte für Haarverlust aktiv verantwortlich sind, z. B. die 5α-Reduktase bei androgenetischer Alopezie. Die Methode scheitert daran, dass die Antisensenukleotide instabil sind, sehr teuer in der Herstellung und eine unzuverlässige Penetration in den Haarfollikel aufweisen. Dieselben Probleme dürften sich auch für andere Formen der Gentherapie ergeben.

Schließlich stellen sich für das Konzept der Gentherapie mittels Signalmolekülen, die Haarwachstum ankurbeln, z. B. die Wnt-Proteine oder die gezielte Beeinflussung ihrer Signalkaskade über das β-Catenin, weitere Probleme: Genetisch manipulierte Mäuse, die nach ihrer Geburt kein β-Catenin in ihren Epidermiszellen abbauen können, was im Grunde genommen einem ständigen Wnt-Signal gleichkommt, entwickeln zwar ein besonders üppiges Fell, aber später auch Hauttumoren, die dem Pilomatrixom nahe stehen (Gat et al. 1998). Beim Pilomatrixom konnte auch gezeigt werden, dass dieser Tumor beim Menschen entsteht, wenn eine Mutation im Gen für das β-Catenin dessen Abbau verhindert (Chan et al. 1999). Wnt und β-Catenin wurden im Übrigen auch mit anderen Tumoren in Zusammenhang gebracht, so dass gegenüber der unkritischen Manipulation von Signalwegen, die das Haarwachstum steuern, für die Behandlung von Haarwachstumsstörungen Vorsicht geboten ist.

Implantation von Haarfollikelfibroblasten. Mehr Erfolg versprechend erscheint das Experiment von Reynolds et al. (1999), denen es gelang, durch die gegenseitige Transplantation präparierter Fibroblasten der Haarwurzelscheide Haarwachstum zu induzieren. Trotz unterschiedlicher genetischer Identität und Geschlecht von Spender und Empfänger kam es aufgrund des Immunprivilegs des Haarfollikels nicht zur Transplantatabstoßung. Diese Beobachtung ist nicht nur für die Transplantationsmedizin revolutionär, sondern eröffnet gleichzeitig gegenüber der Gentherapie reellere Perspektiven für die permanente Behandlung der Alopezie (Jahoda et al. 2001).

■ Literatur

Ahmad W, Faiyaz ul Haque M, Brancolini V et al. (1998) Alopecia universalis associated with a mutation in the human hairless gene. Science 279:720–724

Augustin M (2001) Erfassung von Lebensqualität in dermatologischen Studien. Leitlinie der Subkommission „Pharmako-Ökonomie und Lebensqualität". Hautarzt 52:697–700

Badiavas EV, Falanga V (2001) Gene therapy. J Dermatol 28:175–192

Braun-Falco M, Hallek M (1998) Hautgentherapie – Perspektiven des Gentransfers in Keratinozyten. Hautarzt 49:536–544

Chan EF, Gat U, McNiff JM, Fuchs E (1999) A common human skin tumour is caused by activating mutations in beta-catenin. Nat Gene 21:410–413

Cotsarelis G, Sun TT, Lavker RM (1990) Label-retaining cells reside in the bulge area of pilosebaceous unit: implications for follicular stem cells, hair cycle and skin carcinogenesis. Cell 61:1329–1337

Davis ST, Benson BG, Bramson HN et al. (2001) Prevention of chemotherapy-induced alopecia in rats by CDK inhibitors. Science 291:134–137

De Luca M, Pellegrini G (1997) The importance of epidermal stem cells in keratinocyte-mediated gene therapy. Gene Ther 4:381–383

Finlay AY, Khan GK (1994) Dermatology life quality index (DLQI) – a simple practical measure for routine clinical use. Clin Expe Dermatol 19:210–216

Fischer TW, Schmidt S, Strauss B, Elsner P (2001) Hairdex. Ein Instrument zur Untersuchung der krankheitsbezogenen Lebensqualität bei Patienten mit Haarerkrankungen. Hautarzt 52:219–227

Fuchs E (1998-99) Beauty is skin deep: the fascinating biology of the epidermis and its appendages. Harvey Lect 94:47–77

Fuchs E, Merrill BJ, Jamora C, DasGupta R (2001) At the roots of a never-ending cycle. Dev Cell 1:13–25

Gat U, DasGupta R, Degenstein L, Fuchs E (1998) De Novo hair follicle morphogenesis and hair tumors in mice expressing a truncated beta-catenin in skin. Cell 95:605–614

Hoffman RM (1998) Topical liposome targeting of dyes, melanins, genes, and proteins selectively to hair follicles. J Drug Target 5:67–74

Hoffmann R (2001) TrichoScan: combining epiluminiscence microscopy with digital image analysis for the measurement of hair growth in vivo. Eur J Dermatol 11:362–368

Jahoda CAB, Oliver RF, Reynolds AJ et al. (2001) Transspecies hair growth induction by human hair follicle dermal papillae. Exp Dermatol 10:229–237

Li L, Hoffman RM (1995) The feasibility of targeted selective gene therapy of the hair follicle. Nature Med 1:705–706

Lu B, Federoff HJ, Wang Y et al. (1997) Topical application of viral vectors for epidermal gene transfer. J Invest Dermatol 108:803–808

McKay IA, Winyard P, Leigh IM, Bustin SA (1994) Nuclear transcription factors: potential targets for new modes of intervention in skin disease. Br J Dermatol 131:591–597

Millar SE (2002) Molecular mechanisms regulating hair follicle development. J Invest Dermatol 118:216–225

Paus R, Menrad A, Czarnetski B (1995) Nekrobiologie der Haut: Apoptose. Hautarzt 46:285–303

Paus R, Christoph T, Müller-Röver S (1999) Immunology of the hair follicle: a short journey into terra incognita. Invest Dermatol Symp Proc 4:226–234

Paus R, Müller-Röver S, Botchkarev VA (1999) Chronobiology of the hair follicle: hunting the "hair cycle clock". Invest Dermatol Symp Proc 4:338–345

Reynolds AJ, Lawrence C, Cserhalmi-Friedman PB, Christiano AM, Jahoda CA (1999) Trans-gender induction of hair follicles. Human follicle cells can be induced to grow in an incompatible host of the other sex. Nature 402:33–34

Ritzmann P (2000) Medizinische Informationen auf dem Internet. Schweiz Rundsch Med Prax 89:706–710

Shum D, Martinka M, Bernardo O et al. (2001) Computer-assisted histomorphometric evaluation of scalp biopsies (abstract 257). J Invest Dermatol 117:432

Trüeb RM (1998) Von der Hippokratischen Glatze zum „Gen-Shampoo": Fortschritte der Trichologie im Jahrtausendwechsel. Akt Dermatol 24:101–107

Trüeb RM (1998) Mutation des menschlichen hairless-Gens bei Atrichia universalis. Hautarzt 49:678–689

Trüeb RM (2000) Kampf der Glatze: Von der Magie zur Therapie. Neue Zürcher Zeitung 102:73

Trüeb RM, Swiss Trichology Study Group (2001) The value of hair cosmetics and pharmaceuticals. Dermatology 202:275–282

Trüeb RM (2001) Das Haar im Spiegel der Geschichte. In: Burg G, Geiges ML (Hrsg) Die Haut, in der wir leben. Zu Markt getragen und zur Schau gestellt. Rüffer & Rub, Zürich, S 160–166

van Genderen C, Okamura RM, Farinas I et al. (1994) Development of several organs that require induc-tive epithelial-mesenchymal interactions is im-paired in LEF-1-deficient mice. Genes Dev 15: 2691–1703

Wagner RW (1994) Gene inhibition using antisense oligonucleotides. Nature 372:333–335

Sachverzeichnis

CPSIA information can be obtained
at www.ICGtesting.com
Printed in the USA
BVOW07s2015050717

488439BV00026B/142/P